实用中医肝胆病学

主　编　童光东　邢宇锋

中国健康传媒集团

中国医药科技出版社

内 容 提 要

本书分基础篇、临床篇与附篇三部分。基础篇重点介绍肝胆病的中医诊疗历史沿革，肝胆的解剖、生理病理，肝胆病常用治法、方剂等，以及近十年国家重大传染病专项所取得的新进展。临床篇精选了临床常见的14种肝胆病，对疾病的病因病机、辨证要点、辨证论治等进行了详尽论述，并附有医案举隅、古代文献精选、研究进展等，以期加深理解与临床运用。附篇是14种临床肝胆病的诊疗方案与临床路径，这些方案由国家华东南中医肝病联盟10余家重点专科承担，较为全面地反映了中医肝胆病常见病的诊疗方案。本书注重实用，有理论有临床，有经典有特色，有传统有创新，可作为临床诊疗规范使用，是一部临床医师临证必备的参考资料。

图书在版编目（CIP）数据

实用中医肝胆病学 / 童光东，邢宇锋主编 . -- 北京：
中国医药科技出版社，2024. 11. -- ISBN 978-7-5214
-4912-9

Ⅰ. R256.4

中国国家版本馆 CIP 数据核字第 2024JC3457 号

美术编辑　陈君杞
版式设计　南博文化

出版　**中国健康传媒集团** | 中国医药科技出版社
地址　北京市海淀区文慧园北路甲 22 号
邮编　100082
电话　发行：010-62227427　邮购：010-62236938
网址　www.cmstp.com
规格　787 × 1092mm $^1/_{16}$
印张　35
字数　765 千字
版次　2024 年 11 月第 1 版
印次　2024 年 11 月第 1 次印刷
印刷　北京盛通印刷股份有限公司
经销　全国各地新华书店
书号　ISBN 978-7-5214-4912-9
定价　**168.00 元**

获取新书信息、投稿、为图书纠错，请扫码联系我们。

编 委 会

陈　峭（柳州市中医医院）

林　立（厦门市中医院）

周晓玲（柳州市中医医院）

宗亚力（南昌市第九医院）

施　美（安徽省中医院）

洪美珠（福建医科大学孟超肝胆医院）

唐秋媛（广西中医药大学第一附属医院）

唐海鸿（深圳市中医院）

萧焕明（广东省中医院）

葛来安（江西省中医院）

韩志毅（深圳市中医院）

童光东（深圳市中医院）

戴　敏（中山大学附属第三医院）

魏春山（深圳市中医院）

新的时代，新的要求，中医药传承创新发展正着力推进，春华秋实，成果累累。今中医肝病专家童光东教授带领邢宇锋教授等学子凝聚智慧，以务实的精神主编《实用中医肝胆病学》一书。书的内容共分三大部分，既有基础理论，又有临床实践，并重点介绍中医肝病的治疗方案，可说本书既上承古人之义，又旁采百家之言，同时结合自己的实践经验编为专病之著。真可谓探幽抉微，提要钩玄，深入浅出，俾肝胆疾病之治一目了然。由此可见，本书是中医肝病临床实用之作，正如《读医随笔》明言"医者善于调肝，乃善治百病"，道出了调肝是多病种治疗康复的重要策略和法则。

本书无论在临床与理论上，皆体现出中医肝胆病学已有很大发展。尤其近二十多年，国家中医药管理局重点专科、重点学科以及区域医疗中心的建立，对中医肝胆病学的发展起到了很大的推动作用，并建立了一支以三甲医院为主的重点中医肝病专科，在推动中医肝胆病的临床标准化诊疗上有了很大的进步，总结提高编写成书以指导实践，已成为专科引领者共同的目的和期盼。而编写专著对中医药传承也是一项有效之举，纵观目录，可见一斑。

今从本书目录深知光东教授编写专著的初心，本书从三部分进行论述。基础篇重点论述历代著名医家，从仲景到明清医家在治疗肝病上，至今被奉为圭臬的经典法则与治法。通过述评其学术思想以及临床治疗证候与方药，阐述其临床运用价值，并充分认知传承重要性。临床篇用心选择了临床常见的14种肝胆病，对每个病从概述、病因病机、辨证要点、辨证论治、预后转归、预防调护、临证备要、医案举隅、研究进展、古代文献精选等方面进行论述。并增加"研究进展"，重点介绍每个肝病病种的研究成果与心得，说明临床的真实性和实效性。附篇所列14种临床肝胆病的诊疗方案与临床路径，乃为国家华东南中医肝病联盟的集体创作成果，这样写的初心，不仅为方便临床，同时反映了区域的肝胆病诊治特色，为本书不可或缺的内容之一。

本书注重实用，是一本有理论有临床，有经典有特色，有传统有创新，富有时代价值的中医临床经典书籍，可为中医肝病临床医生与研究生提供学习参考。本书今将付梓问世，故欣然为序，望传承发展，继往开来。

国医大师　徐经世
岁次癸卯菊月

李序

　　本书是华东南中医肝病联盟共同心血之作，内容包括基础篇、临床篇与附篇三个部分。在基础篇中，简明介绍了肝胆的中西医生理病理和诊疗新技术，中医肝胆病发展的历史沿革。与其他书不同的是，本书介绍了国家"十一五"到"十三五"重大传染病专项的中医药研究新成果；述评历代代表性医家如张仲景、王旭高、吴尚先、张锡纯、叶天士、李中梓、张景岳、喻嘉言等治疗肝胆病的学术思想、治则治法、功效均宏的方药与运用；特别是编者用心总结历代医家对肝病认识的逐渐深入、治疗方剂的演变发展，曲尽其妙。比如从四逆散、逍遥散、一贯煎理法方药的演变探究出"疏""养"及"疏养"结合辨治胁痛的理论发展，着实让读者耳目一新。

　　在临床篇，本书选择了临床最常见的14个肝胆病，每种疾病按概述、病因病机、辨证要点、辨证论治、预后转归、预防调护、临证备要、医案举隅、研究进展和古代文献精选展开。其中图示病因病机演变经过，务求精粹；备要与医案，务求实用，既有作者心得体会，也广纳他人临床经验，仰取俯拾，尽在本书。

　　附篇是由华东南中医肝病联盟制定的14种临床肝胆病的诊疗方案与临床路径，每个方案皆增加联盟医院中具有特色的常用制剂与用药方案，具有一定的区域特色。

　　总之，本书的编者均为临床一线人员，他们历经三年将自己所学所悟及临床经验进行了总结提炼。该书内容较为丰富，有实用性和启迪意义，是近年中医肝病著作中的佳作，可作为中医肝病一线临床医生与研究生学习参考之用。

中华中医药学会肝胆病分会

名誉主任委员　李秀惠

2023年12月于北京

肝属木，属厥阴经，主升发，以藏血为本，肝之病有肝实与肝虚之不同；治肝之法虽多，不外乎疏肝、清肝、补肝。胆属少阳经，主枢气机，胆贮青汁为腑，主决断，凡十一脏皆取决于胆。胆之病多受邪或寒或热，胆失疏降则百病丛生，治法不外乎温胆、清胆、通胆。

肝胆共主疏泄，分工不同。肝主升发，以气畅为疏；胆主泄胆汁，以降为疏，升降有序。肝胆一旦为病则，影响人体气血与脏腑功能。

近年来，在临床与理论上，中医肝胆病皆有很大的进展，尤其是近20年来，国家中医药管理局组织建设了重点专科、重点学科，以及区域诊疗中心，对中医肝胆病发展起到很大的推动作用，并建立了以三甲医院为主的重点中医肝胆病专科与学科，在推动中医肝胆病的理论研究、临床实践，甚至诊疗的标准化方面均积累了许多新的成果，因而编写一部新的、适用于临床一线医务工作者的中医肝胆病专著时机已成熟。

同时，新版《中医内科学》对肝胆疾病的论述较少，不过数种，而当今的临床医生与研究生，尤其是肝胆专科医生，通过中医内科学已无法全面了解中医肝胆病，这给他们临床工作带来不便。对中医临床工作者，如何提高对中医肝胆病认识和了解，达到正确的诊断和合理辨证用药是当务之急。因此，华东南中医肝病联盟专家，历数年对中医肝胆病临床与实践进行一次系统梳理，编写成《实用中医肝胆病学》一书。本书就中医肝胆病的生理病理、中医肝胆病常用的治法，历代著名医家重要经典论述，临床常用治则、治法，常用肝胆病方剂演变，以及14个肝胆病临床诊疗方案、临床路径等相关方面进行了全面而深入的阐述，以便广大临床与科研工作者参考，以冀抛砖引玉。此外，为保持处方原貌，凡涉及国家禁猎和保护动物的药物（如穿山甲等），原则上不改，但在临床应用时，应使用相关代用品。

　　本书编写过程中得到国医大师徐经世教授、中华中医药学会肝胆病分会名誉主任委员李秀惠教授的指导与帮助，并欣然为本书作序。感谢中国医药科技出版社的领导和编辑对本书修改提出了诸多宝贵的建议。也特别感谢各编委团队人员，以及陈静、陈团团、冯栋、洪天琪、黄丹萍、黄锦桢、江丹生、康钦扬、赖剑萍、李健生、赛俊婷、时聪聪、孙屿昕、王鹏、吴志艺、徐洪玲、徐留斌、许林艺、杨笑亚、钊梦颖、张唤唤、张慧燕、周天然等对本书编写付出的辛苦努力，在此一并致谢。

　　由于编写者的学术水平有限，尤其是对中医经典与临床认识还存在诸多不足，且大多是忙于临床的医生，加上时间仓促，书中难免存在缺点与错误，祈望前辈与广大读者赐教指正，以期再版时改进。

童光东　邢宇锋

2023 年 11 月于深圳

基础篇

临床篇

附篇

基础篇

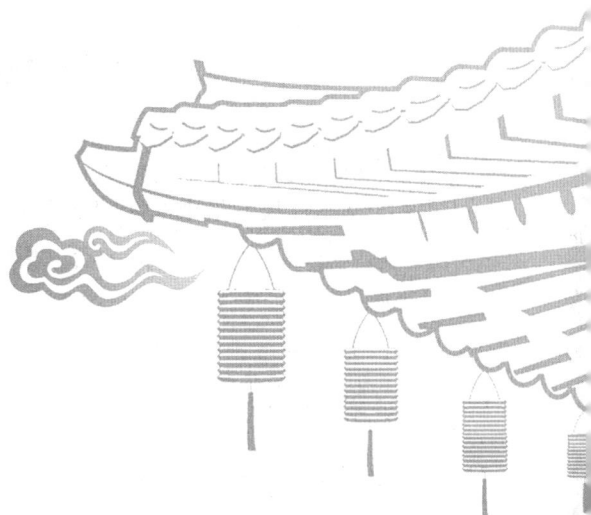

第一章　肝胆病中医诊疗历史沿革

中医肝胆病是中医脏腑病证中的重要组成部分，历代医家对肝胆与肝胆病的认识各不相同又相互联系。中医肝胆病的学术形成起源于《黄帝内经》（简称《内经》），历经历代医家2000余年的补充扩展，逐渐形成了独特完善的理论体系。新中国成立以来，我国不断收集整理历代中医古籍，传承弘扬中医肝胆病理论，加之现代科学技术的应用，对肝胆的形态、生理、病理等认识更加明确，使得肝胆病诊疗技术得以大幅提升。

第一节　奠基时期（春秋战国—秦汉）

中医起源于原始社会，随着人类文明的发展而不断完善。《内经》构建了中医学理论体系的基本框架，是中医肝胆病学理论体系形成的基础和源泉；《难经》补充了《内经》的不足，与《内经》一样成为后世指导临床实践的理论基础；《伤寒杂病论》是中医学第一部辨证论治的专著，确立了中医肝胆病辨治的基本法则；《神农本草经》是现存最早的药学专著，明确了"治寒以热药，治热以寒药"，使得中医肝胆病学的理论体系更加充实。这些经典著作的相继问世，为中医肝胆病学的发展奠定了坚实的基础。

一、理论基础——《黄帝内经》

殷周时期便出现了具有朴素唯物主义色彩的阴阳五行学说，其中以五脏配五行，肝胆相表里属木，主春属风，色青位东，具有升发之性，主升主动。《内经》对这一论述较为完善，指出了肝胆的生理和病理特点，以及肝胆疾病的病因病机和临床表现，初步奠定了中医肝胆病的理论基础。《灵枢·经脉》指出了肝胆二经的走行。《内经》虽未明言肝的位置，但有"肝大则逼胃迫咽""肝高则上支贲""肝举而胆横"等论述，可知其解剖位置，大抵是膈下，毗邻胃、胆。《难经》中有"肝独有两叶""肝重两斤四两，左三叶，右四叶，凡七叶，主藏魂""胆在肝之短叶间，重三两三铢，盛精汁三合"的记述，描绘了肝胆的重量及结构特点。关于肝的生理特点，《素问·六节藏象论篇》言"肝者，罢极之本，魂之居也………此为阳中之少阳，通于春气"，《素问·五运行大论篇》言"东方生风，风生木，木生酸，酸生肝"，《难经》言"肝者，东方木也，木者，春也"，《素问·灵兰秘典论篇》云"肝者，将军之官，谋虑出焉；胆者，中正之官，决断出焉"，《灵枢·本神》云"肝藏血，血舍魂，肝气虚则恐，实则怒"，《素问·举痛论篇》云"怒则气逆，甚则呕血及飧泄"，说明了肝胆的生理功能及病理表现。

此外，《内经》对黄疸、胁痛、鼓胀等病的病名、发病机制与临床特征进行了较系统的论述。例如，黄疸之名始见于《素问·平人气象论篇》"溺黄赤安卧者，黄疸……目黄者曰黄疸"，《素问·玉机真脏论篇》阐述了"风者，百病之长"是其主要发病机制，"肝传之脾"，则出现黄疸、小便色黄等，并提出了"当此之时，可按、可药、可治"的治疗原则。关于鼓胀，《灵枢·水胀》指出其"腹胀身皆大，大与肤胀等也。色苍黄，腹筋起，此其候也"，《素问·腹中论篇》对鼓胀的病因病机、临床表现及治疗亦作了简要介绍。《灵枢·经脉》及《灵枢·胀论》认为除了肝病能引起胁痛外，胆病亦可出现痛胁，谓"胆胀者，胁下痛胀，口中苦，善太息"，这些都为后世研究肝胆病奠定了理论基础。

二、辨治基础——《伤寒杂病论》

东汉张仲景继承了《内经》等中医古籍的基本理论，建立了包括理、法、方、药在内的辨证论治体系。《伤寒杂病论》将理论与实践相结合，提出了肝胆疾病的辨治体系。如《金匮要略》的治未病论述，曰"夫治未病者，见肝之病，知肝传脾，当先实脾，四季脾旺不受邪，即勿补之"，也是肝病的治疗原则。说明应从整体出发，协调各脏腑的功能，才能达到治肝之目的。《伤寒论》《金匮要略》认为"湿热在里""寒湿在里不解"以及"火劫其汗"之类的误治，致使"两阳相熏灼"而发黄是外感发黄的基本病理机制；饮食不节、饮酒过度、劳逸失度、纵欲过度等而致脾肾内伤，是内伤发黄的主要原因。张仲景还将黄疸分为谷疸、酒疸、女劳疸、黑疸及伤寒发黄等不同病证，提出了"诸病黄家，但利其小便"等治疗法则，确立了清热利湿、泄热通腑、建中温补等诸法，创立了与之相应的茵陈蒿汤、栀子大黄汤、茵陈五苓散、大柴胡汤等著名方剂。

《金匮要略·五脏风寒积聚病脉证并治》根据《难经》之义，提出"积者，脏病也，终不移；聚者，腑病也，发作有时，辗转痛移"，表明了积、聚的不同之处。《金匮要略·疟病脉证并治》篇谓疟久不解，易"结为癥瘕，名曰疟母……宜鳖甲煎丸"，该方至今仍为治疗肝硬化等病的常用方剂。《金匮要略·五脏风寒积聚病脉证并治》言"肝着，其人常欲蹈其胸上，先未苦时，但欲饮热，旋覆花汤主之"，则说明了肝着之病，病位在胸，蹈之则舒，以旋覆花汤为主方。

三、药理基础——《神农本草经》

《神农本草经》是我国现存最早的中药学专著，提出了四气五味、有毒无毒、配伍法度、辨证用药原则、服药方法及剂型等内容，并简要介绍了中药的产地、采集、加工、储存、真伪鉴别等方面，为肝胆病的防治奠定了药性理论基础。书中记载的用于治疗肝胆疾病的药物大多朴实有验，如常山截疟、苦楝子祛虫、乌头止痛、当归调经、海藻治瘿等。

书中所载治肝退黄功效的药物，如茵陈苦、平，微寒，能利湿退黄、解毒疗疮，"主风湿寒热邪气，热结黄疸"；黄柏苦寒，能清热燥湿、泻火除蒸、解毒疗疮，"主五脏肠胃中结热，黄疸，肠痔，止泄痢，女子漏下赤白，阴阳伤，蚀疮"；大黄苦寒，能泻下攻积、清热泻火、凉血解毒、逐瘀通经，"下瘀血，血闭，寒热，破癥瘕积聚，留饮宿食，荡涤肠胃，推陈致新，通利水谷，调中化食，安和五脏"；苦参苦寒，能清热燥湿、杀虫、利尿，"主心腹结气，癥瘕积聚，黄疸，溺有余沥，逐水，除痈肿"。

常用于治疗肝积、肝着等疾病的具有活血化瘀功效的药物，如丹参苦，微寒，能活血调经、祛瘀止痛、凉血消痈、除烦安神，"主心腹邪气，肠鸣幽幽如走水，寒热积聚，破癥除瘕，止烦满，益气"；桃仁苦，平，有小毒，能活血祛瘀、润肠通便、止咳平喘，"主瘀血，血闭癥瘕，邪气，杀小虫"；土鳖虫咸寒，有小毒，能破血逐瘀、续筋接骨，"主心腹寒热洗洗，血积癥瘕，破坚，下血闭"。

肝主情志，气机舒畅，有利于肝脏疾病的恢复，常用疏肝理气功效的药物，如柴胡苦、辛，微寒，能解表退热、疏肝解郁、升举阳气，"主心腹肠胃中结气，饮食积聚，寒热邪气，推陈致新"；木香辛、苦，温，能行气止痛、健脾消食，"主邪气，辟毒疫温鬼，强志，主淋露。久服，不梦寤魇寐"等。

除此之外，《神农本草经》中还有许多药物也是治疗肝胆病的有效药物。

第二节　继承发展时期（晋唐—宋元）

秦汉以后，随着各个医家对黄疸、胁痛、鼓胀等肝胆疾病的认识不断深化，中医肝胆病学不断充实发展，尤其是对肝胆病病因病机的进一步认识和诊断治疗方法上的创新，推动了中医肝胆病学的进一步完善。

一、诊治创新

晋代葛洪《肘后备急方》载述了患者"溺白纸，纸即如柏染者"即为黄疸，提出了小便将白纸染黄即为黄疸的诊断方法之一。除了黄疸的诊断治疗，书中还记载了运用疏肝理气、活血化瘀、清热利湿等多种方法，治疗胁痛、积聚等疾病。此外，《肘后备急方》首次介绍了用放腹水法治疗鼓胀的疗法，"若唯腹大，下之不去，便针脐下二寸，入数分，令水出，孔合，须腹减乃止"，并且已经初步认识到腹胀可能与"水毒""虫毒"有关，采用针灸等方法治疗黄疸亦有良好疗效。隋代巢元方《诸病源候论》提出"病原学说"，概括了以黄疸为主症的急性与慢性，传染性与非传染性病证，特别是提出了胞黄的概念，对后世研究黄疸的病因与分类做出了重要贡献。

唐代王焘《外台秘要方》则引《必效方》中"每夜小便中浸白帛片，取色退为验"的"比色法"来判断黄疸的方法，是世界医学史上对黄疸用实验手段检查和诊断的最早文献记载。唐代孙思邈《备急千金要方》对于"急黄"的传染性及临床特点有了进一步的认识，并创制了大茵陈汤等多首清热利湿退黄方。《备急千金要方》与《千金翼方》，对肝胆病证分类细致，条目清晰，证候论述较详，所附方药内容丰富，临床实用，并提倡应用针灸、气功与食疗，使肝胆病证的防治更为完善。

二、分类发展

宋金元时期，随着中医各种流派的产生和学术争鸣的开展，无论是对肝胆病病因病机的认识，还是治疗方法，均有较大的发展。

宋代《太平圣惠方》论述了"三十六黄"的不同病候及其治法；《圣济总录》列载了"九疸""三十六黄"，并且创造性地把黄疸的危急重症称为"急黄"。宋代韩祗和《伤寒微旨论》首次提出"阴黄"的概念，谓"伤寒病发黄者，古今皆为阳证治之，往往投大黄、栀子、柏皮、黄连、茵陈之类……无治阴黄法"，于是结合自身临证心得，详述了阴黄的成因、施治方法，根据仲景"于寒湿中求之"之说而制定了茵陈四逆汤、茵陈附子汤等六首温阳散寒祛湿退黄方。宋代窦材《扁鹊心书》对胆黄论述亦较全面，还首次提出了"胆黄"之说，认为黄疸系胆汁溢于肌肤所致。宋代严用和《济生方》强调了积聚发病与七情相关，以行气活血为主要治法，所制香棱丸、大七气汤一直沿用至今。

金代张子和《儒门事亲》认为"夫一切沉积水气，两胁刺痛，中满不能食，头目眩者，可用茶调散。轻涌讫冷涎一二升，次服七宣丸则愈矣"，指出了胁痛由水气沉积所致，还可伴有脘腹胀满、头晕目眩等症，并提出了胁痛的治疗方剂。

金元四大家中，朱丹溪《格致余论·阳有余阴不足论》云"主闭藏者，肾也；司疏泄者，肝也"，对黄疸、胁痛、鼓胀等病的认识有新见解，提出"肝主疏泄"理论，把肝脏看作是机体运行气血和新陈代谢的重要脏器，揭示了肝脏的正常生理活动。《丹溪心法·鼓胀》曰"七情内伤、六淫外侵、饮食不节、房劳致虚，脾土之阴受伤，转运之官失职……清浊相混，隧道壅塞……逐成胀满"，则指出了鼓胀的病因病机和发展规律。李东垣在《兰室秘藏》中提出，鼓胀"皆由脾胃之气虚弱，不能运化精微而制水谷，聚而不散，而成胀满"，认为鼓胀是由于脾胃虚弱，不能运化水谷精微而成，治疗主张扶脾益胃以制水湿，常用中满分消汤等方加减治疗该病。其在《脾胃论》中，十分注意治脾胃病时疏运肝木，强调了肝脾两脏的相关性。

除金元四大家外，元代滑寿《十四经发挥》中指出"肝之为脏……其脏在右胁右肾之前，并胃著脊之第九椎"，对肝脏的位置描述更加精确。元代罗天益与王好古均推崇阴黄论述，进一步总结了阴黄的证治规律。罗天益《卫生宝鉴》云"夫肝，摄血者也"，指出了肝主藏血的功能。除此之外，罗天益进一步论证了黄疸的辨治规律，指出"身热，不大便而发黄者，用仲景茵陈蒿汤"，如果是"皮肤凉又烦热，欲卧水中，喘呕，脉沉细迟无力而发黄者，治用茵陈四逆汤"。并且还创造了茵陈附子干姜汤等方用以治疗阴黄。在积聚的治疗上，罗天益提出了17首方剂，以理气导滞、活血消积为主要治法，并把三棱、莪术作为治疗积聚的主药。王好古《阴证略例》专列"阴证发黄"一篇，充实发展了"阴黄"理论。

第三节　系统完善时期（明清—民国）

明清时期，随着医事制度的不断完善，以及诸多医家提出新的认识和主张，这对于中医学的发展与提高均有推动作用。在肝胆疾病方面，对于黄疸、鼓胀等病，无论是在病因病机，还是防治方法上，都有了进一步的发展。

一、理论完善

明代张景岳对于《内经》的分类研究，例如"脏腑"包括肝、胆的类编阐发，对于掌握有关内容可以起到提纲挈领、释疑解难的作用。另外，他所著的《杂证谟》一书，先论证，后列治法，兼收诸家之长，并有新的发挥，如将历代医家所论之各黄疸证候，根据其性质分为阴阳两类，提纲挈领、由博返约、论述精当。而在《景岳全书》中，对鼓胀病名的解释也十分恰当，并且将鼓胀加以分类，言"鼓胀，以外虽坚满而中空无物，其象如鼓，故名鼓胀。又或以血气结聚，不可解散，其毒如蛊，亦名蛊胀。且肢体无恙，胀惟在腹，故又名为单腹胀"。李中梓的《医宗必读》云"胆者担也，中正之官，决断出焉，犹人之正直无私，有力量善于担当者也"，可谓形象且具有说服力；书中还对"乙癸同源"的理论进行了详细论述，虽有偏激之见，但其运用类比方法来阐明其义，通过诸多自然现象的观察联系，将"乙癸同源"说阐发无遗。作为一部内容极为丰富的药物学巨著，李时珍的《本草纲目》中辑录了众多治疗肝胆病的有效药物，另外明代的众多医家，如楼全善、王肯堂、徐用诚、刘纯、龚廷贤、武之望等人，他们的著作中对肝胆病的论治也有不少独到的见解，值得参阅。

清代对肝胆病的论述也各有千秋。喻嘉言的《医门法律》在论及疸病、黄疸证治时，先述病因病机，再言法及律，论理透彻。张璐《张氏医通》云："肝脏……生气旺则五脏环周，生气阻则五脏留著。"唐容川《血证论》所论肝胆病病机，特别重视肝（胆）气之枢调疏泄，认为肝之所以能藏血、调和脾胃、舍魂、温脏等，无不与肝气有关。叶天士的《临证指南医案》则云"阳黄之作，湿从火化，瘀热在里，胆热液泄""阴黄之作，湿从寒化，脾阳不能化热，胆液为湿所阻"，对阳黄、阴黄的病机论述颇为精当。叶天士养胃阴学说建立之后，在魏玉璜、王旭高等人的共同努力下，划清了肝阴、肝阳、肝气、肝血的发病范围。王旭高《西溪书屋夜话录》系统研究了肝胆疾病的治疗，是较早论述肝胆辨治的专门篇籍，本书论述了治肝三十法，有法有证、有方有药，为后世肝胆病的诊治打下了重要基础。另外，林佩琴的《类证治裁》对肝气、肝火、肝风的病机、症状叙述也很详尽。

二、病因、诊治完善

在明清时期，众多医家对于肝胆病病因病机进行了深入探讨。例如，明代张介宾的《景岳全书》、清代陈士铎的《辨证录》、清代叶天士的《临证指南医案》等已充分认识到黄疸的形成与湿热蕴结肝胆脾胃、胆汁外溢肌肤密切相关，认为"急黄"乃"热毒充斥内外"所致，其"杀人最急"。清代《医门法律》一书探索仲景之学，将《伤寒论》所述者称之为外感黄疸，《金匮要略》所述者则谓之内伤黄疸，可谓要言不烦。鼓胀之病因复杂，但与气、血、水三者关系密切，即"气、水、血三者，病常相因"（《医碥》）。胁痛与气滞、血瘀、肝火、痰湿、食积、内伤等因素有关。清代王清任在《医林改错》中强调，积之成无不与瘀血相关，谓"气无形不能结块，结块者必有形之血也。血受寒则凝结成块，血受热则煎熬成块"，所以他认为无论是胁下还是其他部位的积聚，均用膈下逐瘀汤活血化瘀消积。清代林佩琴《类证治裁》将胁痛分为肝郁、肝瘀、痰饮、食积、肝虚诸类，使得胁痛病机更加完善。

历代医家在诊治方法上既继承前人之经验，又进行了许多创新。如对阳黄的治疗，注重采用清热、利湿、渗湿诸法，增补了不少新的方药；对于阴黄，《医学心悟》又创制茵陈术附汤，至今仍为治疗寒湿发黄的有效方剂；《疫病篇》主张用清瘟败毒饮治疗急黄，《慈幼心书》则以犀角散之类救治，至于单方验方、针灸、外治诸法，更是不计其数。又如明清医家已观察到患者出现红点、红纹为鼓胀病的特有征象，《辨证录》中谓"初起之时，何以知其是虫鼓与血鼓也……凡面色淡黄之中，而有红点或红纹者是也"，其中的红点、红纹即为蜘蛛痣。《景岳全书》特别强调，治疗鼓胀"当辨虚实"，其中实者当消食、行气、活血化瘀、利水、祛邪等；而虚证居多，"使非培补元气，速救根本，则轻者必重，重者必危矣"。《医门法律》指出实证鼓胀"不外水裹、气结、血瘀"，据此，利水、行气、活血是为主法；虚证则应以补益脾、肝、肾为主，正气来复，自有利于邪气的祛除。《临证指南医案》对胁痛之属久痛入络者，善用辛香通络、甘缓理虚、辛泄化瘀等法。

三、方药完善

明清之际的方药专著，如李时珍的《本草纲目》、刘若金的《本草述》、汪昂的《本草备要》与《医方集解》、赵学敏的《本草纲目拾遗》等，对黄疸、鼓胀、胁痛等常见肝胆疾病，介绍了许多颇有实用价值的方药，阐述了许多有实用价值的见解，充实了肝胆病的中医防治方法。

《景岳全书》认为"胁痛之病，本属肝胆二经，以二经之脉，皆循胁肋故也"，故制柴胡疏肝散一方，疏肝理气、活血止痛，至今仍为治疗胁痛的代表方。明代李梴的《医学入门》指出，"胁痛本是肝家病……实者，肝气实也，痛则手足烦躁，不安卧，小柴胡汤加芎、归、白芍、苍术、青皮、龙胆草或单黄连丸。虚，肝血虚也，痛则悠悠不止，耳目聩，善恐，如人将捕，四物汤加柴胡梢，或五积散去麻黄，加青木香、青皮"。

自"鸦片战争"后，中国沦为半殖民地半封建社会，由于帝国主义的侵略和当时推行限制、歧视，乃至取缔中医的政策，导致中医学术发展迟缓，中医肝胆病学术也未有明显的进展。但仍有不少杰出医家致力于中医学术的继承和发展，并为其做出了突出的贡献。如近代张锡纯的《医学衷中参西录》，认为"胆汁化食"，可用"木能疏土"作以解释。蔡陆仙的《中国医药汇海》云"肝主疏泄，西说肝制胆汁，入胃化谷，即中说木能疏土之义"，采用中西合参的方法来研究医学，值得发扬。与此同时，随着西方医学传入我国，对中医学术亦产生了一定的影响和促进作用，不少医家相继提出"中学为体，西学为用"，从而出现"中西汇通"论学派，开启了中西医结合研究的先河。

第四节　传承创新时期（新中国成立至今）

中华人民共和国成立以来，中医肝胆病学无论理论、临床，还是实验方面都取得了很大进展，尤其是以肝炎、肝硬化、肝癌、胆石症等方面的成果更为显著。

一、经验总结

慢性乙型肝炎（CHB）是最常见的肝胆病，在其病理病机转变的认识上，许多医家提出了湿困阴虚论、痰瘀互阻论、阳气主导论等观点；在疗效上，中医辨证论治在抑制病毒复制、调节体液免疫、改善肝功能等方面都优于单一西医治疗。在肝硬化及肝硬化腹水的研究中，认为本病属于"癥""积""鼓胀"等范畴，其病位在肝，与脾肾有密切关系，病机多与"气、血、水"失调相关，总结出了一些体现了理、法、方、药完整性的辨证施治方。另外，也摸索出不少具有疗效的专方、单验方和中草药，如治疗肝癌的半枝莲、白花蛇舌草、水蛭、蟾蜍；治疗胆石症的鸡内金、金钱草、威灵仙；治疗腹水的益气化积消鼓汤、消胀排水汤、腹水丸等。除此之外，还对中药剂型进行不断改革。除汤剂外，目前常用的还有糖浆剂、丸药、冲剂等。所有这些成果都为中医防治肝胆疾病理论体系增添了新的内容。

治疗方面，在大量的内服方药研究的基础上，众多医家还进行了对于各种治法的深入研究。除药物内服外，尚有针灸、外治、推拿、气功、食疗、心理疗法、体育锻炼等，这些治法的系统文献整理及临床研究，进一步丰富了中医肝胆病的治疗学内容。各地名医治疗肝病各具特色，近年来各地注重总结名老中医的临证经验，发表于杂志、会议，抑或整理汇编后出版发行，如80年代末出版的《当代名医临证精华——肝炎肝硬化专辑》，即汇集了当代全国著名医家的宝贵临床经验，独具特色，为后人留下一份珍贵的财富。近年来还陆续出版了一些中医防治肝胆疾病的专著，如《黄疸的中医治疗》《关幼波肝病杂病论》《中医肝胆病学》等，从基础理论到临床经验进行了系统而全面的总结，大大地丰富和充实了中医肝胆病的学科体系，为丰富中医治疗方法发挥了积极作用。

二、基础研究

除了理论体系以及临证经验的总结，众多医家还积极应用现代科学技术，对肝胆病治疗中常用的中草药和经典名方进行有效成分分析及现代药理研究等，其中以治疗病毒性肝炎的单味药研究最多，从抗病毒角度研究的药物如茵陈、黄芪等，从调节机体免疫功能方面研究的药物如人参、五味子等，具有保肝、改善肝功能方面的药物如灵芝、柴胡等。在方剂方面，人们对一些经典名方如小柴胡汤、柴胡疏肝散、茵陈五苓散、鳖甲煎丸等，都进行了大量、细致、深入的研究，试图从多方面揭示这些名方防治肝胆疾病的现代药理作用，并取得了可喜的成绩。

除对肝炎、肝癌等病进行中西医结合防治研究外，还进行了证候实质探讨，如湖北、黑龙江的肝郁机制研究，湖南、北京等地的肝郁脾虚证实质研究等，从自主神经功能、免疫学、血液流变学等方面进行探讨，取得了一些进展和成果。

在人类历史的长河中，中医肝胆病经历了由初步形成、不断发展，到完善提高的漫长时期，为肝胆病的临床诊治积累了宝贵经验，为人民的健康做出了众多积极的贡献。但是，人们对疾病的认识是没有止境的，随着人们对肝胆病研究的不断深入，必将促进中医肝胆病防治体系的进一步发展与完善。

三、国家重大传染病专项研究

"艾滋病和病毒性肝炎等重大传染病防治"科技重大专项，以全面提高我国重大传染病的预防、诊断、治疗和控制水平，完善国家传染病综合防控、应急处置和科学研究三大技术支撑体系为目标，着眼于构建艾滋病、病毒性肝炎等重大传染病的防治体系，制定符合我国国情的重大传染病临床治疗方案和防控策略，建立与发达国家水平相当的防治技术平台，为降低发病率、病死率提供科技支撑，为有效应对重大突发疫情、保持艾滋病低流行水平、乙肝向中低流行水平转变、肺结核"两率"降至中等发达国家水平，提供强有力的科技保障。

国家"六五""七五""八五""九五""十五"等攻关课题项目为防治中医肝病奠定了基础。2008年起，自"十一五""十二五""十三五"国家设立传染病防控重大专项以来，叶永安教授团队、周大桥教授团队、高月求教授团队、李筠教授团队、刘成海教授团队、池晓玲教授团队、杨永平教授团队等承担了中医药诊治病毒性肝炎临床疗效和诊疗方案的主要研究重任，牵头"十一五""十二五""十三五"国家传染病重大专项——病毒性肝炎项目9项，研究内容包括慢性乙型肝炎中医治疗方案、乙型肝炎病毒（HBV）携带者中医治疗方案、慢性乙型肝炎肝纤维化中医治疗方案、慢加急性肝衰竭中西医结合治疗方案（优化）等。

中医药在各种慢性肝病的治疗领域具有独特优势，近15年间，慢性乙型肝炎和慢性丙型肝炎的抗病毒治疗相关研究取得了重大进展，抗病毒药物的临床应用延缓了慢性病毒性肝炎的病程进展，并降低了病毒性肝炎导致的死亡风险。同样，中医中药在肝病防治领域也发挥了重要作用，比如病毒性肝炎、肝硬化、肝癌、自身免疫性肝病、胆汁淤积性肝病、脂肪肝、酒精性肝病等疾病，在抗病毒、抗肝纤维化等方面更是具有明显的综合治疗优势。在国内众多肝病专家的共同努力下，依托国家"十一五""十二五""十三五"等重大科研项目，攻坚克难，中医药防治病毒性肝炎及肝纤维化取得了令人瞩目的成绩。

（一）中医药防治病毒性肝炎概况

在乙型肝炎慢性感染相关疾病的防控方面，伴随干扰素和核苷（酸）类似物等抗病毒药物的广泛应用，在过去的20年间，乙肝病毒控制方面的临床疗效已得到较大程度的提升。由于免疫接种的普及，中国也即将进入中低流行区行列，但对于现症慢性感染者，通过临床治疗改善预后的意义仍非常显著。现有治疗方案仍相对单一，效果欠理想，对乙型肝炎相关疾病的立体防控能力有待加强。现阶段的西药标准治疗［包括核苷（酸）类似物与干扰素治疗］治疗HBeAg阳性患者，血清学应答不足30%，仍无法充分阻止病情进展，并有一定比例的患者无法获得满意的病毒控制；同时，在部分阻断疾病进展的关键阶段，尚无西药治疗的共识性方案，如乙肝病毒携带，以及轻症肝纤维化等阶段；而在疾病的终末期阶段，肝衰竭病死率高也是国际公认的治疗难题。

中医药在病毒性肝炎的治疗中具有明显优势，在我国病毒性肝炎的防治中占有重要地位。在"十一五"期间，我国主要开展了证候规律与临床治疗方案的研究，针对不同疾病阶段，在全国范围内开展中医证候流行病学调查，厘清我国慢性乙型肝炎的中医证候分布规律，为规范中医临床诊疗以及有效治疗方案的推广奠定了基础。在"十一五"及"十二五"期间，则重点开展对疾病早期防控、进展治疗、晚期降低病死率的研究工作。疾病早期防控就是在HBV携带阶段、肝纤维化轻症阶段，以纯中药方案调节免疫功能，控制病毒，逆转纤维化；疾病进展治疗就是在肝炎及肝纤维化阶段，采用中西医结合治疗方案，提高HBeAg转阴率、疾病临床治愈率（HBsAg消失率），阻断、逆转肝纤维化程度；疾病晚期要降低病死率，特别是在肝衰竭阶段和肝硬化并发症阶段，体现中医未病先防、既病防变的治疗理念。针对以上临床关键点开展研究，能够在西医治疗缺乏有效手段的疾病防控重要节点，形成创新性的中医药治疗方案，延缓病情进展；在既有西医标准治疗方案的基础上，突出中西医结合优势，提高临床疗效。

（二）中医药提高病毒性肝炎治疗的临床疗效

中医药防治病毒性肝炎专项，在2008年至2022年期间，针对上述临床瓶颈（包括疗效瓶颈、技术瓶颈）开展了"十一五""十二五""十三五"科研攻关项目，并在提高临床疗效方面发挥了重要的作用。主要攻关方向是：阻断乙肝携带者病情进展；提高慢性乙肝HBeAg及HBsAg转阴率；阻断肝纤维化进展；降低肝硬化终末事件发生率；降低肝衰竭病死率。经过重大专项实施的10余年，中医药治疗乙型肝炎HBeAg转阴率由专项实施前的12%（48周）提高至29%，HBsAg转阴率由每年不足1%提高至5%，重症肝炎病死率由50%以上降低至24%以下。我国病毒性肝炎患者众多，治疗需求大，通过改善病毒性肝炎的结局指标，对于降低病毒性肝炎的患病率及病死率，具有显著的战略意义。

在"十一五"期间，针对慢性乙型肝炎、慢性重型肝炎、慢性乙肝病毒携带者、慢性丙型肝炎开展了中医证候研究及中医、中西医结合治疗方案研究。经评估后，在"十二五"期间对研究方向进行了精简和优化。根据我国病毒性肝炎防控形势以及全球范围内新技术、新方法［如直接抗病毒药物（DAAs）出现后，对西药治疗慢性丙型肝炎传统治疗方案产生颠覆性革新］进行调整，聚焦研究方向，以乙型肝炎为主线，在"十一五"研究成果的基础上，以进一步优化临床方案、提高临床疗效为总体目标，开展"十二五"系列研究，具体体现在以下方面。

（1）中医药治疗能有效降低慢性HBV携带者HBV DNA载量，促进HBeAg的消失与转换，研究结果明显优于目前国际上相关抗病毒的干预结果。深圳市中医院肝病科周大桥教授、童光东教授作为首席专家，联合全国20家省级三甲医院专家，主持承担国家"十一五""十二五""十三五"科技重大专项"艾滋病和病毒性肝炎等重大传染病防治"项目，进行了乙肝病毒携带者的中医干预研究。

在"十一五"阶段（慢性乙肝病毒携带者的证候规律及中医药治疗方案研究，2008ZX10005-008），以补肾中药（补肾清透、补肾健脾）治疗慢性乙肝病毒携带者52周，能明显抑制血清HBV DNA复制，其中HBV DNA较基线下降>2lg比率分别为19.37%、21.84%；治疗后HBV DNA小于10^5IU/ml比率分别为8.90%、13.22%，均明显优于对照组。治疗组52周时HBsAg较基线下降>0.5lg比率分别为27.23%、22.99%，均优于对照组。其中，459例慢性HBV携带者进行了肝穿刺活组织检查，Knodell HAI≥4分为35.95%，Ishak纤维化评分≥2分为39.87%。治疗96周后，136例患者完成了前后肝穿刺活组织检查对照，中药干预组患者（Knodell HAI评分下降≥2分和Ishak纤维化评分下降≥1分）与对照组比较，差异具有统计学意义，研究证明补肾法有显著改善肝脏炎症活动和延缓纤维化进展的作用。

在"十二五"阶段（慢性乙肝病毒携带者中医综合干预方案研究，2012ZX10005-006），研究发现通过中医补肾疏肝解毒、补肾健脾解毒治疗慢性HBV携带者，HBV DNA定量水平在48周、96周时下降大于2lg比率为15.29%、30.83%，HBV DNA定量水平≤10^4IU/ml比率分别为9.77%、18.05%；HBeAg血清学阴转率在48周、96周时分别为8.77%、16.29%，HBeAg转换率分别为8.02%、13.03%，均明显优于对照组。

在"十三五"阶段（慢性HBV携带者中医药治疗方案优化研究，2018ZX10725505-002），团队在国家"十一五""十二五"关于"艾滋病和病毒性肝炎等重大传染病防治"

科技重大专项研究成果的基础上，通过优化慢性乙肝病毒携带者入组患者的基线（HBV DNA水平、HBsAg定量），优化补肾（疏肝或健脾）治疗方案，对中医药治疗慢性乙肝病毒携带者的临床疗效进行了研究。结果发现，经过96周治疗，HBV DNA定量下降大于2lg比率为30.95%，HBV DNA定量水平≤10^4IU/ml比率为22.62%，HBeAg消失率为18.39%，可有效地延缓慢性HBV感染相关慢性肝炎、肝纤维化的发生率，长期来看可减少远期肝硬化甚至肝细胞癌的发生率，从而降低死亡率。

（2）中医药治疗能提高慢性乙型肝炎HBeAg转阴率及HBsAg消失率（临床治愈率）。针对ALT 1~2×ULN慢性乙型肝炎患者HBeAg转阴率低、HBeAg阴性慢性乙型肝炎易于进展到肝硬化和肝癌、西药抗病毒治疗HBsAg转阴率低且难以达到临床治愈等临床难点问题，上海中医药大学附属曙光医院高月求教授团队承担的"十一五"国家科技重大专项［慢性乙型肝炎（ALT 1~2×ULN）证候规律和中西医结合治疗方案临床研究，2008ZX10005006-002］，开展中西医结合治疗方案优化临床研究。研究发现，该部分患者的中医基本病机为脾虚湿热兼肾虚，515例入组患者中肝脏炎症等级≥G2的患者占83.69%。治疗组（补肾健脾方联合恩替卡韦）较对照组（安慰剂联合恩替卡韦）HBeAg转阴率显著提高（22.83% vs 11.81%，$P<0.05$），治疗组患者肝脏炎症程度改善率较对照组患者显著升高（43.90% vs 21.95%，$P<0.05$）。研究证实了补肾健脾方促进HBeAg血清学转换及改善肝组织的有效性。

HBsAg转阴是慢性乙型肝炎临床治愈的标准，在"十二五"国家科技重大专项中（HBeAg阴性慢性乙型肝炎中西医结合治疗方案优化研究，2012ZX10005004-002），高月求教授团队针对西药抗病毒治疗HBeAg阴性慢性乙型肝炎患者HBsAg转阴率仅为0%~1%的临床难点问题，在全国15家三级甲等医院开展随机双盲安慰剂对照临床研究。纳入620例HBeAg阴性慢性乙型肝炎初治患者，治疗组予补肾健脾利湿方联合恩替卡韦治疗，对照组予安慰剂联合恩替卡韦治疗，疗程为120周。研究发现，治疗组较对照组的HBsAg阴转率显著升高（5.16% vs 1.29%，$P<0.05$），HBsAg下降≥50%的比例显著升高（32.54% vs 20.17%，$P<0.05$），治疗组患者干预后肝脏炎症评分（2.96 vs 3.51，$P<0.05$）和纤维化评分（1.81 vs 2.31，$P<0.05$）较对照组显著改善，有效地阻断了"慢性乙型肝炎－肝硬化－肝癌"的疾病链，提高了HBeAg阴性患者的临床治愈率。进一步分析发现，补肾健脾利湿方治疗有效的患者HBsAg水平多低于1500IU/ml，为中医药治疗优势患者；HBsAg水平大于1500IU/ml的患者HBsAg阴转率仅为0%~1%，为难治性病例，需要进一步开展中西医结合治疗方案优化研究。

依托"十一五"及"十二五"重大专项课题，叶永安教授团队对慢性乙型肝炎中西医结合治疗方案的疗效进行了全国多中心的随机双盲对照研究，证实调肝健脾和血方或调肝解毒化湿方与阿德福韦酯联合方案，能够在48周疗程较西药单药治疗提高HBeAg转阴率11.78%（$P<0.05$），调肝益脾方或调肝健脾解毒方与恩替卡韦联合方案能够进一步提高难治性人群的临床疗效，在108周疗程基础上可较西药标准治疗提高

HBeAg转阴率9.45%（P<0.05），中西医结合治疗120周疗程将HBsAg转阴率由1.71%提高至5.04%。

（3）中医药治疗能有效减轻肝纤维化程度，改善临床结局。刘成海教授团队围绕乙肝肝硬化患者的肝组织逆转这一关键科学问题，在"十二五"期间开展中医药联合恩替卡韦治疗乙肝肝硬化的临床研究（2014ZX10005001）。研究分为2个方案：一是针对乙肝肝硬化、病毒复制阳性、抗病毒初治的患者；二是针对乙肝肝硬化、病毒复制阴性、抗病毒经治的患者。治疗组均在恩替卡韦抗病毒治疗的基础上，联合中药抗肝纤维化治疗，疗程48周，随访12周，所有患者入组时均进行肝活组织检查，75%患者进行治疗后肝活组织检查。经过本项研究，入组患者908例，2次肝活组织检查685例。结果表明，恩替卡韦抗病毒治疗，联合中药扶正化瘀片等抗肝纤维化治疗，可促进乙肝肝硬化患者肝组织逆转，逆转率达53%。

池晓玲教授团队在"十三五"期间牵头实施的中医药辨证论治阻断逆转慢乙肝肝纤维化一级防治方案的临床疗效评价［安络化纤丸（单用）治疗、双盲、随机对照试验（项目编号：2018ZX10725506-003，2018ZX10725505-004）］共纳入轻度肝纤维化患者270例，其中安络化纤丸治疗组180例，对照组90例；治疗48周后，147例患者（治疗组106例，对照组41例）完成两次肝穿刺活检。结果显示，安络化纤丸治疗组FibroScan值较对照组明显降低（5.63±2.33 vs 6.54±3.80，P=0.036）；安络化纤丸治疗48周后，治疗组的肝纤维化病理分期逆转率为37.7%，较对照组的19.5%提高了18.2%（P=0.037）；安络化纤丸治疗肝郁脾虚、瘀血阻络型慢性乙型肝炎轻度肝纤维化（G<2，S≤2）患者效果较好。该研究成果，发表于《临床肝胆病杂志》和《民族药物学杂志》。该研究具有联合（中西药）/非联合（中药单用）、盲法/开放（盲读）等特点，病程覆盖乙型肝炎所致的轻、中、重度肝纤维化和肝硬化阶段。研究共纳入760例患者，无论是在病程覆盖还是样本量方面，都具有明显优势。

在国家"十二五""十三五"传染病重大专项的支持下，杨永平教授团队按国际临床试验标准，开展了中医药辨证论治逆转慢性乙肝肝纤维化二级防治方案的相关研究。研究自2013年10月启动，以基线肝组织病理为标准入组1000例患者，并用二次肝组织病理改变为疗效判定标准再次筛选，至2021年4月21日，最终纳入946例患者，在完成72周双盲治疗后，705例接受了二次肝活组织检查。其中，晚期纤维化或肝硬化患者占研究人群的74%，中位随访时间82.1个月。提示复方鳖甲软肝片联合恩替卡韦长期治疗的方案，患者肝纤维逆转率（55.9%）显著高于单用恩替卡韦组（45.8%）。研究还显示，该治疗方案的优势人群包括：男性、年龄大于30岁、超重者、不饮酒、无糖尿病、HBV DNA在4~7lg值之间、HBsAg在1000以下、存在肝硬化、无脂肪变性者，为慢性肝病的精准治疗开辟了新的道路。

（4）中医药治疗能提高乙型肝炎肝衰竭患者的生存率。李筠教授团队牵头的重型肝炎的"十一五""十二五"重大专项研究，成果显著。其中，"十一五"重大专项"慢性重型肝炎证候规律及中西医结合治疗方案研究"（2008ZX10005-007）纳入962例重型肝炎患者，其中511例为慢加急性肝衰竭。研究结果发现，慢加急性肝衰竭的常见证型是湿热发黄证、气虚瘀黄证、瘀热发黄证和阳虚瘀黄证，给予凉血解毒化瘀方和益气解毒化瘀方治疗，可以显著降低慢加急性肝衰竭的病死率，经过4周治疗、48周随访，总病死率降至37.08%，与文献报道的70%病死率相比降低了32.92%；与回顾性预后研究课题病死率（56.1%）相比，降低了19.02%。慢加急性肝衰竭总病死率降低，其机制可能与中医药有效降低内毒素水平有关。

为进一步规范HBV相关肝衰竭的中西医结合治疗方法，借助国家"十一五"科技重大专项课题研究平台，李筠教授团队采用多中心、随机、对照的临床研究方法，观察中西医结合治疗方案对HBV相关肝衰竭患者的疗效，并对影响预后的因素进行分析，以期对治疗方法的选择和临床关注指标有指导作用。中西医结合治疗方案治疗HBV相关慢加急性肝衰竭和慢性肝衰竭患者的疗效显著，该团队采用前瞻性、多中心、随机对照研究方法，收集共1114例HBV相关慢加急性肝衰竭和慢性肝衰竭患者，分别按2∶1的比例进入治疗组和对照组，观察第8周、第12周、第24周、第48周病死率。结果表明，HBV相关慢加急性肝衰竭患者在第8周、第12周、第24周、第48周，治疗组病死率均明显低于对照组（$P<0.05$）；早期、中期死亡率较低，晚期死亡率较高；两组患者生存曲线间齐性检验，$P=0.0525$，提示加用中药可能改善患者预后。中西医结合治疗方案可降低乙肝病毒相关慢加急性肝衰竭患者病死率，尤其对晚期患者在缺乏肝移植等手段时，西医常规治疗联合中药治疗可改善患者生存率。

基于"十一五"重大项目的结果，宫嫚教授团队分析了本课题组承担的国家"十二五"科技重大专项课题中HBV相关慢加急性肝衰竭（ACLF）合并肝性脑病（HE）患者，研究采用多中心、随机、对照试验设计，来自解放军第三〇二医院、深圳市中医院、上海中医药大学附属曙光医院等18家单位，纳入了诊断及分期符合2006年《肝功能衰竭诊疗指南》及2009年《肝性脑病诊断治疗专家共识》的125名HBV相关ACLF合并HE患者，以探讨中西医结合治疗8周的病死率情况，分析影响其预后的独立危险因素，结果提示中医药治疗可显著降低HBV-ACLF合并HE患者的8周病死率，提高8周生存率，延长生存时间［试验组及对照组8周病死率分别为27.5%、50.0%（$\chi^2=5.630$，$P=0.018$），8周内中位生存时间分别为41.2天、28.4天，累积生存率分别为60.4%、32.5%（$\chi^2=6.187$，$P=0.013$）］。TBil、PTA、疾病分期、消化道出血是该组患者的独立预后影响因素［高TBil（$HR=1.063$，$P=0.042$，$95\%CI$：$1.002\sim1.128$）、低PTA（$HR=0.942$，$P=0.044$，$95\%CI$：$0.890\text{-}0.998$）、ACLF分期晚期（$HR=2.737$，$P=0.009$，$95\%CI$：$1.287\text{-}5.818$）、合并消化道出血（$HR=5.291$，$P=0.003$，$95\%CI$：$1.736\sim16.126$）］。

随着"十一五""十二五""十三五"等项目的持续推进，中医药治疗慢性肝病的优势逐渐被挖掘。在病毒性肝炎方面，中医药可以有效降低慢性HBV携带者HBV DNA载量，促进HBeAg的消失与转换，提高慢性乙型肝炎HBeAg转阴率及HBsAg消失率，同时还能有效减轻肝纤维化程度，改善临床结局。疾病进展至肝硬化阶段，中医药还可有效降低肝硬化患者组织学病变进展，提高乙型肝炎肝衰竭患者生存率。然而，目前关于治疗慢性肝病还有许多尚未解决的难题，而中医药作为祖国医学的瑰宝，其对慢性肝病的治疗作用也远远不止于此，肝病专家将在现有"十一五""十二五"及"十三五"的基础上，对中医药治疗慢性肝病的疗效进行更深入的探讨与研究。

参考文献

［1］宫嫚，周超，张宁，等.中西医结合治疗HBV相关慢加急性肝衰竭合并肝性脑病的效果分析［J］.临床肝胆病杂志，2018，34（4）：795-800.

［2］王立福，李筠，李丰衣，等.中医辨证联合西药治疗慢加急性（亚急性）肝衰竭多中心随机对照研究［J］.中医杂志，2013，54（22）：1922-1925.

［3］邢宇锋，许林艺，冯栋，等.补肾健脾解毒方治疗慢性乙型肝炎病毒携带者的临床研究［J］.中西医结合肝病杂志，2021，31（7）：586-589.

［4］邢宇锋，韩志毅，周大桥，等.补肾法治疗HBeAg阳性慢性HBV感染者临床及相关机制研究[J].临床肝胆病杂志，2023，39（06）：1267-1273.

［5］He J，Zhou D，Tong G，et al.Efficacy and safety of a chinese herbal formula（invigorating kidney and strengthening spleen）in chronic hepatitis B virus carrier：results from a multicenter，randomized，double-blind，and placebo-controlled trial［J］.Evid Based Complement Alternat Med，2013：961926.

［6］Ji D，Chen Y，Bi J，et al.Entecavir plus Biejia-Ruangan compound reduces the risk of hepatocellular carcinoma in Chinese patients with chronic hepatitis B［J］.J Hepatol，2022，77（6）：1515-1524.

［7］Xiao H M，Shi M J，Jiang J M，et al.Efficacy and safety of AnluoHuaxian pills on chronic hepatitis B with normal or minimally elevated alanine transaminase and early liver fibrosis：A randomized controlled trial［J］.J Ethnopharmacol，2022（293）：115210.

［8］Xing Y F，Wei C S，Zhou T R，et al.Efficacy of a Chinese herbal formula on hepatitis B e antigen-positive chronic hepatitis B patients［J］.World J Gastroenterol，2020，26（30）：4501-4522.

第二章　肝胆病概述

第一节　肝胆的中医藏象理论

一、肝脏的中医藏象理论

（一）肝脏的生理功能

1.主疏泄　肝主疏泄，是指肝脏具有畅达、宣散全身气机的生理功能。人体五脏六腑的安宁、气血津液的运行、脾胃饮食水谷的运化、情志心理的变动以及生殖功能等诸多方面，是以气机调畅为重要条件。

肝的疏泄功能，主要表现在以下四个方面。其一是能够促进气、血、津液的正常运行。气的正常运行，最重要的条件就是肝疏泄功能正常，只有肝疏泄适度，气行通调，气的升降出入才能正常，因此肝的疏泄功能是影响气机调畅最直接的原因。肝的疏泄功能在血的表现主要为"气为血之帅，血为气之母"；而在津液的表现则是能够促进水液代谢、保持水液平衡，主要的作用在于调畅三焦气机、通调三焦水道，使水液运行通畅。其二是促进水谷的运化与精微物质的吸收。肝与胆互为表里，肝能促进胆汁的生成、分泌与排泄，共同维护脾胃气机升降的正常运作。胆汁的生成、排泄都依靠肝的作用，只有肝的疏泄功能正常，气机通调，胆道畅通，胆汁方能顺利进入消化道，发挥其帮助消化的功能。因此《东医宝鉴》说"肝之余气，溢入于胆，聚而成精"，正是阐述了肝胆之间的联系。其三是调畅情志。良好的情志活动，主要依赖于气血的正常运行。肝通过对气血津液的调节，来协调机体的情志与精神活动。其四则是表现在控制男子排精和女子行经，对生殖产生影响。根据"精血同源"理论，肝血充足，则生殖之精可以正常转化，肝主疏泄，气血冲任通调，故男精壮，女经调；再者肝经绕阴器而行，直接关系人体的生殖功能，故称"肝司生殖"。

2.主藏血　肝藏血，是指肝具有贮藏血液和调节血量的生理功能。肝的藏血功能，主要体现在肝内必须贮存一定的血量，以制约肝的阳气升腾，勿使过亢，维护肝的疏泄功能，使之冲和条达。其次，肝的藏血功能，亦有防止出血的重要作用。唐容川提出"治一切血证总不外乎理肝也"，又说"补血者，总以补肝为要"，也从侧面论证了肝藏血在生理病理中的重要性。肝的藏血功能，还包括调节人体各部位血量，特别是对外周血量的调节起着重要作用。在正常生理情况下，人体各部位的血量相对恒定。但是随着机体活动量的增减、情绪的变化，以及外界气候的变化等因素，人体各部位的血量也随之改变。当在需要寝息的夜晚时，身体各处不需要过多的血液供给，肝气能够将大量的血液收归肝脏之中。相反，在白天时，人们需要参与各类活动，要依靠肝所供给的血液维持机体的活动，所以《素问·五脏生成篇》说"故人卧血归于肝"，王冰注释说"肝藏血，心行之，人动则血运于诸经，人静则血归于肝脏"，因此肝藏血功能正常，才能保持动静有时、疏泄有度。

由于肝脏对血液有贮藏和调节作用，所以人体的生理活动皆与肝有密切关系。如果肝脏患病，藏血功能失常，不仅会引起血虚或出血，而且也能引起机体许多部位出现血液濡养不足的病变。如肝血不足，不能濡养于目，则两目干涩昏花，或为夜盲；若不能濡养于筋，则筋脉拘急，肢体麻木，屈伸不利等。故《素问·五脏生成篇》曰："肝受血而能视，足受血而能步，掌受血而能握，指受血而能摄。"肝贮藏血液与调节血量的功能，还体现在女子的月经来潮。所以肝血不足或肝不藏血时，即可引起月经量少，甚则闭经，或月经量多，甚则崩漏等症。

肝调节血量的功能，以贮藏血液为前提，只有充足的血液贮备，才能有效地调节血量。贮藏于肝内之血输布于外周，实际上是肝的疏泄功能在血液运行方面的一种体现，所以《血证论》说"以肝属木，木气冲和调达，不致遏郁，则血脉通畅"。因此，肝藏血与疏泄功能之间协调平衡，才能实现肝调节血量的功能。如果疏泄太过或藏血功能减退，则可导致各种出血；疏泄不及，肝气郁结，又可导致血瘀。

此外，藏象学说中还有"肝藏魂"之说。魂乃神之变，是由神所派生，如《灵枢·本神》说"随神往来者，谓之魂"，《类经》注云"魂之为言，如梦寐恍惚，变幻游行之境，皆是也"，魂和神一样，都以血为主要物质基础。心主血，故藏神；肝藏血，故藏魂。所以《灵枢·本神》又说"肝藏血，血舍魂"，肝的藏血功能正常，则魂有所舍。若肝血不足，心血亏损，则魂不守舍，可见惊骇多梦、卧寐不安、梦游、梦呓以及出现幻觉等症。

（二）肝脏的生理特性

1.肝为刚脏 《临证指南医案》一书云："肝为刚脏，非柔润不能调和也。""肝为刚脏"主要表现在以下三点。一是肝主升发，为将军之官。肝脏犹如将军一般骁勇善战，性动而急，刚正不阿。《明堂五脏论》曰"肝者，干也"，同样在《尔雅·释言》中有"扞，相卫也"的记载，同为保卫、护卫之义，故《素问·灵兰秘典论篇》称肝为"将军之官"。二是肝的功能正常，则能够在保护自身不受病邪侵害的前提下，做到抵抗外邪、保卫机体，以条达有序为基础，以体阴用阳为特点，共同维护着机体正常的生理活动。三是当肝的功能失常时，则气机逆乱，迫血上行；或伤及他脏，出现全身病变。因此，维持机体正常活动的关键是肝脏功能的正常发挥。

2.肝主升发 肝为风木之脏，主升主动。人体正常的生命活动，有赖于气机升降出入运动的推动和激发。《素问·诊要经终论篇》曰"正月二月，天气始方，地气始发，人气在肝"，提示春天天地之气主升发，人欲与自然顺应，其气亦应升发，而升发之力来自于肝，肝唯有升发正常，人体方可适应天地的升发之性。《素问·四气调神大论篇》曰"春三月，此为发陈。天地俱生，万物以荣，夜卧早起，广步于庭，被发缓形，以使志生，生而勿杀，予而勿夺，赏而勿罚，此春气之应，养生之道也；逆之则伤肝"，明确提出了春季养生应顺肝之条达舒畅之性，养肝之升发之力。因此，肝的升发之性，是升发人体之气以适应天地升发之气的必要保障。

3.肝体阴而用阳　肝"体阴用阳"一说源于《临证指南医案》，其记载"故肝为风木之脏，因有相火内寄，体阴用阳。其性刚，主动主升，全赖肾水以涵之，血液以濡之，肺金清肃下降之令以平之，中宫敦阜之土气以培之，则刚劲之质，得为柔和之体，遂其条达畅茂之性，何病之有"。肝主藏血，血属阴，故本体为阴；肝性条达，主动主升，故其用为阳。肝以阴血为体，以气阳为用，肝主升主动以向上升发为阳用，肝藏血、血属阴乃体阴之本，肝阴肝阳对立统一、消长平衡，则肝不偏不倚，不亢不卑，才能发挥其正常的生理功能。

（三）肝脏的病理变化

1.肝气不和　其致病原因多为肝失疏泄，出现气机郁滞、情志抑郁、气血不畅的病理变化。而肝失疏泄又分为疏泄不及与疏泄太过。肝者，喜舒畅而恶郁滞。如肝气疏泄不及则会出现情绪抑郁，从而引起肝气郁结，日久还可能出现肝郁化火。患者的临床表现多见胸满胁痛、嗳气烦闷、妇女经行不调等。该类疾病多因情志抑郁引起，如遭受精神刺激及其他病邪的侵袭。肝气疏泄失职日久，气机郁结，终日郁郁寡欢；长时间抑郁不解，便转为急躁易怒。肝失疏泄日久也会导致气血瘀阻，出现气滞血瘀的证候，严重还会出现气郁化火。

《中医大辞典》中"肝气不和"词条云：肝主疏泄，太过与不及均为肝气不和。临床表现为脾气急躁，胸满胁痛，女子乳房胀痛、月经失调等。此外，若肝气疏泄太过也会导致"木亢乘土"，而出现一系列脾胃疾病。例如出现恶心呕吐、嗳气反酸、泄泻便溏等胃肠道症状。

综上所述，肝气疏泄不及和疏泄太过都是因为肝的疏泄功能出现异常。木固然可以固卫脾土，但是过于亢盛也会出现木亢乘土，因此基于两种不同病机所选用的治法也有区别，疏泄太过时可运用抑肝法，疏泄不及时可运用疏理肝气法，以使肝气疏泄功能恢复正常。

2.肝气虚　《素问·方盛衰论篇》中提到"肝气虚，则梦见菌香生草，得其时，则梦伏树下不敢起"，又如《灵枢·本神》云"肝气虚则恐，实则怒"。张锡纯在《医学衷中参西录》中提出"肝虚理论"，指出肝气虚证、虚极致脱证是肝常见的证候，究其原因有三：一是情志失调，过怒则伤肝经之气血；二为平伐太过，张锡纯认为有些医者治肝病时不详辨证候，不究其病因，而一味以平伐，最终导致肝气受损；三为大病久病伤肝气，大病久病之后多损伤元气，而肝为元气萌芽之地，元气虚损则肝气亦会受损。

张锡纯所说的肝气虚证的主要表现有饮少，腹胀，脘腹冷痛，便溏；或胁痛，或腰腿及四肢疼痛，左半身必觉有不及右半身处，卧时不敢向左侧，坐时左半身下坠；或小便难，滴沥不畅；或妇女阴挺，或带下色白清稀量多等。肝气虚进一步发展，即可出现肝气虚极、元气将脱之重证，主要表现为寒热往来，虚汗淋漓；或但热不寒，汗出而热退，须臾又热又汗；目睛上窜，势危欲脱；或喘逆，气虚不足以息。

3.肝阳虚 肝体阴而用阳,肝阳是肝脏温煦肝气、协同肝脏完成正常生理功能的基础。当寒邪直中肝脏,折损肝阳,或阴(精)血不足,阴损及阳,肝阳虚损,无以升发,阴寒之气充斥脏腑而发病。肝阳主升发,阴血不足易独亢,导致肝阳上亢证,临床最为常见。一旦肝阳不足,则易导致肝脏生理功能全面低下,如可致肝的疏泄与藏血功能低下,进而出现虚寒内生的病理变化。

王旭高治肝三十法,以及张锡纯论肝虚中,皆指出肝阳虚及其治法。当肝阳虚其疏泄功能低下,可出现忧郁善恐,怏怏不乐;由于肝藏血功能低下,则面带青色,指、趾甲枯淡,或筋寒挛缩,不能固握,眼生黑花,视物不明,头身麻木,甚至耳聋,善恐,经迟等;由于阳虚不能温煦,则形寒肢冷,胁下作痛,下肢不温,性欲缺乏,阳痿不举或举而不坚,睾冷囊湿,无梦滑精,女子少腹寒痛,月经后期或淋漓不断,带下清冷,宫寒不孕,沉细弦迟等。肝阳虚证,其病位在肝,累及于脾肾,症状多为肝病症状和阳虚证共见,临床需与单纯的脾阳虚与肾阳虚,甚至脾肾阳虚相鉴别。

4.肝血虚 肝藏血是肝脏的生理功能,一般而言"肝主血海",即肝的作用是贮藏血液、调节血量。肝气与肝血之间相互影响,只有肝的疏泄功能正常,气机调畅,血液才能运行通畅,肝脏才能贮藏血液;肝只有正常发挥藏血的功能,肝血充足,肝木得以濡养,疏泄功能才能正常运作。保证肝脏疏泄功能的基本物质就是肝所藏之血。朱丹溪经过临证总结,得出"阳常有余,阴常不足,气常有余,血常不足"的结论,以此警示临床治疗要保护阴血,重视阴血在养生、治病中的重要性。血液运行状况取决于肝,若肝阴虚则不能滋养血脉。阴血之间相互关联,肝阴虚损可致营阴亏虚,而使血液运行不畅出现血瘀之证,这归结于血是构成人体和维持人体生命活动的基本物质。

5.肝阴不足 肝阴亏损大多数是由于温病后期气郁化火,抑或是肾阴不足而导致肝阴不足。由于肝阳常有余、肝阴常不足,而阳主动、阴主静,人体常处在动的阳性状态之中,精血、阴气、阴液最易耗散。肝阴不足临床可见头晕耳鸣,心烦气躁,潮热盗汗,或手足蠕动,妇女出现少经、闭经等症状。其病理机制为阴虚不能潜阳,出现肝阳上亢或者肝风内动,因此宜采用滋养肝阴为主的治疗方法。

6.肝阳上亢 肝阳上亢、肝火上炎都属于肝阳失制的病理状态。虽然大部分的肝阳上亢属于实证,但无论虚实都能导致肝阳上亢。虚证导致的肝阳上亢,是因肾水亏虚出现肝阴不足,以致阴不制阳;而绝对的肝阳亢盛则属于实证。二者都会出现热象以及风动的表现,不同的是,实证的热象程度要比虚证的更强,风动的表现也更加明显。因此,采取的治法各异,虚证治以滋养肝肾以平风,实证当以平肝阳而息风。

(四)肝脏与其他脏腑的关系

1.肝与脾的关系

(1)生理上相互为用 肝脾同处大腹之中,解剖位置相近。生理方面的关系主要体现在肝主疏泄与脾主运化相互为用,共同促进饮食物消化及气血生成运行;其次,肝主藏血与脾主生血、统血功能的相互协调,以调节、统摄血液正常运行。

1）饮食物消化　胃主受纳，脾主运化，饮食水谷经过胃的受纳腐熟，在脾气的推动激发作用下，化生精微，于小肠吸收，再由脾气输送到其他脏腑；脾主升清，散精以濡养全身；胃主降浊，驱糟粕自下而出。脾胃为脏腑气机升降的枢纽，脾胃运纳自如、升降相因，则气机畅达，气血有源，机体新陈代谢有度。肝为刚脏，体阴而用阳，性喜条达而恶抑郁，主疏泄。另肝之余气泄于胆，聚而成精，共同协助脾胃升清降浊。《内经》有论"土得木而达"，肝疏泄有度，气机调畅，助脾胃升降，促进精气血液的运行输布；并疏利胆汁，输于肠道，促进食物的消化及精微物质的吸收和转输。脾气健旺，运化正常，水谷精微充足，气血生化有源，肝体得精血濡养而肝气冲和条达，更有利于疏泄功能的发挥。

2）血液运行　清代沈明宗《金匮要略编注·下血》云"五脏六腑之血，全赖脾气统摄"，脾主统血之用实际上是一身之气固摄作用的体现。脾气是一身之气分布于脾的部分，一身之气充足，则脾气旺盛；脾气健运，气化有源，一身之气自然充足。《素问·五脏生成篇》中提到"人卧血归于肝"，王冰注解说"肝藏血，心行之，人动则血运于诸经，人静则血归于肝。何者？肝主血海故也"。肝主藏血，肝血充足，藏泻有度，则肝血化生涵养肝气，而使之冲和畅达，发挥正常的疏泄功能，使气血得运、津液输布、运行无阻。而肝藏血的前提是脾气健旺、生化有源、统血有权，使肝有所藏；肝脾协作，才能共同维持血液的正常运行。

（2）肝病传脾　肝主疏泄，以气为用。疾病之初，多从本脏本经之气病开始，故肝病多由情志抑郁或忿怒，情绪失于调和而引起，最终导致肝气逆乱、失于疏泄。以五行生克理论为先导，临床上以肝郁乘脾较为常见，如《素问·气交变大论篇》说"岁木太过，风气流行，脾土受邪。民病飧泄，食减体重，烦冤、肠鸣、腹支满，上应岁星。甚则忽忽善怒，眩冒巅疾"，此因肝气郁滞，失于疏泄，横逆克伐脾土，使得脾胃气机逆乱，功能受损而出现纳差、恶心呕吐、胁痛郁怒、腹泻等痛泻要方证。除此之外，张锡纯言"人多谓肝木过盛，可以克伤脾土，即不能消食；不知肝木过弱，不能疏通脾土，亦不能消食"，即所谓"岁木不及，燥乃大行，生气失应，草木晚荣，肃杀而甚，则刚木辟著，柔萎苍干，上应太白星，民病中清，胁痛，少腹痛，肠鸣溏泄"，则是因肝木气虚，疏泄不及，脾气凝滞，纳运失常，清浊失降，而见腹部满胀，不欲饮食等逍遥散证。

（3）脾病及肝　黄元御云："肝气宜升，胆火宜降，然非脾气之上行，则肝气不升，非胃气之下行，则胆火不降。"脾胃为气机升降之枢纽，对调节全身的气机升降出入起着重要的作用，而肝为人体气机之总司，故肝气的调畅尤显重要。若邪气闭阻、脾壅气滞，则可致肝失条达；又因脾气失运，不能助肝疏泄，最终导致肝郁。如《金匮要略》所谓之"馨气"，即因饮食自倍，食积太阴，抑遏肝气所成。所以王旭高对此提出"疏运其中法"，即中气健运则肝气自疏。再则，除土壅木郁之食滞外，以湿热、痰浊之邪内阻致病者亦不少见。因太阴脾土，病多以湿邪为患，外湿易犯，且内能生湿；而胃为阳明燥土，使湿从热化，湿热之邪胶着，如油裹面，最易阻滞气机。故肝胆发病，除情志因素外，有形之湿热邪气最为常见，正如《金匮要略》之"谷疸""酒疸"，皆因饮食失节，脾胃自伤，湿热内蕴，熏于肝胆所致。故缪希雍在《先醒斋医学广笔记》中说："怒则气并于肝，而脾土受邪之证也……脾家有积滞，则郁为黄疸。"

2.肝与心的关系

（1）肝心母子功能相济　肝五行属木，心五行属火，木生火，木为火之母，火为木之子，肝（木）心（火）的母子关系就是肝心的相生关系。《素问·五脏生成篇》曰"诸血者，皆属于心""人卧血归于肝"，首次提到了肝藏血、心主血功能相济这一理论。王冰注曰："肝藏血，心行之，人动则血运于诸经，人静则血归于肝脏。何者？肝主血海故也。"肝主藏血、主疏泄的功能协调是心主血脉的保证，心气推动血液在脉道中正常运行，需要肝气条达，疏泄有度。以上论述，阐明了肝贮藏血液、调节血量与心主血脉相互配合，对血液正常运行的重要意义。同时，心之行血功能正常，全身血液充盈，则肝有所藏，才能发挥其贮藏血液和调节血量的作用，以适应各脏腑功能活动的需要，使心亦有所主。若心血不足，则肝血亦常因之而虚；肝不藏血，心血亦常因之而损，所以临床常见心悸、失眠等心血不足病证，与两目干涩、视物昏花、月经量少等肝血亏虚病证同时出现。

（2）肝心经络相连　《灵枢·经脉》曰"心手少阴之脉，起于心中，出属心系，下膈，络小肠。其支者，从心系，上挟咽，系目系……肝足厥阴之脉，起于大趾丛毛之际……上贯膈，布胁肋，循喉咙之后，上入颃颡，连目系"，由上述描述可知，肝心二经都循行分布于胸胁部，且皆循行于咽喉，系舌本，属目系。并且足厥阴肝经与手厥阴心包经交会于天池穴，与同名经经气相通。在解剖学中，心位于胸中，膈膜之上，外有心包卫护；肝位于腹腔，横膈之下，右胁之内，肝左叶膈面在膈以上，邻近心包和心脏，位置相邻；血液由左心室进入主动脉后流经全身，其中肠系膜上静脉和脾静脉汇合而成的门静脉，上行至肝门分支后入肝，经肝脏物质交换后汇成肝静脉，入下腔静脉归于右心房。故肝心两脏无论是在经络循行，还是动、静脉解剖部位上都相互联系。

（3）母病及子　《薛氏医案·求脏病》中指出"肝气通则心气和，肝气滞则心气乏"，陈士铎《石室秘录》亦云"心悸，非心病也，乃肝血虚不能养心也"，这里明确提到了心气乏与肝气滞，心悸与肝血虚的相关病机。临床上母病及子的表现还很多，如当肝气不舒时则可出现胸闷、多虑，甚则心神失守、失眠、心烦等症；肝气逆乱累及于心，则出现头目胀痛、眩晕等症；肝气郁结，日久则见胸闷、心痛等症；肝血亏虚则致心悸、眩晕等症。

现代研究发现，心肌损伤与动脉粥样硬化所表现的胸闷、胸痛等症，与中医肝郁气滞病机密切相关。另外，肝脏是人体最大的消化器官，对脂质代谢起着重要作用，而肥胖和脂质代谢紊乱又是动脉粥样硬化形成的基础。肝硬化心肌病近年来也受到人们的关注，因肝硬化常引发心脏结构和功能的改变，包括动脉血压和外周阻力下降，以及心输出量增加等。上述研究观察到的肝脏疾病引起的心脏损害，都可归属于中医母病及子的范畴。

（4）子病及母　心主血，当心血运行失常，血液在脉管中运行不畅，甚至停滞不前，可影响肝主藏血和主疏泄的功能，最终导致气滞血瘀。若心神不宁，日久不愈，可导致情志抑郁、肝气郁结，可在心悸、易惊、失眠等心脏疾患的基础上，继发胁胀、烦躁、易怒等肝脏病变。若心气虚，可出现心痛、气短、胸闷等症；若进一步发展，心气虚不能推动血液运行，则可出现胁痛、胀满、胁下积块等表现。

如心源性肝硬化，心脏因各种原因导致心力衰竭，尤其是右心衰竭时，下腔静脉与肝静脉的压力增高，血流回心受阻，导致肝小叶的中央静脉窦扩张、淤血，从而造成肝淤血。且右心衰竭时心输出量及肝血流量均明显减少，造成肝小叶中央静脉区含氧量进一步减少。反复的缺血缺氧状态，使肝小叶发生坏死、间质结缔组织增生、再生结节和假小叶形成，最终导致心源性肝硬化。

（5）肝心母子关系及方剂配伍　临床上，常见肝心二脏母病及子、子病及母，故在选方用药时也常母子同治。如《金匮要略》记载的酸枣仁汤，主治肝血不足致心神失养之虚烦不眠证。因此证系肝血不足，母病及子引起的心失所养、魂不守舍，遵循《难经》"虚则补其母"的治疗原则，重用酸枣仁养肝血，配伍知母除烦，茯苓安神，治疗肝血不足之失眠具有良好效果。又如肝经郁火所致之胃脘、胸胁疼痛，方选左金丸治疗，不用栀子、黄芩等药直折肝火，同样遵循《难经》"实则泻其子"的原则，用黄连泻心火以降肝火，临床每每取效。再如《金匮要略》治脏躁之名方甘麦大枣汤，脏躁属情志病，多由心阴不足而肝气郁结所致，因肝喜条达，肝郁则悲伤欲哭、精神恍惚、不能自主。选方遵《内经》"心病者宜食麦""肝苦急，急食甘以缓之"的治疗原则，用甘草甘缓和中，以缓肝之急；小麦味甘微寒，以养心之气；大枣益气生津，以润脏之燥，合用以奏养心宁神、和中缓肝之功。近代常用于癔症、神经衰弱、精神疾病、小儿夜啼等属心阴不足而致肝郁之证。肝心同治，可达到较好的治疗效果。

3.肝与肾的关系

（1）母子相生，精血同源　《素问·阴阳应象大论篇》曰"肾生骨髓，髓生肝"，吴昆注曰"髓生肝，即肾生肝，水生木也"，可见"肾"是通过生"髓"养"肝"而体现"母子"联系。《张氏医通》曰"气不耗，归精于肾而为精，精不泄，归精于肝而为清血"，此言肝血为肾精所化生，厥阴必待少阴之精充足方能血充气畅，疏泄条达。正所谓母子相生，精血同源。

（2）经气互通，八脉共隶　张景岳《类经·藏象类》云"肝肾为子母，其气相通也"，指出肝肾通过经气相互灌注而沟通联系。足厥阴肝经与足少阴肾经均循行于身体内侧，并在经脉循行上通过肝、膈、肺、肾直接联系，还通过交会于足太阴脾经的三阴交和任脉的关元、中极穴间接联系。肝肾与奇经八脉亦密切相关，肝肾同隶奇经，冲任督三脉均起于胞中，胞胎为肝肾所主，故有"八脉隶于肝肾"之说。

（3）共居下焦，内寄相火　肝肾同居下焦，内寄相火，相火源于命门。朱丹溪《格致余论·相火论》云"（相火）见于人者寄于肝肾二部，肝属木，而肾属水也"，肝肾所寄相火，言其常为肝肾之动气，推动肝与肾完成各自生理功能。相火之源在命门，何梦瑶曰"肾水为命门之气所蒸化上升，肝先受其益"，但相火内寄于肝肾，发挥其动气之功能全赖肝肾阴血的滋养，若肝肾阴亏则相火易亢而为"邪火""元气之贼"，进而出现一系列病变。

二、胆腑的中医藏象

（一）胆腑的命名

胆在右胁之内，附于肝之短叶间，与肝相连，其形若悬瓠，呈囊状，现代称之为"胆囊"。肝和胆又有经脉相互络属，互为表里。胆的主要功能为贮存和排泄胆汁，并参与食物的消化。《说文解字·肉部》云："胆，连肝之腑，从肉詹声。"中医学认为，胆为奇恒之腑、清净之腑、青肠等，以下分别从上述三个名称进行阐述。

1.胆为奇恒之腑　脏腑学说是以五脏六腑为核心的中医理论体系，通过观察人体外在现象、征象，来研究人体内在脏腑的生理功能、病理变化及其相互关系的学说。脏腑主要包括五脏、六腑、奇恒之腑等。五脏是心、肝、脾、肺、肾的总称，五脏的生理功能是生化和贮藏精、气、血、津液，以贮藏为主。六腑是胆、胃、小肠、大肠、膀胱、三焦的总称，六腑的生理功能是受纳和腐熟水谷、传化和排泄糟粕，以通为主。奇恒之腑是脑、髓、骨、脉、胆、女子胞的总称。《素问·五脏别论篇》曰"脑、髓、骨、脉、胆、女子胞，此六者，地气之所生也，皆藏于阴而象于地，故藏而不泻，名曰奇恒之腑"，其共同特点是它们同是一类相对密闭的组织器官，却不与水谷直接接触，即似腑非腑；但具有类似于五脏贮藏精气的作用，即似脏非脏。奇恒之腑，除胆属六腑外，其他都没有与五脏的表里配属关系，但有的与八脉相联系。其中，胆既属于六腑，又属于奇恒之腑。

要理解胆为"奇恒之腑"的说法，首先要明白什么叫作"腑"。腑，古作府，有府库之义，本义是指藏文书或财物的地方，亦为仓库之义。如《汉书·郊祀志上》记载"史书而藏之府"，注云"府，藏书之处"。腑多为中空器官，类府，多与饮食物的贮藏、消化有关。中医学认为，六腑的主要功能是受纳、消化饮食物及传导排泄糟粕。因其摄入饮食物，在吸收水谷精微后，要及时把糟粕排泄到人体外，称为"泻而不藏"，正如《素问·五脏别论篇》言"六腑者，传化物而不藏，故实而不能满也"。奇恒之腑一词源出《素问·五脏别论篇》，"奇"是因为奇恒之腑大多没有配属的表里关系，无五行之专司，受病无脏腑主时，无直接络属的经脉。就胆而言，胆的生理功能是贮存和排泄胆汁，胆汁作用于饮食物的消化，故为六腑之一；因胆本身并无传化饮食物的生理功能，且藏精汁，与胃、肠等腑有别，故又属奇恒之腑。上述论述，不难理解胆为何是六腑之一，又是奇恒之腑。

2.胆为清净之腑　"胆者，清净之腑也"首见于《难经·三十五难》，原文载"诸腑者皆阳也，清净之处。今大肠、小肠、胃与膀胱，皆受不净，其意何也？然：诸腑者谓是，非也。经言：小肠者，受盛之腑也；大肠者，传泻行道之腑也；胆者，清净之腑也；胃者，水谷之腑也；膀胱者，津液之腑也。一腑犹无两名，故知非也"。胆内贮藏胆汁，是一种清净、味苦而呈黄绿色的"精汁"，亦称"清汁"。

"胆者，清净之腑"是对胆腑受盛精汁而不受秽浊之生理特点的高度概括。明代医家张景岳所著《类经·藏象类》中说"胆为中正之官，藏清净之液，故曰中精之腑。盖以他腑所盛皆浊，而此独清也"，胆所贮存的胆汁由肝之余气积聚而成。在肝的疏泄作用之下，贮藏在胆腑的胆汁排入小肠，以促进食物的消化吸收。如果肝胆功能失常，影响胆汁的分泌和排泄，那么脾胃的受纳、腐熟、运化功能就会大受影响，人会出现厌食、腹胀、腹泻等症状。如果肝胆湿热，肝失疏泄，胆汁外溢，则会出现黄疸（目黄、身黄、小便黄）现象。胆气以下降为顺，如果胆气不利，则会出现口苦、呕吐黄绿苦水等症状。反之，若某些原因阻碍胆汁的排泄，也可以引起肝的疏泄功能障碍，从而引起肝的病变。

3.胆为青肠 《灵枢·五色》认为，以五色分属五脏，其对应的关系是青为肝、赤为心、白为肺、黄为脾、黑为肾。胆为青肠之说，始于胡孔甲问于岐伯："大肠者，白肠也。小肠者，赤肠也。胆非肠，何谓青肠乎？"岐伯曰："胆贮青汁，有入无出，然非肠，何能通而贮之乎？故亦以肠名之。青者，木之色，胆属木，其色青，故又名青肠也。"研究发现，胆囊在活体时因贮存胆汁而呈蓝绿色，死后被染成深绿色。古代以青肠名之，与胆囊实际情况相符，言其为肠，是因其功能泻而不藏，胆汁排泄入肠，与肠道共同发挥助消化的功能。

（二）胆主决断与情志的关系

胆有重要的决断作用，"胆者，中正之官，决断出焉"，在人体精神意识思维活动过程中，胆具有判断事物、做出决定的作用。胆主决断对于防御和消除某些精神刺激（如大惊大恐）的不良影响，维持和控制气血的正常运行，确保脏器之间的协调关系有着重要的作用。对于人体气机而言，判断能力是否坚定和准确，关系着神志是否安宁，若人的胆气不足，犹豫不决而难以决断，则会神不守舍。因此，脏腑功能的正常运行，以及人体气机的调顺，都有赖于胆气的决断，虽然《内经》一再强调心为"君主之官，神明出焉"，但另有"凡十一脏皆取决于胆"之言，说明了胆主决断在脏腑功能活动中的重要作用，王冰注解也有云"刚正果决，故官为中正，直而不疑，故决断出焉"，也都强调了胆主决断的作用。

胆主决断并非单独发挥作用，与肝、心、脑等亦关系密切。脑为髓海，为"元神之府"，有主宰生命活动、精神活动和主司感觉运动的生理功能，又称"精明之府""神明之府"。脑为神明之所居，其并无主宰神明的功能，脑髓为肾精所化，是精气之所汇。正如唐宗海所言："髓足则精气能供五脏六腑之驱使，故知觉运动无不爽健。非髓能使各脏，实各脏能使髓也。"肝胆互为表里，肝主谋虑，胆主决断，胆气强者勇敢果断，胆气弱者则数谋虑而不决，二者相成互济，谋虑定而后决断出。正如《类经·藏象类》所言"胆附于肝，相为表里，肝气虽强，非胆不断。肝胆相济，勇敢乃成"，可见肝胆在人之谋略与决断中起到相辅相成的作用。

心为神之主，《素问·灵兰秘典论篇》有云"心者，君主之官，神明出焉"；清代黄元御在《四圣心源》中讲到"少阴以君火主令，手少阴心，火也"，言明心为君火之脏，足少阴肾经从之化气而温，还记载"手少阳以相火主令，足少阳以甲木而化气于相火……相火生于手降于足"；清代徐大椿《医学源流论》中也有解释"盖心属火，而位居于上，又纯阳而为一身之主，名曰君火"，当少阳胆火逆行之时，可上扰君火，形成君相火旺之势而扰动神明。胆属木，内寄相火，心属火，内藏君火，二者属母子关系，相互影响，若相火旺则君火炽，君火衰则相火亦败，胆之相火是在心之君火的基础上发挥主决断的作用，同时君火有了相火的支持和温煦，才能发挥正常功能。此外，胆与心经脉相连，《灵枢·经别》记载"足少阳之正，绕髀入毛际，合于厥阴；别者，入季胁之间，循胸里属胆，散之上肝，贯心，以上挟咽"，说明胆的经别和心直接相通，《医学入门》也认为"心与胆相通"。西医学的胆心综合征，即胆道系统疾病，是通过神经反射引起冠状动脉收缩，导致冠状动脉供血不足，从而引起心绞痛、心律不齐，甚至心肌梗死等症状的临床综合征，这也证明了心与胆之间密切的生理病理联系。

临床上，胆寒、胆热或心胆气虚者，多见善惊易恐、胆怯等情志异常改变。若胆气虚寒，主要表现为心慌、恐惧、害怕、胆小多疑。《灵枢·邪气脏腑病形》云"胆病者，善太息，口苦，呕宿汁，心下憺憺，恐人将捕之，嗌中吤吤然，数唾，在足少阳之本末，亦视其脉之陷下者灸之"，《中藏经·论胆虚实寒热生死逆顺脉证之法》云"胆者……虚则伤寒，寒则恐畏，头眩不能独卧"，《杂病源流犀烛·胆病源流》云"胆……虚则易惊，或不得眠，身寒，潮热"，此皆胆气虚寒导致精神、情志等方面出现异常。

若胆经实热，则见烦躁不安、恍惚不宁、惊悸、睡眠不安等神志改变，可伴见口苦咽干、呕吐胆汁、胁肋胀满等证候。《中藏经》云"胆热则惊怖，精神不守，卧起不宁"，明代秦景明《症因脉治·胆火不得卧》云"膈寒不利，胁肋胀满，胆火乘脾也，心烦躁乱，恍惚不宁，胆涎沃心也，甚则目黄目赤，夜不能寐。此胆火不得卧之症也"，病机是胆气郁而化热或郁热壅于胆腑，而引起胆火上扰、心神不安。《备急千金要方》云："左手关上脉阳实者，足少阳经也。病苦腹中气满，饮食不下，咽干头痛，洒洒恶寒，胁痛，名曰胆实热也。"

若心胆两虚，可见不寐多梦，易于惊醒，胆怯恐惧，遇事易惊，心悸气短，形体消瘦，虚烦不安，头目眩晕等症状。宋代《太平圣惠方·治心脏风虚惊悸诸方》云"心虚则多惊，胆虚则多恐，此皆气血不实，腑脏虚伤，风邪所干，入于经络。心既不足，胆气衰微，故令神思恐怯而多惊悸也"，宋代严用和《严氏济生方》亦云"或因事有所大惊，或闻虚响，或见异相，登高涉险，惊忤心神，气与涎郁，遂使惊悸，惊悸不已，变生诸证。或短气悸乏，体倦自汗，四肢浮肿，饮食无味，心虚烦闷，坐卧不安，皆心虚胆怯之候也。治之之法，宁其心以壮其胆气，无不瘥者矣"。本证多因气血亏虚，心神失养，胆气不足而成，若多受惊恐，亦可耗伤气血，导致心胆气虚之证。

综上所言，中医学认为胆与神志密切相关，胆主决断的功能，与人之勇怯、神志改变等相关。中医药在治疗神志和情志疾病方面具有显著疗效和优势，有待进一步研究和探讨。

（三）胆腑的生理特性及病理变化

1.胆贮藏排泄胆汁 胆为中空有腔、囊状的器官，是六腑之一，现代解剖学称之为"胆囊"，内藏胆汁。《难经·四十二难》称胆为"盛精汁三合"，说明胆有贮存胆汁的功能。胆汁的来源在《东宝医鉴》有云"肝之余气泄于胆，聚而成精"，清代陈士铎《辨证录·头痛门》曰"肝之血生，而胆汁亦生"，说明胆汁是由肝之精气所化生。现代研究亦表明，胆倒置梨状的囊腔性结构，具有过滤、浓缩、分流的能力，从而使胆汁精纯，藏泻有度。故此，胆具有贮藏胆汁的功能，这与现代解剖学对胆囊的认知基本一致。《素问·五脏别论篇》曰"六腑者，传化物而不藏，故实而不能满也"，张琦在《素问释义》中说"精气化于腑而藏于脏，非腑之化则精气竭，非脏之藏则精气泄"，胆藏泻并兼，通过对食物的消化、吸收、排泄的调节，进而影响脏腑的藏泻、满实，确保"精气化于腑而藏于脏"。通过胆之"藏"，饮食水谷化生为精气而能藏于五脏；通过胆之"泻"，代谢产生的水谷糟粕及精气被利用后的糟粕均能排出体外，所以胆腑具有"藏泻兼并"的生理特性。

清代吴鞠通在《医医病书·小便论》曰："胆无出路，借小肠以为出路。"又有《内经》曰"土得木而达"、徐灵胎曰"木能疏土"，而肝胆属木，脾胃属土，胆汁具有帮助胃肠行消化之功。胆汁之疏泄秉承于肝之疏泄而又有所不同，胆汁的疏泄特性在于以泄为本，以通为顺，以升为用。"以泄为本"，是指胆汁最根本的特性是降泄而下、排泄于胃肠，从而能直接与食物相互融合，起到助消化、助吸收或助排泄的作用，这是胆汁最为关键的功能。"以通为顺"，是指胆汁的功能发挥须以排泄通顺为前提，而胆汁的顺畅排泄有赖于胆道通利、胆气条达等条件。"以升为用"，指的是胆汁的精微部分升发后能化生成胆气，同时胆汁本身又能制约胆气，使其升腾勿使过燥。

2.胆腑与肝脏的疏泄关系 胆与肝的关系非常密切，肝胆互为表里，胆也发挥疏泄的作用，肝胆同属于木，一阴一阳，相互为用，所以有"肝胆同主疏泄"的说法。胆的疏泄一般指疏泄胆汁，是在肝主疏泄的基础上发挥作用，因此以肝主疏泄来阐明胆的疏泄功能。胆主春生之气，为阳气的升发，肝胆同属木，胆为阳木，肝为阴木。《脾胃论》曰"胆者，少阳春生之气"，论述了胆的升发作用。《血证论·脏腑病机论》曰"胆与肝连，司相火……胆中相火，如不亢烈，则为清阳之木气，上升于胃"，则把胆列为主清阳之气，与寄居相火互相贯通。《素问·举痛论篇》曰"肝木主春升之令"，说明肝也主升发之气。《素问·五常政大论篇》曰"木曰敷和"，因此肝胆都具有升发、条达之性。

胆排泄胆汁与肝有重要关系。肝通过疏泄功能以调畅气机，令胆气疏通，胆汁畅流。因此，肝的疏泄功能直接控制和调节着胆汁的分泌和排泄。肝疏泄正常，胆汁排泄畅达，消化功能正常。若肝失疏泄，可致胆汁排泄不利，则胆汁变为浊气，浊气扰胆则使胆失中正之性；浊气不降，则清气不升，从而产生胁肋胀满、疼痛等症。胆汁排泄不畅，进一步影响肠道消化功能，产生食欲不振、厌食油腻、腹胀、大便秘结或腹泻等症。胆汁郁结，肝胆气机不利，胆汁上逆，可见口苦、恶心、呕吐黄绿苦水等症。胆汁外溢肌肤，则可发生黄疸。

从胆主决断分析，胆的功能更多体现在人体情志方面。如《灵枢·邪气脏腑病形》云"胆病者，善太息，口苦，呕宿汁，心下憺憺，恐人将捕之，嗌中吤吤然，数唾"、《灵枢·四时气》曰"善呕，呕有苦，长太息，心中憺憺，恐人将捕之，邪在胆，逆在胃。胆液泄则口苦，胃气逆则呕苦"，这些论述说明了胆气不利，气机上逆，疏泄失常，胆胃不和，从而出现一系列症状。

3. 胆调节全身气机　气机是指气在人体中的正常运动。《素问·五常政大论篇》曰"根于中者，命曰神机，神去则机息；根于外者，命曰气立，气止则化绝"，《素问·六微旨大论篇》曰"出入废则神机化灭，升降息则气立孤危，故非出入，则无以生长壮老已；非升降，则无以生长化收藏。是以升降出入，无器不有"，《素问·天元纪大论篇》曰"寒暑燥湿风火，天之阴阳也，三阴三阳上奉之。木火土金水，地之阴阳也，生长化收藏下应之"，说明气机升降出入是生命之本，生长化收藏是五脏六腑气机的变化，是阴阳五行的运行规律。以上体现了五脏六腑气机都要保持升降出入的生理功能，而胆的气机升降出入体现在"升发之气机"方面。从五运六气来讲，《素问·六微旨大论篇》中"天气始于甲，地气始于子，子甲相合，命曰岁立"，甲子少阳初生，对应胆木，象征春气万物生发的开始。少阳胆通于春生之气，根据四时之气与脏腑相应理论，胆为少阳，阳气虽小但为全身阳气之始，升发之力顽强，具有推动调节人体气机顺畅、五脏六腑功能正常运行的重要作用。同时结合李东垣《脾胃论》中的"胆者，少阳春升之气，春气升则万化安。故胆气春升，则余脏从之"，说明了"胆"在人体气机中的重要作用；胆应春气，春气升则万化安，重点强调了胆之气机正常对于人体的重要作用。

《素问·举痛论篇》曰"百病生于气也"，《圣济总录·神仙导引上》曰"人之五脏六腑，百骸九窍，皆一气之所通，气流则形和，气鳌则形病"，《景岳全书·调气论篇》曰"夫百病皆生于气，正以气之为用，无所不至，一有不调，则无所不病。故其在外，则有六气之侵；在内，则有九气之乱。而凡病之为虚为实、为寒为热，至其变态，莫可名状。欲求其本，则止一气字，足以尽之"，说明了气机失调是百病之源。胆主决断，说明胆具有调节情志的作用，胆气不利，气郁则气机升降失常，则百病由生。胆传化物而不藏，以通为用，以泻为顺。当胆腑通泻失常，气机失调而致病；若人体元气充盛，气机调畅，则百病不生。

4. 凡十一脏取决于胆　《素问·六节藏象论篇》云："帝曰：藏象何如？岐伯曰：心者，生之本，神之变也……肺者，气之本，魄之处也……肾者，主蛰，封藏之本，精之处也……肝者，罢极之本，魂之居也……脾、胃、大肠、小肠、三焦、膀胱者，仓廪之本，营之居也，名曰器，能化糟粕，转味而入出者……此至阴之类，通于土气。凡十一脏，取决于胆也。"《内经》首提"凡十一脏取决于胆"，历代医家对此论点多有解释，主要从胆的生理功能释义。

（1）从胆主决断稳定情绪释义　王冰《重广补注黄帝内经素问》曰"胆者，中正刚断无私偏，故十一脏取决于胆也"，认为胆对事物具有判断、决定的能力，重点强调了胆在人体精神、情志活动方面的决定性作用。《中藏经》提出胆"能喜怒刚柔"，《备急千金要方》亦曰"（胆）能怒能喜，能刚能柔"，说明胆有稳定和调节情绪的重要作用。临床中胆失决断表现出的病证，不论寒热，皆表现为精神、情志方面的异常，如《中藏经》云"胆为中清之腑……虚则伤寒，寒则恐畏，头眩不能独卧。实则伤热，热则惊怖，精神不守，卧起不宁"，其证候主要表现为烦躁不安、恍惚不宁、惊悸、头眩、睡眠不安等神志改变。可见借助胆主决断的作用，如果人胆气壮、善决断，便会情绪稳定，不易大悲大喜；如果人胆气虚、不易决断，则容易情绪不稳，恍惚不宁，易惊易恐。综上所述，胆与人体精神、情志活动有密切关系，胆失决断可引起各种精神、情志方面的疾病。

（2）从胆升发之气论证　李东垣《脾胃论》中云"胆者，少阳春升之气，春气升则万化安，故胆气春升，则余脏从之"，是指胆为甲木，应季于春，通于春气，胆气升发，则诸脏之气生。春气升则万化安，强调了胆气在气机调节中的重要作用。《素问集注》认为"胆主甲子，为五运六气之首，胆气升则十一脏腑之气皆升"。胆气升降、疏泄兼备，胆气能升，因胆秉少阳升发之气，胆气升则脏腑之气皆升。

（3）从少阳胆经枢机立论　《素问·阴阳离合论篇》曰"少阳为枢"，胆应少阳纯升之气，少阳为人体阳气升发的始端，是人体气机升降、阴阳转换的枢纽，所以诸脏腑功能活动的正常运行皆依赖于胆的作用。结合"少阳为枢"的观点，认为胆经居经络半表半里的位置，外通肌表，内及脏腑，是阴阳通行的门户。如张景岳《类经》曰"足少阳为半表半里之经……所以能通达阴阳，而十一脏皆取乎此也"，阴阳为万物之根本，人之根本，阴平阳秘，精神乃治，少阳胆具有通达阴阳的功能，对维持人体阴阳平衡至关重要。那为何不说"十一脏取决于肝"而取决于胆？从阴阳五行的角度来解释，肝为阴木，胆为甲木，为阳中之少阳，阴为阳基，阳为阴统，阳主阴从。但是"凡十一脏取决于胆"是指胆发挥生理功能的作用，而不是决定性作用。

（4）从胆寄相火立论　明代万全《万密斋医学全书》云："相火者，行君火之气者也。"在人之身，心为君火，胆与三焦为相火，而少阳相火内寄于胆，游于三焦，相火温养诸脏腑，则脏腑之气运行有根，脏腑功能方能调和，以行使正常的生理功能。如滑寿《读素问钞》曰："胆为中正之官，而其经为少阳，少阳相火也，风寒在下，燥热在上，湿气居中，火独游其间也，故曰取决于胆也。"

（5）从胆在人体脏腑中的地位立论　《素问·灵兰秘典论篇》曰"胆者，中正之官，决断出焉"，既是对胆生理功能的高度概括，也是对"凡十一脏取决于胆"这一论断最好的诠释，间接指出了胆在人体生命活动中的作用和地位。王冰对此注曰"刚正果决，故官为中正。直而不疑，故决断出焉"，所谓"中正"，即不偏不倚、刚正无私之义。正是胆这种特有的"中正"之性，才能做出决断，调节人体脏腑的功能。胆的决断功能，决定了胆对人体其他脏腑具有调节作用，从而使人体的脏腑功能、物质代谢保持相对的动态平衡。但是，究其根本在于胆具有"藏泻并兼"的生理特性。在五脏六腑中，只有胆既是六腑又属奇恒之腑，在藏象中的归类最为特殊。六腑的形态共性为中空器官，功能共性为"泻而不藏""实而不满"；奇恒之腑的形态中空似腑，功能"藏而不泻"似脏。结合胆在人体脏腑中所处的位置和归属非常特殊，这一特殊性决定了胆的生理特性——同五脏而非五脏，同六腑而非六腑，藏泻并兼。

（6）从西医学胆的生理结构功能解读　"凡十一脏取决于胆"，西医学亦验证了胆的生理构造组成与胆的决断能力强弱的关系。胆囊的黏膜层上有属于神经–内分泌系统分泌肽类激素的分泌细胞，胆中的神经–内分泌系统分泌肽类激素具有协同、影响五脏六腑功能的作用，从而形成了影响人的思维与决断的脑–胆–肠轴。

综上所述，胆在人体的生命活动中具有举足轻重的地位。无论是中医还是西医皆认同胆的主要作用是贮藏和排泄胆汁，能够参与食物的消化、吸收过程。从本质上讲，胆的作用是对于人体生命活动的一种动态平衡的协调作用。由于胆既能藏又能泻，从而决定了胆本身就是一个具有多向功能的特殊脏器，其对机体的作用也必然是多向性的。这种多向性体现在物质和功能两大方面：通过对食物的消化、吸收、排泄，从而维持机体物质新陈代谢的动态平衡；通过对脏腑之藏泻、满实特性的调节，从而协调平衡各脏腑的功能活动。

（四）胆与心肾的关系

1.胆与心的关系　人体是一个完整协调的整体，人的生命依赖于组成人体的物质和脏腑器官的协调，胆与心之间也存在着密切的关系。胆与心的相关性具体体现在经络、生理、病理及治疗等各个方面。

（1）经络相关　经络是运行全身气血、联络脏腑肢节、沟通上下内外的通路。人体的五脏六腑、四肢九窍通过经络连属而形成一个有机的整体，胆与心也不例外。胆心经络上相关，可从以下几方面考究。

1)《灵枢·经别》曰"足少阳之正，绕髀入毛际，合于厥阴，别者入季胁之间，循胸里属胆，散之上肝，贯心以上挟咽"，说明了胆的经别与心直接相连。

2)《灵枢·经筋》云"足少阳之筋……上走腋前廉，系于膺乳"，膺乳是心之动气所聚之处。《灵枢·经脉》言"手厥阴心包络之脉，起于胸中……其支者循胸出胁"，肝胆位于胸胁，故心包络与其气息相通。《灵枢·经脉》曰"胆足少阳之脉……以下胸中，贯膈……循胁里……其直者，从缺盆下腋，循胸，过季胁"，明确指出了胆心两经交互联系。

3)《医贯·内经十二官论》有"凡脾胃肝胆……各有一系，系于包络之旁，以通于心"的论述，这是胆、心借包络而相互联结。常态时，胆心协调，机体平衡；病态时，二者相互影响而致病。

4）《灵枢·经脉》记载"胆足少阳之脉……是动则病口苦，善太息，心胁痛，不能转侧""心手少阴之脉，起于心中……是主心所生病者，目黄，胁痛"。张景岳认为"心胁痛"是由于"足少阳之别，贯心循胁里"之故，而"目黄，胁痛"是胆汁阻滞之故。由此可见，胆心二者在经脉上密切关联。

（2）生理相关

1）精神活动　《内经》认为，胆与心在生理上相关联，因而提出了"胆气通于心"之说。心位胸中，主血脉，能使血液周流而濡养全身；心主神志，主管人的精神、意识、思维活动。《素问·灵兰秘典论篇》曰"心者，君主之官，神明出焉""主明则下安……主不明则十二官危"，而胆为奇恒之腑，内藏"精汁"，功能贮藏、排泄胆汁，调气机助运化；胆主决断，具有判断事物，从而做出决定的能力，正如《素问·灵兰秘典论篇》云"胆者，中正之官，决断出焉"。由于各项生命活动是在心的主导下完成，所以胆也在心神的主导下，行使其决断功能。《素问·六节藏象论篇》曰"凡十一脏，取决于胆也"，就是指五脏六腑皆有气血，气血有赖于胆的疏泄作用。清代张志聪在《素问集注》注释曰"胆主甲子，为五运六气之首，胆气升，则十一脏腑之气皆升，故取决于胆"，可见，只有胆气疏泄精汁清净，气机调畅，心火才能正常地主血脉而舍神明；反之，则影响血运及心神。

2）气机协调　气的升、降、出、入运动称为气机，心、胆之气皆有升降。心在上，主降，又降中有升，心的气血上荣头面，下行全身，统御各脏腑组织；胆处中焦，属少阳春升之气，位居半表半里，为气机升降之枢纽，其气以降为顺，又主升。李东垣在《脾胃论》中言"故胆之春升，则余脏从之"，胆气春升，五脏六腑之气血乃得以疏泄。若心胆之气升降太过、不及或郁滞，可互相影响而致病。少阳枢机运转正常，不但能通达阴阳，协调气机上下出入，而且还可运转宗气。因膻中为气海，宗气聚居之处；少阳脉又布于膻中，且宗气"积于胸中，出于喉咙，以贯心脉而行呼吸"，所以"心脉气血之运行非以宗气充盈流通不能，宗气流畅非以少阳舒展气机不可"。若少阳疏泄不利，胸中之气郁而不散，则心脉亦瘀滞而为病。可见，心胆气机的调畅相互为用。

3）君相相辅　近代医家张锡纯认为人出生后，以"心火为君火""以胆中寄生之火为相火"，君火生于丹田，相火根于命门，君相二火合为少火。《遵生八笺·胆脏附肝总论》言"心主火，胆主水，火得水而灭，故胆大者心不惊；水盛火煎，故胆小者心常惧"，胆主水，指胆藏精汁，以水（精汁）为体，以相火为用。心总司君火，位尊居上，主宰精神活动；胆内寄相火，寓少阳升发之气，主情志活动。《素问》记载"君火以明，相火以位"，君火有名无形，温养心神，主持生命运动，相火守位禀命，受君火驱动，可散入五脏六腑、四肢百骸，以"领五脏六腑、营、卫、经络……上主纳，中主化，下主出"，君相相辅，疏泄平调，使各司其职，人能和于术数、形与神俱。

（3）病理相因　朱丹溪的《格致余论·相火论》曰"天主生物，故恒于动，人有此生也恒于动，其所以恒于动者，皆相火为之也"，指出了相火的重要性。若君相不调，则病变丛生。心属火，胆属木，心与胆为母子关系。因此，病理上可分为母病及子与子病犯母二者。

1）母病及子 胆排泄精汁、主三焦升降的生理特性，决定了胆与多种疾病的发生相关，故称胆汁为人身五脏精血津液之结晶。六腑无此胆汁，则六腑失其传化之能；五脏无此胆汁，则五脏失去接济能力。由于胆和心在精神、情志活动上密切相关，故胆病除口苦胁痛、犹豫不决等症状外，也会出现惊悸、失眠、多梦等心神不安的症状。关于胆病及心，从《内经》始，历代医家多有描述。如《素问·阴阳别论篇》曰"一阳发病，少气，善咳，善泄，其传为心掣"，一阳指少阳，而心掣即心前区的抽掣性疼痛。若情志抑郁，胆木化火，上扰心神，耗劫心阴，则会出现胸胁闷痛、心烦心悸等症；火邪炼液为痰，胆火夹痰上攻，则会出现胸闷、绞痛、烦躁不寐等症。《灵枢·邪气脏腑病形》曰"胆病者……心下憺憺，恐人将捕之"，指胆气虚，相火内亏，决断不行，宗气不利，心气失和，而为心悸、怔忡。此外，周禹载《金匮玉函经》云"烦惊虽系乎心，未有不因于胆，何者？胆为将军之官，失荣则多畏也"，张仲景之《伤寒论》载"少阳中风……胸中满而烦，不可吐下，吐下则悸而惊""伤寒八九日，下之，胸满烦惊，小便不利，谵语，一身尽重、不可转侧者，柴胡加龙骨牡蛎汤主之"，故张景岳言"相火炽则君火亦炎"。

2）子病犯母 《素问·通评虚实论篇》云"五脏不平，六腑闭塞之所生也""心为五脏六腑之大主"，心病也易影响及胆。如《素问·脏气法时论篇》曰"心痛者，胸中痛，胁支满，胁下痛，膺背肩胛间痛，两臂内痛，虚则胸腹大，胁下与腰相引而痛"，说明心之气血、阴阳不足，或心火上炎、痰浊、瘀血阻心，心脉气机失畅，可致胆气郁滞而胁痛；若胆道疏泄失常，胆汁疏泄不畅，可见善惊易热、少寐多梦、纳差、泛恶等症，故《景岳全书》云"胁痛之病，本属肝胆二经……凡以焦劳忧虑而致胁痛者，此心肺之所传也"。《灵枢·口问》曰"悲哀愁忧则心动，心动则五脏六腑皆摇"，心为藏神之所，只有心气充盛，人才能有所意、有所志、有所思、有所虑、有所智，而胆又于六腑中独主情志活动，所以若惊恐伤神，或七情过度，易导致心虚胆怯，此乃景岳谓之"君火衰则相火亦败"也。

（4）临床治疗 明代李梴在《医学入门·脏腑条分》中载"《五脏穿凿论》曰：心与胆相通，心病怔忡，宜温胆为主；胆病战栗癫狂，宜补心为主"，该论述从脏腑相通理论出发，概括了胆心疾病的治疗纲领，对现代临床有一定启发。

1）心病治胆 "心病不愈，求之营卫"，而营卫与少阳枢机气畅与否直接相关，故利少阳能调营卫，亦即治心病。胆道疾患对心脏的影响可表现在心前区疼痛、心悸、心律失常、心音减弱、高血压、心电图改变等诸多方面。李梴《医学入门·杂病分类》认为"思虑过度，及因大惊大恐，以致心虚停痰，或耳闻大声，目见异物，临危触事，便觉惊悸，甚则心跳欲厥，脉弦濡者，虚也。怔忡因惊悸久而成，痰在下，火在上故也。温胆汤加黄连、山楂、当归、贝母"，其用温胆汤治疗心病怔忡。现代研究表明，加味温胆汤对中枢神经系统、呼吸系统、循环系统和消化系统均有影响，使用温胆汤、小柴胡汤及其加减方等治疗心系疾病的文献报道较多。现代研究认为，心脏疾病的基础为高脂血症等因素，而高脂血症与其他心血管疾病（如冠心病、心绞痛、心肌梗死、心律失常等），大多与饮食物的运化失常以及长期的精神紧张等因素相关。饮食不节、膏粱厚味易于损伤脾胃，积湿生痰，而胆排泄精汁、主三焦升降，其与痰湿的形成密切相关，其功能失调常可促发血脂升高和心脏疾病。胆汁的功能是参与脂肪代谢，利于血脂下降。胆囊炎、胆石症、胆道梗阻等均可使血中游离胆固醇增高，而冠心病的形成又与高血脂有关，所以治疗时利胆起关键作用。实验研究证明，据此理论研制的降脂软化汤可使动脉粥样硬化斑块减少或消失，甚至出现不同程度的逆转。

2）胆病治心　临床上，单从心论治胆系疾病的报道较少，其应用也不外补、泻两端。李梴以壮胆安神方治胆病战栗，其在《医学入门·脏腑条分》曰"胆受水气与坎同位……热则多眠，虚则不眠，独卧神无所附，尤生惊畏，善太息，恐如人将捕，或梦细草。所禀怯者，参枣丸、朱雀丸亦可资助，以全胆气"。元代金礼蒙在《医方类聚·五脏门》里也提及从心治胆，云"夫胆虚不得睡者，是五脏虚邪之气，干淫于心，心有忧患，伏气在胆，所以睡卧不安，心多惊悸，精神怯弱，盖心气忧伤，肝胆虚冷，致不得卧睡也"。至现代，有研究应用胆心同降原理，以瓜蒌薤白半夏汤加味治疗慢性胆囊炎收到较好疗效。此外，临床亦有应用唐容川之"泻心即是泻火，泻火即是止血"的理论，治疗胆道出血证。究其实质，凡气实所致之迫血妄行，唯有泻火方能遏其燎原之势。泻心者，使心火消导，实则泻阳明之气逆。

3）胆心同治　关于胆心同治，历代医家有明确记载。李梴《医学入门》的"气痛心胁，膊项不便"，即属心胆同病。而李中梓在其《医宗必读》中有载"外有危险触动而惊，心胆强者，不能为害；心胆怯者，触而易惊，气郁生涎，涎与气搏，变生诸证，或短气，或自汗，并温胆汤"。《医方类聚》又言"心虚则多惊，胆虚则多恐，此皆气血不实，脏腑虚伤，风邪所干，入于经络。心既不足，胆气衰微，故令神思恐怯而多惊悸也"。及至清代沈金鳌的《杂病源流犀烛·不寐》，提到"心胆惧怯，触事易惊……虚烦不眠"。总之，心胆同病，以心痛、胁痛互见者为多，其病机多为痰浊壅塞，气滞血瘀。临证应根据心病及胁痛等出现的主次，有无相互间的关系来判断，以利胆益心为总则，抓住病机，或清热泻火，或利湿祛痰，或理气活血，或益气养阴，或通阳扶正，具体视不同证型而定。西医的胆心综合征，是指胆道疾病发作时引发的心绞痛、心肌劳损、心律失常及心电图改变的综合征，属中医胆心同病范畴，以胸闷痛、胆囊区疼痛、压痛为主症。中医学认为胆心综合征的病机是相火引动君火而致君相火旺，而西医则认为其机制与胸背神经交叉反射作用、腹部迷走神经调节、胆囊感染、休克、电解质紊乱以及免疫反应的干扰等诸多因素相关。治疗方面，中医据不同证型，应用具有疏肝理气、清热利湿、益气温阳、利胆止痛、活血化瘀等功效的方药分别施治；西医多以手术为主。

2.胆与肾的关系

（1）经络相关 胆、肾经络上相关，可从以下几方面考究。

1）《灵枢·经别》曰"足少阴之正，至腘中，别走太阳而合，上至肾，当十四椎，出属带脉"，带脉、五枢、维道三个穴位是带脉与足少阳胆经的交会穴，加之足少阳胆经的输穴足临泣通于带脉，由此足少阳胆经与足少阴肾经两条经脉的经气在带脉上有所相通。

2）《灵枢·本输》言"少阳属肾"，指手少阳三焦经与肾密切联系。《外经微言》云"三焦属之手少阳者，以三焦无形，得胆木少阳之气，以生其火"，是指三焦之火源于胆木，加之十二经脉流注次序为三焦经流注入胆经，三焦作为中间环节将胆与肾相连。

3）京门穴隶属足少阳胆经，同为肾之募穴，是沟通胆经和肾脏的纽带，可作为胆、肾脏腑经络病变的反应点和针灸治疗的刺激点。《针灸大成》载"京门穴主腰痛不得俯仰久立……水道不利……髀枢引痛"，即指出此穴具有益肾健脾、化气利水的作用。

（2）生理相关

1）共同主骨 杨上善曰"足少阳脉主骨，络于诸节，故病诸节皆痛也"，张景岳云"胆味苦，苦走骨，故胆主骨所生病。又骨为干，其质刚，胆病则失其刚，故病及于骨。凡惊伤胆者，骨必软，即其明证"。肾为先天之本，主骨生髓，强调的是骨的生长发育；胆主骨，更多强调的是骨的功能方面。胆肾共同主骨，保证了机体关节的正常发育和运动。肾真阴不足，骨髓不荣骨体，相火妄动，则会出现骨的病理表现，如《血证论》曰"虚劳骨蒸亦属少阳，以荣卫腠理之间不和而相火炽甚故也"。胆属少阳主枢，胆经出现病变，则机体关节枢转不利，正如唐容川《血证论》所云"胸胁之间骨尽处，乃少阳之分，病则其分多痛。经行身之侧，痛则不利屈伸，此胆经主病之大略也"。

2）内寄相火 相火有生理和病理之分，生理性相火是机体正常生命活动的基础，是气血津液、脏腑发挥正常功能的动力源泉；病理性相火是指相火失其位而妄动，走窜全身，影响机体的功能，引发诸多病变。《医学正传》言"相火固无定体，在上则寄于肝胆胞络之间，发则如龙火飞跃于霄汉而为雷霆也；在下则寓于两肾之内，发则如龙火鼓舞于湖海而为波涛也"，肾和胆共司相火，保证机体的正常生命活动。正如《类经·运气篇》云"相火居下，为原泉之温，以生养万物，故属肾，而元阳蓄焉"，《血证论》云"肝为风木之脏，胆寄其中，胆为相火，木生火也"，故相火藏在肾、用在胆，肾为人身元阴、元阳之本，为相火之根本来源；胆为甲木，主动，其性舒畅调达，主持相火温煦全身脏腑经络。黄元御在《四圣心源》中提到，胆、三焦、心包同秉相火，三焦秉阳性相火，心包秉阴性相火，皆由胆经统率。诚如书中所言"足少阳以甲木而化气于相火，其经自头走足，行身之旁，起目之外眦，循耳后，从颈侧而入缺盆，下胸胁而行胁肋，降于肾脏，以温癸水。相火将蛰，故癸水不至于下寒，而甲木不至上热"，指出胆经在相火运动中的主导作用。

3）布散真精 《医贯·眼目论》曰"神膏者，目内包涵膏液。此膏由胆中渗润精汁积而成者，能涵养瞳神，衰则有损……真精者，乃先天元气所化精汁，起于肾，施于胆，而后及瞳神也"，胆作为"信使"，传递肾之真精于瞳神，保证眼睛的正常作用。《长沙方歌括》中通脉四逆汤加猪胆汁汤按语云"加水畜之甲胆，乃起肾脏之精汁……取精汁内滋而血气调和之意"，"甲胆"对"肾脏之精汁"有"起"的作用，表明胆对于肾精的激发、输布作用，暗合少阳胆火对真精的阴阳转化之意。

4）藏泻互用 胆主决断，《说文解字》云"决，行流也"，又云"断，截也"，"截"具有中止、判断之义，是指胆具有疏通、排泄及截留的功能。《素问·奇病论篇》云"夫肝者，中之将也，取决于胆"，胆为中正之官，对肝的疏泄具有督导作用，故肝胆同主疏泄。胆为奇恒之腑、中精之腑，具藏精气而不泻之功，又有降泄胆汁以疏土助消化之能，兼具藏泻双重作用；肾为封藏之本，主纳气藏精。胆与肾藏泻互用，相互制约、相互为用，维持人体的正常运转。胆的疏泄功能有助于肾主水、主生殖功能的发挥，胆的封藏功能可防止肾中阴精的无故流失。

5）调节水液 肾主水，是指肾的气化作用，能够调节体内津液的输布和代谢。上述《说文解字》引文，即涵盖了胆对水液的调控作用。刘渡舟认为，胆为中正之官，胆主决断主要指五脏神志活动取决于胆，同时胆还能疏泄脏腑气血。因津血同源，故胆对水液同样具有调控作用。《中藏经》谓"又，玄水发，则其根在于胆，先从头面起，肿至足也"，少阳胆为枢，可将肺之上源之水，疏调至肾，经肾之气化，清者重新利用，浊者经膀胱代谢排出。

6）共调阴阳 肾者，精神之舍，性命之根，内藏元阴元阳，为阴阳之根。《类经·藏象类》云"足少阳为半表半里之经，亦曰中正之官，又曰奇恒之腑，所以能通达阴阳，而十一脏皆取乎此也"，少阳枢转心阳之下达、肾精之上济，使得心肾共济，精神气血畅通。

（3）病理与临床治疗

1）肾病及胆 《笔花医镜》曰"胆之寒，脉左关必迟"，症见滑精、呕吐、舌苔滑。肾中命门之火亏虚，无以温煦胆腑，胆疏通太过，相火妄动，藏精不及，故见梦遗、滑精等症，以温胆汤治疗胆气虚寒而致的梦遗、滑精等症。《备急千金要方·髓虚实》曰"髓虚者脑痛不安，髓实者勇悍。凡髓虚实之应，主于肝胆……治髓虚，脑痛不安，胆腑中寒，羌活补髓丸方"，肾主骨生髓，脊髓上通于脑，髓聚而成脑，故称脑为髓海，为精明之府。肾髓滋养脑体，胆腑相火催动精明之用，胆肾协同发挥脑主情志、思维的作用，因此髓虚者亦可从胆论治。如阿尔茨海默病隶属于中医学"痴呆"的范畴，根源于肾髓不生，基本病机为髓减脑消、神机失用。王清任《医林改错·脑髓说》曰"小儿无记性者脑髓未满，年高无记性者脑髓渐空"，胆为阳木主动，具有升发之性，胆对肾所生之髓上升入脑具有重要意义。阿尔茨海默病认知障碍的患者，可通过调胆气指导治疗，胆为阳腑，以升为用，胆气为精髓上冲于脑之动力，胆腑相火具有起动精明之用，以主思维情志。

2）胆病及肾 《灵枢·经脉》言"是主肾所生病者，口热舌干……黄疸，肠澼……

足下热而痛"，黄疸多责之于湿热，亦因肾主水不利，加之肾中相火妄动，波及胆腑，胆汁降泄受阻，发为黄疸。足少阳胆经主治侠瘿，瘿病与西医学甲状腺疾病相对应，胆经循经主颈侧，瘿病多属少阳胆经病变。《诸病源候论·瘿候》曰"瘿病者，是气结所成。其状，颈下及皮宽膇膇然，忧恚思虑，动用肾气，肾气逆，结宕所生"，若思虑日久郁而化火，同气相求，引发肾中相火妄动，肾中相火与少阳相火相合，循胆经而行，结节乃成。有学者认为肾阳虚能够引发内分泌轴（如下丘脑–垂体–肾上腺、甲状腺、性腺等）功能的改变，经温补肾阳干预后，腺体功能得到改善。

第二节　肝胆的解剖

一、肝脏的解剖

肝脏是人体最大的消化腺，也是人体最大的实质性器官。其位于人体右上腹部，分左右两叶，包括尾状叶与方叶，共有四叶。我国成年人肝的重量：男性为1230~1450g，女性为1100~1300g，约占体重的1/50~1/40。肝的长（左右径）×宽（上下径）×厚（前后径）约为258mm×152mm×58mm。肝脏的血液供应十分丰富，故活体的肝呈棕红色。肝脏质软而脆，外部撞击容易破裂出血。

（一）肝脏的形态

肝脏呈不规则的楔形，可分为上、下2面，前、后、左、右4缘。肝上面膨隆，与膈相接触，故称膈面（见彩插1）。肝膈面上有镰状韧带和冠状韧带附着，镰状韧带呈矢状位，肝借此分为左、右两叶。肝左叶小而薄，肝右叶大而厚。冠状韧带呈冠状位，分前、后两层。膈面后部冠状韧带两层之间没有腹膜被覆的部分称裸区，裸区的左侧部分有一较宽的沟，称为腔静脉沟，内有下腔静脉通过。肝下面凹凸不平，邻接一些腹腔器官，又称脏面。脏面中部有略呈H形的三条沟，其中间的横沟称肝门，位于脏面正中，有肝左、右管，肝固有动脉左、右支，肝门静脉左、右支和神经、淋巴管出入，又称第一肝门。出入肝门的这些结构被结缔组织包绕，构成肝蒂。左侧的纵沟较窄而深，沟的前部称肝圆韧带裂，有肝圆韧带通过。肝圆韧带由胎儿时期的脐静脉闭锁而成，经肝镰状韧带的游离缘内行至脐。沟的后部称静脉韧带裂，容纳静脉韧带。静脉韧带由胎儿时期的静脉导管闭锁而成。右侧的纵沟比左侧的宽而浅，沟的前部为一浅窝，容纳胆囊，故称胆囊窝；后部为腔静脉沟，容纳下腔静脉。腔静脉沟向后上伸入膈面，此沟与胆囊窝虽不相连，但可视为肝门右侧的纵沟。在腔静脉沟的上端处，有肝左、中、右静脉出肝后立即注入下腔静脉，临床上常称此处为第二肝门。

在肝的脏面，借H形的沟、裂和窝将肝分为4个叶，肝左叶位于肝圆韧带裂和静脉韧带裂的左侧，即左纵沟的左侧；肝右叶位于胆囊窝与腔静脉沟的右侧，即右纵沟的右侧；方叶位于肝门之前，肝圆韧带裂与胆囊窝之间；尾状叶位于肝门之后静脉韧带裂与腔静脉沟之间（见彩插2）。脏面的肝左叶与膈面的一致。脏面的肝右叶、方叶和尾状叶一起，相当于膈面的肝右叶。肝的前缘是肝的脏面与膈面之间的分界线，薄而锐利。在胆囊窝处，肝前缘上有一胆囊切迹，胆囊底常在此处露出于肝前缘；在肝圆韧带通过处，肝前缘上有一肝圆韧带切迹，或称脐切迹。肝后缘钝圆，朝向脊柱。肝的右缘是肝右叶的右下缘，亦钝圆。肝的左缘即肝左叶的左缘，薄而锐利。

肝的表面，除膈面后侧与膈相连的部分（即肝裸区）以及脏面各沟处以外，均覆有浆膜。浆膜与肝实质间有一层结缔组织构成的纤维膜。在肝门处，肝的纤维膜较发达，并缠绕在肝固有动脉、肝门静脉和肝管及其分支的周围，构成血管周围纤维囊，或称Glisson囊。

（二）肝脏的位置和毗邻

肝脏大部分位于右季肋区和腹上区，小部分位于左季肋区。肝的前面大部分被肋所掩盖，仅有一小部分露出于剑突之下，直接与腹前壁相接触。

肝上界与膈穹窿一致，可用下述三点的连线来表示：即右锁骨中线与第5肋的交点，前正中线与剑胸结合线的交点，左锁骨中线与第5肋间隙的交点。肝下界与肝前缘一致，右侧与右肋弓一致；中部超出剑突下约3cm；左侧被肋弓掩盖。故体检时，在右肋下不能触到肝。但3岁以下的健康幼儿，由于腹腔容积较小，而肝的体积相对较大，肝前缘常低于右肋弓下1.5~2.0cm；到7岁以后，在右肋弓下不能触到，若能触及时，则应考虑为病理性肝大。

肝上方为膈，膈上有右侧胸膜腔、右肺及心等，肝右叶下面，前部与结肠右曲邻接，中部近肝门处邻接十二指肠上曲，后部邻接右肾上腺和右肾。肝左叶下面与胃前壁相邻，后上方邻接食管腹部。

（三）肝脏的分叶与分段

1.肝叶与肝段　肝脏包括肝左叶、右叶、方叶和尾状叶。然而，这种分叶的方法不完全符合肝内管道系统的分布规律，也远不能满足肝内占位性病变定位诊断及肝外科手术治疗的需要。肝内管道可分为Glisson系统（由血管周围纤维囊，即Glisson囊包绕肝门静脉、肝动脉和肝管的肝内分支形成）和肝静脉系统（肝左、中、右静脉，肝右后静脉和尾状叶静脉）两部分。肝门静脉、肝固有动脉和肝管的各级分支在肝内的走行、分支和分布基本一致，并有Glisson囊包绕，共同组成Glisson系统。

肝段是依据Glisson系统在肝内的分布情况提出的。按照Couinaud肝段划分法可将肝分为左、右半肝，进而再分成5个叶和8个段（见图1-2-1、图1-2-2、图1-2-3）。Glisson系统位于肝叶和肝段内，静脉系统的各级属支，行于肝段之间，而其主干即肝左、中、右静脉，相应地行于各肝裂中，最后在腔静脉沟的上端即第二肝门处出肝，分别注入下腔静脉。有若干条肝静脉系统的小静脉，如来自右半肝脏面的副肝右静脉和尾状叶的一些小静脉，在腔静脉沟的下段内汇入下腔静脉，该处称第三肝门。

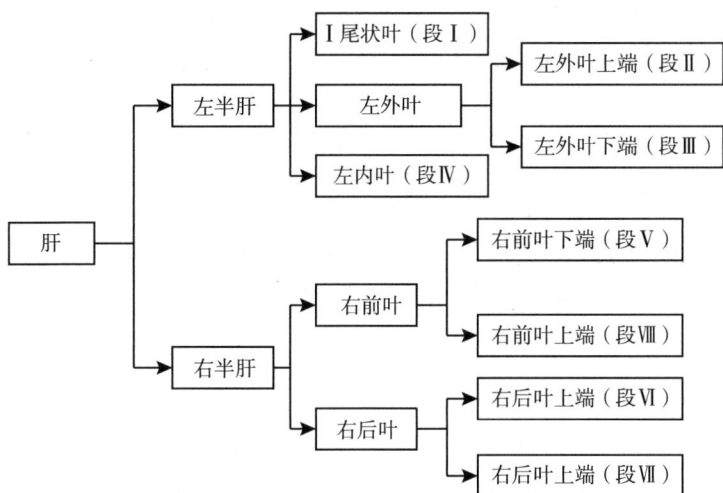

图1-2-1　Couinaud肝段划分图

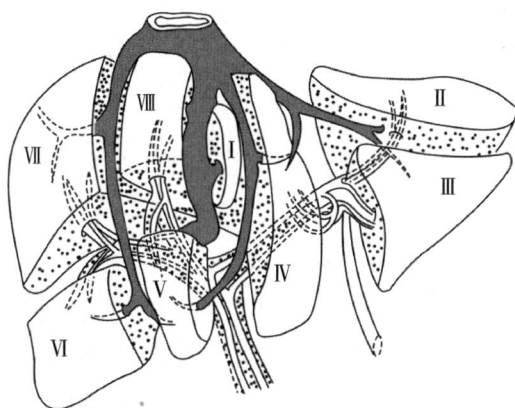

图1-2-2　Couinaud肝段前面观

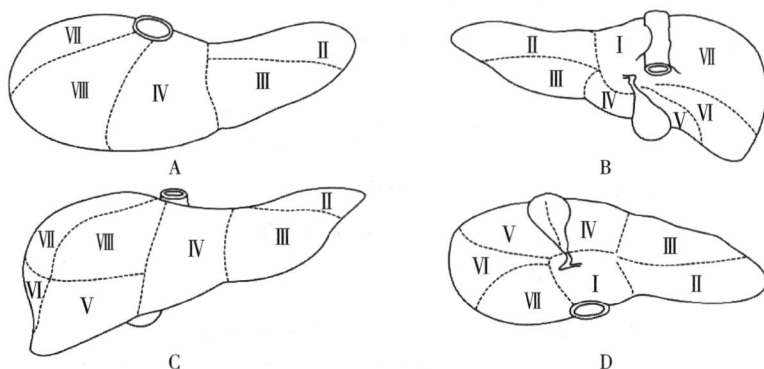

图1-2-3　Couinaud肝段四面观

A.上面观；B.后面观；C.前面观；D.下面观

2.肝和肝段划分　肝内有三个叶间裂，三个段间裂。叶间裂有正中裂、左叶间裂和右叶间裂。段间裂有左段间裂、右段间裂和背裂。①正中裂在肝的膈面，相当于自肝前缘的胆囊切迹中点至下腔静脉左缘连线的平面。肝的脏面以胆囊窝和腔静脉沟为标志。裂内有肝中静脉走行，此裂将肝分为对称的左、右半肝，直接分开相邻的左内叶与右前叶。②右叶间裂位于正中裂的右侧，此裂在膈面相当于从肝前缘的胆囊切迹右侧部的外、中1/3交界处，斜向右上方到达下腔静脉右缘连线的平面，转至脏面连于肝门右端。裂内有肝右静脉走行，此裂将右半肝分为右前叶和右后叶。③左叶间裂位于正中裂的左侧，起自肝前缘的肝圆韧带切迹，向后上方至肝左静脉汇入下腔静脉处连线的平面。在膈面相当于镰状韧带附着线的左侧1cm，脏面以左纵沟为标志。裂内有肝左静脉的左叶间支走行，此裂将左半肝分为左外叶和左内叶。④左段间裂相当于自肝左静脉汇入下腔静脉处，与肝缘的中、上1/3交界处连线的平面。裂内有肝左静脉走行，此裂将左外叶分为上、下两段。⑤右段间裂在肝的脏面，相当于肝门横沟的右端与肝右缘中点连线的平面，再转到膈面，向左至正中裂。此裂相当于肝门静脉右支主干平面，既把右前叶分成右前上、下段，又将右后叶分成右后上、下段。⑥背裂位于尾状叶前方，将尾状叶与左内叶和右前叶分开。它上起自肝左、中、右静脉出肝处（第二肝门），下至第一肝门，在肝上极形成一弧形线。

二、肝外胆道系统

肝外胆道系统是指走出肝门之外的胆道系统，包括胆囊和输胆管道（肝左管、肝右管、肝总管和胆总管），这些管道与肝内胆道一起，将肝分泌的胆汁输送到十二指肠腔内（见彩插3）。胆囊管、肝总管和肝的脏面围成的三角形区域，称胆囊三角（或称Calot三角），三角内常有胆囊动脉通过，因此，该三角是胆囊手术中寻找胆囊动脉的标志。

1.胆囊　胆囊为贮存和浓缩胆汁的梨形囊状器官，胆囊腔的容积约40~70ml。胆囊位于肝下面的胆囊窝内，其上面借疏松结缔组织与肝相连，易于分离；下面覆以浆膜，并与结肠右曲和十二指肠上曲相邻。

胆囊分底、体、颈、管4部分。胆囊底是胆囊突向前下方的盲端，常在肝前缘的胆囊切迹处露出。当胆汁充满时，胆囊底可贴近腹前壁。胆囊底的体表投影，位于右腹直肌外缘或右锁骨中线与右肋弓交点附近。胆囊炎发作时，该处可有压痛。胆囊体是胆囊的主体部分，与底之间无明显界限。胆囊体向后逐渐变细，约在肝门右端附近移行为胆囊颈。胆囊颈狭细，在肝门右端常以直角起于胆囊体，略作S状扭转，即开始向前上方弯曲，继而转向后下方续为胆囊管，胆囊颈与胆囊管相延续处较狭窄。胆囊颈借疏松结缔组织连于肝，胆囊动脉通过该疏松结缔组织分布于胆囊。在胆囊颈的右侧壁常有一突向后下方的小囊，朝向十二指肠，称为Hartmann囊，胆囊结石常在此处存留。胆囊管比胆囊颈稍细，长约3~4cm，直径0.2~0.3cm，在肝十二指肠韧带内与其左侧的肝总管汇合，形成胆总管。

胆囊内面以黏膜覆盖，有发达的皱襞。胆囊收缩排空时，皱襞高大而分支；胆囊充盈时，皱襞减少变矮。胆囊黏膜为单层柱状上皮，其中底和体部的黏膜呈蜂窝状，而衬于颈和管部的黏膜呈螺旋状突入腔内，形成螺旋襞，可控制胆汁的流入和流出。有时较大的结石，也常由于螺旋襞的阻碍而嵌顿于此。

2.肝管与肝总管 肝左、右管分别由左、右半肝内的毛细胆管逐渐汇合而成，走出肝门之后即合成肝总管。肝总管长约3cm，下行于肝十二指肠韧带内，并在韧带内与胆囊管以锐角结合成胆总管。

3.胆总管 胆总管由肝总管与胆囊管汇合而成，胆总管的长度取决于两者汇合部位的高低，一般长约4~8cm，直径0.6~0.8cm。若直径超过1.0cm，可视为病理状态。胆总管壁内含有大量的弹性纤维，有一定的舒缩能力，当胆总管下端梗阻时（如胆总管结石或胆道蛔虫病等），管腔可随之扩张到较粗的程度，甚至达肠管粗细，而不致破裂。胆总管在肝十二指肠韧带内下行于肝固有动脉的右侧、肝门静脉的前方，向下经十二指肠上部的后方，降至胰头后方，再转向十二指肠降部中段，在此处的十二指肠后内侧壁内与胰管汇合，形成略膨大的共同管道，称肝胰壶腹（或称Vater壶腹），开口于十二指肠大乳头。少数情况，胆总管未与胰管汇合而单独开口于十二指肠腔。在肝胰壶腹周围有肝胰壶腹括约肌包绕，在胆总管末段及胰管末段周围亦有少量平滑肌包绕，以上三部分括约肌统称为Oddi括约肌。Oddi括约肌平时保持收缩状态，肝分泌的胆汁，经左右肝管、肝总管、胆囊管进入胆囊内贮存。进食后，尤其是进食高脂肪食物，在神经体液因素的调节下，胆囊收缩，Oddi括约肌舒张，使胆汁自胆囊内经胆囊管、胆总管、肝胰壶腹、十二指肠大乳头，排入十二指肠腔内。

三、肝脏的血管

肝脏的供应血管是由肝固有动脉和门静脉双重供血，二者作为输入血管与胆管并行，在肝外走行于肝十二指肠韧带内。肝脏的输出血管为肝静脉，最终汇入下腔静脉。

1.肝总动脉 肝总动脉向前延伸2~3cm后，发出胃十二指肠动脉和肝固有动脉，肝固有动脉行于肝十二指肠韧带内，随后发出胃右动脉沿胃小弯向左行，与胃左动脉吻合，沿途分支分布于胃小弯侧的胃壁。本干入肝门前分为肝左支和肝右支，分布于肝。肝右支发出胆囊动脉，分布于胆囊。

2.门脉系统 肝门脉系统亦称"门静脉系"，是由门静脉及其属支组成。门静脉将肠吸收的营养物质输送到肝，在肝内合成、解毒和贮存，并供给肝脏分泌胆汁的原料。门静脉与一般静脉不同，其始末均为毛细血管，其与属支均缺乏功能性静脉瓣，故内压升高时血液易倒流。

（1）肝门静脉 肝门静脉多由肠系膜上静脉和脾静脉在胰颈后面汇合而成，经胰颈和下腔静脉之间上行进入肝十二指肠韧带，在肝固有动脉和胆总管的后方上行至肝门，分为两支，分别进入肝左叶和肝右叶。肝门静脉在肝内反复分支，最终注入肝血窦。肝血窦含有来自肝门静脉和肝固有动脉的血液，血窦形成网状通道，从外周流入中央，进入中央静脉，血浆成分经窦周隙进入肝细胞代谢，最终经肝静脉注入下腔静脉。

（2）肝门静脉属支　肝门静脉的属支包括肠系膜上静脉、脾静脉、肠系膜下静脉、胃左静脉、胃右静脉、胆囊静脉和附脐静脉等。脾静脉起自脾门处，经脾动脉下方和胰后面右行与肠系膜上静脉汇合成肝门静脉。肠系膜下静脉注入脾静脉或肠系膜上静脉。胃左静脉在贲门处与奇静脉和半奇静脉的属支吻合。胃右静脉接受幽门前静脉，幽门前静脉经幽门与十二指肠交界处前面上行。胆囊静脉注入肝门静脉主干或肝门静脉右支。附脐静脉左右两支，起自脐周静脉网，沿肝圆带侧缘上行注入肝门静脉。

（3）肝静脉　肝静脉系下腔静脉的属支，是由小叶下静脉汇合而成。肝左静脉、肝中静脉和肝右静脉在腔静脉沟处注入下腔静脉。肝静脉无瓣膜，但在注入下腔静脉的入口处下缘有一小的半月形皱襞存在。

四、肝功能的基本单位

1.肝小叶　肝小叶是肝结构和功能的基本单位，小叶之间由少量结缔组织分隔，呈六角形棱状体，其中心是小叶中央静脉，肝细胞以中央静脉为中心单行排列成板状，称为肝板。肝板凹凸不平，大致呈放射状，相邻肝板吻合连接，形成迷路样结构。肝板之间为肝血窦，血窦经肝板上的孔互相通连，形成网状管道。血液从肝小叶的周边经血窦流向中央，汇入中央静脉。血窦壁由内皮细胞组成，窦腔内有定居于肝内的巨噬细胞和大颗粒淋巴细胞。因其仅有内皮细胞，具有多数小孔，间隙大，有利于血浆自由通过与肝细胞交换。肝细胞相邻面的质膜局部凹陷，形成微细的小管，称胆小管，胆小管在肝板内也相互连接成网。

血窦内皮细胞与肝细胞之间有宽约$0.9\mu m$的狭小间隙，称窦周隙（Disse隙），血窦内的血浆成分经内皮细胞窦孔进入窦周隙，故窦周隙内充满血浆，肝小叶内的窦周隙也是互相通连的网状通道，它是肝细胞与血液之间进行物质交换的场所，内在贮脂细胞（肝星状细胞）含有大小不一的脂滴，可产生胶原，转化为成纤维细胞。

2.门管小叶　门管小叶是以门管区为中心的小叶结构，呈三角形柱状体，其长轴与肝小叶一致，其中心为胆管，周围以三个中央静脉的连线为界（见图1-2-4）。门管小叶的概念，强调了肝细胞分泌的胆汁从门管小叶的周边向中央汇集，导入胆管，侧重了外分泌的功能。

3.肝腺泡　肝腺泡是以门管区小叶间静脉、小叶间动脉、小叶间胆管各发出的一支终末管道为轴，两端以邻近的中央静脉为界，肝腺泡是由相邻的两个肝小叶各1/6部分组成，它是肝微循环的最小结构（见图1-2-4）。

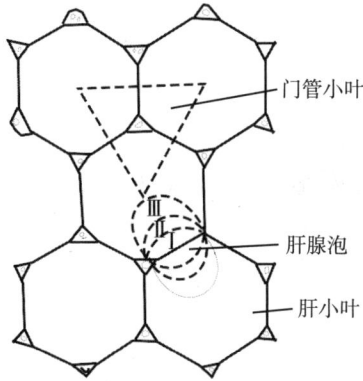

图1-2-4　肝小叶、门管小叶与肝腺泡的关系图解

肝腺泡内的血流方向是从中央向外流，可分为三个带。Ⅰ带：是近中轴血管的区域。最先获得营养和含氧多的血液，细胞代谢活跃，抵御疾病能力强，再生能力也强。Ⅱ带：介于Ⅰ带、Ⅲ带之间的区域。其肝细胞营养、代谢、再生能力均介于Ⅰ带和Ⅲ带之间。Ⅲ带：腺泡远端近中央静脉区域。肝细胞获得营养差，对有害因素抵抗力差，肝细胞再生能力也弱。

第三节　肝胆的生理功能

一、肝脏的生理功能

肝脏是人体最大的消化腺，是机体新陈代谢最为活跃的器官，其功能极为复杂，不仅参与蛋白质、脂类、糖类和维生素等物质的合成、转化与分解，而且还参与激素、药物等物质的转化和解毒。肝脏还具有分泌胆汁，吞噬、防御，以及在胚胎时期造血等重要功能。

（一）肝脏在代谢中的功能

1.糖代谢　单糖经小肠黏膜吸收后，出门静脉到达肝脏，在肝内转变为肝糖原而储存。一般成年人肝脏内约含100g肝糖原，仅够禁食24小时之用。肝糖原在调节血糖浓度以维持其稳定性的过程中具有重要作用。当劳动、饥饿、发热时，血糖大量消耗，肝细胞又能把肝糖原分解为葡萄糖进入循环血液，所以患肝病时血糖常有变化。

2.蛋白质代谢　由消化道吸收的氨基酸在肝脏内进行蛋白质合成、脱氨、转氨等作用，合成的蛋白质进入血液循环供全身器官组织使用。肝脏是合成血浆蛋白的主要场所，血浆蛋白可为体内各种组织蛋白更新之用，所以肝脏合成血浆蛋白的作用对于维持机体蛋白质代谢具有重要意义。肝脏将氨基酸代谢产生的氨合成尿素，经肾脏排出体外。所以肝病时血浆蛋白减少，血氨升高。

3.脂肪代谢 肝脏是脂肪运输的枢纽。消化吸收后的一部分脂肪进入肝脏，再转变为体脂而储存。饥饿时，储存的体脂可先被运送到肝脏，然后进行分解。在肝内，中性脂肪可水解为甘油和脂肪酸，此反应可被肝脂肪酶加速，甘油可通过糖代谢途径被利用，而脂肪酸则可完全被氧化为二氧化碳和水。肝脏还是体内脂肪酸、胆固醇、磷脂合成的主要器官之一，多余的胆固醇随胆汁排出。人体内血脂的各种成分是相对恒定的，其比例靠肝细胞调节。当脂肪代谢紊乱时，可使脂肪堆积于肝脏形成脂肪肝。

4.维生素代谢 肝脏可储存脂溶性维生素，人体95%的维生素A都储存在肝内，肝脏也是维生素C、D、E、K、B1、B6、B12、B3（烟酸）、B9（叶酸）等多种维生素储存和代谢的场所。肝脏明显受损时，可继发维生素A缺乏而出现夜盲或皮肤干燥综合征等。

5.激素代谢 正常情况下，血液中各种激素都保持一定含量，多余的则经肝脏处理而被灭活。当患肝病时，可出现雌激素灭活障碍，引起男性乳房发育、女性月经不调及性征改变等。如果出现醛固酮和血管升压素灭活障碍，则可引起钠、水潴留而发生水肿。

（二）肝脏分泌胆汁的功能

肝细胞能不断地生成胆汁酸和分泌胆汁，胆汁在消化过程中可促进脂肪在小肠内的消化和吸收。每天有800~1000ml的胆汁，经胆管输送到胆囊。胆汁还有排泄有害物质的作用。肝脏合成的胆汁酸是一个具有反馈控制的连续过程，合成的量取决于胆汁酸在肠-肝循环中返回肝脏的量。如果绝大部分的分泌量又返回肝脏，则肝细胞只需合成少量的胆汁酸以补充它在粪便中的损失；反之，若返回量减少，则合成量将增加。

（三）肝脏的解毒功能

在机体代谢过程中，门静脉收集来自腹腔的血液，血液中的有害物质及微生物抗原性物质将在肝内被解毒和清除。肝脏是人体主要的解毒器官，它能保护机体免受损害，使毒物成为比较无毒的或溶解度大的物质，随胆汁或尿液排出体外。

（四）肝脏的防御和免疫功能

肝脏是人体最大的网状内皮细胞吞噬系统。肝静脉窦内皮层含有大量的库普弗细胞（Kupffer cell），能吞噬血液中的异物、细菌、染料及其他颗粒物质。在肠黏膜因感染而受损伤等情况下，致病性抗原物质可穿过肠黏膜（称之为肠道免疫系统的第一道防线）而进入肠壁的毛细血管和淋巴管内，因此，肠系膜淋巴结和肝脏便成为肠道免疫系统的第二道防线。实验证明，来自肠道的大分子抗原，可经淋巴结至肠系膜淋巴结，而小分子抗原则主要经过门脉微血管至肝脏。肝脏中的单核-巨噬细胞可吞噬这些抗原物质，经过处理的抗原物质可刺激机体的免疫反应。因此，健康的肝脏可发挥其免疫调节作用。

（五）肝脏是多种凝血因子的合成场所

肝脏也是多种凝血因子合成的主要场所，人体内的12种凝血因子中，凝血因子Ⅱ、Ⅶ、Ⅸ、Ⅹ都是由肝细胞合成。在人体凝血和抗凝两个系统的动态平衡中，肝脏起着重要的调节作用。因此，肝功能破坏的严重程度，常与凝血障碍的程度相平行，肝功能衰竭者常有严重的出血。

（六）胎儿造血功能

胎儿时肝脏为主要的造血器官，至成人时由骨髓取代，造血功能停止，但在某些病理情况下其造血功能可恢复。

（七）其他功能

肝脏还可调节循环血量。此外，机体热量的产生，水、电解质的平衡等，都需要肝脏的参与。

二、胆道系统的生理功能

胆道系统具有分泌、贮存、浓缩与输送胆汁的功能。

（一）胆汁的生成、分泌和代谢

1.胆汁的分泌和功能 成人每日分泌胆汁约800~1000ml，胆汁主要由肝细胞分泌，约占胆汁分泌量的3/4，胆管细胞分泌的黏液约占1/4。胆汁中97%是水，其他成分主要有胆汁酸与胆汁酸盐（胆盐）、胆固醇、磷脂、胆红素、脂肪酸和无机盐等。

胆汁呈中性或弱碱性，其主要生理功能包括以下4个方面。①乳化脂肪：胆盐随胆汁进入肠道后与食物中的脂肪结合，形成能溶于水的脂肪微粒而被肠黏膜吸收，刺激胰脂肪酶的分泌并使之激活，水解脂类，促使脂肪、胆固醇和脂溶性维生素的吸收。②清除毒素及代谢产物：胆汁参与胆固醇和胆红素的代谢及清除。③抑制肠内致病菌的生长繁殖和内毒素的形成。④中和胃酸。

2.胆汁分泌的调节 胆汁分泌受神经及体液因素的调节。迷走神经兴奋，胆汁分泌增加；交感神经兴奋，胆汁分泌减少。促胰液素、胃泌素、胆囊收缩素（CCK）等可促进胆汁分泌，其中促胰液素的作用最强；生长抑素则抑制胆汁分泌。胃酸、脂肪和蛋白质的分解产物由胃进入十二指肠后，刺激十二指肠黏膜分泌促胰液素和CCK，两者均可引起胆囊平滑肌收缩和Oddi括约肌松弛。

（二）胆管的生理功能

胆管的主要生理功能是输送胆汁至胆囊和十二指肠，由胆囊和Oddi括约肌协调完成。空腹时，Oddi括约肌收缩，胆管内的压力升高，胆汁流向压力较低的胆囊，并在胆囊内浓缩和储存。进餐后，迷走神经兴奋，食物中的脂肪、蛋白质和胃酸促进十二指肠释放CCK，致使胆囊收缩、Oddi括约肌松弛，胆汁排入十二指肠。另外，胆管分泌的黏液参与胆汁的形成。

（三）胆囊的生理功能

胆囊的生理功能概括为以下4个方面。①储存胆汁：饥饿状态时（即非消化期间），胆汁储存在胆囊内，当需要消化的时候，再由胆囊排出，所以胆囊被称为"胆汁仓库"。同时又起到缓冲胆道压力的作用。②浓缩胆汁：胆囊容积仅为30~60ml，但24小时内能接纳约500ml胆汁。胆囊黏膜吸收水和电解质的功能很强，可将胆汁浓缩5~10倍而储存于胆囊内。③排出胆汁：胆汁的分泌是持续的，而胆汁的排放则随进食而断续进行，这一过程可通过胆囊平滑肌收缩和Oddi括约肌松弛来实现，受神经系统和体液因素（胃肠道激素、代谢产物、药物等）的调节。每次排胆时相长短，与食物的种类和量有关。CCK是餐后胆囊收缩的主要生理性刺激因子。餐后40分钟，胆囊排空50%~70%内容物；餐后60~90分钟CCK浓度下降，胆汁重新储存至胆囊并进一步浓缩。④分泌功能：胆囊黏膜每天分泌约20ml黏液性物质，主要是黏蛋白，有润滑和保护胆囊黏膜的作用，不受浓缩胆汁的侵蚀和溶解。

第四节　肝胆病常用生化检查及诊疗技术

一、肝胆病常用生化检查

肝脏生物化学试验俗称肝功能试验，是判断有无肝脏损害、评估肝病严重程度、追踪肝病进展以及判断治疗效果和预后的重要临床检验指标。常用肝脏生物化学试验主要包括：丙氨酸氨基转移酶（ALT）、天冬氨酸氨基转移酶（AST）、碱性磷酸酶（ALP）、γ-谷氨酰转移酶（GGT）、胆红素（Bil）、白蛋白（Alb）、凝血酶原时间（PT）、凝血酶原活动度（PTA）等项目。

1.血清氨基转移酶　血清氨基转移酶主要包括ALT和AST。ALT广泛存在于组织细胞内，以肝细胞含量最多，是反映肝细胞损害的敏感指标。AST主要分布于心肌，其次为肝脏、骨骼肌和肾脏等组织。正常成人血清AST/ALT比值约为0.8。正常情况下，血清ALT和AST浓度低于30~40U/L。AST/ALT比值，有助于诊断酒精性肝病、判断肝损害严重程度及肝病进展等情况。

血清氨基转移酶活性升高是反映肝损害的敏感指标。一般情况下，ALT反映肝损害的灵敏度高于AST，但应注意骨骼肌、心脏、肾脏等其他组织器官病变也可导致血清ALT和（或）AST活性升高。氨基转移酶水平的高低与肝损害的严重程度通常并不完全一致，但划分氨基转移酶升高程度有利于缩小病因鉴别诊断的范围（见表1-2-1）。对血清氨基转移酶水平进行动态监测，有助于急性肝损害病程观察和（或）病因鉴别。依据完整的病史、体格检查和选择性实验室和（或）影像学检查，可以诊断出大多数肝胆疾病或肝外疾病。

表1-2-1 氨基转移酶升高的可能病因

肝源性		非肝源性
丙氨酸氨基转移酶升高更明显	天冬氨酸氨基转移酶升高更明显	
急性病毒性肝炎（甲~戊型肝炎病毒、EB病毒、巨细胞病毒感染等）	酒精性肝病	溶血
慢性乙型肝炎、慢性丙型肝炎	肝硬化	肌病
药物性/中毒性肝损害	非酒精性脂肪性肝炎	甲状腺疾病
自身免疫性肝炎、非酒精性脂肪性肝炎		剧烈运动
血色病、肝豆状核变性、α1-抗胰蛋白酶缺乏症		巨酶*

注：*巨酶：系AST或ALT等肝酶与免疫球蛋白等物质形成的复合物，可引起血清AST、ALT或其他肝酶活性的稳定升高。巨酶主要见于炎症性肠病、溃疡性结肠炎、类风湿性关节炎、系统红斑狼疮、强直性脊柱炎、冷球蛋白血症等自身免疫性疾病，或多发性骨髓瘤等肿瘤患者，也有报道可见于各类慢性肝炎、肝硬化和肝癌患者。巨AST或巨ALT通常对机体并无损害，但可引起血清酶活性增高而导致增加检查。

2.血清碱性磷酸酶（ALP） 血清ALP主要来自肝脏和骨骼，也可来源于胎盘、肠道或肾脏。高脂饮食后，可使血清ALP水平短暂升高。排除上述生理因素及骨骼疾病，血清ALP明显升高提示肝胆疾病。胆道疾病时，可能出现ALP生成增加而排泄减少。

血清ALP升高程度与肝胆疾病来源有一定的相关性。大约75%长期胆汁淤积患者的血清ALP显著升高，通常ALP≥4倍正常上限（ULN）。血清ALP轻度升高，即ALP≤3×ULN，对于判断胆汁淤积缺乏特异性，可见于各种类型的肝病及充血性心力衰竭。动态观察血清ALP活性，有助于黄疸病情判断。如果血清中ALP持续低值，则发生阻塞性黄疸的可能性很小；若血清Bil逐渐升高，而ALP不断下降，提示病情恶化。

导致单项ALP升高，或以ALP升高为主的肝生物化学指标异常的病因有很多，可见于：①结石或肿瘤所致的胆管部分梗阻。②原发性硬化性胆管炎和原发性胆汁性肝硬化的早期。③肝脏浸润性疾病，如淀粉样变性、结节病、肝脓肿、肝结核及转移性肝癌等。④肝外疾病，如骨髓纤维化、腹膜炎、糖尿病、亚急性甲状腺炎、胃溃疡等。⑤肝外肿瘤，如骨肉瘤，肺、胃、头颈部和肾细胞癌，卵巢癌，子宫癌和霍奇金淋巴瘤等。⑥药物，如苯妥英钠等。

3.γ-谷氨酰转移酶（GGT） GGT是催生谷胱甘肽上γ-谷氨酰基转移到另一个肽，或另一个氨基酸上的酶。GGT主要存在于细胞膜和微粒体上，参与谷胱甘肽的代谢。其分布在多种组织，包括肾、胰、肝、脾、心、脑及生精管等多种组织的细胞膜上。血清GGT升高，主要见于肝、胆、胰疾病。GGT的临床价值在于它有助于判断ALP升高的组织来源，如患骨病时GGT活性并不升高。血清GGT升高也见于服用巴比妥类药物或苯妥英钠的患者，以及酗酒或酒精性肝病，亦见于慢性阻塞性肺疾病、肾功能不全、急性心肌梗死后等疾病状态。

排除正常妊娠和生长期等生理因素以及骨骼疾病，血清ALP明显升高提示肝胆疾病。GGT和ALP同时显著升高，强烈提示ALP升高来源于肝胆疾病。血清ALP明显升高提示胆汁淤积相关疾病，血清ALP轻度升高则可见于其他肝脏疾病。单项ALP升高或以

ALP升高为主的肝生物化学指标异常，可见于多种情况，需要结合血清氨基转移酶、Bil、GGT等指标进行综合分析，见图1-2-5。

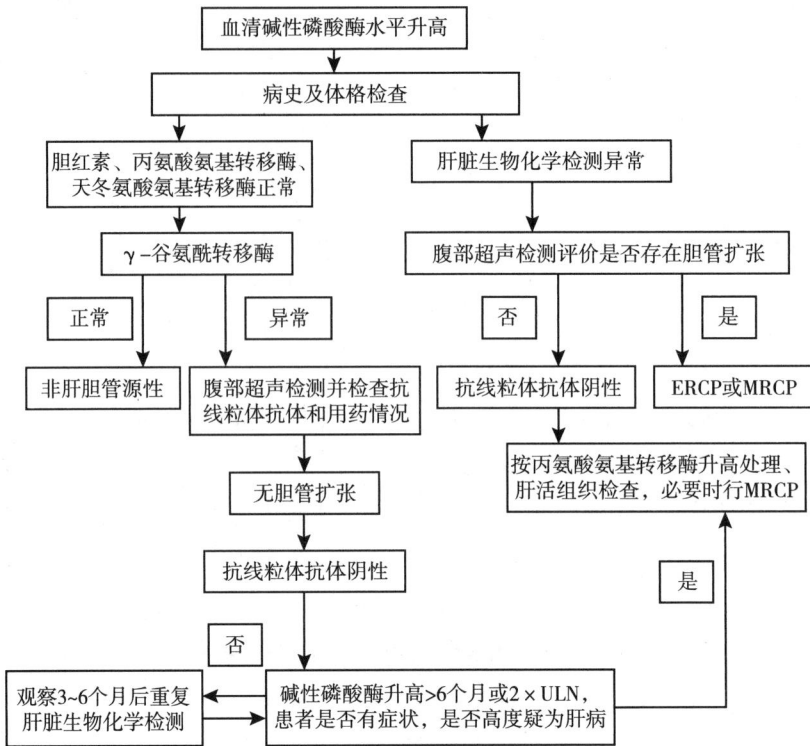

图1-2-5　肝功能异常分析

注：ERCP为内镜下逆行胰胆管造影术，MRCP为磁共振胰胆管成像。

4.血清胆红素（Bil）　Bil代谢功能的常规检测主要包括血清总胆红素（TBil）、直接胆红素（DBil，又称结合胆红素）和间接胆红素（IBil，又称非结合胆红素）。

正常人每日生成胆红素250~360mg，其中80%~85%来自循环中衰老的红细胞，红细胞的平均寿命为120天。每天约有1%红细胞解体，约生成250mg胆红素。胆红素是由红细胞中的血红蛋白转化而来，红细胞衰亡后，血红蛋白会分解成为正铁血红素和血红素。正铁血红素在还原型辅酶Ⅱ（NADPH）和氢离子作用下生成胆绿素、三价铁离子和一氧化碳，胆绿素再在NADPH和氢离子作用下生成胆红素。血红素则会重新制成组织蛋白。

由于胆红素有毒性，胆红素入血后形成胆红素-清蛋白复合物。在进入肝之前，胆红素-清蛋白复合物分离成胆红素和清蛋白，即间接胆红素。进入肝后胆红素会与肝内Y蛋白和Z蛋白结合成胆红素-Y蛋白和胆红素-Z蛋白，这个反应是可逆的。胆红素-Y蛋白和胆红素-Z蛋白在UDP-葡萄糖醛酸转移酶的作用下生成葡萄糖醛酸胆红素，即结合胆红素。结合胆红素随着胆汁进入小肠，在小肠内脱去葡萄糖醛酸再次生成胆红素，胆红素生成胆素原，胆素原进一步氧化成黄褐色的胆素，这就是粪便的主要颜色。在小肠里的胆素原可以经过肠肝循环再次到达肝，但这部分的胆素原大部分仍以原形排到肠道，这部分称为粪胆原。一小部分的胆素原进入体循环，并随尿排出。它是尿颜色的来源之一，是尿液中主要的色素，这部分称为尿胆原（见图1-2-6）。

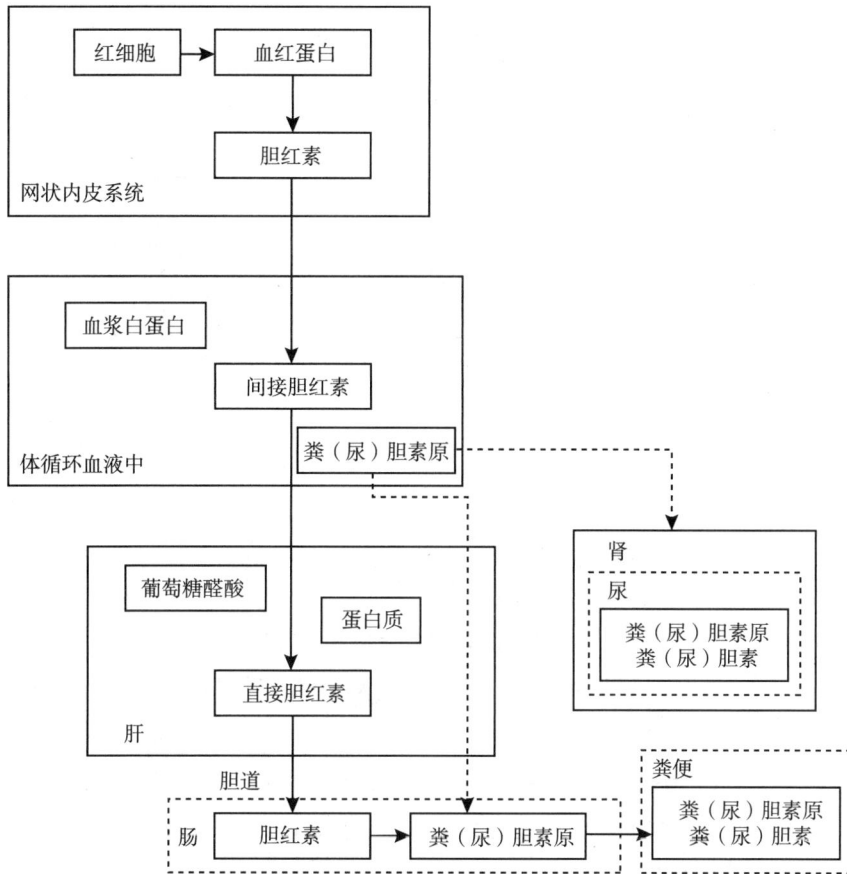

```
┌─────────────────────────────────────────┐
│  ┌────────┐    ┌────────┐                │
│  │ 红细胞  │ →  │ 血红蛋白 │               │
│  └────────┘    └────────┘                │
│                     ↓                     │
│                ┌────────┐                 │
│                │  胆红素  │                │
│                └────────┘                 │
│  网状内皮系统                              │
└─────────────────────────────────────────┘
```

图1-2-6　胆红素循环

由于肝脏清除Bil的能力具有较强的储备，故TBil不是评价肝功能异常的敏感指标。即使中度至重度的肝实质损害，部分或短暂的胆总管梗阻，其血清Bil浓度亦可正常。TBil升高的程度对黄疸病因诊断的价值不大，但其大致规律为：①一般程度的溶血很少能使血清Bil值超过 $5 \times ULN$。②肝实质疾病或胆管结石所致的不完全性肝外胆道梗阻，较胆总管的恶性梗阻所致血清Bil浓度要低。③病毒性肝炎患者，血清Bil浓度越高，经组织病理学证实的肝细胞损害越重、病程越长。④酒精性肝炎患者，血清Bil浓度超过 $5 \times ULN$ 是预后不良的表现。⑤原发性胆汁性肝硬化患者，Bil水平持续升高提示预后不良。⑥肝功能衰竭患者，血清Bil常较高，且呈进行性升高，每天上升 $\geq 1 \times ULN$，达到或超过 $10 \times ULN$；也可出现Bil升高、ALT和AST降低的"胆酶分离"现象。

将TBil升高分为DBil升高和IBil升高，有利于鉴别诊断。当TBil升高 $\geq 1.5 \times ULN$，DBil/TBil<20%时，称为非结合型高胆红素血症。当TBil升高，DBil与IBil均增高，为肝

细胞性黄疸；DBil 与 TBil 的比值>35% 为阻塞性或肝细胞性黄疸；比值<20% 为溶血性黄疸。对于单纯性非结合型高胆红素血症，如能除外溶血性贫血，Gilbert 综合征是最常见疾病。在多数情况下，血清 DBil 升高提示肝胆疾病。但难以准确区分肝细胞性和胆汁淤积性（包括梗阻性）黄疸，需要结合血清氨基转移酶、ALP 等其他肝脏生物化学试验指标综合分析；对于单纯性结合型高胆红素血症应考虑 Dubin-Johnson 综合征、Rotor 综合征（见图 1-2-7）。

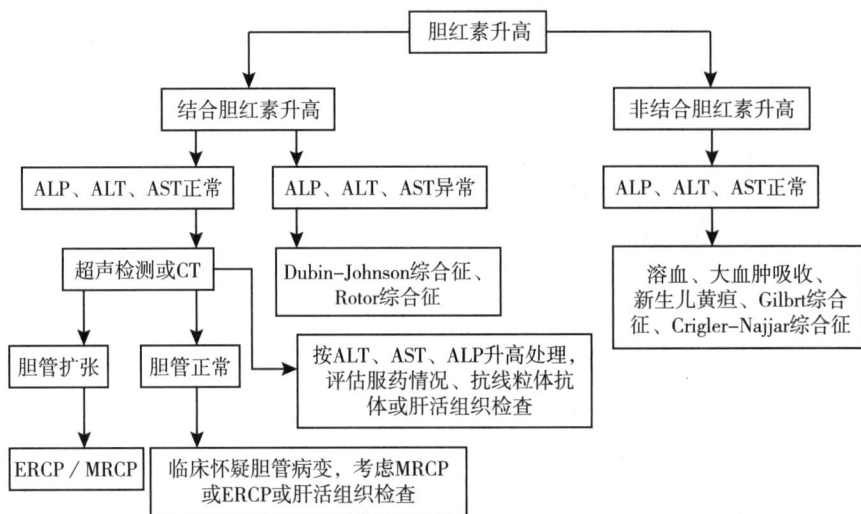

图 1-2-7　血清胆红素升高诊断流程

注：ALP 为碱性磷酸酶，ALT 为丙氨酸氨基转移酶，AST 为天冬氨酸氨基转移酶，ERCP 为内镜下逆行胰胆管造影术，MRCP 为磁共振胰胆管成像。

5. 血清白蛋白（Alb）　Alb 是血浆中含量最多的蛋白质，肝脏是其唯一的合成部位。血浆 Alb 半衰期较长，约为 20 天，每天约 4% 被降解。任一时间点的血清 Alb 水平，反映了此时其合成与降解的速度及其分布容量。

低 Alb 血症通常反映肝损害严重、Alb 合成减少，常见于慢性肝病如肝硬化患者，肝硬化腹水时血清 Alb 浓度降低与此时分布容积增大有关。

低 Alb 血症并无肝病特异性，尚可见于蛋白质丢失（肾病综合征、烧伤、蛋白质丢失性肠病）、Alb 转化增加（分解代谢状态、糖皮质激素）、蛋白质摄入减少（营养不良、极低蛋白饮食）、慢性感染和恶性肿瘤等。

6. 凝血酶原时间（PT）　血浆 PT 是凝血酶原转变为凝血酶，导致血浆凝固的时间，是外源性凝血系统较为灵敏和最常用的筛选检查，可反映肝脏合成凝血因子的能力。PT 检查结果以秒（s）表示，通常将 PT 超过正常对照 4s 作为截断值，用于评估急性肝损害的严重程度和预后。根据血清 Bil、Alb 和 PT 等制定的肝功能 Child-Pugh 分级，可判断慢性肝病的预后，并有助于手术风险的评估。

凝血酶原活动度（PTA）表示患者的凝血酶原活力大概是正常的百分之几，也是 PT 测定的实验室报告方式之一。这种检测计算方法简便易懂，目前作为我国肝功能衰竭判断指标之一。

组织凝血活酶试剂的敏感性，是影响PT测定结果的重要因素，可用国际敏感性指数（ISI）来表示。ISI值越小，表示该试剂对相关凝血因子的减少越敏感。结合市售凝血活酶试剂标明的ISI值，可计算出PT的国际标准化比率（INR），后者常用于指导华法林等抗凝治疗时的临床用药剂量调整。目前，INR已用于诊断急性肝功能衰竭和计算终末期肝病模型（MELD）公式中，对于评价肝功能衰竭状态具有一定的参考意义。但是，世界卫生组织标定的不同组织凝血活酶的ISI，用的是正常人或口服抗凝剂治疗患者的血浆，而非肝病患者的血浆。因此有研究认为，INR系统可能不适用于所有肝病患者PT的标准化报告方式。

PT延长并非肝病特异性表现，尚见于先天性凝血因子缺乏、纤溶亢进、弥散性血管内凝血、服用抗凝药和异常抗凝血物质等情况。胆汁淤积性肝病的PT延长，可能是由于维生素K缺乏。如果皮下注射10mg维生素K，在24小时内PT纠正或至少改善30%，意味着肝脏合成功能完好。

二、肝胆病常用诊疗技术

1.超声　在诸多的肝脏疾病影像检查方法中，超声检查具有无损伤性、安全、简便、可重复性，而且灵敏、准确和价廉等优点，不但能确切显示病变部位、大小、性质、内部结构，同时还可以在超声引导下进行肝穿刺活检、抽液、注射药物、置管引流等治疗，也可在超声引导下行微波、射频和氩氦刀等治疗。

超声检查是一种非特异性的诊疗方法，它只能提供组织结构的声学性质的差异变化，如果病灶结构的声学特性与所在器官组织的声学特性相同，就不能显示出病灶与组织器官差异的图像。此外，超声图像也会受人体条件（如肥胖、骨骼的遮挡、瘢痕、胃肠道气体等）、仪器性能、检查者的经验等因素影响，因此，超声检查必须结合临床进行综合分析，才能做出准确的诊断。

2.X线　肝区X线检查主要可观察膈下有无积气、肝内钙化、碘油积聚、胆道内支架的位置和扩张程度、胆道内有无积气，以及可初步了解肝脏的形态和大小。但由于肝区X线检查的分辨率较低，各器官和组织之间缺乏明显的对比，故除膈下积气、胆道内支架、体积较大的钙化和大团的碘油尚可较清楚显示外，对于小钙化灶或少许碘油则显示不清，应以计算机断层扫描（CT）显示最佳，因为CT对钙化和碘油分辨率较高。

3.CT　CT对于消化系统脏器小病灶、等密度病灶、需定位定性的病变以及血管性病变的诊断，是必不可少的一种重要检查方法。不断提高的CT扫描速度和分辨率、更强大的后处理软件、高效的阅片方式以及费用的逐步降低，使其在腹部疾病的诊断中越来越具有重要的作用。

4.磁共振成像　磁共振成像（MRI）适用于微小病变的观察以及病变定性诊断，特别是对鉴别肝内肝门部病变组织来源和诊断胆道、胰腺病变具有较大价值。

磁共振胆胰管成像（MRCP）是一种利用水成像原理的无创性检查技术，在不需注射对比剂的情况下，可清楚显示含有液体的胆管和胰管管腔全貌，是胆胰疾病的重要检查方法。磁共振质子密度脂肪分数（MRI-PDFF）可以准确地测定肝脏脂肪含量，相较于其他检查，使用MRI-PDFF测量肝脏脂肪含量更加安全且客观。多项研究表明，MRI-PDFF可能还与其他疾病存在着潜在的联系。无肝纤维化的脂肪肝患者，如果MRI-PDFF大于15.7%则更容易发展为肝纤维化。

5.磁共振弹性成像 磁共振弹性成像（MRE）是一种非侵入性的定量检测软组织弹性及结构的影像检查手段，可量化组织的软硬程度，其被广泛用于肝脏纤维化的诊断分级上。在肝脏纤维化的进展中，由于胶原纤维的聚集，肝脏硬度有显著的上升。MRE所提供的弹性数值可以鉴别肝脏纤维化（F1~F3）以及肝硬化，并具有很好的灵敏度和特异性。与传统的肝脏活组织检查相比，得益于其非侵入性的特点，MRE目前已经被用于临床检测和诊断中，并获得美国食品药品监督管理局（FDA）的批准。

6.肝脏瞬时弹性成像检测 肝脏瞬时弹性成像检测（FibroScan）可用于测量肝脏硬度及脂肪变，是肝纤维化非创伤性检查的重要手段。FibroScan测量肝脏硬度值的原理，是利用振动控制的瞬时弹性成像技术来评估肝脏的硬度值，单位以千帕（kPa）来表示。弹性数值越大，表示肝组织硬度值越大。FibroScan测量肝脏脂肪变的原理，是利用受控衰减参数理论（CAP）来评估肝组织的脂肪变数值。CAP值越大，表示脂肪变数值越大。其优点为无创、可重复、费用低廉，但其也有一定的局限性，如对操作者熟练程度要求严格，对于严重肥胖、大量腹水、急性肝炎ALT升高等患者不适用。

7.经皮肝穿刺活体组织检查 经皮肝穿刺活体组织检查（简称肝活检）是根据负压吸引的原理，采用快速穿刺方法，从肝内抽取少量的肝组织，直接在显微镜下观察其组织形态的改变，再结合临床资料，做出肝病的诊断。肝活检是一种能直接了解肝组织的病理变化，并可以做出较客观、精确诊断的检查方法，是很多肝脏疾病诊断的金标准。在严格掌握指征的情况下进行肝穿刺，对肝活体组织做病理检查，不仅有确诊价值，同时也可了解肝硬化的组织学类型、肝细胞损害和纤维化的程度，有助于决定治疗和判断预后。但由于所得标本较小，尚难完全代表肝脏的全部病变。

8.人工肝 人工肝是指通过体外的机械装置，代偿肝脏的代谢功能，从而使肝细胞得以再生，直至自体肝脏恢复或等待机会进行肝移植。

（1）人工肝脏的分型

1）非生物型人工肝脏 是指以清除各种毒素功能为主的装置，包括血液透析、血液滤过、血液／血浆灌流、血浆置换等。

2）生物型人工肝脏 是指以人工培养的肝细胞为基础构建的体外生物反应装置。

3）混合型人工肝脏 是指在体外循环中，将生物型人工肝脏与非生物人工肝脏装置结合起来，代替肝硬化肝脏的解毒、合成及生物转化等功能的综合装置。

（2）血液净化疗法的种类

1）血浆置换（PE） 该疗法可广泛去除患者体内的各种代谢毒素、炎性介质、异常蛋白、免疫复合物等，清除小分子、中分子以及大分子物质，特别对与蛋白结合的毒素有显著的清除作用，因此对有害物质的清除率远比血液透析、血液滤过、血液灌流好；同时，可补充正常蛋白、凝血因子等物质。对肝功能衰竭中常见的电解质紊乱和酸碱平衡失调的纠正有一定的作用，但远不及血液透析和血液滤过；对水负荷过重的情况无改善作用。采用此种方法需要大量血浆，能补充人体必要的蛋白、凝血因子等必需物质，但多次、大量输入血浆等血制品，有感染各种新的病毒性疾病的可能。

2）二次滤过血浆交换（DFPP） 该疗法可根据不同的需要（有2A/3A/4A/5A不同的膜孔），选择性地去除异常抗体、免疫复合物、血脂等物质，减少蛋白的丢失，减少置换液的用量（0~1000ml）。

3）血浆吸附（PP） 该疗法能特异性地吸附、去除血浆中的胆红素、异常抗体、免疫复合物等病理性物质，对胆汁酸有少量的吸附作用，而对其他代谢毒素则没有作用或吸附作用很小，但不损失其他成分，也不需要另外补充物质。

4）直接血液吸附（DHP） 该疗法对中分子物质及蛋白结合的物质清除率较高，可有效地吸附肝功能衰竭患者血液中的细胞抑制因子、抑制肝细胞生长的细胞毒性物质，以及胆红素、芳香族氨基酸、短链脂肪酸等物质。在治疗过程中，容易出现低血压及血小板减少，对水、电解质、酸碱失衡者无纠正作用。适用于各种重型肝炎并发肝性脑病、内毒素血症及急性中毒等患者，血小板明显减少者不适合应用。

5）持续血液透析（CHD） 该疗法使用的中空纤维膜的侧壁为半透膜，中空纤维外的透析液透过半透膜与中空纤维内的血液中的小分子物质通过弥散作用交换物质，清除小分子毒素，纠正电解质和水失衡等。持续血液透析疗法因清除的容积范围大，能使血液及组织液内的小分子毒素均得到清除。因大容量透析液的弥散作用，使血液中的电解质、渗透压、酸碱度得到纠正与稳定。其可随时、平稳地清除体内过多的水分，使人体的内环境保持稳定。该疗法以清除小分子物质为主，如游离胆红素、游离脂肪酸、芳香族氨基酸等，而与蛋白结合的各种毒素难以清除。

6）持续血液滤过（CHF） 该疗法应用孔径较大的膜，依靠膜两侧液体的压力差作为跨膜压，在一定的渗透压作用下，以对流的方式使血液中的毒素随着水分的清除而除去。因清除的容积范围大，能使血液及组织液内的毒素均得到清除。治疗中需同时补充大量的置换液来维持机体的液体平衡，可以纠正肝衰竭中常见的水、电解质紊乱和酸碱平衡的失调。

7）分子再吸附循环系统（MARS） 该疗法模拟肝脏解毒过程，通过MARS膜（模拟肝细胞膜）和白蛋白透析（模拟肝脏解毒过程）选择性地清除体内代谢毒素。MARS治疗包括3个循环：血液循环、白蛋白循环、透析循环。能有效地清除蛋白结合毒素和水溶性毒素，纠正水、电解质、酸碱平衡紊乱，但不能补充凝血因子。

8）双重血浆分子吸附系统（DPMAS） 该疗法在血浆胆红素吸附治疗的基础上，增加了一个可以吸附中、大分子毒素的广谱树脂吸附剂，可以有效地清除肝衰竭患者体内的各种毒素，特别是胆红素和炎症介质，防止或者延缓全身炎症反应综合征（SIRS）、多器官功能障碍综合征（MODS）的形成和进展。因不需要血浆，可以很好地解决单纯血浆置换治疗时血浆不足的问题，又可减少血浆有益物质如白蛋白、凝血因子、生长因子等的丢失，有效避免潜在血源传染性疾病感染的风险。

9.三腔两囊管 三腔两囊管包括三腔管、胃气囊和食管气囊（见图1-2-8）。胃气囊和食管气囊附在三腔管的一端，三腔管由一个截面是半圆的腔道和两个截面是四分之一圆的腔道构成，胃气囊导管和食管气囊导管分别装在四分之一圆腔道内，胃导管装在半圆腔道内，所述的胃导管截面呈半圆形，其外壁与半圆腔道的内壁密封配合，胃导管可在半圆腔道中活动。该装置主要应用于因门静脉高压引起的胃底、食管下段静脉破裂出血，利用气囊压迫胃底和食管下段静脉，以达到止血的目的。

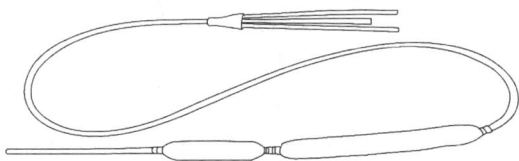

图1-2-8　三腔两囊管

第五节　胆囊切除后的长期结局

自Langenbuch于1882年实施首例开腹胆囊切除术以来，随着微创技术的进步，对于符合手术指征的胆结石、高风险的胆囊息肉等胆囊疾病，规范化的胆囊切除术成为国内外首选的治疗方法。然而，胆囊切除术相关的不良反应不在少数，胆囊切除术后综合征包括了胆管损伤、胆道术中与术后出血、胆汁性腹膜炎、胆汁漏、十二指肠瘘、胆管残余结石、胆管狭窄、胆囊管残端过长、膈下脓肿等。学界关于胆囊切除可能是导致一些疾病发生的危险因素的论证不断增加，不同等级的循证医学证据也显示，胆囊切除术可能引发患者术后一些健康问题，当然疾病的发生、进展也可能并非由胆囊切除手术引起，而是胆囊病变本身引起的连锁反应，本节对相关的队列证据进行了简要梳理。

一、消化系统疾病

（一）胆囊切除术与结直肠癌

胆囊结石及胆囊切除术与结直肠癌发病是否存在相关性，现在仍然是一个具有争议的话题。这一假设自20世纪80年代便有学者提出，不同研究间的结论相悖，如Caprilli等认为胆囊切除术可能增加右侧结肠癌的发病风险；Mamianetti等的研究结果显示，胆囊切除术使女性患结肠癌的风险相对增加，但可以降低患直肠癌的风险；Zhang Y等通过对多项队列研究数据进行荟萃分析也认同这一观点，即胆囊切除与结直肠癌的发生风险（尤其女性）呈正相关。王国泰等认为胆囊结石及胆囊切除是结直肠癌的高危因素，另外国内外均有研究认为胆汁酸在结直肠癌的发病过程中可能发挥了作用。Nogurira等认为胆囊结石和胆囊切除术会增加其他消化道肿瘤的风险；而Kune等研究则认为，胆囊切除并非结直肠癌发病的危险因素。Adami等通过11~14年随访，对胆囊切除术后患者的队列研究发现，胆囊切除术并不增加患结直肠癌的风险，这与国内一项七年时长的队列研究结论相同。Zhao等的荟萃分析显示，胆囊切除术并不会增加作为癌前病变的结直肠腺瘤的发病风险。熊晓宇等的荟萃分析显示，胆囊结石与结直肠癌的发病具有相关性（OR=1.70，95%CI：1.39~2.08，$P<0.05$），胆囊切除术本身并不会导致直肠癌患病风险增高。炎症性肠病患者的癌变风险较高，而一项来自中国台湾地区的炎症性肠病队列研究数据显示，胆囊切除术与溃疡性结肠炎、克罗恩病的发病并无相关。证据繁多、结论不一，我们尚无法明确二者间的联系，胆囊切除术后结直肠癌的发病机制应持续受到学界关注。

（二）胆囊切除术与肝胆癌

来自韩国一项历时9年的队列研究结果显示，肝胆切除术患者和一般人群的总体癌症发病率相当，然而不考虑年龄与性别因素，胆囊切除术后的肝癌发病率均高于一般人群，尤其是在年轻时接受胆囊切除术的患者，需要基于不同癌症类型的预防策略，因其患癌风险更高。一项基于中国台湾地区的健康保险数据库的研究显示，胆囊切除术的患者患肝癌、胆道癌的风险更高，此类患者需要定期检测健康数据。

（三）胆囊切除术改变患者肠道微生物群

胆囊切除术改变了患者的肝脏－胆汁酸－肠道菌群轴，诱导肠道微生态发生改变，肠道微生物群丰度改变，有益群的丰度降低、有害群的丰度升高，有害群如埃希菌/志贺菌属的丰度增加，可能会增加术后患者感染的风险，嗜胆菌属可引起炎症反应并诱发肠道的代谢功能障碍；而有益菌如另枝菌属和粪杆菌属，在术后其丰度明显减少。另外，胆囊切除术使肠道物种多样性发生改变，胆囊切除术后患者的肠道微生物群 α 多样性降低，其降低与健康状态下降或疾病（如肥胖、腹泻、骨折相关性感染等）的发生有关。胆囊切除术后患者肠道微生物群多样性减少，可能导致患者肠道微生物组成紊乱和腹腔感染的风险增加。一项针对亚洲人群的横断面研究结果显示，胆囊切除术可能是非酒精性脂肪性肝病的独立危险因素，这可能与肠道微生物群－肝脏轴发生变化有关。

二、其他系统疾病

（一）胆囊切除术与骨折

一项来自韩国的队列研究结果显示，接受胆囊切除术的患者发生椎体骨折和髋部骨折的风险有所增加，在年轻群体中术后椎体骨折的发生风险可能进一步增加。胆囊切除术后发生椎体骨折的风险在年轻组（40~49岁）比老年组（>65岁）更明显［分别为（HR=1.366，95%CI：1.082~1.724）VS（HR=1.132，95%CI：1.063~1.206）］。

（二）胆囊切除术与帕金森病

越来越多的证据提示，"肠-脑轴"在帕金森病的发病机制中起着重要作用，鉴于胆囊切除术可导致胆汁酸和肠道菌群的改变，一项基于2010~2015年间韩国国民健康保险服务系统数据库的队列研究结果显示，在调整了混杂因素后，胆囊切除术组患者发生帕金森病的风险升高，这种关联在性别上存在特异性影响，男性的发病风险升高显著（调整后HR=1.22，95% CI：1.06~1.41），女性则不显著（调整后HR=1.03，95% CI：0.88~1.22）。

（三）胆囊切除术与患者生活质量

匹兹堡大学IBD中心通过回顾性分析发现，有胆囊切除术病史的克罗恩病患者，其常年生活质量更差，发生异型增生的风险更高，医疗保健费用明显上升。选择腹腔镜胆囊切除术对症状性胆囊疾病的老年患者（≥65岁）是安全的，可以改善腹痛的严重程度和频率、心理健康等，对他们短期、长期的生活质量改善都有积极的贡献。

（四）胆囊切除术与急性心肌梗死风险

循环系统可能也会因为手术的实施而获益，中国台湾地区的一项回顾性队列研究提示，胆囊切除术可能降低胆囊结石患者急性心肌梗死的风险，并且保护作用随着随访时间的增加而增加。

胆囊切除术被认为是一项安全性较高的常见外科手术，通常可以成功缓解疾病症状。当然，手术实施可以为患者带来一定的获益，患者也需要承担其长期结局指标的影响。我们期待未来有更多的临床证据报道，结合医生的专业技能并参考患者的个人意愿，为患者制定更好的循证临床实践决策。

参考文献

［1］Peng Y C，Lin C L，Sung F C.The association between cholecystectomy and colorectal neoplasm in inflammatory bowel diseases：A population-based cohort study［J］.PLoS One，2017，12（5）：e177745.

［2］Zhao X，Tang W，Wan H，et al.Altered Gut Microbiota as an Auxiliary Diagnostic Indicator for Patients With Fracture-Related Infection［J］.Front Microbiol，2022（13）：723791.

［3］Kim R，Lee J Y，Park S，et al.Cholecystectomy and subsequent risk of Parkinson's disease：a nationwide retrospective cohort study［J］.NPJ Parkinsons Dis，2021，7（1）：100.

［4］Lee E J，Shin C M，Lee D H，et al.The Association Between Cholecystectomy and the Risk for Fracture：A Nationwide Population-Based Cohort Study in Korea［J］.Front Endocrinol（Lausanne），2021（12）657488.

［5］Jung Y K，Yoon J，Lee K G，et al.De Novo Cancer Incidence after Cholecystectomy in Korean Population［J］.J Clin Med，2021，10（7）：10071445.

第三章　肝胆病常用中医治法与历代名医肝病论治解析

第一节　肝胆病常用中医内治法

中医对肝病的认识十分广泛，从部位上讲，凡是足厥阴肝经所循行的部位患病，如疝气、少腹痛、胁痛、梅核气、头痛等，皆可从肝论治；也可以通过脏腑间生克制化的病机变化而定其病在肝者，如肝木犯胃、肝脾失调、肾虚肝旺等；还可从与肝相关的病理变化认识不同疾病，如肝阳上亢之头痛、肝风上扰之眩晕、肝风内动之震颤痉挛、肝火上炎之目病等。同时，肝与奇经八脉相关，所谓"八脉隶于肝肾"，其与不少妇科疾病亦相关。根据气血、寒热、虚实等不同，肝病的临床证候表现也各不相同。

历代医家对治肝之法论述很多，早在《内经》中就提出"肝苦急，急食甘以缓之""肝欲散，急食辛以散之，用辛补之，酸泻之"的治肝三原则，为后世治肝诸法的形成奠定了基础；东汉张仲景《金匮要略》云"见肝之病，知肝传脾，当先实脾"，后世将其视为肝病培土治法的法则。

肝胆之病，治则以虚实为纲，在辨明证候、审明病因、分析病机之后，应针对性地采取相应的治疗方法。

一、肝实证

（一）疏肝开郁

肝本以调和畅达为顺，若肝气因各种原因而引起郁结，所谓肝郁不畅，常为肝经气机失调，即肝失疏泄，气郁不达，失其条达之性，故辨证不可忽略肝之生理、病理特性，重视理气调肝，复其条达之性。

1.疏肝理气　胁肋为肝经循行之处，为肝之分野，故肝气郁结常见胁肋胀痛。常用四逆散疏肝理气，透达郁阳。方中柴胡既可升清阳，疏畅气机，又可使郁热外达；阳郁于里而为热，阴必受伤，所以配伍芍药养血敛阴，使郁热透、阳气升而阴亦复；枳实苦泄，行气散结，与柴胡同用，一升一降，加强调畅气机之功，与芍药相配，疏导气血；甘草缓急和中，与芍药同用，可缓急止痛，又能调和诸药。亦常选用柴胡疏肝散，该方是在四逆散的基础上演变而来，相较四逆散多加理气解郁药，即去破气之枳实，加陈皮、枳壳、川芎、香附，增行气疏肝、和血止痛之效，使肝气条达，血脉通畅，阳郁得伸，则痛止热除。

2.理气和胃　因气郁而胃气不和，常表现为胸膈痞闷、脘腹胀痛、嗳腐吞酸、恶心呕吐、饮食不消等症，常用越鞠丸行气解郁。方中香附行气以治气郁，川芎行气活血以解血郁，苍术燥湿运脾以解湿郁，栀子清热泻火以解火郁，神曲消食和胃以解食郁，五郁得解，痰郁自消。

3. 理气止痛 气郁胃寒疼痛，常表现为胃脘疼痛、胸胁胀闷、畏寒喜温等症，以良附丸温胃祛寒，以金铃子散理气止痛，诸般气郁寒痛皆消。

4. 降气平喘 症见发怒气急、喘逆难平，以四磨汤导滞降逆。方中槟榔导逆气，枳壳泻滞气，乌药、沉香下气以平喘胀。

5. 理气疏表 气郁之人易于感冒，常见外感风寒、内有气滞之证，表现为头痛无汗、胸脘痞满、食欲不振等症，以香苏散理气解表。方中紫苏叶解表散寒、理气宽中，香附行气解郁，两药共调气机；陈皮行气燥湿，甘草健脾和中，使行气而不耗气。

6. 芳香开窍 急怒昏倒气厥，以苏合香丸芳香开窍、行气止痛。

7. 散郁开心 情志抑郁，主以五花饮治疗，花性散郁以解患者忧郁之情。

8. 开郁化痰 情志抑郁，肝失疏泄，气机不畅，气滞痰凝，上逆咽喉，以致妇人咽中如有炙脔，咳之不出，咽之不下，胸胁满闷，气急作痛。方以半夏厚朴汤疏肝理气、化痰降逆。方中半夏、厚朴、生姜辛以散结，苦以降逆；茯苓佐半夏，以利饮行涎；紫苏芳香，以宣通郁气，脾气舒则痰涎去。

9. 疏肝利湿 肝脾不和，血郁湿滞，腹中疼痛由是而作。主以当归芍药散，和血疏肝、健脾利湿。方中芍药敛肝、和营、止痛，佐以当归、川芎调肝和血，配以茯苓、白术、泽泻健脾渗湿。

（二）疏肝和解

胆与三焦相表里，三焦为气机运行之通道，且胆附于肝，共主疏泄。邪犯少阳，枢机不利，病邪结于胁下而见寒热往来、胸胁苦满、不欲饮食、心烦喜呕等症。当以清透疏通，调理少阳枢机，以达祛除病邪的目的。选用小柴胡汤和解少阳枢机，以达清解肝胆之用。方中柴胡辛、苦，微寒，疏利少阳，能使少阳之邪外解；黄芩苦寒，清热泻火，能使少阳之热内消；二药相伍，外透、内泄以解少阳之邪热；半夏、生姜和胃止呕；人参、炙甘草、大枣培土和中，扶助正气。

（三）疏肝通络

《灵枢·本脏》云："肝小则脏安，无胁下之痛。肝大则逼胃迫咽，迫咽则苦膈中，且胁下痛。"若胸胁疼痛，日久不愈，虽用疏肝理气法亦无效，此为久痛入络。病由气分累及血分，易成癥瘕。若触之质尚软，多因血滞失运，瘀积未甚；若触之已坚硬，多因血积沉着，瘀着坚固。常以逐血通痹、通达经脉之法，和营卫以助流通，使肝内所藏之血出纳复常，具体治法如下。

1. 行气活血 若见胸胁痞闷不舒，甚则胀痛刺痛，常喜人揉按或足蹈其胸上，以旋覆化汤行气活血、通络散结。方中旋覆花、细香葱、新绛能使气畅血行、阳通瘀化，胁痛则愈。

2.行瘀解热 肝病瘀血阻滞，午后低热，以血府逐瘀汤行气止痛、活血化瘀。方中桃仁、红花、牛膝、赤芍、川芎活血祛瘀；生地黄、当归滋阴养血，清热活血；桔梗、枳壳、柴胡理气行滞；活血与行气相伍，升降兼顾，气血并调。

3.行瘀消癥 应用此法治疗肝脾肿大，常用膈下逐瘀汤活血祛瘀、行气止痛。

（四）清肝泄热

肝为风脏，内寄相火，若气郁不疏，郁则生热，而肝火旺盛易伤肝之阴血。故火不可不泻，多以清热泻肝之药，以复肝用；佐以养阴之品以养肝体，具体治法如下。

1.清肝利胆 若胆腑气郁，化火上炎，症见发热、口苦、胁痛、舌苔薄黄者，以黄芩汤清泻胆火。方中黄芩苦寒，直泻肝胆之火热；芍药酸苦，敛阴和营，能于土中伐木，以平肝胆木气之横逆，兼有缓急止痛之用；甘草、大枣甘缓和中，益气增液。

2.清利退黄 肝胆病发生黄疸者，为湿热蕴蒸肝胆，肝失疏泄，以清热利湿为法。湿热壅滞较甚者，方用茵陈蒿汤，症见身黄如橘子色，腹微满，口渴，小便不利等；热重于湿者，方用栀子柏皮汤；兼表或偏表者，方用麻黄连翘赤小豆汤；瘀血发黄者，则以活血化瘀为法，方用抵当汤。

3.利胆化石 肝胆结石病，以三金汤清利湿热、通石排淋。方中金钱草、海金沙、鸡内金利水通淋，软坚排石；石韦、冬葵子、瞿麦相辅通淋。

4.清解郁热 肝郁日久化火、烦热、妇女月经提早或致崩漏者，以丹栀逍遥散疏肝清热、养血健脾。方中柴胡、当归、芍药补肝体而助肝用，白术、茯苓、甘草健脾益气，薄荷疏散郁遏之气，生姜降逆和中、辛散达郁，牡丹皮、栀子清热除烦。

5.清肝化痰 肝胆病患者见舌苔腻、形体肥胖者，可用蒿芩清胆汤、柴陈汤、温胆汤清肝胆之热，化体之痰浊。

6.清肝明目 肝脏积热，目赤肿痛，目涩难开，模糊不清，以九子丸［本方见于《圣济总录》，由蔓荆子、五味子、枸杞子、地肤子、青葙子、决明子（微炒）、楮实（麸炒黄）、茺蔚子、菟丝子（酒浸一宿，焙干，别捣为末）各一两组成］、决明子散等方清肝明目。

7.泻肝利湿 肝火上炎，湿热下注，以龙胆泻肝汤上清肝火以治头痛、目赤、口苦、胁痛等症；下利湿热而治癥疝、淋、肿痛等症。方中龙胆草、黄芩、栀子泻火清热燥湿；木通、泽泻、车前子导肝经湿热从水道而去；因肝乃藏血之脏，以当归、生地黄养血滋阴；肝喜条达，以柴胡调畅肝胆之气；甘草调和诸药，护胃安中。

8.泻火通便 火旺便秘者，症见头晕目眩、神志不宁、谵语发狂、大便秘结、小便赤涩等，常以更衣丸、当归龙荟丸泻火通便。

9.泻火降逆 肝、胆、胃，火旺上逆，症见吞吐酸水、胁痛口苦、舌苔黄者，以左金丸清泻肝火、降逆止呕。方中黄连与吴茱萸相伍以入肝经清肝火，且清胃热、泻心火。

10.泻肝镇惊 小儿肝火旺，易发惊风抽搐，以泻青丸清肝泻火。方中龙胆草直泻肝火；大黄、栀子助龙胆草泻肝胆实火，导热下行；羌活、防风辛散风邪及肝火，舒畅肝木条达之性；竹叶清热除烦；当归、川芎养肝血以防火热伤及肝阴。

11.清胆镇惊 伤寒误下，证似少阳，邪气弥漫，症见胸满烦惊、小便不利、谵语、一身尽重、不可转侧者，以柴胡加龙骨牡蛎汤清胆、豁痰、镇惊。方中以小柴胡汤和解少阳，龙骨、牡蛎、铅丹镇静安魂，桂枝温阳化气，茯苓宁神志而利小便，大黄清泻里热，共奏和少阳、利三焦、调肝胆、镇肝魂之功。

12.清肝泻肺 肝火旺而犯肺，而见咳痰气逆，常以黛蛤散清肝化痰。

13.清肝止利 湿热壅滞，损伤肠道脉络，影响肝气疏泄功能而致厥阴热利，症见腹痛、下利脓血赤白、里急后重、肛门灼热、口渴、舌红、苔黄等，以白头翁汤清热利湿、凉肝解毒。方中白头翁苦寒，善清下焦湿热，并能凉血止痢，为治疗湿热下利之要药；黄连、黄柏清热燥湿，坚阴厚肠；秦皮能清肝胆及大肠湿热，并可凉血坚阴止利。

14.利胆通腑 少阳兼阳明之实证，根据其腑实之轻重，分别以小柴胡汤、大柴胡汤、柴胡加芒硝汤治之，以达到利胆通腑之效，其中以大柴胡汤最为典型。大柴胡汤可疏利肝胆之气滞，又可荡涤肠胃之实热，既治气分，又调血分。凡肝胆、胃肠不和，气血凝结不利诸证，皆可应用。

15.清胆化饮 若邪入少阳，饮结阳郁，以柴胡桂枝干姜汤疏利肝胆之气，和解枢机，宣化停饮，透达郁阳。方中柴胡、黄芩同用，以和解少阳之热；瓜蒌、牡蛎同用，以开微饮之结；桂枝、干姜同用，温通阳气以化饮邪；甘草调和诸药。

（五）息风潜阳

镇制肝阳上逆，常辅以滋阴柔润之品，使肝之疏泄功能复常，且具有收敛之效。

1.清肝息风 肝阳亢盛，肝风内动，以风引汤镇肝潜阳、清热息风。方中牡蛎、龙骨微寒，入肝以潜肝阳之亢；赤石脂、紫石英重镇以助潜阳之力；石膏、寒水石、滑石咸寒，以泻风化之火；妙在用大黄之苦寒泻下，使热盛风动得以平息；反佐干姜、桂枝之温，以制诸石之寒；甘草调和诸药。若肝胆之热引动肝风，以羚角钩藤汤凉肝息风、增液舒筋。方中羚羊角、钩藤清热凉肝，息风止痉；桑叶、菊花辛凉疏泄，清热平肝；生地黄、白芍养阴柔肝；川贝母、竹茹清热化痰；茯神平肝宁心安神；甘草调和诸药。

2.镇肝息风 若肝亢目眩，以镇肝熄风汤，镇肝息风，滋阴潜阳。方中牛膝引血下行，折其阳亢；代赭石镇肝降逆；龙骨、牡蛎、龟甲、白芍益阴潜阳，镇肝息风；玄参、天冬滋阴清热；茵陈、川楝子、生麦芽清热疏肝；甘草调和诸药。

3.滋阴息风 肝肾阴虚，舌红而干，常以大、小定风珠滋阴息风。

4.潜阳法 肝阳失于潜降而引起的目眩、眼花目涩等，多因肾精不足，精气不能上行荣木，心阳偏亢，虚阳上扰。以磁朱丸交通心肾，益阴潜阳。

（六）泄肝

清代王旭高云："肝气上冲于心，热厥心痛，宜泄肝。"肝气不和，脾胃虚弱，痰气上逆，当镇肝降逆。

1.疏肝降逆 因情志刺激，肝郁化热，挟冲脉之气上逆而发肝郁奔豚证，症见自觉有气从少腹上冲至胸，发作欲死，或腹痛，往来寒热。用奔豚汤调肝清热，下气降逆，使肝气畅达，冲逆得降。方中李根白皮性大寒，无毒，清热降逆，为治肝热气逆奔豚之主药；葛根、黄芩清热平肝；芍药、甘草缓急止痛，且芍药、当归、川芎养血调肝以治病本；半夏、生姜和胃以助降逆。

2.逐水泄肝 肝之疏泄不利，脾运失常，水湿不得运化；肺失肃降，治节无权，津液不循常道；三焦气机受阻，聚生痰浊。以十枣汤攻逐水饮。盖治病求本，肝得疏泄，气机畅达，则痰饮得去，虽无治肝之语，确寓泄肝之意。

3.针刺泄肝 期门为肝之募穴，主治胸满腹胀、呕逆吐酸、胁下积聚。仲景极力推崇此穴，运用颇多，如热入血室。不用药而刺期门，以泄肝之盛气，使肝脾调和，肝肺气平，诸证自解。

（七）寒温并用

肝与心包，内寄君相二火，邪隐厥阴，君相之火炎而上热；火不下达，少阴肾冷，肝失温养而下寒。上热下寒，气机不畅，胃失和降，故见消渴，气上撞心，心中疼热，饥不欲食，甚则吐蛔，或呕吐泄利下重。以乌梅丸清上温下，土木两调。

二、肝虚证

（一）补肝阴

肝虽为刚脏，但主藏血，故肝亢非柔不克。肝体阴而用阳，治以育阴养血之品，补其肝阴则其用自平，寓其"阴平阳秘"之意。然肝阴虚者，伍以滋阴补血之品，必用开胃醒脾之品，以运化滋补之药。

1.养阴疏肝 肝郁而兼阴虚，症见口干、舌红少津、脉细弱而弦者，以一贯煎滋阴疏肝。方中生地黄滋养肝阴；当归补养肝血，补中有行；枸杞子滋养肝肾；沙参、麦冬滋养肺胃；川楝子疏肝泄热，理气止痛；诸药使肝阴得补，肝气得疏。

2.养阴补血 肝胆病见阴虚血少，以二至丸、归芍地黄丸滋肝肾，补阴血，清虚热。

（二）补肝血

《伤寒论》曰："手足厥寒，脉细欲绝者，当归四逆汤主之。"血虚则寒，主用当归四逆汤养血通脉、温经散寒，实则寓有养血滋肝之法。方中当归、芍药养血和营通脉；桂枝、细辛温经散寒；甘草、大枣补中益气；通草通经行血。诸药合之，共奏养血通络、温经散寒之功效。刘渡舟说："厥阴血虚寒厥则是肝血不足，四末失养，故重在养血以滋肝，而忌用辛热燥烈之品以劫其阴液，故用当归四逆汤以归、芍养血柔肝，药多义广，温通血脉。"

1.养血清肝 肝胆热盛而营血不足，方用柴胡四物汤，清肝以祛邪，补血以扶正。

药用生地黄、当归、芍药、人参补养肝血，川芎行气活血，黄芩、知母、淡竹叶、地骨皮清热泻火，柴胡疏肝行气。

2.养血疏肝　肝郁兼血虚，症见妇女乳房胀痛、痛经，属肝郁者，以逍遥散疏肝养血健脾。方中柴胡疏肝解郁，当归、芍药补养肝血，白术、茯苓、甘草健脾益气，薄荷疏散郁遏之气，生姜辛散达郁，甘草调和药性。若脾之运化功能不足，则此类补阴血之品不易运化，反而郁滞恋邪，故治疗不忘健脾以助运化。

3.补肾养肝　肝郁血虚而兼肾阴虚者，症见胁肋胀痛，胃脘疼痛，咽干口燥，舌红少苔，脉虚弦或细软。肾藏精，肝藏血，肝血与肾精相互滋养，以滋水清肝饮滋养肝肾、清肝泻火。方用六味地黄丸加减，地黄、山茱萸滋补肝肾，栀子、牡丹皮、泽泻清肝泄热，柴胡、当归、芍药补肝血、疏肝气，酸枣仁养心阴、益肝血而宁心安神。

4.以肝补肝　肝虚双目视力不佳，尤以夜盲症，用羊肝丸"以肝补肝"，此为脏器疗法。

5.补肝明目　老年患者眼科相关疾病，症见眩晕耳鸣、羞明畏光、迎风流泪、视物昏花等，常用杞菊地黄丸、明目地黄丸治疗。

6.养肝安神　肝主藏血，血以养心，若肝血不足，血虚生热，上扰心神而见虚劳心烦不得眠、心悸盗汗、头目眩晕、咽干口燥、脉弦或细数等症，以酸枣仁汤养肝理血、清热安神。方中酸枣仁养肝血、安心神，为主药；川芎理血中之气以疏肝；知母清热除烦；茯苓、甘草宁心安神。全方共奏养肝安神、清热除烦之效。

7.养肝安胎　妇人妊娠，最重肝脾二经。因肝主藏血，血以养胎；脾主健运，化水谷而输精微。若血虚生热，脾虚湿留，则血虚湿热内阻，必然影响胎儿。故以当归散养血健脾、清化湿热，肝血得补，湿热得清，则胎自安。若妊娠肝脾不和，症见腹中疼痛、小便不利、足跗浮肿等症，则选用当归芍药散调和肝脾，以利水湿。方中当归、芍药、川芎活血养血通经，白术、茯苓、泽泻利水渗湿。

（三）补肝气

肝气虚，当以辛散。《内经》曰："肝欲散，急食辛以散之，用辛补之，酸泻之。"辛味以疏散肝气，为顺应肝脏之特性，故为补肝之法。王旭高有"肝胁不适，气短少言，宜补肝气"之论，常用天麻、菊花、生姜、细辛、杜仲等辛散补肝。

（四）补肝阳

肝阳虚治以温肝阳之药。某些慢性肝病，日久损伤肝阳，致使其疏泄无力，脾土失疏而呆滞不化，宜培补脾土中焦，土旺则木生，同时兼顾温养肝气、肝阳。

1.温肝降逆　肝寒而浊阴之气犯胃，寒浊之邪随足厥阴肝经上犯巅顶，症见巅顶疼痛、干呕、吐涎沫、四肢厥冷、舌淡苔白、脉沉弦细弱等，以吴茱萸汤温降肝胃、泄浊通阳。方中吴茱萸既可温胃散寒，又可泄厥阴逆气；人参大补元气；大枣益气滋脾；生姜温胃散寒。

2.暖肝消疝 肝经受寒发为疝气,而见小腹、睾丸痛;寒气凝结于肝经,而见阴囊偏大偏小,时上时下,仲景称之为"阴狐疝",因其出没无定故名,用蜘蛛散以破结通利、温散肝寒。方中蜘蛛入足厥阴肝经,合辛温之桂枝逐肝经寒邪。本方开后世治疝气之先河。

3.温肝缓急 肝血不足、虚寒内生的寒疝和产后血虚,寒邪乘虚入里的产后腹中疼痛及虚劳腹痛,用当归生姜羊肉汤以养血散寒、补虚缓急止痛。方中当归温经养血活血,善治血虚、血瘀之腹痛;羊肉补精血而温中,生姜温中散寒。应注意血虚有寒,慎用辛热燥烈之药,以防重劫其阴。

三、肝虚实夹杂证

(一)培土抑木

若肝木过亢或脾土不足,木气可横逆乘土。治以健脾助血化生,血得濡润,则肝气自柔而条达,所以培土即可制木,临床应重视健脾以疏肝木。若肝气过旺,易横逆犯脾,致脾气虚弱,症见腹部胀满、得食则甚、飧泄伴有腹痛等,以痛泻要方疏肝健脾。本方以白术健脾,陈皮调气,白芍、防风以泻肝木。若素体脾虚,又患少阳证,则肝胆之气横逆犯脾,以小建中汤充实脾气,即健脾之中寓有平肝之意。

(二)缓肝

肝为刚脏,体阴而用阳,遵"甘以缓之"之治则,在治疗肝病时,酌加甘缓之品,以达事半功倍之效。

1.缓急止痛 各种拘挛性腹痛,小腿腓肠肌痉挛、酸痛,手足挛急难以屈伸,治以芍药甘草汤调和肝脾、缓急止痛。方中芍药养血敛阴,柔肝止痛;甘草甘温,健脾益气。二药酸甘化阴,共奏柔筋止痛之效。

2.缓肝养心 情志抑郁或思虑过度,伤及脏阴,心神失养,发为脏躁。症见精神恍惚,时悲伤欲哭,周身疲倦,呵欠频作。以甘麦大枣汤和中缓急,养心安神。方中甘草、大枣甘润补中,缓肝急并治心虚;小麦养心肝以止躁。《西溪书屋夜话录》中亦将炙甘草、大枣、小麦列为缓肝之品。

综上所述,肝属木,主升发,以藏血为本。肝之病有肝实证与肝虚证之别,亦常见虚实夹杂之证。治肝之法,治法虽多,不外乎疏肝气、调气血、清肝火、息肝风、补阴阳,兼顾胆、心、脾、胃、肾、大肠等脏腑。

第二节　中医外治法在肝胆病中的运用

中医外治法是指不使用内服药物,而是通过在体表施加一定的治疗手段,以达到内病外治,或外病外治的一种常用治疗方法,包括中药熏蒸、拔罐、刮痧、针灸、按摩等,是中医学治疗体系中的一种独具特色的治疗方法。中医外治法可以在人体体表、孔窍、穴位施以相应的治疗手段，从而发挥调节机体的功能，达到治疗疾病的目的。中医对外治法的认识历史悠久，早在《五十二病方》中就有外治法治疗痈疽疔疖、皮肤疥癣的记载。此后历代医家对中医外治法又不断探索和发展，随着现代科技的进步，中医外治法的种类及其治疗的病证更加丰富。

内服药物从胃肠道吸收后，经门静脉系统进入肝脏，在肝药酶、胃肠道酶和微生物的联合作用下进行首次代谢，使进入全身的药量减少，亦称首过效应。相比于内治法，外治法能够避免药物的首过效应。一般认为，中医外治法有如下特点：①按病位用药，直达病所。②治疗手段丰富，适应证广泛。③适用于不肯服药的患者或不能服药的病种。④较为安全、副作用少。⑤就地取材，经济方便。

中医外治法可根据是否应用药物，分为药物外治法与非药物外治法两种。常见的药物外治法有中药贴敷法、膏贴法、药浴法等；非药物外治法则包括针灸、推拿等。此外，也可以根据外治法的形成时间，将其分为传统中医外治法和现代技术外治法两类。传统中医外治法主要包括中药贴敷疗法、针刺、推拿等；现代技术外治法则包括中药离子导入、肝病治疗仪、结肠透析、点阵等。

一、中医外治法与肝胆病外治

基于简、便、廉、验的特点，中医外治法在临床上应用范围十分广泛，如外科感染疾病、各种原因引起的慢性肺系疾病、慢性胃肠炎、肛肠疾病、皮肤疾病、周围血管疾病等的治疗。治疗过程中应遵循以下原则：①在辨证论治的基础上，中医内治疗法与中医外治疗法相结合。②中医外治疗法与西医外科治疗相结合。③局部辨证与全身辨证相结合，外治疗法以局部辨证为主。④西医学诊断与中医学的辨证相结合，即西医学辨病与中医学辨证相结合。⑤多种外治疗法相结合（如膏药疗法与贴敷疗法相结合、掺药疗法与膏药疗法相结合、贴药疗法与局部清创相结合、熏洗法与贴敷疗法相结合等）。总之，在治疗过程中要明确病变发生的部位、原因和性质，全面了解疾病的发生、发展过程，使中医外法疗法更具有科学性和针对性，通过多种治疗方法协同，全面提高临床疗效。

肝病的中医外治法，主要是指不经口服给药，而从体表皮肤、黏膜途径用药，如使用中草药贴敷、熏洗，以及使用一些手法和器械等来治疗肝脏疾病的方法。有关肝病外治法的最早记载见于《灵枢·经脉》，称"足太阴之别，名曰公孙……虚则鼓胀。取之所别也"，提出了针刺公孙以治疗鼓胀。《灵枢·四时气》言"徒㾓，先取环谷下三寸，以铍针针之，已刺而筒之，而内之，入而复之，以尽其水，必坚束。缓则烦悗，来急则安静，间日一刺之，水尽乃止。饮闭药，方刺之时徒饮之，方饮无食，方食无饮，无食他食，百三十五日"，首提针刺放水法，这与西医学治疗肝硬化腹水时采用腹腔穿刺放液法理念相同。后世医家也不断丰富肝病外治法的内容，如宋金元时期，民间采用熏洗疗法治疗黄疸；到了明代，记录外治法的医学书籍也逐渐丰富起来，如《急救广生集》《理瀹骈文》等。肝病外治法发展迅速，敷贴法、贴脐法、灸法等广泛地运用到治疗中。

二、肝胆病常用外治法

（一）脐疗疗法

脐即神阙穴，介于中、下焦之间，在腹部正中部位，别称脐中、气舍、气合等，是任脉的一个重要的穴位。神阙穴在中医生理病理以及治疗上占有重要地位，《医学源始》记载"人之始生，生于脐与命门，故为十二经脉始生，五脏六腑之形成故也"。作为人体先天之命蒂、后天之气会，此穴能通调周身经气，通过各经脉与五脏六腑、四肢百骸、皮肉筋骨等组织器官密切相连，正如彭祖《小续命蒸脐法》曰"脐者，肾间动气，气通百脉，布五脏六腑，内走脏腑经络，使百脉和畅，毛窍通达，上至泥丸，下至涌泉"。

常见的脐疗包括药物敷脐、贴脐、填脐、灸脐、熨脐等，脐疗主要的作用机制有经络传导作用、神经调节作用、免疫调节作用等，其可以避免肝脏首过效应及胃肠道对药效的干扰，增加病灶局部有效药物浓度，深受医师和患者的欢迎。其特点具体如下：①进入体循环之前不经胃肠道、肝脏，可避免肝脏首过消除效应和药物在胃肠道的降解，提高生物利用度。②药物长时间以恒定速率进入体内，维持恒定而有效的血药浓度，避免了口服给药等引起的血药浓度峰谷现象。③持续缓释，延长了作用时间。④药物途径脏器少，减少了副作用的发生。⑤换药次数，可以根据患者的适应性决定用药频次，容易被患者接受和长期坚持。⑥对于精神疾病患者、儿童等一些不能配合用药的人群也适用。

在肝病的治疗中，脐疗主要应用于慢性病毒性肝病、脂肪肝、肝硬化、肝癌等疾病，以及肝病引起的腹胀、胁痛、腹水等症状。其中，脐敷是指将中草药用特定工艺做成散、糊、膏等合适剂型后敷在肚脐部，以发挥治疗作用的方法。作为中医的一种外治法，其源远流长。早在春秋战国时期的《五十二病方》就有脐敷的描述，宋代《刘涓子鬼遗方》则记载多种"薄贴"，唐代《备急千金要方》曰"治虚寒腹痛、上吐、下泻，以吴茱萸纳脐"，明代李时珍在《本草纲目》中载有"治大腹水肿，以赤根捣烂，入元寸，贴于脐心，以帛束定，得小便利，则肿消"，这是最早有关中药脐敷治疗腹水的记载。后世医家在前人的基础上继承发展，如现代医家黄清华等研究逐水消胀散脐敷治疗难治性肝硬化腹水，2周后患者24小时尿量增加，体重、腹围降低，肝功能Child-Pugh评分改善。柏圣还等在西医常规治疗基础上，采用大黄、芒硝敷脐治疗腹水，结果显示：与对照组相比，治疗组体重、腹围、24小时尿量改善明显（$P<0.05$）。深圳市中医院肝病团队采用中医脐疗法，运用麝黄膏穴位贴敷治疗难治性肝硬化腹水，可有效缓解患者的症状，减轻腹水量，对于肝脏血流动力学、NO、内毒素及内皮素均有良好的改善效果。麝黄膏由田螺一枚（取肉约30g）、麝香1g、人工牛黄1g、葱白2根组成。田螺去壳、烘干、研粉，其他

诸药研成粉末，制成巴布贴，置入密封袋，低温保存。将麝黄膏外敷神阙穴，24小时换药1次。麝黄膏中麝香芳香开窍，通络散瘀，现代研究发现其有扩血管的作用，与硝酸甘油有同样疗效；田螺清热利水，治黄疸；牛黄清心利胆，现代研究发现其有保肝利胆的作用；葱白通阳解毒，能引药到达病所，现代研究认为其有抑菌作用。临床上，根据患者的症状、舌脉，发现血络瘀阻、内湿蕴热型患者的应用效果更好。该方法曾作为中医适宜方法在全国多家医院推广应用，并多次获得省市级科技奖。从现代解剖学角度分析，脐部表皮角质层薄，无皮下脂肪组织，皮肤和腹部筋膜直接相连。因此刺激神阙穴具有穿透力强、收效快的特点。脐敷疗法有操作方便、疗效好、安全可靠、副作用小等特点，故临床上容易被患者接受。

（二）中药灌肠疗法

中药灌肠疗法是指将药液或药物装入灌肠袋，通过直肠给药来达到治疗目的的方法，是除口服和注射之外的第三种重要给药途径，又称肛肠纳药法。中医运用灌肠疗法可追溯到东汉时期，医圣张仲景在《伤寒论》第233条云"阳明病自汗出，若发汗，小便自利者，此为津液内竭，虽硬不可攻之，当须自欲大便，宜蜜煎导而通之。若苦土瓜根及大猪胆汁，皆可为导"，此开创了中医肛肠给药的先河。东晋葛洪则最早提出借助器械进行药物灌肠，其在《肘后备急方》记载治大便不通，采土瓜根捣汁，用筒吹入肛门内的方法。土瓜根与猪胆汁导法即为当今保留灌肠法。

大肠的主要生理功能在于吸收水分，形成和排出粪便，大肠黏膜腺体能分泌微碱性的浓稠黏液，有保护肠黏膜和润滑粪便的作用。同时，大肠内的细菌，由于弱碱性的微环境，得以大量繁殖。应用中药灌肠可以清除大量含菌粪便，可减少毒素的吸收。此外，直肠黏膜具有较强的吸收能力，通过灌肠的方法，大部分药物可被吸收到达全身组织器官发挥治疗作用。中医学认为，肺与大肠相表里，药物进入直肠后，上输于肺，通过"肺朝百脉"的生理作用，又可将药液输布到全身各处，以发挥整体治疗作用。

在肝病方面，中药灌肠主要应用于肝性脑病的治疗中。肝性脑病又称肝性昏迷，是指严重肝病引起的、以代谢紊乱为基础的中枢神经系统功能失调综合征，其主要的临床表现是意识障碍、行为失常和昏迷。治疗上，西医多用乳果糖口服或灌肠，以及应用抗生素治疗，但日久可致肠道酸碱平衡失调。而中药灌肠，药物可迅速吸收而发挥作用，减轻内毒素血症及肠道氨的产生与吸收，抑制肠道细菌，防止肝性脑病、肝肾综合征等并发症，同时可避免乳果糖、抗生素应用带来的不良反应，具有独特的优势与特色。张丽丽等通过对中药灌肠治疗肝性脑病文献中的112首处方进行分析，结果显示：频次使用前20味的中药有大黄、厚朴、枳实、乌梅、石菖蒲等；挖掘出处方的核心药物有7味，包括大黄、厚朴、枳实、乌梅、芒硝、赤芍、石菖蒲；并推演出3首新处方，为临床中药灌肠治疗肝性脑病提供了思路与经验。李海凤等在保肝退黄等治疗的基础上，采用赤芍承气汤150ml高位保留灌肠治疗，每周2次，持续8周。结果显示：治疗组的肝功能、凝血功能较对照组改善明显，其肠道有益菌亦较对照组明显增加，真菌感染明显减少。深圳市中医院肝病团队研究发现，大黄乌梅汤灌肠辅助治疗可提高肝衰竭患者的临床疗效，综合护理干预是患者康复的保证，其具体操作流程如下：灌肠过程中首先需要将药液加入输液瓶中，连接输液器后接入一次性导管，对患者的肛周采用石蜡油封闭处理，将空气排尽后，将导管插入患者的肛门，保持深度约20~25cm，将导管插入到直肠上段以上，控制滴液在每分钟60~70滴的速度，灌肠过程中注意患者的状态；结束后拔出导管，注意动作轻柔，并使用消毒棉片按摩肛门及肛周数分钟，保持药液在肠道内保持1小时左右。方中大黄为主药，性味苦寒，能清热泻火，通下退黄，凉血解毒，化瘀止血；现代研究表明，其有泻下、保肝、利胆、改善肾功能等多方面的作用。乌梅中的酸性物质是其药理作用的核心，其能够调节患者肠道菌群的平衡，促进肠道的活动程度，建立肠道保护黏膜，在一定程度上控制肠道内有害病菌的出现。多项研究表明，中药灌肠治疗肝性脑病确有疗效。

（三）针刺疗法

针刺疗法是根据中医理论，运用针具对人体的腧穴进行直接的刺激，具有疏通经络、调和阴阳、扶正祛邪、防病治病的作用，是中医特色外治疗法之一。针刺疗法是中华民族的一项伟大且重要的发明，是对人类的重要贡献。在人类与疾病的长期斗争中，从一开始的砭石、骨针、竹针、木针，到后来春秋战国时期的青铜砭针，古代的劳动人民逐渐创立和发展针刺疗法理论，并积累了大量的临床经验。目前常见的针刺疗法可分为毫针疗法、电针疗法、火针疗法、梅花针疗法等。通过各种不同的针刺术式，达到疏通经络、扶正祛邪、调和阴阳的作用，其具体原理如下：①运用不同的手法激发循经感传，比如针刺足三里穴，在循经感传的作用下胃蠕动明显增强，从而治疗胃痛、腹胀。②针刺人迎穴调整血管的舒张、收缩功能起到降压作用。③通过提高痛阈值达到镇痛作用，治疗各种疼痛疾患。④增强人体的免疫力，改善血液循环，能够达到养生保健、防病强体的目的。因为针刺疗法具有适应证广、疗效明显、操作方便、经济安全等优点，深受广大群众欢迎。

在肝病治疗方面，常用的针刺疗法包括毫针针刺、电针疗法、皮内针疗法及穴位埋线等。李玥等研究发现，刺血疗法可显著改善脂肪肝B超影像学指标，显著降低甘油三酯（TG）、总胆固醇（TC）水平，其中降低TG、TC的疗效优于对照组（$P<0.05$），改善中医证候疗效与对照组相当。董灿等通过电针配合控制生活方式疗法治疗肥胖型非酒精性脂肪性肝病（NAFLD）共45例，疗程为12周。结果发现，治疗组在改善肝脏脂肪含量、糖脂代谢等方面均明显优于单纯生活方式控制组。穴位埋线疗法是在传统针刺方法的基础上改良发展而来，兼具针刺、埋针、刺血等多种疗法特点，可发挥多种刺激效应，具有平衡阴阳、调和气血、调整脏腑的作用，有刺激性强、疗效持久等优点。常用选穴包括丰隆、足三里、中脘、水分、天枢等穴。杨薇等将104例湿浊内停型NAFLD患者分为两组，治疗组予穴位埋线，对照组予多烯磷脂酰胆碱胶囊，结果显示：治疗组在降低NAFLD患者肝酶和血脂水平、改善穴位红外热成像均温等方面效果优于对照组

（ $P<0.05$ ）。黄振等选取肝俞、太冲、丰隆、足三里、三阴交等穴，采用穴位埋线法治疗肝郁脾虚型NAFLD患者60例，对照组60例患者口服多烯磷脂酰胆碱胶囊，结果显示：治疗组临床总有效率达89.8%，高于对照组（ $P<0.05$ ）；在改善胁痛、腹胀、抑郁等临床症状，以及降低ALT、AST水平等方面明显优于对照组。通过相关研究可发现，针刺治疗脂肪肝、肥胖症等病证具有一定的优势，值得推广运用。

（四）穴位贴敷疗法

穴位贴敷是一种无创、无痛的穴位疗法，它是以中医的经络学为理论依据，把药物研成细末，用水、醋、酒、蛋清、蜂蜜、植物油、清凉油、药液调成糊状，或用呈凝固状的油脂（如凡士林等）、黄醋、米饭、枣泥制成软膏、丸剂或饼剂，或将药末撒于膏药上，再直接贴敷穴位、患处（阿是穴）。穴位贴敷疗法是中医治疗学的重要组成部分，是我国劳动人民在长期与疾病作斗争中总结出来的一套独特的、行之有效的治疗方法，它经历了无数次的实践、认识、再实践、再认识的发展过程，有着极为悠久的发展历史。早在《内经》中就载有"马膏膏法以治筋急""桂心渍酒以熨寒痹"；华佗在《神医秘传》中记载治脱疽"用极大甘草，研成细末，麻油调敷极厚，逐日更换，十日而愈"；宋代《圣济总录》中指出"膏取其膏润，以祛邪毒，凡皮肤蕴蓄之气，膏能消之，又能摩之也"，初步探讨了膏能消除"皮肤蕴蓄之气"的中药贴敷治病的机制。关于穴位贴敷的作用，大致认为有两点。一方面是直接作用，是指中药经皮肤腧穴直接被吸收进入体液，通过经脉气血输布全身各处，从而发挥治疗作用；另一方面是间接作用，药物外敷于穴位上则刺激了穴位本身，激发了经气，调动了经脉的功能，使之更好地发挥行气血、营阴阳的整体作用。孔莹等将消脂贴贴敷于肝区，结果显示：治疗总有效率93%，能够改善临床症状和体征，同时降低体重指数（BMI）、肝酶、血脂、胆固醇水平。李杰等采用理气化痰开郁方中药内服联合穴位贴敷治疗肝郁脾虚型NAFLD患者48例，对照组口服水飞蓟宾胶囊，疗程为3个月，结果显示：治疗组中医证候总有效率（89.58%）高于对照组（69.05%）（ $P<0.05$ ），ALT及TG较对照组明显降低。临床上，也可单用一种药物，如炒葱白、炒盐、大蒜等外敷患处来治疗疾患。

空位贴敷的具体操作流程为：①核对医嘱，评估患者，作好解释。②备齐用物，携至床旁，根据治疗部位，取合理体位，暴露治疗部位，必要时屏风遮挡。③清洁皮肤并观察局部皮肤情况。④将中药硬膏贴剂外敷于患处，范围超出患处1~2cm为宜，予热敷贴外敷于硬膏上并粘贴固定。⑤治疗中随时询问患者有无不适，如有敷贴部位过热的情况可予降温贴贴于热敷贴上降温。⑥操作完毕，协助患者保暖，安排舒适体位。

操作过程中有以下注意事项：①硬膏敷贴要固定、松紧适宜。②敷药面积应大于患处且保持一定的湿度。如药物较干时，应用所需的药汁、酒、醋、水等进行湿润。③观察局部及全身情况。敷药后，若出现红疹、瘙痒、水泡等过敏现象时，及时停止使用，并报告医师，配合处理，如有敷贴部位过热的情况，可予降温贴贴于热敷贴上降温。

（五）耳穴压豆疗法

耳穴压豆法，是用胶布将药豆准确地粘贴于耳穴处，适度地揉、按、捏、压，使其产生酸、麻、胀、痛等刺激感应，以达到治疗目的的一种外治疗法，又称耳廓穴区压迫疗法。耳穴压豆法的最早记载，见于长沙马王堆汉墓医籍简帛《足臂十一脉灸经》和《阴阳十一脉灸经》，其中载有与上肢、眼、颊、咽喉相联系的"耳脉"。《内经》首次提出耳穴诊治疾病的原理，称耳穴为"宗脉之所聚"。后世葛洪、孙思邈等医学家逐步完善了耳穴压豆疗法，明代已经出版了耳穴图谱。

《内经》记载"耳者，宗脉之所聚也""十二经脉，三百六十五络，其血气皆上于面而走空窍，其精气上走目而为睛，其别气走于耳而为听"。中医学认为耳廓上面有全身脏腑经络的反应点，在对应的部位进行按压，可以起到调理脏腑的作用。耳穴在耳部的分布有一定规律，耳穴在耳廓的分布犹如一个倒置在子宫内的胎儿，头部朝下，臀部及下肢朝上，胸部及躯干在中间。耳穴分布与人体的对应规律如下：耳垂对应头面部；对耳屏对应头和脑部；轮屏切迹对应脑干；耳屏对应咽喉、内鼻、肾上腺；屏上切迹对应外耳；对耳轮对应躯干；对耳轮下脚对应臀部；对耳轮上角对应下肢；耳周对应上肢；三角窝对应盆腔内生殖器；耳轮角对应膈肌；耳轮脚周围对应消化道。目前，临床上用于耳穴压豆的药豆主要有王不留行、白芥子、酸枣仁等中药类，或牛黄消炎丸等中成药类，或砭石、磁珠丸、油菜籽、小米等。具体方法是：局部常规消毒后，将药豆贴附在0.6cm×0.6cm的胶布中央，用镊子夹住，贴在对应的耳穴上。每日适度按压3~5次，使贴敷处产生酸、麻、胀、痛等刺激感应，3~5日更换1次，双耳一般交替进行。耳穴按压时应避免揉压，如出现疼痛不适则停止，以防皮肤破损感染。当耳廓皮肤有炎症、湿疹、破损或对胶布过敏时，禁用此法。湿热天气时，耳穴压豆留置时间应缩短。

耳穴压豆法在肝病的应用，主要为病毒性肝炎、肝癌癌痛、脂肪肝等疾病。孙卓等将68例原发性胆汁性胆管炎合并皮肤瘙痒症患者，随机分为观察组及对照组各34例，观察组在对照组常规治疗基础上，同时进行耳穴压豆，连续治疗10天。结果显示：与对照组比较，治疗组临床疗效明显提高，止痒作用起效时间、皮损恢复时间早，差异具有统计学意义（$P<0.05$）。孙涛等将84例慢性肝病患者随机分成治疗组（n=42）和对照组（n=42），治疗组采用耳穴压豆联合药物进行治疗，对照组仅使用药物治疗，疗程为10天。结果显示：治疗组肝病患者总有效率为95.23%，对照组患者总有效率为76.19%，差异具有统计学意义（$P<0.05$），提示采用耳穴压豆联合药物治疗慢性肝病有较好的疗效，能够改善肝病患者的不适症状。柳琳琳等基于子午流注理论，将147例肝郁脾虚型原发性肝癌患者，随机分为对照组、试验组和空白组。该研究所选取的穴位为神门、皮质下、心、交感、内分泌、肝、脾，试验组根据子午流注理论选择巳时、申时和戌时进行干预，对照组选择除上述时间段以外的时间进行干预，空白组采用基础护理方案，共试验28天。结果显示：基于子午流注理论的耳穴压豆比未择时的耳穴压豆，在改善睡眠情况方面效果更为明显，有利于提高患者的睡眠质量。

（六）熏洗疗法

熏洗法，是以中医药基础理论为指导，选配一定的药物制备成水煎剂，再用蒸汽熏蒸、药液淋洗，浸浴全身或局部患处，其可借助热力，将药液充分透过皮肤、黏膜，从而起到疏通腠理、调和经脉、流畅气血的作用。我国最早运用熏洗疗法可追溯到东汉时期，医圣张仲景所著的《金匮要略》中就载有用苦参汤熏洗治疗狐惑病蚀于下部者，可谓是熏洗法的最早医书记载。唐代孙思邈《备急千金要方》中载有以药物熏洗痔瘘的方法。晋代与南北朝时期，熏洗疗法已成为治疗急症的常用方法。如《肘后备急方》中治卒心腹烦满方，云"治卒心腹烦满，又胸胁痛欲死方。以热汤令灼灼尔，渍手足，复易秘方"。《外科正宗》则载有"使气血得疏，患者自然爽快，亦取瘀滞得通，毒气得解，腐肉得脱，疼痛得减"。以后此法历代习用，并逐渐发展，应用范围不断扩大。

相关研究发现，熏洗时湿润的热气能加速皮肤对药物的吸收，同时肤温的上升导致微小血管的扩张，这能促进局部和全身血液及淋巴液的循环，改善局部组织的营养，增加局部组织对药物的吸收，有利于发挥药物的治疗作用，从而达到预防和治疗疾病的目的。由于熏洗时所用方药不同，其具有多重药理作用：疏通腠理，解毒消肿；消毒杀菌，清洁伤口；生肌收口，促进伤口愈合；活血通络，行气止痛；祛风燥湿，杀虫止痒。

熏洗疗法在肝病中的运用，主要体现在肝炎、黄疸等病的治疗上。许畅等将58例黄疸伴皮肤瘙痒症状患者随机分为对照组30例与试验组28例。试验组在对照组的基础上加用中药熏洗疗法，结果显示：第3天、第6天、第9天，试验组总有效率高于对照组（$P<0.05$）。中药熏洗疗法可有效改善黄疸患者皮肤瘙痒症状，进而提高患者的生活质量。吴曙萍等采用中药熏洗治疗慢性肝炎伴失眠患者，结果显示：经过治疗，90例患者的睡眠情况均得到一定程度的改善。王黎茜等将187例肝病患者随机分为常规组和治疗组，治疗组在常规治疗的基础上加用中药熏洗30~40分钟/次，每天1~2次，10~15次为一个疗程，研究发现：中药熏洗辅助治疗肝病能够改善患者症状，提高生活质量，对于促进肝脏功能的恢复效果明显。

尽管中药熏洗应用广泛，但一些注意事项仍需掌握。中药熏洗注意事项：①不要在劳累、饥饿、乏力时选择熏洗治疗。②中药熏洗温度不是越高越好，以身体舒适温度为宜，不烫不凉为好。③注意补充水分。④随时注意熏洗部位的皮肤状况。

（七）足浴疗法

足浴疗法是指用药物煮沸后产生的蒸汽熏蒸和药物煎汤浸泡双足，通过足部药浴，并施以足部穴位按摩，疏通经气，调理气血，达到托毒透邪、补肾活血养血的功效。民谣有云："春天洗脚，升阳固脱；夏天洗脚，暑湿可祛；秋天洗脚，肺润肠濡；冬天洗脚，丹田温灼。"足浴疗法历史悠久，源远流长，《内经》记载"阴脉集于足下，而聚于足心，谓经脉之行；三经皆起于足"，《金匮要略》记载用矾石汤浸脚治疗脚气冲心，《医学典籍》记载"人之有脚，犹如树之有根，树枯根先竭，人老脚先衰，脚寒而病生"。人体的足部有丰富的穴位，如涌泉、照海、太溪、水泉、解溪、厉兑、内庭、冲阳、三阴交、昆仑、至阴等穴，这些穴位通过经络与相应的脏腑相连。刺激这些穴位，可达到疏通经气、调理气血、调节脏腑功能的作用。

由于操作简单、方便舒适、效果显著，足浴疗法在临床上应用广泛。姚旭将60例乙型肝炎伴失眠住院患者随机分为治疗组和对照组各30例，治疗组以安神定志中药足浴，对照组以安慰剂中药足浴。结果显示，两组临床控制和总有效率相比，差异有显著性（$P<0.01$）。提示中药足浴调治乙型肝炎不寐在治疗中有改善作用，能明显改善患者睡眠质量，提高临床疗效。王文娟等将90例慢性乙型病毒性肝炎伴失眠患者随机分为足浴组、按摩组、足浴加按摩组各30例。足浴组以潜阳安神汤中药足浴，按摩组以温水足浴后采用穴位按摩，足浴加按摩组采用潜阳安神汤足浴联合穴位按摩。结果显示，足浴加按摩组患者入睡时间缩短，睡眠时间延长，睡眠疗效提高。提示潜阳安神汤足浴联合穴位按摩能明显改善患者睡眠状况，提高睡眠质量。

（八）肝病治疗仪

肝病治疗仪是根据中医经络学原理，结合现代技术研制的非介入、无创伤的中医肝病治疗器，它通过特殊的电波刺激人体的有效穴位，使之与人体生物电相互作用，是非药物治疗领域的新设备。肝病治疗仪在特定穴位进行电脉冲物理治疗，改善局部微循环，可使体内平滑肌大幅度收缩和舒张，改善肝脏的血液循环，使肝细胞得到充分的血氧，从而使得肝炎、肝硬化、脂肪肝等慢性肝病得到有效治疗。苏东梅等通过系统评价肝病治疗仪对非酒精性脂肪性肝病的临床疗效和安全性，得出结论：肝病治疗仪对非酒精性脂肪性肝病有较好疗效，尚未见明显不良反应，但受纳入研究数量及质量所限，仍需更多高质量及多中心的研究来验证。包海蓉等将60例脾肾阳虚型乙型肝炎肝硬化腹水患者分为对照组30例和观察组30例，观察组在常规治疗的基础上加用肝病治疗仪脐部照射，疗程均为30天。结果显示，中西医结合疗法联合肝病治疗仪治疗脾肾阳虚型肝硬化腹水患者，能明显消退腹水、改善肝功能，临床疗效佳且安全性较好，值得推广应用。童光东教授团队将234例乙型肝炎肝纤维化住院患者，分为乙肝Ⅲ号治疗组（76例）、近红外信息辐照组（73例）和联合治疗组（85例）。在基础治疗（包括甘利欣、复方丹参液等）的基础上采用中药外敷、肝病治疗仪近红外信息辐照，以及两者联合治疗等三种不同方法，观察各组患者的临床症状、体征、肝功能以及相关指标，如PGA指数、肝纤三项［透明质酸（HA）、层黏蛋白（LN）、Ⅳ型胶原（CⅣ）］、肝血流的变化。结果显示，3组皆能改善临床症状，但以联合治疗组最为显著；3组肝功能复常比较差异有显著性，但组间比较差异无显著性；在改善PGA指数、肝纤三项和肝血流量方面，联合治疗组优于乙肝Ⅲ号治疗组和近红外信息辐照组。提示乙肝Ⅲ号联合近红外信息辐照对乙型肝炎肝纤维化有一定的治疗作用，且较单一方法疗效明显。

尽管肝病治疗仪在临床上应用广泛，但由于涉及电信号，故应该牢牢把握其禁忌证。关于其使用禁忌证，有以下几点：①严重高血压病、心脏病等患者及孕妇禁用。②重度食管或胃底静脉曲张的肝硬化患者禁用。③装有心脏起搏器禁用。④空腹、饱餐、酗酒、有精神疾病无行为能力者禁用。

总之，中医外治法在中国有数千年的历史，其在过去和现在都发挥了十分重要的作用。众所周知，我国是慢性肝病大国。临床实践证明，单纯的西医手段或内科治疗有时并不能取得很好的疗效，需要配合其他治疗。而中医外治法的简、便、廉、验的特点，使得其在临床肝胆病的治疗中运用广泛、形式繁多。当然，在临床运用时必须牢牢把握其临床使用的步骤、适应证及禁忌证，这样才可以做到有的放矢。

参考文献

[1] 黄清华，黄凯舟，蒋开平，等.逐水消胀散脐敷治疗肝硬化顽固性腹水临床研究［J］.光明中医，2021，36（15）：2531-2533.

[2] 李海凤，罗芳，吴其恺，等.赤芍承气汤高位保留灌肠对肝衰竭患者肠道微生态失衡的影响［J］.中西医结合肝病杂志，2019，29（1）：21-22，37.

[3] 李玥，刘新燕，方金，等.刺络泻血治疗肝郁脾虚痰瘀互结型非酒精性脂肪性肝病的临床研究［J］.中华中医药杂志，2016，31（11）：4871-4875.

[4] 董灿，张彩荣，薛博瑜，等.电针结合生活方式控制治疗肥胖型非酒精性脂肪性肝病：随机对照研究［J］.中国针灸，2020，40（2）：129-134.

[5] 黄振，宋双临，谭克平，等.穴位埋线治疗肝郁脾虚型非酒精性脂肪性肝病：随机对照研究［J］.中国针灸，2016，36（2）：119-123.

[6] 孔莹，周兆齐.消脂贴治疗非酒精性脂肪肝30例［J］.陕西中医，2013，34（10）：1325-1326.

[7] 李杰，戚团结，孙凤霞，等.理气化痰开郁方联合穴位贴敷治疗非酒精性脂肪性肝病肝郁脾虚型48例临床观察［J］.中医杂志，2018，59（12）：1031-1034.

[8] 孙涛，赵芹.耳穴压豆联合药物治疗慢性肝病临床疗效观察［J］.世界最新医学信息文摘，2016，16（95）：155.

[9] 王黎茜，猫禾，范建华.中药熏洗辅助治疗肝病的效果评价及护理［J］.当代护士（上旬刊），2016（7）：96-97.

[10] 苏冬梅，刘新平，王婷，等.肝病治疗仪对非酒精性脂肪性肝病疗效系统评价［J］.辽宁中医药大学学报，2018，20（1）：85-89.

第三节　王旭高治肝三十法解析

王旭高（1798—1862），清代著名医家，江苏无锡人，名泰林，字旭高。因世居西门外梁溪坝桥下，其书斋倚于此地，名曰"西溪书屋"。著有《西溪书屋夜话录》一书，该书历经变故，残缺过半，仅存《肝病证治》篇，其内容为治肝三十法，是王氏临床治疗肝病的经验总结。王旭高不仅医术精湛，医德还十分高尚，他曾养有一匹白马，病家请他出诊，近者步行去，路途较远的就骑马前往，乡人都亲切地称他为白马医生。

王氏临床造诣极深，其医论贵在独创，尤其是对肝病提出"肝病最杂而治法最广"的精辟见解，总结出著名的"治肝三十法"，集古今治肝方法之大成，是迄今为止全面论述肝病证治的专篇，具有极高的临床指导价值。

一、治肝三十法之要

总结王氏辨肝之证，以"寒热虚实表里阴阳"八纲统之，论治肝之法以"汗吐下和消清温补"八法尽之。王氏辨治肝病，以肝气、肝风与肝火三证为纲，认为三者同出而异名，有冲心、犯肺、乘脾胃，夹寒、夹痰多异形，亦有本虚标实之不同，因而病杂治繁，需宜细究。

王氏治肝三十法，名目繁多，但归纳不外疏肝、息风、清肝、温肝、补肝、和法共六法。具体分析，疏肝法，有疏肝理气、疏肝通络、泄肝、泄肝和胃、抑肝、散肝等六法；息风法，有搜肝、平肝、息风和阳、息风潜阳、培土宁风、镇肝、养肝等七法；清肝法，有清肝、泻肝、化肝、泻子等四法；温肝法，有温肝、暖土以御寒风等二法；补肝法，有补肝阴、清金制木、补母、补肝、柔肝、补肝血、培土泄木、缓肝、补肝气以及补肝阳法，共十法；和法，只有敛肝一法。

综上所述，王氏对于肝病的证治，从肝气、肝风、肝火、肝虚等四则立法三十条。如何理解气、火、风、虚四要？肝乃风木之脏，体阴而用阳，"贯阴阳，统气血……握升降之枢"，生理上主升降、调气血，病理上有"横决、冲激、震动"之特点。除本脏自病外，常波及他脏，如"乘脾刑肺，冲心耗肾"诸变，故谓之"肝为万病之贼"。自叶天士在《临证指南医案》提出气、火、风"同是一源"，即所谓"肝病虽多，气、火、风三者而已"。张山雷解释为"肝之有余，虽曰肝火肝风为病，然风火不自生，唯气焰太盛，则风火始炽"。黄文东言之更详，谓"初为肝气过强，或气郁而化火，或阳动而上扰，甚则肝风翕张，皆属于标实"。病延日久，则肝体受伤，导致肝之气血阴阳虚损，然而气、火、风之变仍存，导致本虚而兼标实。其中，有挟寒者，乃偶受寒凉侵袭所致，有挟痰者，即指痰浊滋生，故谓"挟寒挟痰，本虚标实，种种不同"。虽然肝之生理复杂，病理亦纷繁，即所谓"肝病最杂而治法最广"，但简而概括为气、火、风、虚。重点解析王旭高治疗肝病之四要。

二、治肝三十法之解析

（一）肝气证治

治疗肝气病证，包括疏肝理气、疏肝通络、柔肝、缓肝等法，此属肝脏本脏的病变，若肝气侮脾乘胃，上冲心肺，则可涉及他脏。肝主疏泄，性喜条达舒畅，肝之疏泄功能反映了肝为刚脏、主升主动的特点。气机升降出入运动正常，则人体气机调畅，若气郁则胁肋胀痛，木盛克土则肝气犯胃，见肝胃不和之证，肝郁脾虚则见痛泻。怒则气上，肝气升发太过，病则易郁、易怒，故临床上疏肝是常见治法，常用药物有香附、郁金、紫苏梗、青皮、橘叶之属；兼寒，加吴茱萸；兼热，加牡丹皮、山栀；兼痰，加半夏、茯苓等。温病大家叶天士认为"初为气结在经，久则血伤入络"，并以此提出"络病学说"，并创立"辛润通络"的治法理论。仲景言"肝着，其人常欲蹈其胸上，先未苦时，但欲饮热，旋覆花汤主之"，是说瘀血留着在肝脏，气血不通，因而疏肝理气不应者，常乃病久入络，瘀血阻滞，需通络以治之，临床常用药物有旋覆花、桃仁、泽兰等。"见肝之病，知肝传脾，当先实脾"，因肝气易乘脾犯胃，若脘腹胀痛，方用六君子汤加吴茱萸、白芍、木香以培土泻木；若脘痛呕酸，则用二陈汤加左金丸，或豆蔻、川楝子以泄肝和胃。

朱丹溪言"气有余便是火"，尤其对于肝气过旺，如肝气上冲于心，热厥心痛者，宜泻肝，予川楝子、延胡索、吴茱萸、川连。兼寒者，去川连，加椒、桂，或再加白芍。因苦、辛、酸三者，为泻肝之主法。若上冲于肺，猝得胁痛，暴上气而喘，宜抑肝，如吴茱萸、炒桑皮、紫苏梗、杏仁、橘红之属，为抑肝之法。临床治疗腹泻型肠易激综合征，常用抑木扶土之法，予痛泻要方加减，就是针对肝气偏旺所导致的痛泻之证。

肝为风木之脏，体阴而用阳。若素体阴虚血亏之人，加之肝气偏燥，肝失濡养，胁肋胀甚者，若仅以辛香温燥之品疏肝，则更伤阴血，而其胀更甚，宜改用柔肝之法。当以滋水涵木，药用当归、枸杞子、柏子仁、牛膝等；兼热，加天冬、生地黄；兼寒，加肉苁蓉、肉桂。如肝气胀甚而中气虚者，当缓肝，予炙甘草、白芍、大枣、橘饼、淮小麦等。

（二）肝火证治

肝火证的治疗，包括清肝、泻肝、制肝、泻子、补母和化肝之法。有肝火者要清肝，如羚羊角、牡丹皮、黑栀、黄芩、竹叶、连翘、夏枯草等。清肝不应，要泻肝，如龙胆泻肝汤、泻青丸、当归龙荟丸之类，二者属不同层次。制肝法，王氏云"肝火上炎，清之不已，当制肝，乃清金以制木火亢逆也。如沙参、麦冬、石斛、枇杷叶、天冬、玉竹、石决明"。若肝火犯肺，灼伤肺阴，见咳嗽、咯血等症状。阴伤则肺失清肃，无法制约肝木，肝火益甚，宜养阴清肺，清润肺阴以制木火之亢逆。清金制木实际上就是"佐金平木法"，即清肺热而制肝火之亢。

肝为风木之脏，肝火盛引动心火者，宜泻其子，如甘草、黄连等；若肾水亏，肝失濡养致肝火旺者，宜补其母，滋水以涵木，如六味丸、大补阴丸之类，亦乙癸同源之意。

化肝法，出自《景岳全书》的化肝煎，由青皮、陈皮、芍药、牡丹皮、栀子、泽泻、土贝母组成，治疗郁怒伤肝，气逆动火所致出血之证。方中以疏肝解郁、理气活血、清热化痰之品相配伍，气血兼顾，化解肝经之郁火，故有化肝之称，因而与清肝、泻肝、制肝之法不同。

后人对此有进一步的认识和扩展，认为化肝是化肝中瘀热，化肝中热毒，现代医家治疗慢性乙型肝炎时，认为其致病是由湿热瘀毒蕴结所致，治疗时多注重清化湿热瘀毒。深圳市中医院肝病团队在临床上采用补肾清透法治疗慢性乙型肝炎时，注重清、透、补、活四法同用，清化瘀热又补肾培元，增强正气，也是化肝法的应用体现。刘渡舟教授则认为，逍遥散是一副"气血两和"的化肝方。

（三）肝风证治

肝风证的治疗，包括息风和阳法、息风潜阳法、培土宁风法、养肝法、暖土以御寒风法等。何为息风和阳法？与息风潜阳法有何区别？前者本质是肝实热证，后者是肝肾阴虚证，二者皆可导致肝阳上亢而出现头目眩晕、心烦易怒等症。前者需凉肝，用药如羚羊角（以水牛角代之）、牡丹皮、甘菊、钩藤、决明子、白蒺藜之属；后者则需滋肝，治疗以牡蛎、生地黄、女贞子、玄参、白芍、菊花、阿胶等滋阴潜阳之品。

培土宁风法，又名缓肝法。土虚则木无以植。若土虚气血不化，则肝失所养而虚风内生，症见头目眩晕、耳鸣、行走飘忽等，并见纳呆食少、倦怠乏力、大便不调等脾胃不足之症。此乃脾胃气阴不足而致，治宜培土息风，即所谓"滋阳明、泄厥阴"，以其治在中焦，"损其肝者缓其中"，药用人参、甘草、麦冬、白芍、甘菊、玉竹等。现实中往往有这样的体会，当人饥饿时，容易感觉急躁、易怒，此时就是脾气虚而肝木为之贼，肝木犯脾土的表现，当以甘甜之品滋养之，则得以缓肝。而该法与前面提到的培土泻木法的区别在于，后者是肝郁犯脾，本质当以疏肝理气为主。

养肝法，与后面的补肝血法本质相同。本质就是肝血不足，而前者是肝血虚不得濡养肢体经络，出现四肢经络牵掣而麻，除了有血虚还有生风的表现，因此，当养血息风，予生地黄、当归、枸杞子、牛膝、天麻、制首乌、三角胡麻。而补肝血法，当以当归、川断、牛膝、川芎。此法养血不忘活血，兼以补肾为特点。二者其实可并为一体，临床上根据患者证候不同，灵活辨证化裁。

暖土以御寒风，此治法源于《金匮要略》白术附子汤，王氏云"如《金匮》近效白术附子汤，治风虚，头重眩苦极，不知食味。是暖土以御寒风之法。此非治肝，实补中也"。由于脾胃阳虚，不能温运水湿，寒凝浊阴上犯，而致头重眩晕，而中虚运化无权，则不思饮食为兼症，故而病位中焦，舌当淡而白滑，其脉当沉弦，或沉迟而弦滑。治用白术附子汤温中散寒，健脾化饮。治在中焦，故曰"实补中也"。本方由附子、白术、生姜、炙甘草、大枣组成，主要在于温补中焦，炙甘草、生姜、大枣均为甘味药，入中焦以补脾胃之气，白术、附子意在暖脾土。现多用本方治疗风湿性关节炎、类风湿关节炎等疾病。

（四）肝虚证治

一般认为，肝虚主要分为肝阴虚和肝血虚证，很少论述肝气虚和肝阳虚，王旭高重点强调了补肝气和补肝阳之法。补肝气之法，当以辛散，正如《内经》言"肝欲散，急食辛以散之，用辛补之，酸泻之"。肝为刚脏，其气机宜条达舒畅，辛味以疏散肝气，顺应肝脏此特性，便认为是补肝之法，又有"肝胁不适，气短少言，宜补肝气"之论。因此，王旭高在补肝气时提出，可用天麻、白术、菊花、生姜、细辛、杜仲、羊肝等，以辛补之。温肝法与补肝阳有虚实之分，若肝经有寒，常用肉桂、川椒、吴茱萸等；兼胃中有寒，可加人参、干姜，即合大建中汤之意。《伤寒论》之吴茱萸汤，便是治疗肝胃虚寒、浊阴上逆证的代表方剂，方中以吴茱萸暖肝和胃。若"肝胁不适或痛者，畏寒，宜补肝阳"，予肉桂、川椒、肉苁蓉等。肝阳无补法，补肾即补肝阳，故乃补肾阳为主，兼以辛补之之意。《伤寒论》中乌梅丸一方，诸多医家用来治疗肝阳虚证导致的诸多疾患，乌梅、当归补肝体，细辛、桂枝、川椒、干姜、附子补肝阳，人参益气。气是阳的载体，阳有所存，必靠气的承载与推动，方中大量辛味药，也正合补肾兼以辛补之之意。王氏治肝三十法中，补肝法，实际上是气血与肝肾同补，药用制何首乌、菟丝子、枸杞子、酸枣仁、山萸肉、芝麻、沙苑蒺藜。补肝阴法，常用地黄、白芍、乌梅，补肾与酸甘化阴合用之法。

王旭高还提出镇肝、敛肝、平肝、散肝、搜肝等治法，与前面所提到的治法有诸多相似之处。如镇肝之法，用石决明、牡蛎、龙骨、龙齿、金箔、青铅、代赭石、磁石，此为潜镇之法；敛肝之法，用乌梅、白芍、木瓜，此酸以敛之，又有酸甘化阴之效；平肝用川楝子、蒺藜、钩藤、橘叶，肝阳萌动而不甚者，肝郁化火之初而火未盛者皆可用。这些可归属于肝火或肝风证治，若出现肝阳上亢表现者，均可合并用之。而散肝用逍遥散，归属于肝气证治；搜肝法用天麻、羌活、独活、薄荷、蔓荆子、防风、荆芥。僵蚕、蝉蜕、白附子，王旭高认为是外风治法之药，适用于外风所致的口眼歪斜、肢体麻木、肌肤不仁等症，但《内经》曰"诸风掉眩，皆属于肝"，虽属外风，但亦与肝有关，因此有内风者未尝不可使用。

总之，王旭高治肝三十法根据肝的生理与病理，全面总结了治肝的各种方法，虽然种类繁多，但归纳起来不外乎治肝气、肝火、肝风、肝虚四个方面，临床运用时需化繁为简，精确辨用。凡一切由肝脏病理变化导致的气血阴阳、脏腑经络失和等相关疾病，均可从肝治之。如慢性胆囊炎、胆石症，反复发作，临床常见胁痛、黄疸等症，此为结石阻于胆道，胆汁排泄不畅所致。肝胆互为表里，肝主疏泄，分泌胆汁，胆附于肝，贮藏、排泄胆汁，二者疏泄通畅，胆汁得以排泄至肠道，以助脾胃之运化。治疗上，除疏肝理气外，还需清利肝胆湿热；久病入络成瘀者，还需疏肝通络，活血化瘀。在临床上，常以通胆汤加减，方中使用旋覆花、红花、瓜蒌皮、丝瓜络、青皮、橘络、甘草等疏肝通络之品，促进胆汁排泄。若患者湿热偏盛，加海金沙、鸡内金、金钱草、郁金等清热利湿，利胆排石。

参考文献

[1] 刘帆，魏凤琴.基于脏腑关系的王旭高"治肝三十法"研究［J］.山东中医药大学学报,2022,46（6）：

714–719.

[2] 王晨琳, 许二平.清代医家王旭高治疗肝系疾病用药规律探讨 [J].山东中医杂志, 2022, 41（7）: 715–720.

第四节　吴尚先外治理论与现代肝病运用

　　吴尚先（1806—1886），清代医学家。名樽，原名安业，字尚先，又字师机，晚号潜玉居士、潜玉老人。其著作《理瀹骈文》被尊为"外治之宗"，"理瀹"是取"医者理也，药者瀹也"之义，"骈文"即对偶式的骈体文。该书理、法、方、药俱全，对中医外治法进行了系统的整理和理论探讨，是中国医学史上第一部内容丰富、效果显著、实用易行的外治专著。吴氏主张内病外治，提出了外治法可以"统治百病"的论断，其认为外治法和内治法均是基于中医学理论，所不同的仅是治疗手段之差异，即"外治之理即内治之理，外治之药即内治之药""内外治殊途同归之旨，乃道之大原也"。吴氏外治法的核心理论主要有辨证论治、三焦分治、针药相通、膏治百病等。

一、吴氏外治理论

（一）辨证论治

　　辨证论治，是中医认识疾病和治疗疾病的基本原则，是中医学对疾病的一种特殊的研究与处理方法。人体作为统一的整体，内治应注重整体观念，理法方药需完备，外治亦然。中医外治法需以中医理论为指导，收集患者的四诊资料，分析疾病现阶段的主要矛盾，进而采取不同的方药和治疗手段治疗疾病。吴氏认为外治法需"先辨证、次论治、次论药"，主张"先求其本"。吴氏提出的外治法三焦分治，求本即是"明阴阳、识脏腑"，必须首辨患病部位，然后根据病位分别论治，以上、中、下三焦分治作为提纲，最后结合脏腑辨证而具体用药。

（二）三焦分治

　　吴氏在《理瀹骈文》中荟萃近百种外治之法，在具体应用时，则根据人体的生理功能和病理变化选取最佳治法。吴氏认为病异则治异，首倡三焦分治。即"大凡上焦之病，以药研细末，搐鼻取嚏发散为第一捷法。不独通关急救用闻药也。连嚏数十次，则腠理自松，即解肌也"，即上焦可取搐鼻取嚏，用药多以皂角、细辛为主，藜芦、踯躅花为引，随证加药。"中焦之病，以药切粗末炒香，布包缚脐上为第一捷法"。炒、煎、抹、缚法，皆可理气健脾，疏畅"中焦之沤"，通天地之宗气而蒸腾营气，化生水谷精微。"下焦之病，以药或研或炒，或随症而制，布包坐于身下为第一捷法"。虽强调上、中、下三焦分治，但人体是一个有机整体，临证时可根据具体情况变通，不必拘泥，上焦之症可以下治，下焦之症亦可以上治，中焦之症可以上下分治，或者治中焦而上下相应，更可以上、中、下三焦并治，只要辨证准确，即可根据需要选择相应的治法。

（三）针药相通

针灸、中药，虽有外治、内治之分，但针药同源，治亦同理，都是在中医理论体系和治疗法则的指导下，从整体观念出发，以调和阴阳气血，祛邪扶正，治愈疾病。吴氏注重中医外治法的同时，擅于运用针药结合思想治疗各科疾病，疗效显著。针灸和膏贴疗法，其理相通。针灸的作用机制是调和阴阳、疏通经络、调和气血、扶正祛邪。膏贴疗法，是利用中药制成的膏药、敷药（糊膏）、药粉、膏剂等贴敷于人体外表一定部位或穴位，以达到治疗疾病的一种疗法。经络是运行气血、联系脏腑和体表及全身各部的通道，是人体功能的调控系统。药物由肌肤、孔窍深入腠理，由经入络，最终直达脏腑，发挥其治疗作用。二者方法不同，但是治疗机制相通，如吴尚先所言"虽治在外，无殊治在内也"。膏药贴敷多选用通经走络、开窍透骨、气味醇厚之药。如唐代孙思邈《备急千金要方》言"若针而不灸，灸而不针，皆非良医也。针灸而不药，药而不针灸，亦非良医也……知针知药，固是良医"。

（四）膏治百病

《理瀹骈文》曰"外治法，针灸最古"。膏药即针灸之变，针灸与膏贴，方法不同，道理相通，其作用机制均在于疏通经络气血，调和脏腑阴阳，从而达到治疗疾病的目的。吴尚先认为"外治内治者，医理药性无二，施治于病人可有殊途同归"之妙。由于外治膏方既可避免内服汤药煎制之繁琐及苦口之弊端，又可防止因辨证失误或用药不当"陡然下咽，入胃，并可以毙"的严重后果，因此膏可以统治百病，凡汤丸之有效者皆可以熬膏。吴氏的治疗手段以膏为主，辅以点、搐、熏、擦、熨、烙、掺、敷等法，对于药摩和膏摩格外重视。书中有数十种代表性的外治膏方，如"诸膏以清阳（代败毒、通圣用）、散阴（代五积、三痹用）、金仙（代越鞠、温白用）、行水（代五苓、八正用）四膏，治症既多，亦最验，合云台（通治外症）为五大膏，局中之主膏也。更有养心、清肺、健脾、滋阴、扶阳、通经、卫产等膏助之，人病不外此矣。再加以专药，尤能应变"。膏药外贴法方法简便，且安全有效，患者乐于接受。

二、现代肝病应用

深圳市中医院拥有国家肝胆病重点学科，收治众多脂肪肝、肝硬化腹水、肝癌等患者，临床上运用外治法治疗肝脏疾病具有一定经验。以下介绍其治疗肝脏疾病的独特中医外治法。

（一）麝黄膏脐敷治疗肝硬化腹水

正常状态下，人体腹腔内约有50ml的液体，对肠道蠕动起润滑作用。当腹腔内液体量病理性积聚超过200ml时，则称为腹水。腹水是肝脏失代偿的首发症状，是晚期肝硬化的典型并发症，约有50%的肝硬化患者会在10年内出现腹水的表现。腹水常预示着肝脏疾病预后不良，标志着疾病进展到失代偿的恶化阶段，生存率大大降低。一旦出现腹水，患者1年死亡率约为15%，5年死亡率为44%~85%。目前西医治疗腹水有一定的局限，急需一种可与之配合的方法。深圳市中医院肝病团队采用中医脐疗法，运用麝黄膏外敷神阙穴治疗难治性肝硬化腹水，可有效改善肝功能、内毒素等指标，缓解患者的临床症状，改善患者的生活质量，具有一定的临床效果。

麝黄膏由螺肉、麝香、人工牛黄、葱白组成，经过一系列的制作流程，最终制备成膏药外用。方中麝香走窜力强，善于活血通经、通络散瘀；田螺清热利水，治疗黄疸；牛黄清热解毒、清心利胆，具有一定的保肝利胆作用；葱白通阳解毒，能引诸药到达病所。诸药合用，有活血化瘀、清热解毒的功效。因此，临床上针对血络瘀阻、湿热内蕴的患者，应用疗效较好。

（二）大黄乌梅汤灌肠治疗肝性脑病

肝性脑病是由急、慢性肝功能严重障碍或各种门静脉-体循环分流（门-体分流）异常所致的，以代谢紊乱为基础、轻重程度不同的神经精神异常综合征，临床表现为人格改变、记忆力下降以及注意力缺陷等。目前，中医药治疗此病具有一定的优势与特色，如采用中药灌肠，可促进氨等有毒物质的排泄，抑制肠道细菌生长，减少高氨血症对机体的损害。

肝衰竭、重症肝炎常伴有不同程度的肝性脑病，面对这类患者，深圳市中医院肝病团队运用大黄乌梅汤灌肠的治疗方法，在一定程度上提高了临床疗效，为大黄煎剂保留灌肠治疗此病的安全性及可行性提供了依据。中医学认为，大黄性寒味苦，有攻积导滞、泄热凉血、清热解毒、利胆退黄的作用；乌梅可涩肠、生津，防大黄泻下太过以伤津液。研究表明，大黄中的蒽醌衍生物可促进结肠蠕动，抑制肠道对氨、内毒素等有毒物质的吸收，改善胃肠黏膜微循环，抑制炎症反应和炎症介质的释放，从而维持肠道屏障功能；而乌梅中的酸性物质能够建立肠道保护黏膜，在一定程度上控制肠道内有害病菌的出现。

参考文献

［1］童光东，周大桥，贺劲松，等.麝黄膏敷脐配合中药结肠透析治疗难治性肝硬化腹水合并氮质血症的临床研究［J］.中国中西医结合杂志，2008（9）：788-792.

［2］王露，陈英杰，彭立生.麝黄膏敷脐联合中药口服辅助治疗肝硬化腹水的临床效果［J］.世界中医药，2018，13（2）：352-355.

［3］李淑惠，刘歆韶，谢秋霞.大黄乌梅汤辅助治疗慢性重症肝炎的疗效观察及护理［J］.护士进修杂志，2015，30（22）：2066-2067.

［4］易臻.大黄乌梅汤保留灌肠治疗肝衰竭的疗效观察及护理［J］.当代护士（下旬刊），2019，26（5）：79-80.

第五节　张锡纯治肝理论及治肝四法

张锡纯（1860—1933），字寿甫，河北盐山人，祖籍山东诸城。清末民初著名中医临床大家，也是中西医汇通派的重要代表人物之一。张氏著有《医学衷中参西录》，共七期三十卷，其中第一、二、三期为方剂，共八卷；第四期为药物，共五卷；第五期为医论，共八卷；第六期为医案，共五卷；第七期为伤寒，共四卷。张锡纯被誉为"中国近代医学第一人"，《医学衷中参西录》被誉为"中医第一可法之书"。

1860年第二次鸦片战争失败后，西方文明如洪水般涌向中国，崇尚西学为当时之风尚。西医学的传入，使在中国土生土长的中医学受到猛烈冲击。当时中医界人士对待西医学的态度主要分为三种：一是固守封闭型，一种是全盘接受型，一种是自我折中型。无论从当时来看，还是从现在来看，前两种态度未免过于盲目，西医学确有其优势，不可对其全盘否定；但全盘接受，纯以西医学的方法论来判断中医学是不可取的。第三种态度则是心态包容、客观的兼济表现。张锡纯是融汇中西、去芜取菁的代表，他主动去学习并吸纳，自学西医，始终没有盲目排斥，也没有动摇中医博大精深的信念。后逐渐萌生衷中参西的医学思想，遂成为近代医学史上中西医汇通派的重要代表人物之一。

20世纪初，中医曾受到排挤，1929年，余云岫等人提出"废止中医案"，接下来中医界人士则开展了一系列救亡图存的运动。张锡纯并没有直接参与这些斗争，他先后开办诊所、创办国医函授学校，一边用中医给人看病，一边致力于中医教育，并培育了大批优秀的中医人才。

近代中西医论争不可谓不激烈，而张氏并没有一味排斥西医学，怀着包容的心态去积极学习，并加以运用。从其著作来看，张氏论医理常中西医并行，也常应用一些疗效可靠的西药。他冲破了清末中医界承袭旧制的常规，自觉接受近代科学研究方法。当时中西医结合发展还处于初级阶段，张氏衷中参西，可谓为中医的现代化发展提供了一定的思路与方法，许多经验值得借鉴。

一、治肝理论

肝为厥阴，中见少阳，内寄相火，故《内经》名为"将军之官"，其性至刚。肝主气化，为风木之脏，时应于春，在生理上职司疏泄、主藏血、主筋，内寄相火而体阴用阳；在病理上则多见气机郁结或上逆、横逆，具有易生风动火的特点。张氏鉴于世医滥用平肝、伐肝之流弊，全面论述了肝主气化、体阴用阳之生理。肝主气化主要通过三个方面体现，一是通过升发元气形成大气而作用于全身。张氏云"人之元气自肾达肝且肝达于胸中，为大气之根本""盖人之元气根基于肾，萌芽于肝，培养于脾，积贮于胸中为大气，以斡旋全身"，故说肝为"人身元气萌芽之脏"，为"气化升发之始"。二是通过疏泄气机，交通心肾，沟通先、后天而实现主持全身气化的功能。张氏认为"肝气能上达，故能助心气之宣通（肝系下连气海，上连心，故能接引气海中元气上达于心）；肝气能下达，故能助肾气之疏泄（肾主闭藏，有肝气以疏泄之，二便使能通顺）""肝肾充足则自脊上达之督脉必然流通，督脉者又脑髓神经之所也"。三是肝主气化依赖脾胃相助。张氏云"肝胆之为用，实能与脾胃相助为理"，即"肝强肝弱皆不能疏脾"及"升脾降胃即可理肝"，从五行来说木能侮土，亦能疏土，无论是肝木过盛或不足，皆可见不能消食之证。然而"肝气宜升，胆火宜降""非脾气之上行，则肝气不升；非胃气之下行，则胆火不降"，故张氏称"所以脾气上行则肝气自随之上升，胃气下行则胆火自随之下降也"。

张锡纯对于肝病的论述，植根于《内经》，深研于《伤寒论》《金匮要略》。《内经》谓"厥阴不治，求之阳明"，《金匮要略》谓"见肝之病，知肝传脾，当先实脾"。张氏提出："欲治肝者，原当升脾降胃，培养中宫，俾中宫气化敦厚，以听肝木之自理。即有时少用理肝之药，亦不过为调理脾胃剂中辅佐之品。所以然者，五行之土原能包括金、木、水、火四行，人之脾胃属土，其气化之敷布，亦能包括金、木、水、火诸脏腑。所以脾气上行则肝气自随之上升，胃气下行则胆火自随之下降也。"《内经》亦论厥阴治法，谓"调其中气，使之和平"，即升脾降胃而肝气自和也。张氏曰："至仲景著《伤寒论》，深悟《内经》之旨，其厥阴治法有吴茱萸汤；厥阴与少阳脏腑相依，乃由厥阴而推之少阳治法，有小柴胡汤。二方中之人参、半夏、大枣、生姜、甘草，皆调和脾胃之要药也。"因而张氏有云，"欲治肝胆之病者，曷弗祖《内经》而师仲景哉"。

张锡纯在前人对肝病阐述的基础上进行了延伸，从以下四个方面提出了自己对于肝脏疾病的见解。

（一）独创"元气脱在肝"之论

元气之脱，其临床表现不一。张氏认为"凡人之元气之脱，皆脱在肝，故人虚极者，其肝风必先动，肝风动，即元气之欲脱之兆也"。在元气脱失之证的治疗上，历来惯用独参汤、参附汤等益气固脱之品，而张锡纯则指出"人参以救元气之下脱犹足恃，而以救元气之上脱，若单用之转有气高不返之弊，以其性温而升也，萸肉则无论上脱下脱用之皆效"。在来复汤条下云"萸肉既能敛汗，又善补肝，是以肝虚极而元气将脱者服之最效"。

（二）重视肝气虚证

自《内经》倡"肝者，将军之官"，后人即有"肝为刚脏，其气易逆易亢"及"肝病多实"之说。至论肝之虚者，亦不外"肝阴虚""肝血虚"。张锡纯精于医理，深谙药性，提出"肝气虚"之证，以"左关脉微弱甚，或伴见坐时左半身常觉下坠，卧时不能左侧"为其明征。治疗上重用黄芪为主，随症加减，皆随手取效。

（三）阐发"肝升太过"之理

张锡纯认为，相火生于命门，寄于肝胆，相火之暴动常因肝胆之气上逆。且肝气、肝火上逆易挟冲气、胃气上逆而形成种种病证。张氏论此等证，皆脉证合参而以脉象为主。其认为，凡"肝气、肝火挟冲气、胃气上冲者，脉多弦硬而长"，且"左脉弦硬而长者，肝胆之火上升也，其右脉弦硬而长者，胃不降兼冲气上逆也"。

（四）提出"肝病善作疼"

张锡纯在《医学衷中参西录》中有"肝病善作疼"之论述，其认为肝病作疼主要包括"肝郁作疼"和"肝虚作疼"两方面。

1.肝郁作疼　肝主气化，为全身气化之总司。人身气化过程必须依赖各脏腑协调运作，才能周流不息。张锡纯认为"人之元气，根基于肾，而萌芽于肝"。张氏云："肝主疏泄，原为风木之脏，于时应春，实为发生之始，肝膈之下乘者，又与气海相连，故能宣通先天之元气，以敷布于周身，而周身之气化，遂无处不流通也。"肝郁，或谓肝气郁结，因情志不舒、恼怒伤肝或其他原因致使肝木横恣或疏泄失常，影响气机升发和疏泄，肝脏气血不能条达舒畅而致痛。

2.肝虚作疼　肝虚在古代多有论述，《太平圣惠方》中曰"夫肝虚则生寒，寒则苦，胁下坚胀，寒热，腹满不欲饮食，悒悒情不乐，如人将捕之，视物不明，眼生黑花，口苦，头疼，关节不利，筋脉挛缩，爪甲干枯，喜悲恐，不得太息，诊其脉沉细滑者，此是肝虚之候也"，提出肝虚可引起肢体疼痛。秦伯未在《谦斋医学讲稿·论肝病》中说"正常的肝气和肝阳是使肝脏升发和条畅的一种能力"，若该种能力不足，即是肝虚。

张锡纯认为肝为厥阴之脏，中见少阳，内寄相火。肝气冲和条达，气血畅行，相火随气血逍遥游行，布达周身，内温脏腑，外煦经络。他还说"盖人之元气，根基于肾，萌芽于肝，培养于脾，积贮于胸中为大气，以斡旋全身"，故肝为"人身元气萌芽之脏"，为"气化升发之始"。肝气虚弱，疏泄升发无力，气血流行不畅，相火随之郁结。其症一为胁痛，二为四肢疼痛。

二、肝气虚证

《素问·阴阳类论篇》云："春甲乙青，中主肝，治七十二日，是脉之主时，臣以其脏为最贵。""五脏贵肝"的生理学基础在于肝气，在于肝主疏泄。肝脏之性既有刚的一面，又有柔的一面，清代医家黄宫绣曰"肝无补，非无补也，实以肝气过强，则肝血不足，补之反为五脏害，故以无补为贵。讵知肝气不充，是犹木之体嫩不振而折甚易"。

"肝气虚"是指各种原因导致的肝气亏损，使肝之疏泄、藏血、调节情志及濡养外窍等功能失调的一种证候。①具备气虚证表现：肝主筋，为罢极之本，肝气虚则筋不能动，可见疲乏无力、易于疲劳等表现。②肝经循行部位出现不适：肝气虚则疏泄不及，屈意难伸，从而出现肝经所过部位不适，见胸胁满闷、少腹坠胀、善太息；肝气虚，疏泄失常。③情绪及思维活动的改变：失于对情志的调畅则见抑郁或烦躁等。④失于对经水的调节，则可出现月经不调、痛经、闭经等。

在《医学衷中参西录》中，以"肝虚"一词出现的病证很多，但总结起来可有三类。其一，以山萸肉治"肝虚极而元气将脱者"。其二，重用黄芪治"肝气虚弱不能条达"，而在其所载病案诊断中，亦多以"肝虚"名之。其三，以山萸肉治"肝虚"自汗，"肝虚"胁疼、腿疼、四肢疼等，在"曲直汤""论四肢疼痛其病因凉热各异之治法"等内容中均载有验案。

（一）黄芪"性温而升以补肝，有同气相求之妙"

黄芪性甘，微温，归脾、肺经。肝属木，性温且喜条达而恶抑郁，肝气虚弱不能条达则气不载血上行而见头昏眼花、面容憔悴萎黄。黄芪之所以能治肝气虚弱，因其性温，有上升趋向，与肝气温而喜条达上升同气相求。因此张锡纯认为肝气虚弱的患者可重用黄芪，佐少量理气药品。张氏云："凡遇肝气虚弱不能条达，用一切补肝之药皆不效，重用黄芪为主，而少佐以理气之品，服之覆杯即见效验，彼谓肝虚无补法者，原非见道之言也。"

黄芪补肝气，可以从以下几点说明。①黄芪味甘性温，李时珍在《本草纲目》云"辛甘无降"，认为黄芪有升发之性。肝气主升发疏泄，喜柔恶燥，黄芪之性具有补而不郁、温而不燥、顺之为补、逆之为泻的特点，故可知黄芪升发之性恰可补肝之性。②《内经》亦云"肝苦急，急食甘以缓之"。甘补而和缓，肝喜柔而恶燥，喜和而恶急，甘味黄芪具有补肝缓肝之效。③黄芪"实脾以补肝"。《素问·经脉别论篇》云"食气入胃，散精于肝，淫气于筋"，说明脾虚亦可致肝虚，实脾即补肝。黄芪色黄入脾，脾为气血生化之源，故用黄芪以升补脾气，脾土敦实，脾气健运，则能化生气血以充养肝木。

有关黄芪的用量，病情不同用量也不相同。根据刘建城等人的研究，在治疗肝气虚弱时，黄芪使用24g最为稳妥，若是病情危重可用到60g。一般而言，治疗大气下陷导致的肝气虚弱，使用18g即可。因为气不虚，过用则会助邪，少用则不能起到固护正气之效果。当正气已虚，胸中大气下陷，气升归胸时，18g较宜，也就是说18g黄芪是正常量，可以使气陷或类似气机下走、下脱、下陷的脏腑功能复常，用量少则提升之力不足，用量多则升发太过。当然，在此情况下，还需要与其他药物配伍使用，并非专用一味黄芪。若是肝气虚则全身气机不能调畅，故而在补肝气时不仅要使气机复常，还需要助肝气升发，用24g能使气机上行调畅。脉弱无力、痿废是因其脑髓中气血不足，当补气血上注充脑，所用之黄芪量更重，才能引血上注、涵养脑髓，黄芪用至30g及以上。

炮制影响药物的疗效，黄芪制用，多为蜜炙。蜜者，蜜蜂之所酿，味甘性平，质滋润。然湿阻中满、湿热痰滞者宜慎用，因蜜炙虽有利于黄芪补气之功，但不利于善走之性。为提升黄芪补气之力，当重用。生用有利于黄芪善走、升陷之力。因此，黄芪生用、重用则力专而善走，周行全身，也对人体正气的补充和气机的畅行有益。

（二）山萸肉"补肝而兼能通利气血"

山萸肉，性微温，味酸、涩，归肝、肾、脾经，善补益肝肾、收敛固涩。《金匮要略》曰："夫肝之病，补用酸，助用焦苦。"酸入肝，有滋养肝木、生津、柔和筋膜的作用，故山萸肉可补肝体之虚。肝体阴而用阳，内藏相火，肝木易亢，且山萸肉为温热之药，用之恐相火妄动，故张锡纯常将山萸肉与知母配伍，知母苦寒味降，一者可泻已妄动之相火，二者可制约山萸肉温热之性，去性存用，预防相火妄动。

张锡纯在《医学衷中参西录》中记载，多次以山萸肉治疗痹痛。如《医学衷中参西录》中所述医案，肝主疏泄，中藏相火，过怒伤肝等原因造成肝木之气虚弱，肝虚不能疏泄则气机郁滞，相火发越，郁滞经络，郁久作热之腿痛、臂痛、腹痛者。张氏准确抓住病机，重用山萸肉补肝血而旺肝气，同时因其条畅之性而使肝之疏泄功能正常运行，加用知母泄肝热以制山萸肉温热之性，肝疏泄复常，则能除痹开郁。此外，肾水乃是肝木之母，子病易及母，故在治疗上须子母兼治。而山萸肉，入肝、肾经，长于肝肾兼补，更擅开痹除痛，故重用山萸肉可补肝肾收敛相火，肝疏泄如常而气血通利，则痹痛自除。

张锡纯认为，山萸肉之所以能治疗肢体疼痛，是由于"山茱萸得木气最厚，酸收之中，大具开通之力，以木性喜条达故也"。《神农本草经》谓其主治寒湿痹，诸家本草，多谓其能通利九窍，其性不但补肝，而兼能通利气血。张氏提出山茱萸因木气最厚，大具开通之力，故能通利气血而开痹。山萸肉具有补肝通络、宣痹止痛的功效。

三、治肝四法

（一）散肝法

1.补以散之 古今论及肝郁成因，大抵以实证居多，然肝虚致郁亦不少见。张锡纯所治因肝虚不能条达的患者，常见胁痛、肢痛、二便不通等肝郁证候，其疼痛之剧，大类实证，此时虽疏肝、平肝、柔肝之药迭进，难见寸效。细察其因，多因劳累过度、情志恼怒或抑郁而发，详审其情，多见精神昏愦、左脉微弱等肝虚症状。张锡纯常以补养肝气法，少佐流通血气之品。首选大剂黄芪，取其温升之性，补以通之。张锡纯认为"肝属木而应春令，其气温而性喜条达，黄芪之性温而上升，以之补肝，原有同气相求之妙用"。除黄芪外，张锡纯还极为赏用山茱萸，认为其"禀木气最厚，酸收之中，大具有开通之力"，俾肝气壮旺，自能升发上达，不致下郁作疼。

2.木郁达之 外感六淫之邪，内伤七情，均易导致肝气郁结，气机不畅，出现胁痛、脘腹胀满疼痛、心烦易怒等临床表现。根据《内经》"木郁达之"的原则，应采用疏肝解郁法，但病情变化多端，应明辨详审，分而论之。肝郁兼气逆上冲者，应疏肝平肝，宜用疏肝降逆之桂枝；肝郁并气陷者，应疏肝升阳，当用疏肝举陷之柴胡；肝郁化热、阴虚体弱者，应清肝解郁，药选凉而能散之茵陈；肝郁乘脾土者，法宜疏肝运脾，佐入疏肝化滞之生麦芽。

（二）补肝法

1.温养肝气 因肝气虚弱，而不能升发、调达脾胃所致诸证，张锡纯总结应"重用黄芪为主，而少佐以理气之品"，因"肝属木而应春令，其气温而性喜条达，黄芪之性温而上升，以之补肝，原有同气相求之妙用"。后世医家也不乏用黄芪补肝之例，如朱良春在《朱良春用药经验集》中说"肝阳肝气为用，肝阴肝血虽多不足之证，肝阳、肝气亦有用怯之时……肝阳虚可用附子合桂枝、黄芪"，可见黄芪补肝重在可以恢复肝脏的升发条达之性。但因脾胃失调者，多导致升降功能异常，大量黄芪补气，有壅滞气机之弊，需少佐紫苏梗、佛手、香附、枳壳等理气之品。若气虚甚导致气损及阳，也应辅以温补肝肾之药，所谓肝肾同源，肝肾并补，但温补之药太过则易损肝阴，临床当选用温润之品，如巴戟天、淫羊藿、乌药、肉桂、肉苁蓉、杜仲等。由于水土温则木恬，更有益于扶助肝气升发之力，故临床也加入温阳补脾气之药，如白术、党参等，以肝、脾、肾同补。

补肝不忘护肝体，常需阴中求阳。如张锡纯曾重用山萸肉治疗肝气疏泄太过之汗证，言山萸肉得木气最厚，温补酸收中大具开通之力，其性不但补肝而兼能通利气血。于方中适当加入补养阴血之品，如熟地黄、当归、白芍、五味子、山萸肉、乌梅、枸杞子、沙苑子等，使气血周流畅通。

2.升肝举陷 前人治疗气陷，多从脾主升清着手，张锡纯独出机杼，从肝论治。皆因肝木主升，其人肝气素虚，操劳过甚，或怒伤肝气，常有肝气下陷之虞，当用升肝补肝举陷法。张锡纯拟升肝舒郁汤，专为妇女肝气下陷所致阴挺而设，组成为生黄芪（六钱）、当归（三钱）、知母（三钱）、柴胡（一钱五分）、生明乳香（三钱）、生明没药（三钱）、川芎（一钱五分）。阴挺即子宫下垂，张锡纯认为此证由肝气虚弱，郁而下陷所致，因肝主筋，且肝经"过阴器"，阴挺之状，类筋之所结。方中黄芪与柴胡、川芎共用，补肝疏肝，升阳举陷；当归与乳香、没药并用，养肝理肝，化气解郁；诸药皆温热，恐激冲肝中相火，加一味知母，寒温相济。

（三）平肝法

平者，平肝之横恣也。肝为将军之官，其性为刚，横冲撞逆，因此有平肝之法。张锡纯指出，平肝法只可暂用而不能长用。因为肝性条达，为气化发生之始，过平则伤损人身气化。

（四）敛肝法

敛者，敛其耗散也。肝主疏泄，肾主蛰藏，一泄一藏，共同维持肾精、元气的正常功能。而病理状态下，肝气一旦疏泄过度，则有元气耗散、肾不纳气、肾精不固之虞，张锡纯所立敛肝法正当其用。张锡纯认为，元气将脱之急危重症，虽然不都因肝病所致，仍应急则治标，宜敛肝固脱。古人治元气将脱，专设一味独参汤，张锡纯认为，元气上脱山茱萸功用远胜人参。元气上脱者不可以用红参，因红参气温而升，恐令人气高不返，元气下脱者或有效，元气上脱者断不可服。

四、述评

张锡纯的中西医汇通思想，分别从医理、病理、药理等方面入手，为二者的汇通积累了许多有价值的成果，同时也为中、西医学之间的汇通指明了方向。张锡纯将西药赋予了中医学属性，他对西药进行了药性分析，在用西药组方时，其又具有了阴阳、寒热等性质。

张氏治肝理论最具亮点是，提出了"元气藏于肾，萌芽于肝"之论。元气是人体脏腑功能之本，藏于肾，但其功能始于肝，并受肝调节。肝郁血瘀多实证，但肝虚亦不少见，肝虚又以肝气虚为要。肝气虚古无补法，因而他提出了"实脾补肝"，即补脾就是补肝的观点。张氏还提出了肝郁、肝虚易作疼，不仅胁痛，还会四肢疼痛，这对临床很有启发。临床治疗四肢疼痛，多用祛风止痛之品，往往无效，实际虚证也不少见，而由肝郁、肝虚所致，确为创见。

张锡纯临床用药极其丰富，尤其是在肝病治疗中，用甘温之黄芪实脾补肝气，肝气虚得补，则元气充沛，诸虚皆解；山茱萸能补肝、通利气血治疗痹痛，尤其是大剂量山茱萸治肝虚之胁痛、四肢疼痛等，在其他文献中确未见到。当然，张氏用药十分注重配伍，补肝之药，不忘少佐理气之品；甘温之药，不忘少加寒凉之品，尤其喜用知母，制黄芪等温药之性，具有较高的临床指导价值。张氏的"治肝四法"，指出散肝、补肝为主，而平肝、敛肝之法皆为急则治其标，这些治法可与王旭高的治肝三十法合参。

总之，张锡纯的《医学衷中参西录》一直奉为临床圭臬，运用于临床各科，尤其是在肝病领域，其独特的肝病理论与用药经验丰富了肝病诊疗的理论与临床。

第六节　叶天士从"病久入络"论治胁痛

叶天士（1666—1746），名桂，字天士，号香岩，晚年号上津老人，江苏吴县人，清代医学家，温病学家。叶氏出生于世医之家，祖父叶时和父亲叶朝采都是当地的名医，其幼承父训，先后拜师十七位，读万卷书。叶氏勤奋好学，聪颖过人，没几年就声名远播。他广收前贤之论，结合自身实践，融会贯通，是中医学史上温病学派的创始人，开创了卫气营血辨治体系。不仅如此，他在杂病诊治上也颇有建树，诸如立肝阳化风、脾胃分治、养胃阴、久病入络、血肉有情药、通补奇经法等，其学术成就影响深远。

叶氏毕生忙于诊务，无暇著述，只留下诸多医案与门人顾景文记录的《温热论》。叶氏逝世后18年（1764），年已古稀的华岫云将数十年收集的叶案，同众多叶氏门人、同道友人记录，整理归类，汇编加按，付梓刊行，其后有所增补，成为流传至今的《临证指南医案》。《临证指南医案》共十卷，卷一至卷八以内科杂病医案为主，兼收外科及五官科医案，卷九和卷十分别为妇科医案和儿科医案，共收录叶天士医案2574例（重复1案，华岫云附1案）。全书序列八十九门，述证八十六种，每门以病证为标目，序列其经治医案，言简意赅，切中肯綮，于学术多有所体悟，于后学启迪甚多。每门之末，附有论述该门证治大要的附论一篇，系由叶氏门人分别执笔撰写而成。

《临证指南医案》搜罗宏富，征引广博，按语精当，实用性强，不仅比较全面地展现了叶天士在温热时证、各科杂病方面的诊疗经验，而且充分反映了叶天士融汇古今、独创新说的学术特点，对中医温热病学、内科病学、妇产科学等临床医学的发展均产生了较大的影响，本书充分反映了叶天士辨证精细、立法妥帖、处方中肯、用药灵活的学术特点，书中治案大多切于临床实用，其中有关温热病医案的载述甚至成为后世医家编写温病专著的蓝本。《临证指南医案》是必读的中医古籍之一。

一、胁痛络病论

叶天士在《叶案存真》中曾说"古人治胁痛法有五，或犯寒血滞，或血虚络痛，或血着不通，或肝火抑郁，或暴怒气逆，皆可致痛"。此外，在案中所见还有湿壅、饮停等，其大法基本完备，因而徐灵胎评说"案中用药，颇能变通，心思有不可及处"。

首先，关于络病的形成过程，叶氏提出络病由经病而来，络病的形成分为两个阶段。第一阶段，即初病在气、在经，属于气病、经病，与血与络无关；只有病久痛久，才进入第二阶段，即久痛、久病之后，方能"血伤入络"，进入"络病"阶段。叶天士在《临证指南医案》中多有论及"初病在经，久病入络，以经主气，络主血""初为气结在经，久则血伤入络，病久痛久则入血络""初病在气，久病及血""初病在经在气，其久入络入血"等观点。他在《临证指南医案》中说"初病两年，寝食如常，今年入夏病甚。此非脏腑之病，乃由经脉继及络脉。大凡经主气，络主血。久病血瘀，瘀从便下。诸家不分经络，但忽寒忽热，宜乎无效"。在辨治络病时，初病在经、在气，久病在络、在血。胁痛初起病在气分，肝失疏泄，肝气失于调达，肝气郁闭则发胁痛，气机不畅，则肝区胀痛，痛无定处，故叶氏用香附、郁金、降香等药疏肝气，络脉得疏，通则不痛；久病入血，肝经气血郁滞，血瘀阻气，气滞血瘀，瘀血阻滞经脉，不通则痛则发胁痛，肝区痛有定处，痛如针刺，故叶氏用归须、炒桃仁、泽兰叶、柏子仁、香附汁、牡丹皮、穿山甲、乳香、没药来行络脉瘀血，通少阳、阳明之络，通则不痛。

第二，络脉有脏腑部位之分，在案中提到者，即有肝络、少阳之络、胃络等的不同。

第三，络病有虚实之分。实证有血瘀入络、寒入络脉等，前者宜辛泄通瘀（如旋覆花汤、桃仁牡蛎方），后者宜辛香温通（如荜茇半夏方）。其中叶氏最推崇旋覆花汤，如一方用桃仁、青葱管、桂枝、生鹿角、归尾，他说"此旋覆花汤之变制也，去覆花之咸降，加鹿角之上升，方中惟有葱管通下，余俱辛散横行，则络中无处不到矣"。叶氏对久病入络主张用丸药攻邪，在《叶案存真》中说"攻法必用丸以缓之，非比骤攻暴邪之治，当用稳法"，但在《临证指南医案》中又告诫说"久病已入血络，兼之神怯瘦损，辛香刚燥决不可用"（宜用旋覆花汤）。他对虚证有营络虚寒、肝风内震入络等认识，前者宜辛温通络（如当归桂枝汤加肉桂），后者宜甘缓润补（如生地阿胶方）。他在《临证指南医案》中指出"症固属虚，但参、术、归、芪补方，未能治及络病，《内经》肝病不越三法，辛散以理肝，酸泄以体肝，甘缓以益肝，宜辛甘润温之补，盖肝为刚脏，必柔以济之，自臻效验耳"《内经》肝病三法，治虚亦主甘缓"，他还说"络虚则痛，有年色脉衰夺，原非香、蔻劫散可效，医不明治络之法，则愈治愈穷矣"。

由此可见，叶氏的络病功夫甚深，从胁痛案中所见，并非仅以活血通络一法可以概治。

二、胁痛络病辨证要点

（一）气郁

1.肝气郁结 七情致伤，肝气郁结，症见胁胀夜甚，响动则降。治宜疏肝理气为主，兼以降胃，用橘叶香附方（橘叶、香附、川楝子、半夏、茯苓、姜渣）。如肝气怫郁，胁痛绕及胸背，治宜木郁达之，用钩藤桑叶方（钩藤、桑叶、郁金、橘红、茯苓、瓜蒌皮）。如寒着气阻、右胁痹痛，用桂枝汤加减（杏仁、桂枝、茯苓、生姜、瓜蒌、薏苡仁）。

2.气郁化火 劳怒阳动，气郁化火，症见气热攻冲，扰脘入胁，或左胁闪闪，腹中微满，脉弦搏左甚。治宜苦辛，用牡蛎夏枯草方（川连、牡蛎、夏枯草、炒半夏、香附、炒白芥子），或用郁金降香方（郁金、山栀子、半夏曲、降香末、橘红、金石斛），或首乌钩藤方（生首乌、归须、胡麻、牡丹皮、黑山栀、桑叶、钩藤），或川贝山栀方（川贝、山栀子、牡丹皮、郁金、钩藤、瓜蒌皮、茯苓、橘红）。

3.肺气不降 肺气不降，金不制木，症见气逆、咳嗽、胁痛。治宜宣肺降气，用降香杏仁方（降香汁、川贝、鲜枇杷叶、豆蔻、杏仁、橘红），或栀豉汤加味（香豉、瓜蒌皮、山栀子、郁金、竹茹、半夏曲、杏仁）。如咳嗽失血、右胁痛引，先理络痹，用千金苇茎汤加减（紫苏子、桃仁、枇杷叶、冬瓜子、茜草、薏苡仁）。

（二）湿邪壅滞

1.湿热壅滞 症见由胸部虚里穴痛起，左胁下坚满，胀及脐右，大便涩滞不爽。治宜缓攻湿热，用小温中丸（白术、茯苓、陈皮、半夏、甘草、神曲、香附、苦参、黄连、针砂）吞服。

2.寒湿痹阻 症见胁痛吐食，《内经》谓之肝痹。治宜祛风化湿，用柴胡萆薢方（柴胡、防风、当归、白芍、萆薢、薏苡仁、甘草、茯苓）。

（三）痰饮阻滞

1.痰饮搏击 症见胁痛，治宜化痰祛饮，用二陈汤加味（半夏、茯苓、广皮、甘草、白芥子、白蒺藜、钩藤）。如湿痰阻气，络脉窒塞，症见胸胁闪烁而痛，治宜轻扬宣气，用千金苇茎汤合威喜丸加味（桑叶、芦根、冬瓜子、薏苡仁、桃仁、威喜丸）。如支脉结饮，阻其气机，症见胁中痛胀、入夜更甚、仅仅仰卧、不可转侧、饮食如常、形充脉弦，治宜化痰通络，用海蛤丸加减（半夏、青黛、土贝母、白芥子、昆布、海藻、海浮石、土瓜蒌仁、蛤蜊壳粉、竹沥，姜汁泛丸，或钩藤、香附、风化硝、炒半夏、茯苓、生白蒺藜、竹沥，姜汁泛丸）。

2.寒饮入络　症见痛必右胁中有形攻心、呕吐清涎、周身寒凛、痛止寂然无踪，治宜辛香温通法，用荜茇半夏方（荜茇、半夏、川楝子、延胡索、吴茱萸、高良姜、蒲黄、茯苓）。

（四）血络瘀阻

1.胆络血滞　病在少阳之络，症见胁下痛犯中焦，初起上吐下泻，春深寒热不止。治宜清胆活血，用青蒿归须方（青蒿、归须、泽兰、牡丹皮、红花、郁金）。如病在少阳、阳明之络，症见胁痛游走不一，渐至痰多、手足少力，治宜通少阳、阳明之络，用泽兰山甲方（归须、桃仁、泽兰、柏子仁、香附、牡丹皮、穿山甲、乳香、没药，水泛丸）。

2.肝络凝瘀　嗔怒动肝，劳怒致伤气血，肝着，症见寒热旬日、胁痛板着、难以舒转、甚则及腹背，进食痛胀，大便燥结。治宜辛泄宣瘀，用旋覆花汤加味（旋覆花、新绛、青葱管、桃仁、归须、柏子仁），或金铃子散加味（川楝子、延胡索、归须、桃仁、牡蛎、桂枝），或当归红花方（当归、红花、茯苓、五加皮、秦艽、桂木、松节、寄生）。夹热者用桃仁桑叶方（桃仁、归须、牡丹皮、桑叶、川楝子、黑山栀）。夹寒者用桃仁茴香方（桃仁、归须、延胡索、片姜黄、五加皮、桂枝、橘红、炒小茴香）。如闪挫胁痛，久则呛血，为络血气热内迫，用鲜生地黄、藕节、生桃仁、新绛。

3.血络痞积　症见左胁疮积攻疼，或左前后胁板着、食后痛胀。治宜辛香缓痛消积，用牡蛎山楂方（牡蛎、山楂、延胡索、川楝子、桃仁、归须、牡丹皮、桂枝），或用桃仁牡蛎方（桃仁、归须、小茴香、川楝子、半夏、生牡蛎、橘红、降香、白芥子，泛丸）。如症见胁痛、咳则更甚、渐次腹大坚满、倚左不能卧右、便溏溺利，属肝郁脾湿，治宜旋覆花汤加味（桂枝、厚朴、新绛、生牡蛎、旋覆花、青葱管、香附、鸡内金）。如络痹癖积，左胁胀痛，治宜通泄，用阿魏丸（阿魏、鳖甲、黄芪、广皮、枳实、柴胡、白术、青皮、草果、黄芩、当归、茯苓、豆蔻、山楂、神曲、延胡索，水丸）。

4.血瘀液耗　症见胁痛、得食稍安，咽干，舌燥，心悸，脉动而虚、左小弱。治宜辛宣甘缓，用桃仁柏子仁方（桃仁、柏子仁、新绛、归尾、橘红、琥珀），痛缓后再服养阴熄风方。如症见痛缓而便难，为液耗风动，治宜李东垣通幽法，用五仁丸加味（当归、桃仁、柏子仁、火麻仁、郁李仁、松子肉、红花）。

（五）肝肾阴虚

肝肾阴亏，肝风内震入络，症见暮夜五心烦热、咽干、心悸、胁痛、心嘈易饥、呕涎、便燥，治宜甘缓柔润理虚，用三才汤加味（人参、生地黄、天冬、麦冬、柏子仁、生白芍），或炙甘草汤去姜、桂，或生地阿胶方（生地黄、阿胶、枸杞子、柏子仁、天冬、白蒺藜、茯神、菊花，为丸；或生地黄、天冬、枸杞、龙眼肉、桃仁、柏子仁、阿胶，熬膏），可酌加牡丹皮、桑枝、泽兰。如兼有梦寐纷纭、脉右弦左小弱涩，积劳伤阳，治宜甘缓为主，少佐摄镇，用人参丸加减（人参、酸枣仁、茯神、炙甘草、柏子仁、当归、龙骨、金箔）。如血虚络瘀，症见左胁喜按、难以名状，治宜辛润理虚，用枸杞柏子仁方（枸杞子、柏子仁、酸枣仁、茯神、龙眼肉、芝麻）。如血虚火郁，症见胁痛、脉细弦数不舒，治宜清润通络，用瓜蒌归身方（瓜蒌、炒桃仁、归身、新绛、炒白芍、炙甘草）。如水亏阳升，症见两胁热热如热、火升面赤、遇烦劳为甚，治宜养阴和阳，用首乌桑叶方（何首乌、桑叶、芝麻、黑豆衣、巨胜子、天冬、北沙参、柏子仁、茯神、女贞子，青果汁泛丸）。

（六）营络虚寒

营络虚寒作痛，症见胁下痛、食入则安，或重按得热少缓，每每痛发常在下午黄昏阳气渐衰之时。治宜辛温通络，用当归桂枝汤加肉桂（当归、茯苓、炮姜、肉桂、炙甘草、大枣），可酌加小茴香、丁香。如营气受困，症见胁痛绕脐、得食则缓、脉弦，治宜辛甘，用桂枝、川椒、白蜜、煨姜。如虚寒夹瘀，症见胁稍隐痛、卧起咳甚、冷汗、背有微寒、两足逆冷、身体仰卧稍安、左右不堪转侧，治在血分，通络补虚，用枸杞苁蓉方（枸杞子、肉苁蓉、炒小茴香、当归、炒桃仁、炙山甲）。

三、叶案选读

（一）橘叶香附方

张某，胁胀夜甚，响动则降，七情致伤之病。

橘叶、香附子、川楝子、半夏、茯苓、姜渣（见《临证指南医案·胁痛》）。

主治七情致伤，肝气郁结，夹有痰饮，胁胀夜甚，响动则降。

方中以橘叶、香附、川楝子疏肝理气，半夏、茯苓、姜渣温化痰饮。全方有疏肝和胃、理气化痰之功，对肝胃不和，气郁作痛有效。

加减：如气郁化火，去姜渣，加入夏枯草、山栀子、郁金、降香、牡蛎等。

（二）海蛤丸

张某，形充脉弦，饮食如常，述左胁久胀，上年肿突肌溃，收结以来，胁中痛胀仍发，入夜更甚，仅仅仰卧，不可转侧，此支脉结饮，阻其周行气机，病根非外非内，宣通其脉络为是。

天冬、瓜蒌霜、海浮石、蛤粉、风化硝、桔梗、橘红、香附、竹沥、姜汁，泛丸（见《评点叶案存真类编·胁痛》）。

主治支脉结饮，胁中痛胀，入夜更甚，仅仅仰卧，不可转侧，饮食如常，形充脉弦。

本方录自《临证指南医案》，与《洁古家珍》海蛤丸不同。方中以瓜蒌、海浮石、蛤粉、竹沥、姜汁化痰软坚，桔梗、橘红、香附理气，风化硝逐饮，天冬养阴扶正。全方有逐饮软坚之功，还可治悬饮、支饮等证。

加减：清热通络，可加青黛、钩藤、白蒺藜；化痰软坚，可加半夏、茯苓、土贝母、白芥子、昆布、海藻。

（三）荜茇半夏方

郭某，痛必右胁中有形攻心，呕吐清涎，周身寒凛，痛止寂然无踪，此乃寒入络脉，气乘填塞阻逆，以辛香温通法。

荜茇、半夏、川楝子、延胡索、吴茱萸、高良姜、蒲黄、茯苓（见《临证指南医案·胁痛》）。

主治寒饮入络，胁痛攻心，呕吐清涎，周身寒凛，痛止则寂然无踪。

方中以荜茇、吴茱萸、高良姜温胃散寒，半夏、茯苓化饮止呕，川楝子、延胡索、蒲黄理气活血止痛。全方以辛香温通为主，对寒邪犯胃、肝络不舒者有效。

（四）桃仁茴香方

蒋某，宿伤，左胁腹背痛。

炒桃仁、归须、炒延胡索、片姜黄、五加皮、桂枝木、橘红、炒小茴香（见《临证指南医案·胁痛》）。

主治宿伤寒瘀阻滞，左胁腹背痛。

方中以桃仁、归须、延胡索、片姜黄、五加皮、橘红活血理气止痛，桂枝、小茴香温通经络。全方有温通瘀血之功，对寒瘀阻滞、宿伤等造成胁痛、胃痛者有效。

（五）桃仁牡蛎方

王某，左前后胁板着，食后痛胀，今三年矣。久病在络，气血皆窒，当辛香缓通。

桃仁、归须、小茴香、川楝子、半夏、生牡蛎、橘红、紫降香、白芥子，水泛丸（见《临证指南医案·胁痛》）。

主治久病在络，气血阻滞，胁痛板着，食后痛胀。

食后痛胀与得食痛缓，有虚实不同之分。本方以辛香缓通为主，以治实痛。方中以桃仁、归须化瘀通络，佐以降香、小茴香温通，川楝子、牡蛎入肝理气软坚，半夏、橘红、白芥子化痰祛饮。全方为丸，从气、血、痰、寒着手，以缓通取效。

（六）桃仁柏子仁方

程某，诊脉动而虚，左部小弱。左胁疼痛，痛热上引，得食稍安。此皆操持太甚，损及营络，五志之阳，动扰不息。嗌干，舌燥，心悸，久痛津液致伤也。症固属虚，但参、术、归、芪补方，未能治及络病。《内经》肝病，不越三法：辛散以理肝，酸泄以体肝，甘缓以益肝。宜辛甘润温之补。盖肝为刚脏，必柔以济之，自臻效验耳。

炒桃仁、柏子仁、新绛、归尾、橘红、琥珀（见《临证指南医案·胁痛》）。

主治营损血瘀，胁痛，得食稍安，嗌干，舌燥，心悸，脉动而虚，左部小弱。

营络受损，但又兼血瘀，治宜辛散、甘润并施。方中以桃仁、新绛、归尾、琥珀辛散血瘀，以柏子仁甘润缓肝，橘红理气和胃。所选化瘀药物，以活血和血为主，都非峻品，再配以柏子仁、琥珀养心宁神，使全方辛甘温润，用药组方颇有分寸。

（七）生地阿胶方

黄某，肝胃络虚，心嘈如饥，左胁痛，便燥少血。

生地黄、天冬、枸杞子、龙眼肉、桃仁、柏子仁熬膏，加阿胶收。（见《临证指南医案·胁痛》）。

主治肝肾阴虚，肝风内震入络，胁痛，得食则安，心嘈易饥，噫干，心悸，暮夜五心烦热，脉小弱。

方中以阿胶、生地黄、枸杞子、天冬滋养肝肾之阴，柏子仁、龙眼肉养心安神。全方有养阴息风补络之功，治阴虚风动的络虚证，不论汤、丸均可，为叶氏常用方之一。

加减：清肝息风，加牡丹皮、白芍、菊花、白蒺藜。通络，加泽兰、桑枝。便燥，加桃仁。

（八）枸杞柏子仁方

此血虚络松，气失其护，左胁喜按，难以名状，宜辛润理虚，切勿乱投药饵。

枸杞子、柏子仁、酸枣仁、茯神、龙眼肉、大胡麻（见《未刻本叶氏医案》）。

主治血虚络松，左胁喜按，难以名状。

方中以枸杞子、柏子仁、龙眼肉、胡麻养肝补血，酸枣仁、茯神养心宁神。全方以辛润理虚、养心滋液立法，对阴血虚、络脉空虚之胁痛、胃痛均宜。

第七节　张仲景"黄家所得，从湿得之"述评

一、《金匮要略》论黄疸

《金匮要略·黄疸病脉证并治》将黄疸分为黄疸、谷疸、酒疸、女劳疸、黑疸，即所谓"五疸"，此外，还包括其他如虚劳发黄、燥结发黄等。

《金匮要略·黄疸病脉证并治》篇共22条，直接冠以黄疸病名的条文仅4条。其中第8条论火劫发黄机制，第18条论"黄疸病，茵陈五苓散主之"，第19条论"黄疸腹满，小便不利而赤，自汗出，此为表和里实，当下之，宜大黄硝石汤"。三条均论湿热黄疸，"五疸"中的黄疸即指狭义黄疸，病变与脾胃关系密切；而第11条总论广义黄疸病预后。

《金匮要略》指出"趺阳脉紧而数，数则为热，热则消谷，紧则为寒，食即为满。尺脉浮为伤肾，趺阳脉紧为伤脾。风寒相搏，食谷即眩，谷气不消，胃中苦浊，浊气下流，小便不通，阴被其寒，热流膀胱，身体尽黄，名曰谷疸"。趺阳脉数为胃中有热，故消谷善饥；脉紧为脾有寒湿，运化无力；紧而数为脾胃湿热中阻；进食则加重脾胃湿热，湿热熏蒸上冲，故食谷即眩；湿热下注，气化不利，故小便不通；湿热不能从小便排泄，郁滞于中，脾色必黄，瘀热以行，身体尽黄，因其发病与饮食有关故称为

谷疸。

《金匮要略》又云"额上黑，微汗出，手足中热，薄暮即发，膀胱急，小便自利，名曰女劳疸，腹如水状不治"。房劳伤肾，肾色外现，故额上黑；阴虚生内热，故微汗出，手足中热，薄暮即发；虚热下逼膀胱，故膀胱急；肾虚重，湿热轻，小便自调，故小便自利；阴阳两伤，脾肾两败，故腹如水状。因其发病与房劳肾虚有关，故称女劳疸。

《金匮要略》又云"心中懊憹而热，不能食，时欲吐，名曰酒疸""夫病酒黄疸，必小便不利，其候心中热，足下热，是其证也"。酒性辛温，助湿生热，湿热内蕴脾胃，熏蒸于心，故心中懊憹而热；升降失常，胃气上逆，故不能食，时欲吐；湿热下注影响膀胱气化，小便不利；湿热上干于心，心中热；湿热下注于足，足下热。因其发生与饮酒过度有关，故称酒疸。

《金匮要略》又云"酒疸下之，久久为黑疸，目青面黑，心中如啖蒜齑状，大便正黑，皮肤爪之不仁，其脉浮弱，虽黑微黄，故知之"。酒疸误用下法，日久不愈转为黑疸，面黑为肾色，目青为肝血瘀阻；湿热扰于心下，心中嘈杂；大便正黑为湿热灼伤胃肠脉络而出血之状；内有瘀血，肌肤失荣，故皮肤不仁。目青面黑与大便正黑，是黑疸的主要特征。黑疸多为谷疸、酒疸和女劳疸失治、误治或者经久不愈发展而来，常见于黄疸的后期。

需要强调的是，《金匮要略》论黄疸以病因分为谷疸、酒疸、女劳疸，黑疸，均离不开湿邪作祟，感受时邪后，是否发黄，关键在于脾胃运化功能是否正常，若无湿邪内蕴，则不会发黄。脾不运化，湿邪郁遏，是黄疸发病的基本因素。

二、"黄家所得，从湿得之"解析

"黄家所得，从湿得之"，一语明示黄疸与湿邪的关系最为密切，湿为阴邪，致病易阻遏气机、伤人阳气。脾主湿，喜燥恶湿。湿邪最伤脾阳，故黄疸病证的病理属性与脾阳盛衰密切相关。中阳偏盛，湿从热化，则为阳黄，与脾、胃、肝、胆有关。热为阳邪，热盛则正邪相搏而发病快，似属病毒性肝炎急性期。治疗原则以清热解毒利湿为主，如常用的茵陈蒿汤（茵陈、栀子、大黄）。中阳不足，湿从寒化，则为阴黄。"阴黄"为湿从寒化。所谓"寒"为机体功能代谢活动过度减退所造成，使湿盛阳微，寒湿郁滞脾胃，阳气不振，胆液不循常道而外溢。其发病慢，病程长，似属阻塞性黄疸。治疗原则以健脾和胃，温化寒湿为主；若脾虚血亏，则健脾补益气血。患者感湿邪伤脾阳，或过食生冷，或长期过量饮酒，复感寒邪，直伤脾胃，既病脾虚，又病湿浊或湿热，加之久用苦寒，必伤阳气，故脾阳虚兼湿浊或湿热为阴阳黄病机，治疗上需要兼顾"寒热"，不可一味清热利湿或一味散寒除湿，需要两者兼顾，并根据患者辨证情况，确定"寒热"偏重，选择相宜之治法。可见，中医所描述的"阴黄""阳黄""阴阳黄"分类，从病机、临床表现到治疗等均以湿为关键。

古代医家治疗黄疸重视脾胃，认为湿伤脾胃为导致黄疸的重要病机，这在《金匮要略·黄疸病脉证并治》篇中也有所体现。《金匮要略》所论黄疸，不论是阴黄，还是阳黄，皆责之于湿伤脾胃，如在治疗中所用的茵陈蒿汤、茵陈五苓散，以及后世的茵陈术附汤都是从太阴脾或阳明胃论治，所用方剂中茵陈皆为君药，茵陈为"治黄通剂"，《本草求真》记载"茵陈专入膀胱、胃。味苦微寒，诸书皆言湿热伏于阳明，用此以入太阳膀胱发汗利水。俾太阳、阳明湿热之邪，尽得于药而解矣"。而无论是寒湿还是湿热，都是由湿邪挟寒或热，主要的病机仍为湿邪为患，故"黄家所得，从湿得之"是对黄疸病因病机的高度概括和总结。

三、"但利其小便"论治

仲景在《金匮要略·黄疸病脉证并治》中提出"诸病黄家，但利其小便"的治疗大法。《伤寒论》论述发黄条文中，约有八处提及"小便难""小便不利"或"但头汗出""无汗""身无汗"等，另有五处提到"若小便自利，不能发黄"。由此可见，有汗、小便通畅，湿邪得以外泄，可不发黄，对湿热发黄尤其如此。由此提示，细审汗之有无、小便利否，在辨证论治的基础上，恰当运用发汗、利小便是治疗黄疸的一个重要方面。仲景治疗黄疸，茵陈蒿汤、茵陈五苓散、栀子柏皮汤3首均运用了通利小便的方法。相关条文为"阳明病，发热、汗出者，此为热越，不能发黄也。但头汗出，身无汗，剂颈而还，小便不利，渴引水浆者，此为瘀热在里，身必发黄，茵陈蒿汤主之""伤寒七八日，身黄如橘子色，小便不利，腹微满者，茵陈蒿汤主之"。茵陈作为治疗黄疸的通用药物，《本草纲目》有言"茵陈治通身黄疸，小便不利。阳黄，同大黄用；阴黄，同附子用。湿热黄疸，五苓散加之。酒疸，同栀子、田螺擂烂，酒服。痫黄如金，同白鲜皮煎服。同生姜擦诸黄病"。由此可见，茵陈具有利尿之效而治疗黄疸。《伤寒论》茵陈蒿汤方后注"小便当利……黄从小便去也"，指出黄疸患者服药后，若小便得以通利，湿热随小便而出，则黄疸自愈。《诸病源候论》载"黄病者……但令得小便快，即不虑死"。临床上应重视黄疸患者的二便情况，若二便通利，湿能下行，寒热之邪也易得泄。

虽然"黄家所得，从湿得之"，但其发展变化的机制是复杂多样的，仲景治黄疸，并不一味拘泥于"但利其小便"。仲景治疗黄疸，治法涵盖了汗、吐、下、和、温、清、消、补八法，可谓是法法俱全。其中汗法，方有麻黄连翘赤小豆汤、桂枝加黄芪汤；吐法，方有瓜蒂汤；下法，有大黄硝石汤、栀子大黄汤以攻下，猪膏发煎以润下；消法，主要是指消除瘀血，方有抵当汤、硝石矾石散；和法首推小柴胡汤；温法仅在《伤寒论·辨阳明病脉证并治》中提出"于寒湿中求之"，虽未出方，后世医家多推崇茵陈术附汤；清法以茵陈蒿汤最具代表，其他如栀子柏皮汤、茵陈五苓散；补法则治虚劳萎黄，方用小建中汤。其中仅有茵陈蒿汤、茵陈五苓散、栀子柏皮汤3首运用了通利小便之法，而其余之方则分别运用了汗、吐、下、和、温、消、补7种方法。《金匮要略·黄疸病脉证并治》中有"酒黄疸者，或无热，靖言了了，腹满欲吐，鼻燥。其脉浮者先吐之，沉弦者先下之"的论述。可见对于湿热内蕴"必小便不利"的酒疸，也要根据脉证辨证论治、因势利导。一味从湿论治而化湿利小便，即使在以湿热病机为主导的发黄，也有湿盛、热盛、湿热俱盛的不同，治疗时也应有所侧重，而非局限于利小便一法。如《丹溪心法》有言"诸疸口淡、怔忡、耳鸣、脚软、微寒发热、小便白浊，此为虚证，治宜四君子汤吞八味丸，不可过用凉剂，强通小便，恐肾水枯竭"。所以说，并非所有黄疸都可处以"利小便"之剂，临证也常参合其他治法，例如黄疸初起见表证者，则可发热解表，湿从汗解；湿热则当清热利湿，必要时通利腑气，使得湿热下泄，从二便而解；属寒湿则宜健脾利湿，温化寒湿。

四、述评

黄疸一病多与湿邪有关这一观点，除了仲景有过论述，其他医家也提出过相同的看法。《内经》认为"中央生湿，湿生土，土生甘，甘生脾……其在天为湿，在地为土，在体为肉，在脏为脾，在色为黄"，说明湿邪与脾有关。《素问·六元正纪大论篇》中记载"溽暑湿热相薄，争于左之上，民病黄疸而为胕肿"，最早提出了湿热之邪为黄疸的病因。《素问·玉机真脏论篇》云"湿热相交，民当病瘅"。这些都说明早在《内经》中，已经将湿热作为黄疸的病机。巢元方在《诸病源候论》中提出三十六种黄疸，并提出急黄与阴黄，但他认为的黄疸病机依然是湿热郁结。朱丹溪进一步将黄疸的病机简化，认为黄疸不必分五，同是湿热。元代罗天益在《卫生宝鉴·发黄》中将黄疸概括为阳黄与阴黄两类，后世将阳黄病机概括为湿热郁蒸，区别热重于湿及湿重于热；阴黄病机虽可责之为疾病后期正气耗伤，本虚标实，但寒湿阻滞是其关键。综上可见，湿邪贯穿黄疸始终。而在现代研究中，1994年《中西医结合肝病杂志》在《从气象因素与黄疸型肝炎发病的回归分析论证湿邪致病理论》一文提到，经过分析十年间气象因素和黄疸型肝炎发病的数据记录，发现黄疸的出现与发病前的湿度、雨量和阴天呈正相关，与晴天呈负相关，这也从外邪入侵这一方面证明了黄疸和湿邪之间的密切联系。

应该注意的是，教材中论黄疸，或寒湿，或湿热，悉成于湿，致令后学形成无湿不成黄疸之片面认识，致以偏概全。据《古今名医临证金鉴·黄疸胁痛鼓胀卷》述要记载，非湿黄疸，仲景论之最详。如燥热黄疸，《伤寒论》云"太阳中风，以火劫发汗""阳明病被火"，均述及热病误治，热灼津伤，邪从燥化，因热燥而致黄疸。其治自宜釜底抽薪，急下存阴。刘河间深明仲景之旨，倡燥热致疸之说，创血虚萎黄之论，曰"大抵凡诸黄者有二：一则湿热气郁而黄……或病血液衰则虚，燥热太甚，而身面萎黄者，犹亢旱而草木萎黄也"。瘀血黄疸，《伤寒论》云"太阳病，身黄，脉沉结，少腹硬，小便不利者，为无血也；小便自利，其人如狂者，血证谛也，抵当汤主之"。燥瘀黄疸，《金匮要略》云"诸黄，猪膏发煎去之"，即为阴津不足，因燥致瘀，瘀结发黄，前贤、今人均有验案可证。虚寒发黄，《金匮要略》谓"男子黄，小便自利，当予虚劳小建中汤"，此为脾阳不振，中土失健，气血之败，非因于湿。

更有现代医家张枢明提出"黄家所得，从湿得之"新析。对《金匮要略·黄疸病脉证并治》第8条"病黄疸，发热烦喘，胸满口燥者，以病发时，火劫其汗，两热所得。然黄家所得，从湿得之。一身尽发热而黄，肚热，热在里，当下之"给出新的解释，张枢明指出，黄家就是黄病长久的人，病初起，火劫而黄，何长久之有？若同于黄家，名实安符？因此，仲景所指火劫而黄者与黄家并非一也。先人不但强调有由湿致黄的黄家，更强调也有因于火热而成的黄疸，临证之际，应注意鉴别。目前，多数中医只遵循"湿以致黄"之说，不重视"火热发黄"之论，临床治病见黄疸即盲目投以茵陈等祛湿药，药效堪忧。提醒我们，临证还要特别注意大多数患者均有胃肠积热等这些特殊因素。同时根据病情，正确使用清热药配伍消导药，是提高疗效的重要方法之一。

黄疸常见病因，主要是病毒性肝炎（乙肝最多）、药物、免疫因素、酒精、梗阻等。如乙肝或药物引起的黄疸，很多患者是急性发病，黄疸急剧上升。通过总结童光东教授临床辨证用药经验，分析如下：若热重于湿，童教授惯用茵陈蒿汤加减；若湿重于热，多用茵陈五苓散加减；若是胆腑郁热，多用大柴胡汤加减；若寒湿阻遏（阴黄），多用茵陈术附汤加减。配伍方面，可配伍泽泻、薏苡仁等利水湿，熟大黄、枳实等通大便，二便畅则邪有出路。若脾虚偏溏，加用麸炒白术、薏苡仁、山药等；若皮肤瘙痒，加用苦参、紫草、茜草、蝉蜕等；若血瘀明显，加用郁金、桃仁、当归等；若伴胆囊结石，加用金钱草、海金沙、鸡内金等。

总之，仲景的"黄家所得，从湿得之"强调了疾病的普遍性，并说明了湿邪致疸的多样性与复杂性。当然，非湿黄疸临床也很常见，因而在临床实际中仍需辨证治疗，不可拘泥。

参考文献

[1] 刘黎明，张建军.试论阳黄阴黄理论的发展历程[J].湖北中医杂志，2006（4）：23-24.

[2] 余思邈，王仲霞，景婧，等.酒精相关性慢加急性（亚急性）肝衰竭阴黄证及阳黄证客观化研究[J].中国中西医结合杂志，2020，40（10）：1163-1168.

第八节　李中梓治疗积聚分期与张景岳治疗积聚四要述评

一、积聚之辨

追本溯源，积聚最初是由积和聚两个概念组成。《说文解字》中"积，聚也""聚，会也"为动词，有汇聚之义。积与聚单用时意思相近，动词为汇聚，名词为汇聚之物。《素问·阴阳应象大论篇》中以"故积阳为天，积阴为地"论天地之道；《灵枢·五味》以"其宗气积于胸中"论述人体之气;《灵枢·痈疽》"若积久而成痈疽，则留积而为痈者",《灵枢·刺节真邪》"气积于胃",均指蓄积之义，并指出积的发病特点是"稽留不得行"。"聚"作为动词，本义在《内经》中出现，表示自然界雾露的聚集，表示生理性的筋、脉、神的聚积，也表示病理性的气、血、脓血、水、热、虫、沫的聚集。如为名词，则为一类疾病的总称，如痈疽、瘕聚、聚病。自《素问·脉要精微论篇》论及"有心腹积也"，开始认识到积聚多侧重于胸腹，这也可能是后世认识肝硬化或肝癌之积聚的源头。《灵枢·百病始生》认为"积之始生，得寒乃生，厥乃成积也"，由此认为积病的发生是由于寒邪导致机体气机逆乱，血液、痰浊凝结不得散，且日久化积而成。

二、李中梓论积聚分期

（一）李中梓简介

李中梓（1588—1655），字士材，号念莪，又号尽凡，明末江苏云间南汇人。李氏少年博览群书，青年时曾应科举，后转习医。李中梓在熟读经典并精耕临床的基础上，形成了较为成熟的内科治法体系，其熟谙儒学经典，又深耕医籍，穷究医理，著有《医宗必读》，影响深远。《医宗必读》既重医理，亦附医案，汇集了中医学的基础理论和个人的行医经验，全书共十卷，包括理、法、方、药，内容系统规范。书中35种内科病证，共载450首方剂，其遣方用药思路特色明显，十分精妙，尤以诊积、治积论述甚佳，可谓李氏学术思想之精髓，对其他各类慢性疾病诊治也有重要的参考意义，故而流传至今，弥学弥新，日学日进。

（二）李氏对"积聚"分期的创见

1.首次将积聚分为初、中、末三期 《医宗必读·积聚》首次将积聚分初、中、末三期，"初者，病邪初起，正气尚强，邪气尚浅，则任受攻;中者，受邪渐久，邪气较深，正气较弱，任受且攻且补;末者，病魔经久，邪气侵凌，正气消残，则任受补"。

治疗上，初期属邪实，应予消散。积聚初期，人体正气尚能与病邪交争，此时当以祛邪为主，避免积聚加重，破坏人体的正气。若采用祛除或抑制病邪之法，则人体正气不易受到病邪伤害，脏腑、经络生理功能亦可正常运行，精气血津液化生充足，充养人体正气，正气可持久与病邪交争，逐邪以外。

中期邪实正虚，予消补兼施。积聚发展到中期阶段，病邪逐渐强盛，人体正气难以逐邪外出，脏腑、经络功能受到一定程度的伤害，精气血津液化生不足并代谢障碍，正气失养，内生病邪不断累加。人体正气由不足逐渐转为亏虚，积聚病邪与内生病邪结聚为害，导致人体正气大伤，病情逐渐加重。这时，既要抗邪，又要扶助正气。需要行攻补兼施之法。具体要祛除原病邪和内生病邪，又要调补精气血津液和脏腑、经络的功能，扶助正气。临证根据邪正盛衰的关系，或扶正为主，攻邪次之;或攻邪为主，扶正次之;

或攻补并重。

后期以正虚为主，应予养正除积。发展到晚期，中医基本治疗原则是"扶正"。积聚晚期，病邪仍然强盛，而人体正气大伤，脏腑、经络功能衰败，精气血津液耗竭，内生病邪不断生成，正气亏虚并逐渐衰竭，疾病进入末期阶段。此时，中医治疗要施以扶正之法，补益精气血津液，增强脏腑、经络的生理功能，调整阴阳平衡。不可盲目攻邪，耗损正气。

2.李氏治疗积聚特色

（1）分三期，攻补兼施　积聚分初、中、末三期，分期的目的是有利于治疗，强调疾病不同时期治疗原则不同，即初期以攻为主，中期攻补兼施，末期以补益为主。并指出了"屡攻屡补，以平为期"的治疗理念。李中梓认为，积聚乃日积月累形成，如"在朝之匪""去之，亦当有渐，太亟则伤正气，正伤则不能运化，而邪反固矣"。病程进入中、末期，多虚实错杂，徒攻邪则正愈虚，然邪不去，病又不愈。为此，李氏创阴阳二积之剂，先用补法，待正气充实，方可以攻伐。临床上，早中期的积聚（肝癌）患者多采用手术、介入等治疗方法，易耗伤人之正气，因而仍需补益正气；针对正气有所虚损的中末期患者，可先补其正气，而后结合手术、介入、放化疗等手段，且术后亦需补益正气，从而起到较好的临床疗效。

（2）辨深浅，搜而逐之　李中梓遵《内经》"大积大聚，其可犯也，衰其半而已"之法，待去积及半后，针对轻浅者"纯与甘温调养，使脾土健运，则破残之余积，不攻自走，必欲攻之无余"，非轻浅者"审知何经受病，何物成积，见之既确，发直入之兵以讨之"。认为"不搜而逐之，日进补汤无益也"。这一观点继承并发展了《内经》"衰其半"的理论，提出攻伐不可太过，待邪衰则止，仍需补正，若过度攻伐，体不受伐，反而成误；反之，若不祛邪，徒补益也不利于积聚病证的治疗。

（3）遣方药，寒热并用　李中梓所载治疗积聚的方剂，无一方不寒热并用、攻补兼施。温药喜用川乌、干姜、吴茱萸、官桂，寒药喜用黄连、黄芩、大黄，个别方剂用苦楝子。偏温方剂用大剂量温热药配伍小剂量寒凉药，偏寒方剂用大剂量寒凉药物配伍小剂量温热药物。如偏温的新制阴阳攻积丸，寒热并用、补泻兼施、升降兼顾，"治五积、六聚、七癥、八瘕，痃癖、虫积、痰食，不问阴阳皆效"。组成如下：吴茱萸、官桂、川乌、干姜以上各一两，半夏、橘红、茯苓、槟榔、桔梗、枳实、厚朴、沉香、延胡索、琥珀、石菖蒲、黄连、人参以上各八分，巴豆霜五钱，皂角六两（煎汁）。偏寒方剂如伏梁丸，寒热并用、攻补兼施，"治心之积，起脐上"。组方如下：黄连（一两五钱），人参、厚朴（各五钱），肉桂、茯神、丹参（各一钱），川乌头、红豆、炮干姜、石菖蒲、巴豆霜（各五分）。除此之外，还有寒热用药对等的痞气丸。在用药种类、剂量上，偏寒方，寒药种类少、剂量大，热药种类多、剂量小；偏热方，热药种类多，剂量或大或小。从以上用药规律可以看出，积聚证病理属性多寒热错杂。

（4）喜攻下，涤胃去积　《积聚》篇所载方剂，几乎每方都用攻下药，非巴豆霜即大黄，以巴豆霜者多，《反胃噎塞》篇中多用大黄。如新制阴阳攻积丸、肥气丸、息贲丸、伏梁丸、痞气丸、奔豚丸等皆用巴豆霜，就连外用的三圣膏都用大黄。

（5）贵权衡，以法治病　在《反胃噎塞》篇中，李中梓说"或泥于《金匮》《局方》，偏主辛温，或泥于《玉机》《心法》，偏主清润。凡若是者，皆赖病合法耳，岂云法治病乎"，其言虽简，意却深远。一病有一机，一机对应一法。但是，在临床上，因积聚的发病部位不同、发展阶段不同、患者的先天体质差异、所处的地理位置有别，均可影响临床处方用药。故临床治病，应为患者制定合理的治法，使治法符合患者的病情，使法合病。如李氏在许多方剂的药物组成前，多注有"春、夏加黄连五钱"，即使时令不同，用药均有所改动。最后用李氏的一句话概之，"皆虚实阴阳之辨，临证权衡"。

（三）李氏治疗积聚名方验案

原文：襄阳郡守于勉，在白下时，每酒后腹痛，渐至坚硬，得食则痛。余诊之曰：脉浮大而长，脾有大积矣。然两尺按之软，不可峻攻，令服四君子汤七日，投以自制攻积丸三钱，但微下，更以四钱服之，下积十余次，皆黑而韧者。察其形不倦，又进四钱，于是腹大痛，而所下甚多，服四君子汤十日，又进丸药四钱，去积三次，又进二钱，而积下遂至六七碗许，脉大而虚，按至关部豁如矣。乃以补中益气，调补一月痊愈。

按：李氏制阴阳攻积丸，用于治疗各种积聚，谓"治五积、六聚、七癥、八瘕，疝癖、虫积、痰食，不问阴阳皆效"。此方正是遵循"屡攻屡补，以平为期"治疗理念之经典案例，本方以攻为主，方中巴豆辛烈下行，攻坚荡实，三阴之结积，非辛热无以开通；吴茱萸、肉桂入肝经，干姜入脾，温中散寒开癥瘕；川乌入肾，以破至阴之固垒；佐以黄连清热燥湿以消痞结，同时用以温热烈毒川乌、巴豆反佐；厚朴、枳实、桔梗、沉香理气开痞散积；槟榔化滞攻坚；茯苓、橘红健脾利气化痰；人参扶正气，同时助药力；石菖蒲、半夏通窍门以开结气；延胡索、琥珀活血散结；皂角通经破积，同时化痰以散疝癖积聚。一派攻伐之品，使用时均遵循衰其半而已、屡攻屡补之原则，而获奇效。

（四）代表方剂

新制阴阳攻积丸　方用吴茱萸（炮）、干姜（炒）、肉桂（去皮）、川乌（炮）各一两，黄连（炒）、半夏（洗）、橘红、茯苓、槟榔、厚朴（炒）、枳实（炒）、石菖蒲（忌铁）、延胡索（炒）、人参、沉香、琥珀（另研）、桔梗各八分，巴豆霜（另研）五钱，皂角（煎汁）六两。

治五积、六聚、七癥、八瘕，疝癖、虫积、痰食，不问阴阳皆效。本方寒温并用，攻补兼施，升降兼顾。

（五）述评

李中梓继承《内经》相关论述，认为"积之成也，正气不足，而后邪气踞之，如小人在朝，由君子之衰也"。指出了积聚产生的原因，一是本于正气亏虚，不能正常地卫护机体；二是因为邪气侵袭。由于正气亏虚，不能有力地防御外邪以及驱邪外出，而导致邪气稽留不去，传变入里，损伤人体肠胃血络，血络损伤溢于肠外，与寒气相合而积聚不散，导致积聚疾病的发生。他强调，积聚是先有正气亏虚，又有邪气内侵所致，并且寒气在积聚的形成过程中具有重要的作用。补则每多温益脾肾，与其倡导的"脾胃为后天之本"相吻合。提示在治疗积聚时注重"扶正祛邪"，扶正即补脾胃。

在正与邪的关系上，李中梓认为"正气与邪气，势不两立。若低昂然，一胜则一负，邪气日甚，正气日消，不攻去之，丧亡无及矣。然攻之太急，正气转伤，初、中、末之三法，不可不讲也。病邪初起，正气尚强，邪气尚浅，则任受攻；中者，受病渐久，邪气较深，正气较弱，任受且攻且补；末者，病魔经久，邪气侵凌，正气消残，则任受补。盖积之为义，日积月累，匪朝伊夕，所以去之亦当有渐，太急则伤正气，正伤则不能运化，而邪反固矣"。李氏就是根据正邪之间的关系，将积聚的病程分为三期，以指导临床治疗。在治疗上，李中梓扶正祛邪、攻补兼施、不问阴阳、寒温并用的思想贯穿于用药思路中。其治疗积聚的方剂总体以温阳法为主，但是无论偏热偏寒的方剂中都配伍佐制药物，这也正是李中梓攻补兼施、扶正祛邪思想的体现。

李氏认为，积乃久病，非朝夕之力所致，故去之也要循序渐进，非一日之功，不可急功近利。因而他指出，药品稍峻，用之有度，补中数日，然后攻伐，不问其积去多少，又于补中，待其神壮则复攻之，屡攻屡补，以平为期。去积及半，纯于甘温调养，使脾土健运，则破残之余积，不攻自走。峻猛之药，易伤正气，攻伐当知"衰其半已"，为此，治疗策略是"屡攻屡补，以平为期"，方可奏效，这些积聚治疗理念一直被后世医家所推崇。

继李中梓之后，诸多医家对积病提出一些新的见解。如程钟龄提出"医学八法"，尤以"消法"与李氏之"攻法"最为接近。消法主要是通过消食导滞、行气活血、化痰利水、驱虫等方法，使气、血、痰、食、水、虫等渐积形成的有形之邪渐消缓散的一类治法，适用于饮停、食积、气滞、血瘀、水湿内停、痰饮不化以及疮疡痈肿等病证。就治积而言，可作为李氏治积思想的补充。

三、张景岳治疗积聚四要

（一）张景岳简介

张景岳（1563—1640），本名介宾，字会卿，号景岳，别号通一子，因善用熟地黄，人称"张熟地"，浙江绍兴山阴人。明代杰出医学家，温补学派的代表人物，也是实际的创始人。著有《类经》《类经图翼》《类经附翼》《景岳全书》（含《新方八阵》《质疑录》）等中医学经典著作，其学术思想对后世影响很大。

（二）张氏论积之因

1.**饮食之积**　张景岳对于饮食不节、新久不同的积聚，分别论述其病位及预后。新得者，病在胃肠之内，易治。渐得者，病在左胁膈膜之外，难治。

2.**风寒之积**　张景岳在《内经》"虚邪之风，与其身形，两虚相得，乃克其形"的基础上，指出"不知饮食之滞，非寒未必成积，而风寒之邪，非食未必成形"，认为风寒与食滞相互作用才能成积，即"邪食相搏"，强调了内因与外因相互作用。张景岳提出因寒致积日久化热、因风致积非风之属，"然积以寒留，留久则寒多为热，风以致积，积成则证已非风"，治疗时应针对积块，莫误用发散之药。

3. 癥痞之积 张景岳提出，此类积聚病无定所，有留置即可成积聚，并论述不同类型痞积的病位差异：血积多在下焦，病位窄；气积、食积可停滞在胃脘至小腹各处，总体病位在中焦，病位广。即"痞之积，凡或上或下……凡有留滞，无处不可停蓄"。

（三）张氏治积聚"四要"

张景岳乃积聚思想的集大成者，他参以《内经》《难经》相关论述，旁及历代医家之言，对积聚的概念、病因病机、证候表现、疾病传变、辨证论治等皆有深刻而详细的见解。如谈及积聚的含义，张景岳说"盖积者，积垒之谓，由渐而成者也；聚者，聚散之谓，作止不常者也"。根据《内经》的治疗原则，张氏提炼其要，认为治疗积聚"不过四法：曰攻，曰消，曰散，曰补，四者而已"，并根据邪正盛衰的变化，列出具体的治疗方剂。

1. 攻法 对于"积气坚实者，非攻不能去"，此时病盛，患者正气不虚，可以用攻法。张景岳认为攻法有次第，峻攻剂有《秘方》化滞丸、化铁丹、遇仙丹之类；次之攻剂有三棱丸、胜红丸、阿魏丸等，要根据患者病情妥善选择。现代恶性肿瘤之攻法，多为清热解毒、活血化瘀、破血消癥、豁痰开瘀、软坚散结、消积导滞、通里攻下、祛腐蚀疮和拔毒生肌等法，内涵更为丰富。

2. 消法 消法适用于两种情况，一为"不堪攻击，止宜消导渐磨者"，患者或为正气不足，不堪猛攻峻下，适用和中丸、草豆蔻丸、保和丸、大小和中饮之类；一为"积聚下之不退，元气未亏者"，攻法效果欠佳，患者正气尚足，可用行气开滞之剂。

3. 散法 对于"无形气聚者，宜散而愈者"，应采用散法，"结者散之"，如排气饮、神香散、《指迷》七气汤等。

4. 补法 补法两分，一为调补，一为培补。调补，即调理脾胃，适用于"积痞势缓而攻补俱有未便者"，此时邪势缓，攻之太过，补之易闭门留寇。培补，即养先天与后天，"凡脾肾不足，及虚弱失调之人，多有积聚之病"。正气不足，无力抗邪，邪易滞留。其要点在于"察其缓急，皆以正气为主"，一为脾胃虚弱者，宜用五味异功散，或养中煎、温胃饮之类；一为肝肾虚者，理阴煎、肾气丸、暖肝煎之类酌情使用，以达到养正积自除的目的。其中对于虚中有滞者，应少加导滞之药佐使。现代医家对于恶性肿瘤的扶正培本治疗，也多从脾肾入手，并重视气血阴阳虚损的治疗。

张景岳根据以上积聚的具体情况，精辟地总结道，"治积之要，在知攻补之宜，而攻补之宜，当于孰缓孰急中辨之。凡积聚未久而元气未损者，治不宜缓，盖缓之则养成其势，反以难制，此其所急在积，速攻可也。若积聚渐久，元气日虚，此而攻之，则积气本远，攻不易及，胃气切近，先受其伤，愈攻愈虚，则不死于积而死于攻矣。此其所重在命，不在乎病，所当察也。故凡治虚邪者，当从缓治，只宜专培脾胃以固其本，或灸或膏，以疏其经，但使主气日强，经气日通，则积痞自消。斯缓急之机，即万全之策也，不独治积，诸病亦然"。

（四）张氏治疗积聚验案

原文：余尝治一上舍，年及三旬，因午刻食水煮面角，将至初更，食及小腹，下至右角间，遂停积不行，而坚实如拳，大如鹅卵，其痛之剧，莫可名状。余为治之，察其明系面积，显而无疑，然计其已入大肠，此正通则不痛之证也，乃与木香槟榔丸，连下二三次，其痛如故。因疑药力之缓，犹未及病，乃更投神祐丸以泻之，又不效。余谓此必药性皆寒，故滞而不行也，因再投备急丸，虽连得大泻，而坚痛毫不为减，斯时也，余计穷矣。因潜测其由，不过因面，岂无所以制之？今既逐之不及，使非借气以行之不可也？且计面毒非大蒜不杀，气滞非木香不行，又其滞深道远，非精锐之向导不能达，乃用火酒磨木香，令其嚼生蒜一瓣，而以香酒送之，一服后，觉痛稍减，三四服后，渐止而食渐进，方得痊愈。然虽痛止食进，而小腹之块仍在，后至半年许始得消尽。由是知欲消食滞，即大黄、巴豆犹有所不能及，而推宜行气为先也。且知饮食下行之道，乃必由小腹下右角间，而后出于广肠。此自古无人言及者，故并笔之，用之广人之闻见。

按：患者腹痛之剧，莫可名状，实属痛则不通之证。该例未成燥屎结滞，且病位未及广肠，故虽三通亦无济于事。再治之时，即妙在"行气"为先。以木香行气止痛，"通壅气，导一切气"，大蒜"化积聚，暖脾胃，行诸气"，且以酒助之，气行则痛自止。

首用木香槟榔丸无效，木香、大蒜、香酒则效，均有木香而效果不同，说明药物之效全在于专其力。中药的突出特点之一是药物通过不同配伍，可收到不同效果，木香槟榔丸中虽有木香，但"木香与补药为佐则补，与泻药为君则泻也"（《本草汇编》），木香在此丸中乃加强泻下，与后者专行气滞不同。

（五）张氏创制积聚的代表方剂

1.攻法 峻攻剂，如《秘方》化滞丸、化铁丹、遇仙丹、《局方》温白丸、《宣明》三花神祐丸。

（1）《秘方》化滞丸 南木香、丁香、青皮、橘红、黄连各二钱半，煨莪术、三棱各五钱，半夏曲三钱，上八味，共为细末。巴豆，去壳，滚汤泡去心膜，用好醋浸少顷，慢火熬至醋干，用六钱研细，入前药，又研匀，再入后乌梅膏。巴豆若干，只用梅四钱五分，乌梅肉，焙干为末，用五钱，以米醋调略清，慢火熬成膏，和入前药。上和匀，用白面八钱调厚糊为丸，萝卜子大。理诸气，化诸积，夺造化，有通塞之功；调阴阳，有补泻之妙。久坚沉痼者，磨之自消；暴滞积留者，导之自去。本方寒温并用，气血并调，理气之品多，行气攻积力强。

（2）化铁丹 乌梅8个（不去核），巴豆16个（不去皮油），胡椒48个，青皮（不去白）半两，陈皮（不去白）半两。上为细末，醋面糊为丸，如绿豆大。治远年近日沉积及内伤冷物，心腹疼痛。食积腹硬，脾胃不和，宿滞不化。针对积聚病性，属寒者，以温阳祛寒、理气消积为主。

（3）遇仙丹　黑丑、槟榔各一斤，大黄半斤，三棱、莪术（醋炙）各四两，木香二两。以上共研末，大皂角煎浓汤，糊为丸，桐子大，每服四五十丸。具有追虫逐积、消癖利痰之功效。攻逐之力较强，适用于积聚正气尚充。

（4）《局方》温白丸　以川乌（制）二两、皂角（炙，去皮弦）、吴茱萸（汤泡，炒）、石菖蒲、柴胡、桔梗、厚朴（姜制）、紫菀、人参、干姜（炮）、黄连、肉桂、川椒（去目，炒）、巴豆霜（另研）各五钱，共为末，入巴豆研匀，桐子大，每服三丸，姜汤下。本方主治：心腹积聚、癥瘕痞块，大如杯碗，胸胁胀满，呕吐，心下坚结，旁攻两胁，如有所碍，及一切诸风，身体顽麻，十种水病，痞塞心痛，腹中一切诸疾。该方是在大量温药的基础上，使用了化痰（皂角）、苦寒（黄连）、补气（人参、茯苓）药，桔梗走上，厚朴降气，紫菀宣肺，柴胡疏肝，共奏攻积消痞的功效。

（5）《宣明》三花神祐丸　黑丑二两，大黄一两，芫花、大戟（醋浸炒）、甘遂（面煨）各五钱，为末，滴水丸，小豆大，初服五丸，每服加五丸，温水下，日三服，以快利为度。欲速下者，宜八九十丸或百余丸。凡痞满甚者，以痰涎壅盛，顿攻不开，则转加痛闷，须渐进之，初服只三丸，每加二丸，至快利即止。本方主治一切沉积痰饮，变生诸病，或气血壅滞，湿热郁结，走注疼痛，风痰胀满等证。本方药猛，当注意服法，以防峻攻伤正。

次之攻剂，如三棱丸、胜红丸、阿魏丸。

（1）三棱丸　荆三棱、石三棱、青皮、硇砂、厚朴、鸡爪三棱、巴豆、槟榔、肉豆蔻、干漆、木香，治积年五脏气块积滞。

（2）胜红丸　三棱、莪术、青皮、陈皮、干姜、良姜、香附、木香、槟榔、枳壳，米饮送下，主治大人酒积、妇人血积、小儿食积。

（3）阿魏丸　阿魏、青皮、莪术、茴香、胡椒、丁香、白芷、砂仁、肉桂、川芎，淡盐姜汤送下，主治积聚癥瘕。

2.消法　不堪攻击，只宜消导渐磨者，如和中丸、草豆蔻丸、保和丸、大小和中饮。

大和中饮：主治饮食留滞、积聚等病证。病在中焦用和法，多用化湿、理气、消食、化痰类药，药物组成为陈皮、枳实、砂仁、山楂、麦芽、厚朴、泽泻，水煎食远服。胀甚加白芥子，胃寒恶心加炮姜，疼痛加木香、乌药、香附，多痰加半夏。张景岳用泽泻，是其特点。

若积聚下之不退，而元气未亏者，当以行气开滞之剂，渐消渐磨。

3.散法　无形气聚，宜散而愈，如排气饮、神香散、《指迷》七气汤、十香丸、四磨饮。

（1）排气饮　治气逆、食滞胀痛。陈皮、木香、藿香、香附、枳实、泽泻、乌药、厚朴，水煎热服。食滞加麦芽、山楂，寒滞加焦干姜、吴茱萸、肉桂之类，气逆之甚加白芥子、沉香、青皮、槟榔之属，痛在小腹用小茴香，呕兼痛者加半夏、丁香之类。

（2）神香散　丁香、豆蔻（或砂仁亦可），清汤调下；若寒气作痛者，生姜汤送下。

（3）《指迷》七气汤　京三棱、莪术、青皮、香附、陈皮、桔梗、藿香、桂心、益智仁、甘草。

（4）十香丸　木香、沉香、泽泻、乌药、陈皮、丁香、小茴香、香附、荔枝核、皂角。

（5）四磨饮　人参、乌药、槟榔、沉香，壮实者除去人参加枳壳。

4.补法　可分为调补及培补。

（1）调补（调理脾胃）　积痞势缓而攻补俱有未便者，如洁古枳术丸、芍药枳术丸、《医统》大健脾丸、东垣木香人参生姜枳术丸。

洁古枳术丸：白术、枳实、荷叶、陈米饭。

芍药枳术丸：白术、赤芍、枳实、陈皮，荷叶汤煮黄老米粥为丸。

《医统》大健脾丸：人参、白茯苓、陈皮各二两，枳实、山楂、青皮（醋洗）、半夏、山楂肉各一两，谷芽（炒）一两六钱，豆蔻、广木香各五钱，川连一两六钱（用吴茱萸炒赤，去吴茱萸）、白术（土炒）三两，为末，用长流水为丸，如绿豆大，食前白汤下，或加炮姜一两防寒凉伤脾胃。此方健脾养胃，滋谷气，除湿热，宽胸膈，去痞满，久服强中益气。

东垣木香人参生姜枳术丸：干生姜、木香、人参、陈皮、枳实、白术，荷叶烧饭为丸。

（2）培补（养先、后二天）　脾肾不足，及虚弱失调需"察其缓急，皆以正气为主"。

1）脾胃虚弱者，五味异功散，或养中煎、温胃饮、归脾汤。

五味异功散：人参、茯苓、白术、陈皮、甘草，另加生姜、大枣。

养中煎：人参、山药、白扁豆、炙甘草、茯苓、干姜。

温胃饮：人参、白术、白扁豆、陈皮、干姜、炙甘草、当归（滑泄勿用）。

归脾汤：白术、当归、白茯苓、黄芪、龙眼肉、远志、酸枣仁、木香、甘草。

2）肝肾虚弱者，理阴煎、肾气丸、暖肝煎。

理阴煎：熟地黄、当归、炒干姜、炙甘草。治真阴虚弱，胀满呕逆，痰饮恶心，吐泻腹痛，妇人经迟血滞等病证。

肾气丸：干地黄、山药、山茱萸、泽泻、茯苓、牡丹皮、桂枝、附子。

暖肝煎：当归、枸杞子、小茴香、肉桂、乌药、沉香（木香亦可）、茯苓。

（六）述评

景岳为"积聚"之论之集大成者，尤其对积聚的证治颇多借鉴。张氏在《难经》"积为阴气，聚为阳气"论述的基础上，进一步从形成过程、形之有无、气血病位、病因病机、临床表现、发病特点等角度对积聚加以区分。在形成过程上，积为积垒，由渐而成者；聚为聚散，作止不常者。在特点上，积为坚硬不移，聚为或聚或散。在形之有无上，积为有形，聚为无形。在病因病机上，积为饮食之滞，脓血之留，汁沫凝聚，旋成癥块。

在临床表现及发病特点上，聚为胀或不胀，痛或不痛，随触随发，时来时往。在气血病位上，积为血分，聚为气分。此"积""聚"之辨，至今仍指导临床诊断。

张景岳进一步说明了辨别"积""聚"的诊治意义，"凡无形之聚其散易，有形之积其破难，临此证者，但当辨其有形无形，在气在血，而治积治聚，自可得其梗概矣"。在此基础上，张景岳认为积聚的病因有三，饮食、血气、风寒，即"积聚之病，凡饮食、血气、风寒之属，皆能致之，但曰积曰聚，当详辨也"。并且对三者所致积聚的不同病机以及各自特点加以论述，以助临床鉴别诊断及治疗。

张氏以《内经》"坚者削之，留者攻之，结者散之，客者除之，上之下之，摩之浴之，薄之劫之，开之发之"作为积聚的治则，并且总结出"攻、消、散、补"四法，即"凡积聚之治，如经之云者，亦既尽矣。然欲总其要，不过四法，曰攻，曰消，曰散，曰补，四者而已"。

张景岳提出治疗积聚的要点在于正确选择攻法或补法，而要掌握此点，需要分清疾病的缓急及正气的盛衰，如其所言"治积之要，在知攻补之宜，而攻补之宜，当于孰缓孰急中辨之"。对于积新正实者，宜速攻；对于积久正虚者，宜缓补。补法只宜专培脾胃以固其本，则积痞自消。

总之，张景岳的治积"四要"显然比李中梓的三期分治更为具体，既分辨了积与聚，又明确了四法使用的证治方药，规范了攻补治疗的原则，便于临床使用。

第九节　喻嘉言治胀三法述评

喻嘉言（1585—1664），本名喻昌，字嘉言，晚号西昌老人，江西南昌新建人，明末清初著名医学家。清代初期，其医名卓著，冠绝一时，与张璐、吴谦齐名，号称清初三大名医。其治病不分贫富，审证用药反复推论，德高而术精，深为同道所敬。晚年喻氏深觉"吾执方以疗人，功在一时；吾著书以教人，功在万里"，因而著书立说，广收门徒，培养了一大批卓有成就的医学家，其对于《灵枢》《素问》及《伤寒论》的研究十分深入，博览群书，荟萃众家之长而成一家之言，其生平著作主要有《寓意草》《尚论篇》《医门法律》等。他认为，治病时必"先议病，后用药"，强调辨证施治，倡导诊治规范，很有学术价值。

一、喻氏对鼓胀的创见

喻嘉言通晓临床各科，善治各种疑难疾病。其所处时期，正值江南水乡常发蛊病，由于其长期在鼓胀病高发区行医，接触病例较多，对"胀病"治疗尤有心得。他认为"《内经》明胀病之旨，而无其治；仲景微示其端，而未立法"，故于《医门法律》立"胀病论"一篇以明其理，《寓意草》举胀病案八则，既可补前人之未备，又能启后人之心智，对于现代研究鼓胀仍有重要的指导意义。具体创见，简要述之。

（一）提出鼓胀的创新性分类

前人之论鼓胀，虽有气鼓、血鼓、水鼓之分，不过言其证之侧重不同而已，切不可就此割离气、血、水之间的内在联系。故喻氏言"胀病论"，不以气、血、水名其病，而以气、血、水之多少辨其证。如谓"多血少气"（即血病为主）者，以"左胁坚大如盘"为临床特征；"多气少血"（即气病为主）者，以"右胁坚大如盘"为临床特征；而气血水"相厮相结"者，则以"腹中坚""大如箕如瓮"为临床特征。

（二）提倡早期诊治

鼓胀一病，病至后期，治疗颇为棘手，早期诊治可改善预后。喻氏在《寓意草》"议郭台尹将成血蛊之病"一案中，从郭氏的面色与脉象断言其"外症尚未显然，内形已具"之将成蛊病，如面色萎黄、有蟹爪纹路，可诊五虚之脉，推断内有虫耗伤气血，致色黯无华。《寓意草》云"倘能见微知著，宁至相寻于覆辙耶！要知人之有身，执中央以运四旁者也"，强调了对于鼓胀的诊疗需要早期识别、早期诊治。喻氏在医学尚不发达的明清时期提出鼓胀早期诊治的观念，实为难能可贵。

（三）注重疾病鉴别

喻氏认为"胀病与水病，非两病也"。喻氏虽然在鼓胀和水肿的认识上将其归属于同种疾病，但是在《医门法律·水肿门》明确指出了两者在临床表现上有所不同，指出胀病"不似水气散于皮肤表面目四肢也"。并且治疗有异，"水气积而不行，必至于极胀，胀病亦不外水裹气结血凝，而以治水诸法施之，百中无一愈者"。如按水肿病的方法治疗胀病，收效甚微。明确了鼓胀与水肿非同种疾病，两者在临床表现、治疗上有所区别，且不可用治疗水肿的方法治疗鼓胀。

（四）强调治疗禁忌

喻氏明确提出了鼓胀病的治疗禁忌，对时医的一味攻伐，喻氏认为"传世诸方，皆是悍毒攻伐之法，伤耗元气，亏损脾胃"，指出其弊端。所以其在胀病论中提出禁止乱投攻伐药物，"凡治胀病，而用耗气散气，泻肺泻膀胱诸药者，杀人之事也"，他还以其丰富的临症经验指出"凡用劫夺之药者，其始非不遂消，其后攻之不消矣，其后再攻之如铁石矣"。他认为治疗鼓胀，不可以求快意于一时，而只可缓缓图之。如单用或重用峻剂攻下之法，是求一时之快，反而损伤脾胃之气，致使病情加重。

（五）全面认识鼓胀病因病机

喻嘉言在鼓胀病因病机的认识上独树一帜，在继承和总结历代医家对本病的认识基础上，认为鼓胀病主要是由于脾气衰微，中轴失运所致。如《寓意草》曰"……而单单腹肿，则中州之地久窒，其四运之轴而清者不升，浊者不降，互相结聚，牢不可破，实因脾气之衰微所致"。《医门法律·胀病论》中说"胀病亦不外水裹、气结、血凝"，总结出鼓胀病机为气、水、血三者互结发病。中焦脾胃为气机升降之枢纽，脾胃气虚则运化失常，水液输布无常，日久湿浊杂生；加之生化无源则气虚，无力运行则气滞，二者互为因果，日久则生瘀血，瘀血阻于经络，脏腑受损，功能失调，水湿日久难化，腹胀成鼓，四肢浮肿，气病血亦病，血病则气亦伤，血病水亦病，水病则气亦结、血亦郁，最终导致气、血、水互结，错杂而病。喻嘉言关于鼓胀的"气、血、水"理论是从前人的理论基础上总结形成的，但在辨别鼓胀的病因病机方面较前人更加完善，这一病因病机理论也一直为后人所沿用。

二、喻氏治胀三法及九方

关于鼓胀的治疗，喻氏提出治疗的正确途径是"惟理脾一法，虽五脏见不治之症，而能治者尚多"。其在《寓意草》载"有培养一法，补益元气是也；则有招纳一法，升举阳气是也；则有解散一法，开鬼门，洁净府是也。三法虽言不泻，而泻在其中矣"，这是喻嘉言对于鼓胀治法的总结，即培养、招纳、解散三法。观喻嘉言所提"三法论"，治疗鼓胀以补中健运为法，并反对峻剂攻劫，以伤脾胃冲和之气。"培养""招纳"是补衰微之脾气、收散乱之中气之法，中元之气得生，并行之有序，升降调和，则"脾旺不受邪"。因此他主张治疗鼓胀，应以补中为治疗重点，勿伤脾害胃，如见晛丸中在寒凉药里加入炮附子、肉桂等药，能抑制峻药之攻伐，勿使其伤中耗气，喻氏三法中"解散"法其实是对"培养""招纳"二法的升华。"开鬼门、洁净府"原是中医治疗水肿病的方法。"开鬼门"即是发汗的意思，"洁净府"即是利小便的意思，使停留在体内的水分，随汗排出，或从小便排出。仲景提出了"腰以上肿当发汗，腰以下肿当利小便"的具体治肿准则。喻氏在治疗鼓胀病中用开鬼门、洁净府进一步解释"解散"之义，将治疗水肿的"汗法"和"下法"思想灵活运用于鼓胀病的治疗，他认为鼓胀病总归水液代谢紊乱，临床在辨证基础上采用汗法和下法可有效地使体内水液循环复常。

喻氏将三法理论运用于临床方药之中，针对鼓胀的治疗收录了著名的治胀九方，一直为后世所沿用。具体九方的方药组成、服用方法、主治功用如下。

（一）人参芎归汤（《直指》）

方药组成：人参、辣桂（去粗皮）、五灵脂（炒）各二钱五分，乌药、蓬术（煨）、木香、砂仁（炙）、甘草各半两，川芎、当归、半夏（汤泡）各七钱五分。

服用方法：上㕮咀，每服一两五钱，生姜五片，红枣二枚，紫苏四叶煎，空心服。

主治：烦躁喘急，虚汗厥逆，小便赤，大便黑，名血胀。

按：此方治血胀初成者，服之必效。

（二）化滞调中汤

方药组成：白术一钱五分，人参、白茯苓、陈皮、厚朴（姜制）、山楂肉、半夏各一钱，神曲（炒）、麦芽（炒）各八分，砂仁七分。

服用方法：水二盅，姜三片，煎八分，食前服。

主治：气分之胀。

按：此方即参术健脾汤加神曲、麦芽。胀甚者，加萝卜子（炒）一钱，面食伤尤宜用，乃助脾之健运，以消其气分之胀也。

（三）人参丸

方药组成：人参、当归、大黄（湿纸裹，饭上蒸熟，去纸，切，炒）、桂心、瞿麦穗、赤芍药、白茯苓各半两，葶苈子（炒，另研）一钱。

服用方法：上为末，炼蜜丸，如桐子大，每服十五丸，加至二三十丸，空心饮汤下。

主治：经脉不利化为水，流走四肢，悉皆肿满，名曰血分，其候与水相类，若作水治之非也，宜用此。

按：此方治血分之水，少用葶苈子为使，不至耗气散气，殊可取用。

（四）见睍丸（《宝鉴》）

方药组成：附子（炮，去皮脐，四钱），鬼箭羽、紫石英（各三钱），泽泻、肉桂、延胡索、木香（各二钱），槟榔（二钱半），血竭（一钱半，另研），水蛭（一钱，炒烟尽），京三棱（五钱，锉），桃仁（三十粒，汤浸去皮尖，麸炒，研），大黄（二钱，锉，用酒同三棱浸一宿，焙）。

主治：寒气客于下焦，血气闭塞而成瘕聚，腹中坚大，久不消者。

服用方法：上十三味，除血竭、桃仁外，同为末，入另研二味和匀，用原浸药酒打糊，丸如桐子大，每服三十丸，淡醋汤送下，食前温酒亦得。

按：此方消瘀之力颇大，用得其宜，亦不为峻。

（五）小温中丸（丹溪）

方药组成：陈皮、半夏（汤炮，去皮脐）、神曲（炒）、茯苓各一两，白术二两，香附子（不要烘晒）、针砂（醋炒红）各一两半，苦参（炒）、黄连（炒）各半两，甘草三钱。

服用方法：上为末，醋水各一盏，打糊为丸，如桐子大，每服七八十丸，白术六钱，陈皮一钱，生姜一片煎汤吞下。虚甚加人参一钱，各用本方去黄连，加厚朴半两，忌口。病轻者，服此丸六七两，小便长；病甚服一斤，小便始长。

主治：胀是脾虚不能运化，不可下之。

按：脾虚作胀，最不宜用大黄之药，散其脾气。丹溪此方，亦可取用。

（六）禹余粮丸（《三因》）

方药组成及服用方法：蛇含石（大者三两，以新铁铫盛入炭火中烧，蛇黄与铫子一般红，用钳取蛇黄倾入醋中，候冷取出，研极细）、禹余粮石（三两）、真针砂（五两，先以水淘净炒干入余粮，一处用米醋二升，就铫内煮，醋干为度，后用铫并药入炭中，烧红钳出，倾药净砖地上，候冷研细）。以三物为主，其次量人虚实，入下项：（治水多是取轻，按此方三物既非大戟、甘遂、芫花之比，又有下项药扶持，故虚人老人亦可服。）羌活、木香、茯苓、川芎、牛膝（酒浸）、桂心、豆蔻（炮）、大茴香（炮）、莪术、附子（炮）、干姜（炮）、青皮、京三棱（炮）、白蒺藜、当归（酒浸一宿）各半两。上为末，入前药拌匀，以汤浸蒸饼，挖去水，和药再杵极匀，丸如桐子大。食前温酒白汤送下，三十丸至五十丸。最忌盐，一毫不可入口，否则发疾愈甚。但试服药，即于小便内旋去，不动脏腑。病去日日三服，兼以温和调补气血药助之，真神方也。

主治：十肿水气，脚膝肿，上气喘急，小便不利，但是水气，悉皆主之。

按：此方昔人用之屡效，以其大能暖水脏也。服此丸，更以调补气血药助之，不为峻也。

（七）导气丸

方药组成：青皮（用水蛭等分同炒赤，去水蛭）、莪术（用虻虫等分同炒赤，去虻虫）、胡椒（茴香炒，去茴香）、三棱（干漆炒，去干漆）、槟榔（斑蝥炒，去斑蝥）、赤芍（川椒炒，去川椒）、干姜（硇砂炒，去硇砂）、附子（青盐炒，去青盐）、茱萸（牵牛炒，去牵牛）、石菖蒲（桃仁炒，去桃仁）。

服用方法：上各等分锉碎，与所制药炒熟，去水蛭等不用，只以青皮等十味为细末，酒糊为丸，如梧桐子大，每服五十丸，加至七十丸，空心用紫苏汤送下。

主治：诸痞塞关格不通，腹胀如鼓，大便结秘，小肠肾气等疾，功效尤速。

按：此方各味俱用峻药同炒，取其气而不取其质，消坚破结，亦能斩关而入。然病久愈甚，用之必不能胜，病势已成，元气可耐，早用可以建功。

（八）温胃汤

方药组成：附子（炮，去皮脐）、厚朴（去皮，生用）、当归、白芍药、人参、甘草（炙）、橘皮各一钱半，干姜一钱一分，川椒（去闭口，炒出汗）三分。

服用方法：上作一服，水二盏，姜三片，煎至一盏，食前服。

主治：忧思聚结，脾肺气凝，阳不能正，大肠与胃气不平，胀满上冲，咳食不下，脉虚而紧涩。

按：此方变附子理中之意，而加血分药兼理其下，亦可取用。

（九）强中汤

方药组成：人参、青皮（去白）、陈皮（去白）、丁香各二钱，白术一钱半，附子（炮，去皮脐）、草果仁、干姜（炮）各一钱，厚朴（姜制）、甘草（炙）各五分。呕加半夏，伤面加莱菔子。

服用方法：水二盏，姜三片，红枣二枚，煎一盏，不拘时服。

主治：食啖生冷，过饮寒浆，有伤脾胃，遂成胀满，有妨饮食，甚则腹痛。

按：此方即用附子理中汤，更加香燥之药，以强其胃，胃气虚寒者，亦可暂用一二剂也。

以上九方，多数为平和之方，喻嘉言每方理、法、方、药具备，前提是辨证得当。

"培养""招纳""解散"三法，九方多用人参、白术、茯苓等药健脾益气，以体现补中益气之"培养"法；而"招纳"法体现在用药多为温阳之药，阴水则需温阳，温阳和煦法则升举阳气，行气理气则治气结，借用仲景"大气一转，其气乃散"之说；"解散"之法，是汗法和下法的体现，而此法的运用，首先必有此证的体现，不能无此证仍用此法，乃犯治病禁忌。以上九方完全揭示"水裹、气结、血凝"的病因病机，三法则应用于气、水、血失衡所出现的病理情况。

三、喻氏运用三法验案分析

刘泰来，三十二岁，体丰面白，新秋病疟，后用药截住，遂觉胸腹间胀满日增，腹大胸高，上气喘急，二便全无，饮食不入，能坐不能卧，能俯不能仰。他医以为伤寒肠结，下而不通，欲用峻剂大黄二两大下。喻嘉言以理据之而止之曰：大黄不当服。而后舍弃前医所开之方，定理中汤一方。病家怕参、术助胀，而不敢用理中汤。待到半夜时分，病家出汗发晕，嘱家属立刻煎服理中汤，服药后可睡片刻。次日再诊，病家喜病势不增反减。喻嘉言遂以三剂药料作一剂，加人参至三钱，服过又进一大剂，少加黄连在内，病者即可扶身出厅，腹胀大减。但连日未得食，其大便不通，喻嘉言：腹中原是大黄推荡之泄粪，其所以不出者，以膀胱胀大，腹内难容，将大肠撑紧，任凭极力努挣，无隙可出。看吾以药通膀胱之气，不治大便，而大便自至，足为证验。于是以五苓散本方与服，药才入喉，病者即索秽桶，小便先出，大便随之，顷刻泄下半桶。

按语：此病案为《寓意草》中案十四"力争截疟成胀临危救安奇验"，其治疗体现了"培养""招纳""消散"三法论。喻嘉言认为，鼓胀病因病机之根本乃是脾胃阳气虚弱，湿浊内积，日久血瘀，以致脏腑功能失调而成鼓胀。病家平素体丰面白，为阳虚湿盛的体质，因服用治疟疾之药而成脾胃虚损之证，出现"胸腹胀满，腹大胸高，上气喘急，二便全无，饮食不入"的危重证候。喻嘉言认为此是邪留中焦，气滞湿阻水停，误用疟药后伤脾，脾失健运，清浊相混，中焦不通，脾阳受损，无力运化水谷，而见诸症。此为因虚致实，治疗以"培养""招纳"为主，辅以"消散"，使其正气旺而祛邪达外。故先选取理中汤，药用人参、白术、炙甘草、干姜等健脾温阳，培养招纳，以利水化湿，且重用人参急以补气健脾，恢复中焦气机。二诊患者自觉好转，喻嘉言即加到药量三倍，且入黄连以反佐，消痞散结。后则用理中汤合五苓散，则是"消散"之法，猪苓、泽泻、茯苓等利水渗湿，消胀除满。最后"药才入喉，小便先出，大便随之，顷刻泄下半桶"而愈。

四、喻氏治胀三法评析

喻氏在鼓胀的诊治上独树一帜，认为鼓胀的病机为脾虚不运，致气、血、水三者运化失常，从而开创了"培养""招纳""解散"的治法，充分体现了其对鼓胀病因病机的认识。喻氏在当时医技尚不发达的明清之际，提出了气、血、水瘀结为患的病机理论和理脾、健中、利水为主的治疗三法，的确难能可贵。

喻氏当时生活在血吸虫疫区，血吸虫所致肝脾肿大，门脉高压所致肝硬化腹水属于疾病进展的后期，为防止难治性腹水的出现，当早诊早治。由于病邪入久，正气耗散，喻氏治胀三法充分体现了补气、温阳、利水的三原则，强调临床治疗鼓胀除了针对气、血主要病机，还要重视温补在鼓胀治疗的重要性。

当前临床上，喻氏的治胀三法虽然仍被医家使用，但常赋予新意。当前治疗鼓胀，皆采用中西医结合的方法，如使用利尿剂，大量利尿剂的使用可致阴液耗伤。因而，中医治疗多使用喻氏的"培养""招纳"之法，多采用甘淡补脾法以防止辛燥伤阴。且鼓胀多病久，水液阴精耗伤，因而在治疗上需重视滋补肝肾之阴。可见，养阴是喻氏"培养"之法治疗鼓胀的新解。鉴于人体五脏六腑在水液的代谢中均发挥着重要的作用，并且随着病情的变化出现阴阳虚实的不同，所以不论是"培养"还是"招纳"之法，不应局限于培补脾胃之气，仍当急治标证，再治本证。权衡正邪双方力量，分清主次而投相应之法。病初多以气、血、水结实为主，需着力消散，消散之时也当顾护脾胃；在疾病后期，肿势消退，但阳虚阴耗，脏气虚怯明显，故在较长疗程的治疗中当坚持培养固本的原则，根据肝脾肾及气血阴阳的亏虚，辨证施治。若属脾虚失运者，执补脾降浊消胀法；属元阳虚衰、脾阳不振者，投温肾暖脾消胀法；属阴虚而水湿内停者，用育阴利水消胀法。如此，才能更准确地诠解"培养""招纳"之补虚，"解散"之利水的内涵。

第十节　唐容川的治血四法述评

唐容川（1851—1908），名宗海，清代著名医学家，四川彭县人。因其父体弱多病，罹患吐血、便血证，唐氏遍寻名医之治、遍施名著之法无果，遂着意探索血证之诊治。其博览方书，深究要旨，勇于实践，历时数载而成《血证论》一书。该书一经问世，即受时人推崇关注，影响巨大，弥补了血证理论和临床的空白。唐氏不仅医术精湛，还精通《易经》，生平著作颇丰，著有《中西汇通医书五种》，包括《血证论》《中西汇通医经精义》《本草问答》《金匮要略浅注补正》《伤寒论浅注补正》。此外还有《医学见能》《医易通说》《痢症三字诀》等著作传世。

唐容川于1884年著成《血证论》，集历代名典论治血证之精华，承中医论治血证之长，创止血、消瘀、宁血、补虚治血四法，对后世影响深远。唐容川学古而不泥古，补前人之未备，开后世之先河，提出诸多新颖而透彻的论治血证观点。治血四法虽为吐血而设，但对论治血证有拨云见日之功，称"四者乃通论治血证之大纲"。该书是唐氏的代表作之一，也是唐氏对中医理论及临床影响最大的著作，是一部中医血证专著和诊治血证之典籍。书中对血证的分类条理清晰，对血证理论多有独创，所列方药简洁实用，疗效显著，有很高的临床参考价值。

一、治血四法

（一）创制治血四法

1. 止血 唐容川认为人之一身不外阴阳，而阴阳二字即是水火，水火二字即是气血。气由水化，血由火化，血以养火，血濡周身，留得一分血，便保得一分命，故失血时应以止血为第一要法。唐容川既继承了《内经》"急则治其标"的原则，又有"治病必求于本"之意，认为"血之原委，不暇究治，惟以止血为第一要法"。又说："所谓止血者，即谓此未经溢出，仍可复还之血，止之使不溢出。"唐氏认为，血证的发生均与气病有关，"其气冲和，则气为血之帅，血随之而运行……气结则血凝，气虚则血脱，气迫则血走，气不止而血欲止，不可得矣"。依据"治血以治冲为要，冲脉丽于阳明，治阳明即治冲"的思路，借鉴明代王肯堂《证治准绳·吐血》治血中的"法当顺其气，气降则血归经矣"之论，提出止血一法应"独取阳明"，采用泻火降逆止血为主的思想，以泻心汤之类泻火降气、急下存阴，即"阳明之气，下行为顺，所以上逆者，以其气实故也"。临床将内镜下止血列为重要治疗手段，强调了止血的重要性。若失血证见"喘促昏愦，神气不续，六脉细微虚浮散数"之脱证，非血药可治，唐容川强调当以"独参汤救护其气，使气不脱，则血不奔矣"。若"阳不摄阴，阴血因而走溢"，以甘草干姜汤主之，阳和而阴血内守。

2. 消瘀 《血证论》曰"血止之后，其离经而未吐出者，是为瘀血，既与好血不相合，反与好血不相能……日久变证，未可预料""且经隧之中，既有瘀血踞住，则新血不能安行无恙，终必妄走而吐溢矣"。故止血之后，消瘀势在必行，唐氏提出消瘀为治血第二大法，并以花蕊石散为通治瘀血之主方。花蕊石味酸、涩，性平，归肝经，明代李中梓《雷公炮制药性解》载"花蕊之功，专主血证，能化瘀血为黄水"，且不动五脏真气，为祛瘀之妙药，以速涤瘀血为法。若无花蕊石，则用醋炒大黄等活血逐瘀之品亦可，诚如《血证论》云："花蕊石化血从小便去，醋黄散下血从大便去"，此为二便分消之法。此外，唐容川在消瘀的同时，也十分重视审证求因和辨证施治，属气血虚而血瘀者，采用圣愈汤加味；若属寒凝血滞者，则方宗仲景柏叶汤或合四物汤以柔药调之，或合泻心汤反佐之。同时，他还独创性地提出，治瘀血须"分别部居，直探巢穴"，即依据瘀血留着的部位及其表现的症状特征，分别采取针对性的治疗。如血瘀上焦，见胸、背、肩膀出现疼痛、麻木、逆满等症，用血府逐瘀汤或人参泻肺汤加三七、郁金、荆芥，泻肺逐瘀；血瘀中焦，腹中胀满，腰胁疼痛，用甲己化土汤加桃仁、当归、姜黄；血瘀下焦，腰以下及少腹痛，用芍归失笑散加减，伴大便秘结者，轻则用大黄，重则用桃仁承气汤、抵当汤破血逐瘀；瘀血流注，四肢肿痛，用小调经汤加知母、茯苓、桑皮、牛膝化瘀消肿；血积既久亦能化生痰水，胶结成瘀，用抵当汤、下瘀血汤之类活血逐瘀。

3. 宁血 唐容川云"止吐瘀消之后，又恐血再潮动，则须用药安之，故以宁血为第三法"，血得安则血证自瘥。宁血之治，各有不同，当遵循"求其因而治其本"的原则，在临证中，凡恢复人体脏腑气血之生理功能者，均属宁血之法，如祛邪、润燥、泻火、平肝、和胃、降逆、安肾、平冲等诸法，皆可随证而用之。此外，唐氏深谙《内经》冲脉理论，认为"冲为气街""冲为血海""仲景治血以治冲为要"。唐氏认为，"血之所以不安者，皆由气之不安故也，宁气即是宁血"，气升血逆是血证的一大关键，而血证宁气，尤以冲脉为关键。气为冲脉之本，血为冲脉之用，冲脉乃"气本血用"，这一特点，对于血证的发生、发展及治疗均有重要的临床意义。唐容川在《血证论》中载"冲脉本属肝经，然其标在阳明，而其根则在于肾"，针对冲气上逆之证，唐容川主张从肝、胃、肾论治，首先论肝，因冲脉起于血室，故又属肝，治肝即是治冲。肝经相火随冲气上逆，易横逆犯胃，导致吐血之证，方以逍遥散、左金丸、小柴胡汤等加减，以疏散、清敛肝火。其次论胃，冲脉隶于阳明，治阳明即治冲也。阳明之气以降为顺，若胃气通顺则吐血易止，故以麦门冬汤清养肺胃、降逆下气，治疗冲气上逆、气随血升之证。再者言肾，唐容川云"冲为气街，气根于肾，血海即丹田，肾气之所藏也……肾居冲脉之下，又为冲脉之根，安肾气即是安冲气"，冲气安则血海自宁。代表方如安肾平冲之四磨汤，方中沉香入肾经可摄纳肾中浮阳，乌药能行膀胱肾间之气而治冲。

4.补虚 唐氏提出补虚为治血的收功之法，即用"封补滋养之法"，以补其正，续其失。他指出"邪之所凑，其正必虚；去血既多，阴无有不虚者矣，阴者阳之守，阴虚则阳无所附，久且阳随而亡，故又以补虚为收功之法"，唐氏十分强调滋阴补血的重要性，他根据朱丹溪"阳常有余，阴常不足"的理论，提出"补阳者十之二三，补阴者十之八九"。唐氏提出补虚应掌握以下三个原则：第一，"补虚为收功之法"，常用于出血之后。第二，出血宜补，应辨虚之轻重，虚在何脏，属气、属血、属阴、属阳，一律应从虚损论治。第三，邪气未去，其虚未成，不可妄补，误补则留邪为患，闭门留寇，助贼为殃，故实证者断不可补。

具体而言，从五脏论，他认为当以补肺胃为要，首先要补肺，气能生血，气乃肺所主，肺气虚弱，可引起血虚。若肺失宣发肃降，则血之生化乏源，同样也会导致血虚。吐血已止者，尤先补肺，用地魄汤、生脉散、百合地黄汤之类以补肺之阴，肺之宣降得权，诸窍通调而利五脏；阴者五脏之所主，五脏和而阴血自生矣，肺气虚者宜投保元汤。其次是补肝，唐氏提出补血总以补肝为要。肝血虚者，用四物汤加酸枣仁、知母、女贞子、墨旱莲、制首乌、枸杞子以调经补血，或以仲景之炙甘草汤，阴阳并补，肝阴虚用一贯煎，肝经气虚或肝血不畅，则加以辨证施治。心脾肾之补法，亦各有其特点，在运用补法过程中，唐氏提出瘀血未清者，忌用补益。他说"如邪气不去而补之，是关门逐贼；瘀血未除而补之，是助贼为殃"，所以，"实证断不可用补虚之方，而虚证则不废实证诸方，恐其留邪为患也"，补血法须在邪清瘀消之后方可应用。

（二）从便血先后辨近血与远血

东汉张仲景首先提出便血有近血、远血之分，《金匮要略·惊悸吐衄下血胸满瘀血病脉证治》云"下血，先便后血，此远血也，黄土汤主之""下血，先血后便，此近血也，赤小豆当归散主之"。唐容川继承仲景对便血的分类，主张将便血分远近论治，其言"先血后便为近血，谓其血即聚于大肠，去肛门近""先便后血为远血，谓其血在胃中，去肛门远"，借助于血和便的排出顺序对便血进行了简单分类。

1.辨别近血与远血，治分肠风与脏毒 唐氏认为，先血后便为近血，近血病位在大肠，受肺、胃、肝、肾的病理影响，形成了脏毒下血和肠风下血两种情况，治疗上当辨别、分治。唐氏从以下两点辨别脏毒和肠风，一是辨血之颜色，《血证论》曰"脏毒下血多浊，肠风下血多清"。《济生方》也认为"大便下血，血清而色鲜者，肠风也；浊而色黯者，脏毒也"。二是辨肛门是否肿痛，唐氏认为"肠风者，肛门不肿痛，而但下血耳"。

（1）湿热火邪论脏毒 唐容川认为，脏毒者，肛门肿硬，疼痛流血，其与痔漏相似，表现为肛门局部生长硬物或红肿，具有疼痛感觉，排便挤压可流鲜红色血液，相当于现代所言痔疮、肛裂等疾病。脏毒之病机乃火热、湿热之邪结聚肛门，发为红肿疼痛之硬结，仲景以赤小豆当归散治疗。方由赤豆芽三钱、当归三钱组成，赤豆芽色赤入血分，发芽则能疏利血中之结，活血散瘀；当归亦能补血活血，解散局部之肿物。唐容川在仲景论治的基础上进一步发挥，提出若大肿大痛、大便不通者，宜解毒汤，方由大黄、黄连、黄芩、黄柏、栀子、赤芍、连翘、防风、甘草组成，共奏泻火解毒、疏利散邪、和血利湿之功。对于肿痛不著且大便不结者，其以四物汤加生地榆、荆芥、槐角、牡丹皮、黄芩、土茯苓、地肤子、薏苡仁、槟榔治之。

脏毒便血者，若湿热火毒已清，仍迁延难愈者，本质为毒邪未尽，留恋脏腑，当责之肝、胃、肺三脏。唐容川言"脏毒久不愈者，必治肝胃。血者肝所司，肠者胃之关，胃若不输湿热于肠，从何而结为脏毒哉？肝之血分如无风火，则亦不迫结肛门矣"，首当调理肝胃。唐氏以清胃散化裁，加金银花、土茯苓、防己、黄柏、薏苡仁、车前子，以清化阳明湿热、泄浊解毒，龙胆泻肝汤、逍遥散等治肝经风火。此外，对于肺经有热，下移大肠，见咳嗽、口渴、便秘、便血、脉浮数或滑数者，唐氏以人参清肺汤化裁，以桑白皮、地骨皮清肺泄热，乌梅、罂粟壳敛肺止咳，又以人参、甘草、生姜等培补中土以生金，全方清上安下。

（2）肠风治分内外风 唐氏认为，肠风的发病主要责之于风袭大肠。风气的来源有内风和外风之分，风为阳邪，易袭阳位，然肠中之风何来？《血证论》言："夫肠居下部，风从何而袭之哉？所以有风者，外则太阳风邪传入阳明，协热而下血；内则厥阴肝木虚热生风，风气煽动而下。"《伤寒论》中亦论及："太阳病，以火攻之，不得汗，其人必燥，到经不解，必圊血。太阳病下之脉浮滑者，必下血"。可见，唐氏认为外风来自太阳、阳明之风邪未解，下陷肠道所致；内风为肝经风火所致，肝为风木之脏，易化热生风，风火相煽，导致热迫下行。

唐氏言"风为阳邪，久则变火，治疗火即是治风。凡治肠风下血，总以清火养血为主，火清血宁而风自息矣"，肠风下血治疗总以清火宁血为原则。外风协热所致之便血，主张升提其血，其云"治病之法，高者抑之，下者举之，吐衄所以必降气，下血所以必升举也"。善以葛根芩连汤加荆芥、当归、柴胡、槐花、生地榆、桔梗、生白芍治疗，在解表邪、清里热的基础上，加柴胡、桔梗升提其气，当归化其瘀滞，槐花、生地榆、白芍清其热，荆芥增其解表之力。诸药合用，既疏外感之风，又清内蕴之热，兼顾衍化之湿瘀。

唐氏治疗肝经风火内煽而下血者，以清肝息风、和血宁络为原则。肝经风热见胁腹胀满，口苦多怒，或兼寒热者，用泻青丸治疗，或以逍遥散、小柴胡汤化裁，以清肝泻火，散风清热。肝主藏血，肝风动则血不得藏，唐氏认为"或用《济生》乌梅丸亦妙，以乌梅敛肝风，以僵蚕息肝风，风平火息，而血自宁矣"。此外，肝风动血者，可用白头翁汤，或兼四物汤化裁，以清肝和血，此之谓"治风先治血，血行风自灭"。

2.先便后血责之胃，治分标本与虚实 唐氏认为，先便后血为远血，其病变在胃，因病位离肛门远，故先便而后下血，亦称"结阴下血"。唐氏治疗时清补兼施，对于脾气虚寒，中宫不守，不能统血所致便血者，用黄土汤温阳健脾、固冲摄血，并佐以附子温阳摄血，黄芩制约附子之燥烈之性。若阴虚火旺者，因脾阴虚而导致肺气偏燥，失其敛摄，以人参清肺汤培土生金，敛肺、清肺、润肺。若肝火旺盛，熏灼肺经，致肺经郁热，血不藏摄者，以丹栀逍遥散加阿胶、桑寄生、地榆，或归脾汤加炒栀子、麦冬、阿胶、五味子，清肝泄热，益气摄血，清中兼补。若正气虚损，肝脾肾三脏俱损，六脉微弱虚浮，偏脾气虚者，予人参养荣汤，益气健脾摄血；偏肝血亏损者，予胶艾四物汤加巴戟天、甘草补养肝血；偏肾气虚者，予断红丸，以补肾固摄。远血病机复杂，但不外乎分清标本虚实，寒者温之，虚则补之，热者清之，虚实夹杂者当清补兼施，注重药物量效化裁和配伍。

3.后期血亏津枯，宜补肾滋阴填精 急性下血或长期慢性便血，导致血亏津枯者，唐氏注重补益虚损。治疗首当补肾填精，滋阴生津。肝藏血，肾藏精，精血同源，失血过多，血量亏损导致肝藏血不足，精血化生无源，久则伤及肾精，致肾精亏虚。其次，应滋润肠道。肾与大肠同居下焦，血亏肠液化生不足，致血亏津枯，肠道燥结失于濡润。唐氏以滋阴脏连丸化裁，即六味地黄汤加熟地黄、大黄、槐花、黄连，既能补肾填精、滋阴清热，还能清肠止血；若大便不通者，可加麻子仁、肉苁蓉以补肾益精，润肠通便。

（三）从肝治血运用

1.调理肝气 肝主藏血，《血证论·脏腑病机论》云"其所以能藏之故，则以肝属木，木气冲和条达，不致遏郁，则血脉得畅"。血液正常运行，有赖于肝气的条达，若忧思恼怒伤肝，肝失条达，肝气郁结，则血留为瘀；气郁日久化火，郁火灼络，则致出血。血瘀、出血之证轻，病以气分为主者，治疗当以调理肝气为主，可用小柴胡汤、逍遥散加味治之。

2.清泻肝火 《血证论·呕血》云"吐血其病在于胃，呕血其病在于肝。何以言之？

盖肝木之气，主于疏泄脾土"。凡七情、饮食内伤，皆可致中焦气滞，肝失疏泄，脾胃升降失调，肝气横逆，损伤胃络，气血逆乱，而致呕血、吐血，治疗急当泻肝和胃补络。唐氏认为"肝气怒逆，而为呕逆，尤宜攘除肝火……宜当归芦荟丸加丹皮，蒲黄"。另外，还可用青黛、大黄泻肝；代赭石、半夏和胃降逆止呕；三七、白及、儿茶、地榆炭等和络止血。诸药合用，随证加味，治呕血、吐血可获佳效。肝火盛者加龙胆草、黄芩，脾虚加山药，食滞加山楂、神曲，阴血不足加阿胶，有气虚者加白参。若呕血、吐血汹涌不止者，唯恐顷刻亡阴亡阳，需紧急救治，以挽生命之危。

3. 柔肝清肠 凡湿热内侵，或饮食内积，则中焦气滞，使肝气疏泄失调，势必影响大肠传导之功，糟粕停积，化热化毒，损伤阴络，而致大便下血。且凡便血者，多兼有下腹不适，或痛，或拘急下垂之症，此皆由肝气不舒，而下迫大肠，气滞热积使然，治以柔肝清肠止血。药用白芍柔肝敛阴，胡黄连、黄柏清肠道湿热，地榆、槐花凉血止血，生甘草缓急调和诸药。阴虚便秘加生地黄、玄参、大黄，肠毒生痔加白头翁、金银花，阴血不足加阿胶等。

4. 平肝息风 《血证论·便血》云"若肝经风热内煽而下血者……宜泻青丸治之……肝为风木之脏，而主藏血，风动血不得藏，而有肠风下血之症……用济生乌梅丸亦妙，以乌梅敛肝风，以僵蚕息肝风，风平火息而血自宁矣"。乌梅味酸，既可养阴生津以补肝体不足，又能酸敛柔肝以制肝用太过。泻青丸取龙胆草、大黄、栀子、竹叶泄热，羌活、防风祛风，当归、川芎和血。诸药合用，风火相离，血和病愈。

5. 活血逐瘀 对于血瘀肝经所致之出血，唐氏则采用活血逐瘀之法。对于血止之后，属于经脉中已动，又不能复还故道之血，若瘀于下焦肝之部分或积于胞中血海者，唐氏素用归芍失笑散，或根据其病证寒、热属性之不同，而分别选用抵当汤、桃仁承气汤，或生化汤、牛膝散。《血证论·呕血》云"血瘀下焦，腰以下痛，小腹季胁等处胀满，是血瘀肝之部分，或积胞中血海为痛，宜归芎失笑散主之。大便闭结者，均加大黄，仲景逐瘀大剂，则有抵当汤、桃仁承气汤数方，皆苦寒大破下，为治瘀能事。亦有当用温药下之者，生化汤及牛膝散主之"。又说"瘀血在下焦，则季胁少腹胀满刺痛，大便黑色，失笑散。加醋军、桃仁治之，隔下逐瘀汤亦稳"。

6. 调补肝虚 唐氏认为"肝为藏血之脏，血所以运行周身者，赖冲、任、带三脉以管领之，而血海、胞中又为血所转输归宿之所，肝则司主血海，冲、任、带三脉又肝所属，故补血者，总以补肝为要"。对于血证血止之后，而出现的肝虚证，唐氏对其临床表现和治疗方法均有论述。《血证论》将肝虚证分为肝血虚与肝气虚，前者临床表现以"虚烦不眠，骨蒸梦遗"为主，治以四物汤加味；后者以"脏寒魂怯，精神耗散"为主，治以桂甘龙牡汤加味。如《血证论·吐血》云"肝血虚则虚烦不眠，骨蒸梦遗，宜四物汤加枣仁、知母、云苓、柴胡、阿胶、牡蛎、甘草，敛戢肝魂，滋养肝血，清热除烦，为肝经阴虚滋补之法；又有肝经气虚，脏寒魂怯，精神耗散，桂甘龙牡汤以敛肝助阳，阳虚遗精、惊悸等证宜之"。

二、唐容川血证用药特色

（一）用药精当

1. 药多甘寒，首重肺脾 尹柏坤等对《血证论》所用药物进行频次分析，发现唐氏用药以甘味药最多，甘味药具有补益、缓急、和中、调和药性的作用。其次为苦味药，唐容川《中西汇通医经精义》言"苦虽是火味，实则火之余气也，故凡味苦者均能泻火"。苦味药以寒凉为多，但其亦用温热药，因"血证宜凉者多，非谓血证全不用热药也"。唐氏治疗血证的用药中，多以入肺、脾两经为主，盖肺主气，肺朝百脉，肺气具有辅心行血的作用，在血液运行中起着重要作用。肺主行水，水与血关系密切，二者同属阴，在一定条件下可相互转化，且二者在上下内外，相倚而行。脾为后天之本，气血生化之源，脾胃运化产生的营气及津液，为血液最基本的物质，血液的生成与脾关系最为密切。脾主统血，五脏六腑之血全赖脾统摄。脾的统血功能，依赖脾气的作用。唐氏言"《经》云：脾统血，血之运行上下，全赖乎脾"。此外，唐氏认为脾阴亦会影响脾统血的功能。脾阴虚不能生血，从而影响脾阳统血功能。因此唐容川治疗血证时首重肺脾，用药亦多入肺脾二经。

2. 善用大黄，降阳明逆气 唐容川治疗吐血，首推大黄之功力，他强调大黄的止血作用，大黄苦寒，降泄之力强，不仅能下胃中之气，凡气逆于血分之中导致血不和者，大黄之性，亦无不达。唐容川概括为"大黄一味，既是气药，又是血药，止血而不留瘀，尤为妙药"。药理学研究证明，大黄的蒽醌类衍生物能促进血小板生成，缩短凝血时间，降低毛细血管通透性；大黄所含的鞣质具有局部收敛、止血的作用，促进结肠远端平滑肌收缩而产生泻下作用，并有利于血管平滑肌收缩而止血。

3. 力倡和法，调和气血 唐氏在治疗血证时推崇和法，将其誉为"血证之第一良法"。并解释言"表则和其肺气，里者和其肝气，而尤照顾脾肾之气。或补阴以和阳，或损阳以和阴，或逐瘀以和血，或泻水以和气，或补泻兼施，或寒热互用"。对于其所言"和法"之范畴，应认识明确，因为和者，除有"调和"，还有"平稳""平和"之义，不得单用或纯用汗、下、清、补等法之时，可予和之。总结唐氏"和法"之妙义，其大致包括补气以和血、补血以和气、补阴以和阳、补阳以和阴、润燥以和血、泻火以和血、降气以和血、化痰以和血、泻水以和气、化瘀以和血等十法，各法代表方分别为补中益气汤、人参养荣汤、天王补心丹、肾气丸、清燥救肺汤、泻心汤、苏子降气汤、泻肺丸、桃仁承气汤、少腹逐瘀汤等。

4. 注重宜忌，慎汗吐法 血证用药当禁汗、禁吐，津血同源，仲景谓"衄家不可发汗，汗出必额上陷，脉急紧，直视不能眴，不得眠"，唐容川亦认为，血证既伤阴血又伤津液，故忌发汗更伤其阴，且"发汗则气发泄，吐血之人气最难敛，发泄不已，血随气溢，而不可遏抑"，故虽有表证，宜和宜散，不得径用麻、桂、羌、独等发汗之品，果系因外感失血者，乃可从外散，然亦须敛散两施，毋令过汗亡阴。所以禁吐者，唐氏认为血证乃气机逆乱，血随气乱所致，上逆则吐血，下迫则便血，故唐氏明言"至于吐法，尤为严禁，失血之人，气既上逆，若见痰涎而复吐之，是助其逆势，必气上不止矣……知血证忌吐，则知降气止吐，便是治血之法"。气下则血下，降肺气、顺胃气、纳肾气，以使气不上奔，而血不上溢。血家最忌耗气动气，不仅病时禁用吐法，出血愈后，另有杂症者，亦不可轻易使用吐法，以免因吐而又引发血证。

（二）慎发汗与麻黄的运用

唐容川在论治血证的阐述中，多次提出麻黄的使用，并围绕血证中麻黄的使用形成了一系列的法则。虽然唐氏提出血证当忌汗，然《伤寒论》中亦有言"伤寒脉浮紧，不发汗，因致衄者，麻黄汤主之"，因此在辨证治疗的前提下，唐容川认为麻黄仍可使用。

1.外寒郁热之上焦出血　对于外寒束表，郁而化热，侵及血分所致之吐血、鼻衄、咳血等上焦出血病证，唐氏认为可使用麻黄。麻黄可以解表散邪，宣发肺气之壅滞，使外邪得解，内热得宣，"不至乘阴而吐衄矣"。《血证论·吐血》记载："外束闭而内逆壅，是以吐血，麻黄人参芍药汤治之。若脉浮而数者，为伤风，风为阳邪，宜小柴胡汤，加荆芥、防风、当归、白芍、丹皮、蒲黄、知母、石膏、杏仁治之。"

2.邪实气壅之肺痈疮血　麻黄能宣通卫表之肌腠，使体表津气流通，经络宣畅，一切阴寒痰凝得解，可治疗阳虚寒凝，痰瘀互结之肺痈、疮血等。针对邪实而气血凝聚者，使用麻黄可开腠理而通络。如治疗肺痈咳吐脓血，兼有表证且病势较轻者，可使用通窍活血汤合麻杏石甘汤。邪犯卫表，卫表郁闭，见初期硬肿、恶寒无汗之疮血者，唐氏在仙方活命饮中加麻黄以散邪通滞。此外，阳和汤是治疗阳虚寒凝、血滞痰阻所致阴疽之常用方剂，该方中也使用麻黄。《外科全生集》载"毒痰凝结也，治之之法，非麻黄不能开其腠理……腠理一开，寒凝一解，气血乃行，毒亦随之消矣"，亦体现麻黄开腠理、通经络、散寒凝之功效。

3.麻黄运用要点　一当辨证准确。《血证论》麻黄人参芍药汤方解指出，"用此方者，须审其的由外感，非此不解，然后一投即应"。唐容川提出，使用麻黄时当辨证准确，确有外感者方可投之，缓用以求稳，且要中病即止，不得过剂，并提出使用时可将麻黄替换为麻黄绒，并采用蜜炙，缓其发散之性，以防过汗伤正。二当注重和血。唐容川强调，运用麻黄类方治疗血证时，需联用和血之法，因麻黄辛温，宣降肺气，若使用不当又可耗伤肺气、肺阴，因此运用其治疗血证之时，又当使用和血之法，防止耗血动血。《血证论·咳血》云："必以兼顾血分为宜……于气分血分两兼治之，最得和表清里之法。"如唐氏在治疗邪壅肺热之鼻衄时，使用麻黄人参芍药汤，在麻黄汤的基础上加人参、黄芪、当归、麦冬、白芍、五味子等诸多益气滋阴养血之品，体现了养血和血之法。根据临床辨证之不同，还可以考虑活血和血、清营和血等方法。

三、述评

唐容川治血之止血、消瘀、宁血、补虚四法，对于急性出血，提出分步骤治疗的原则，实际上是一个综合治疗血证的临床方案，体现了"急则治其标，缓则治其本"的中医治疗大法。对于出血患者，止血是第一要务。血止后，当要防止再出血才是其根，止、消、宁、补四法，每一步皆体现中医的整体观念，具有前瞻性与实用性。除了四法之外，在便血的辨治上，唐氏强调需细辨便血的近血与远血，以确定血之来源；近血病证，还需要针对脏毒与肠风加以辨证治疗。

临床中，肝硬化所致的消化道出血是最常见的血证，包括胃、食管静脉破裂出血，肠与肛痔出血等，这些出血可从肝论治。肝为气血之脏，气易化火、动风是肝病诊治之纲。唐氏从理气、泻火、息风、柔肝、补血等方面，列出治血从肝论治的辨证要点。唐氏治疗血证，用药具有鲜明特色，多用甘寒补肺脾之药，重用和法，尤其善用大黄止血、花蕊石祛瘀等，颇多心得。对于出血的治疗，强调忌汗、吐之法，但不拘于此，若确有表证，麻黄仍可用之，需炙用，并配以和药。研究发现，麻黄中含有大量的麻黄碱，具有松弛平滑肌的作用，又有收缩血管的作用。唐氏使用炙麻黄治疗出血，形成了一些用药原则，对临床确有指导意义。当今肝硬化所致的上消化道出血，临床多采用生长抑素等收缩血管药物，以及内镜止血等方法治疗，能有效地达到止血效果，但在血止之后，应尽早使用"消瘀"之法，发挥中医治血之优势。并且，应注意临床常用抗凝药如阿司匹林、华法林及氯吡格雷等有再出血的风险。消瘀法应中病即止，其后可用宁血、补血之法，如可以在铁剂、葡萄糖及维生素等治疗的基础上，配合滋阴补血中药以促进血液的再生和恢复。

所以，血证的治疗，不是中医无用武之地，而是要发挥中西医各自优势。中医药在防止大量使用西药所导致的副作用，以及后期调养等方面具有明显优势。中医药根据其治病必求于本的辨证观念，针对其病因病机进行治疗，对防止再发出血具有重要意义。不仅如此，对于上消化道出血量多势急或迁延而血不止者，常易发生阴竭阳脱之危症，中医在急救方面也能发挥重要作用。正如唐容川所述，当急固其气。当突然大量失血，出现厥脱证，见四肢厥冷、神疲欲寐、冷汗暴出、气息微弱、脉沉迟微细等症时，李可老中医采用其自创的破格救心汤，以四逆汤为底方，合参附龙牡救逆汤及张锡纯的来复汤加减组方，善用大剂量附子、山茱萸等回阳救逆，对于挽救出血厥脱之急危重症积累了不少临床经验。

总之，唐容川提出的治血四法，已成为通治血证之大纲。他继承了《内经》的学术思想，在前人的基础上提出了许多独到见解，对后世启发较大。临证当在辨证准确的基础上，灵活运用《血证论》的治血四法，同时注重中西医结合，将治血四法应用于临床，发挥中医药治疗血证的优势。

参考文献

［1］彭波，杨越，夏庭伟.探讨唐容川血证中麻黄的应用［J］.中国中医基础医学杂志，2019, 25（4）:
548–549.

［2］尹柏坤.《血证论》治疗血证方剂的配伍特点研究［D］.黑龙江中医药大学，2022.

第四章　肝胆病代表方剂演变与运用

第一节　从四逆散、逍遥散、一贯煎
论疏、养及疏养结合辨治胁痛

胁痛为中医病名，是指一侧或两侧胁肋部疼痛（胀痛、刺痛、隐痛）为主的一类病证，多为肝胆疾患，其最早记载于《内经》。有关胁的部位，《医宗金鉴·卷八十九》称"其两侧自腋而下，至肋骨之尽处，统名曰胁"；《医方考·胁痛门》言"胁者，肝胆之区也"，指出"胁"的脏腑归属。有关胁痛的主要临床表现，《素问·脏气法时论篇》载"肝病者，两胁下痛引少腹，令人善怒"，《灵枢·五邪》曰"邪在肝，则两胁中痛"，《素问·刺热论篇》谓"肝热病者，小便先黄……胁满痛"。从经络循行来看，两胁为足厥阴肝经和足少阳胆经的循行之处。《景岳全书》指出"胁痛之病本属肝胆二经，以二经之脉皆循胁肋故也"，《素问·热论篇》言"三日少阳受之，少阳主胆，其脉循胁络于耳，故胸胁痛而耳聋"，《诸病源候论》曰"胸胁痛者，由肝与胆及肾之支脉，虚为寒气所乘故也"，《医学衷中参西录》指出"肝脾者，相助为理之脏也。人多谓肝木过盛可以克伤脾土，即不能消食，不知肝木过弱不能疏通脾土，亦不能消食……脾胃之健运实资其辅助"。以上阐明胁痛主要与肝胆有关，亦与脾、胃、肾相关。从解剖位置来看，胁主要指两侧下胸肋及肋缘部，为肝、胆、胰所居之处。在临床中，胁痛多见于急慢性肝炎、胆囊炎、胰腺炎、肝硬化、胆石症、胆道蛔虫病、肝癌、胆管癌等肝胆疾病，亦见于带状疱疹、胸膜炎、肋软骨炎、围绝经期综合征等其他疾病。

一、胁痛之辨证分型及代表方剂

胁痛病机有虚实之分，治疗上亦不同。根据其病因病机虚实的不同，实证胁痛可分为肝郁气滞型、瘀血阻络型、肝胆湿热型，虚证分为肝阴不足型、肝郁脾虚型等。其中肝郁气滞型胁痛，治以疏肝理气止痛为法，方用四逆散、柴胡疏肝散；瘀血阻络型则以活血化瘀、通络止痛为法，代表方剂为旋覆花汤、血府逐瘀汤；肝胆湿热型则以清利肝胆湿热、理气通络止痛为法，方用龙胆泻肝汤加减，若黄疸明显者，可加用茵陈蒿汤或甘露消毒丹；肝阴不足型，应更注重养阴柔肝，佐以理气通络，方用一贯煎加减；肝郁脾虚型，治以疏肝健脾以止痛，方选逍遥散、柴芍六君子汤等。清代名医叶天士认为，胁痛实证有气滞血瘀证、寒入络脉证、湿热壅滞证之分。肝气郁结，不通则痛，表现为两胁胀痛，方用橘叶香附方以疏肝解郁；肝气不舒，血瘀肝络，则表现为两胁刺痛不移，方选桃仁牡蛎方、桃仁茴香方、桃仁柏子仁方以活血祛瘀；寒入络脉，气机凝滞，不通则痛，用荜茇半夏方以辛香温通；湿热蕴结肝胆，肝络不疏，用小温中丸以清热祛湿。叶氏将胁痛虚证主要分为营络虚寒证、肝风入络证，认为络脉营血亏虚，久则失养，不荣则痛。若寒邪入络，肝气凝滞，肝失疏泄之胁肋隐痛，方用当归桂枝汤加肉桂以温经散寒；肝肾阴虚，络脉失养，阴虚风动，见手足瘛疭、头晕目眩者，用生地阿胶方以补益肝肾、养阴息风。叶氏基于"卫气营血"及"络病"理论，为临床辨治胁痛提供了更多参考。

二、四逆散、逍遥散、一贯煎辨治胁痛的理念演变

（一）三方的组方特点

1.四逆散 四逆散首见于张仲景《伤寒论·辨少阴病脉证并治》第318条"少阴病，四逆，其人或咳，或悸，或小便不利，或腹中痛，或泄利下重者，四逆散主之"。《注解伤寒论·卷六》指出"四逆者，四肢不温也。伤寒邪在三阳，则手足必热；传到太阴，手足自温；至少阴则邪热渐深，故四肢逆而不温也；及至厥阴，则手足厥冷，是又甚于逆。四逆散以散传阴之热也"。《医宗金鉴·辨少阴病脉证并治》中论述"凡少阴四逆，虽属阴盛不能外温，然亦有阳为阴郁，不得宣达而令四肢逆冷者"。《伤寒论直解·辨少阴病脉证》说"凡少阴病四逆，俱属阳气虚寒，然亦有阳气内郁不得外达而四逆者，又宜四逆散主之"。以上共同说明四逆散主治少阴四逆，此为阳邪传至少阴，里有热结，阳气不能交接于四末，故四逆而不温。

四逆散由柴胡、芍药、枳实、炙甘草四味药组成。《内经》指出"热淫于内……佐以甘苦，以酸收之，以苦发之"。四逆散以枳实、甘草之甘苦，以泄里热；芍药之酸，以收阴气；柴胡之苦，以发表热。《医方考》言："用枳实所以破结气而除里热，用柴胡所以升发真阳而回四逆，甘草和其不调之气，芍药收其失位之阴。是证也，虽曰阳邪在里，慎不可下，盖伤寒以阳为主，四逆有阴进之象。若复用苦寒之药下之，则阳益亏矣，是在所忌。论曰：诸四逆者，不可下之。"《医方集解》曰："此足少阴药也。伤寒以阳为主，若阳邪传里而成四逆，有阴进之象，又不敢以苦寒卜之，恐伤其阳。经曰：诸四逆者，不可下也。故用枳实泄结热，甘草调逆气，柴胡散阳邪，芍药收元阴，用辛苦酸寒之药以和解之，则阳气散布于四末矣。此与少阳之用小柴胡意同。有兼证者，视证加减为治。"

四逆之症治以四逆散，当是阳郁而致，表现为手足不温或四末微寒而非厥冷。原方并非治疗胁痛，在本证出现较多或然证中也无胁痛，其中肺气不利则咳，心气不利则悸，膀胱气化不利则小便不利，脾胃气滞则腹中痛，热结于里则泄利下重。由于本证核心为气机不利所致的一系列症状，因此后世认为肝气不利则胁痛也当补充之，并逐步成为治疗胁痛的祖方。方中柴胡解郁行气、和畅气机、透达郁阳，枳实破结气、除里热、行气散结，二者一升一降，运转枢机，透达阳气；芍药和营柔肝，甘草缓急和中，二者一柔

一缓，白饮和服，亦能培土益脾，有肝脾同调之效。本方以疏为主，四味相伍，使邪去郁开，气血调畅，清阳得伸，四逆自愈，胁痛得治。

后世医家依据四逆散演变出诸多方剂，如《景岳全书》中的柴胡疏肝散，即在四逆散的基础上去枳实，加陈皮、枳壳、川芎、香附等，增强其疏肝行气、活血止痛之效，用治肝郁气滞，胁肋胀痛甚者；亦有《太平惠民合剂局方》的逍遥散，是在四逆散的基础上去破气之枳实，加健脾养血的白术、茯苓、当归，再合薄荷，不仅具有疏肝解郁的良效，亦有健脾益气、养血保肝之功，主治肝郁、血虚、脾弱等证。清代王清任《医林改错》之血府逐瘀汤，由四逆散与桃红四物汤加味而成，主治"胸中血府血瘀"，效如桴鼓，足见四逆散组方之精妙及化裁之灵活，值得进一步深入探讨。

2.逍遥散　逍遥散出自宋代《太平惠民合剂局方》，原文载"逍遥散，治血虚劳倦，五心烦热，肢体疼痛，头目昏重，心忪颊赤，口燥咽干，发热盗汗，减食嗜卧，及血热相搏，月水不调，脐腹胀痛，寒热如疟。又疗室女血弱阴虚，荣卫不和，痰嗽潮热，肌体羸瘦，渐成骨蒸"。后世医家对其组方思想有诸多解释，如《医方集解》云"肝虚则血病，当归、芍药养血而敛阴；木盛则土衰，甘草、白术和中而补土；柴胡升阳散热，合芍药以平肝，而使木得条达；茯苓清热利湿，助甘、术以益土，而令心气安宁；生姜暖胃祛痰，调中解郁；薄荷搜肝泻肺，理血消风，疏逆和中，诸证自已，所以有逍遥之名"。《古方选注》曰："治以柴胡，肝欲散也；佐以甘草，肝苦急也；当归以辛补之；白芍以酸泻之；治以白术、茯苓，脾苦湿也；佐以甘草，脾欲缓，用苦泻之，甘补之也；治以白芍，心苦缓，以酸收之；佐以甘草，心欲软，以甘泻之也；加薄荷、生姜，入煎即滤，统取辛香散郁也。"《医林纂要》载："因肝木受郁不得解，以至于生热，而血液枯竭，肝木亦未尝不虚，故既以归、姜补肝，又以术、苓培土生根，以柴胡、薄荷条达其枝，所谓雷以动之，风以散之；然后泄之以酸，缓之以甘，畅遂肝气之方，莫此为最。"

逍遥散主要病机为肝郁脾虚，兼有肝血虚。《内经》曰，肝欲散，以辛散之，肝苦急，以甘缓之。散之、缓之契合肝性所喜，即为补，故专入肝以助血海，使血流行。方中当归性温能散，味甘能缓；白芍酸苦微寒，入肝脾血分，《本草正义》言白芍具有"补血益肝脾真阴，而收摄脾气之散乱、肝气之横逆"的作用，能泄土中木乘，又能和阴止痛。二者相配以使寒温平调、甘酸化合，能养肝血、润肝燥、疏肝气，补肝之体以助肝用。茯苓、白术、甘草健脾扶土，化生气血，为肝之藏血奠基，也暗含"知肝传脾，当先实脾"的意义。生姜和中降逆，辛散达郁，一助茯苓、白术、甘草健脾和胃、益气生血之功，二与薄荷相合以助柴胡疏肝之用。薄荷另有引经透邪的作用。全方共八味，皆不离养血之意。有医家则形象地将肝升发之性，喻为树木之生长，方中当归滋补阴血，白芍滋养肝阴，如同树木生长过程中要保持其不缺水分，此二药具有为肝木浇水之意；茯苓、白术、炙甘草健脾益气，化生营血，似为给肝木培土之象；而柴胡、薄荷、生姜皆有辛发之性，辛以散之，肝气得舒，如沐春风，使肝木得以伸展。逍遥散在四逆散"疏"的基础上，加入养肝血、培土之品，增加了"养"的功效，从而将疏、养结合起来，以合肝木之性。

3. 一贯煎　一贯煎出自清代魏玉璜的《柳州医话》，一贯本指"一理贯穿万物之言，魏氏取之为方名者，比喻立法遣药，本脏腑制化之理，亦如环相贯也"。原文载"用北沙参、麦冬、地黄、当归、枸杞子、川楝子六味……可统治胁痛、吞酸、吐酸、疝瘕、一切肝病"。《中风斠诠》言："胁肋胀痛，脘腹撑撑，多是肝气不疏，刚水恣肆为病。治标之法，每用香燥破气，轻病得之，往往有效。然燥必伤阴，液愈虚而气愈滞，势必渐发渐剧，而香药、气药不足恃矣。若脉虚舌燥，津液已伤者，则行气之药尤为鸩毒。柳州此方，虽是从固本丸、集灵膏二方脱化而来，独加一味川楝，以调肝气之横逆，顺其条达之性，是为涵养肝阴第一良药，凡血液不充，络脉窒滞，肝胆不驯，而变生诸病者，皆可用之。"

魏氏认为，肝阴为肝的根本，肝为刚脏，体阴而用阳，肝阴虚则无以制肝阳，肝阳偏亢则易横犯脾胃，致胃失降逆，久之胃阴耗伤，肝火灼金，进一步强调了肝阴的重要性。对长期克伐肝阴之证，立方一贯煎。一贯煎组方缜密，配伍精当，该方以脏腑制化为原理，为遣药立法提供依据。肾为肝之母，滋水即能生木，以柔其刚悍之性，故以地黄、枸杞子滋水益肾为君。肺主一身之气，肺气清肃，则治节有权，诸脏皆滋其灌溉，而且养金即能制木，以平其横逆之威。胃为阳腑，受木所克，但土旺则不受其侮，故以沙参、麦冬清肺益胃，二者为臣。当归入肝，补血活血，辛香善于走散，乃血中气药，故用以为佐。更加一味川楝子，泄肝通络，调达气机，故用以为佐。合为滋水涵木，疏土养金的良方。一贯煎以"养"为主，少佐川楝子为"疏"，涉及肺、脾、肝、肾四脏，如环相贯。清代名医张山雷曰"独加一味川楝子，以调肝木之横逆，能顺其条达之性，是为涵养肝阴无上之良药……口苦而燥，是上焦之郁火，故以川楝泄火。楝本苦燥，而入于大剂养液队中，反为润燥之用"，因而张氏称此方为"涵养肝阴无上良方"。

一贯煎主治肝肾阴虚，肝气郁滞证，全方以滋养肝阴为本，兼顾肺肾，组方精妙，临床常用于治疗多种慢性肝病见阴虚症状者，获效甚佳，因此被广泛研究。

（二）三方疏、养及疏养结合辨治胁痛的理念演变

从四逆散、逍遥散、一贯煎理法方药的演变，可以探究出"疏""养"及"疏养"结合辨治胁痛的理念。肝郁于内，耗其肝血，克其脾土，而为肝郁脾虚，进而出现肝体之虚，是为疾病从实至虚的演变过程。病位也由肝脏本位，逐渐涉及脾、肾、肺多脏。而肝脾失和，肝肾同源，肺金伐木，五行相生相克，进而影响多个脏腑。又因法随机变，法随证变，因此辨治理念也由"疏"发展为"疏养"，以"养"为主，少佐"疏"的结合。

四逆散主治因肝气郁结、气机不利，致阳气内郁不达四肢而出现四肢不温、胁痛等病证。肝属少阳，主升发，四逆散可以疏泄传阴之热，使阳气得以升发，其可以顺应肝的疏泄和升发之性，使肝的生理特性恢复正常。因此，对于肝郁气滞所致的胁痛，以疏治之，而四逆散恰恰顺应肝疏的特性，使胁痛得解。逍遥散则是在四逆散的基础上演变而来，其主治肝郁、血虚、脾弱而不能养肝所致胁痛。逍遥散为四逆散去枳实加养肝健脾之药，在疏肝的基础之上，注重养血和脾，健脾以使气血充足以养肝血，契合仲景所言"见肝之病，知肝传脾，当先实脾"的理念。方中当归、白芍、柴胡、薄荷四药，养肝血、疏肝气；茯苓、白术、炙甘草、生姜四药，健脾益气，培补中焦，化生气血。全方八药达到"疏"和"养"的动态平衡，以适应肝藏血和疏泄的特性。临床中根据肝郁、血虚、脾弱孰轻孰重，灵活决定"疏""养"侧重。一贯煎由魏玉璜创立，魏氏虽身处清代，其认为当时的医家多受宋代《太平惠民和剂局方》的影响，临证用药多为辛温散气之品，极易损耗肝肾胃阴，乃至魏氏诊治之时，患者多已出现肝肾阴虚之征象。魏玉璜循朱丹溪之养阴学说，善用滋养肝肾之阴、益胃阴之品治疗疾病。其提出"内伤杂病，从肝论治"的学术思想，临证特别重视肝脏的病变，遂创制滋阴疏肝之一贯煎，主要针对肝肾阴虚，肝气不舒之证。一贯煎主要体现"脏腑制化"之理，方中以滋阴养血药为主，少佐川楝子以泄肝通络，调畅气机，以适肝性。全方滋水涵木，疏土养金，涉及肺、脾、肝、肾四脏，生克制化，如环相贯。

　　三方一脉相承，环环相扣，从四逆散的"疏"到逍遥散的"疏养"结合，再到一贯煎的以"养"为主，辅之以"疏"。三方都以适肝性为特点，以肝为主，又涉及其他脏腑，充分体现了五行生克制化和脏腑制化的理论。四逆散中的"枳实"，逍遥散中的"薄荷"，一贯煎中的"川楝子"，皆去性存用，充分发挥"透、通、散"的作用，即以"疏"为用。三方辨治理念的演变，皆以胁痛的病机变化而变，从三方的方药特点及主治病证演变来看，三者皆是"疏"或"疏养"理念辨治胁痛的经典代表方剂，三方主要针对以肝郁、肝阴虚、肝血虚、脾虚为病机的胁痛，不涉及肝胆湿热、瘀血阻络所致胁痛，临床应辨证论治，效仿运用。

参考文献

时昭红，吕宾，杜念龙，等.胁痛中医临床实践指南［J］.中医杂志，2020，61（4）：361-368.

第二节　旋覆花汤、瓜蒌汤治疗肝着的理念

　　肝着病首见于张仲景《金匮要略·五脏风寒积聚病脉证并治》，曰"肝着，其人常欲蹈其胸上，先未苦时，但欲热饮，旋覆花汤主之"。是肝脏受邪而失其疏泄之功能，其经脉气血郁滞，着而不行所致。若以手按揉或捶打胸部，可使气血运行暂时通畅，胸闷自觉缓解。本病是由情志所伤、寒热失调导致肝气郁结不行反注入肺，而引起的一系列临床表现。肝着对应西医疾病，多指慢性病毒性肝炎，是因外感疫毒之后，肝脏气血瘀滞，着而不行。症见乏力，胸胁痞闷不舒，胀痛，捶击稍舒，纳差，腰膝酸软，目黄，尿黄等，部分患者可见蛛丝缕纹及手掌赤痕，病程长，症状持续，出现肝功能异常，部分病例因病时日久，病史可不明确，而于检查后发现。从仲景开始用旋覆花汤治疗肝着，到

后世章次公以瓜蒌汤治之，治疗理念从辛润通络逐渐向化瘀通络，甚至辛润通络化瘀相结合的转变。

一、辛润通络之旋覆花汤

旋覆花汤是仲景首创的名方，原方由旋覆花、新绛、葱茎三味药组成，原文为"旋覆花三两、葱十四茎、新绛少许，上三味，以水三升，煮取一升，顿服之"。旋覆花汤以旋覆花通肝络而行气，以茜草（或红花）活血化瘀，以葱茎温通阳气而散结。此方被叶天士推崇为"络以辛为泄"之法的祖方。张仲景治疗肝着之胸胁不适，其依据是肝升肺降理论。《金匮要略心典》云："然肝虽着，而气反注于肺，所谓横之病也。胸者，肺之位，蹈之欲使气内鼓而出肝邪。"该方独特之处在于旋覆花一味药，旋覆花苦辛而咸，《本草发明》言其为消痰导饮、散结利气之味，《本草汇言》载"旋覆花，消痰逐水，利气下行之药"。众花皆升，旋覆花独降。方中旋覆花降肺气以调肝，从而达到疏泄肝气之效。肝着之病，结气在胸，气郁及血，瘀滞经络，故重用旋覆花三两为君，取其理结气、通血脉、调寒热，而补中下气之效。《本草备要》记载"葱茎辛散，宣通上下阳气。和里，活血"，张元素则提出"葱茎白专主发散，以通上下阳气"的观点。葱茎为臣，取其象，在于通，以疏通肝之络，助旋覆花调畅胸胁之气。气温则行，辅通阳之葱以助行散之功，《名医别录》载其"平，主治寒伤，骨肉痛，喉痹不通，安胎，归目，除肝邪气，安中，利脏，益目精，杀百药毒"。肝藏血，主疏泄，疏泄失调可致血行不畅，故加一味活血化瘀的新绛。新绛一药历来争议颇多，后世多以红花、茜草来代替，取其活血化瘀之效。周岩《本草思辨录》注曰："旋覆花汤治肝着，欲人蹈其胸上，有上下不交之象，以旋覆散结而降阳，葱白升阴而上济，新绛佐旋覆，并能通阴阳之路，俾上下交而成泰。"

除了治疗肝着外，《金匮要略》载"寸口脉弦而大，弦则为减，大则为芤，减则为寒，芤则为虚，虚寒相搏，此名曰革，妇人则半产漏下，旋覆花汤主之"，可用于治疗妇人半产漏下，此半产漏下，为气血虚寒而夹瘀。本方能疏通阳气，导气下行，阳气能提携直趋下泻的阴血，则半产漏下自然可止。为何肝着、妇人半产漏下，看似两个毫不相干的疾病，临床上却选用同一个方剂？原因在于，两病均与气血不通有关，而旋覆花汤能使阳气得通，气血并调。

后世医家对仲景运用旋覆花治疗肝着有众多理解，如清代唐容川言"盖肝主血，肝着，即是血粘着而不散也。血生于心，而归于肝，胸前之隔膜，以下入胞室。今着于胸前隔膜中，故欲人蹈其胸上以通之也。故用葱白，能通胸中之气，如胸痹而用薤白之例。用旋覆花以降胸中之气，如胸满嗳气而用旋覆之例也。惟新绛乃茜草所染，用以破血，正是治肝经血着之要药"。曹颖甫曰："肝着之病，胸中气机阻塞，以手按其胸，则稍舒，此肝乘肺之证也。胸中阳气不舒，故未病时常引热自救。旋覆花汤方，用葱十四茎以通阳而和肝，旋覆花三两以助肺；新绛以通络，而肝着愈矣。"温病大家叶天士善用旋覆花汤，其认为"初为气结在经，久则血伤入络"，并以此提出"络病学说"，在旋覆花汤的基础上加归须、桃仁、柏仁，并创立"辛润通络"的治法理论，有宣通而不伤阴之妙。

二、化瘀通络之瓜蒌汤

瓜蒌汤出自《症因脉治》，是由瓜蒌仁、枳壳、青皮、苏梗、桔梗五味药组成，原主治感冒胁痛，表已散，里气不和作痛，审知是燥痰结饮而致胁痛。名医章次公化裁此方为瓜蒌疏肝解郁汤，用来治疗肝着。该方由瓜蒌、丝瓜络、橘络、青皮、鸡内金、车前子组成。瓜蒌可治疗胸胁苦满，如《医学心悟》云"损其肝者，缓其中。瓜蒌为物，甘缓而润，于郁不逆，又如油之洗物，滑而不滞，此其所以奏功也"，《本草新编》曰"瓜蒌实，味苦，气寒，降也，阴也，无毒。入肺胃二经。最能下气涤痰，尤消郁开胃，能治伤寒结胸，祛痰，又解渴生津，下乳"。丝瓜络可祛风通络、活血止痛。《本草备要》言其"泻热凉血，宣通经络。甘，平。苏颂曰冷。凉血解毒，除风化痰，通经络，行血脉，老者筋络贯串，象人经脉，故可借其气以引之。消浮肿，稀痘疮。出不快者，烧存性，入朱砂、蜜水调服。治肠风崩漏，疝痔痈疽，滑肠下乳"。章老取橘络去痰化滞，治胁痛，除肝浊。李时珍评价，"橘瓤上筋膜即橘络，主治口渴，吐酒，炒熟煎汤饮甚效"。青皮取其入肝胆，泻肺气、理肝气、利胆气，为引经药，《珍珠囊补遗药性赋》言其"味苦，性寒，无毒。沉也，阴也"。其用有四：破滞气愈低而愈效；削坚积愈下而愈良；引诸药至厥阴之分；下饮食入太阴之仓。鸡内金导滞消食，与其他药配伍起协同作用。车前子可清肺、肝之风热，渗膀胱湿热。整方共奏疏肝利胆、活血凉血、化瘀通络之效。

三、辛润通络化瘀治疗肝着

肝着之病，病位在胸胁，入络，病势留滞，病性可寒、可热。胁痛是肝着病常见的症状，治疗疼痛为临床之首务。对肝着之胁痛，可采用疏肝健脾、柔肝养阴、活血化瘀等法，但对于慢性肝病胁痛临床疗效往往不佳。慢性乙型肝炎初起，可有疼痛，常表现为肝区不适，或有重着感，故中医称为"肝着"，一旦出现疼痛，多为胆囊病变，如胆囊炎、胆囊息肉、胆石症、胆管结石等。无论是慢性肝病或胆道疾病，多为病久不愈。肝着初起，属气分者必伤及经脉，以治气、理气为主；但病久在血分阶段时必然伤及络脉，此时应考虑久病入络，当以辛润通络化瘀为治疗要领。即所谓"初病气结在经，久病血伤入络"。

基于长期的临床经验以及对疾病病因病机的把握，童光东教授团队化裁旋覆花汤及瓜蒌汤两方为通络汤，该方基本组成为：瓜蒌皮、丝瓜络、青皮、橘络、旋覆花、红花、生牡蛎、柏子仁等，临床随症加减。瓜蒌甘寒质润，能治插胁之痛；丝瓜络、橘络均入肝经，可宣通经络滞气；青皮味辛能行，味苦能泄，其性沉降下走，长于疏肝理气止痛。此四味合用，共奏疏肝理气、通血络之功。不通则痛，肝气疏通，则痛减。《临证指南医案》云"久病已入血络，兼之神怯瘦损。辛香刚燥，决不可用"，可用旋覆花汤。众花皆升，旋覆独降，旋覆花味苦辛咸，有下气散结之功。童师常以红花代新绛与其配伍，加强辛温通络之效，并时时提醒病家须将旋覆花包煎，以免绒毛脱落混入汤液中刺激咽喉引起咳嗽、恶心。柏子仁性平味甘，具有养心安神、润肠通便之功，其甘润缓肝。而生牡蛎重镇安神，入肝理气软坚。若为胆胀，加用金钱草、郁金以清热利湿、行气止痛；或加延胡索、川楝子，该配伍源于"金铃子散"，共奏行气疏肝、活血止痛之功。通络汤重在抓住一个"通"字，辛润通络化瘀，针对病久入络的关键病机。

参考文献

［1］杜茜蕾，王雪茜.从叶氏辛润通络法看其对仲景旋覆花汤的继承与发展［J］.环球中医药，2019，12（5）：729-731.

［2］郭迎超，梁爽，周波.基于"久病入络"学说探讨肝纤维化的证治［J］.实用中医内科杂志，2022，36（10）：102-105.

第三节　柴胡疏肝散、膈下逐瘀汤行气化瘀治疗积聚

积聚，以腹中结块，或痛或胀为特征。积聚首载于《内经》，云"人之善肠中积聚者，何以候之？少俞答曰：皮肤薄而不泽，肉不坚而淖泽。如此，则肠胃恶，恶则邪气留止，积聚乃伤脾胃之间，寒温不次，邪气稍至。蓄积留止，大聚乃起"。《金匮翼·积聚统论》记载："凡忧思郁怒，久不得解者，多成此疾。"可见，正气亏虚，邪气侵袭，气血凝滞胃肠之间，日久可发生积聚；同时，情志抑郁，久郁而不能解，也可以导致积聚的发生。积聚的定义较为广泛，"聚"相当于肠梗阻等疾病，"积"相当于腹腔肿瘤、肝癌、肝硬化等疾患，本节讨论的积聚重点是指西医肝病中的肝硬化。

一、治肝不离气血

"人之所有者，血与气耳"，气血是构成人体不可或缺的基本物质。《血证论》曰"以肝属木，木气冲和条达，不致郁，则血脏得畅"。"肝生于左""肺藏于右"，肝自左升发，助肺气肃降，气机升降有序，转输畅达，周转运行，以维持脏腑、经络的生理活动。人体之气血流通舒畅有序，有赖于肝之疏泄，故有"治血先治肝"之论。

中医学认为，肝气宜疏畅条达，肝为木脏，急而善怒，性刚而善动，主疏泄而为三焦气机之枢纽，正如周学海所云"凡脏腑十二经之气化，皆必藉肝胆之气以鼓舞之，始能调畅而不病""肝者，贯阴阳，统血气……握升降之枢者也"，即指肝主气血，统人体气机的升降。《医林改错》明确指出"治病之要诀，在明白气血，无论外感、内伤，要知初病伤人何物，不能伤脏腑，不能伤筋骨，不能伤皮肉，所伤者无非气血。气有虚实，

实者邪气实，虚者正气虚……血有亏瘀，血亏必有亏血之因……若血瘀，有血瘀之症可查"，提示气血病机在疾病过程中的重要意义及气血辨证的基本原则。

肝之气血，以"郁"为始，治郁必达之。孙一奎认为"木郁者，肝郁也"，木郁即肝气郁滞。《类经》载"天地有五运之郁，人身有五脏之应，郁则结聚不行，乃致当升不升，当降不降，当化不化，而郁病作矣"，提示郁乃气机升降失调所致。王冰注"木郁达之，谓吐令条达也"。所谓达之，即畅达之义，疏利肝胆、理气解郁是"达"的主要含义。肝气郁滞，则需要疏肝理气，调畅气机；气滞血瘀，则需要行气活血，舒经通络，正如张景岳所注"达，畅达也。凡木郁之病，风之属也，其脏应肝胆，其经在胁肋，其主在筋爪，其伤在脾胃、血分。然木喜条畅，故在表者当疏其经，在里者当疏其脏，但使气得通行，皆谓之达"。气郁而聚，谓为聚，疏散气聚即可；若气郁日久，必致血瘀，血瘀累积，而成积，久瘀入络，这是本郁所致肝积，即"发病于气，受病于血"，治疗上或行气，或化瘀，或通络，木郁得舒，则积聚自愈。正如叶天士所言"肝为起病之源，胃为传病之所"，肝气运行乖戾，如过怒可使肝气横逆上冲，血随气逆，总结了气血紊乱为起病之源。

肝失疏泄，诸病生也，不独气血，而涉及"气、血、痰、火、湿、食"六气。痰湿的形成是气血病理变化的必然结果。病之即成，必由气及血，气不行则血不畅，气滞则痰生，痰湿瘀互结，才是疾病难以向愈的根本所在。所以六气之郁，责之气血不和，为病之始也，故常言：治肝不离"气血"二字。积聚之病正是气血为病之始，成积之后必致气血与痰湿瘀互结，所致之积而后渐长。

二、行气化瘀法在积聚中的应用

（一）柴胡疏肝散治疗积聚

1. 柴胡疏肝散方源考证　柴胡疏肝散的组方特点是以和为枢。秦伯未指出"本方即四逆散加川芎、香附和血理气，治疗胁痛，寒热往来，专以疏肝为目的。用柴胡、枳壳、香附理气为主，白芍、川芎和血为佐，再用甘草以缓之，系疏肝的正法，可谓善于运用古方"，可见柴胡疏肝散是由四逆散加味而来。四逆散方见《伤寒论》，原文记载"少阴病，四逆，其人或咳，或悸，或小便不利，或腹中痛，或泄利下重者，四逆散主之"。该条文意指肝胃气滞，阳气内郁难以通达四肢，当以四逆散治疗。其原方用炙甘草、枳实、柴胡、芍药各十分，意在疏肝和胃、透达郁阳，是疏肝和胃之祖方。后世医家将四逆散演化为柴胡疏肝散，实际是进一步赋予其和气血的功效，使得肝气得升，胃气得降，气血自和。

明代御医叶文龄所著的《医学统旨》，该书刊于1534年，全书共八卷，其中卷六载柴胡疏肝散。由于古籍外流，现于日本早稻田大学图书馆收藏，在其影印版本中检索其原文，记载"柴胡疏肝散，柴胡、青皮醋炒各二钱，川芎、芍药煨、枳壳麸炒、香附各一钱半，甘草炙五分，水二盅，煎八分，食前服"，方后并未描述该方的出处与功效主治。明代医家王肯堂于1602年刊印的《证治准绳·类方》卷四胁痛中记载"柴胡疏肝散《统旨》，柴胡、陈皮醋炒各二钱，川芎、芍药、枳壳麸炒各一钱半，甘草炙五分，香附一钱半，右作一服，水二盏，煎八分，食前服"。王肯堂在其著中明确指出，该方是收录自《统旨》，并将此方归类至治疗胁痛的专方。王肯堂作为明代官员，所述所载有史可依，基于两本专著的时间节点及文字描述分析，叶文龄是最早记录柴胡疏肝散的医家。二方实际有差别，一用青皮，一用陈皮。而明末医家张景岳生于1563年，《景岳全书》现存最早的崇祯十三年刻本晚于《医学统旨》百年余。

柴胡疏肝散存在同名异方，多载自《证治准绳》《景岳全书》，或基于两书化裁而来。《景岳全书·古方八阵·散阵》中记载"柴胡疏肝散百十，治胁肋疼痛，寒热往来。陈皮醋炒、柴胡各二钱，川芎、枳壳麸炒、芍药各一钱半，甘草炙五分，香附一钱半，水一盏半，煎八分，食前服"。张景岳将柴胡疏肝散作为治疗胁肋疼痛、寒热往来的代表方，后为医家广泛使用。清代医家张璐撰写《张氏医通》，其中记载的柴胡疏肝散在《景岳全书》的基础上加有山栀姜汁炒黑一钱、煨姜一片，以增强清郁火、凉肝血之力。徐洄溪在《医略六书》指出，张氏柴胡疏肝散"生者力锐而熟者性醇，务使怒火顿平则肝郁自解，肝络清和，安有胁痛呕血之患乎"，强调了张氏方是在疏肝的基础上增强清郁火之力。清代医家陈歧《医学传灯》所载的柴胡疏肝散，其中加有黄芩、半夏、茯苓、延胡索，用于治疗非疝即癖之症。两胁弦急、心肋胀痛为疝，生于两胁，时痛时止为癖，此二症皆为肝郁气滞血瘀之候。无论后世医家如何变方，皆谨守疏肝理气之本法。

2. 柴胡疏肝散治疗积聚 本方功专疏肝解郁、行气止痛，为疏肝理气之代表方，可治疗归属于肝气郁结之聚证或气滞血瘀但气滞更重之积证。《内经》云"治病必求于本"，本者，病之因也。究其诸症之因，为肝气郁结使然。肝气郁滞则经气不利，胸胁疼痛而善太息；郁之日久，则横逆克土，胃气失和而腹胀满，故疏肝理气是为当务之急，法当顺其性而开其郁，并佐以他药以对症治疗。故当以疏肝解郁、理气止痛为法。《景岳全书》曰"外感证，邪在少阳，身发寒热而胁痛不止者，宜小柴胡汤……若外邪未解而兼气逆胁痛者，宜柴胡疏肝散主之"。

方中以柴胡为君药，《神农本草经》谓之主治心腹肠胃中结气，饮食积聚，寒热邪气，推陈致新。肝属阴中之少阳，主情志，故情志不畅时最易伤肝，久则发为积聚。柴胡入肝胆经，为少阳经之专药，善透邪解郁，以行气消积，另柴胡可推陈致新，在积聚的治疗中也能起到帮助机体恢复的作用。臣药选用香附，以助柴胡疏肝解郁、行气止痛之效。川芎行气活血，祛风止痛，既可配合柴胡、香附加强其行气止痛之功效，又能兼以活血，使瘀血得行，新血得生。原方中以枳壳易枳实，以取其行气消积之功效，配合陈皮理气行滞，并甘草、芍药缓急止痛，调和诸药。诸药合用，既能疏肝行气，又可化瘀止痛，推陈出新，使肝木得以升发，肝气得以畅达，积聚自可消矣。

现代研究证明，柴胡疏肝散可以通过抑制肝星状细胞的激活和增殖，调控信号通路中的相关蛋白，从而抑制肝纤维化、肝硬化的形成。周淑娟等人的研究发现，柴胡疏肝散可能通过调控Notch通路，抑制TGF-β1、Notch3、Hes1、α-SMA的表达，从而发挥其抑制肝纤维化的作用。另有临床研究发现，柴胡疏肝散联合艾灸疗法能够有效改善患者的肝纤维化指标及肝脏硬度值，对于治疗肝纤维化有确切的作用。

（二）膈下逐瘀汤治疗积聚

膈下逐瘀汤出自《医林改错》，主治积聚痞块，痛不移处，卧则腹坠，以及肾泻、久泻由瘀血所致者。症见膈下形成痞块、痛处不移、卧则腹坠、久泻不止。肝积，大多表现为膈下成瘀，肝气不舒，横犯腹中，上犯胁肋。气郁血瘀，作痛不已，故治以行气活血，化瘀止痛之法，予膈下逐瘀汤。

膈下逐瘀汤是清代王清任五大活血化瘀名方之一，据原著记载，该方组成如下：五灵脂二钱（炒）、当归三钱、川芎三钱、桃仁三钱（研泥）、丹皮二钱、赤芍二钱、乌药二钱、元胡一钱、甘草三钱、香附钱半、红花三钱、枳壳钱半，水煎服。《医林改错注释》指出，方中当归、川芎、赤芍养血活血，与逐瘀药同用，可使瘀血祛而不伤阴血；丹皮清热凉血，活血化瘀；桃仁、红花、灵脂破血逐瘀，以消积块；配香附、乌药、枳壳、元胡行气止痛；尤其川芎不仅养血活血，更能行血中之气，增强逐瘀之力；甘草调和诸药。全方以逐瘀活血和行气药物居多，使气帅血行，更好地发挥其活血逐瘀、破癥消结之力。至于本方中甘草之所以用量较重，一则是取其调和诸药之用，使攻中有制；二则是协助主药以缓急止痛，更好地发挥其活血止痛之能。《历代名医良方注释》指出，方中当归、赤芍、川芎养血行血为君；桃仁、红花、灵脂、丹皮破结散瘀为臣；香附、乌药、枳壳、元胡行气止痛为佐；甘草调和诸药为使。诸药配合，共奏祛瘀消痞之效。

膈下逐瘀汤是由柴胡疏肝散去柴胡、陈皮，易白芍为赤芍，加当归、乌药、延胡索、桃仁、红花、五灵脂而成，继承了原方疏肝的基础，又通过加用活血行气药，以加强其活血逐瘀、破癥消结之效。肝积的发生，常由于肝血内瘀，积于胁下，不通则痛，可见胁下痞块，痛定不移，治当活血行气通络，适用本方。

《景岳全书·积聚》中指出，积聚病治疗总纲为攻、消、散、补，故治疗肝积，当以攻逐瘀血、消积散瘀、行气止痛为主。《素问·阴阳应象大论篇》曰"其实者，散而泻之"，运用活血化瘀、软坚散结之法，祛除病理之瘀；行气解郁，止痛消积，使血行而不伤，气通而痛止。膈下逐瘀汤符合中医学对于积聚治疗方法的认知，从活血行气的角度，肝积得消。现代研究表明，膈下逐瘀汤对肝星状细胞的活化具有抑制作用，并且能够抑制TGF-β1的分泌，从而对抗肝纤维化、肝硬化的进程。另有研究显示，膈下逐瘀汤能够通过活血化瘀等作用，减轻肝络瘀阻，加速静脉血液循环，使脾脏回缩，减少对血小板、红细胞、白细胞的吞噬作用，对于治疗因肝硬化导致的脾功能亢进具有良好的辅助治疗作用。

综上，柴胡疏肝散、膈下逐瘀汤在某种意义上，可以认为是一脉同源。柴胡疏肝散，由四逆散衍化而来，处方由四逆散加陈皮、香附、川芎等行气活血药组成。其行气解郁、活血止痛作用较强，适用于肝郁气滞兼有血瘀的胸胁疼痛等症。膈下逐瘀汤在柴胡疏肝散的基础上，去行气之柴胡、陈皮，加活血之当归、桃仁、红花、五灵脂，故活血化瘀作用较大，主治瘀血结于膈下，两胁及腹部胀痛有结块者。两方在积聚的应用中，一个偏于气滞，一个偏于血瘀。临床行气与化瘀总是相辅相成、难分彼此，关键是要把握好行气与化瘀的关系及主次轻重，结合舌脉、体征可以合并加减运用。

上述两方，仍然集中在积证的治疗中。积证治疗宜分初、中、末三个阶段：积证初期属邪实，应予消散；中期邪实正虚，予消补兼施；后期以正虚为主，应予养正除积。因此，上述二方主要用于肝积的初期阶段，对中后期出现虚实夹杂或以虚证为主，当补虚养正而除积。

参考文献

［1］童光东，邢宇锋.积聚（肝硬化代偿期）中医诊疗方案［J］.中国肝脏病杂志（电子版）,2022,14(2)：18-26.

［2］周淑娟，陈岩岩，李琤，等.柴胡疏肝散调控Notch通路抑制慢性脂肪性肝炎大鼠肝纤维化的研究［J］.上海中医药杂志，2022，56（10）：57-64.

［3］韩玫，李贞，周舟，等.艾灸联合柴胡疏肝散治疗慢性乙型肝炎肝纤维化［J］.中医学报，2021，36（7）：1562-1567.

［4］杨婧，贾彦，王蔚，等.膈下逐瘀汤对大鼠纤维化肝脏组织谷胱甘肽抗氧化系统的影响［J］.中国实验方剂学杂志，2017，23（17）：121-126.

［5］孙旭，熊芬，黄育生，等.膈下逐瘀汤对四氯化碳诱导的肝纤维化大鼠Wnt/β-catenin通路的影响［J］.中成药，2022，44（6）：1945-1950.

第四节　五苓散、猪苓散、真武汤、牡蛎泽泻散、麻黄升麻汤、葶苈大枣泻肺汤治疗鼓胀的临床辨识

鼓胀之名，历代医家命名各异，有"鼓胀""蛊胀""蛊瘕""膨脝""蜘蛛蛊""蜘蛛病""单腹胀""水蛊""气鼓""血鼓""水鼓""虫鼓""酒鼓"等诸称，现代医家统一称为"鼓胀"。最早提出鼓胀之名的为《内经》，在《灵枢·水胀》曰"鼓胀何如？岐伯曰：腹胀，身皆大，大与肤胀等也，色苍黄，腹筋起，此其候也。"治疗方面，在《素问·腹中论篇》言鼓胀治之以鸡矢醴。本节讨论的鼓胀，重点是指西医的肝硬化腹水。

肝硬化腹水形成的主要机制是门静脉高压，实属中医的水液代谢紊乱，有关人体水液代谢的生理与病理认识源于《内经》，而水液代谢失常所致水肿、停饮、腹水、小便不利、消渴等病证，在《伤寒杂病论》中皆有记载，并留下大量、有效的方剂，一直在临床使用。过去大多数学者在研究仲景治水方时，多是一证一方，但由于肝硬化腹水证候、病机复杂多变，只明一证一方，在临床仍不能辨证使用，因而系统考究仲景治疗相关病证的辨证要点，对有效辨治肝硬化腹水具有重要价值。

一、从"小便不利、口渴"辨识五苓散与猪苓汤

仲景用五苓散在《伤寒论》中有8条，分布于太阳病、阳明病、霍乱病篇；在《金匮要略》中有3条，分布于消渴病、痰饮病篇，全书共11条。其中太阳病篇第71条"若脉浮，小便不利，微热消渴者，五苓散主之"；阳明病篇第244条"渴者，宜五苓散"；霍乱病篇第386条"霍乱，头痛发热，身疼痛，热多欲饮水者，五苓散主之"；消渴小便不利淋病篇"脉浮，小便不利，微热消渴者，宜利小便、发汗，五苓散主之""渴欲饮水，水入则吐者，名曰水逆，五苓散主之"。

五苓散原方由泽泻、猪苓、茯苓、白术、桂枝5味药组成，用于治疗小便不利、口渴之阳气郁遏证。后世医家及伤寒家大多认为五苓散主治膀胱蓄水证，此证系伤寒太阳经邪未解，内传太阳之腑，致膀胱气化不利，水湿内停所致。后世医家认为，五苓散证是脾虚水停导致阳气郁遏，正如叶天士言"通阳不在温，而在利小便"，五苓散通过利水而达通阳之目的。一旦阳气运行周身，水邪就得以温散，同时利水作用又可以进一步消除水邪，因此对于脾虚水停型肝硬化腹水尤为合适。但是有学者认为，五苓散证可出现西医学的血容量不足之症，并非利水之方。实际上，肝硬化腹水是由于门静脉高压导致血中大量的白蛋白与水液进入腹腔，出现血容量相对不足。研究表明，五苓散可以调节渗透压感受器，当机体处于水肿状态时，则具有利尿作用，最终使机体的水液代谢趋于协调平衡，进一步降低门静脉压力，从而达到消退腹水的作用。

猪苓汤出于《伤寒论·辨阳明病脉证并治》第223条"若脉浮发热，渴欲饮水，小便不利者，猪苓汤主之"。第224条"阳明病，汗出多而渴者，不可与猪苓汤，以汗多胃中燥，猪苓汤复利其小便故也"指出其禁忌证。猪苓汤由猪苓、茯苓、阿胶、泽泻、滑石5味药组成，主治少阴热化、阴虚水热互结之证，见口渴、小便不利。方中滑石可利小便、止渴、荡热燥湿；阿胶甘平质润，为血肉有情之品，可补阴滋肾、润燥，从而滋肾上济于心，又可防止渗利之药伤津耗液，与滑石共为佐药。

二方条文皆有小便不利、口渴之证，所蕴含之意完全不同，前者口渴，水入而吐，后者口渴而饮，为真阴不足，因此临床辨证时需辨识脾阳郁遏不足与阴虚水热互结之不同。

二、从"心下悸、下利"辨识真武汤

真武汤见于《伤寒论·辨太阳病脉证并治中》第82条"太阳病发汗，汗出不解，其人仍发热，心下悸，头眩，身𝅘动，振振欲擗地者，真武汤主之"；《伤寒论·辨少阴病脉证并治》第316条"少阴病，二三日不已，至四五日，腹痛，小便不利，四肢沉重疼痛，自下利者，此为有水气，其人或咳，或小便利，或下利，或呕者，真武汤主之"。真武汤由茯苓、芍药、生姜、白术、附子5味药组成，主治"心下悸"或"下利"之阳气虚弱，

水饮难消之证。水为阴邪，易伤阳气，日久伤及脾肾，形成脾肾阳虚证，从而传变为仲景六经辨证中的少阴病阶段，亦可从脾虚水停的五苓散证演变为脾肾阳虚的真武汤证。腹水后期反复难消，日久阳气耗损，导致脾肾阳虚，故临床中常用真武汤加减治疗脾肾阳虚型肝硬化腹水。

三、从"腰以下有水气"辨识牡蛎泽泻散

牡蛎泽泻散见于《伤寒论》第395条"大病瘥后，从腰以下有水气者，牡蛎泽泻散主之"。原方由牡蛎、泽泻、蜀漆、葶苈子、商陆根、海藻、天花粉7味药组成，见小便利则止后服，主治下焦湿热壅滞、水气不利之水肿实证。《本经疏证》曰："下病者上取，上病者下取，牡蛎泽泻散治腰以下水气不行，必先使商陆、葶苈，从肺及肾开其来源之壅，而后牡蛎、海藻之软坚，蜀漆、泽泻之开泄，方能得力，用栝楼根者，恐行水之气过驶，有伤上焦之阴，仍使之从脾吸阴，还归于上。"牡蛎、海藻在方中起着多种作用：①利水。牡蛎咸寒走肾，同渗利药则下行水道，故能泻水气，导水之壅。海藻亦能利水道，泻水气。②清热。二药性寒，足以胜热。③益阴。如牡蛎能益肾养阴。本证属湿热内蕴，水气停蓄，宜速去之。然热邪伤阴，诸多逐水药物亦有伤阴之弊。咸寒之品，既能清热行水，配天花粉又可益阴生津，使水热去而阴不伤，标本兼顾。症见腹水伴有下肢水肿，辨为湿热内停之实证者用之妥当。其方以清利湿热、通利水道、软坚散结之功效，治疗肝硬化腹水可达到标本兼治的作用。

四、从"手足厥逆，唾脓血，泄利不止"辨识麻黄升麻汤

肝硬化腹水患者往往寒热错杂，肝肾阴虚、脾肾阳虚、气滞血瘀等多种病机交织，不同阶段证象千变万化，难以切入治疗，实际上采用麻黄升麻汤是该证之良方。麻黄升麻汤载于《伤寒论·辨厥阴病脉证并治》第357条"伤寒六七日，大下后，寸脉沉而迟，手足厥逆，下部脉不至，咽喉不利，唾脓血，泄利不止者，为难治，麻黄升麻汤主之"。从条文论述结合六经传变规律得出，厥阴病是以寒热错杂为病机特点。厥阴病作为阴阳转换的节点，病证特点复杂，历代医家争议颇多。

麻黄升麻汤由麻黄、升麻、当归、知母、黄芩、葳蕤（玉竹）、芍药、天冬、桂枝、茯苓、炙甘草、碎石膏、白术、干姜14味药组成。其中包括了越婢汤、桂枝汤、白虎汤、黄芩汤、理中汤、苓桂术甘汤、当归四逆汤等经方。方中麻黄用量最大，配伍石膏、炙甘草，寓越婢汤之意，即发越内郁之阳气；桂枝与芍药为桂枝汤主药，起调和营卫的作用；石膏、知母、甘草含白虎汤甘寒清热生津之功，再合黄芩、芍药以黄芩汤共奏清上热之效；桂枝、茯苓、白术、干姜、炙甘草含苓桂术甘汤之意，起温中散寒利水之效；当归、葳蕤（玉竹）、天冬滋阴养血，防止发越太过之弊，而当归配桂枝汤仿当归四逆汤之意。其药物组成阴阳相配，有扶正而不助邪、祛邪而不伤正的治疗特点，正是这样的

组方原则，才得以祛除阴阳交错、寒热错杂之病。此证既有上下的寒热错杂（即肺热脾寒），又有中焦虚寒表阳郁遏。阳郁上热，则咽喉不利，唾脓血，手足厥逆；脾阳虚寒则泄利不止。刘渡舟指出"此证阴阳上下并受其病，而虚实寒热又复混淆不清，故治其阴则必伤其阳；若补其虚，则又碍其邪。因而属于难治之证。然仲景出麻黄升麻汤寒热兼治，清上温下，务使阴阳自和而愈"。

麻黄升麻汤方证要点：①手足厥逆，下部脉不至。仲师云"阴阳气不相顺接，便为厥"，本证"手足厥逆，下部脉不至"，虽与阴盛阳衰之"四逆汤证"相类，但本证是因阳气内陷，郁而不达所致。②喉咽不利，吐脓血。喻嘉言云"阳邪搏阴上逆之征验"；成无己等医家认为阳气内陷，邪犯厥阴。足厥阴肝经上贯膈，布胁肋，循咽喉之后，上注肺。因此，咽喉不利、唾脓血之症乃是由于邪犯厥阴，熏蒸上焦所致。而曹颖甫认为，因肝脏阴虚而胆火上逆，胃底胆汁生燥，上冲肺部，以至咽喉不利而吐脓血。③泄利不止。本证若为热迫之泄利不止，下后热邪得退，利应自止，仍不止者，知应非湿热下迫之证。本证既有非热之厥，又见脉沉迟而短之阳虚迹象，则泄利不止应为中阳受损，脾虚气陷无疑。

为何本方组方使用当归四逆汤？分析此方，以宣清肺热之药为主，机体存在阳气不足之征，但尚不至于用通脉四逆汤，故选用当归四逆汤。本条文应该从两个部分来看：第一部分是"伤寒六七日，大下后，寸脉沉而迟，手足厥逆"；第二部分是"伤寒六七日，大下后，下部脉不至，咽喉不利，唾脓血，泄利不止者，为难治，麻黄升麻汤主之"。有下利不止，即有脾寒，合四逆汤。在此所言之"下部脉不至"，是把右关脉与右寸脉作一比较而言。右寸脉主肺，右关脉主脾，今火邪郁于肺，且在脾阳不足的情况下，右关脉应比右寸脉要微或虚。由于此时肺有郁火，若一味地用附子、干姜等辛热之品温补脾肾，反有火上加油之嫌，又本脾阳已虚，泄利不止，若徒清热泻火，又恐更下利不止，故用当归四逆去细辛。

本方主治肝硬化腹水后期，伴有上消化道出血，出现手足厥冷、呕血等症状。肝硬化腹水患者往往寒热错杂，不同阶段证象变化多端，麻黄升麻汤组方兼顾各个方面，既滋阴养血又温阳利水，还可以治疗肝性胸腔积液，痰热日久化热，胸阳闭遏之证，以发越胸中郁阳。

五、从"喘不得卧"辨识葶苈大枣泻肺汤

肝性胸腔积液属于中医学"支饮""悬饮"范畴，常与"鼓胀"并发。葶苈大枣泻肺汤见于《金匮要略》，书中记载"肺痈，喘不得卧，葶苈大枣泻肺汤主之""肺痈胸满胀，一身面目浮肿，鼻塞清涕出，不闻香臭酸辛，咳逆上气，喘鸣迫塞，葶苈大枣泻肺汤主之""支饮不得息，葶苈大枣泻肺汤主之"，本方具有泻肺平喘、下气行水的功效，主治痰热水饮郁滞胸中，肺气宣降失常的病证。该方由葶苈子、大枣两味药组成，《神农本草经》中记载葶苈子善破坚逐邪、通利水道；《药性赋》言葶苈子除遍身之浮肿，逐膀胱之

留热，定肺气之喘促，疗积饮之痰厥。由此可见，葶苈大枣泻肺汤善治胸中痰热水饮郁滞所致的咳嗽、喘急等证，现常用其加味治疗各类型胸腔积液等疾病。肝硬化胸腹水往往同时存在，因此一般运用其加味以扩大其治疗范围。临床上常以本方，辨证加用五苓散、五皮饮、真武汤、麻黄升麻汤，乃至猪苓汤等经方治疗肝性胸腹水。

临床上使用经方辨治水饮内停证十分广泛，肝硬化腹水只是其一部分，通过探析《伤寒杂病论》"饮"证的理法方药，以应用于肝硬化腹水的治疗。由于肝硬化腹水虚实、寒热交错，不同病程及病机演变不同，导致临床表现不同，因而只有辨证准确，才能施治有效。中医学认为，疾病临床表现变化万千，运用经方治疗当今临床之西医的"病"，结合中医的"证"，就是抓住经方的"证"的要点，辨主证，主证解而诸证自愈。经方具有药简效佳的特点，医者要精准把握疾病的主要病机，精准处方，从而提高临床疗效。

参考文献

毛迎迎，王本田，王雪莹，等.辨《伤寒杂病论》中"麻黄升麻汤主之"证治［J］.实用中医内科杂志，2020，34（4）：27-31.

第五节　从鳖甲煎丸组方分析扶正祛邪法治疗肝积

"肝积"之说，源于《内经》，载于《难经》。《内经》中有类似肝积发病特点的论述，《灵枢·百病始生》谓"留而不去，传舍于肠胃之外，募原之间，留着于脉，稽留而不去，息而成积"。《难经·五十六难》载"五脏之积"，其中"肝之积，名曰肥气，在左胁下，如覆杯，有头足"，而"脾之积，名曰痞气，在胃脘，覆大如盘。久不愈，令人四肢不收，发黄疸，饮食不为肌肤"。依据《内经》《难经》之义和现代病理学对肝硬化/纤维化、肝癌的认识，肝硬化、肝癌归属于"积聚"之"肝积"的范畴。中医古代文献中虽无肝癌之病名，但祖国医学对肝癌的认识渊源已久。肝癌的主要临床表现为肝区肿块、疼痛、消瘦、黄疸、腹水等。中医学根据其症状和体征，将其归属到"肝积""积聚""癥瘕""心积""胁痛""黄疸""鼓胀""血黄"等范畴。

一、鳖甲煎丸方药分析

鳖甲煎丸为《金匮要略·疟病脉证并治》治疗疟母之主方，是张仲景制方药物最多的方剂。仲景治疗急性热性病时，用药较少，但对复杂病机，尤其是制成丸剂者，往往采用大处方，药味繁多。该方药味多，许多药物临床罕用，且制剂独特，由鳖甲胶、阿胶、蜂房、鼠妇虫、䗪虫、蜣螂、硝石、柴胡、黄芩、半夏、人参、干姜、厚朴、桂枝、白芍、桃仁、牡丹皮、大黄、射干、凌霄花、葶苈子、石韦、瞿麦等组成，用于治疗疟疾日久不愈结成疟母以及胁下癥结。方中鳖甲除邪养正，活血化瘀，软坚消癥；硝石、䗪虫、蜣螂、鼠妇虫合桃仁、牡丹皮、蜂房共奏破血化瘀、消癥之力。人参、阿胶补益气血而扶养正气。柴胡、黄芩、白芍调达肝气而和少阳，半夏、厚朴解郁气而消癥瘕，配以干姜、桂枝调理寒热，瞿麦、葶苈子、石韦、射干均有利肺气、利水祛湿之功。诸药合用，攻补兼施，寒温并用，具有益气扶正、行气活血、祛湿化痰、软坚消癥之效。

分析鳖甲煎丸包括仲景的9首方剂。包括和解少阳的小柴胡汤（柴胡、黄芩、人参、半夏）；攻下逐瘀的大承气汤（赤硝、厚朴、大黄），大黄牡丹汤（大黄、桃仁、牡丹皮、芒硝），桂枝茯苓丸（桂枝、桃仁、牡丹皮），大黄䗪虫丸（大黄、䗪虫、白芍、桃仁、黄芩），下瘀血汤（大黄、桃仁、䗪虫）；补益调和的桂枝汤（桂枝、白芍），胶姜汤（干姜、阿胶），干姜人参半夏丸（半夏、人参、干姜）。纵观这些组方，本着攻邪，佐以温补与调和营血为原则。

（一）鳖甲软坚消癥为君

君药是针对主病或主症，起主要治疗作用的药物。疟病日久，迁延不愈，反复发作，可形成痞块，结于胁下而成疟母。故重用鳖甲作君药，软坚散结以消癥。《神农本草经》记载："鳖甲，味咸平，主心腹癥瘕坚积，寒热，去痞，息肉、阴蚀、痔、恶肉。"历代医家均用鳖甲治疗胁下癥瘕、腹中痞块，疗效可靠而显著。药理研究发现，鳖甲能抑制结缔组织增生，并能提升血浆白蛋白水平，故可治疗由疟原虫感染导致全身网状内皮细胞增生而引起的肝脾肿大。疟母患者可有定时恶寒发热的症状，鳖甲又能去寒热。为了鳖甲有效成分的煎出，故炙用，先取净砂入锅内炒热，然后加入净鳖甲，炒至表面微黄色，筛去砂子，置醋盆内略浸，取出，用水漂洗，晒干用。

（二）活血化瘀利湿药为臣

臣药是辅助君药加强治疗主病、主症的药物。疟母的形成往往是疟邪假血依痰，而结成痞块。为加强鳖甲软坚散结作用，方中用大量活血药和利湿药来消除体内的病理产物，辅助君药消癥去积，促进机体的恢复。活血药有乌扇（射干）、桃仁、牡丹皮、芍药、紫葳（凌霄花）、赤硝、大黄、鼠妇、蜂房、蜣螂，利湿药有葶苈子、石韦、瞿麦。乌扇即射干之别名，为鸢尾科多年生草本植物射干的根茎，《神农本草经》谓"治咳逆上气，喉闭咽痛，不得消息，散结气，腹中邪逆，食饮大热"。但是全国各地使用的射干品种不同，四川地区习用的蝴蝶花，贵州、陕西等地习用的鸢尾和白射干，统称为射干。而《神农本草经》将鸢尾别作一药，云"鸢尾，味苦，平。主蛊毒邪气……破癥瘕积聚，去水"。由此可以断定，鳖甲煎丸中所用乌扇应该是鸢尾，即贵州、陕西等地所习用的射干。紫葳即凌霄花，《神农本草经》载"酸，微寒，主妇人产乳余疾，崩中，癥瘕，血热风痒，酒渣鼻"，其主要功能是凉血祛瘀。紫葳茎叶也可入药，功用基本与花同。赤硝即硝石，产于赤山（今江苏句容）的硝石名赤硝，《神农本草经》云"味苦寒，主五脏积热，胃胀闭，涤去蓄结饮食，推陈致新，除邪气"，功能破坚散积。鼠妇，味酸凉，《神农本草经》云"主气癃不得小便，妇人月闭，血瘕，痫痉、寒热，利水道"，在此方中主要破血利水、解毒。蜣螂,《神农本草经》云"味咸,寒。主小儿惊痫,瘛疭,腹张寒热,大人癫疾狂易",《长沙药解》云"善破癥瘕,能开燥结"。

(三)祛风抗疟调寒热药、益气养血药为佐

佐药是用以加强君药、臣药的治疗作用,兼制其毒性与峻烈之性,或治疗次要症状的药物。古代医家认为风寒暑湿、情志劳倦、痰食内滞、起居不慎等均可致疟,尤其将外邪侵袭(疟气)作为发生疟病的主要病因,一旦发生疟疾又以发热恶寒为主要症状。因此在治疗疟母,用软坚散结、活血化瘀利湿药的同时,加祛风抗疟调寒热药和益气养血药以为佐助。方中柴胡、桂枝、干姜、半夏、厚朴、黄芩,祛风邪,清热散寒,调理气机;疟疾日久必耗伤气血,故用人参、阿胶益气养血,扶助人体正气。

从鳖甲煎丸的组方意义分析,此方气血同治、寒热并用、升降结合、攻补兼施。临床上除用于治疗因疟疾引起的肝脾肿大外,现多用于治疗因各种原因引起的肝纤维化、肝硬化、肝癌等疾病。

二、从鳖甲煎丸组方思路分析肝积(肝癌)论治

(一)活血与消癥并进

鳖甲煎丸方中鳖甲为君,入肝经可软坚消癥、滋阴潜阳、通滞祛积,合以清酒,通利血脉,以引经入血分,共奏活血化瘀、削坚散结之效。而在论治肿瘤方面,尤以治疗肝癌、胆管癌、胰腺癌、肾癌或伴淋巴结肿大时,加入一味鳖甲以消癥行痞、除瘤散结。同时考虑到癌毒在体内郁积日久,常易化热,热盛入血,直须凉血散血,因此配合牡丹皮、焦栀子、玄参清热凉血,配合桃仁、土鳖虫、蜈蚣、全蝎、蜂房等活血行滞通络。此外,在论治脑瘤或淋巴瘤时,认为脑组织及淋巴组织属皮里膜外,不易祛邪而出,故常以青蒿、鳖甲相配而使邪毒阳热透达于外,以防血滞,另兼顾滋养通调,防止阴液的耗损,正如吴瑭自释青蒿鳖甲汤,言"此方有先入后出之妙,青蒿不能直入阴分,有鳖甲领之入也,鳖甲不能独出阳分,有青蒿领之出也"。

(二)解毒与泻肾并存

癌毒为肿瘤发生的重要条件,清解癌毒为必行之法,如以半枝莲、白花蛇舌草、龙葵、白英等清热解毒、抗癌消癥。但癌毒乃肾精异化而生,因此,应从源头治病,防止其异变,据此提出"肾实"的概念,并通过临证经验,其治疗大法为"泻肾为治"。其一,肾与膀胱相表里,治表通里,"泻膀胱"即"泻肾"。鳖甲煎丸中瞿麦利尿通淋、活血通经,石韦入肺、膀胱经,两药相配,通利水道以泻之;两药相合可活血通利,加强清解毒热之力。其二,实则泻其子,肾水生肝木,"泻肝"以消"肾实"。鳖甲煎丸以小柴胡汤化裁而来,和解少阳、清肝泄热、疏达肝木之气以通调。由于癌毒多有气郁,郁热而不畅,可加预知子、玫瑰花、郁金等增强解毒之效。其三,脾土强可侮肾水而乘之,因此,健运脾胃以制"肾实"。补脾扶土,健脾土运化之力,不仅能以后天补养先天,更

能以生克制化关系削减"肾实"的产生。临证治疗可以四君子汤、理中丸、小建中汤等补养中焦,正所谓"脾旺则不受邪"。

(三)攻积与扶正相宜

郁仁存以"内虚学说"作为临证治疗的理论指导,强调补气养血等补虚原则,但同时注重清解癌毒的重要性。在此基础上应继续细化,明确分期及邪正的辩证关系。邪盛正气尚足时,以清解癌毒为主。且若将疾病病因病机与形象思维相结合,"火"可理解为六淫邪气之一,可造成气血津液的损伤,轻者单纯饮食起居调治即可;两"火"叠加则为"炎",为更盛的阳热之邪,需用药物干预,清热凉血以治之,药用牡丹皮、赤芍等;"焱"为火之盛,其炎阳升腾之性更甚,损耗人体元气之力较强,阳热已达盛极,急需清热解毒抗之,药用半枝莲、白花蛇舌草等;"燚"即在以上三者的量变极限上发生了质变,此为异常的邪火,对机体危害性极大,需用大剂量解毒抗癌,因此倍用半枝莲、白花蛇舌草等才可化之。邪盛正虚者则扶正抗邪并用,正虚余邪未尽者则扶正为主,清解为辅。在攻积治则中,考虑到肿瘤之积产生的原因较多,如癌毒、气滞、痰凝、血瘀、湿阻等,因此常辨证使用清热解毒、理气条达、化痰散结、活血行瘀、利湿通利等治法,共成消癥攻积之功。

(四)宣发与通利同调

肺为水之上源,肾为水之下源,而中焦脾胃居中为枢,正如《内经》所言"饮入于胃,游溢精气,上输于脾,脾气散精,上归于肺,通调水道,下输膀胱,水精四布,五经并行,合于四时五脏阴阳,揆度以为常也"。在肿瘤治疗中,清解癌毒需要给邪外出的通道,因此气机、水道的通畅尤为重要。借鉴鳖甲煎丸组方思路,临证治疗中常取桂枝、白芍两药通畅肺卫枢机,加金荞麦、黄芩、鱼腥草等宣解肺内毒热;常用白术、茯苓、党参等健运中焦;常用瞿麦、车前草、车前子、泽泻、败酱草等清热通淋,给邪以出路。

总之,鳖甲煎丸,一方之中,包揽仲景的众方,采用丸药,可揽括多药,又使峻猛之药,作用缓和,对于治疗虚实夹杂,水火痰湿瘀交融复杂病机的疾病,融入中医"扶正逐邪"治疗理念,可谓中医治疗肝癌的代表方剂。

第六节 从茵陈蒿汤、茵陈五苓散到茵陈术附汤 治疗肝衰竭理念的演变

肝衰竭归属于中医学"急黄""瘟黄"及"厥证"等范畴,是临床常见的严重肝病综合征,病死率极高。在我国,乙型肝炎相关慢加急性肝衰竭(HBV-ACLF)是我国肝衰竭中最常见的类型,占80%~90%。根据临床表现,HBV-ACLF可分为前期、坏死期、平台期、终末期或恢复期四个不同的阶段,不同阶段具有不同的病理生理学特点。

"瘟黄"又称之为"急黄"，急黄（或瘟黄）在发病过程中可出现"血证""鼓胀"及"肝厥"等，病机上多属于"正虚邪实"，其基本病机集中在"毒、热、湿、虚、瘀"等方面。其病势暴急凶险，面目、皮肤、小便骤然发黄，伴有极度乏力、恶心、呕吐等全身及消化道症状，部分患者可伴高热、烦渴，甚则神昏、谵语或嗜睡，舌红绛，苔黄燥，脉弦数或弦细数。

基于湿邪性质兼寒热之不同，黄疸可分为阳黄、间黄（阴阳黄）及阴黄等。

一、治疗黄疸的代表方剂

（一）茵陈蒿汤

《伤寒论·辨阳明病脉证并治》云"阳明病，发热汗出者，此为热越，不能发黄也。但头汗出，身无汗，剂颈而还，小便不利，渴引水浆者，此为瘀热在里，身必发黄，茵陈蒿汤主之""伤寒七八日，身黄如橘子色，小便不利，腹微满者，茵陈蒿汤主之"，《金匮要略·黄疸病脉证并治》记载"谷疸之为病，寒热不食，食即头眩，心胸不安，久久发黄为谷疸，茵陈蒿汤主之"，奠定了茵陈蒿汤在治疗黄疸中的地位。仲景认为阳明发黄责之于瘀热，原文载茵陈蒿汤治疗"瘀热"黄疸，方中茵陈、栀子、大黄皆为苦寒之品，功能清热退黄。茵陈为君药，《神农本草经》云茵陈"主风湿，寒热邪气，热结，黄疸"，张锡纯称茵陈为"退黄之圣药，活肝之要药"。茵陈苦泄下降，微寒清热，退黄，乃治脾胃二家瘀热之专药，善清脾胃肝胆热结，使之从小便出，故为治黄疸之要药。栀子为臣药，功能清热降火、通利三焦，《药性论》云栀子能"去热毒风，利五淋，主中恶，通小便，解五种黄病"。佐以大黄泄热逐瘀、通利大便，导瘀热由大便而下，《神农本草经》云大黄能"下瘀血，血闭，寒热，破癥瘕积聚，留饮宿食，荡涤肠胃，推陈致新，通利水谷，调中化食，安和五脏"。后世医家以茵陈清热退黄，亦有利湿作用，解读其具有清热利湿之功，主治阳黄热重于湿者。

（二）茵陈五苓散

《金匮要略·黄疸病脉证并治》言"黄疸病，茵陈五苓散主之"。茵陈五苓散由倍量茵陈加上五苓散相合而成，善治黄疸湿重于热证，病位在脾胃肝胆而偏重于脾，方中以清利湿热的茵陈为君药，配合泽泻、猪苓、茯苓利水渗湿，白术健脾燥湿，桂枝辛温通阳化气行水。诸药合用，共奏利湿健脾、和胃化浊兼清利之功。其病机由于湿蕴为主，小便不利，久则发黄，故以通阳利水为主。由于此证型为湿邪弥漫，热象不明显，"治湿不利小便，非其治也"，因此方中并没有用大苦大寒之大黄攻伐脾胃，而重点在于利小便而通达阳气，使脾胃运化，邪有出路。

（三）茵陈术附汤

对于阴黄的治疗，张仲景未给出具体方剂，但给出可"于寒湿中求之"的法则。黄疸病表现为阳明太阴合病时，不可贸然清热，应该先从太阴论治，而不可从阳明治，《内经》

中明确提出"先热而后生中满者治其标""先病而后生中满者治其标""先中满而后烦心者治其本",提示太阴里虚寒证先治,而阳明证应后治。可见"于寒湿中求之"本意可能是着重强调从"寒"、从"湿"中寻求治疗方法,尤其是太阴里虚寒证为主时,不可从"热"治疗。后世医家有提出过茵陈茯苓汤、茵陈橘皮汤、小茵陈汤、茵陈四逆汤、茵陈附子汤和茵陈茱萸汤等温阳利湿退黄的方剂,其中治疗阴黄的名方茵陈术附汤,出自明代医家程钟龄的《医学心悟》,此方有温阳健脾、散寒退黄之功,在慢性肝衰竭的治疗中被广泛运用,并有显著疗效。茵陈术附汤由茵陈、白术、附子、干姜、炙甘草、肉桂组成,方中茵陈、附子以温化寒湿,附子、肉桂、干姜、甘草以健脾温中,诸药配伍共奏温阳健脾、化湿、祛瘀利胆退黄之功。该方温化寒湿,扶助阳气,振奋中焦阳气,使脾能运化水湿,则湿有去路,阴黄自退。方中附子的使用尤为精彩,附子一物,可上可下,可攻可补,可寒可热,可行可止,可内可外,随其配伍之异而变化无穷,用之得当,疗效卓著。茵陈性虽微寒,但与附子、干姜、白术性温相配,绝无寒凉伤脾助邪之虑。

二、三方治疗肝衰竭的运用

对于慢加急性肝衰竭(ACLF),早期起病急,多以湿热为主,且以热重于湿多见,甚至可见热毒攻心的表现;而到了疾病中期,又往往以湿热并重为主;到后期,部分患者仍存在黄疸,但此时黄色晦暗,如烟熏,出现阴黄,多以虚寒为主。治疗的方剂分别以茵陈蒿汤、茵陈五苓散及茵陈术附汤加减,这也正好对应了慢加急性肝衰竭三个不同的免疫阶段。

肝衰竭是致病因素,特别是病毒因素(如病毒基因型、病毒变异、病毒复制等)和宿主因素(如生物遗传特征、免疫机制、细胞凋亡、细胞坏死等)及其相互作用的结果。随着研究的深入,肝衰竭作为一种免疫失衡性疾病的本质越发清晰,在肝衰竭的发病过程中,肝细胞的大量死亡、炎性细胞的浸润以及肝脏缺血性损伤是其核心环节。免疫应答,尤其是Kupffer细胞、树突状细胞(DC)、自然杀伤细胞(NK细胞)、细胞毒性T淋巴细胞(CTL)、调节性T细胞(Treg)等免疫细胞的活化和细胞因子的产生在肝衰竭的发病中发挥了重要作用,"免疫失衡→炎症打击"贯穿于整个肝衰竭的病程。而作为肝衰竭中最常见的慢加急性肝衰竭,其进程与肝功能衰竭、肝细胞死亡与再生息息相关,肝细胞的存活数、再生能力和周围环境决定了ACLF患者的病程和存活情况。其机制主要包括:直接损伤肝细胞或激活相关信号通路,引起肝细胞内稳态紊乱,导致肝实质细胞大量坏死;先天和(或)适应性免疫反应的过度激活会加重肝细胞损伤。ACLF患者通常出现免疫瘫痪、全身炎症和细胞免疫抑制等症状,最终引起多器官功能衰竭等严重的肝外并发症。

免疫反应是ACLF的主要发病机制,在ACLF起始阶段,免疫过度激活导致的肝细胞损伤是主要变化。随后,免疫系统耗竭,在晚期时,机体逐渐恢复并重建免疫平衡,则可以存活;当免疫重建平衡失败,若不进行肝移植,死亡率极高。免疫功能紊乱是ACLF进展的重要因素。黄疸的基本病机集中在"毒、热、湿、虚、瘀"等方面，而且随着疾病的发展，其证候演变规律与肝衰竭患者免疫功能涨落有高度一致性。在肝衰竭前期及早期，存在免疫激活亢进及炎症风暴，此时以湿热疫毒、瘀血阻滞、正邪交争为主要表现，治疗上以清热解毒、利湿退黄为主，佐以活血化瘀，予茵陈蒿汤加减；而对于肝衰竭中期，或者所谓的平台期，处于免疫耗竭状态，此时以毒瘀胶结、正虚邪盛、气虚及阳为主要表现，治疗上以化湿利水、解毒化瘀为法，予茵陈五苓散加减；最后，对于肝衰竭恢复期或者终末期的患者，或因免疫系统重建成功而获生，或因免疫系统崩溃重建失败而亡，此时或以正气亏虚、寒湿瘀毒残留为主要表现，或以正气虚衰、阴阳离决而亡，其治疗上以温阳扶正、健脾利湿为法，佐以活血化瘀等，予茵陈术附汤加减，以重建阴阳平衡。

ACLF是肝脏疾病中的危急重症，病死率较高，即使是包括肝移植在内等诸多治疗手段，其死亡率仍在50%左右。肝衰竭的内科治疗尚缺乏特效药物和手段，虽然越来越多的新疗法（如体外细胞治疗、干细胞移植等）应用于肝衰竭的治疗中，但仍处于探索阶段，疗效有待验证，中西医结合治疗能有效缓解患者的临床症状、促进黄疸消退、改善预后，虽中医与西医不同，中医讲究的是辨证论治，西医讲究的是循证医学，但其在治疗思路及证药相关转变方面，中西医存在高度一致。从肝衰竭前期、早期、平台期、恢复期，免疫系统是从激活亢进到抑制，再到免疫重建成功，而茵陈蒿汤、茵陈五苓散及茵陈术附汤等治疗，是先从清热利湿退黄以攻邪为主，到攻补兼施，再到以补为主、以攻为辅，与西医学ACLF免疫分期治疗相吻合。

参考文献

［1］毛德文，唐农，陈月桥，等.茵陈术附汤加味治疗慢性肝衰竭阴黄证的临床研究［J］.中西医结合肝脏病杂志，2015，25（2）：74-76.

［2］唐秋媛，龙富立，张云燕，等.毛德文教授分层辨病论治肝衰竭经验总结［J］.中西医结合肝脏病杂志，2019，29（5）：459-460.

［3］中华中医药学会.慢加急性肝衰竭中医内科临床诊疗指南［J］.北京中医药，2019，38（3）：200-206.

第七节　从温胆汤治疗胆寒证演变为黄连温胆汤治疗胆热证

胆为六腑之一，十一脏皆取决于胆。中医对胆腑尤为重视，认为肝胆虽皆主疏泄，但其分工不同，肝主升发，以升为疏，胆泄胆汁，以降为泄，肝胆一升一降，共同调节人体气机功能。临床上，若胆失疏降，则百病丛生。治疗胆腑之病，其代表之方即温胆汤。温胆汤作为经典名方，临床疗效确切，沿用至今。从温胆汤到黄连温胆汤的演变，反映出临床治疗胆寒与胆热证治疗思路的变化。

一、胆寒证

早在《灵枢·邪气脏腑病形》就有记载，曰"胆病者，善太息，口苦，呕宿汁，心下憺憺，恐人将捕之，嗌中吩吩然数唾"。姚氏在《集验方》对"胆寒"作出解析，"病源大病之后，腑脏尚虚，荣卫未和，故生冷热。阴气虚，卫气独行于阳，不入于阴，故不得眠……若但虚烦而不得卧者，胆冷也"。前人每以"寒""热"来言虚实，所谓"胆寒""胆冷"系指胆气虚弱、胆火不旺的病理属性。胆气虚，失其温煦，气不足即是疼，亦即《素问·刺志论》所言"气虚者，寒也"，胆气虚弱，决断失司，胆火不旺，痰湿内生，上扰则心神不安，故虚烦不眠，惊悸不宁，亦如《血证论》所指出的"胆火不旺，则虚怯惊悸"。

二、温胆汤治疗胆寒证

温胆汤始于南北朝姚氏《集验方》，可惜该书已佚，只能在现存最早版本的唐代《外台秘要方》《备急千金要方》窥探一二。二者并论"治大病后虚烦不得眠，此胆寒故也"，其中以《备急千金要方》对姚氏温胆汤记录较为详尽，不仅记载其组方药量"半夏、竹茹、枳实各二两，橘皮三两，甘草一两，生姜四两"，还在卷十二对"胆虚寒证"作了描述，"左手关上脉阳虚者，足少阳经也。病苦眩厥痿，足趾不能摇，躄不能起，僵仆，目黄，失精眈眈，名曰胆虚寒也"。

既然温胆汤证属胆寒所致，那么，根据"寒者温之"及"病痰饮者，当以温药和之"等理论，宜用温胆、化痰等治法。温胆汤中重用生姜四两，该药辛温，能散寒邪，还可"去冷除痰"（《本草拾遗》）。很显然，其是针对胆寒而设，正如清代名医徐灵胎所说"方中一味生姜，足以散胆中之寒"。半夏辛温而燥，为燥湿化寒、温化寒痰之要药。与生姜配伍，以温胆散寒、化痰和胃。《内经》将半夏与秫米相合，名半夏秫米汤，治目不瞑、不卧。《本草纲目·卷一·脏腑虚实标本用药式》中，将半夏列入温胆药之一。橘皮辛苦温，辛行温通，既能燥湿化痰，又能温化寒痰、理气健脾。

总而言之，以上三药皆辛温之品，合用则相得益彰，温胆散寒之力颇强。《医方集解》曰："橘半生姜之辛温，以之导痰止呕，即以之温胆。"《医学入门》《万病回春》《古今图书集成医部全录》等书中所列的生姜、半夏、橘皮、川芎四味温胆药，该方竟用了三味之多。

虽然方中用了两味微寒之药枳实、竹茹，但与辛温之药味数之比为2∶3，剂量之比为4∶9。无论剂量上还是药味上，温药都是凉药的两倍左右，占绝对压倒的优势。如此寒温并用，以温为主的方剂，比比皆是，举不胜举。中医方剂命名，有以主药命名者，有以功用命名者，有以主药与功用合而命名者，有以主治证候命名者，如《备急千金要方》除载有温胆汤外，尚载有温经汤、温脾汤、温脾丸、温胃汤等。这些凡冠以"温"字的方剂，皆寒热并用以温为主，功用与方名完全是统一的。温胆汤原方重用温药，因而治胆寒之证当用温胆之方。

三、温胆汤方义演变

温胆汤方义，至明清时期，引申化裁层出不穷，诸多温胆汤衍生方剂应运而生，各医家对温胆汤寒热属性提出新的见解。正如《古今名医方论》所言"胆为中正之官，清净之腑，喜宁谧，恶烦扰，喜柔和，恶壅郁。盖东方木德，少阳温和之气"，遣方用药当从其性，温胆汤旨在恢复胆的这种生理特性。汪昂在《医方集解》论道"温胆汤治不眠，用二陈加竹茹、枳实，二味皆凉药，乃以凉肺经之热，非以温胆经之寒也，其以温胆名汤者，以胆欲不寒不燥常温为候耳"。清代吴谦则在《医宗金鉴》引证罗谦甫之说"命名温者，乃温和之温，非谓温凉之温也。若谓胆家真畏寒而怯用之，不但方中无温胆之品，且更有凉胃之药也"。同期医家张秉成所撰《成方便读》取汪昂之论，认为"此方纯以陈、竹茹、枳实、生姜和胃豁痰、破气开郁之品，内中并无温胆之药，而以温胆名方者，亦以胆为甲木，常欲其得春气温和之意耳"。现代学者认为，不管姚氏及陈氏温胆汤中君臣佐使中药之寒温偏性，最终目的在于纠正人体阴阳偏性，达到"阴平阳秘，阴阳平和"，所以温胆汤之"温"乃是使胆"和"之意。

其次，由温胆汤多用理气化痰之品，自《三因极一病证方论》（以下简称《三因方》）后，温胆汤主治转化为气郁痰结，主要表现为《惊悸证治》篇将主治引申至"气郁"与"痰症"方向，原文描述为"治心胆虚怯，触事易惊，或梦寐不祥，或异象惑，遂致心惊胆慑，气郁生涎，涎与气搏，变生诸证，或短气悸乏，或复自汗，四肢浮肿，饮食无味，心虚烦闷，坐卧不安"。虽与《虚烦证治》篇两处所载温胆汤的药量相同，但生姜用量较《集验方》从四两减为五片，同时竹茹的比例相对增加，拓展主治范畴可推测，全方温热之性减而清热之力增，虽仍用温胆之名实则清胆之痰热，此时陈氏温胆汤已有清热化痰的基调。正如《古今名医方论》有云："胆家有不清宁而和者乎？和即温也，温之者实凉之也。"同期《张氏医通》亦言"胆之不温，由于胃之不清，停蓄痰涎，沃于清净之府"，又指出"温胆"本意实为"清胆"，皆因"阳气不能条畅而失温和之性"，治以"用二陈之辛温以温阳涤涎，涎聚则脾郁""故加枳实，竹茹以化胃热也"。《医方论》亦从胆的生理本性，对病机做出明确阐释，"胆为清净之腑，又气血皆少之经。痰火扰之，则胆热而诸病丛生矣。温胆者，非因胆寒而与为温之也，正欲其温而不热，守其清静之故常。方中用二陈、竹茹即是此意"。其方证主要病机也已从"胆气虚寒"扩展为"胆郁痰阻"，至此，"清胆论"出现。

为什么后世对温胆汤的方义有了新的释义，从"温胆"到"温和"，甚至出现"清胆"的认识？笔者认为，这是因为医家、学者对温胆汤的认识在不断发生变化。持"温和论"者，是从温胆汤恢复胆气温和的作用角度分析；持"清胆论"者，是从后世运用扩大之故。从治疗胆寒到治疗胆热的演变过程来看，其主要是由于温胆汤寒温并用的缘故，在临床使用中重用温药即治疗胆寒，重用寒药，甚至加用寒凉的药物成为治疗胆热之方。

四、温胆汤演变为治疗胆腑痰热之证

随着"百病兼痰"理论的发展，明清时期温胆汤在治疗胆寒的同时，逐渐演变为治疗胆腑痰热，用以清化胆经之痰邪。同时期又伴随着温病学派的兴起，医家多从温热着手，故而温胆汤衍化为化痰之方，由于痰热互结，需清热化痰，因而化痰清热已成趋势。

（一）温胆汤加减之变

在温胆汤的演变过程中，黄连既能清心胃之热，又能制半夏、陈皮之辛温，是温胆汤向清热化痰变化发展的关键药物。《本草正义》亦有言"黄连苦寒，所主皆湿积热郁之证"。在一些著作中黄连被列为温胆汤的加减药物，以增全方清热之功。《医方集解》记载，温胆汤治疗胆虚痰热不眠，症见心内烦热者，加入黄连、麦冬以清内热。《医学从众录》记载，用温胆汤治疗温胆证之少阳胆经余热，症见热者加入黄连、黄芩，增强清胆经余热之用。《秘传证治要诀及类方》中用温胆汤加黄连治疗外热内烦、下利上渴或痞或痛或呕。《秘传证治要诀及类方》中用温胆汤加黄连治疗外热内烦、下利上渴，或痞或痛或呕。《明医指掌》记载，治疗怔忡之痰火盛者，用温胆汤加炒黄连、山栀、当归、贝母。在温病治疗中，清代王孟英记载了温病若见渴喜热饮者，则为邪化热兼痰饮内盛，宜用温胆汤加黄连。《万病回春》亦有温胆汤方，加入黄连、山栀以治疗痰火烦躁，惊惕失志，神不守舍。

（二）黄连温胆汤

清代医家叶天士在《临证指南医案》中首次记载了黄连温胆汤"即温胆汤加黄连"，将黄连温胆汤列为温胆汤的加减方，但叶氏未列出其具体药物组成，只提及该方由温胆汤加黄连而成。又因温胆汤存在着不同的版本，故而关于黄连温胆汤的具体组成，后世各持其说。陆廷珍的《六因条辨》载录了黄连温胆汤的病机与治法，曰"伤暑汗出，身不大热，而舌黄腻，烦闷欲呕，此邪踞肺胃，留恋不解。宜用黄连温胆汤，苦降辛通，为流动之品，仍冀汗解也。此条汗出而不大热，是卫分之邪既解，但舌黄欲呕，又为邪阻肺胃，气分未清"。该条文虽亦未指明黄连温胆汤的药物组成，但点出"用温胆汤辛以通阳，加黄连苦以降逆，不用甘酸腻浊，恐留连不楚耳"。

笔者认为，相较于《备急千金要方》的温胆汤，含有茯苓的《三因方》温胆汤更接近《六因条辨》黄连温胆汤。茯苓具有益气健脾利湿之功，能杜绝痰生之源，同时少用性辛温之生姜，能助全方"辛以通阳"，而考虑到甘腻有滞热之弊，故不用滋腻之大枣，诸药合用，再配以善清中焦湿热的黄连，能增强全方清热燥湿之力。因此，《六因条辨》黄连温胆汤乃《三因方》温胆汤加黄连去大枣而成，用以治疗暑湿烦闷欲呕。清末何廉臣的《重订广温热论》则明确记录了黄连温胆汤的药物组成，"黄连温胆汤，小川连（八分）、小枳实（钱半）、姜半夏（钱半）、赤苓（三钱）、新会皮（钱半）、生甘草（五分），鲜刮淡竹茹五钱煎汤代水"。相较于《六因条辨》之黄连温胆汤，何氏则删减了生姜，法以苦降辛通而开泄横疏，清热化痰，燥湿和中，以治疗痰热郁遏之病证，尤以中焦湿热为宜。由此观之，黄连温胆汤药物组成的加减直接反映了温胆汤清热化痰方向的衍化。

而在疾病的治疗上，《江泽之医案》记载"肝胆郁热，酿久生痰，神志乍明乍昧，言语不清，寤不成寐，已属狂象。拟黄连温胆汤以观进退"。肝胆热郁，郁热日久则熏蒸津液、炼液为痰，痰火互结扰神，则出现神志异常、言语不清、失眠等症状，故用黄连温胆汤清肝利胆、消痰安神。清代医家顾文垣，亦用黄连温胆汤治疗肝风夹痰和肝胆气火升逆证。故而凡证为痰热互结，见苔黄腻或脉滑者，无论是暑湿或是肝胆火热夹痰或是胃热痰结，均可考虑黄连温胆汤清热化痰。现代学者颜晓睿通过分析1990年至2017年研究黄连温胆汤的文献发现，黄连温胆汤的临床应用非常广泛，治疗范围涉及神经、循环、消化、泌尿、内分泌等全身多个系统，主要应用于内、外、妇、儿、五官、精神等临床各科。综观之，黄连温胆汤证的临床症状变化多端，虽疾病不同，然其核心病理因素不外乎"火热"与"痰浊"，故临床应秉承拘其法而不泥其方的原则，辨证论治，随症加减。

综上，本文对温胆汤治疗胆腑寒热之辨进行了梳理，从治疗胆寒转化为治疗胆热，并衍化出许多方剂。如本方加黄连，名黄连温胆汤，治疗痰热内阻、胃火上逆的呕吐等；用本方加黄芩、黄连，名芩连温胆汤，治疗痰火扰胎的恶阻等；用本方加黄芩、黄连、麦冬、芦根，名加味温胆汤，治疗痰火内扰的虚烦不得眠等；用本方加栀子、豆豉，名栀豉温胆汤，治疗痰热内阻、肺失清肃的咳嗽等；用本方加瓜蒌、川贝，名蒌贝温胆汤等。另外，还必须提到的清代俞根初加蒿、芩与碧玉散治疗胆热证，与黄连温胆汤并为两个治疗胆热证的主方，临床应用最为广泛，体现着无论是胆寒证还是胆热证，皆基于温胆汤寒热并用之方义演变而成。

参考文献

颜晓睿，隋国媛，吕美君，等.黄连温胆汤文献分析研究［J］.时珍国医国药，2019，30（8）：2015–2017.

第八节　从小柴胡汤、承气汤到大柴胡汤
治疗胆胀、黄疸的临床运用

西医学治疗急性胆囊炎、胆石症等引起的黄疸手段有限，主要以手术切除以及支架为主，临床上虽行之有效，但手术的风险、术后并发症、副作用及黄疸消退情况有限等难以避免，大部分人会选择保守治疗。中医药治疗该病具有明显优势，此病在中医上属于"胆胀""黄疸"等范畴，通常是因饮食不节、情绪失调或者劳倦内伤等情况，所引起的气滞血瘀，阻滞胆腑，湿热郁结，肝络受阻，胆道不通，肝胆气滞，不通则痛以及身目发黄等症。胆汁为肝之余气，若郁积于胆，积聚而成，肝胆互为表里，相互影响，并

进一步影响中焦脾胃功能。通过深入研究《伤寒论》，以经方立论，认为胆胀所致黄疸除注重清肝利胆外，还当以和解枢机，通腑降气为治法，临床多用小柴胡汤、承气汤及大柴胡汤治疗。

一、从《伤寒论》经方谈胆胀、黄疸的治疗

东汉·张仲景《伤寒论》中虽无胆胀之名，但其所论述的一些症状，如《伤寒论·辨太阳病脉证并治中》"呕不止，心下急，郁郁微烦者"，《伤寒论·辨少阳病脉证并治》"本太阳病，不解，转入少阳者，胁下硬满，干呕不能食，往来寒热"等都类似本病。张仲景采用和解枢机、通腑降气之法，创立了许多与胆胀、黄疸相关的经方，如小柴胡汤、承气汤、大柴胡汤等。

大、小柴胡汤的适应证均有往来寒热、胸胁苦满、心烦喜呕以及黄疸；均可治疗胆囊炎、胆石症、慢性胃炎以及肝病。不同的是，小柴胡汤功能和解少阳，主治少阳证或少阳兼太阳证；症见默默不欲饮食、口苦、咽干、目眩、舌苔薄白、脉弦等；尤其以首发发热、寒热往来及热入血室的疾病。大柴胡汤功能和解少阳，内泄热结，主治少阳阳明合病；症见心下痞硬或满痛、大便不解或下利、舌苔黄、脉弦数有力等，如胆囊炎、胆石症、胰腺炎、阑尾炎等急腹症。而承气汤主治以阳明之症为主，《伤寒论》承气汤有大、小承气与调胃承气之分，小承气汤为痞、满、实三症俱见而设，只要证属阳明腑实即可用之，但临证使用，务必明审证候，中病即止，以免耗伤正气。

（一）小柴胡汤

小柴胡汤为《伤寒论·辨少阳病脉证并治》之主方：柴胡半斤、黄芩三两、人参三两、半夏半升（洗）、甘草（炙）、生姜（切）各三两，大枣十二枚（擘）。

柴胡配黄芩，方中独重柴胡半斤为君，其气质轻清，微苦微寒，疏解少阳郁滞；黄芩苦寒，气味较重，清泻少阳郁热。《神农本草经》称柴胡推陈致新，黄芩主治诸热，二者合用，外透内泄，疏清并举，使气郁得通，火郁得发，枢机畅达，少阳半表半里之邪可解。其中柴胡用量远重于黄芩，外透之力强于内泻之功。半夏配生姜，一则调和胃气，降逆止呕；二则合黄芩辛开苦降，调和胆胃；三则辛温升散，合柴胡助其升发透邪之力；四则化痰消饮，通畅三焦；五则辛温配苦寒，相互制约，不使偏颇，以达平和；六则防甘草、大枣之碍滞。人参、炙甘草、大枣相伍，一则益气和中，扶正祛邪；二则使中土健旺，不受木邪之害，以防传变；三则制柴胡、黄芩苦寒，以免伤及脾胃。本方疏肝利胆，和解少阳，同时顾护脾胃。

（二）承气汤

所谓"承气"，指帮助大肠承接胃的下降之气，使六腑以降为顺的功能得以延续。承气汤治黄主要有二：大承气汤是"峻下剂"，主治痞、满、燥、实四症俱全之阳明热结重证。小承气汤是"轻下剂"，主治痞、满、实而燥不明显之阳明热结轻证。承气汤可用于

黄疸急黄的治疗，急黄属于黄疸中比较危重的一型，主要由于腑热浊毒，壅滞肝胆，胆汁不循常道，而致急黄；若上扰神明则易致神昏、发狂。《伤寒论》212条"若剧者，发则不识人，循衣摸床，惕而不安……但发谵语者，大承气汤主之"，故与大承气汤原方，通其腑而黄自去，彻其热而神自清。由此可见，大承气汤在急黄的发病中起着重要的作用。目前，临床上遇到肝病伴肝性脑病患者，可通过承气汤灌肠来改善症状。

大承气汤，由大黄四两（酒洗）、厚朴半斤（炙，去皮）、枳实五枚（大者，炙）、芒硝三合。方中大黄苦寒泄热，通便去实，荡涤肠胃实热，为君药；芒硝咸寒，软坚润燥，助大黄泄热通便，为臣药，二药相须为用，大黄推荡下行，芒硝软化燥屎，可将肠胃实热、积滞一鼓荡涤而下。积滞内阻，则腑气不通，故用枳实、厚朴行气散结，宽肠下气，一则可调畅气机而除痞满；二则通过行气，亦可助大黄、芒硝泻下去实，从而加强峻下热结之功，为佐使药。四药相配，使燥屎除，热结去，病自安。

小承气汤为大承汤去芒硝，用于治疗"阳明腑实证"以痞、满、实为主的方剂。由于燥热内结、腑实不通，故取其行气泻满、消积导滞。如果有"燥粪"不通，当用大承气汤。

小承气汤调畅腑气，又不伤人正气，关键之处在于"和"而非峻攻。张仲景在峻攻与缓攻之间，巧妙运用小承气汤和之，因此"微和"之法在于调和阴阳、调和胃肠气机，使腑气畅通，胃肠功能恢复动态平衡，不至于形成燥、实、痞、满等症。如《景岳全书·和略》曰："和方之剂，和其不和者也，凡病兼虚者，补而和之；兼滞者，行而和之；兼寒者，温而和之；兼热者，凉而和之，和之为义广矣。犹土兼四气，其中补泻温凉之用，无所不及。务在调平元气，不失中和贵也。"

小承气汤具有促进胃肠蠕动、控制过度炎症反应等作用。现代研究发现，大黄水醇提取物及大黄煎剂均能使大鼠胆汁量明显增加，大黄素、大黄酸能促进胆红素及胆汁酸分泌，使括约肌舒张，胆囊收缩，胆汁排出增多，重用大黄可疏通胆小管及微细胆小管的淤积并增加胆管舒缩功能。大黄中含有大黄酸蒽酮，具有泻下作用，实验发现生大黄煎煮10~15分钟溶出率最高，泻下作用最强。大黄先煎40分钟后，其抗炎、解热、抑菌的作用并无明显影响。药理研究证明，大黄能促进胆汁分泌，有利胆、排石和增进消化的作用。

（三）大柴胡汤

大柴胡汤为《伤寒论》中辨太阳病兼里实的证治。原大柴胡汤方，柴胡半斤，黄芩三两、芍药三两、半夏半升（洗）、生姜五两（切）、枳实四枚（炙）、大枣十二枚（擘）、大黄二两。本方是小柴胡汤去人参、炙甘草，加芍药、枳实、大黄而组成。

大柴胡汤乃小柴胡汤合小承气汤化裁而来，在小柴胡汤基础上去壅滞之人参、炙甘草，加枳实、白芍、大黄，针对少阳、阳明合病，仍以少阳为主。其能和解少阳、内泄热结。症见往来寒热、胸胁苦满，表明病变部位仍未离少阳；呕不止与郁郁微烦，则较小柴胡汤证之心烦喜呕为重，再与心下痞硬或满痛、便秘或下利、舌苔黄、脉弦数有力等合参，说明病邪已进入阳明，有化热成实的热结之象。在治法上，病在少阳，本当禁用下法，但与阳明腑实并见的情况下，就必须表里兼顾。《医方集解》说："少阳固不可下，然兼阳明腑实则当下。"既不悖于少阳禁下的原则，又可和解少阳，内泄热结，使少阳与阳明合病得以双解，可谓一举两得。正如《医宗金鉴·删补名医方论》所说："斯方也，柴胡得生姜之倍，解半表之功捷；枳、芍得大黄之少，攻半里之效徐，虽云下之，亦下中之和剂也。"然较小柴胡汤专于和解少阳一经者力量为大，名曰"大柴胡汤"。

关于大柴胡汤，胡希恕通过不同加减，用于治疗众多疾病，其言"大柴胡与小柴胡的区别：胃不虚故去人参、甘草，里有实故加芍药、枳实、大黄；加石膏，有实且有热；加芒硝，有潮热，大便硬；加橘皮，暴饮暴食后便秘；合葛根汤，哮喘病多用；合桃核承气汤，少腹急结，热入血室；合桂枝茯苓丸，便秘轻，无谵语；合牡丹皮汤，有痈肿之变，急腹症；合茵陈蒿汤，黄疸"。

二、三方的临床运用

综上所述，肝病可利胆，胆病必疏肝，胆胀所致黄疸，多湿热毒邪郁闭于内，外不得宣泄，内不得通达所致。足少阳之脉，络肝属胆，肝胆失疏泄，能导致经气不利。若发热、胁肋疼痛、脘腹不适较轻且大便通畅者，多见于发病初期，可以予小柴胡汤疏肝利胆、理气止痛，此时柴胡为要药，用量要大。《金匮要略》中提到"诸黄腹痛而呕者，宜柴胡汤"，"诸黄"为邪郁肝胆，肝气疏泄不利，胆汁外溢而发黄；肝胆邪气侵犯脾胃，则腹痛而呕。若诸黄邪郁肝胆经脉，伴胸胁苦满，往来寒热，治宜小柴胡汤调和肝胆，清解邪热。若诸黄肝胆邪热深入胃肠，与燥屎相结，伴胸胁苦满，往来寒热，大便秘结，治宜大柴胡汤和解通下。所谓柴胡汤方，盖指小柴胡汤或大柴胡汤，此二方均可治黄疸。《金匮玉函要略辑义》中认为，有潮热、便硬则用大柴胡汤，无潮热、便软则用小柴胡汤。《证治摘要》则认为其为递进关系，小柴胡汤证更剧（邪热更重）则用大柴胡汤。

若出现腹部胀满疼痛、大便不畅偏重，可予承气汤行气通便以消胀除满，且导湿热外出，同时应根据病情选择大承气汤或是小承气汤。喻嘉言认为，大承气汤"里热者始可用之。重则用大黄硝石汤，荡涤其湿热，如大承气汤之例"。认为邪热积滞开始，可用大承气汤以荡涤肠胃。因此，三方可以认为是根据邪热程度而使用。仍有表证，有寒热往来、胸胁苦满，又有里热积聚，则适宜根据邪热程度使用大、小柴胡汤；而无寒热往来、里热炽盛，则宜用承气汤。

虽以上三个经方均可治疗胆胀、黄疸，但根据其用药不同，所治之证也大有所异。所以，我们在临床运用上要加以鉴别症状和轻重缓急，以及区分疾病在发生、发展中正邪变化的关系。

参考文献

[1] 毛能.大柴胡汤在胃癌根治术后梗阻性黄疸的应用及效果分析 [J].时珍国医国药，2013，24（9）：2173-2174.

[2] 郑帅，李忠廉.大柴胡汤对梗阻性黄疸患者术后血清TBIL，ALT，AST的影响 [J].中国实验方剂学杂志，2011，17（23）：231-233.

第九节　藿香正气散、三仁汤、甘露消毒丹在湿证肝病中的运用

一、湿证与肝病

湿邪是六淫中最常见的病邪，特点是缠绵难解。湿之家为脾，无论是外湿困脾或脾虚生内湿，皆与脾有关。湿证，是指感受外界湿邪，或体内水液运化失常而形成的湿浊，具有阻遏气机、损伤阳气、黏滞缠绵、重浊趋下等致病特点，以身体困重、肢体酸痛、腹胀腹泻、纳呆、苔滑、脉濡等为主要表现。湿证既可因外湿侵袭，如淋雨下水、居处潮湿、冒受雾露等而形成，如《左传》有"雨淫腹疾"的记载；又可因多食油腻、嗜酒饮冷等而湿浊内生。前者称为外湿，后者称为内湿。内湿之生，则因脾失健运，不布津液，凝聚水湿，从而湿浊困阻，痰饮凝聚，水液聚留，或脾虚不运，水湿不化则湿自内生，产生多种病证。

《金匮要略》对湿证之分类、病因、证候和方药作了进一步的论述，在《金匮要略·痉湿暍病脉证治》原文中，将湿证分为湿痹、中湿、湿家、风湿四种。其中湿痹"太阳病，关节疼痛而烦，脉沉而细者，此名湿痹，湿痹之候，小便不利，大便反快"。其主要表现为关节疼痛、肿胀、酸楚，可伴随小便不利，大便畅快。对于中湿的概念，有几种解释：一是湿痹，如上条。二是《古今医鉴·中湿》认为中湿是外感或内伤湿邪引起的疾患，症见皮肤顽麻、喘满、倦怠、肿胀、腰胯疼痛、肢体强硬、肢节不利等。三是类中风之一，即湿中，又名痰中。四是五邪之一，如《难经·四十九难》云"有中风，有伤暑，有饮食劳倦，有伤寒，有中湿，此之谓五邪"。湿家有论述"湿家之为病，一身尽疼，发热，身色如熏黄也""湿家病身疼发热，面黄而喘，头痛鼻塞而烦，其脉大，自能饮食，腹中和无病，病在头中寒湿，故鼻塞"。由此可见，湿家临床表现为全身疼痛，身热或发热，肤黄，气喘，头痛鼻塞，心烦，脉大。风湿者"病者一身尽疼，发热，日晡所剧者，名风湿。此病伤于汗出当风，或久伤取冷所致也"，可见风湿表现为周身尽疼，其中发热以下午三点到五点为主。

中医学认为，湿邪不除，肝病难愈，肝为生痰之枢纽，当肝脾不和，肝失疏泄，使气机郁滞，而肝病传脾，脾失健运，湿浊内生而发病；其次，脾病及肝，当体外湿气侵

入人体，或被饮食所伤，脾运化功能失常，湿浊在体内停留，导致痰湿中阻，从而影响肝脏疏泄之功能，症见胁痛等；若湿热阻滞，脾胃纳运失调，则纳呆、腹胀、厌油、泛恶欲呕；若湿浊下注偏盛，则大便稀溏；若湿阻气滞则排便不爽，热偏盛则大便干结；若湿热郁蒸，胆汁不循常道，泛溢肌肤，则身目发黄；若胆气上溢，则口苦；若湿热内蕴肝胆，少阳枢机不利，正邪相争，则寒热往来；若湿热循肝经下注，则阴部潮湿、瘙痒，或男子睾丸肿胀热痛，或妇人带下黄臭等。

其中，与肝病关系最大的是黄疸病。黄疸的基本病机为湿邪壅阻中焦，脾胃失健，肝气郁滞，疏泄不利，致胆汁输泄失常，胆液不循常道，外溢肌肤，下注膀胱，而发为目黄、肤黄、小便黄之病证。黄疸的病位主要在脾、胃、肝、胆。由于致病因素不同及个体素质的差异，湿邪可从热化或从寒化。因于湿热所伤或过食甘肥酒热，或素体胃热偏盛，则湿从热化，湿热交蒸，发为阳黄。由于湿和热的偏盛不同，阳黄有热重于湿和湿重于热的区别。如湿热蕴积化毒，疫毒炽盛，充斥三焦，深入营血，内陷心肝，可见猝然发黄、神昏谵妄、痉厥出血等危重症，称为急黄。若病因寒湿伤人，或素体脾胃虚寒，或久病脾阳受伤，则湿从寒化。寒湿郁滞，中阳不振，脾虚失运，胆液为湿邪所阻，表现为阴黄证。

除黄疸外，临床上很多慢性肝病，经久不愈，其病因都与湿证密切相关，因此临证可从湿邪入手论治肝病。湿证临床最代表的名方有藿香正气散、三仁汤与甘露消毒丹等，下面论述这三首方的组方特点及其在湿证肝病的应用。

二、三方的组方特点

（一）藿香正气散

藿香正气散出自宋代《太平惠民和剂局方》，原文载"治伤寒头疼，憎寒壮热，上喘咳嗽，五劳七伤，八般风痰，五般膈气，心腹冷痛，反胃呕恶，气泻霍乱，脏腑虚鸣，山岚瘴疟，遍身虚肿；妇人产前、产后，血气刺痛；小儿疳伤，并宜治之"，适用于湿邪为患的多种病证，被尊为"祛湿圣药"。

方中藿香辛温芳香，偏走中上焦，能外散表邪而辟秽气，内化湿浊而醒脾胃。有散而不峻、温而不燥之特点，故为芳香化浊、健脾和胃之要药。张山雷云"藿香芳香而不嫌其猛烈，温煦而不偏于燥热，能祛除阴霾湿邪，而助脾胃正气，为湿困脾阳、怠倦无力、饮食不甘、舌苔浊垢者最捷之药"。紫苏、白芷辛温发散，助藿香外散风寒，紫苏尚可醒脾宽中、行气止呕。半夏尤善治脏腑湿痰，为治疗各种呕吐的要药，且有化痰消食之功。陈皮为寒湿阻中、气滞呕吐、治痰之要药。两药合用有二陈汤之意，共奏理气化湿之功，使得脾胃清升浊降，从而达到阴阳协调、消长平衡。厚朴可宽中理气利湿，为湿阻中焦、消除胀满的要药。大腹皮行气宽中，利水消肿。湿浊形成的根源在于脾失健运，方中白术以健脾益气为主，宜用于脾虚湿困而偏虚，茯苓则为利水消肿之要药，对于脾虚湿胜尤为显著。桔梗可宣肺利膈、通调水道,《珍珠囊补遗药性赋》言其"止咽痛,兼除鼻塞;利膈气,仍治肺痈;一为诸药之舟楫;一为肺部之引经"。大枣可健补脾胃、补益中气,是正气受损常用的补益剂。生姜能解表散寒、温中止呕,可用于调理肠胃。甘草具有补脾益气、缓急止痛、调和诸药之效。总之,方中诸药各尽其能,各司其职。吴崐在《医方考》论:"内伤者调其中,藿香、白术、茯苓、陈皮、甘草、半夏、厚朴、桔梗、大腹皮,皆调中药也,调中则能正气于内矣。外感者疏其表,紫苏、白芷,疏表药也,疏表则能正气于外矣。若使表无风寒,二物亦能发越脾气,故曰正气。"陆为民将该方化湿特点归纳为:芳香化湿、解表化湿、理气化湿、健脾化湿、化痰除湿、宣肺化湿、升阳除湿、淡渗利湿。

藿香正气散临床上应用广泛,后世医家根据临床病邪的性质,化裁为五个加减正气散。这五个加减正气散为宋代《太平惠民和剂局方》藿香正气散的演变方,五方均用藿香、陈皮、厚朴、茯苓之芳香化湿药。一加减正气散,加大腹皮、神曲、麦芽、茵陈、杏仁等,属于苦辛微寒法。以升降脾胃之气为主,用于三焦湿泛,脘腹胀闷,大便不爽者。二加减正气散,加木防己、大豆卷、通草、薏苡仁等,属于苦辛淡法。以宣通经道为主,用于湿漫三焦,脘闷便溏,身痛舌白,脉象模糊者。三加减正气散,加滑石、杏仁,属于苦辛寒法。用于湿蕴酿热,气机不宣,舌黄脘闷。四、五加减正气散以温运脾胃为主,四加减正气散加草果、楂肉、神曲,五加减正气散加苍术、谷芽,属于苦辛温法。用于湿困日久,脾胃本虚显现,舌白滑,脉缓,脘闷便泄,食入不化者。

众所周知,藿香正气散乃表里双解之剂,适用于外感风寒、内伤湿滞之证。而五个加减正气散,由于去除解表散寒之紫苏、白芷,原方化裁为重在治证于里,以湿阻中焦为主。五个加减正气散所治病位均以中焦为主,使用之时首先要分辨阴阳二端,即湿热、寒湿。湿热者用一、二、三方,但用药差异在热与湿的程度,一加为苦辛微寒,二加为苦辛淡法,三加为苦辛寒法,三方不离辛散,或加茵陈等之苦辛微寒,或加通草、大豆卷、薏仁等微寒淡渗之品,或加甘寒之滑石等。寒湿者选用四、五方,温运脾胃,或加草果、楂肉等健脾化食之品,或加苍术、谷芽之燥湿之品,皆温脾化湿。其辨证要点是舌苔,苔厚为湿重,苔黄是化热之象。总之,五个加减正气散应用上应抓住一个"湿"字,病位在中焦。以化湿行气、健脾为总治则,并据临证变化,分别加上辛凉、辛温、甘温、苦燥、淡涩之品,以应对湿性黏滞、阴邪伤阳、易伤脾土、湿邪兼夹而难愈之特点。

除了五加正气散,还有以本方合三味香薷饮(香薷、扁豆、黄连),名藿薷汤,治疗伏暑吐泻转筋。

(二)三仁汤

三仁汤出自清代吴鞠通《温病条辨》第43条"头痛恶寒,身重疼痛,舌白不渴,脉弦细而濡,面色淡黄,胸闷不饥,午后身热,状若阴虚,病难速已,名曰湿温……三仁汤主之"。药物组成为苦杏仁、薏苡仁、豆蔻、半夏、厚朴、白通草、竹叶、飞滑石,具有清利湿热、宣畅三焦气机之功，主治湿温初起及暑温夹湿，邪在气分，湿重于热。吴鞠通认为，治疗湿温有"三不可"。一则不可汗，汗之则神昏耳聋，甚则目瞑不欲言；二则不可下，下之则洞泄；三则不可补，润之则病深不解。唯以三仁汤轻开上焦肺气，盖肺主一身之气，气化则湿亦化也。

本证多由长夏之季感受湿热，卫阳被遏，脾胃失和所致。夏秋之季，天暑下逼，地湿上腾，人处气交之中，易感受湿热病邪，加之脾胃呆滞，湿邪内困，导致"外邪入里，里湿为合"而成湿温之病。诚如薛生白所言"太阴内伤，湿饮停聚，客邪再至，内外相引，故病湿热"。吴鞠通认为"惟以三仁汤轻开上焦肺气，盖肺主一身之气，气化则湿亦化也"。肺主一身之气，为水之上源，宣通肺气，可通调三焦水道，使体内水湿之邪下注膀胱，排出体外。开肺气为先，以行一身之气，虽用三仁，但杏仁为三仁之首。薏苡仁淡渗利湿以健脾，使湿热从下焦而去。豆蔻芳香化湿，利气宽胸，畅中焦之脾气以助祛湿。滑石清热利湿而解暑，通草、竹叶甘寒淡渗，助利湿清热之效。诸药相合，开上、畅中、渗下，使三焦湿热上下分消，气行湿化，热清暑解，水道通利，则湿温可除。本方祛湿为主，清热为辅，叶天士认为湿去则"不与热相搏，势必孤矣"。

（三）甘露消毒丹

甘露消毒丹出自《医效秘传》，据《续名医类案》载"雍正癸丑，疫气流行，抚吴使者嘱叶天士制方救之"，后经王孟英《温热经纬》等著作的推崇而广为流传。有学者认为，《医效秘传》的论述比较粗浅，怀疑本书是后学者托名叶天士的著作；但结合《回春录》载"余（王孟英）不敢师心自用，考古惟叶天士甘露消毒丹、神犀丹二方，为湿温暑疫最妥之药"，可推测该方为叶氏之方。

王孟英《温热经纬·方论》原文载"此治湿温时疫之主方也……温湿蒸腾，更加烈日之暑，烁石流金，人在气交之中，口鼻吸受其气，留而不去，乃成湿温疫疠之病。而为发热倦怠，胸闷腹胀，肢酸咽肿，斑疹身黄，颐肿口渴，溺赤便闭，吐泻疟痢，淋浊疮疡等证。但看病人舌苔淡白，或厚腻，或干黄者，是暑湿热疫之邪尚在气分。悉以此丹治之立效"。该方由飞滑石、绵茵陈、淡黄芩、石菖蒲、川贝母、木通、藿香、射干、连翘、薄荷、豆蔻诸药组成，或以神曲糊丸。有利湿化浊、清热解毒之功。主治湿温、时疫，邪留气分，湿热并重之证，症见身热倦怠、胸闷腹胀、肢酸咽痛、身黄颐肿、无汗烦渴等。本方消除湿热毒邪，有如"甘露"降临，而暑气潜消，因此称为甘露消毒丹。

方中重用滑石、茵陈、黄芩为君，其中滑石利水渗湿，清热解暑，两擅其功；茵陈善清利湿热而退黄；黄芩清热燥湿，泻火解毒，三药相伍，正合湿热并重之病机。臣以豆蔻、石菖蒲、藿香行气化湿，悦脾和中，令气畅湿行，助君药祛湿之力。连翘、薄荷、射干、贝母清热解毒，透邪散结，消肿利咽，助君药解毒之功；木通清热通淋，助君药导湿热从小便而去，俱为佐药。诸药共奏利湿化浊、清热解毒之功，故可令弥漫三焦之湿热毒邪俱除。该方特点其一为化湿清热，而清热之力胜于化湿；其二为三焦分消，但重在上焦、中焦；其三为重用茵陈，能利胆退黄，配滑石、木通，使肝胆湿热从小便而出，从而可消除黄疸。王孟英按语中指出"但看病人舌苔淡白，或厚腻，或干黄者"，可知湿重热轻、湿热并重、热重湿轻等气分湿热证皆可用之，故该方可用于治疗诸多湿热为患的病证。王孟英称本方为"治湿温时疫之主方"，夏令暑湿季节尤为常用。

王氏《温热经纬》还载有叶天士的神犀丹，该方为急危而设，主治温热暑疫诸病，邪不自解，耗液伤营，逆传内陷，痉厥、昏狂、谵语、发斑等症，望诊患者舌色干光，或紫绛，或圆硬，或黑苔，用此丹治疗，兼治痘疮毒重，夹带紫斑危症。该方功能清营解毒，养液透斑。方中犀角、石菖蒲、黄芩、怀生地、金银花、金汁、连翘、板蓝根、香豉、玄参、天花粉、紫草，除了石菖蒲一味，与甘露消毒丹相同，另加用黄芩苦寒燥湿的药之外，全方其他诸药皆是清热凉血之品，运用于热毒营分，逆传内陷，当与甘露消毒丹相辨别。

三、三方在湿证肝病中的辨用

（一）三方临床运用的区别

三方均以利湿药为基础，如厚朴、藿香等，但三方在运用时应根据病邪的寒热偏重之不同，而灵活辨用。藿香正气散主要针对寒湿证，尤其是外感风寒、内伤湿滞证。本证系由风寒在表，湿滞脾胃所致。风寒犯表，正邪相争，见恶寒发热、头痛，故配伍藿香、白芷、紫苏以外散风寒。因脾胃气机失衡，上吐下泻，故加白术、茯苓以健脾止泻，半夏、陈皮降逆止呕。大腹皮、厚朴行气化湿，畅中行滞，且寓气行则湿化之意。藿香正气用药外以发散，内配芳香醒脾的化湿理气药物，为湿证的初期。后世医家通过五个正气散加减，运用于里湿证，适用于不同的寒热兼证。而三仁汤主治湿邪阻遏三焦，兼化热者，湿在上则"开上"，湿阻中则"畅中"，湿在下则"渗下"。"开上"用宣发肺气的杏仁、竹叶，"畅中"用升降脾胃之气的豆蔻、半夏及厚朴，"渗下"用通利膀胱的薏苡仁、通草及滑石。八味药以祛湿药为主，辅清热轻清之品，主治湿阻三焦，兼有化热。而甘露消毒丹主治湿热并重之证。因湿热交蒸，蕴而化毒，充斥气分。除了三仁汤中豆蔻仁、滑石两味之外，甘露消毒丹重用清热药如黄芩、茵陈。因热毒上壅，咽痛颐肿，则配伍连翘、射干、贝母散结消肿；湿热熏蒸肝胆，胆汁外溢，身目发黄，故用茵陈，是证病涉三焦，症状繁杂，但皆由湿热蕴毒而致，法当利湿化浊、清热解毒。

三方对于湿证的不同表现，各有针对，因此临床辨用需细细斟酌。除神疲乏力、胸膈满闷等湿邪共同之症，如若兼见湿邪阻滞中焦、气机升降失衡、霍乱吐泻的表现，同时还伴随恶寒发热、头痛等表证，舌苔白腻，可选用藿香正气散。本方解表之力较弱，故"如欲出汗"，宜"热服"，且"衣被盖"，湿热证者禁服本方。如若兼见面色淡黄、身重疼痛、肢体明显乏力、午后身热、口不渴等湿重于热的表现，舌苔黄或腻，脉弦细而濡，可选用三仁汤。如若兼见发热口渴、颐咽肿痛，或身目发黄、小便短赤，舌苔白腻或黄腻，脉濡数或滑数，为湿邪化热、湿热并重的表现，则选用甘露消毒丹。总之，藿香正气散针对湿阻中焦兼有表证，三仁汤针对湿阻三焦兼热，甘露消毒丹丹则针对湿邪化热，湿热并重。

（二）三方在湿证肝病中的运用

三方均可治疗肝病湿证，辨证属寒湿、湿热、湿毒等证者。藿香正气散侧重于治疗外感风寒，内伤湿滞，偏于正气不足者。方中解表散寒及化湿之品，还重在健运脾胃，对于长期慢性肝病，肝木克脾土，导致脾失健运，正气不足，湿邪内生之腹痛、泄泻尤为适宜，常配合四逆散、柴胡疏肝散、良附丸等使用。此外，对于治疗肝硬化腹水、黄疸者，属中医学"鼓胀""阴黄"范畴，也常用藿香正气散化湿燥湿，发挥其芳香升散的作用，以刺激脾阳气的升发，升清降浊，扶助正气，脾运化正常，水谷精微得以吸收，肝脏得到充分的营养则白蛋白升高，同时有利于腹水的吸收。

三仁汤侧重于治疗湿热证湿重于热者，可治疗脂肪性肝病湿重热轻证，对改善患者症状、肝功能、血脂等均有明显效果。此外，对于湿热所致之胁痛、黄疸、鼓胀，湿邪偏重者，亦可以本方加减。吴鞠通创立利于开肺气、调达三焦气机的三仁汤，使邪气外出，并提出"长夏、深秋、冬日同法"，三仁汤可以作为治疗湿重热轻型肝病最常用的方剂之一。

甘露消毒丹侧重于治疗湿热毒邪并重，如急性病毒性肝炎，甚至重症肝炎，出现肝性脑病，中医归属"神昏""昏蒙"范畴，认为系疫毒夹邪，弥漫三焦，蒙蔽心包所致。再如药物性肝损伤，多由药毒之邪内袭肝脏，若与人体湿热湿邪相合，湿、热、毒合邪，则甘露消毒丹不仅能利湿化浊，还有清热解毒之功效，可辨证使用。

（三）三方在湿证肝病运用中的相关研究

李普等人运用藿香正气散治疗慢性乙型肝炎与乙肝肝硬化泄泻，其认为肝郁脾虚、木郁土壅是慢性肝病的基本病机。《难经·七十七难》云"见肝之病，则知肝当传之与脾，故先实其脾气"。主张健脾扶正为原则，配合抗病毒等治疗，临床常收奇效。尽管有医家运用藿香正气散治疗湿证肝病，但相关报道并不多。

另外两首方则有不少医家报道。刘军等人运用三仁汤治疗湿浊中阻型酒精性肝病的临床观察，结果发现该方可有效改善肝功能、血脂指标，降低中医证候积分，临床效果显著。熊继柏教授常将新加香薷饮与三仁汤联合使用，治疗湿热黄疸，疗效显著。

而甘露消毒丹治疗的肝病主要有酒精性肝病、药物性肝病和脂肪肝等。有报道运用甘露消毒丹治CHB（湿热疫毒型），能有效改善患者的症状体征，显著改善肝功能指标，具有调节免疫功能和确切的抗纤维化作用，且副作用少。郭小舟则认为脂肪肝的病机多以湿热蕴盛为主，治疗时要清利湿热健脾，立法以祛湿、清热、解毒为主，方用甘露消毒丹。陈岩岩运用甘露消毒丹加减治疗急性黄疸型肝炎的临床疗效观察，结果发现两组总有效率与生化指标改善情况差异显著。余卫中等运用甘露消毒丹加减联合还原型谷胱甘肽治疗药物性肝病的临床疗效观察，结果显示治疗组的总有效率和临床症状及生化指标改善程度均显著优于对照组。张裕林等采用甘露消毒丹联合常规保肝、护肝药、抗感染、抗病毒、脱水降颅压、降血氨、平衡电解质等治疗肝性脑病患者25例,发现甘露消毒丹具有保护肝细胞、利胆退黄、调整免疫、加强抗乙肝病毒的多重作用,该方具有芳香化浊、祛邪解毒、通利三焦之功效,具有保护脑细胞、抑制炎症反应和炎症介质释放的作用,能够减少西药用量和缩短疗程。张湘宜等对酒精性肝病患者应用甘露消毒丹加减和还原型谷胱甘肽治疗的临床疗效观察,结果发现两者联合用药的疗效显著优于单独应用还原型谷胱甘肽。鲍平波研究了甘露消毒丹加减治疗脂肪肝的临床疗效,结果发现与口服参芪肝康胶囊相比,甘露消毒丹加减治疗脂肪肝有显著疗效。

参考文献

[1] 马洪霞,刘闵.藿香正气散组方浅析[J].内蒙古中医药,2014,33(35):116.

[2] 张平,谭琰,高峰,等.三仁汤中三焦理论的临床应用及优势探讨[J].中国实验方剂学杂志,2021,27(7):193-200.

[3] 刘军,张雄峰,何鲜平,等.三仁汤治疗湿浊中阻型酒精性肝病的临床观察[J].内蒙古中医药,2017,36(14):2-3.

[4] 尹周安,刘朝圣,孙贵香,等.国医大师熊继柏诊治重症肝病用方思路与经验举隅[J].湖南中医药大学学报,2019,39(7):797-800.

[5] 余卫中,崔小颖,李锦.甘露消毒丹加减联合还原型谷胱甘肽治疗肝胆湿热型药物性肝病疗效观察[J].现代中西医结合杂志,2017,26(15):1607-1609,1613.

[6] 刘鹏程.降脂三仁汤治疗非酒精性脂肪性肝炎湿热内蕴型的临床疗效观察[D].辽宁中医药大学,2019.

第十节　论乌梅丸与乌鸡白凤丸在肝虚证中的运用

现版多数中医教材,在讨论肝脏的病理时,将肝虚证仅分为肝阴血虚证和肝阳虚证,很少提及肝气虚证,容易导致我们认为肝气病多为肝实。实际上,早在《内经》有言"肝欲散,急食辛以散之,用辛补之,酸泻之"。用辛之法就是补肝气,以酸之法就是补肝阴。肝性条达,所以辛散为之补,酸敛为之泻。至清代王旭高"治肝三十法",重点论述了补肝气和补肝阳之法;近代张锡纯则进一步强调了肝气虚与肝阳虚在肝虚中的重要性。肝气虚的治疗,王旭高用辛散补肝气,辛热补肝阳;而张锡纯用黄芪与山茱萸治疗肝虚证,独树一帜,但他们皆没有提供一个完整的方剂。

后世医家在寻找治疗肝虚的方药中,发现仲景的乌梅丸就是治疗肝气虚、肝阳虚的名方,而乌鸡白凤丸则是治疗肝气虚、肝血虚的名方。从乌梅丸至乌鸡白凤丸,可以看出历代医家在治疗肝虚的过程中,是如何从肝气虚、肝阳虚,演变到肝气虚、肝血虚的补肝之论。

一、厥阴病肝虚证的主方

（一）肝气虚、肝阳虚用乌梅丸

《伤寒论》第326条厥阴提纲有言"厥阴之为病，消渴，气上撞心，心中疼热，饥而不欲食，食则吐蛔，下之利不止"。清代吴谦《医宗金鉴》认为"厥阴者，为阴尽阳生之脏"，即厥阴是三阴之尽，阴极阳生，是阴阳顺接的地方。厥阴肝木胎于肾水，而孕育心火，下为水，上为火，一脏而具水火之性，故容易寒热夹杂，正如《诸病源候论》所言"阳并于上则上热，阴并与下则下冷"。

厥阴相关症状的病机，如消渴之症，因水寒逼木，挟相火上灼肺胃之津而致。气上撞心，类似奔豚，而奔豚之发，均由肝气逆冲所致，故气上撞心是肝气上逆之象；加上心中疼热，乃一派木火上炎、肝气横逆之征。《素问·六微旨大论篇》指出"土位之下，风气承之"，即肝木一盛，犯土在所难免。肝火犯胃，胃火消食，故饥，但脾受木克，又不欲食。食则吐蛔乃肝木犯土、上热下寒之典型征象。清代柯琴《伤寒来苏集》有"虫为风化"之论，蛔性多动，与风气相通，且蛔喜温厌冷；而一旦进食，一因蛔虫闻食臭而上，二因食物下压蛔虫至阴寒之地，而蛔虫不受阴寒，所以吐蛔；本已下寒，脾又受木克，若犯"虚虚"之戒而"下之"，则出现"利不止"。

厥阴病提纲还隐含了一个重要症状：手足逆冷。《伤寒论》第337条"凡厥者，阴阳气不相顺接，便为厥。厥者，手足逆冷者是也"，点出了厥的概念和表现。张锡纯在《医学衷中参西录》厥阴病乌梅丸证部分，亦解释了为何阴阳之气不相顺接，独在厥阴一经？其认为"盖肝主疏泄，原为风木之脏，于时应春，实为发生之始。肝膈之下垂者，又与气海相连，故能宣通先天之元气，以敷布于周身，而周身之气化，遂无处不流通也。至肝为外感所侵，其疏泄之力顿失，致脏腑中之气化不能传达于外，是以内虽蕴有实热，而四肢反逆冷，此所谓阴阳之气不相顺接也"。在《伤寒论·辨厥阴病脉证并治》中，有当归四逆汤所主之血虚寒厥、白虎汤所主之热厥、四逆汤所主之寒厥、瓜蒂散所主之痰厥、茯苓甘草汤所主之水厥、麻黄升麻汤所主之痰热厥，所以病机不同，治疗亦需鉴别而用。故厥阴病的临床表现应有手足逆冷。由此可见，厥阴病的基本病机应是肝虚，寒热夹杂，上热下寒；治疗上，乌梅丸主之。

清代柯琴独具慧眼，从分析厥阴病证治规律入手，从全新的角度阐释了乌梅丸的组方配伍，首先提出了"仲景此方，本为厥阴诸症之法，叔和编于吐蛔条下，令人不知有厥阴之主方。观其用药，与诸症符合，岂只吐蛔一症耶"的观点。吴鞠通则持有乌梅丸"酸甘辛苦复法。酸甘化阴，辛苦通降，又辛甘为阳，酸苦为阴"的见解。由于"肝为刚脏，内寄相火，非纯刚所能折，阳明腑，非刚药不复其体"，故认为乌梅丸"寒热刚柔并用""治厥阴、防少阳、护阳明之全剂"。当代伤寒大家刘渡舟沿袭柯琴的认识，认为乌梅丸证反映了厥阴病的基本病理变化，即由厥阴气虚，疏泄不利，气机失调，以致寒热格拒上下，阴阳气不相顺接，并进而影响脾胃不和，升降失常。由此可以认为乌梅丸当为厥阴病的主方。

（二）肝气虚、肝血虚用乌鸡白凤丸

肝虚证虽有气虚、阳虚，亦有气虚、血虚之分。肝为罢极之本，长期劳累，劳伤肝气，肝气不足，目涩而易疲劳；气不上行，津液不能布散头面，则口干面燥；气不载血上行，则脑部缺血，头目昏花，视物模糊，思维不清，面色萎黄。肝气虚必致肝血不足，肝体阴而用阳，肝气、肝阳疏泄与温煦功能赖于肝血滋润，且肝血充盈又赖于肝气、肝阳的生化，因而气虚、阳虚久之，必致肝血之虚，血虚必燥热，虚火上炎，故多见目涩、多梦；肝气血不足，肝不疏泄脾胃，食而腹胀，日久脾胃虚弱；脾胃虚弱，后天失养则肝气血不足日重。妇人以气血为本，厥阴肝经循于二阴，女子经水不调，皆责之于肝。

乌鸡白凤丸最早见于宋代的《太平惠民和剂局方》，其卷九上载"治妇人胎前、产后诸般疾患，并皆治之"之"乌鸡煎丸"；至元代危亦林所著《世医得效方》卷第十五中，将其改名为"大乌鸡煎丸"，与组方功效皆不同的"小乌鸡煎丸"区分开来；明代龚廷贤《寿世保元》载"乌鸡丸"及"白凤丸"，被认为是乌鸡白凤丸的前身；清代以后，类似的以"乌鸡丸"命名的方剂层出不穷，但彼时尚未有完整的"乌鸡白凤丸"命名。后世有学者对历代文献及相关药品目录研究发现，"乌鸡白凤丸"这一药名，最早出现在民国时期1938年出版的《北平宏仁堂乐家老药铺丸散膏丹价目》，但其组方不明。直至新中国成立后，轻工业部在1956年出版的《中药成药配制经验介绍》中才首次公开乌鸡白凤丸组方，随后全国各地均有在此基础上加减后形成的不同配方，但以北京同仁堂产的最为出名，即"同仁乌鸡白凤丸"。全方重用血肉有情之品，以及参芪补气，重补肝之气血。乌鸡白凤丸作为肝气血亏虚主方，不仅用于妇人气血亏虚，更用于肝气、肝血一切病证的肝病中，被誉为"补肝第一丸"。

二、乌梅丸与乌鸡白凤丸组方理念

（一）乌梅丸的组方原则和配伍特点

乌梅丸由乌梅、细辛、干姜、当归、炮附子、蜀椒、桂枝、人参、黄连、黄柏、苦酒、米饭、蜜组成。

《素问·阴阳离合论篇》言"厥阴为阖"，故方中以乌梅为君，乌梅味酸，酸先入肝，且取三百枚之多，以苦酒（醋）渍一宿，更增其酸敛之性，并容易去核为丸。但为何选择乌梅，而不用诸如芍药、五味子、山茱萸、酸枣仁等其他酸味之品？第一，乌梅酸味最强；第二，乌梅性温；第三，乌梅酸敛之中具有升发之性，此为其他酸性药物所不具备。清代医家张志聪说乌梅"得春生肝木之味，生气上升，则逆气自下矣"，并进一步阐述"得东方之木味，放花于冬，成熟于夏，是秉冬令之水精，而得春生之上达也，后人不体经义，不穷物理，但以乌梅为酸敛收涩之药，而春生上达之义未之讲也"。近贤朱良

春也持相同见解。因此，乌梅一体多功，温而能补，入厥阴肝经，谓之"阴中之阳药"。酸可固肝体，升发之性可顺肝用，合而收敛厥阴木中之水火冲乱。《神农本草经》还记载乌梅可以"除热烦满，安心"，这对"消渴，气上撞心，心中疼热"又是很好的对症治疗。

乌梅收阴敛火，但不能生血，故配以当归四两温补肝血，肝体得以进一步强固。因肝生于水而育火，又以附子六两补坎中之阳，人参六两补离中之阴。实则泻其子，黄连用十六两之多，务求除尽心肝邪热，且黄连配附子，一清泻一温引，邪热可尽。虑中焦不运，上下难交通，干姜十两、蜀椒四两温中。细辛、黄柏各六两，起沉寒，清湿热。全方以辛酸温为基调，乌梅为君，味酸性平，既能酸敛肝胆横逆之气，又能清解肝胆郁结之火，起到中介枢纽之用，实现阴阳的顺接；臣以细辛、干姜、附子、桂枝、蜀椒疏木达郁，以通阳破阴、温肾散寒；佐以苦寒之黄连、黄柏，一则清解肝胆相火内郁之热，二则配以方中辛温之品，清热和胃，顺气降逆，使气机升降相宜；配伍辛甘之人参、当归培土荣木，益气养血以助复阳，达固本逐邪之功。汤者荡也，全方制丸，乃重药轻投，恐汤剂力宏对本已冲乱的阴阳水火之势引起反激之力。且乌梅丸是仲景方中唯一的和以米饭、白蜜为丸之方，因米饭黏性较大，在胃内崩解较缓，既可延长药效，又能避免或减少其内某些辛热、苦寒药物的刺激性；白蜜性柔润，作用缓和，有补益作用。使用米饭、白蜜炼制为丸，意为缓图，可助正气渐渐恢复，以治其本，符合《素问·脏气法时论篇》"肝欲散，急食辛以散之，用辛补之，酸泻之"以及《素问·至真要大论篇》"厥阴之主，先酸后辛""厥阴之客，以辛补之，以酸泻之，以甘缓之"的原则。乌梅丸组方看似杂乱，实则严谨，其寒温并用，辛开苦降，刚柔共济，有收有发，攻补兼施，体用同调，和水火而顺阴阳，契合厥阴病肝气、肝阳之虚，所致"寒热夹杂，上热下寒"的基本病机。

（二）乌鸡白凤丸组方原则和配伍特点

1963年，为了推进我国中成药规范化进程，《中华人民共和国药典》中记载了乌鸡白凤丸组成。乌鸡（去毛、爪、肠）六十四两、鹿角胶十二两八钱、鳖甲（制）六两四钱、牡蛎（煅）四两八钱、桑螵蛸四两八钱、人参十二两八钱、黄芪三两二钱、当归十四两四钱、白芍十二两八钱、香附（醋制）十二两八钱、天冬六两四钱、甘草三两二钱、生地黄二十五两六钱、熟地黄二十五两六钱、川芎六两四钱、银柴胡二两六钱、丹参十二两八钱、山药十二两八钱、芡实（炒）六两四钱、鹿角霜四两八钱。同仁乌鸡白凤丸则由上方方药去鹿角胶、鹿角霜、鳖甲，加鹿角、青蒿，全方由19味药物组成，但具体配伍比例保密。

目前，2020年版《中华人民共和国药典》收载有3种乌鸡白凤丸，即乌鸡白凤丸、同仁乌鸡白凤丸及十二味乌鸡白凤丸。以乌鸡白凤丸为例，其中"乌鸡""白凤"均是指方中主药乌鸡，《本草纲目》有云"乌骨鸡，味甘，平，无毒。补虚劳羸弱，治消渴，中恶鬼击心腹痛，益产妇，治女人崩中带下，一切虚损诸病，大人小儿下痢噤口，并煮食饮汁，亦可捣和丸药"。乌鸡为血肉有情之品，具有较好的滋补作用，尤善补肝益肾、益气养血、退虚热，善治崩中带下及一切虚损，为君药。方中熟地黄、当归、白芍、川芎为经典方剂四物汤，能补血养血活血，川芎、丹参行血化瘀，共为臣药。人参、黄芪性味甘温而平，重在健脾益气，山药、芡实化湿止带；鹿角胶、鹿角霜亦为血肉有情之品，与乌鸡不同的是，其性偏温而善补肝肾气血、养精血，能温肾助阳，鹿角胶性味甘咸，善助阴中之阳；桑螵蛸补益肝肾，合鹿角霜、芡实固精收涩止带；鳖甲、牡蛎皆为动物药，有潜阳补阴、软坚散结之功；生地黄、天冬、银柴胡养阴润燥、滋阴清热、凉血除蒸；香附疏肝理气，调经止痛，又能防止大补过急致气滞阴凝之弊，均为佐药。甘草益气和中，亦能调和诸药，为使药。全方补而不滞，温而不燥，药性平和，有补气养血、调经止带之功效。

同仁乌鸡白凤丸在上方基础上，去鹿角胶、鹿角霜、鳖甲，加鹿角、青蒿而成。鹿角是雄鹿已成长骨化的骨质角，味咸性温，具有补肾阳、强筋骨之功；鹿角胶是用鹿角煎熬浓缩而成的胶体物，又名白胶，味咸，性微温，含有丰富的维生素，有补肾阳、益阴血和较强的止血作用，且补力胜于鹿角；鹿角霜则是用鹿角熬胶后所存残渣入药，其性味功用近于鹿角，但效力次之，但温阳而不腻滞，具有收敛作用。同仁乌鸡白凤丸以鹿角代鹿角胶、鹿角霜，药味更加精简，药效更加平和，且青蒿在性味上较鳖甲更为苦寒，在归经上也更专于肝胆经疾病的治疗；鳖甲在性味上较青蒿更平和，归经上除用于肝经疾病的治疗外，还能兼顾肾经，故乌鸡白凤丸功效偏于补养肝肾，而同仁乌鸡白凤丸功效更倾向于清退虚热，久服不易滋腻。

十二味乌鸡白凤丸则由乌鸡（去毛、爪、肠）、熟地黄、黄芪、党参、白术、茯苓、山药、当归、白芍、牡丹皮、川芎、五味子等组成。其中，乌鸡白凤丸和同仁乌鸡白凤丸是生地黄和熟地黄同用，而十二味乌鸡白凤丸中只用熟地黄，故偏于补血。本品使用党参、黄芪来补气，而乌鸡白凤丸用人参、黄芪。从中药性味、归经及主治区别来看，党参味甘，性平，归肺、脾经，具有补中益气、健脾益肺、养血生津之功效；人参味甘，性温，归脾、肺、心经，具有大补元气、复脉固脱、补脾益肺、生津、安神等功效。党参的补气作用，与人参相似，但功力较弱。此外，十二味乌鸡白凤丸中五味子、茯苓与牡丹皮等同用，增强了全方收敛、清热之作用，在补益气血的同时能兼清虚热。

（三）二方同补肝虚但侧重不同

乌梅丸出于《伤寒论》，为治疗厥阴病之主方，主治因肝气虚、肝阳虚，阴阳不接，出现的烦闷呕吐、手足厥冷、下利不止、脉沉细或弦紧之上热下寒之证，方中多用辛温之细辛、干姜、附子、桂枝、蜀椒以温阳，配以补气和血之人参、当归，加上黄连、黄柏苦寒之药，并反佐其大温伤阴，而主药乌梅虽酸补肝，但其性为温，全方配伍补肝阳而益肝气，针对寒热错杂之证。

而之后出现的乌鸡白凤丸，从组方来看无法证明与乌梅丸之间的关系，但是在治疗理念上体现了从补肝阳到补肝阴的变化。正如前述，从《伤寒论》的四逆散的"疏"到宋时逍遥散的"疏养"，到明清的养阴一贯煎，后世医家在临床实践中逐渐认识到，临床病证千变万化，有时要补阳，有时要滋阴。乌鸡白凤丸，就是从补肝阳主方到大补肝血的主方。实际上补肝阴血的方子历代已有很多，如一贯煎、四物汤等，这些方剂皆使用一般常用的养阴之药，而乌鸡白凤丸却使用大剂量的乌鸡、鹿角胶、鹿角霜，甚至鹿角以及鳖甲等血肉有情之品，加上四物养血、参芪四君补气，芡实、桑螵蛸补肾收敛，佐以银柴胡，或青蒿，以清阴虚之虚热，对于临床久病，肝之气血虚甚，或妇人长期经水耗损，用常规养阴之轻剂无以达药力者，用乌鸡白凤丸往往收到奇功，因而乌鸡白凤丸是滋补肝气血之重剂。

二方在配伍理念上，选用的药品皆为大温或大补之品，但温补之中佐寒凉，滋补中寓潜阳清虚，寒温并用，体现了肝体阴而用阳之特性。

三、二方在慢性肝病中的运用

（一）乌梅丸在慢性肝病中的运用

慢性肝病（慢性病毒性肝炎、肝硬化）多因急性肝炎失治、误治或反复发作迁延演变而成，病程绵长，病情复杂，这与厥阴病为六经病之末，无伤寒直中，常由失治、误治所致的病情相似。而慢性肝病临床常见的口干口苦、容易发怒、恶心、嗳气、胃脘不适、烧心、食欲不振、进食后呕吐、大便溏软等症状，与厥阴病提纲条文所描述相合。慢性肝病在急性阶段或急性发作阶段，多用或辅用清热解毒药物治疗，且有在医家慢性阶段常以苦寒之品，易导致热未尽除而内寒暗生，造成余热尚存而内寒暗伏，寒热错杂之势，即为厥阴病。

乌梅丸主治厥阴肝病，常用于木土不和证的治疗，但与四逆散、逍遥散、痛泻要方、半夏泻心汤等，在组成、功效上具有明显的差别。乌梅丸补肝体、实肝用，适用于肝虚证的治疗。临证关键在于病属厥阴，肝阳衰微，肝气亦不足，机体功能活动低下。此类病证，阳气渐复，转出少阳，方为向愈之机。乌梅丸旨在助阳气来复，以转出少阳。四逆散、逍遥散、痛泻要方用于肝郁脾虚证的治疗，以肝气疏泄太过乘其脾土为病机关键。另外，还有半夏泻心汤多用于寒热错杂之肝胃不和，其中寒热药物的比例大致相当，主要以药物辛开苦降之用，调理脾胃气机，主治胃虚失运、气机呆滞、痰湿中阻的痞证，所以仍需与乌梅丸相鉴别使用。

鉴于乌梅丸的调节寒热的作用，可加减应用于脂肪肝的治疗。脂肪肝多是因嗜食肥甘厚味，痰湿内生，阻遏气机，进而影响肝的疏通和升发功能以及脾胃运化功能，脾胃运化功能失常，则痰湿更甚，日久痰、湿、瘀聚集于肝形成脂肪肝。治疗脂肪肝则温肝阳促升发，健脾胃促运化。乌梅丸寒热并用，清上温下，疗效奏显。

综观目前临床治疗慢性肝病的常用药物，五味子类制剂酸温，甘草提取物甘温，苦参、叶下珠、水飞蓟等苦寒，活血化瘀和疏肝类药物味辛。若合之，则酸为主，甘助之，寒温并存，辛开苦降，也是刚柔共济、有收有发、攻补兼施、体用同调，与乌梅丸的组方特点如出一辙，正如陈修园在《金匮要略浅注》中所说，肝病治法"悉备于乌梅丸之中也"，并依据仲景脏腑相关的理论，进一步说明了其治疗肝虚证的机制，提出乌梅丸"味备酸甘焦苦，性兼调补助益，统厥阴体用而并治之，则土木无杵矣"。

（二）乌鸡白凤丸在肝病中的运用

乌鸡白凤丸集温补、滋阴、活血、调和于一方，具有补肝气、养肝血、调经止带、补虚退热、活血化瘀等功效，常用于肝之气血两虚、身体瘦弱的患者，如妇女经期腹痛、月经不调、崩漏带下、产后体弱、虚汗低热等症，但不拘泥于妇科疾病，还可用于男子气血两虚、阴精虚损诸证，亦常用于慢性肝炎、肝纤维化、肝硬化、肝癌等病机契合者。乌鸡白凤丸的药物组成决定了其为气血阴阳双补良剂，临床上可加减灵活运用于肝病的治疗中。肝气血阴阳亏虚时，可将乌鸡白凤丸中药物的剂量调整运用，兼顾气血阴阳亏虚的偏重。

许多临床试验亦证实，对各种慢性肝炎证属气血亏虚、体质偏虚弱者，乌鸡白凤丸能较好地缓解其临床症状，改善肝功能，适用于慢性肝炎的调养善后。对于肝硬化患者，无论其处于代偿期抑或是失代偿期，常规药物联合乌鸡白凤丸治疗，能更好地缓解患者腹胀、乏力、黄疸、腹水、脾大等常见症状，对包括血清白蛋白、白球比值、氨基转移酶、血小板数量在内的指标均有改善作用。而对于中医辨证属于肝阴亏损型原发性肝癌患者，在介入手术前服用乌鸡白凤丸，可以减少术后并发症及毒副反应。

《灵枢·本神》有言"肝藏血，血舍魂"，《素问·五脏生成篇》亦云"故人卧血归于肝，肝受血而能视，足受血而能步，掌受血而能握，指受血而能摄"。可以看出，人体正常生命活动与肝脏功能息息相关，肝所藏血液，有濡养脏腑组织、维持相应脏腑功能作用。肝性属木，主疏泄，主升发，肝失所养，则其疏泄升发不能，机体必有瘀滞。因此，肝体以养为用。乌鸡白凤丸以其独特的药物组成，具有补益气血和肝肾阴精的作用，民间誉为"补肝第一丸"，其内所蕴含的多种经典方剂，如四物汤、当归补血汤、柴胡疏肝散等，均适用于多种肝病的预防及治疗。如女子本以肝为先天，肝血不足，则易月经紊乱，情志失常。在治疗时取乌鸡白凤丸之意处方，往往收效良好。其具有的性激素样作用，可用于治疗肝硬化男性患者因性激素紊乱导致的乳房发育，有软化乳房肿胀而兼治肝硬化之并发症之功效。

四、如何辨用乌梅丸与乌鸡白凤丸

虽然乌梅丸与乌鸡白凤丸主治肝虚证，但两方补肝虚各有侧重，在肝病治疗中常被运用。提示在治疗肝病时，应更加注重补肝调肝，不忘乎肝体阴用阳，以血为体，以气为用。因气为血之帅，血为气之母，行气补血之法在肝病治疗中意义重大深远，但因两方一是补阳，一是补阴，因而所主疾病病机及适用人群不同，因此须辨证运用。

肝为阴尽阳生之脏，似春之寒乍尽，阳始萌，阳气虽萌而未盛，乃少阳、弱阳。若春寒料峭，则春之阳气被遏而不升；若人起居失宜，或寒凉侵袭，或药食太过损伤，皆可形成肝寒。肝为刚脏，内寄相火，肝寒则相火内郁，形成寒热错杂之证，临床表现可有发热口渴、四肢厥冷、食欲不振、口干口苦、情志不畅、恶心嗳气、大便溏软等症。慢性肝病早期多因饮食失调、情志内伤、酒毒或药毒、湿热之邪、病理产物等致肝脏功能失调，病性多以邪实为主。反复发作，或疾病迁延，正气耗伤，正虚不能祛邪，邪实加重，继发肝着、积聚、鼓胀、黄疸、血证、昏厥等急危重证，最终正气耗竭，阴阳离决。在这个过程中，肝病患者常表现为虚实夹杂、寒热交错，仅用一方或一法，难以奏其效。又因厥阴为伤寒六经最后一经，乃阴尽阳生之处，为阴阳转折点，病至厥阴，邪正斗争愈演愈烈，而发为临床常见的寒热错杂证。清代《医医医》一书中记载"乌梅丸方，寒热并用。攻补兼施，通理气血，调和三焦，为平治厥阴之主方"，运用乌梅丸温肝阳、益肝气、补肝体的同时，亦能清相火郁热，并调寒热，适用于肝病患者虚实夹杂、寒热交错之复杂病机。

亦有医家认为，肝虚为乌梅丸证的首要病机。仲景曰："夫肝之病，补用酸，助用焦苦，益用甘味之药调之……肝虚则用此法，实则不在用之。"乌梅丸中用酸之乌梅，苦之连、柏，甘之归、参、蜜，正合于此条，可见乌梅丸当用于肝虚之证而非肝实之证，至于姜、辛、附、桂、椒则用于补脾胃之阳，有"见肝之病，知肝传脾，当先实脾"之肝脾同治之意。《素问·至真要大论篇》"风司于地，清反胜之，治以酸温，佐以苦甘，以辛平之"，亦合于此条。可见乌梅丸为补肝之方，而乌梅丸证为肝虚之证。因肝虚，肝之疏泄功能不足，不能助脾胃运化水饮，而致痰饮停留于胃，故乌梅丸证应以肝虚为主，兼有脾胃虚寒、痰饮阻胃、热邪盛于上，病性为本虚标实、寒热错杂。

乌鸡白凤丸则是集温补、滋阴、活血、调和大法于一方，具有补气养血、补虚退热、活血化瘀等功效，为气血阴阳双补良方，更适用于因气血虚弱而临床表现为腹部冷痛、手脚冰凉、易疲倦乏力、面色不荣者，或久病气虚血亏，瘀血阻络致面色晦暗、腹部包块等患者。在运用于肝病治疗时，与肝虚证的病机变化密不可分。肝为罢极之本，肝虚证亦有气血阴阳亏虚之分。如长期劳累，劳伤肝气，肝气不足，目涩而易疲劳；气不上行，津液不能布散头面，则口干面燥；气不载血上行，则脑部缺血，头目昏花，视物模糊，思维不清，面色萎黄；肝气不足，肝经壅滞，易为暑湿所伤，而易中暑；肝阳不足则晨起经络僵硬、酸冷；肝阳不足夹风湿郁热，则目红而肢痛；肝血不足则易疲劳、思睡；肝血不足、肝虚火旺而多梦；肝气血不足，失之疏泄，易横犯脾土，食而腹胀，日久脾胃虚弱；脾胃虚弱，后天失养则肝气血不足日重……在辨明肝脏病机为气血阴阳亏虚偏盛时，可将乌鸡白凤丸中药物的剂量调整运用，灵活化裁。而慢性肝病后期，常见病情复杂，虚实寒热错杂，脏腑气血阴阳亏虚，气滞、痰湿、瘀血等邪气积聚，致肝络瘀阻，日久积聚渐深，进一步耗伤正气，治疗当攻补兼施、气血阴阳并调，亦与本方的病机契合。

总之，二方皆药味众多，且以丸入药，但临床辨用时还需把握主证与要领。乌梅丸本治肝气虚、肝阳虚，证多寒热错杂，以上热下寒为主，所以方中多有姜、辛、附、桂、椒之大温之药，补中下焦之寒，用连、柏清上焦之热，用大温大寒之品，重在"上清下温"；而乌鸡白凤丸为肝气虚、肝血虚所设，主调肝之气血阴阳之虚，忌大温大寒之品，清热以清阴虚内热之青蒿、银柴胡等，以鹿角霜、鹿角胶互补阴阳，全方以"补气血、补脾胃、补肝阴、固涩肾精"为主。从两方用药力度不同，可以看出乌梅丸多治急重症，乌鸡白凤丸多调补体质，皆药食同用，临床需要合理选用。

参考文献

姜玲玲，刘灿坤.乌鸡白凤丸的药效与临床应用研究［J］.中医临床研究，2012，4（23）：31-33，35.

第五章　肝胆病常用药物及相关研究进展

中医药治疗肝胆病，形式多样，从中药方剂到中成药，从针灸推拿到熨帖疗法，都有着很好的疗效。其中，双虎清肝颗粒、当飞利肝宁胶囊、茵栀黄制剂、六味五灵片等中成药在临床中更是发挥着重要的作用，无论是临床疗效，还是实验研究，都有所证实。

中药自古以来就有汤、丸、散、膏、丹等剂型，随着中药制备技术的不断发展，中成药越来越受到人们的喜爱，对于肝胆疾病的治疗，中成药也发挥着不可或缺的作用。

第一节　常用中成药

一、双虎清肝颗粒

双虎清肝颗粒是原中国中医研究院陈立华教授等肝病专家，在继承老中医岳美中、方药中教授治疗肝炎经验的基础上，历经15年的潜心研究，并作为国家"六五""七五"肝病重点攻关课题，研制出的治疗乙型肝炎的新型制剂，1998年被卫生部批准为三类中药新药，1999年列入国家火炬计划。

双虎清肝颗粒是以金银花、虎杖、丹参、黄连、瓜蒌、白花蛇舌草、蒲公英、野菊花、紫花地丁、法半夏、炒枳实、甘草等中药组成，可以清热利湿、化痰宽中、理气活血。主要用于湿热内蕴所致的胃脘痞闷，口干不欲饮，恶心厌油，食少纳差，胁肋隐痛，腹部胀满，大便黏滞不爽或臭秽，或身目发黄，舌质暗、边红，舌苔厚腻或黄腻，脉弦滑或弦数者；以及慢性乙型肝炎见有上述证候者。

双虎清肝颗粒中，虎杖利湿退黄、清热解毒、散瘀定痛；金银花清热解毒、凉血消肿，两者共为君药。白花蛇舌草、蒲公英、野菊花、紫花地丁可加强君药清热利湿、解毒之效，合为臣药。瓜蒌、法半夏、黄连、枳实清热化痰散结，以除湿热；丹参活血止痛，为佐药。甘草调和诸药，为使药。诸药合用，共奏清热利湿、化痰宽中、理气活血之功。

现代药理学研究表明，金银花、虎杖和黄连具有良好的解毒、保护肝细胞膜的作用，并能降低肝细胞脂肪的沉积。这些药物中含有多种抗肝炎有效成分，可以稳定肝细胞膜，减轻肝细胞损害，并可能增加糖原，改善脂质代谢，减少沉积，促进脂质氧化和降低脂质吸收，可以改善能量代谢。并可抑制肝细胞间质性炎症，降低肝细胞变性和坏死，从而保护肝细胞的正常结构和功能，起到抗纤维化的作用。此外，丹参活血化瘀的功效可以改善肝脏微循环，同时又有激活纤溶系统，促进纤维蛋白溶解，减少纤维蛋白原，抑制纤维细胞增殖和分化，减少胶原纤维形成和纤维组织增生，抗纤维化的药理作用。甘草能够有效抑制肝脏炎性反应，可以起到促进修复肝细胞损伤的作用。

既往研究显示，双虎清肝颗粒可有效改善慢性乙型肝炎患者的临床症状、体征，具有促使乙肝病毒转阴和恢复肝功能等作用。双虎清肝颗粒主药中含有killing drugs（简称K-D高效微分子），具有抗乙肝病毒、流感病毒及单纯疱疹病毒等多种作用。

现代药理研究证明，双虎清肝颗粒既能调整脂肪代谢，促进脂质过氧化与转运功能，又能增加外周T淋巴细胞亚群及AK细胞活性，具有降脂保肝和免疫调节双重作用。有学者对四氯化碳诱发的肝纤维化大鼠模型，进行过不同剂量的双虎清肝颗粒的实验研究，采用ELISA法测定血清TNF-α、IL-6、IL-10水平，观察大鼠肝脏病理组织学表现、肝组织纤维化的半定量检测及大鼠血清肝脏纤维化指标的测定。实验结果提示，血清TNF-α和IL-6水平随着双虎清肝颗粒剂量增加而逐渐降低，血清IL-10水平随着双虎清肝颗粒剂量增加而逐渐升高，双虎清肝颗粒能够显著改善四氯化碳所诱发的大鼠肝纤维化，并且量效关系明显。

二、当飞利肝宁胶囊

当飞利肝宁胶囊的主要成分是当药苷、水飞蓟素等，功能清利湿热、益肝退黄，可用于湿热郁蒸所致的黄疸，急性黄疸型肝炎、传染性肝炎、慢性肝炎而见湿热证候者。另还可用于非酒精性单纯性脂肪肝湿热内蕴证者，症见脘腹痞闷、口干口苦、右胁胀痛或不适、身重困倦、恶心、大便秘结、小便黄、舌质红苔黄腻、脉滑数。

当飞利肝宁胶囊中当药苷为龙胆草的有效成分之一，龙胆草苦、寒，归肝、胆经，具有清热燥湿、泻肝胆火的功效。水飞蓟素是从菊科植物水飞蓟种子的种皮中提取的提取物，呈黄色粉末或结晶状粉末，味苦，能保护肝脏细胞免受毒性物质侵害，尤其是酒精入侵损害肝脏。此外，水飞蓟素还具有较强的抗氧化功能，能保护肝脏细胞免受自由基破坏，还能促进蛋白质的合成，加快制造新的肝脏细胞，或令已受损的肝脏细胞自行修复。当飞利肝宁胶囊具有清热解毒、化湿利胆的作用，可有效降低肝细胞脂肪变性及肝脏炎症反应。

临床研究表明，当飞利肝宁胶囊在改善慢性乙型肝炎患者临床症状、降低氨基转移酶、保护肝细胞等方面有良好作用，在一定程度上可能有抗病毒作用，能够提高抗病毒药物的疗效，提高HBeAg阴转率，且安全性好。

当飞利肝宁胶囊联合抗病毒药物，能改善慢性乙型肝炎患者临床症状、肝功能、门静脉高压症状，具有较好的抗炎保肝、抗肝纤维化的作用，能够延缓纤维化进程。当飞利肝宁胶囊可更好地控制慢性乙型肝炎腹水患者的临床症状，改善肝功能，提高患者的生存质量。当飞利肝宁胶囊适用于肝胆湿热型慢性乙型肝炎患者，具有较好的保肝降酶退黄作用。

三、茵栀黄制剂

茵栀黄制剂大多是由茵陈、栀子、黄芩、金银花等中药提取物组成，是根据茵陈蒿汤的有效成分更改剂型而成的中成药制剂，具有清热解毒、利湿退黄的功效。主要用于肝胆湿热所致的黄疸，症见面目悉黄、胸胁胀痛、恶心呕吐、小便黄赤；急性、迁延性、慢性肝炎属上述证候者。

茵陈为菊科植物茵陈蒿的干燥地上部分，味苦性寒，为治疗黄疸之要药，主要用于湿热熏蒸而发生的黄疸，具有清利湿热、利胆退黄的功效。研究发现，其可抑制多种细菌、病毒及真菌感染，减轻相关代谢物对肝脏的损害，同时可促进胆汁酸分泌，增加胆酸及胆红素排泄量，对预防和减少肝细胞变性坏死具有重要作用。黄芩为唇形科植物黄芩的干燥根，《神农本草经》谓其"主诸热黄疸"，兼有清热燥湿、泻火解毒、止血、安胎的功效。黄芩中的黄芩苷能抑制脂质过氧化反应，促进胆囊收缩。栀子为茜草科植物栀子的干燥成熟果实，《金匮要略》描述栀子具有清利三焦、肝胆湿热之功效，可显著降低血液中胆红素水平，用于治疗湿热郁蒸之黄疸，具有凉血解毒、活血化瘀的作用。金银花含有多种绿原酸类化合物，能够加快肠蠕动，消炎、解毒、利胆作用显著，自古被誉为清热解毒的良药。

动物实验发现，茵栀黄口服液能诱导大鼠肝脏葡萄糖醛酸糖基转移酶（UGT）的活性，促进胆红素的排泄，从而减少胆红素进入肠肝循环，降低血清胆红素水平，对母乳性黄疸也具有一定的治疗作用。

茵栀黄口服液具有抗病毒及抑菌、杀菌的作用，与青霉素合用，能加强青霉素对耐药金黄色葡萄球菌的抗菌作用。此外，茵栀黄口服液还能抑制机体超敏反应，减少红细胞溶血的发生；降低血清胆红素的含量，减少肝损害；促进胆汁分泌及排泄；参与酶的合成，调节酶的活性，直接参与机体的核酸、糖、脂肪、蛋白质代谢，促进肝细胞再生，保护肝细胞的完整性，减少脂质过氧化物的损伤；促进肠蠕动，有利于胆汁的排泄，并减少胆红素的肠肝循环。基于以上药理学作用，茵栀黄口服液得到了广泛的临床应用，成为目前治疗新生儿高胆红素血症的重要方法之一。

四、六味五灵片

六味五灵片由五味子、女贞子、灵芝孢子粉、莪术、连翘、苣荬菜等中药制成，具有滋肾养肝、活血解毒的功效。主要用于治疗慢性乙型肝炎氨基转移酶升高，中医辨证属于肝肾不足、邪毒瘀热互结，症见胁肋疼痛、腰膝酸软、口干咽燥、倦怠乏力、纳差、脘胀、身目发黄或不黄、小便色黄、头昏目眩、两目干涩、手足心热、失眠多梦、舌暗红或有瘀斑、苔少或无苔、脉弦细。

该药组方经典，组方中的每一味药在临床均有单独应用，六味药配伍，使其疗效更为显著。药理研究证实，六味五灵片中灵芝孢子粉、五味子能诱生α干扰素，调整机体免疫功能，增强机体防御免疫能力，改善肝脏生化和合成功能，减轻肝细胞的损伤及细胞间质的炎性反应，促进肝细胞的修复。女贞子的有效药物成分齐墩果酸，能够减轻肝细胞的变性坏死，抑制细胞间质的炎症和纤维化，恢复受损肝细胞中肿大的线粒体和扩张的粗面内质网。三药配伍，不仅可修复受损的肝细胞，且生成肝细胞膜的保护剂，从而有较强的抗肝细胞损伤及减轻肝脂肪变性的作用。莪术活血化瘀，促进肝脏血液循环，促使白蛋白及丙种球蛋白的含量增高，改善肝脏微循环，增强网状内皮系统吞噬功能。连翘、苣荬菜，具有保肝利胆的功效，能促进胆红素排泄，缓解肝损伤，显著降低血清氨基转移酶和减轻肝细胞脂肪变性的作用。

六味五灵片可在多环节、多层次、多靶点上持续对抗肝损伤，从而延缓或阻断慢性乙型肝炎的发展。

五、苦黄颗粒

苦黄颗粒源于医圣张仲景所著《伤寒论》中的茵陈蒿汤，由中医肝病泰斗邹良才改良茵陈蒿汤，得苦黄注射液临床经验方。后经雷允上药业集团有限公司二次开发，更改剂型得苦黄颗粒。

苦黄颗粒由苦参、大黄、大青叶、茵陈、春柴胡等中药组成，可以清热利湿、疏肝退黄，主要用于湿热内蕴、胆汁外溢所致黄疸胁痛、乏力、纳差等症。颗粒剂主要用于因湿热内蕴引起的黄疸型病毒性肝炎患者的退黄。注射剂主要用于湿热黄疸，也可用于黄疸型病毒性肝炎。

苦黄颗粒中茵陈蒿清热利湿、利胆退黄，为君药；柴胡性善调达肝气、疏肝解郁，兼能疏散退热；大青叶善于清热解毒凉血。二药配伍，疏肝泄热之功尤佳，共为臣药。苦参清热燥湿；大黄利湿退黄，泄热逐瘀通便。二药合用，增加清热泻火燥湿之功，共为佐药。柴胡入肝胆经，兼为使药。诸药合用，共奏清热祛湿和疏肝逐瘀的功效，既能清热利湿、疏肝解郁，又能利胆退黄。

现代药理学研究表明，苦参能抑制热休克蛋白70mRNA的表达，从而抑制乙肝病毒的复制，起到抗乙肝病毒的效果。还可以减轻肝损伤、减缓肝纤维化的发生发展，保护肝实质细胞。柴胡具有调节消化系统和神经系统的功能，避免脂质过氧化的发生，从而保护肝细胞膜，降低肝损伤。茵陈能够减轻肝组织慢性炎症反应和胆管增生反应，减缓肝纤维化的进程。大黄促进胆汁、胆汁酸和胆红素的分泌，疏通淤积的胆汁，而起利胆、退黄作用；还能够改善脂质调控基因的表达，调节脂质代谢，发挥降脂作用。大青叶具有良好的清热解毒作用，可以发挥抗菌、抗病毒、抗氧化以及解热、抗炎等多重作用。

既往研究显示，苦黄颗粒对病毒性肝炎有较好的退黄降酶作用，可有效改善患者目黄、身黄、尿黄、纳差、腹胀等临床症状，对湿热内蕴型病毒性肝炎患者疗效更为显著，对肝炎病毒引起的轻中度黄疸型肝炎有较好疗效，可用于重度黄疸型肝炎的综合治疗；对于湿热型酒精性肝炎患者，苦黄颗粒能够减轻炎症反应，改善血清肝功能及其临床症状；苦黄颗粒亦能够改善湿热内蕴型非酒精性脂肪性肝病患者肝功能和血脂指标。

现代药理学研究证明，苦黄颗粒既能促进胆汁分泌、抗胆汁淤积，发挥免疫调节作用，又能发挥抗纤维化作用。有研究者给予诱导肝纤维化的小鼠模型苦黄注射液7天或4周，结果显示，苦黄制剂可显著改善模型小鼠肝脏炎症水平，下调促纤维化因子表达，改善炎性细胞浸润、小叶中心坏死，减少纤维化面积，缓解胆汁淤积，整体发挥抗纤维化作用。其机制可能是通过调节肠道微生物群的组成，介导干扰素调节通路和胆汁酸合成。

六、肝爽颗粒

肝爽颗粒处方是在经典名方《太平惠民和剂局方》逍遥散的基础上，结合现代药学研究成果及临床治疗肝病经验组方而成。药物组成包括党参、柴胡（醋制）、白芍、当归、茯苓、白术（炒）、枳壳（炒）、蒲公英、虎杖、夏枯草、丹参、桃仁、鳖甲（烫）。功能疏肝健脾，清热散瘀，保肝护肝，软坚散结。可用于急、慢性肝炎，肝硬化，肝功能损害等。

方中柴胡活性成分能够调控脂质代谢相关基因，抑制肝细胞脂肪变性，抗炎，抗氧化。其中，柴胡皂苷组分在抑制肝星状细胞活化、改善肝纤维化症状、减轻肝脏炎症具有一定的作用。研究发现，芍药苷、白芍总苷能够保肝降酶，改善肝细胞损伤；白术多糖、白术内酯化物可以在一定程度上减轻肝细胞损伤和氧化应激损伤，改善机体炎症反应；桃仁、鳖甲可以抑制血小板聚集和黏附，改善肝脏微循环，加速肝脏血液循环，改善血液流变学，减少肝纤维化形成；党参中的黄酮类物质可起到抗肝纤维化的作用，并且可起到保护肝细胞的作用。

临床研究表明，肝爽颗粒联合抗病毒药在改善慢性乙型肝炎患者肝纤维化指标及肝脏功能指标水平较佳，可有效减轻肝脏胶原纤维堆积，促进肝纤维化逆转，以此充分发挥对肝纤维化的逆转作用。肝爽颗粒联合常规方案治疗非酒精性脂肪性肝病，可进一步改善患者的肥胖状态、肝功能、血脂指标，减轻氧化损伤，且药物安全性良好。肝功能损害肝硬化患者采用肝爽颗粒治疗，能有效抑制肝纤维化，改善肝功能，提高免疫功能。

七、扶正化瘀胶囊

扶正化瘀胶囊是由丹参、发酵虫草菌粉、桃仁、松花粉、绞股蓝、制五味子组成，具有活血祛瘀、益精养肝的功效，主要用于乙型肝炎肝纤维化属"瘀血阻络，肝肾不足"证者。症见胁下痞块，胁肋疼痛，面色晦暗，或见赤缕红斑，腰膝酸软，疲倦乏力，头晕目涩，舌质暗红或有瘀斑，苔薄或微黄，脉弦细。

扶正化瘀胶囊方中丹参活血祛瘀为君药。发酵虫草菌粉，经实验证明具有与天然冬虫夏草相似的有效成分和药理作用，能够补虚损、益精气；桃仁助丹参活血化瘀，共为臣药。松花粉益气润燥，绞股蓝清热解毒，同为佐药。五味子味酸为引经使药。

药理学研究表明，丹参味苦性寒，具有活血祛瘀功效，其化合物丹参酮类和丹酚酸类组分因其具有抑制胶原纤维产生和促进纤维蛋白降解的作用，因此临床上多用丹参抗脏器纤维化。临床研究发现，应用丹参酮ⅡA磺酸钠可有效治疗晚期血吸虫病肝纤维化，有助于改善患者血清肝纤维化指标，如层粘连蛋白（LN）、透明质酸（HA）、Ⅲ型前胶原肽（PⅢP）、Ⅳ型胶原纤维（Ⅳ-C）等。同时，可避免患者出现不良反应。绞股蓝，味甘苦，性微寒，具有益气健脾、清热解毒之功效。研究表明，绞股蓝皂苷不仅能抑制氧化应激反应及肝细胞凋亡，还能降低某些有害物质对肝脏的损伤，起到一定的防护作用，可作为功能性食品和药物应用在肝脏疾病的预防或治疗中。

扶正化瘀胶囊在临床上广泛用于各种慢性肝病引起的肝纤维化和肝硬化，具有改善血清肝功能指标、肝脏组织病理学、肝纤维化相关血清学指标、降低肝脏硬度值和门静脉高压症、降低肝硬化患者肝细胞癌发病率和死亡率等作用。大量的体内和体外实验表明，扶正化瘀胶囊具有抑制肝星状细胞活化、减轻炎症反应、保护肝细胞、抑制肝窦毛细血管生成、促进细胞外基质降解、促进肝脏再生等抗纤维化作用。

八、安络化纤丸

安络化纤丸由地黄、三七、水蛭、僵蚕、地龙、白术、郁金、牛黄、瓦楞子、牡丹皮、大黄、生麦芽、鸡内金、水牛角浓缩粉等中药制成，具有健脾养肝、凉血活血、软坚散结的功效。主要用于慢性乙型肝炎，乙肝后早、中期肝硬化，表现为肝脾两虚、瘀热互结证候者，症见胁肋疼痛、脘腹胀满、神疲乏力、口干咽燥、纳食减少、便溏不爽、小便黄等。

《金匮要略》中记载"夫治未病者，见肝之病，知肝传脾，当先实脾"。安络化纤丸肝脾并调，以活血化瘀为主，同时兼能养阴益肾、软坚散结、消积生新、健脾和胃、行气消痞。方中白术健脾益气；僵蚕及水蛭可破血祛瘀，地龙具有通经活络之效；牛黄善于凉肝解毒；郁金配伍三七、牡丹皮、生地黄，具有疏肝解郁、生津养血、凉血止血之功，可用于肝郁化热之证；水牛角浓缩粉可清热解毒、凉血定惊。诸药合用，共奏健脾养血、软坚散结和凉血止血之效。

动物实验证明，安络化纤丸对D-氨基半乳糖、四氯化碳引起的大鼠和小鼠急性肝损伤，具有降低动物血清ALT、AST活性及减轻肝细胞变性坏死的作用；对四氯化碳引起的大鼠慢性肝损伤，可使动物血清ALT和AST活性、唾液酸、肝组织羟脯氨酸含量降低，肝组织纤维化病变程度减轻，血清总蛋白、白蛋白含量及A/G比例升高。

药理学研究表明，大黄能促进肝细胞再生，其主要成分人黄总蒽醌能抑制肝细胞外基质的合成，促进肝细胞外基质的降解，减少肝细胞外基质沉积，从而减轻肝纤维化。

三七能通过调整肝脏内代谢，促进代谢物排出，同时还能提高胶原酶活性，降解肝纤维化，从而防止肝纤维化。白术具有保肝、改善肝功能的作用。

临床研究表明，安络化纤丸联合抗病毒药治疗慢性乙型肝炎患者，可有效降低病毒载量，降低机体炎症反应，减少肝组织变性坏死，改善肝功能及影像学指标，缓解肝纤维化，提高临床疗效。

九、大黄䗪虫丸

大黄䗪虫丸是出自医圣张仲景《金匮要略》的经典名方，是治疗五劳虚极、干血内停的经典方，是缓中补虚、扶正祛邪的代表方剂。原文记载："五劳虚极羸瘦，腹满不能饮食，食伤、忧伤、饮伤、房室伤、饥伤、劳伤、经络营卫气伤，内有干血，肌肤甲错，两目暗黑。缓中补虚，大黄䗪虫丸主之。"大黄䗪虫丸由熟大黄、黄芩、生地黄、䗪虫、水蛭、蛴螬、虻虫、桃仁、芍药、干漆、甘草等药组成。本方是以通为补，祛瘀生新，缓中补虚之剂。大黄破积聚，推陈致新；䗪虫咸寒入血，功专破瘀血、消肿块、通经脉，合大黄直达下焦以逐干血，共为君药。桃仁、干漆、水蛭、虻虫、蛴螬等消散积聚，合大黄、䗪虫更能增强祛瘀阻，通血闭之力。地黄、甘草、芍药滋阴补肾，养血濡脉，和中缓急。黄芩、杏仁清宣肺气而解郁热。用酒送服，以行药势。本方活血破瘀、通经消痞，主要用于五劳七伤所致正虚血瘀之证，症见腹部肿块、肌肤甲错、目眶暗黑、潮热羸瘦、经闭不行等。

现代药理研究证实，大黄䗪虫丸有以下作用：①有效降低氨基转移酶，保护慢性肝损伤，促进体内血液吸收。②增强肝细胞代谢，促进胆汁的分泌与排泄。③增强机体免疫能力，使白蛋白升高、球蛋白下降。④增强网状内皮系统的吸附功能和白细胞的吞噬能力。⑤促进瘀血肿块的消散和吸收。⑥改善微循环，增加心肌血流量，降低血液黏度，抑制血栓形成和血小板聚集，增加纤维蛋白溶解酶活性。⑦抑制胆固醇、甘油三酯合成，阻止胆固醇在肝脏的沉积。

基于上述药理作用，大黄䗪虫胶囊在肝病领域广泛应用。如在脂肪肝方面，大黄䗪虫胶囊能够有效增加肝脏供血，改善肝细胞膜通透性和代谢能力，吸收、降解脂肪，清除肝细胞内堆积的脂肪，有效恢复肝功能。

现代药理学研究证明，大黄䗪虫胶囊对肝纤维化也有治疗作用。因肝纤维化的形成过程中，最重要的因素是肝星状细胞的活化、转化、凋亡等事件；肝纤维化的消散，与胶原酶的活性有关。大黄䗪虫胶囊中的大黄具有抗肝纤维化、消除自由基以及调节免疫功能等作用，能通过抑制四氯化碳诱导肝细胞转化生长因子-31、血清血小板衍生生长因子表达，以达到逆转肝纤维化的目的；桃仁有调节神经、免疫，保护肝肾等作用，主要以抑制胶原（Ⅰ-Ⅱ-Ⅳ型）的合成，促进纤维连接蛋白的降解，以实现肝纤维化逆转；水蛭有抑制细胞凋亡、抗纤维化及抗炎等作用，对肝脏结缔组织生长因子表达也有明显的抑制作用，有助于提高抗肝纤维化的效果；黄芩中的黄芩素可显著减轻四氯化碳诱导的小鼠肝纤维化，同时黄芩素可以调节肝星状细胞活化，减轻转化生长因子–β活化的肝星状细胞纤维化。

在肝癌方面，大黄䗪虫丸可有效提高机体免疫能力，增强巨噬细胞的功能，并通过改善血液流变性，改善微循环，从而促进淤血吸收，恢复器官功能。而其抗肿瘤机制，主要涉及诱导细胞周期停滞、细胞凋亡和自噬、阻断肿瘤血管生成、逆转多药耐药等作用，其具体作用机制有待进一步研究。

十、复方鳖甲软肝片

HBV和肝纤维化是肝癌发生的最重要的危险因素，"双抗"（抗病毒联合抗纤维化）疗法可同时抑制HBV复制和阻止肝纤维进展，是目前可及的有效策略。

根据一项历时9年的国家"十二五""十三五"重大专项课题研究表明，联合复方鳖甲软肝片的"双抗"治疗较抗病毒单药治疗，不仅能够显著逆转CHB肝纤维化/肝硬化，更能明显降低肝癌和乙肝相关死亡率。

复方鳖甲软肝片主要由制鳖甲、莪术、赤芍、当归、三七、党参、黄芪、紫河车、冬虫夏草、板蓝根、连翘等药组成，功能软坚散结，化瘀解毒，益气养血。用于慢性乙型肝炎肝纤维化，以及早期肝硬化属瘀血阻络、气血亏虚兼热毒未尽者。症见胁肋隐痛或胁下痞块，面色晦暗，脘腹胀满，纳差便溏，神疲乏力，口干口苦，赤缕红丝等。本方使用了大量且不同类型的活血化瘀药物：鳖甲软坚散结，莪术破血行气、消积止痛，赤芍凉血止痛，当归养血活血，三七补气活血。三七、赤芍、当归合用，补血活血，补血而不留瘀，活血而不伤正；可发挥肝疏通血液，促进津液循环，加快机体新陈代谢，改善肝纤维化，保护肝细胞的作用；主治积聚、胁痛。肝病患者常有毒瘀互阻，本方使用板蓝根、连翘清热解毒。肝纤维化、肝硬化患者多有虚证，症见食欲不佳、恶心、厌食等。中医学认为，饮食不佳进而会影响肝脏功能，所以使用党参和黄芪健脾益气、补益中焦。同时，用紫河车、冬虫夏草来滋补肝肾。正所谓"先天、后天并补"，党参和黄芪补益后天，益气健脾；紫河车、冬虫夏草补益先天精血，且防止药物燥热伤及人体阴液，顾护津液，祛除病邪。两重补益，更适合慢性肝病患者的体质。

网络药理学研究发现，复方鳖甲软肝片中莪术、鳖甲，涉及调节神经系统、维持"免疫–炎症"系统平衡，改善免疫循环系统；板蓝根、连翘可通过作用于T细胞受体信号通路，维持机体"免疫–炎症"系统的平衡；党参、紫河车、冬虫夏草可益气，黄芪、党参参与脂质、糖、激素和维生素等多种物质代谢过程。以上药物共同作用，益气保肝。

研究发现，复方鳖甲软肝片能通过多种途径发挥抗纤维化作用，如抑制转化生长因子（TGF）–β/Smads、磷脂酰肌醇3–激酶/蛋白激酶B（PI3K/AKT）、丝裂原活化蛋白激酶（MAPK）等多种信号通路诱导的肝纤维化，抑制肝星状细胞的增殖，影响肝星状细胞的凋亡和自噬，减轻肝脏炎症损伤和纤维成分沉积，抑制肝纤维化进展。如黄芪总黄酮能降低促炎因子水平，以减少肝纤维化的发生；三七总皂苷能通过抑制Janus激酶2/信号转导和转录激活因子3（JAK2/STAT3）通路信号转导，以减少肝星状细胞增殖，逆转肝纤维化，并改善患者的肝功能；冬虫夏草的有效成分冬虫夏草多糖可显著减少脂质过氧化物水平，抑制胶原沉积，缓解肝纤维化的进程，减轻肝细胞损伤程度。正是这种多靶点、多环节的特点，使得中药在抗肝纤维化治疗中发挥着重要的作用，显著改善各种慢性肝病所致肝纤维化、肝硬化的结局。

十一、鳖甲煎丸

鳖甲煎丸源于医圣张仲景《金匮要略·疟病脉证并治》。原文云："病疟，以月一日发，当以十五日愈。设不瘥，当月尽解；如其不瘥，当云何？师曰：此结为癥瘕，名曰疟母，急治之，宜鳖甲煎丸。"该方为《伤寒杂病论》第一大方，也是历史悠久的经典名方。

鳖甲煎丸由鳖甲胶、阿胶、蜂房（炒）、鼠妇虫、土鳖虫（炒）、蜣螂、硝石（精制）、柴胡、黄芩、半夏（制）、党参、干姜、厚朴（姜制）、桂枝、白芍（炒）、射干、桃仁、牡丹皮、大黄、凌霄花、葶苈子、石韦、瞿麦组成，但制丸时未用煅灶下灰、清酒，而用了黄酒，另加了炼蜜。原方用于积聚、腹中疼痛、肌肉消瘦、饮食减少、时有寒热，或女子月经闭止等。现代临床常用于乙型肝炎肝硬化证属气滞血瘀者。方中鳖甲可入肝络而搜邪，活血化瘀、软坚消癥；硝石攻坚破积，解毒消肿；大黄泻下攻积，凉血解毒，逐瘀通经；牡丹皮活血化瘀；凌霄花活血化瘀，凉血祛风，镇痛消肿；蜣螂、土鳖虫破血逐瘀，消肿止痛；鼠妇虫通经利水，解毒止痛；姜厚朴调畅气机；瞿麦、石韦利水祛湿；制半夏燥湿化痰，降逆止呕，消痞散结；射干清热解毒消痰；葶苈子行水消肿；炒蜂房攻毒杀虫，祛风止痛；柴胡、黄芩清热疏肝；干姜、桂枝温中通阳，使郁滞之气机得以调畅，平调互结之寒热；党参、阿胶、炒白芍补气养血，使全方攻邪而不伤正。全方合用，共奏活血化瘀、软坚散结之功。

现代药理学证明，鳖甲煎丸具有较好的抗肝纤维化的作用。具体作用机制可能为：①抑制肝组织NF-κB和Wnt/β-catenin信号通路相关蛋白及其靶基因表达，减少胶原生成。②上调MMP-2和MMP-9表达，加快细胞外基质降解。③通过降低PPARγ启动子甲基化程度，促进PPARγ表达。④抑制MCP-1表达，减轻炎症细胞浸润。⑤通过增加血管紧张素转换酶Ⅱ（ACEⅡ）和血管紧张素1-7（Ang1-7），减少血管紧张素Ⅰ及其Ⅰ型受体，调节肾素-血管紧张素-醛固酮系统。方中鳖甲具有较强的抗肝硬化、保肝作用，可发挥抗HBV及免疫调节作用；大黄-桃仁药对，可调控血管生成和发育、促进脂质代谢及上皮细胞增殖等，对肝硬化发挥直接或间接的治疗作用，其作用机制可能包括调控miRNAs表达及PI3K/AKT信号通路等；柴胡皂苷具有良好的保肝作用，对血清ALT、AST均有明显的抑制作用，可减轻炎症反应；黄芩煎剂灌胃可降低肠黏膜细胞凋亡，减少肝硬化大鼠内毒素血症的发生。

有学者认为，仲景所说的"疟母"相当于西医学的肝癌或肝硬化。研究发现，鳖甲煎丸能介导肝癌细胞上皮间质转化，调控肝癌细胞生物学行为，改善肝癌微环境。药学研究发现，鳖甲煎丸抗肝癌活性成分为槲皮素、β-谷甾醇、山奈酚、砷、木犀草素等。其中，黄酮类化合物槲皮素、山奈酚和木犀草素具有广泛抗肿瘤活性，且多项研究表明，其能通过诱导肝癌细胞凋亡，抑制增殖、侵袭、转移，治疗肝癌。β-谷甾醇可改善多种因素引起的肝脏损伤，其抗肿瘤机制涉及诱导细胞周期停滞与凋亡，抑制肿瘤细胞对机体的黏附和侵入。砷是硝石的主要成分，三氧化二砷对肝癌、肺癌等多种癌症具有治疗作用，可诱导肝癌细胞凋亡，抑制肝癌细胞，在肝癌治疗领域愈发得到关注。

十二、肝复乐

肝复乐是由著名肝病与肿瘤学专家潘敏求教授积多年经验，根据中医"见肝之病，知肝传脾"的理论，经18年临床潜心研究而发明的科技成果。本方具体组成为：党参，鳖甲（醋制），重楼，白术（炒），黄芪，陈皮，土鳖虫，薏苡仁，郁金，大黄，桃仁，苏木，牡蛎，半枝莲，茵陈，败酱草，茯苓，川木通，香附（制），沉香，柴胡。本方具有健脾理气、化瘀软坚、清热解毒的功效，临床多用于原发性肝癌属肝郁脾虚者。常见症状有上腹肿块，胁肋疼痛，神疲乏力，食少纳呆，脘腹胀满，心烦易怒，口苦咽干，舌淡暗，苔薄白，脉弦细。对于上述证候的乙型肝炎、肝硬化患者的肝功能及肝纤维化血清学指标，均有改善作用。方中党参健脾益气；醋制鳖甲入肝，软坚散结；重楼入肝经，清热解毒，消肿止痛；白术、黄芪补脾益胃；茯苓、薏苡仁健脾利湿，助党参补益脾胃之气；桃仁、土鳖虫、大黄、郁金、苏木活血破瘀，合牡蛎助鳖甲软坚散结之功；半枝莲、败酱草清热解毒，散瘀止痛，以加强重楼解毒之效；陈皮、香附、沉香理气健脾，疏肝和胃；木通、茵陈清热利湿；柴胡入肝、胆经，疏肝解郁，载药达肝。诸药合用，共奏健脾理气、化瘀软坚、清热解毒之功。

目前，肝复乐在临床多用于肝癌、肝硬化、肝腹水等肝病。肝复乐片可通过阻断癌细胞DNA合成，对实体瘤细胞例如肝癌细胞、乳腺癌细胞、消化道肿瘤细胞有直接杀伤作用。肝复乐还具有免疫调节作用，激活自然杀伤细胞、巨噬细胞、淋巴细胞的活性，并刺激干扰素和淋巴因子的分泌，从而促进免疫系统杀伤肿瘤细胞，抑制肿瘤细胞生长。另外，现代药理学研究发现，肝复乐胶囊不仅能抑制肝星状细胞活化增殖、调控细胞因子及信号传导通路、抑制细胞外基质合成，还能抗氧化、抗脂质过氧化、抑制贮脂细胞活化、促进细胞外基质降解、保护肝细胞膜、改善肝细胞超微结构，从而起到抗肝炎及抗肝纤维化的作用。相关药理研究文献显示，党参含有的党参多糖能够增强巨细胞的吞噬能力，调节体液及细胞免疫，从而增强机体免疫力；鳖甲可抑制结缔组织增生；柴胡所含皂苷可有效保护肝细胞的生物膜，发挥保肝利胆之功效；重楼清热解毒、消肿止痛、凉肝定惊，具有抗病毒、抗过敏的作用；半枝莲清热解毒，可以抑制肿瘤、诱导肿瘤细胞的凋亡、阻断致癌物诱导突变、抗炎、解毒、退热；黄芪、香附等益气活血药，可以改善肝脏的微循环、抗肝纤维化；牡蛎软坚散结，可改善肿瘤微环境，调节患者的免疫功能来散结消肿。

十三、华蟾素

华蟾素是一种从蟾蜍科动物中华大蟾蜍或黑眶蟾蜍等蟾蜍干皮提取分离的主要药物活性成分，具有显著的抗肿瘤和免疫调节作用，在中医肿瘤治疗中占有重要地位。可以解毒、消肿、止痛，用于中、晚期肿瘤，慢性乙型肝炎等。

华蟾素化学成分较为复杂，主要含有蟾毒内酯类、生物碱类及胆固醇类等成分。蟾毒内酯类主要由蟾毒配基、华蟾酥毒基、蟾毒灵等结构相似的酯类化合物共同组成。现有研究表明，蟾毒配基是华蟾素抗肿瘤的主要有效成分，蟾毒配基中又以蟾毒灵和华蟾毒精作用最强，但也有研究表明华蟾素中蟾毒灵含量极低。华蟾素中生物碱类的含量约为10.0%，以吲哚类生物碱为主，目前对于此类成分的相关报道较少。有研究认为，吲哚生物碱类主要有效成分为蟾蜍噻咛，体外结果显示蟾蜍噻咛对HepG2、A549、ECa109等肿瘤细胞增殖起抑制作用，其中对恶性肝癌HepG2细胞最为敏感。此外，华蟾素还含有大量多肽类成分，动物实验和体外研究显示，多肽类成分具有明显的抗肿瘤活性和镇痛作用。

现代研究表明，华蟾素具有明显的抗肿瘤活性，目前广泛应用于多种中晚期恶性肿瘤，包括肺癌、肝癌、胃癌等的临床治疗，其无论是单独应用还是联合放、化疗，均具有良好的疗效，可以明显提高化疗药物效果，减轻不良反应，并增加放、化疗的敏感性。

华蟾素作为一种广谱的抗肿瘤药物，可以通过抑制肿瘤细胞增殖、诱导肿瘤细胞凋亡、抑制肿瘤血管生成、诱导肿瘤细胞DNA损伤、逆转肿瘤细胞多药耐药性、调节免疫反应以及影响肿瘤代谢酶的活性等多种途径发挥抗肿瘤效应。王昌俊等认为与单纯行肝动脉化疗栓塞术（TACE）组比较，华蟾素灌注组无进展中位生存时间及总中位生存期较TACE组延长。王昕等研究认为，华蟾素静脉滴注能使部分原发性肝癌患者获得行介入的机会。蔡永等对肝转移瘤患者使用华蟾素，结果显示华蟾素能改善患者生活质量，且不良反应可耐受。陈吉吉等研究结果表明，华蟾素在一定程度上具有提高患者生存质量、延长生存期的作用，对中晚期原发性肝癌具有"攻邪不伤正"的疗效。谯朗等认为，瘤体内注射华蟾素有较好的临床效果及临床适用性。临床观察结果表明，华蟾素可以起到稳定瘤体、减轻肿瘤负荷、延长生存期、提高生活质量以及降低甲胎蛋白（AFP）、改善肝功能和免疫状态等作用。另外，华蟾素注射液联合其他治疗方法，在增加疗效的同时，还可以减轻其他治疗方法带来的不良反应。实验研究结果表明，华蟾素在抑制肝癌细胞生长、促进肝癌细胞凋亡、抑制肿瘤血管生成、干扰细胞周期、抑制肿瘤细胞DNA合成、改善免疫功能、增强杀伤细胞活性等方面有一定的作用，并且多项研究表明其抗肝癌功效具有时间及浓度依赖性。

十四、槐耳颗粒

槐耳颗粒已被列入多部权威的诊疗规范、诊疗指南、专家共识，并被写入第7、8、9

版全国高等学校五年制本科《外科学》教材，作为肝癌术后全身治疗的推荐药物。

槐耳颗粒的主要成分是槐耳菌质。槐耳菌质是在玉米蕊轴、麦麸等发酵基质上，于一定条件下经培养后得到的干燥菌质。槐耳系生长在老龄中国槐上的高等真菌子实体，民间用以治疗癌症、炎症等。有关本草记述，槐耳苦辛，性平无毒，功在治风破血。槐耳颗粒可扶正固本、活血消癥，可用于正气虚弱、瘀血阻滞等不宜手术和化疗的原发性肝癌患者，能改善患者肝区疼痛、腹胀、乏力等症状。

槐耳在我国已被广泛用于恶性肿瘤的辅助治疗。许多实验和临床研究已经开展并证实其抗癌作用，包括抑制肿瘤生长和血管生成、诱导细胞凋亡、降低肿瘤细胞的耐药性及调节免疫功能。既往研究证明，槐耳能增加肝内 IL-2R 阳性细胞数，增强体内细胞免疫功能，有效抑癌；槐耳能明显抑制肝癌细胞的黏附、运动及侵袭能力，故可以抑制肝癌细胞的转移；槐耳可能通过抑制 AKT/mTOR 通路诱导自噬和阻止上皮间质转化（EMT），促进肝癌细胞凋亡及抑制细胞增殖和转移，最终发挥抗肿瘤作用。

现代药理学研究证实，槐耳颗粒对小鼠 S180 肉瘤、移植性肝癌实体瘤（Heps）有一定的抑瘤作用，可促进 Heps 小鼠的迟发型超敏反应，提高其血清溶血素水平、碳粒廓清功能、T 淋巴细胞酯酶染色率。

十五、复方斑蝥胶囊

复方斑蝥胶囊是由斑蝥、三棱、莪术、刺五加、山茱萸、女贞子、半枝莲、黄芪、人参、熊胆粉及甘草等组成。其主要功效是破血消癥、攻毒蚀疮，临床常用于治疗原发性肝癌。

斑蝥性热，有毒，功能破血逐瘀、散结消肿、攻毒蚀疮。半枝莲性凉，具有清热解毒、散瘀利尿的功效。三棱具有破血逐瘀兼行气之功效；莪术性温，与三棱功效类似，临床上常作为药对，相须为用。诸药合用共奏破积消癥、攻毒蚀疮之效。现代药理研究表明，斑蝥的主要成分斑蝥素及去甲斑蝥素，具有抗肿瘤、增强免疫及升高白细胞的作用；半枝莲具有抑制肿瘤细胞增殖、增强机体免疫及抑制肿瘤血管生成的作用；三棱、莪术二者具有止痛、抗肿瘤、升高白细胞及抗血栓的药理作用。

现代药理学研究证实，复方斑蝥胶囊对 S180 和 H22 瘤株小鼠模型有明显的抑制作用；能增强机体的非特异性和特异性免疫功能，提高机体的应激能力；与抗癌药环磷酰胺联合应用，有协同增效的作用，可明显提高抑瘤率；能对抗钴 60 照射和环磷酰胺引起的白细胞下降。

孟慧研究团队对复方斑蝥胶囊治疗原发性肝癌的疗效进行了分析，发现其能够改善患者的生活质量、提高 1 年生存率、增强免疫功能，且降低肝损害及白细胞减少的发生率，认为复方斑蝥胶囊辅助西医治疗的疗效优于单纯西医治疗。在对 80 例原发性肝癌患者的研究中发现，复方斑蝥胶囊可以提高免疫功能、降低 AFP 且降低原癌基因的表达，推测其作用机制可能与复方斑蝥胶囊调节患者免疫功能相关。靳松研究团队发现，复方斑蝥胶囊辅助恩替卡韦治疗TACE术后的原发性肝癌患者，可以降低血清血管内皮生长因子（VEGF）、增强免疫功能、提高患者生存率且降低其复发率。李梦阁团队的研究结果表明，复方斑蝥胶囊对不同分组的乙型肝炎相关性原发性肝癌患者的生存均有保护作用，且用药时间与生存时间呈正相关，说明复方斑蝥胶囊可以提高患者生活质量、改善预后，作用机制与其抗肿瘤、增强免疫功能相关。

十六、康莱特注射液

康莱特注射液是从中药薏苡仁中提取有效抗癌活性物质——薏苡仁油，以先进工艺研制而成的供静、动脉注射的脂肪乳剂，是我国自行开发研制的中药二类抗肿瘤药。薏苡仁为禾本科植物薏米的干燥成熟种仁，是一种常见的药食两用中药，具有较高的营养价值，有"禾本科之王"之称。归脾、胃、肺经，味甘、淡，性凉，有利湿健脾、舒筋除痹、清热排脓、解毒散结之功效，主治水肿、脚气、小便淋沥、泄泻、风湿痹痛、筋脉拘挛、扁平疣等。

薏苡仁始载于《神农本草经》，作为益寿延年的上品药出现，书中记载其"主筋急拘挛不可屈伸，风湿痹，下气。久服轻身，益气"。后世医家用作利水药，主要有利湿健脾、舒筋除痹、清热排脓、解毒散结的功效。薏苡仁健脾利湿，脾胃为后天之本，脾胃运化正常方可濡养四肢筋脉，弥补先天不足，并促进体内湿浊排出。有学者认为，古代医书所指的痹证为类风湿性关节炎，薏苡仁通过抑制促炎因子生成、抗氧化等途径治疗类风湿性关节炎。湿热蕴于脏腑，邪无出路，肉腐成脓。薏苡仁能清肺热、利胃肠之湿，常配伍其他中药治疗内痈，如薏苡附子败酱散、苇茎汤分别是治疗肠痈、肺痈的常用方。息肉性疾病常常和痰湿、瘀血相关，薏苡仁利湿消肿，适用于治疗息肉。有研究报道，使用当归丸散和薏苡仁片治疗扁平疣，因该患者对常规疗法产生了耐药性，使用当归丸散和薏苡仁片治疗后症状逐渐消失，4个月后痊愈。

薏苡仁作为药食同源的一味中药，还常常被应用于食疗。陈红洁使用中药药膳薏苡仁粳米粥辅助治疗湿热痹阻型风湿性关节炎，结果显示，治疗组各项指标和关节炎症状相比于对照组有明显改善和减轻。近年来，也有许多以薏苡仁为主要原料的保健食品出现，如薏苡仁饼干、薏苡仁豆腐、薏苡仁多糖奶片、薏苡仁红豆复合饮料、薏苡仁桃酥等。由于薏苡仁营养价值高、GI值低，还有保健功能且价廉易得，适合添加在保健食品中。出于健康考虑，薏苡仁也可作为替代物替换部分高热量主要原料。

十七、康艾注射液

康艾注射液是由黄芪、人参、苦参素等成分组成，经现代技术精制提取制成的静脉注射液，临床主要用于原发性肝癌、直肠癌、恶性淋巴瘤、妇科肿瘤及各种原因引起的白细胞低下及减少症和慢性乙型肝炎的治疗。方中人参和黄芪均为常用的益气扶正药，有补益脾肺、益气补阳之功效，可显著增强心肌收缩力、扩张冠状动脉、保护心肌细胞和改善心脏功能。

黄芪为豆科植物黄芪的干燥根，味甘，性温，归脾、肺经，具有益气固表、利尿托毒、排脓、敛疮生肌的作用。黄芪多糖是黄芪中最具免疫活性的成分，具有抑制肿瘤细胞增殖，诱导肿瘤细胞凋亡的抗肿瘤特性。有学者将黄芪多糖用于乳腺癌的辅助化疗，发现不良反应少，并能改善化疗引起的消化道反应，防止白细胞减少。

人参是五加科植物人参的干燥根和根茎。人参味甘，微苦，微温，归脾、肺、心肾经，具有大补元气、复脉固脱、补脾益肺、生津养血、安神益智之效。人参皂苷以及人参多糖，是从人参中提取的抗肿瘤的主要有效成分。谢冰松等通过实验证实，人参多糖通过调控人白血病细胞株K562细胞的增殖，诱导其向成熟方向分化，并诱导K562细胞凋亡。

苦参素又名氧化苦参碱，是从中药苦豆子中提取的一种生物碱。近年来研究发现，苦参素对乳腺癌、卵巢癌、肝癌和结肠癌等肿瘤细胞均有明显的抑制作用，并能治疗肿瘤放疗引起的白细胞减少，在肿瘤的治疗中应用广泛。

研究表明，人参和黄芪均有抑制肿瘤细胞增殖、浸润和转移的作用，并能增强巨噬细胞和NK细胞的吞噬、杀伤活性，提高机体免疫力，与放、化疗药物联用可防止白细胞下降。在肿瘤治疗的应用中，康艾注射液联合化疗药治疗晚期非小细胞肺癌能减轻化疗免疫功能损伤及毒副反应，改善生活质量。使用康艾注射液联合化疗药物，血清胆红素、血清结合胆红素、碱性磷酸酶等各项指标的降低幅度，明显高于单纯采用化疗方式的对照组。杨如意等在联合使用康艾注射液和静脉滴注谷胱甘肽对比单纯化疗治疗肝癌的研究中，也得出了类似的结果。莫婷等将胸腺肽与康艾注射液联合应用于乳腺癌术后患者的治疗，治疗后患者的生存率和生活质量都高于对照组。莫艳艳在康艾注射液与化疗药联合治疗和单纯化疗治疗胃癌的研究中发现，治疗组的不良反应较对照组少，治疗组的生存质量改善优于对照组。总而言之，康艾注射液能够提高免疫细胞活性，选择性杀伤肿瘤细胞，而不损伤正常细胞，并能有效减轻化疗所带来的一系列不良反应，改善肿瘤患者的生活质量，延长生存周期。

十八、消炎利胆片

消炎利胆片由穿心莲、溪黄草、苦木三味药组成，具有清热、祛湿、利胆的功效，临床上主要用于肝胆湿热引起的口苦、胁痛；急性胆囊炎、胆管炎属肝胆湿热者。方中穿心莲清热解毒、燥湿消肿，为君药；溪黄草清热燥湿，为臣药；苦木燥湿利胆，为佐使药。诸药相合，共奏清热解毒、燥湿利胆之功。

穿心莲为爵床科植物穿心莲的干燥地上部分，归心、肺、大肠、膀胱经，具有清热解毒、凉血、消肿的功效，临床上多用于呼吸道感染、急性菌痢、胃肠炎、感冒发热等疾病。在穿心莲中，异穿心莲内酯的抗炎活性最强，在诸多体内和体外实验，均表现出显著的抗炎活性。穿心莲叶的水提物对六氯环己烷造成的小鼠肝损伤有保护作用，通过降低谷氨酰转肽酶，谷胱甘肽转移酶和脂质过氧化的表达来保护肝脏。溪黄草为唇形科植物线纹香茶菜的干燥全草，具有清热利湿、退黄、凉血散瘀之功，用于湿热黄疸、湿热泻痢、跌打瘀肿，以及急性黄疸型肝炎、急性胆囊炎等疾病。溪黄草中所含诺多星、毛栲利素和冬凌草甲素在体外对金黄色葡萄球菌有明显的抑制作用。苦木为苦木科苦木属植物，具有清热祛湿、解毒消肿的功效，用于风热感冒、咽喉肿痛、湿热泻痢、湿疹、毒蛇咬伤等。实验表明，脂溶性苦木生物碱在体外对大肠杆菌有较强的抑制作用，而Rahman研究表明，苦木的成分在体外具有抑制结核杆菌的活性。此外，在苦木生物碱体外抗菌实验中发现，苦木总碱对溶血性乙型链球菌、金黄色葡萄球菌、宋内氏痢疾杆菌、枯草杆菌和八叠球菌有抑菌作用。

消炎利胆片具有抗炎、抑菌、利胆、镇痛和保肝的作用。消炎利胆片能减轻二甲苯致小鼠耳肿胀，降低醋酸致小鼠毛细血管通透性，抑制蛋清引起的大鼠足肿胀和棉球性大鼠肉芽组织增生，还能抑制巴豆油所致小鼠耳肿胀及角叉菜胶所致大鼠足肿胀。体外实验中，消炎利胆片浸膏溶液对金黄色葡萄球菌、沙门氏菌、痢疾杆菌的最低抑菌浓度均为31.2mg/ml，对大肠埃希菌为62.5mg/ml。消炎利胆片还有良好的利胆作用，十二指肠给药能增加大鼠胆汁分泌量，增加大鼠胆汁流量，且维持时间长达4小时，作用强度随剂量增加而加强。此外，消炎利胆片能抑制醋酸所致小鼠扭体反应，发挥其镇痛作用。消炎利胆片能降低痤疮丙酸杆菌和脂多糖诱导的肝炎小鼠血浆ALT，还能减轻CCl4和D-Gal诱导的急性化学性肝损伤，降低大鼠血清ALT、AST、碱性磷酸酶及总胆汁酸和总胆红素，有良好的保肝作用。

参考文献

[1] 洪仲思，陈奕伸，刘健，等.扶正化瘀胶囊治疗乙肝肝硬化脾功能亢进及抗肝纤维化疗效观察［J］.中药材，2014，37（6）：1103-1106.

[2] 张相敏.疏肝健脾化浊汤及安络化纤丸辅治非酒精性脂肪肝临床观察［J］.实用中医药杂志，2022，38（6）：993-994.

[3] 刘炜炜，姚建华，吴霞，等.大黄䗪虫胶囊治疗慢性乙型肝炎肝纤维化34例［J］.中国药业，2015，24（22）：237-238.

[4] 谢杨益，林洪升，孔茵芝，等.鳖甲煎丸含药血清对肝癌干细胞的抑制作用及潜在调控机制研究［J］.吉林中医药，2022，42（5）：574-578.

[5] 赵文学，潘国英，程延安.阿德福韦酯联合双虎清肝颗粒在慢性乙型肝炎中的应用［J］.重庆医学，2014，43（31）：4243-4244.

[6] 孟慧，孙旭，杨永，等.复方斑蝥胶囊治疗原发性肝癌的Meta分析［J］.中医药导报，2018，24（5）：71-77.

［7］刘成海，孙明瑜，吕靖.苦黄颗粒治疗急慢性肝炎湿热内蕴证的专家共识意见［J］.中西医结合肝病
　　杂志，2022，32（9）：865-868.

［8］裴书飞，张向东，赵先群，等.消炎利胆片联合头孢曲松钠治疗慢性胆囊炎临床研究［J］.新中医，
　　2022，54（22）：76-79.

［9］王双双，李柏，翟笑枫.华蟾素注射液抗肿瘤应用及其机制研究进展［J］.山东中医药大学学报，
　　2008（5）：436-438.

［10］王翔，李健，缪应雷.当飞利肝宁胶囊联合生活干预治疗非酒精性脂肪肝的疗效观察［J］.成都中
　　　医药大学学报，2013，36（3）：69-70，78.

［11］代艳丽，林丹.六味五灵片抗肝损伤临床疗效观察［J］.医学信息（下旬刊），2013，26（15）：
　　　122-123.

［12］孙雪梅，刘红艳，王光林，等.肝复乐对肝纤维化大鼠神经递质受体表达的调节作用［J］.华中科
　　　技大学学报（医学版），2009，38（2）：173-176.

［13］孙川，李宾，李磊，等.槐耳颗粒治疗中晚期肝癌［J］.长春中医药大学学报，2022，38（10）：
　　　1130-1133.

［14］刘莉，杨静，李宗云，等.肝爽颗粒对慢性乙型肝炎肝纤维化（S1和S2期）肝郁脾虚兼血瘀证的早
　　　期防治疗效［J］.中国实验方剂学杂志，2022，28（11）：132-138.

第二节　抗炎保肝药物研究进展

　　肝脏炎症是指肝脏因病毒、药物、酒精或代谢异常引起的炎症改变，是肝脏疾病的主要病理生理学和组织病理学基础，常常贯穿肝病始终。临床常见的各种肝病如病毒性肝炎、药物性肝炎、酒精性肝炎、非酒精性脂肪性肝炎等常伴有炎症反应。

　　丙氨酸氨基转移酶（ALT）是催化氨基酸与α-酮酸之间的氨基转移反应的酶类之一。ALT主要分布在肝脏，其次是骨骼肌、肾脏、心肌等组织中。在肝细胞中，ALT主要存在于非线粒体中，正常时血清的含量很低，但当肝细胞受损时，肝细胞膜通透性增加，胞质内的ALT释放入血浆，致使血清ALT的酶活性升高。ALT的血浆半衰期约为47小时，因此ALT异常升高反应肝细胞损伤的灵敏度较高。ALT正常值为5~40U/L，急性病毒性肝炎ALT可升至正常上限的20~50倍；在慢性病毒性肝炎、酒精性肝病、药物性肝病、脂肪肝等疾病进展中，ALT也有一定程度升高。研究显示，反复的肝脏炎症会导致疾病进展为肝纤维化、肝硬化甚至肝癌，造成不可逆的损伤。因此，临床中患者出现肝脏炎症时，积极的抗炎保肝治疗有助于缓解临床症状，延缓疾病进展，从而改变不良结局。

　　保肝抗炎是中药治疗慢性肝病的一大优势。许多中药皆有保肝降酶的作用，如含有甘草酸、水飞蓟素、五味子素成分的中药，皆具有保肝降酶抗炎的作用，含有这些成分的中药不仅疗效确切，且安全，是目前临床治疗肝损伤最主要的手段。正因为保肝抗炎中药在临床广泛运用，决定了中医药在肝病治疗领域占有重要地位。本章节对不同抗炎保肝药物及其抗炎作用研究进行阐述。

一、抗炎保肝药物分类

临床上针对不同特征及机制的肝脏炎症，主要采用保肝药物治疗，根据其主要作用机制，大致可以分为抗氧化类、抗炎类、修复肝细胞膜类、解毒类、利胆类五大类。一种保肝药物可以存在多种护肝机制，不同保肝药物可能存在相同的护肝机制，临床根据病情需要选择使用，可以联用也可单用。

1.抗氧化类 抗氧化类药物的主要作用机制是抑制氧化应激反应，减轻氧化应激损伤，抑制反应氧基团（ROS）和一氧化氮（NO）的生成，从而减少体内还原型谷胱甘肽（GSH）等抗氧化物质的消耗，有助于稳定细胞膜和细胞器膜，改善线粒体功能，保护细胞核DNA的结构和功能。同时，亦具有抗脂质过氧化、促进肝细胞蛋白合成、抗肝细胞凋亡等多种作用，可增强肝细胞膜对多种损伤因素的抵抗力。代表药物为双环醇、水飞蓟素类。

2.抗炎类 抗炎类药物的主要作用机制是抑制多种炎性因子的表达和活性，包括κ基因结合核因子（NF-κB）、IL-1β、IL-18、TNF-α、转化生长因子-β1（TGF-β1）和诱导型一氧化氮合酶（iNOS）等。还具有免疫调节、刺激单核-巨噬细胞系统、诱导生成γ-干扰素和增强NK细胞活性等作用。代表药物为甘草酸制剂，如异甘草酸镁、甘草酸二铵等。

3.修复肝细胞膜类 修复肝细胞膜类药物的主要作用机制是提供人体的内源性磷脂，使其结合并进入生物膜，增加膜的流动性和稳定性；改善和恢复线粒体、内质网和高尔基体等细胞器功能；维持或促进肝脏等器官及组织的膜功能，包括调节膜结合酶的活性，抑制细胞色素的含量及活性，减少自由基，增强过氧化氢酶、超氧化物歧化酶和谷胱甘肽还原酶的活性。此外，修复肝细胞膜类药物亦能调节肝脏的能量代谢，促进肝细胞再生。代表药物为多烯磷脂酰胆碱，大豆磷脂散等。

4.解毒类 解毒类药物的作用机制主要是补充肝脏中被消耗的解毒物质，主要针对药物性肝炎导致的肝损伤。由于肝脏是人体主要的毒性代谢器官，承担着大量药物的代谢和激活作用，故同时承担着大量药物的直接或间接毒性反应。此外，药物属于外源性半抗原，易与体内蛋白质结合生成全抗原，引起异常变态免疫反应，造成自身免疫肝损伤。肝脏解毒的机制是利用还原型谷胱甘肽与毒性物质结合反应。因此，若肝脏细胞耗竭所有储存的还原型谷胱甘肽，则将失去主要解毒物质，累积于肝脏细胞的毒性物质可导致其直接中毒，甚至坏死。代表药物为还原型谷胱甘肽、硫普罗宁。

5.利胆类 利胆类药物主要是促进胆汁转运，主要针对胆汁淤积型肝炎，通过降低疏水性胆汁酸的比例，提高亲水性胆汁酸比例，或通过其在体内合成的牛磺酸与胆酸结合后可增加胆酸的可溶性，促进肝内胆汁的排泄，亦可改善肝细胞和胆管细胞的分泌，具有免疫调节作用。代表药物为熊去氧胆酸、丁二磺酸腺苷蛋氨酸等。

二、常见抗炎保肝药物

目前，临床常见的保肝抗炎药物主要如下。

1. 双环醇 双环醇为联苯结构衍生物，主要作用为抑制氧化应激反应，降低多种炎性因子的活性和表达。动物实验结果发现，双环醇能降低四氯化碳、D-氨基半乳糖、对乙酰氨基酚引起的小鼠急性肝损伤及免疫性肝炎的氨基转移酶水平，亦能不同程度地改善肝脏组织病理形态学损害。体外实验结果显示，双环醇对肝癌细胞转染人乙肝病毒的2.2.15细胞株具有抑制 HBeAg、HBV DNA、HBsAg 转录和分泌的作用。

2. 水飞蓟宾 水飞蓟宾的主要药理活性成分为水飞蓟素，可通过抗脂质过氧化反应，维持细胞膜的流动性，从而保护肝细胞膜；也可以抑制中性粒细胞的超氧阴离子释放，来降低炎性细胞所致的肝细胞损伤。研究显示，水飞蓟宾能够增加慢性酒精性肝病小鼠体内淋巴细胞中超氧化物歧化酶（SOD）的表达，降低活性氧（ROS）和丙二醛（MDA）等氧化物质的产生，有抗氧化作用；可降低多种前炎症细胞因子如 IL-8、IL-6 和 TNF-α 水平，抑制 P50、P65，降低 NF-κB 水平，有抗炎的作用。

3. 甘草酸类制剂 甘草酸（GA）为五环三萜类化合物，具有明确的抗炎和保肝作用。高迁移率蛋白族1（HMGB1）是目前研究较多的一种炎症通路上游调控因子。一般认为 HMGB1 是一种高度保守的蛋白，能够在各种细胞中表达，受激发后作为 DAMP 分子被释放到细胞外，从而激活下游各种细胞因子，开启持续炎症反应，是已知炎症反应机制中的核心及抗炎治疗的关键靶点。体内和体外实验均表明，甘草酸能够抑制 HMGB1 的产生，有抗炎保肝的作用。

三、对肝炎所致肝硬化与肝癌的长期结局

炎症是各种慢性肝病、肝硬化和肝癌的基础，ALT 水平与肝癌和肝硬化的发生密切相关。多项研究表明，针对不同的病因引起的炎症，均应进行抗炎治疗，及时、有效地控制炎症，能极大程度上延缓肝硬化、肝癌的发生风险。

深圳市中医院肝病科童光东教授团队在一项队列研究中发现，病毒性肝炎中，对于具有抗病毒治疗适应证的慢性乙型肝炎患者，中成药抗炎保肝治疗对慢性乙型肝炎预后有一定保护作用。虽然没有经过抗病毒治疗，但是仍有 HBV DNA 转阴（<500copies/ml）达 15.7%，年发生率为 1.984%/人年；发生 HBeAg 血清学转换为 37.2%，年发生率 5.906%/人年。发生 HBV DNA 转阴和 HBeAg 血清转换的患者，肝硬化的发生率明显下降。这点可供评价抗病毒治疗效果时参考。

在另一项大型回顾性与前瞻性队列研究中，揭示了慢性乙型肝炎没有肝硬化的患者出现 ALT 升高，只要有效地控制肝脏炎症，其长期肝癌发生率与核苷类抗病毒治疗没有显著差异；一旦抗炎保肝治疗失败，应积极地抗病毒治疗，该组患者肝癌的发生与直

接抗病毒治疗也无差异，进一步补充了慢性乙肝患者早期保肝抗炎治疗，肝癌发生的风险并不高于直接抗病毒治疗。但是，具有高不良结局危险因素的患者（如高HBV DNA，HBeAg阴性，年龄大于40岁，以及高ALT水平），抗炎保肝治疗应当积极地配合抗病毒治疗，联合用药是防止肝硬化发生和阻止肝癌进程的重要手段。

劳明珠发现在抗肿瘤药物导致的急性药物性肝损伤中，异甘草酸镁能够通过抑制NF-κB通路，缓解肝脏炎性反应，发挥明显的肝脏保护作用。同时，还能促进氧自由基的清除，抑制炎性反应，减少肝脏损伤；而且能够提高肝脏的解毒、代谢能力，增加肝细胞的能量供应，改善肝脏脂质过氧化损伤程度，阻断肝脏超氧化物歧化酶的耗竭过程，减轻氧化反应。此外，其还可抑制肝脏炎性反应，阻断中性粒细胞的聚集过程，抑制过氧阴离子的释放，缓解肝脏氧化应激损伤，改善肝功能，修复肝损伤，促进肝细胞再生。究其原因，因其具有极高的亲脂性，进入体内后可高度、特异性地结合肝脏靶细胞受体，提高保护肝脏的效果；同时，该药物靶向性高，主要分布在肝脏内部，而在肾脏中的分布量较少，能够减少对肾脏醛固酮的影响，加快肝细胞的再生及修复力度，促进肝功能尽快恢复，从而提高保护肝脏的效果。

参考文献

［1］谢雯，于乐成.双环醇临床应用专家共识——2020版［J］.中华实验和临床感染病杂志（电子版），2020，14（3）：177-185.

［2］朱孝雷.还原型谷胱甘肽治疗病毒性肝炎的疗效［J］.实用医药杂志，2007（12）：1435-1436.

［3］Lazaridis K N，Gores G J，Lindor K D.Ursodeoxycholic acid 'mechanisms of action and clinical use in hepatobiliary disorders'［J］.J Hepatol，2001，35（1）：134-146.

［4］水飞蓟制剂肝病临床应用专家委员会.水飞蓟制剂肝病临床应用专家共识［J］.中华实验和临床感染病杂志（电子版），2016，10（5）：517-521.

［5］甘草酸制剂肝病临床应用专家委员会.甘草酸制剂肝病临床应用专家共识［J］.临床肝胆病杂志，2016，32（5）：844-852.

［6］劳明珠.异甘草酸镁治疗抗肿瘤药物引起的急性药物性肝损伤临床效果和安全性［J］.临床合理用药杂志，2022，15（17）：84-87.

临床篇

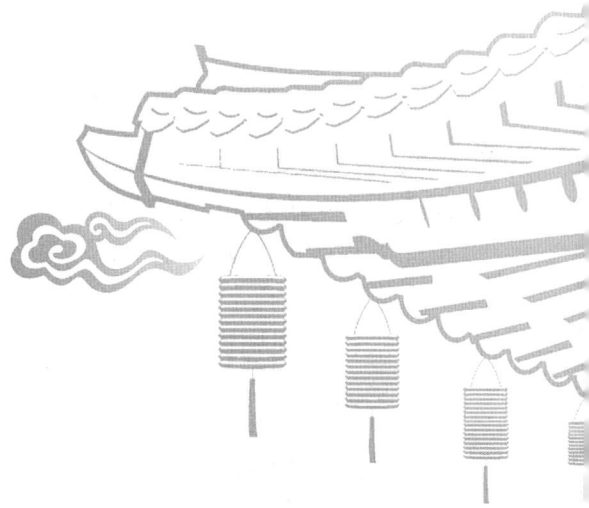

第一章 肝 着

一、概述

肝着系指肝脏气血郁滞，着而不行所致的一系列症状的统称。"着"，具有黏着、附着、留滞之义，即为围绕肝脏或肝经或肝所处机体部位气血出现滞而不行、不畅通的病理状态。肝着之病，始见于张仲景《金匮要略·五脏风寒积聚病脉证并治》"肝着，其人常欲蹈其胸上，先未苦时，但欲饮热，旋覆花汤主之"，不仅提出了病名，而且指出了本病的病因是情志所伤、寒热失调导致的肝气郁结不行。但类似于"肝着"症状的描述可上溯到《内经》，在《灵枢·胀论》中就有关于气机失调后脏腑的异常症状的描述，曰"肝胀者，胁下满而痛引小腹"，这与"肝着"很相似。《圣济总录》里提到"论曰肝着之状，千金谓病患常欲蹈其胸上，先未苦时，但欲饮热者是也……今风寒客于肝经，不能散精，气血凝留，故着于胸上，其未苦时，但欲饮热者，盖血得温则行，遇寒则涩也"，进一步详细阐述了肝着的病因及症状。

二、病因病机

（一）病因

肝着的病因有内因和外因两个方面，外因多为感受湿热疫毒之邪、饮食不节，内因则与禀赋薄弱、素体亏虚、正气不足有关，二者相互关联，互为因果。

（二）病机

肝着的病机错综复杂，毒侵、正虚、气郁、血瘀四者相互联系，相互影响，共同决定本病的发生、发展和转归。正气虚则毒邪难去，毒邪不去则正气难扶；郁不解则血难通，血不行则气必滞。其病理改变往往由实致虚，由郁致瘀。由于湿热疫毒之邪蕴积中焦，胶结不解，加之情志不舒、饮食不节、劳倦内伤等诱因，日久则导致脾胃失和、肝失条达，可致肝郁气滞、木横乘土，则见肝郁脾虚、肝胃不和之证。若湿热化燥则耗伤肝阴，或长期过用苦寒、燥湿之品则使肝阴被耗。因肝肾同源，病久则及肾，致肾阴虚。若肝郁脾虚而脾阳不足，亦可成脾肾阳虚。脾为气血生化之源，脾虚日久则气血两虚，气虚不能行血，加之肝郁气滞，而致瘀血。血瘀日久，瘀结凝聚而成积聚。若气滞血瘀，痰湿内生，水停腹中形成鼓胀。临床表现为正虚邪实、虚实夹杂、迁延难愈的慢性病程。当湿热较盛时，临床可见胃脘痞闷，舌苔黄腻，脉象弦滑；肝郁脾虚时，临床可见右胁不适，乏力纳差，嗳气腹胀，大便溏薄或不爽；久病而致肝肾不足时，可见神疲乏力，腰膝酸软，手足心热等症；瘀血阻络时，可见右胁疼痛，齿鼻衄血，赤缕红丝等症。病位在肝胆，涉及脾、胃、肾（见图2-1-1）。

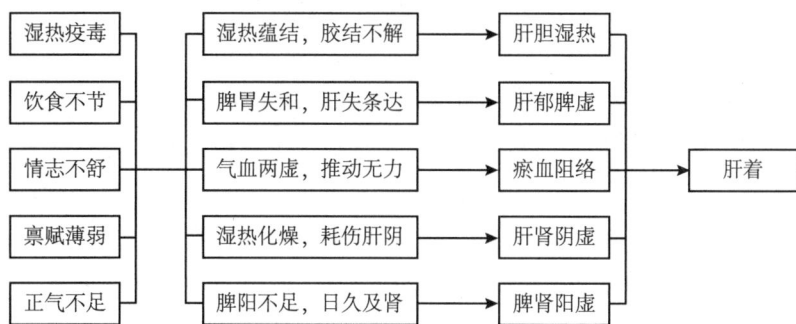

图 2-1-1　肝着的病因病机演变

三、辨证要点

（一）辨外感内伤

肝着之名首见于《金匮要略·五脏风寒积聚病脉证并治》。其病因为五脏风寒所致，风为阳邪、寒为阴邪，阳邪和阴邪既可以是风邪或寒邪等外感六淫，亦可以是脏腑阴阳失调（阴虚或阳虚）以及内伤七情所产生。肝着之"着"，《辞海》谓通于"著"，而"著"又通"贮"，为"贮藏、积聚"之义。《说文解字·贝部》说"贮，积也"。故肝着是风寒之邪着于肝经所致，其风寒之邪既可是外来直中而未达、邪气滞留于肝经，也可以是自内而生。

（二）辨病位

肝着和肾着之病同类，皆为"着病"。关于肾着，桂林古本《伤寒杂病论·寒病脉证并治》云"寒之为病，肾先受之，其客于五脏之间，脉引而痛；若客于八虚之室，则恶血住留，积久不去，变而成着"。关于"八虚"，《灵枢·邪客》云"肺心有邪，其气留于两肘；肝有邪，其气流于两腋；脾有邪，其气留于两髀；肾有邪，其气留于两腘。凡此八虚者，皆机关之室，真气之所过，血络之所游，邪气恶血，固不得住留，住留则伤筋络骨节，机关不得屈伸，故拘挛也"，可见"着病"的病位在四肢腋、肘、髀、腘等之间，因所涉脏腑不同而病位有所差异。肝着的病位在两腋间之胁部，即肝经循行的部位。但人体是个有机的整体，从经脉循行上看，足厥阴肝经在三阴交处与足太阴脾经相交；另足厥阴肝经有一支脉贯膈，向上流注于肺而交于手太阴肺经；从五行生克制化上看，肝、脾、胃、肺之间为我制与克我的关系；从功能上看，肝主调畅全身气机，肺主一身之气，脾为气机升降之枢纽。所以肝（经）气不利，最易乘犯脾土，甚而反侮肺金，引起肺胃气机升降失常。

（三）辨是否有血瘀

当肝着之病，为寒邪等所患时，则血得寒则凝，血凝则气滞。故《金匮要略》五版、七版以及七年制规划教材皆认为：此病初起时病在气分属轻，热饮能助阳散寒，使气机通利，脉络暂得宣畅通行，则胸中痞结等症可暂时得以缓解，所以患者但欲饮热；待肝着既成，气郁及血，经脉血行凝瘀，则虽得热饮而不得缓解，若以手按揉或捶打胸部，可使气机舒展，气血运行暂时通畅，则稍舒，故其人常欲蹈其胸上，此时当治以旋覆花汤。故肝着之病，当有瘀血。但旋覆花汤中，旋覆花、葱茎皆为气分要药，只新绛以活血化瘀见长，且在用量上旋覆花用了三两，葱用了十四茎，而新绛只用了少许，由此可见，本方治气重于治血。所以，肝着之病虽有瘀血，但瘀血并非该病的主要矛盾点。当然，在临床上，不拘于寒邪所致气滞血瘀，其他病因所致气滞血瘀之肝着，皆可选用旋覆花汤治疗。

四、辨证论治

肝着的治疗，宜标本同治。多以清热利湿、健脾疏肝、滋养肝肾、活血化瘀、温补脾肾为原则。

（一）肝胆湿热证

症状：胁肋胀痛，纳呆呕恶，厌油腻，口黏口苦，大便黏滞秽臭，尿黄，或身目发黄。舌苔黄腻，脉弦数或弦滑数。

治法：清热利湿。

推荐方药：茵陈蒿汤或甘露消毒丹加减。茵陈、栀子、大黄、滑石、木通、黄芩、连翘、贝母、射干、石菖蒲、豆蔻、藿香、薄荷等。

胸脘闷甚伴大便不爽者，加全瓜蒌、法半夏、黄连以宽中行气；恶心呕吐甚者，加竹茹、黄连以清热止呕；纳呆不饥者，加谷、麦芽以消积化滞、开胃健脾。

（二）肝郁脾虚证

症状：胁肋胀痛，情志抑郁，纳呆食少，脘痞腹胀，身倦乏力，面色萎黄，大便溏泄。舌质淡有齿痕，苔白，脉沉弦。

治法：疏肝健脾。

推荐方药：逍遥散加减。柴胡、当归、白芍、白术、茯苓、炙甘草、薄荷、生姜等。

肝郁气滞较甚者，加香附、郁金、陈皮以疏肝解郁；血虚者，加熟地黄以养血；肝郁化火者，加牡丹皮、栀子以清热凉血。

（三）瘀血阻络证

症状：两胁刺痛，胁下痞块，面色晦暗，或见赤缕红丝，口干不欲饮。舌质紫暗或有瘀斑瘀点，脉沉细涩。

治法：活血通络。

推荐方药：膈下逐瘀汤加减。当归、川芎、桃仁、红花、赤芍、牡丹皮、五灵脂、香附、乌药、延胡索、甘草、枳实、桃仁等。

胁肋刺痛明显者，加青皮、川楝子、郁金以行气止痛；肝脾肿大者，加生牡蛎、夏枯草、炙鳖甲以软坚散结消积；鼻衄者，加白茅根、三七末以凉血止血；兼痰浊湿热者，加法半夏、陈皮以燥湿化痰；气阴两虚，倦怠乏力者，加太子参、黄芪以益气养阴。

（四）肝肾阴虚证

症状：胁肋隐痛，遇劳加重，腰膝酸软，两目干涩，口燥咽干，失眠多梦，或五心烦热。舌红或有裂纹，少苔或无苔，脉细数。

治法：滋补肝肾。

推荐方药：一贯煎加减。生地黄、当归、枸杞子、北沙参、麦冬、川楝子等。

若大便秘结者，加瓜蒌仁；有虚热或汗多者，加地骨皮；痰多者，加川贝母；舌红而干，阴亏过甚者，加石斛；胁胀痛者，按之硬者，加鳖甲；烦热而渴者，加知母、石膏；腹痛者，加芍药、甘草；两足痿软者，加牛膝、薏苡仁；不寐者，加酸枣仁；口苦燥者，加黄连少许。

（五）脾肾阳虚证

症状：胁肋隐痛，畏寒肢冷，面色无华，腰膝酸软，食少脘痞，腹胀便溏，或伴下肢浮肿。舌质暗淡，有齿痕，苔白滑，脉沉细无力。

治法：温补脾肾。

推荐方药：附子理中汤或金匮肾气丸加减。附子、人参、白术、甘草、干姜、桂枝、熟地黄、山茱萸、山药、泽泻、茯苓、牡丹皮等。

畏寒肢冷者，可将桂枝改为肉桂，并加重桂、附之量；若用于阳痿，可加淫羊藿、补骨脂、巴戟天等以助壮阳起痿之力；痰饮咳喘者，加细辛、半夏等以温肺化饮。

五、预后转归

肝着可与胁痛、黄疸、积聚、鼓胀之间相互兼见，相互转化，互为因果。湿热蕴阻肝胆、脉络受阻之胁痛，因湿热交蒸，逼胆汁外溢，则可同时合并黄疸。肝郁气滞所致胁痛，经久不愈，瘀血停滞，胁下积块则可转为积聚。因肝失疏泄，脾失健运，久而影响及肾，导致气、血、水内停腹中，则可转为鼓胀等。

肝着的转归预后，由于病因的不同、病情的轻重而有所区别。一般肝着若治疗得当，病邪祛除，络脉通畅，症状多能消失，预后较好。若致病因素由于种种原因不能消除，如气滞致血瘀，湿郁成痰，夹瘀阻络，症状可能反复发作，则病情缠绵难愈，预后难料。

六、预防调护

（一）生活调护

1.**劳逸结合** 肝着急性发作期、病情严重时需卧床休息，病情轻者可在午休后在室内或走廊内短暂散步，每次不要超过半小时；恢复期可进行散步、打太极拳、轻度家务劳动等，以不疲乏和劳累为标准。要避免刚出院就进行较剧烈的活动。

2.**预防各种感染** 肝着患者机体免疫功能低下，在病中和病后极易被各种致病因子感染，如感冒、支气管炎、肺炎、泌尿系感染、皮肤感染等。要根据气候温度增减衣服，注意起居和个人卫生。

3.**禁酒** 肝着患者应绝对禁止饮酒，即使啤酒也不例外。

4.**忌滥用药** 肝炎患者还应忌滥用药物。应在医生指导下用药，定期复查肝功能。

（二）饮食调养

肝着患者的饮食一般应以新鲜易消化的食物为主，食物中应含有一定含量的蛋白质、碳水化合物和维生素B、维生素C。对肝着患者的营养治疗应强调高蛋白、高碳水化合物、高维生素、低脂肪食品；多饮水，多食用新鲜蔬菜、瓜果。可少食多餐，饥饱适度，切忌暴饮暴食。避免食用辛辣、有刺激性食物及煎炸食品，甜食不宜多食，生硬食品也不宜食用。需防营养过度导致脂肪肝，应限制高脂肪及富有胆固醇的食物，如皮蛋黄、鸡蛋黄、鸭蛋黄、猪脑、牛脑、猪肝、羊肝、鳗鱼等。

（三）精神调理

良好的心境对肝病治疗是十分必要的。肝病患者要正确对待疾病，保持心情舒畅及乐观情绪，树立战胜疾病的信心，待人处世要胸怀宽广、冷静。多听轻松、愉快的音乐，适当参加绘画、书法、看电影电视、垂钓、旅游等娱乐活动。

七、临证备要

（一）疏肝柔肝并举，防止疏泄太过

肝着常见肝气郁滞之证。然肝为刚脏，体阴而用阳，疏肝理气之药多属辛温香燥之品，久用或过用易耗伤肝阴，甚至助热化火。因此，在应用疏肝理气药时，宜选用轻灵平和之品，还可配伍养阴柔肝药物，疏肝柔肝养血并举。

（二）宜顾护中州

《金匮要略·脏腑经络先后病脉证》曰："见肝之病，知肝传脾，当先实脾。"肝着出现湿热、瘀血证候时，常会应用清热解毒、活血化瘀之法，甚至虫类药物进行治疗，但是此类药物容易损伤脾胃、耗伤气血。因此，临证应用时，应当注意中病即止，同时配合健脾益气类药物，如四君子汤、黄芪、党参等方药一起应用，避免攻伐太过。

（三）适时配合外治疗法

肝着病证往往缠绵难愈，因此无论是新病还是久病，均可配合应用外治法，如中药灌肠、肝病治疗仪、膏药外敷、脐疗、中药离子导入、刮痧等，有助于病情恢复。

（四）中医特色慢病管理协同增效

肝着病程长，疾病复杂，临床治疗时，需要对患者实施中医特色慢病管理，根据体质特点及四季特点，制定个性化的方案。中医特色慢病管理可与内治疗法、外治疗法等一并应用，协同增效，延缓疾病进展。

八、医案举隅

（一）慢性乙型病毒性肝炎

唐某某，女，33岁，2016年8月1日初诊。

主诉：发现HBsAg阳性8年，乏力伴大便不畅2周。

患者于8年前体检发现HBsAg阳性、肝功能正常。2014年发现肝功能异常，HBV DNA阳性，开始口服恩替卡韦抗病毒治疗至今。间断复查肝功能正常，HBV DNA定量<100IU/ml。2周前患者自觉乏力，大便秘结，经休息后缓解不明显。就诊时症见：精神疲倦，乏力，口干，大便秘结，2~3日一解，舌暗红，边尖红甚，边有齿痕，苔薄黄，脉弦滑。体格检查未见阳性体征，肝功12项正常，HBV DNA<1.0×10^3copies/ml；腹部彩超：肝、胆、脾、胰未见异常。西医诊断：慢性乙型病毒性肝炎。中医诊断：肝着病。中医证型：肝郁脾虚证。治疗以疏肝健脾、益气通便为法。

处方：柴胡5g，茯苓15g，郁金15g，三七片15g，枳壳10g，甘草5g，白芍15g，生白术60g，山药15g，太子参15g，黄芪15g。7剂，日1剂，水煎温服。

2016年8月8日二诊。患者诉服药后大便通畅，偶感乏力，舌暗红，边尖齿痕，苔薄黄，脉弦滑。继续以上方加减。

处方：柴胡5g，茯苓15g，郁金15g，田七片15g，枳壳10g，甘草5g，白芍15g，生白术30g，山药15g，太子参30g，黄芪30g，桑椹15g，百合15g。14剂，日1剂，水煎温服。

2016年8月22日三诊。患者诉服药后已无明显不适，舌暗红，边尖齿痕，苔薄白，脉弦。上方去山药、百合，同时生白术、太子参、黄芪减量，继续服用7剂。

随访：1周后患者诸症消失，之后坚持门诊随诊，继续抗病毒治疗，并配合中药汤剂口服治疗。

（出自广东省中医院大学城分院肝病科）

按语： 本例患者肝着病史多年，本次因乏力、大便秘结而来院就诊，考虑患者存在肝郁脾虚的基本病机，因此在疏肝健脾的基础上应用益气通便之法，重用白术、太子参、黄芪益气通便。脾主运化，为胃行其津液。本例患者之所以便秘，是由于脾气虚，津液敷布失常，津液不足，症见便秘。因此，大剂健脾益气，助其生化，津液敷布正常，大便自通。

（二）慢性HBV携带者

李某某，男，47岁，2017年1月14日初诊。

主诉：发现HBsAg阳性30余年，失眠半年。

患者30余年前体检发现HBsAg阳性，肝脏生化指标检查持续正常。2016年6月因其子高考而担忧思虑，又突受惊吓，当日起难以入睡，甚至彻夜不能寐，即使短时入睡，亦噩梦不断，在多家医院治疗无效。就诊时症见：近日失眠加重，彻夜难眠，白天亦无睡意，纳食可，二便尚调，舌淡暗，边有齿痕，苔薄白，脉细滑。辅助检查：两对半小三阳，HBV DNA 1.8×10^3IU/ml，肝功能、AFP、血常规及腹部B超检查均未见异常。西医诊断：慢性HBV携带者。中医诊断：肝着。中医证型：肝郁脾虚证。治疗以益气健脾、养血安神为法。

处方：黄芪30g，茯神30g，制远志10g，炒薏仁30g，生姜10g，大枣10g，炒酸枣仁30g，五味子10g，紫河车10g，炙甘草10g。7剂，日1剂，水煎温服。

2017年1月21日二诊。患者诉服药后睡眠明显好转，纳食可，二便调，舌淡红，边有齿痕，苔薄白，脉弦细，左脉滑。治疗上继续以益气健脾为法，守上方继续服用7剂。

随访：诉睡眠稳定，偶有难以入睡，继续中药调理。2017年3月11日来诊检查HBV DNA低于最低检测限，肝脏生化指标正常。

（出自广东省中医院大学城分院肝病科）

按语：《灵枢·营卫生会》云"营气衰少，卫气内伐，故昼不精，夜不瞑"；《血证论·卧寐》云"肝病不寐者，肝藏魂，人寤则魂游于目，寐则魂返于肝。若阳浮于外，魂不入肝则不寐"。本例患者长期患肝着，素体脾虚，加上忧思惊吓，导致脾虚而营血虚少，神魂失养，心肾不交，故彻夜不能入睡。对于此，应用黄芪茯神汤治疗，予以生黄芪、茯神、紫河车、远志、酸枣仁、生姜、大枣，共奏益气养血安神之功。患者脉滑，提示内有湿浊，加炒薏仁祛湿，使脾胃健运，气血生化有常，更助益气养血安神之功。

九、研究进展

（一）从"肾虚伏气"论治慢性乙型肝炎

1.伏气学说 《内经》言"冬伤于寒，春必病温"，提出冬天感伤于寒邪，寒邪伏藏不发，至春天可发为温病，这是伏气温病最早的起源。金元时期，张子和认为"人之伤于寒也，热郁于内，浅则发，早为春温；若春不发而重感于暑，则夏为热病；若夏不发而重感于湿，则秋变为疟痢；若秋不发而重感于寒，则冬为伤寒，故伤寒之气最深"，提出伏气致病，不仅与重感时气有关，还与伏邪的部位深浅有关。虽然同样强调了伏寒化温，但由于新感时邪的不同，病位深浅不一，四时外感热病的种类也不尽相同。至明清时期，由于温病学派的出现，伏邪性质打破了寒邪的束缚，出现了伏暑、伏火、伏湿热等概念，且随着募原与营血等概念的扩展，更有湿热伏于募原，伏暑伏于营血，甚至伏于少阴肾的认识。伏气如何发病，俞根初总结为"伏邪内发，新寒引来，有实有虚，实邪多发于少阳募原，虚邪多发于少阴血分、阴分"。至现代，伏气温病曾一度被学术界搁置，但随着对病毒性疾病认识的加深，人们发现，病毒伏于人体细胞内数月至数年而不发病，其发病在状态、方式、临床表现上与传统温病相似，伏气温病又重新被医家理解。许多学者认为，现代中医须参照西医学对疾病研究成果，发皇古义，创立新说。

2. 慢性病毒性乙型肝炎伏气特点　首先，其发病之初即见里证，CHB患者起病之初，多见胁痛、口苦、纳差、腹胀、小便黄赤等，为"湿热内蕴"或"血分瘀热"等，提示其邪毒入体已深，非寻常六淫新感可比。即使有表证，亦多为里证外越，或外邪引发，如自汗、恶风、身疼、骨节疼痛，恰如何廉臣所说"不知伏邪之在表，其自汗者邪热自里而渐出于表，非表虚也"。其次为病情缠绵难已，CHB"湿热"之邪交结，清火而湿不利，利湿而火易炽，行其瘀而瘀难消，所以患者舌苔是反复厚腻，清则苔化，再诊复如初，再清再化；舌质红绛，若清热凉血，舌由绛转红，后复绛。种种缠绵情状也提示其邪入之深，发有所伏。其三是逾时而发，乙型肝炎病毒入体后，其发病多在春夏之季，为春阳升发，引动在里之伏热，或是由于劳累、情志等因素诱发。其邪伏而不发则无症而难辨，如慢性HBV携带状态，其病毒标志物难以转阴，但是当乙型肝炎发病时，尤其慢性肝炎活动时，其邪反易清，这恰恰与传统伏气的认识相一致，即因势利导地清透其邪可以提高清除邪毒之能力。其四，治疗多用清透在里湿热等方法，如"清热解毒""透热转气""宣达分消""疏利三焦"等，调节正邪交争的枢机关键，印证CHB的病机为里邪与正气交争的结果。

慢性乙型肝炎伏气为湿热疫毒致病。由于乙肝病毒具有传染性，认为其为"疫毒"或"温毒"，温毒可分为温热时毒、湿热时毒和燥热时毒，而慢性乙型肝炎患者其病程缠绵，迁延难愈，时发时止，且从症状上多表现为口干口苦、口中黏腻、舌苔垢浊、小便黄、脘腹胀满、黄疸等，因此认为其伏气的性质为湿热时毒为主。而湿热之邪产生的基础是肝郁脾虚病机的存在，肝郁则化火，脾虚则湿聚，孔伯华言"湿热之来由乃木旺土衰，木气乘于土败而贼之所至也"，湿热既成，蕴结于肝胆脾胃，则见肝区灼痛、双目干涩、黄疸、恶心厌油、腹胀纳呆、大便黏腻不爽等症状。

慢性乙型肝炎伏气的部位在厥阴。肝为厥阴之脏，其多血少气，肝气主升发，虽有微邪者，易随气而散，但湿热之邪如油裹面、缠绵难解，因此能长期潜伏于肝脏。此外，厥阴为三阴之里，乃两阴交尽，最易客邪。慢性肝病常见胁下痞块疼痛，固定不移，肌肤色黧黑晦暗，面颈部红丝赤缕，此皆为瘀血表现，肝穿刺活检见肝脏纤维结构增生，假小叶形成，肝窦扩张、瘀血，均表明慢性乙型肝炎为长期伏邪所致，其病位深入血分，最终形成湿、热、瘀夹杂难解，瘀血是湿热久踞导致慢性肝病的病理基础，也是病情容易复发的重要因素。

肾虚是慢性乙型肝炎的本质病机。所谓"正气存内，邪不可干"是中医发病最基本的原理，但对伏气温病，在《内经》中早有"冬不藏精"的认识，其后，清代雷丰明确论道"其藏于少阴者，都是冬不藏精，肾脏内亏之辈，此即古人所谓最虚之处便是容邪之处"，首次认识到伏气不是固定于某一部位，每因体虚的不同情况而异。至晚清柳宝诒承先贤之论，论曰"伏温之邪，冬时之寒邪也，其伤人也，本因肾气之虚，始得入而据之"，既强调了外因之寒，更突出了肾精对发病的主导作用，解释了邪之伏于少阴而郁发的难题。柳氏还以临床体验为依据，提出伏寒病变，证多险恶，变乱迭出，唯有伏蛰少阴，深藏内溃，方有此象，倘在皮肤肌腠，其病必轻，绝无危证。柳氏的精辟之论，对目前治疗CHB有一定的指导意义，所以在认识CHB的邪气理论时，肾虚才是CHB最本质的问题。这也是临床中为什么有些人易发病，有些人不发病；为什么乙型肝炎易形成慢性感染而缠绵难解。对伏气的发病，柳氏认为，寒邪之所以能郁伏而发，是因伏邪之发，需借助于人体正气的充盈鼓荡，以及时气的舒达，即"乘春阳之气而外达也，亦以肾气暗动，始能鼓邪化热而出"，若因肾亏，无力奋起抗邪，必待来年，随时令阳气升动，脏气舒达，方能得以外发。

为什么机体感寒而无所觉，柳氏认为，寒为冬之时令之邪，冬时寒邪侵入，即为正邪，冬寒人以为常，故其侵入也多不觉。倘遇虚体，邪气直驱，便伏藏于至虚之处。此为虚邪作用于弱体，邪微体弱时，邪微不足以致害，体弱不足以抗争，邪气得以潜藏隐伏，在体内与正气保持暂时的平衡而不表现出临床证候，故人多不觉。但随着时日的迁延，正邪双方的力量定会发生变化，这种平衡状态终究会被打破，导致病变的发生。且郁之愈久，发之愈剧，一朝卒发，势不可挡，险证丛生。过去学术界对柳氏"伏寒化温"一直多有异议，且被视为糟粕加以否定，但现代研究认为，乙型肝炎的慢性化与机体免疫耐受、免疫清除相关，提示柳氏"邪微体弱"观点有一定的预见性。

伏温发病，最大的病理特点是由里出表，变证险多。柳氏认为，以少阴为据点，或出三阳，或走肺胃，或陷厥阴，或窜太阴，或结少阴，"路经多歧，随处可发"。邪出三阳，为肾气已臻充盛，尚能鼓邪外出，此为顺，常见发热、口渴、溲赤、尺肤热诸内热证。而邪走肺胃，内夹食与痰，其病缠绵难解，其苔如王孟英所说"如抽蕉剥茧，层出不穷"。若邪发三阴，或因伏寒化热，邪热燎原，为正虚不能鼓邪，其证为逆。若邪溃厥阴，易神昏谵语，烦躁不寐，或抽搐蒙痉。若邪陷太阴，引动脾湿，易湿热交混。邪漫无出路，故发黄，或腹满肢肿，或呕恶，或泻痢。而伏寒深陷少阴，易伤肾阳。柳氏所述的伏温发病，邪出三阳，与慢性乙型肝炎免疫清除、肝功酶升高、出现肝脾症状，同属机体清除病毒能力增强；而邪陷三阴的有关论述，与慢性重型肝炎所表现的黄疸、肝性脑病、出血、腹水等相一致，属慢性乙型肝炎病情恶化。

通过分析温病学家柳氏对肾虚伏气理论的论述，发现柳氏的认识有一定的科学性，从而认为，认识CHB的伏气，必须把握肾虚这一病机本质。至于是否邪伏于少阴，则据肝肾同源，肾虚肝必虚，邪伏至虚之处加以理解。所以具体到CHB，乙肝病毒伏于肝血更易理解，也更合乎CHB病理特点。伏邪的性质，不囿于寒伏化温，当遵温毒或疫毒之邪。因而提出，CHB的病机为"肾虚湿热毒邪内伏肝血"。

（二）补肾法治疗病毒性乙型肝炎

1.遵循补肾清透之法 基于伏气温病自内发，病初里热炽盛，虽有外寒，亦为兼感，因而柳氏主张泄热以逐邪，因邪热易伤阴，又当"步步顾其阴液"。若寒邪内蕴，伤及肾阳，无力托邪外达，则助阳扶正。总之，扶正逐邪是最基本的原则，柳氏推崇"黄芩汤（黄芩、白芍、甘草）加豆豉、玄参为至当不易之法"。柳氏黄芩汤加减主治寒邪伏温，对于CHB，湿热内伏，湿、热、瘀胶结，就显得轻不达病之所，从CHB的病机本质与病理特点来看，只有补肾与清透治疗才能做到标本兼治。"清"和"透"是传统伏气治疗的主要方法，并依据柳氏的伏气理论，加上补肾，从而在根本上抓住CHB的治疗本质，为此深圳市中医院肝病团队创立补肾清透方，以菟丝子、淫羊藿、柴胡、白芍、枳实、甘草、虎杖、叶下珠、泽兰、桃仁为基本方。菟丝子、淫羊藿补肾固精兼补肾阳，肾精充足，肾阳温煦则能与邪气抗争，鼓邪外出。取四逆散以透邪解郁，不仅疏肝解郁，而且有开泄分消、透达升降之功，实为治疗CHB伏气，开逐邪门户之良药。而开泄分消、透达升降，成为伏气医家立法制方的重要思路，如杨栗山的"升降散"，吴有性"达原饮"等。湿热之邪内伏肝血，邪与血交浑，瘀结不解，故用虎杖、叶下珠针对里"湿热之邪"，能清热解毒利湿，以祛除内伏之湿热。此外，湿热之邪内伏肝血，日久则瘀结难解，以泽兰、桃仁活血散瘀。全方清、透、补、活为一体，达补肾清透之功，着眼于调节人体正气以抗邪。其组方之意深，亦符合柳宝诒所言"一要药到病所，二要托邪外出，三要顾护正气"的伏气温病的治疗原则。

2.重视补肾健脾 从早期的病毒携带状态，到慢性肝炎活动，常经过数十年，即从幼年至成年。《素问·上古天真论篇》中记载"丈夫八岁，肾气实"到"二八，肾气盛"，可见幼年时期肾气本有不足，到成年后肾气才逐渐充盛，故幼年感染疫毒后，肾虚无力鼓邪外出，伏邪可以一直潜伏体内，可达数年或数十年之久，正邪处于相对稳定状态。随着后天水谷精微的摄取及先天之本的充养，至成年之后"后天之本"脾气渐旺，此时若外因或正气引动，机体可有效地祛除内伏的疫毒之邪，达到自愈或免疫控制状态。若"后天之本"虽旺，但不足以逐邪，正邪交争持续，即进入炎症反复发作的CHB阶段。这一时期不仅肾虚，且脾亦虚，即脾肾两虚、邪毒内伏，故治疗上宜采用"补肾健脾解毒"法。深圳市中医院肝病团队创立补肾健脾方，组成为苦味叶下珠、菟丝子、淫羊藿、杜仲、怀牛膝、枸杞子、黄芪、白术、茯苓、猪苓、枳壳、丹参、三七、郁金。本方菟丝子、淫羊藿、怀牛膝、杜仲共为君药，抓住乙肝携带者肾虚为本的病机，补肾中之阴阳、固精，扶助先天之本以鼓邪外出，现代药理学研究表明上述药物有一定保肝与提高免疫的作用；苦味叶下珠有清热解毒、软坚散结的作用，在抗HBV上具有较强活性，无论单用还是与其他药物合用均可使HBV DNA转阴、HBeAg转阴、抗HBe转阳，延缓或阻止CHB患者肝纤维化的进展，合黄芪、白术、茯苓、猪苓，健脾化湿，共为臣药，此阶段患者多有纳差、腹胀、乏力等脾胃运化不足等症，与木克脾土密切相关，故当健脾实脾化湿；枳壳、丹参、三七、郁金为佐药，行气活血化瘀，针对炎症后肝组织损伤修复所致纤维化，有抗纤维化作用。枸杞子为使药，引药入肝血。全方君臣佐使配伍，补先天、养后天，清、活、补为一体。慢性肝病尤重"实脾"，因肝肾同源，肾虚肝体失养，木郁肝用不及，条达失畅，肝木克伐脾土，脾虚气血乏源，进一步导致肝体失养，造成肝脾失调的恶性循环。又脾虚生湿，内生之湿邪与内伏之湿热互结，相互引动，则导致炎症反复，病程迁延难愈，日久则发展为肝纤维化甚至肝硬化，故实脾以固后天之本对防止疾病进展与传变有重要意义。

3. 注重因时制宜 慢性肝病治疗时应注重因时制宜，春夏之季，多易发病或病情复发。因春天肝木应时而发，其肝气宜条达舒展，邪气亦容易随肝气的鼓动而外发，气升太过，引动心火，木火相煽，下灼肾水，此时多以柴胡、麦芽等疏肝气，再辅以代赭石、石决明、川楝子等潜镇邪热，防止升发太过。夏季通于火，其性炎上，暑气通于心，心火太盛易耗伤肝阴，且暑多夹湿，内外湿热之邪相合，互相引动为病，治当加黄连、竹叶之属清心利尿解暑，夏季用药宜轻灵。秋气肃杀、收敛，以燥邪为本，肺燥阴伤，不能下滋肾水，肾水亏不能涵养肝木，则肝木易燥、易生火，肾失其封藏之职，不得闭藏，肝体失于濡润而恣其疏泄之性，故宜加麦冬、乌梅、五味子等甘凉酸收之品，滋养肝肺之阴，熟地黄、龟甲、阿胶等质重之品以滋肾水。若秋季肺为凉燥所伤，肺气郁闭，不能外达下调，失其治节，周身之气机郁滞，流通不畅，邪气更是郁而不出，可加麻黄、紫苏叶等辛温开肺之品，以助宣肺开闭，给邪气以出路。

慢性乙型肝炎治疗不能拘泥一方一药，需辨证与辨病相结合，"肾虚伏邪"理论是对慢性乙型肝炎病机的开创性思考，从伏气角度看待疾病的发生、发展，符合其临床客观规律，因此有待进一步探究和实践。

十、古代文献精选

《金匮要略·五脏风寒积聚病脉证并治》："肝着，其人常欲蹈其胸上，先未苦时，但欲饮热，旋覆花汤主之。"

《圣济总录》："论曰肝着之状，千金谓病患常欲蹈其胸上，先未苦时，但欲饮热者是也……今风寒客于肝经，不能散精，气血凝留，故着于胸上，其未苦时，但欲饮热者，盖血得温则行，遇寒则涩也。"

《金匮要略心典》："肝脏气血郁滞，着而不行，故名肝着。然肝虽着，而气反注于肺，所谓横之病也。"

《金匮要略浅注补正》："盖肝主血，肝着，即是血粘着而不散也……今着于胸前膜膈中，故欲人踏其胸以通之也。"

《金匮要略方论本义》："肝着者，风寒湿合邪如痹病之义也……以气邪而凝固其血，内着于肝，则为之肝着也。"

参考文献

［1］中华中医药学会肝胆病分会.病毒性肝炎中医辨证标准（2017年版）［J］.中西医结合肝病杂志，2017，27（3）：193-194.

［2］中华中医药学会肝胆病专业委员会，中国民族医药学会肝病专业委员会.慢性乙型肝炎中医诊疗指南（2018年版）［J］.中西医结合肝病杂志，2019，29（1）：97-102.

［3］中华中医药学会肝胆病专业委员会，中国民族医药学会肝病专业委员会.慢性乙型肝炎中医诊疗指南（2018年版）［J］.临床肝胆病杂志，2018，34（12）：2520-2525.

第二章　积　聚

一、概述

积聚是腹内结块，或痛或胀的病证。分别言之，积属有形，结块固定不移，痛有定处，病在血分，是为脏病；聚属无形，包块聚散无常，痛无定处，病在气分，是为腑病。相当于西医学中各种原因引起的腹部积块。凡多种原因引起的肝脾肿大、增生型肠结核、腹腔肿瘤等腹腔内具有实质性肿块的疾病，多属"积"之范畴；胃肠功能紊乱、不完全性肠梗阻等原因所致的包块，则与"聚"关系密切。在肝胆疾病中，积聚多由CHB及其他病毒性肝炎相关肝硬化、肝癌、胆管癌等引起，可参照本病辨证论治。

《内经》首先提出积聚的病名，并对其形成和治疗原则进行了探讨。如《灵枢·五变》说"人之善病肠中积聚者，何以候之？少俞答曰：皮肤薄而不泽，肉不坚而淖泽。如此则肠胃恶，恶则邪气留止，积聚乃作，脾胃之间，寒温不次，邪气稍至。蓄积留止，大聚乃起"。

东汉张仲景将积与聚进行区别，《金匮要略·五脏风寒积聚病脉证并治》进一步说明"积者，脏病也，终不移；聚者，腑病也，发作有时"。治疗积聚的常用方剂有仲景所制鳖甲煎丸、大黄䗪虫丸等。《金匮要略·妇人妊娠病脉证并治》中首载瘕病之说，将癥病与妊娠进行了详细鉴别，提出了以桂枝茯苓丸下其疾。

隋代巢元方《诸病源候论》创立"虚劳致积"的理论学说，并增补了癥、瘕、癖的病因病机及证候特点。唐代王焘《外台秘要方》收载了很多方药，并提出了具体的治法。在治疗上，不但采用内服药物，而且还运用膏药外贴、药物外熨、针灸等综合治疗，丰富了本病的辨证论治内容。至宋元时期，元代朱丹溪对积的成因责于痰浊、食积、血瘀三种。《丹溪心法·积聚痞块》称"气不能作块成聚，块有形之物也，痰益食积、死血而成也"。

明代张景岳《景岳全书·积聚》篇认为，积聚治疗"然欲总其要不过四法，曰攻，曰消，曰散，曰补，四者而已"，《景岳全书·杂证谟》中将积证的治疗厘定为攻、消、散、补四法，并创制了化铁丹、理阴煎等方。明代李中梓《医宗必读·积聚》将攻、补两大法则，有机地应用于积证初、中、末三期，并指出治积不能急于求成，可以"屡攻屡补，以平为期"，颇受后世医家的重视。清代尤在泾认识到积的成因为多个因素协同作用的结果，这一认识实现了《内经》"寒邪致积"与《丹溪心法》"痰与食积、死血而成也"的统一。

二、病因病机

积聚的发生，多因情志失调，饮食所伤，寒邪内犯，及他病之后，肝脾受损，脏腑失和，气机阻滞，瘀血内结而成。本病病位在肝脾。病机主要是气机阻滞，瘀血内结。聚证以气滞为主，积证以血瘀为主。本病初起，气滞血瘀，邪气壅实，正气未虚，多属实证；日久病势较深，正气耗伤，转为虚实夹杂证；后期气血衰少，体质羸弱，以正虚为本。

（一）病因

1.疫毒内伏 据"伏气温病"学说，疫毒之邪凑之于体内，最终潜伏于肝血。由于肾虚无力鼓邪外出，伏邪可以一直潜伏体内，可达数年或数十年之久。

2.正气亏虚 先天禀赋不足或久病体虚，致脾胃功能虚弱，"后天之本"不足以逐邪，伏邪稽留，致脏腑失和，气机运化无力，气、血、津液失于输布，导致痰湿内生，气血运行涩滞，以致气滞、血瘀、痰凝而成积证。日久结为积块，而为积证。故《素问·经脉别论篇》云"勇者气行则已，怯者则着而为病也"。

3.情志失调 情志不畅，肝气不舒，肝郁气滞，气滞不能帅血畅行，以致瘀血内停，脏腑失和，脉络受阻，日积月累，结而成块者，可形成积聚。如《金匮翼·积聚统论》说"凡忧思郁怒，久不能解者，多成此疾"。金代张子和《儒门事亲·五积六聚治同郁断》云"且积之成也，或因暴怒、喜、悲、思、恐之气"。

4.病后所致 黄疸、胁痛病后，湿浊留恋，气血蕴结；或久疟不愈，湿痰凝滞，脉络痹阻；或感染虫毒（血吸虫等），肝脾不和，气血凝滞；或久泻、久痢之后，脾气虚弱，营血运行涩滞；或虚劳日久，气滞血瘀，结而成块。均可导致积聚的形成。

5.饮食所伤 饮食不节，饥饱失宜；或恣食肥厚生冷，脾胃受损，水谷精微不布，运化失健，湿浊内停，凝结成痰；或食滞、虫积与痰气交阻，气机壅结，则成聚证。如痰浊、气血搏结，气滞血阻，脉络瘀塞，日久则可形成积证。如《太平圣惠方·治食癥诸方》言"夫人饮食不节，生冷过度，脾胃虚弱，不能消化，与脏气相搏，结聚成块，日渐生长，盘牢不移"；《景岳全书·痢疾论》说"饮食之滞，留蓄于中，或结聚成块，或胀满硬痛，不化不行，有所阻隔者，乃为之积"。

6.感受寒邪 寒邪侵袭，脾阳不运，湿痰内聚，阻滞气机，气血瘀滞，积聚乃成。如《灵枢·百病始生》云"积之始生，得寒乃生"。亦有外感寒邪，复因情志内伤，气因寒遏，脉络不畅，阴血凝聚而成积。如《灵枢·百病始生》曰"卒然外中于寒，若内伤于忧怒，则气上逆，气上逆则六输不通，温气不行，凝血蕴里而不散，津液涩渗，著而不去，而积皆成矣"。以上说明，内外合邪可形成积聚。

（二）病机

积聚的主要病机是气机阻滞，瘀血内结。病理因素主要有寒邪、湿浊、痰浊、食滞、虫积等，但主要是气滞血瘀，以或气滞或血瘀为主。病位主要在肝脾。肝主疏泄，司藏血，脾主运化，司统血。如肝气不畅，脾运失职，肝脾失调，气血涩滞，壅塞不通，形成腹内结块，导致积聚。如因情志、饮食、外邪、久病等原因，引起肝气不畅，脾运失职，肝脾不调，胃肠失和，气血涩滞，壅塞不通，形成腹内结块，导致积证。

积聚主要表现以由气及血、正虚邪实、虚实夹杂为特点。"邪之所凑，其气必虚"。肝藏血主疏泄，脾统血主健运。肝病则疏泄不行，气滞血瘀，进而横逆乘脾，脾病则运化失健，水湿内聚，进而土壅木郁，以致肝脾俱病。脉络瘀阻，升降失常，积而成块，病延日久，累及于肾，肾为先天之本，藏真阴而寓元阳，肝之疏泄、脾之健运均有赖于肾气之鼓动和肾阳之温煦。故久病多虚、多瘀，如此恶性循环，气愈虚而瘀愈重，瘀愈重而气愈虚，终成肝纤维化；若正虚血瘀继续加重，聚而成积，则成肝硬化。临床肝硬化患者多有腹胀，肝区不适，神疲乏力，纳差，面色晦暗，头颈胸臂有红痣赤缕，舌质暗等气虚血瘀之表现。随着病情进展，痰、湿、瘀、毒互结于胁下，或影响水液代谢形成鼓胀。所以，肝纤维化、肝硬化的中医病机是：正气不足，内有瘀血。肝硬化是在肝纤维化基础上正虚血瘀加重而致，肝纤维化是正虚血瘀之渐，肝硬化是正虚血瘀之极。

积证日久，瘀阻伤正，脾失健运，生化乏源，可致气血亏虚，甚或阴阳并损；正气愈亏，气虚血涩，则积块愈加不易消散，甚则逐渐增大，病势进一步发展，还可以出现一些严重变证。如积久肝脾两伤，肝不藏血，脾不统血，或瘀热灼伤血络，血不循经，可导致出血；肝脾失调，气血瘀滞，日久及肾，肝、脾、肾三脏受损，气、血、水停积腹内，则可转为鼓胀；若肝胆疏泄失常，胆汁外溢，转为黄疸；气血瘀阻，水湿泛滥，亦可出现腹满肢肿等症（见图2-2-1）。

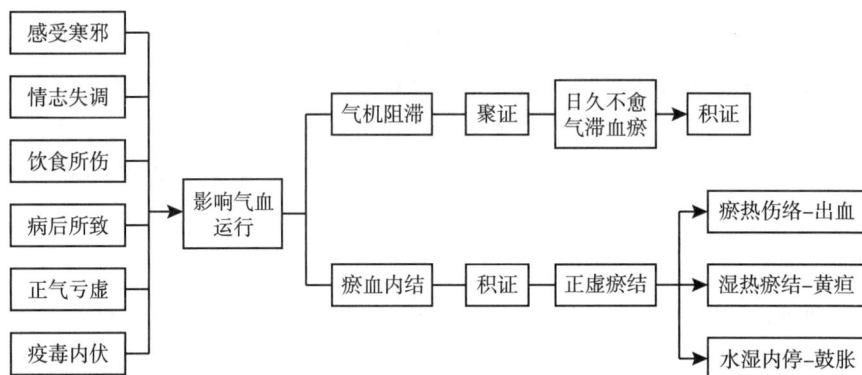

图2-2-1 积聚的病因病机演变

三、辨证要点

（一）辨积与聚

积聚虽常相兼为患，然病机、主症皆有不同。聚证病在气分，多属腑，病机以气滞为主，腹内结块望之有形，但按之无块，聚散无常，痛无定处，病程较短，病情一般较轻，治疗较易；积证则病在血分，多属于脏，病机以痰凝血瘀为主，腹内结块望之有形，触之有块，固定不移，痛有定处，病程较长，病情且重，治疗较难。

（二）辨部位

积聚的部位不同，标志着所病的脏腑不同，临床症状、治疗方药也不尽相同，故有必要加以鉴别。从大量的临床观察来看，内科范围的脘腹部积聚块主要见于肠胃和肝的病变。右胁腹内积块，伴见胁肋刺痛、黄疸、纳差、腹胀等症状者，病在肝；左胁腹内积块，伴见胁肋胀痛、疲乏无力、出血，病在肝脾；胃脘部积块，伴见反胃、呕吐、呕血、便血等症状者，病在胃；右腹积块伴腹泻或便秘、消瘦乏力，以及左腹积块伴大便次数增多、便下脓血者，病在肠。

（三）积证辨分期

积证可于临床上分为初、中、末三期。初期邪气壅实，气滞血瘀，正气未虚，表现为积块形小，按之不坚；中期正气已虚，邪气渐甚，虚实夹杂，瘀血内结，气血不足，表现为积块增大，按之较硬；末期正气大伤，邪盛已极，以正虚为主，血衰少，瘀结内阻，表现为积块明显，按之坚硬。辨积证初、中、末三期，以知正邪之盛衰，从而选择攻补之法。

（四）辨标本缓急

在积聚的病程中，由于病情的进展，可出现一些危急重症。如出现血热妄行、气不摄血，或瘀血内积而吐血、便血；因胃失和降，胃气上逆而出现剧烈呕吐；因肝胆郁滞，胆汁外溢而出现黄疸等。这些证候对积证而言，属于标，应按照急则治其标或标本兼顾的原则及时处理。

四、辨证论治

本病虽多见于肝病，但常涉及脾胃，久则及肾。肝居于右胁部，其属阴中之阳，性喜条达而恶抑郁，体阴而用阳。治疗当以疏肝健脾为原则，以理气活血、清利湿热、补益气血、滋养肝肾为主法。积聚的辨证必须根据病史长短、邪正盛衰以及伴随症状，辨其虚实之主次。积证治疗宜分初、中、末三个阶段：积证初期属邪实，应予消散；中期邪实正虚，予消补兼施；末期以正虚为主，应予养正除积。聚证多实，治疗以行气散结为主。

（一）湿热瘀阻证

症状：身目黄染，黄色鲜明，恶心或呕吐，口干苦或口臭，胁肋灼痛，脘闷，或纳呆，或腹胀；小便黄赤，大便秘结或黏滞不畅。舌暗红，苔黄腻，脉弦涩或弦滑或滑数。
治法：清热利湿，通腑祛瘀。

推荐方药：茵陈蒿汤合失笑散加减。茵陈、虎杖、大黄、栀子、甘草、五灵脂、蒲黄等。

纳呆、腹胀者，加茯苓、白术等健脾利湿；小便黄赤明显者，加滑石、车前子、通草等清利湿热。

（二）气滞瘀阻证

症状：胁肋胀痛或刺痛，痛处不移，朱砂掌，或蜘蛛痣色暗，或毛细血管扩张，胁下积块，胁肋久痛，面色晦暗。舌质紫暗，或有瘀斑瘀点，脉涩。

治法：行气活血，祛瘀通络。

推荐方药：柴胡疏肝散合膈下逐瘀汤加减。柴胡、大腹皮、丹参、当归、桃仁、蒲黄、五灵脂、土鳖虫等。

烦热口干，舌红，脉细弦者，加牡丹皮、栀子、赤芍、黄芩等凉血清热；腹中冷痛，畏寒喜温，舌苔白，脉缓者，可加肉桂、吴茱萸、当归等温经祛寒散结。

（三）肝郁脾虚血结证

症状：胁肋胀痛或窜痛，急躁易怒，喜太息，或咽部有异物感，纳差或食后胃脘胀满，腹胀嗳气，便溏，女子乳房胀痛或结块。舌质淡红，苔薄白或薄黄，脉弦。

治法：疏肝健脾，理气活血。

推荐方药：逍遥散合二陈汤加减。柴胡、香附、陈皮、半夏、枳实、白芍、白术、党参、茯苓、丹参、泽兰等。

胀痛甚者，加川楝子、延胡索、木香理气止痛；兼瘀象者，加延胡索、莪术活血化瘀；寒湿中阻，腹胀，舌苔白腻者，可加苍术、厚朴、陈皮、砂仁、桂心等温化药物。

（四）阴虚血阻证

症状：胁肋隐痛，劳累加重，口干咽燥，眼干涩，五心烦热，耳鸣、耳聋，腰痛或腰酸腿软，大便干结，小便短赤。舌红，少苔，脉细或细数。

治法：滋养肝肾，养阴活血。

推荐方药：一贯煎合金铃子散加减。生地黄、枸杞子、北沙参、麦冬、当归、川楝子、当归、桃仁、赤芍、延胡索等。

兼灼痛者，加白芍、甘草；急躁易怒者，加珍珠母、栀子。

（五）气虚血瘀证

症状：久病体虚，神倦乏力，胁肋隐痛或剧痛，食欲不振，面色萎黄或黧黑。舌质淡紫，脉沉细或弦细。

治法：补益气血，活血化瘀。

推荐方药：八珍汤合化积丸加减。人参、白术、茯苓、甘草、当归、白芍、熟地黄、川芎、三棱、莪术、瓦楞子、五灵脂、香附、槟榔等。

牙龈出血，鼻衄者，酌加栀子、牡丹皮、白茅根、茜草、三七等凉血化瘀止血；阴伤较甚，头晕目眩，舌光无苔，脉细数者，可加生地黄、北沙参、枸杞子、石斛等养阴；畏寒肢肿，舌淡白，脉沉细者，加黄芪、附子、肉桂、泽泻等温阳益气，利水消肿。

五、预后转归

聚证一般预后较好。一般情况下，若治疗得当，解除了病因，可达治愈。亦有部分反复发作，或因气聚日久则血瘀成积者。积证预后一般较差。若积极治疗，可使患者症状有所减轻，生存时间延长，部分患者甚至可望治愈。积证后期，日久肝脾两伤，肝不藏血，脾不统血，或瘀热灼伤血络，血不循经，可导致出血；肝脾失调，气血瘀滞，日久及肾，肝、脾、肾三脏受损，气、血、水停积腹内，则可转为鼓胀；若肝胆疏泄失常，胆汁外溢，转为黄疸；气血瘀阻，水湿泛滥，亦可出现腹满肢肿等症；少数聚证日久由气入血，转化成伏梁、痞气、肥气等积证；积聚病久，伤及脉道，络瘀脉损，血脉不通，瘀血留滞心脉，心脉痹阻，出现胸痹、心痛、心悸等病证；留滞脑窍，则见中风偏瘫、眩晕、口僻，甚至昏迷不醒；肾络瘀阻，浊邪留积，壅塞三焦，开阖不利，则出现腰痛、水肿、关格等，均为病情危象，预后不良，当积极救治。

根据积聚症状、体征、病程来判断其预后，正如《灵枢·卫气》记载"新积，痛可移者，易已也；积不痛，难已也"。积聚患者，肿块处触之可移动、有疼痛感，发病时间不长，病程短者，容易治疗；反之肿块处无明显疼痛、触之不移动，病程长者，难于治疗，预后不好。这与西医对良、恶性肿瘤的认识有相似之处。

六、预防调护

张景岳论"壮人无积，虚人则有之"。因此，重视心理调护，饮食有节，起居有时，注意冷暖，调畅情志，保持正气充沛、气血流畅，是预防积聚的重要措施。

对黄疸、胁痛、胃脘痛、泄泻等病证经久不愈者，应及时检查，以期早期发现积证，早期治疗。对于积聚患者，心理调护尤为重要，应当经常进行心理疏导，嘱患者心胸开阔，避免精神刺激，消除顾虑，保持心情舒畅，有益于积聚的康复。

在饮食上，要避免饮食不节，忌食酒和辛冷油腻之品。在起居上，要注意保暖，以免寒湿损伤脾胃，凝滞气血。劳逸适度，注意休息，避免劳累，可经常进行适当的体育活动，以增强体质，配合治疗。积证患者饮食上要忌食肥甘厚味及辛辣刺激之品。有湿热、郁热、阴伤、出血者，要忌食辛辣酒热，防止进一步积热伤阴动血。保持情志舒畅，有助于气血流通，积聚消散。积聚兼有气血损伤者，宜进食营养丰富、易于消化吸收的食物，以补养气血，促进康复。

此外，在血吸虫流行区域，要杀灭钉螺，整治疫水，做好防护工作，避免感受虫毒。黄疸、疟疾、久泻、久痢等患者病情缓解后，要继续清利湿热余邪，疏畅气机，调肝运脾，防止邪气残留，气血瘀结成积。

七、临证备要

（一）积证临证分期治疗

积证按初、中、末三个阶段分期治疗。早中期可分为气滞血阻、瘀血内结、正虚瘀结三个证型，但在临床中，各个证型往往兼有郁热、湿热、寒湿、痰浊等病理表现，其中，兼郁热、湿热者尤为多见。至于末期多为正气亏虚为主者，亦有偏重阴虚、血虚、气虚的不同。临证应根据邪气兼夹与阴阳气血亏虚的差异，相应调整治法方药。

（二）积聚按气血虚实辨证

积聚主要病机为气郁血瘀，不同时期或以气郁为主或以血瘀为主，并根据不同的病因，与痰、湿、瘀互结，再根据病邪的性质，或寒或热。治疗上抓住行气化瘀为主，如柴胡疏肝散、膈下逐瘀汤，或二者联用。

（三）中西医结合治疗

积聚临证时需根据结块部位、脏腑所属综合考虑，结合西医学检查手段明确积聚的性质，对治疗和评估预后有重要意义。如癥积系病毒性肝炎所致肝脾肿大者，在辨证论治的基础上，可选加具有抗病毒、护肝降酶、调节免疫、抗纤维化等作用的药物；如恶性肿瘤，宜加入扶正固本、调节免疫功能以及实验筛选和临床证实有一定抗肿瘤作用的药物。

（四）注意顾护正气，攻伐药物不可过用

积聚多为本虚标实，治疗上正如《素问·六元正纪大论篇》所说"大积大聚，其可犯也，衰其大半而止"。聚证以实证居多，但若反复发作，脾气易损，此时需用香砂六君子汤加减，以培脾运中。积证属日积月累而成，其消亦缓，切不可急功近利。如过用、久用攻伐之品，易于损正伤胃；过用破血、逐瘀之品，易于损络出血；过用香燥理气之品，则易耗气伤阴积热，加重病情。要把握好攻与补的关系及主次轻重，《医宗必读·积聚》提出的"屡攻屡补，以平为期"的原则深受医家重视。

八、医案举隅

（一）乙肝肝硬化活动期代偿期

梁某某，男，43岁。因"右胁疼痛伴乏力近2月"于2019年3月10日来诊。

患者20余年前发现乙肝两对半HBsAg、HBeAb及HBcAb阳性，肝功能正常，无特殊不适，未系统诊治。2020年2月患者因"身目小便黄"在江西赣州市第五人民医院住院治疗，诊断为"慢加急性肝衰竭"，内科护肝退黄及抗病毒治疗的同时予人工肝治疗3次；2020年3月出院后患者一直存在乏力，右胁疼痛，口干苦，大便黏滞及纳眠欠佳等症状。近2个月来右胁疼痛伴乏力，口干苦，大便黏滞及纳眠欠佳，舌质淡红，稍胖，苔白

腻，脉沉滑。查肝功能：ALT 28U/L，AST 24U/L，GGT 36.0U/L，总胆红素TB 21.6μmol/L，直接胆红素DB 11.3μmol/L，白蛋白ALB 39.2g/L。彩超：肝实质回声增粗，待排早期肝硬化，胆囊壁毛糙增厚，脾胰未见明显异常。西医诊断：乙肝肝硬化活动期代偿期。中医诊断：积聚，证属胆热脾寒证。治以清热利胆，疏肝健脾。

处方：柴胡10g，桂枝10g，干姜10g，天花粉15g，黄芩10g，牡蛎15g，苍术15g，麻黄3g，莱菔子15g，茯苓15g，丹参15g，黄芪15g。5剂，日1剂，分2次服。

二诊：患者服用中药后表现如下。①大小便比以前更通畅，排气的现象增加。②睡觉比以前更好。③饭量比以前多些，有时还有点饥饿感。④胆囊区的隐痛大减。⑤口干口苦的症状也减轻好多。⑥整个人的精神状态比以前好。唯一不舒服的地方就是右下腹，大概结肠区域的位置有时会隐痛。舌质淡红，苔白腻，但刮掉舌苔，舌质稍红，脉弦滑。

处方：柴胡15g，桂枝10g，干姜10g，白芍15g，黄芩10g，牡蛎15g，苍术15g，麻黄3g，党参15g，茯苓15g，丹参15g，黄芪15g，法半夏15g，甘草5g。7剂，日1剂，分2次服。

三诊：服用中药12剂后，患者主要变化如下。总体感觉（大小便、睡觉、吃饭、人的精神）比一周前好，只是有时胆囊区还有一点点隐痛。口干口苦的现象偶尔会出现，下午更容易出现。舌质淡红，苔仍白腻，脉弦滑。

处方：木香10g，豆蔻10g（后下），党参20g，茯苓15g，苍术15g，麻黄3g，桔梗5g，法半夏15g，陈皮10g，肉桂5g，柴胡5g，黄柏5g，山药15g。7剂，日1剂，分2次服。

四诊：患者服用中药19剂后，总体情况如下。①睡觉、大小便都还可以。比较容易入睡，大便一天1~2次，小便比较流畅。②纳可，有时饥饿感强些。③精神好转，不会总想坐着，无力疲倦的症状少了许多。④口干口苦的症状也有所减轻，口腔有时还会有清新凉爽的感觉。⑤舌苔白厚，特别是早上；口干口苦的现象有时还会存在；胆囊区乃至背后的反射区偶尔会隐痛。

处方：木香10g，豆蔻10g（后下），党参20g，茯苓15g，苍术15g，升麻10g，枸杞子15g，法半夏15g，陈皮10g，桂枝10g，柴胡5g，黄芩10g，黄芪15g。7剂，日1剂，分2次服。

五诊：患者经中药治疗近1月后，当初出现的症状均基本缓解，嘱患者服用扶正化瘀胶囊以活血祛瘀，益精养肝。

（祝俊锋，池晓玲，童光东.积聚专辑.上海：上海浦江教育出版社，2020）

按语：慢加急性肝衰竭属于危重症，患者经西医综合治疗后好转出院，但遗留早期肝硬化，此次就诊以乏力、右胁疼痛、口干口苦、大便黏滞及纳眠欠佳等症状为主，四诊合参，辨证为胆热脾寒之证，予柴胡桂枝干姜汤加减。柴胡桂枝干姜汤出自《伤寒论》147条，该条指出"伤寒五六日，已发汗而复下之，胸胁满微结，小便不利，渴而不呕，但头汗出，往来寒热，心烦者，此为未解也，柴胡桂枝干姜汤主之"。一般肝炎患者最初辨证为肝胆湿热，一段时间以后，由于肝病及脾导致脾气受损，这时患者若再继续服用苦寒药物或是恣食生冷，则易造成脾胃虚寒，而见腹胀，恶食生冷，大便溏，疲惫不堪，肝区疼痛范围增大，由胁及背。此时病已经向寒湿转化，隐隐可见水象，故见病家面色萎黄、晦暗而发黑，舌胖苔白；临床少阳之郁热未去，故又有口苦、口渴、心烦、胁痛等症，所以胆热脾寒共见，治疗必须肝脾共治。该患者前期以柴胡桂枝干姜汤治疗12天后，口干口苦等症状明显好转，但仍存在寒湿困脾等情况，故后期以香砂六君汤加减，以健脾祛湿为主，辅以疏肝，同时加小量黄柏以清相火，肉桂以补元阳、暖脾胃、除积冷、通血脉。经治疗后，患者口干口苦的现象有时还会存在；胆囊区乃至背后的反射区偶尔会隐痛。考虑仍以中焦寒湿为主，挟有少许胆热，故改肉桂为桂枝以温中阳，加黄芪以健脾益气；因肝体阴而用阳，虽以湿为主，但过于温通及利尿，有伤肝阴之虞，故加枸杞以补肝阴，同时改黄柏为黄芩，清中焦肝胆遗留胆热，同时可以燥湿。

（二）肝硬化肝癌术后

某某，男，64岁，因"肝硬化肝癌术后3年余，乏力、纳差3月"于2018年7月6日来诊。

患者有乙肝病史30年，未系统治疗。2015年4月于外院查上腹部CT示巨块型肝癌，乙肝系列示HBsAg（+）、HBcAb（+），行手术切除治疗。1个月后复查上腹部CT：肝硬化，新发肝癌，行肝动脉化疗栓塞术。术后3年来病情稳定。近3个月来自觉身困乏力，动则加剧，纳差，食后胃胀，日进食量减少2/3，口干口苦，右胁时痛，时有头晕，大便偏稀，眠差。体重下降7kg。舌暗红，苔白腻，脉细濡略弦。肝功能：血清碱性磷酸酶（ALP）115U/L，γ-谷氨酰转移酶（GGT）95U/L。血常规提示轻度贫血。甲胎蛋白2945ng/ml。上腹部CT：肝癌介入术后改变，肝硬化，脾大，门静脉增宽。西医诊断：肝癌，肝硬化。中医诊断：积聚病，证属肝郁脾虚证。治以疏肝健脾，行气活血。

处方：柴胡10g，白芍12g，陈皮10g，半夏10，茯苓15g，炒白术15g，党参15g，炙甘草6g，枳壳12g，厚朴12g，木香12g，砂仁12g（后下），白扁豆20g，山药20g，薏苡仁20g，蒲公英12g，黄芩12g，全蝎10g，僵蚕12g，水蛭6g。水煎服，日1剂。以此方进退加减1月余，纳增，食后胃胀明显减轻，乏力减轻。

二诊（2018年8月31日）：身困乏力较前改善，纳增，有食欲，胃胀基本消失，口干，右胁隐痛，头晕，手麻，二便调，眠差。舌绛红，苔薄腻，脉细弦。

处方：柴胡12g，当归12g，白芍15g，炙甘草9g，酸枣仁30g，五味子15g，木瓜15g，川芎12g，熟地黄20g，珍珠母20g，香附12g，郁金12g，藿香12g，佩兰12g，全蝎10g，僵蚕12g，水蛭6g，乌梢蛇10g，玫瑰花12g。7剂，水煎服，日1剂。

三诊（2018年9月7日）：头晕、手麻消失，睡眠改善，身困乏力，纳食尚可，口干，右胁隐痛，二便调。舌绛红少津，苔薄白，脉细弦尺弱。

处方：生地黄20g，北沙参15g，当归12g，枸杞子10g，麦冬15g，川楝子6g，茯苓

15g，炙甘草9g，党参15g，生白术10g，忍冬藤12g，白花蛇舌草12g，珍珠母12g，郁金12g，香附12g，玫瑰花12g，酸枣仁30g。7剂，煎服法同前。

四诊（2018年9月16日）：身困乏力不著，纳食尚可，干咳，口干略苦，右胁隐痛减轻，二便调，睡眠可。舌绛红少津，苔薄少，脉细弦尺弱。

处方：熟地黄15g，山萸肉15g，山药15g，茯苓15g，牡丹皮10g，泽泻10g，栀子10g，黄芩12g，柴胡12g，郁金12g，香附12g，太子参12g，甘草9g，百合20g，蜜枇杷叶20g，全蝎12g，僵蚕12g，水蛭6g，野菊花12g，玫瑰花12g。5剂，煎服法同前。

五诊（2018年9月21日）：纳食尚可，咳嗽消失，口干，右胁隐痛不著，二便调，睡眠可。舌红少津，苔薄白，脉沉细。

处方：生地黄20g，北沙参15g，当归12g，枸杞子10g，麦冬15g，川楝子6g，党参15g，炙甘草9g，玄参12g，玉竹12g，石斛12g，全蝎10g，僵蚕12g，乌梢蛇10g，野菊花12g，合欢花12g。水煎服，日1剂。以此方进退加减近1个月，患者口干消失。

六诊（2018年10月19日）：症见夜间时有胃脘疼痛，纳食一般，二便调，眠可。舌淡红，苔薄白腻，脉细弦。

处方：柴胡10g，白芍12g，陈皮10g，茯苓15g，党参15g，炒白术15g，半夏10g，炙甘草6g，黄芪20g，当归12g，丹参20g，檀香10g，砂仁9g（后下），佩兰10g，藿香10g，香附10g，郁金10g，野菊花12g，全蝎10g，僵蚕12g，乌梢蛇12g，山楂10g。14剂，煎服法同前。

服药14剂后，患者胃脘疼痛消失，无特殊不适，以一贯煎或滋肾清肝饮化裁，若苔稍腻时，换用柴芍六君子汤或补中益气汤加化湿之品化裁，如僵蚕、全蝎、水蛭、乌梢蛇之类以散结通络。复查血常规、肝功能、甲胎蛋白均完全正常，腹部CT无明显变化。继续用药巩固治疗。

（祝俊锋，池晓玲，童光东.积聚专辑.上海：上海浦江教育出版社，2020）

按语：患者为阴虚之体，故多以滋阴补肝肾之品，用补肝汤、一贯煎、滋肾清肝饮等加味治疗，同时不忘祛邪气、疏肝郁以强肝用，全蝎、僵蚕、水蛭、乌梢蛇的使用贯穿始终，既可散结通络，又兼攻毒之效，舌苔厚腻，中焦呆滞，邪气显露时，加重健脾祛邪之力。治疗过程中，兼顾其虚、瘀、毒、湿、热之性，面面俱到，而主次分明。既不用峻猛霸道破血之品，又不多用清热解毒之品，以免苦寒伤阳，而以扶正为主，兼顾祛邪，经过长期治疗，症状全部消失，患者目前病情稳定，正所谓"王道无近功，多服自有益"。

九、研究进展

从"正气血瘀成积"论治肝硬化

1."正虚血瘀成积"论肝硬化主要病理机制　乙肝后纤维化/肝硬化是由HBV感染后

肝脏反复炎症所致，目前治疗尚未有根除HBV的方法。HBV感染人体的最大特点：围产期或婴幼儿期感染的慢性化可达90%以上，而成人感染的慢性化只有5%左右。婴幼儿期感染HBV后，往往形成慢性HBV携带状态，至成年才进展为慢性肝炎。炎症活动是由免疫病理损伤所致，由于炎症反复发作，经久不愈，最终可进展为肝硬化。

如前所述，根据"肾虚伏气"理论，婴幼儿期因先天肾气虚弱，肾虚疫毒内伏。此时体内正气未充，不足以驱邪外出，疫毒之邪潜伏体内，与人体共存，对人体形成一种长期、慢性的损伤。至成人时，当"后天之本"脾气渐旺，机体抗邪能力增强，正邪开始剧烈交争，患者经过长期与病毒搏斗后，往往"后天之本"不足以逐邪，乃至伏邪稽留，脏腑失和，气血运行不畅，湿浊内生，故肝硬化最开始的病因为正气先虚。

肝体阴而用阳，即肝主藏血，以血为体，血属阴；肝主疏泄，以气为用，气属阳。肝体阴柔，其用阳刚，阴阳和调，刚柔相济。慢性乙型肝炎邪气伏于肝血，影响肝脏疏泄之用。血液的正常循行，有赖于气的推动和调控，若肝气疏泄失常，在气机失调的同时，常见血行异常。肝气郁结，疏泄失职，可致血行不畅，甚则停滞为瘀。故邪伏肝血而致血瘀。

慢性肝炎时期，肝脏炎症反复，久病邪正相争，虽邪已衰，正亦亏虚。此时正气虚而无力继续抗邪，邪毒残留于血分；正气亏虚，无力鼓动血行，易成血瘀；邪留血分，成为败血，阻碍新血再生、运行致脏腑失和，气血运行不畅，湿浊内生，气虚血瘀痰凝，日久结为积块，而为积证。如此恶性循环，气愈虚而瘀愈重，瘀愈重而气愈虚，终成肝纤维化；若正虚血瘀继续加重，聚而成积，则成肝硬化。

综上所述，病情进入到肝硬化期是因为疫毒伏于肝血，正气不足，久之成瘀，即"正虚血瘀"。不过肝硬化还只是积的初期，未成积毒，因而提出"气虚血瘀成积"为其核心病机。周大桥教授认为正气不足和肝血瘀滞是肝硬化的本性，因正气不足，肝体受疫毒之邪侵扰，从而肝疏泄失常，情志不畅，日久则气机阻滞，水湿内停，肝血内郁而成积。结合相关研究，肝硬化患者免疫功能降低，多种细胞因子降低，如IL-2及IFN-γ等，库普弗细胞（Kupffer细胞）过度耗竭，进一步说明正气不足是肝硬化的主要内因。另一方面，肝硬化患者存在肝星状细胞（HSC）过度激活，细胞外基质分泌增多，从而分割、包绕正常肝脏组织，形成假小叶，正如瘀血阻滞，破坏肝脏正常疏泄功能而成积。

2.养正祛瘀化积治疗肝硬化 根据积聚基本病机演变及"久病必虚""久病必瘀""久病入络"等传统理论，深圳市中医院肝病团队提出并证实："祛肝瘀，生肝血"治疗肝纤维化；"久瘀而成积"，需软坚治疗肝硬化的假说。目前西医学尚无抗纤维化的药物上市，根据"正虚血瘀成积"的病机，以"养正祛瘀化积"法治疗，能够显著提高CHB肝硬化的逆转率。代表方"软肝方"中，以补气之黄芪合化积之穿山甲（鳖甲）为君，辅以行气化瘀之品，如郁金、北柴胡、白芍、桃仁、红花等，佐以叶下珠之清毒之品。

（1）养正 邪气侵袭人体，正气必然会与之抗争。若正气强盛，抗邪有力，则病邪难以入侵，故不发病；或虽邪气已经侵入人体，但正气尚充盛，能及时抑制或消除邪气的致病力，亦不发病。肝硬化患者因邪气早已潜伏人体，伏于肝血，长期伤及正气，以致成年时期机体难以驱邪外出。故在治疗上，首当固护正气，扶正祛邪。《本草经集注》中记载黄芪"味甘，微温，无毒。主治痈疽，久败疮，排脓止痛……补虚，小儿百病……逐五脏间恶血，补丈夫虚损，五劳羸瘦，止渴，腹痛泄利，益气，利阴气"，故用黄芪一味，取其补气补虚之功，解决源头问题。

（2）祛瘀　瘀血一旦停滞于肝脏，难以及时消散，其致病具有病位相对固定的特征，癥积肿块形成而久不消散。瘀血阻滞体内，日久不散，就会严重影响气血运行，导致脏腑失于濡养，功能失常，势必影响新血生成。以桃仁、红花、三七等活血化瘀。气行则血行，在活血祛瘀的基础上配以郁金、北柴胡行气散结，共筑祛瘀之功。加用白芍柔肝养阴，以制行气药之燥。

（3）消积　乙肝肝硬化是乙肝病程发展的关键阶段，目前西药单一抗病毒逆转肝纤维化的效能低下，中医药在治疗上有明显的优势，在治疗时，中西医联合共同"消积"常能起到意想不到的疗效。多数病毒所致肝纤维化至肝硬化是一个长期、慢性的过程，抗病毒治疗可以让乙肝肝硬化患者体内病毒得到最大限度的抑制，但并不能消除乙肝病毒对肝细胞的既有损伤。单纯依靠病毒抑制后肝细胞自我修复，不足以改善肝功能状态和肝纤维化程度，特别是已有相关并发症（脾功能亢进、门静脉高压等）的肝硬化患者，更要同时采用抗肝纤维化治疗。

根据上述乙肝肝硬化"气虚血瘀"病机，深圳市中医院肝病团队采用"双抗"理念，创立了"养正祛瘀化积"法，联合抗病毒治疗，显著提高了乙肝肝硬化的逆转率。特别是针对代偿期肝硬化，强调更应该发挥中医药软坚散结、活血化瘀等优势，针对病因及早干预，避免向失代偿期肝硬化进展。《本草经集注》记载，鳖甲"味咸，平，无毒。主治心腹癥瘕，坚积，寒热，去痞，息肉，阴蚀，痔，恶肉。治温疟，血瘕，腰痛，小儿胁下坚"。积之所成，邪气结聚，瘀血内阻，而成积块，故用鳖甲活血祛瘀、软坚散结以消癥。除了目前市售的扶正化瘀胶囊、安络化纤丸等，联合多款以软肝散结为主的中药组方共同治疗，均能取得较好疗效。童光东、周大桥教授在多项早期乙肝肝硬化患者的随机对照研究中，证实了运用"养正祛瘀化积"法抗纤维化联合恩替卡韦抗病毒的"双抗"疗法具有较好的疗效。

十、古代文献精选

《素问·举痛论篇》："寒气客于小肠膜原之间，络血之中，血泣不得注于大经，血气稽留不得行，故宿昔而成积矣。"

《灵枢·百病始生》："积之始生，得寒乃生，厥乃成积也……厥气生足悗，悗生胫寒，胫寒则血脉凝涩，血脉凝涩则寒气上入于肠胃，入于肠胃则䐜胀，䐜胀则肠外之汁沫迫聚不得散，日以成积。"

《难经·五十五难》："故积者，五脏所生；聚者，六腑所成也。积者，阴气也，其始发有常处，其痛不离其部，上下有所终始，左右有所穷处；聚者，阳气也，其始发无根本，上下无所留止，其痛无常处，谓之聚。故以是别知积聚也。"

《景岳全书·积聚》："积聚之病，凡饮食、血气、风寒之属，皆能致之，但曰积曰聚，当详辨也。盖积者，积垒之谓，由渐而成者也；聚者，聚散之谓，作止不常者也。由此言之，是坚硬不移者，本有形也，故有形者曰积；或聚或散者，本无形也，故无形者曰聚。诸有形者，或以饮食之滞，或以脓血之留，凡汁沫凝聚，旋成癥块者，皆积之类，其病多在血分，血有形而静也。诸无形者，或胀或不胀，或痛或不痛，凡随触随发，时来时往者，皆聚之类，其病多在气分，气无形而动也。故《难经》以积为阴气，聚为阳气，其义即此。凡无形之聚其散易，有形之积其破难。临此证者，但当辨其有形无形，在气在血，而治积治聚，自可得其梗概矣。"

《医宗必读·积聚》："初者，病邪初起，正气尚强，邪气尚浅，则任受攻；中者，受病渐久，邪气较深，正气较弱，任受且攻且补；末者，病魔经久，邪气侵凌，正气消残，则任受补。"

参考文献

［1］童光东，邢宇锋.积聚（肝硬化代偿期）中医诊疗方案［J］.中国肝脏病杂志（电子版），2022,14（2）：18-26.

［2］石建美，李勇.益气活血辨治"积聚""鼓胀"（肝硬化）［J］.实用中医内科杂志，2016，30（6）：46-47.

［3］徐列明，刘平，沈锡中，等.肝纤维化中西医结合诊疗指南（2019年版）［J］.临床肝胆病杂志，2019，35（7）：1444-1449.

［4］杨卯勤，薛敬东.张瑞霞运用"补肝体强肝用通肝络"治疗积聚病经验［J］.中华中医药杂志，2021，36（3）：1461-1463.

［5］沈琦，朱津丽，贾英杰.《景岳全书》积聚证治探析［J］.山东中医药大学学报，2021，45（2）：191-194.

［6］程海波，周仲瑛，李柳，等.基于癌毒病机理论的中医肿瘤临床辨治体系探讨［J］.中医杂志，2015，56（23）：1989-1992.

第三章 鼓 胀

一、概述

鼓胀是指肝病日久，肝脾肾功能失调，气滞、血瘀、水停于腹中导致的以腹大胀满、绷急如鼓、肤色苍黄、脉络显露为主要临床表现的一种病证，为中医古代四大难证"风、痨、鼓、膈"之一。与西医学中各种疾病导致的腹水密切相关，常见的有肝硬化腹水，此外还有结核性腹膜炎、腹腔内恶性肿瘤、肾病综合征、丝虫病、慢性缩窄性心包炎等疾病导致的腹水，可参照本病辨证论治。

鼓胀始见于《内经》，不仅提出其病名，而且对症状、治疗有基本的概述，如《素问·腹中论篇》曰"有病心腹满，旦食则不能暮食，此为何病？岐伯对曰，名为鼓胀"，《灵枢·水胀》言"鼓胀如何？岐伯曰：腹胀，身皆大，大与肤胀等也。色苍黄，腹筋起，此其候也"。同时治法上，首记"鸡矢醴"一方治疗鼓胀。

东汉张仲景《金匮要略·水气病脉证并治》载"肝水者，其腹大，不能自转侧，胁下腹痛"。晋代医家葛洪首创放腹水治疗，其在《肘后备急方·治卒大腹水病方》言"若唯腹大，下之不去，便针脐下二寸，入数分，令水出，孔合，须腹减乃止"。金元四大家之一李东垣在《兰室秘藏》记载"皆由脾胃之气虚弱，不能运化精微，而制水谷，聚而不散，而成胀满""胃中寒则胀满，或脏寒生满病，以治寒胀，中满分消汤主之"。

明清时期，基本确立了鼓胀的病机为气、血、水互结的本虚标实的病理观。如李中梓《医宗必读·水肿胀满》"鼓胀者，中空无物，腹皮绷急，多属于气也。蛊胀者，中实有物，腹形充大，非虫即血"。喻嘉言则在《医门法律·胀病论》提出本病病机是"水裹、气结、血凝""凡有癥瘕、积块、痞块，即是胀病之根"。历代医家对此病的不同理解、宝贵的临床经验，至今仍指导着临床实践。

二、病因病机

鼓胀的发生，主要与感染虫毒、六淫外侵、酒食不节、情志郁结等因素有关。虽鼓胀病因繁多，但其病机关键在于肝、脾、肾三脏的功能障碍。肝、脾、肾三脏联系紧密。脾主统血，肝主疏泄，脾主运化；肝藏血，脾生血、统血。若肝失疏泄，影响脾胃功能，则可见肝脾不和之证。而脾失健运，水湿内停，则可使肝胆疏泄不利。肝藏血，肾藏精。肝血需要肾精的滋养，肾精又依赖于肝血的化生。如果肾精亏损，则会导致肝血不足，而肝血不足，也会影响及肾。

鼓胀初期由致病因素导致肝气郁结，横逆犯脾。脾脏功能受损，运化失职，遂致水湿停聚。脾虚无力，亦不能滋养先天，以致先后天失于滋养与制衡，日久损伤肾气。肾脏气化功能受损，不能蒸化水液而使水湿停滞。此外，此病也可因致病因素损伤脾胃，致脾阳受损，水湿不化，壅滞中焦，气机不利，而致肝郁，脉络壅塞。脾阳虚，影响及肾致肾虚，水液不能排泄，形成气滞、血瘀、水停，而成鼓胀。如喻嘉言曰"胀病亦不外水裹、气结、血瘀"。又如《医碥·肿胀》所述"气、水、血三者，病常相因，有先病气滞而后血结者，有病血结而后气滞者，有先病水肿病血随败者，有先病血结而水随蓄者"。总之，此病是本虚标实，虚实互见，先后演变发展阶段不同，故临床表现的证型不一。晚期则可发生内扰或蒙蔽心神，引动肝风，迫血妄行，络伤血溢。

（一）病因

1.感染虫毒　多因血吸虫侵蚀肝脏，虫毒致经隧壅塞，肝木不舒，血行不畅，脉道不通，日久失治，肝脾两伤，气机失调，水液运化失常，水液与瘀血积于腹中，清浊相混，渐成鼓胀。

2.六淫外侵　六淫邪气可直接中伤脏腑，常以湿热之邪多见，湿热入侵，蕴结中焦，阻遏气机，肝气郁结，气滞血瘀，导致肝血瘀阻；肝病及脾，脾失健运，则水湿停聚腹中；因瘀血、水停蕴积中焦，终致鼓胀；肝脾病久及肾，肾主水，肾失开阖，水道不利，则鼓胀愈甚。

3.酒食不节　饮酒过度，或嗜食肥甘厚腻之物，以及饮食不节制，影响脾胃之生化、肝脏之条达，进而酿湿生热，壅滞中焦，气机阻滞，水谷精微失于输布，湿浊内聚，脾土壅滞则肝木疏泄失常，从而气、血、水互结于中焦而不得行，终致腹部膨满胀大，发为鼓胀。

4.情志郁结　肝在志为怒，脾在志为思，忧思郁怒，情志过激，损伤肝脾。肝为藏血之脏，性喜条达，若情志不舒，肝伤则疏泄失司，气机壅滞不能行，血液运行不畅，致肝脉瘀阻；另一方面，肝木不舒，进而横逆犯脾胃，脾胃受克，运化不调，气血不畅，津液运行障碍，水湿、血瘀互结，日久不化，阻塞中焦，便成鼓胀。

5.病后续发　他病损伤肝脾，致肝脾失调，水湿积聚，或积劳成损，正气耗伤，先后天失于濡养，脾肾功能失司，水液代谢失常，均有继发鼓胀的可能。常见黄疸或积聚。黄疸日久，湿邪阻滞，肝脾受损，气血瘀滞，或癥积不愈，迁延日久，气滞血结，脉络壅塞，正气损耗，水湿停聚，形成鼓胀。

（二）病机

鼓胀的病机总属肝、脾、肾三脏受损，气滞、血瘀、水停腹中。病位在肝脾，日久可累及肾。因情志所伤，肝失疏泄，脾失健运，水湿停聚，日久不化，痞塞中焦而成鼓胀；嗜酒过度与肥甘，伤及脾胃，水湿内生，气、血、水互交；虫毒内伤肝脾，脉络瘀阻，升降失常，清浊相混，渐成鼓胀；六淫外侵，或黄疸、积聚失治，肝、脾、肾三脏俱病，气、血、水于腹内结；久之气阴耗伤，生化失源，或水湿内停伤及脾肾之阳，而加重病情。

本病属虚实夹杂之证，本虚多为肝血亏虚、肝阴不足、脾气虚弱、脾阳不振、肾阴亏虚、肾阳不足；标实多指气滞、瘀血、水饮等，正如喻嘉言所云"胀病亦不外水裹、气结、血凝"（见图2-3-1）。

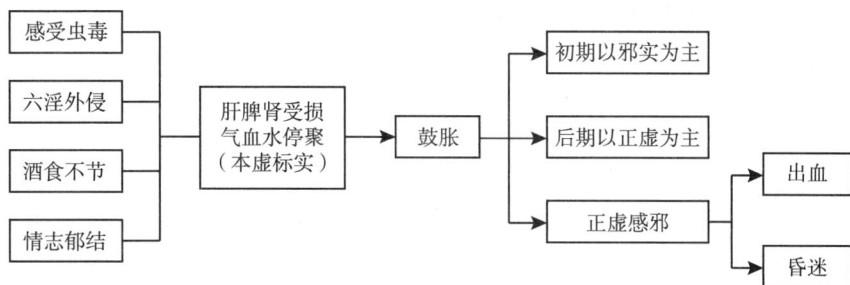

图2-3-1　鼓胀的病因病机演变

三、辨证要点

（一）早期

1.辨病性　鼓胀之病因及兼夹有所不同，其病机亦有差异，常分为气鼓、水鼓（寒鼓、热鼓）、血鼓、食鼓等。正如《寿世保元·鼓胀》中所言"谷胀、水胀、气胀、血胀"四病。气鼓，腹部膨隆，腹皮绷急，按之空空然，叩之如鼓，两胁胀痛，喜太息、嗳气，或得矢气后腹胀稍减，口苦脉弦。水鼓，腹部胀大，状如蛙腹，按之如囊裹水，腹中有振水声，尿少肢肿，周身困乏无力，苔白腻者，病性偏寒湿；脘腹撑急，烦热口苦，小便短赤，大便秘结，苔黄腻者，病性偏湿热。血鼓，腹大坚满或脐心外突，腹部脉络显露，四肢消瘦，胁下或腹部有痞块，面色黧黑，肌肤甲错，面、胸、臂红痣血缕，手掌赤痕，舌质暗或有瘀斑瘀点等。

2.辨病位　鼓胀主要涉及肝、脾、肾三脏。腹大胀满，按之不坚，胁部或胀或痛，攻窜不定者，病变在肝；腹部胀大，纳呆脘闷，四肢困重，倦怠乏力者，病变及脾；腹大胀满，精神委顿，肢冷怯寒，腰酸腿软，下肢浮肿，尿少者，病变及肾。

（二）晚期

1.辨阴阳　腹满不舒，形似蛙腹，朝宽暮急，畏寒肢冷，面色苍黄或㿠白，脘闷纳呆，神疲乏力，下肢浮肿，小便短少不利，舌淡紫，苔白，脉沉细无力者，病性偏阳虚；腹大胀满，心烦失眠，口干而燥，面色晦暗，时或鼻衄，牙龈出血，形体消瘦，小便短赤，唇紫，舌红绛少津，苔少或光剥，脉弦细数者，病性偏阴虚。

2.辨危候　病至晚期，常并发危重证候，预后不佳。如骤然大量呕血，血色鲜红，大便下血，暗红或油黑，大出血后，可见汗出如油，四肢厥冷，呼吸微弱，舌红少苔，脉数或细微欲绝，为出血变证；若内犯心包，神识昏迷，烦躁不安，或静卧嗜睡，神情淡漠，口臭便秘，尿少，伴见怒目狂叫，四肢抽搐，舌红苔黄或舌苔厚腻，脉弦滑数，或沉细，或细弱无力，证属神昏变证。

四、辨证论治

鼓胀多属虚实错杂，故治疗当攻补兼施，临床应首先辨明虚实标本的主次。初期，一般以实证居多，治疗以祛邪为主，当根据气滞、血瘀、水停之偏盛，分别采用行气、活血、祛湿利水或暂用攻逐之法，同时配以疏肝健脾之品；后期一般以虚证为主，故治疗以补虚为要，当根据阴阳的不同，分别采用滋养肝肾或温补脾肾之法，同时配合行气、活血、利水。后期伴有出血、昏迷、阳气虚脱等危重证候者，应以"急则治其标"，予迅速止血、开窍醒神、回阳固脱等急救法，病情稳定后，再从根本治疗。

（一）气滞水停证

症状：腹大坚满，叩之如鼓，两胁胀满或疼痛，饮食减少，食后作胀，嗳气不适，小便短少。舌质淡红，苔白腻，脉弦。

治法：疏肝理气，行气散满。

推荐方药：柴胡疏肝散合五苓散加减。柴胡、香附、白芍、陈皮、枳壳、白术、茯苓、泽泻、猪苓、薏苡仁、桂枝等。

若胸脘痞闷，腹胀明显者，加大腹皮、车前子、砂仁；兼胁下刺痛者，加莪术、延胡索、丹参。

（二）水湿困脾证

症状：腹大胀满，脘腹痞胀，得热则舒，周身困倦、怯懒懒动，大便溏薄，颜面微浮、下肢浮肿，小便短少。舌淡，苔白腻，脉弦迟。

治法：温中健脾，行气利水。

推荐方药：五苓散合五皮饮加减。桂枝、白术、大枣、炙甘草、泽泻、猪苓、茯苓皮、生姜皮、大腹皮、桑白皮、陈皮、厚朴、木香、木瓜等。

若水肿甚，尿少者，可加肉桂、车前子；兼胸闷咳喘者，可加葶苈子、紫苏子、半夏等。

（三）水热蕴结证

症状：腹大坚满，脘腹胀急，烦热，口苦，渴不欲饮，面目皮肤发黄，小便赤涩，大便秘结或溏垢。舌边尖红，苔黄腻，脉弦。

治法：清热利湿，攻下逐水。

推荐方药：甘露消毒丹加清热利水药。茵陈、滑石、黄芩、知母、泽泻、车前子、藿香、石菖蒲、苍术、茯苓皮、白术、大枣、半夏、枳实、陈皮、葶苈子、炒二丑等。

若小便赤涩不利者，加陈葫芦、通草；若下肢浮肿明显者，加金钱草、赤小豆；若伴有胸腔积液，加用葶苈大枣泻肺汤；若上热下寒，寒热错杂，则以麻黄升麻汤加减：麻黄、升麻、知母、石菖蒲、桂枝、芍药、天冬、茯苓、甘草、石膏、白术、干姜。

（四）瘀结水留证

症状：脘腹坚满，按之不陷而硬，青筋怒张，胁腹刺痛拒按，面色晦暗，头颈胸臂等处可见红点赤缕，唇色紫褐，大便色黑。舌质紫暗或有瘀斑，脉细涩。

治法：活血祛瘀，行气利水。

推荐方药：调营饮合五苓散加减。赤芍、当归、川芎、延胡索、莪术、柴胡、陈皮、桑白皮、大腹皮、槟榔、茯苓皮、泽泻、猪苓、泽兰等。

若兼气虚者，可加四君子汤或八珍汤或人参养荣丸；若兼胁下癥积肿大，刺痛明显者，合鳖甲煎丸内服，加用丹参、土鳖虫等；若腹部胀急殊甚，可加舟车丸行气逐水，但其作用峻烈，不可过用。

（五）阴虚水停证

症状：腹大胀满，口干而燥，心烦失眠，面色晦滞，唇紫，时有鼻衄，牙龈出血，小便短少。舌红绛少津，苔少或光剥，脉弦细数。

治法：滋肾柔肝，养阴利水。

推荐方药：加减复脉汤合猪苓汤加减。干地黄、白芍、麦冬、阿胶、鳖甲、龟甲、炙甘草、牡蛎、猪苓、茯苓皮、泽泻、滑石、麻仁等。

若骨蒸潮热者，加用青蒿、地骨皮。

（六）阳虚水盛证

症状：腹大胀满，形似蛙腹，腹胀朝宽暮急，畏寒肢冷，面色苍黄或㿠白，肢冷浮肿，脘闷纳呆，小便短少不利。舌紫胖，苔白，脉沉细无力。

治法：温补脾肾，化气利水。

推荐方药：实脾饮合五苓散加减。附子、干姜、人参、猪苓、赤茯苓、泽泻、白术、桂枝、木香、大腹皮、木瓜、草果、炙甘草等。

偏于脾虚者，可加黄芪、山药、薏苡仁、扁豆；偏于肾虚者，可加肉桂、仙茅根、淫羊藿。

（七）鼓胀出血（变证）

症状：骤然大量呕血，血色鲜红，大便下血，暗红或油黑，大出血后，汗出如油，四肢厥冷，呼吸微弱。舌红少苔，脉数或细微欲绝。

治法：清热凉血，活血止血。

推荐方药：犀角地黄汤加减。水牛角、生地黄、芍药、牡丹皮等。

可加用三七、地榆炭、血余炭、大黄炭、仙鹤草以化瘀止血。若兼气随血脱者，可用独参汤。

（八）鼓胀神昏（变证）

症状：神识昏迷，烦躁不安，或静卧嗜睡，神情淡漠，口臭便秘，尿少，怒目狂叫，四肢抽搐。舌红苔黄或舌苔厚腻，脉弦滑数，或沉细滑，或细弱无力。

治法：清心开窍。

推荐方药：如热痰用安宫牛黄丸、紫雪丹或醒脑静注射液。

若痰湿壅盛，用苏合香、至宝丹等。

五、预后转归

鼓胀病因病机复杂，病理变化多端，病情缠绵难愈，病变主要在肝、脾、肾三脏，情志郁结而伤肝，酒食不节而伤脾，肝脾俱虚，脾胃运化失职，迁延日久，进而累及于肾。肾虚既不能温煦脾土而致脾肾阳虚，又不能滋养肝木致肝肾阴虚，二者均导致肝脾更虚，形成恶性循环。初期多损伤肝脾，肝脾俱虚，气滞、瘀血、水停相互为患，病情进一步发展。气虚及阳，由脾及肾，且肾阳衰则脾阳更虚，运化失职，水湿停滞。该病病程较长，水为阴邪，易伤阳气，最终致阳虚水盛，阳损及阴，而致阴虚水停。中医药在本病预后及转归方面优势显著，常用方法可做参考。

六、预防调护

平时应增强体质，使机体足以抵抗邪气入侵，同时避免与血吸虫疫水接触，免受邪毒侵袭。注重保护胃气，避免饮酒、食用生冷寒凉伤胃之品。鼓胀患者病程较长，并且难以根治，并发症多，使得患者生活质量严重下降，极大地打击患者的治疗信心，对于患者的康复有较大不良影响。因此宜舒缓情志，保持身心愉悦，免受精神刺激，使气机调畅，百脉和调。

起居上，做到起居有常，不妄劳作，顺应四时，以养身心。饮食上，宜进食清淡、低盐、富含营养且易于消化的食物。生冷、寒凉、不洁食物易损伤脾阳，辛辣、油腻助生湿热，粗硬食物易损络动血，故应少食甚至禁食。此外，要低盐饮食，食盐有凝涩水湿之弊，使水液停聚，胀满更甚。情志上，保持心情舒畅、情志和调，避免抑郁忿怒。忧思、抑郁损伤肝脾，致肝气郁结、脾失健运。忿怒易使肝阳上亢，气火伤络，甚至引起呕血、便血等危候。鼓胀后期，兼见发热、大出血，甚至昏迷者，应采取相应措施。

七、临证备要

（一）随证灵活加减

鼓胀主要以水湿之邪停滞为主，早期常兼有气滞、血瘀、寒热等有形实邪，后期常兼有脾肾阳虚或肝肾阴虚等脏腑亏虚之候。方药上常用利水渗湿药。如需要行气利水者，用苍术、厚朴、砂仁、枳壳等；清热利湿，临床常用黄芩、黄连、茵陈、蒲公英、金钱草、半边莲、半枝莲、栀子等利水退黄、清热解毒；逐水法，临床常用药有大腹皮、葶苈子、甘遂、商陆、槟榔、牵牛子等攻下逐水；宣肺利水，临床常用桔梗、炙麻黄、石膏、杏仁、桑白皮等宣发肺气，达提壶揭盖之效；养阴利水，临床常用芦根、玉竹、天冬、麦冬、沙参、龟甲、枸杞子、女贞子、石斛等生津养阴之品。若兼气滞者，常予胃苓汤合用柴胡疏肝散以疏肝理气，运脾利湿；若兼实热者，可予茵陈四苓散以清热利湿；若兼脾肾阳虚者，可予附子理苓汤以温补脾肾，化气利水；若兼肝肾阴虚者，可合用六味地黄丸以滋肾柔肝，养阴利水。

（二）逐水法应用注意事项

鼓胀早期，水湿溢满，腹胀殊甚，尿少便秘，脉实有力者，可用逐水法。常用牵牛子粉（每日吞服1.5~3g，每日1~2次），舟车丸（每日吞服3~6g，每日1次），十枣汤（碾粉装胶囊，每日吞服1.5~3g，每日1次）。注意事项：中病即止，以免伤及脾胃；严密观察病情变化，注意药物的副反应；明确禁忌，体弱或有出血倾向者不宜使用。

（三）注意阴虚需温阳与滋阴结合

鼓胀"阳虚易治，阴虚难调"。水为阴邪，得阳则化，阳虚患者使用温阳利水药物，腹水易消。若为阴虚鼓胀，温阳易伤阴，滋阴又助湿，治疗颇为棘手。临证可选用甘寒淡渗之品，如干地黄、猪苓、茯苓、泽泻、车前草以达滋阴而利湿，且少佐温化之品（小量附、桂），通阳化气。

八、医案举隅

（一）鼓胀（土气不足，土不载木）

苏某，女，60岁。首诊时间：2014年4月7日。

患者因"腹胀、双下肢浮肿半年，加重1周"就诊，刻诊见腹胀、纳差、双下肢浮肿、神疲乏力、畏寒怕冷、面色晦暗、心悸、气短、头晕、腰膝酸软、口腔溃疡疼痛、时牙衄鼻衄、尿少如浓茶色、大便稀溏、日解3~4次、失眠多梦（噩梦）、舌质郁红、苔白腻、脉弦。既往有慢性乙型肝炎病史9年。血常规示：WBC 3.67×10^9/L。腹部彩超提示：肝硬化，胆囊继发改变，脾大，腹腔积液；下腹部可探及深约55mm的游离性液暗区。西医诊断：乙型肝炎肝硬化失代偿期，并腹水。中医诊断：鼓胀。证属土气不足，土不载木。治则：厚土载木，蓄萌芽。

处方：红参30g，炮姜炭30g，炙甘草30g，生龙骨30g，生牡蛎30g，磁石30g，泽泻30g，代赭石30g，五味子30g，生山萸肉30g，赤芍30g，海藻30g，五灵脂30g，生白术90g，茯苓15g，白芍15g，淫羊藿15g，菟丝子15g，枸杞子15g，补骨脂15g，酸枣仁15g，生半夏15g，吴茱萸10g，楮实子120g。3剂，日1剂，每剂加水2000ml，文火不间断煮两小时，煮取450ml，日分3次温服。

二诊：2014年4月11日。自诉腹胀、双下肢浮肿明显减轻。头晕、心悸、畏寒怕冷、牙龈出血、口腔溃疡疼痛均略有减轻。口干而不喜饮，饮食同前。小便增多，色由浓茶色转为淡黄色，大便偏稀，由日解3~4次变为2~3次。睡眠略好转，仍梦多，时有噩梦。舌质郁红，苔中后部薄白腻，舌中前部有细裂纹，舌尖部剥脱无苔，脉弦大。

效不更方，处方：红参45g，茯苓30g，白芍30g，泽泻30g，龙骨30g，牡蛎30g，磁石30g，枸杞子30g，菟丝子30g，淫羊藿30g，补骨脂30g，代赭石30g，五味子30g，生山萸肉30g，炮姜炭30g，赤芍30g，干姜30g，生半夏30g，海藻30g，五灵脂30g，楮实子120g，酸枣仁15g，乌梅10g，吴茱萸10g。5剂，日1剂，每剂加水2000ml，文火不间断煮，取450ml，日分3次温服。

三诊：2014年4月16日。自述腹胀、双下肢浮肿消失，乏力大减，头晕消失，偶有活动后心悸气短症状，畏寒怕冷、腰膝酸软减轻，口腔溃疡疼痛、牙龈出血均明显减轻。偶有轻度口苦、口干，不喜饮，纳食增加，喜食温热饮食，小便增多，色淡黄，大便稀烂，日解1~2次，偶失眠，梦少，睡眠好转。舌质略郁红，舌中后部薄白苔，舌中前部有细裂纹，舌尖部剥脱无苔，脉弦缓。复查腹部彩超：腹腔内未见明显游离暗区。

处方：红参45g，茯苓30g，白芍30g，泽泻30g，三石30g，枸杞子30g，菟丝子30g，淫羊藿30g，补骨脂30g，代赭石30g，五味子30g，生山萸肉30g，炮姜炭30g，赤芍30g，干姜30g，生半夏30g，海藻30g，五灵脂30g，楮实子120g，酸枣仁15g，乌梅10g，吴茱萸各10g。5剂，日1剂，每剂加水2000ml，文火不间断煮，取450ml，日分3次温服。

（张金发，朱建新，李方正.运用李可中医药学术思想之中气萌芽理论治鼓胀1例.中西医结合肝病杂志，2015，25（5）：312-313）

按语：肝硬化的主要病机为土不载木，厥阴风木之气郁结。其中既包括局部的厥阴风木之气下陷转为寒邪，厥阴中化太过为火邪，横道中土气郁化热、化火二邪，己土之气失于运化，转化为湿邪及湿郁所化之热邪，戊土因失于己土的濡润而正常的燥气偏盛转为燥邪，再加之"厥阴之上，风气治之"，即厥阴本气风气的异常，如此六气相互绞结，虽以寒邪为本，但其标为燥、热、火，须标本同治。

（二）鼓胀（肝失疏泄，脾肾双虚，兼气滞血瘀）

患者，男，33岁，1964年8月24日初诊。

主诉：胁痛伴腹胀9月余。患者两胁疼痛，脘腹胀满，伴见面色苍褐，形体消瘦，纳食不香，口干少饮，大便溏泄，每日2~3次，小便可，睡眠佳，舌淡苔白，脉沉细弱。1963年11月患肝硬化腹水，经医院治疗后，腹水减少，但肝脾仍肿大。中医诊断：鼓胀（肝失疏泄，脾肾双虚兼气滞血瘀）。治则：疏肝行气、补脾益肾、软坚散结。

处方以乙癸丸加减：巴戟天9g，山萸肉9g，山药9g，茯苓9g，泽泻6g，枸杞子9g，炒杭白芍9g，柴胡1.5g，生牡蛎9g，青皮4.5g，陈皮4.5g，香附9g。3剂，日1剂，水煎服。

1964年8月28日二诊。自述脘腹舒适，纳食增加，腰脊酸痛，大便成形，每日2次。舌苔、脉象未有变化。患者症状明显好转，但由于病情日久，不能速愈，故嘱患者加服丸剂。仍以疏肝行气、补脾益肾、软坚散结为治疗大法。

初诊方去柴胡、香附，加狗脊9g、牛膝9g、砂仁4.5g（后下）。日1剂，水煎服。丸剂方仍以乙癸丸合和肝丸加减：巴戟天30g，炒山药30g，山萸肉15g，泽泻15g，茯苓18g，沙蒺藜18g，川牛膝15g，炒杭白芍15g，生牡蛎30g，木瓜15g，炒麦芽15g，炙鳖甲30g，共为细末，入蜂蜜炼成丸，如梧桐子大，分早晚两次服，40丸/次。

三诊（具体时间不详）。自述胁痛已除，睡眠可，饮食佳，二便调。经医院检查，肝脾均缩小变软。治疗原则同前，处方以二诊丸剂方加当归30g、青皮15g，服法同前。患者服用丸药三料（即三剂药药量）后，诸症消失，脸色红润，恢复轻工作。

（吴少怀.吴少怀医案.济南：山东科学技术出版社，1978）

按语： 患者曾患肝硬化腹水，经医院治疗后腹水变少，但仍肝脾肿大。据患者主诉可知，患者病根仍未铲除，且正气受损较甚。吴老治疗上不用峻剂利水，而重在因势利导，临证首先分清轻重缓急，急则治其标，缓则治其本，且组方用药注意固护正气，使祛邪而不伤正。吴老治病求本，不一味治"水"，而是重视肝、脾、肾三脏同调，直中病机，从根源上杜绝腹水的产生。

九、研究进展

中药脐敷治疗鼓胀

1.中医对"脐敷"的认识 脐又名"神阙"穴，介于中、下焦之间，在腹部正中部位，别称脐中、气舍、气合，属奇经八脉之一任脉，可与十二经脉相连，并与十二脏腑相通。神阙地位重要，《医学源始》记载"人之始生，生于脐与命门，故为十二经脉始生，五脏六腑之形成故也"。作为人体先天之命蒂，后天之气会，此穴能通调周身经气，通过各经脉与五脏六腑、四肢百骸、皮肉筋骨等组织器官密切联系。

脐敷是指将中草药用特定工艺做成散、糊、膏等合适剂型后敷在肚脐部，以发挥治疗效果的治疗方法。作为中医的一种外治法，其源远流长。早在春秋战国时期的《五十二病方》就有脐敷的描述；宋代《刘涓子鬼遗方》则记载多种"薄贴"；唐代《备急千金要方》曰"治虚寒腹痛、上吐、下泻，以吴茱萸纳脐，帛布封之"；明代《本草纲目》中载有"治大腹水肿，以赤根捣烂，入元寸（麝香）贴脐心，以帛束定，得小便利，则肿消"，这是早期有关中药脐敷治疗腹水的记载。基于古代医家对脐敷的描述，得知历代医家在脐敷疗法上已有一定的经验累积。

2.脐敷治疗鼓胀的特色

（1）外用给药，补内治不足 首先，中药脐敷疗法治疗鼓胀极大地丰富了临床治疗手段。由于大量腹水的存在，鼓胀患者常会出现纳差、恶心欲呕、难以口服药物，且久病体虚或脾胃运化功能障碍，难受攻补的情况，此时单纯的口服药物难以充分发挥作用，而运用中药脐敷治疗鼓胀则不需要考虑上述情况。临床应用时，可与内治联合使用，以提高疗效。

（2）辨证论治，用药准确　人体作为统一整体，内治应注重整体观念，理法方药需完备，中药脐敷治疗亦然。正如清代吴师机著作《理瀹骈文》则有"外治之理即内治之理，外治之药亦即内治之药，所异者，法耳"的记载。中医脐敷疗法须以中医理论为指导，收集患者的资料，结合患者的临床症状、舌脉等予以相应的辨证施治。分析疾病现阶段的主要矛盾，进而采取不同的方药治疗疾病。

（3）直达病所，奏效迅速　脐部表皮角质层最薄，无皮下脂肪组织，皮肤和腹部筋膜直接相连，除局部微循环外，脐下腹膜还分布着丰富的静脉网、腹部静脉吻合点，深部与腹部上下静脉相连，腹下动脉分支也通过脐部。中药脐敷疗法，能将药物直接敷于病变部位或邻近部位。施治部位局部组织内的药物溶度明显高于其血液中的浓度，药物作用发挥充分。口服给药，由于首过效应，加上血液的稀释，到达病变部位时已所剩无几，使疗效受到影响，而外治法则无此弊端。因此，局部治疗的效果明显优于口服和其他方法，并且能够迅速起效、作用时间长。

（4）操作简单，容易上手　脐敷疗法临床操作方便、简单，医护人员经过简单的培训即可进行相关的临床操作。而针刺疗法由于对穴位定位的把握、治疗穴位的选择、进针角度的考虑等方面，需要长期的实践才能够掌握。脐敷疗法穴位选择单一，无需特殊花费时间。操作时，只需要将治疗相关病证的中药敷贴于患者脐部即可。

（5）安全可靠、副作用小　脐敷疗法治疗鼓胀，一般没有危险，也很少发生副作用。而其他外治法，如针刺操作时可能出现弯针、晕针情况，艾灸操作可能出现烫伤情况。此外，脐敷治疗属于无创操作，故发生感染的概率较低。当然，临床操作中，还是要牢牢把握临床的注意事项，如严格消毒、用药时间的把握等。

3.临床运用　中医学认为"脐通百脉"，神阙穴为任、冲、带三脉交会之穴，也是中、下焦之枢纽，与人体十二经脉、五脏六腑、四肢百骸、皮毛骨肉都有着极为密切的生理、病理联系，故采用脐敷治疗此病具有中医独特的理论支撑。临床上采用中医脐疗法，运用麝黄膏脐敷治疗难治性肝硬化腹水，可有效缓解患者的症状，减轻腹水量。

十、古代文献精选

《素问·腹中论篇》："有病心腹满，旦食则不能暮食……名为鼓胀。"

《景岳全书·肿胀》："少年纵酒无节，多成水鼓。"

《金匮要略·水气病脉证并治》："肝水者，其腹大，不能自转侧，胁下腹痛，时时津液微生，小便续通……脾水者，其腹大，四肢苦重，津液不生，但苦少气，小便难。肾水者，其腹大，脐肿腰痛，不得溺，阴下湿如牛鼻上汗，其足逆冷，面反瘦。"

《丹溪心法·鼓胀》："今也七情内伤，六淫外侵，饮食不节，房劳致虚，脾土之阴受伤，转运之官失职，胃虽受谷不能运化，故阳自升，阴自降，而成天地不交之否，清浊相混，隧道壅塞，郁而为热，热留为湿，湿热相生，遂成胀满。经曰鼓胀是也。"

参考文献

［1］张声生，王宪波，江宇泳.肝硬化腹水中医诊疗专家共识意见（2017）［J］.临床肝胆病杂志，2017，33（9）：1621-1626.

［2］徐小元，丁惠国，李文刚，等.肝硬化腹水及相关并发症的诊疗指南［J］.临床肝胆病杂志，2017，33（10）：1847-1863.

［3］Caly W R，Abreu R M，Bitelman B，et al.Clinical Features of Refractory Ascites in Outpatients［J］.Clinics(Sao Paulo)，2017，72（7）：405-410.

第四章　肝　癌

一、概述

古代无肝癌之名，从古代文献来看，"肝积""肥气""癖积""肝着""疝瘕"等描述与肝癌类似，为肝脏增生性（良性或恶性）疾病，归属于"积聚"范畴。《灵枢·邪气脏腑病形》曰"肝脉急甚者，为恶言，微急为肥气，在胁下若覆杯"，首次论述了本病的病名、病位、病性。《难经·五十六难》曰"肝之积，名曰肥气，在左胁下，如覆杯，有头足。久不愈，令人发咳逆，疟疾连岁不已。以季夏戊己日得之。何以言之？肺病传肝，肝当传脾，脾季夏适王，王者不受邪，肝复欲还肺，肺不肯受，故留结为积。故知肥气以季夏戊己日得之"，对于本病的病位、症状及发病时令作了详细论述。汉代华佗《中藏经·积聚癥瘕杂虫论》曰"积聚、癥瘕、杂虫者，皆五脏六腑真气失而邪气并，遂乃生焉……盖因内外相感，真邪相犯，气血熏抟，交合而成也"，认为肝积发病与体内正气亏虚有关，气血交阻为其发病基础。《素问·至真要大论篇》载"坚者消之""客者除之""结者散之""留者攻之""逸者行之""坚者软之""衰者补之"，提出了治疗本病的治疗大法。《素问·六元正纪大论篇》指出"大积大聚，其可犯也，衰其大半而止"，提出了攻积兼顾其正气的治疗原则。

二、病因病机

（一）病因

肝癌发生的原因主要与感受邪毒、情志怫郁、饮食所伤有关，在正气内虚时，出现气滞血瘀、痰结毒聚，相互交结有关，日久则见津血枯耗之证。

1.六淫邪毒　外感六淫疫毒等邪毒之气，损伤正气，由表入里，滞留肝脏，而致气血运行不畅，毒瘀互结，引起肝癌。

2.饮食内伤　饮食不节或不洁，脾胃受伤，运化失调，痰浊内生，痰凝气滞，进而气滞血瘀、痰结毒聚则发为本病。《卫生宝鉴》曰"凡人脾胃虚弱，或饮食过常，或生冷过度，不能克化，致成积聚结块"。

3.七情怫郁　情志不舒，气机郁滞，脏腑之气升降出入失常，久则导致气滞血瘀，或气不布津，津聚为痰，痰瘀互结，滋生内毒，而气滞血瘀、痰结毒聚则易成本证。《类证治裁·郁》云"七情内起之郁，始而伤气，继必及血"。

4.正气虚弱　先天禀赋不足或异常、久病不愈、毒邪不去、正气耗损等均可导致脏腑功能失常，以致气血失调、毒瘀互结成本病。《灵枢·百病始生》有云"壮人无积，虚则有之"，《诸病源候论·积聚病诸候》曰"诸脏受邪，初未能为积聚，留滞不去，乃成积聚"。

（二）病机

本病病理性质特点是全身表现正气虚弱、脏腑功能失常；局部表现为邪实，气滞血瘀、痰结毒聚。按其自然病程分为早、中、晚三期。早期，正气尚强、邪气尚浅，全身一般状况良好，癌块限于肝脏的一部分，可有与周围组织的轻微粘连。中期，正气较弱、邪气较深，全身一般状况较差，癌块已累及肝脏附近的其他器官。晚期，正气消残，邪气侵凌，全身状况明显衰弱，癌块侵及范围广泛，或有远处转移。本病邪实与正虚并存，且贯穿疾病始终（见图2-4-1）。

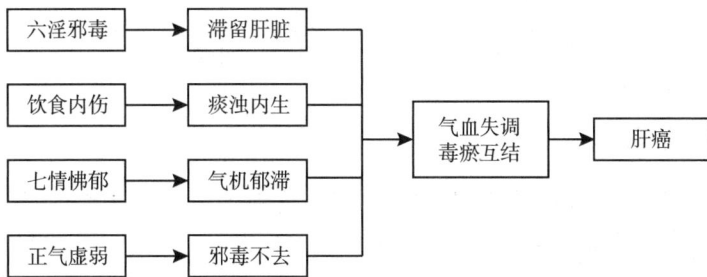

图2-4-1　肝癌的病因病机演变

三、辨证要点

（一）辨邪正之盛衰

肝癌一旦确诊，需辨明邪正之盛衰，临床按其自然病程常分为早、中、晚三期。早期，正气尚强、邪气尚浅，或癌块限于病变脏腑一部分。中期，正气较弱、邪气较深，或癌块已累及病变脏腑附近的其他脏腑。晚期，正气消残，邪气侵凌，全身状况明显衰弱，消瘦，乏力，纳减，或癌块侵及范围广泛，或有远处转移。

（二）辨标本之性质

肝癌邪实的主次有偏于气滞者，症见胁腹胀闷不适、局部胀痛以胀为主，或疼痛程度随情绪波动而变化。偏于血瘀者，症见局部疼痛以痛为主，部位固定，常伴有面色黧黑，肌肤甲错，舌边瘀暗或暗红，脉细涩等。偏于湿热者，症见胁肋胀痛灼热，头重身困，身目黄染，心烦易怒，发热口渴，舌质红、舌苔黄腻，脉弦数或弦滑。偏于正虚者，常见有气虚、阴虚、气阴两虚、阴阳两虚。

四、辨证论治

肝癌的发生，是在正虚的基础上邪毒瘀结而成，治疗原则当以攻补兼施。但在肝癌发展的不同阶段，治疗又有侧重。早期肝癌病程短、正气强、邪气浅，以邪气实为主要表现，以攻邪为主，主要是针对癌块，常用方法有理气活血、化痰散结、清热解毒等，临床上常多法联用，力求尽早控制或消灭癌块；中期邪气盛、正气虚，表现为邪实正虚，治宜攻补兼施，此时之补，旨在增强机体抗病能力，以助祛邪，常用方法有益气、滋阴、温阳等；晚期正气消残、邪气侵凌，以正气虚为特点，治疗以扶正为主，力求提高患者的生存质量、延长生命周期。

（一）肝气郁结证

症状：胁肋胀痛，痛无定处，脘腹胀满，胸闷，善太息，急躁易怒。舌质淡红，苔薄白，脉弦。

治法：疏肝解郁，理气和胃。

推荐方药：柴胡疏肝散加减。柴胡、白芍、川芎、枳壳、香附、陈皮、甘草等。

胁痛者，加川楝子、乳香、没药等止痛。

（二）气滞血瘀证

症状：上腹肿块，质硬，有结节感，疼痛固定拒按，或胸胁掣痛，入夜尤甚，或见肝掌、蜘蛛痣和腹壁青筋暴露，甚则肌肤甲错。舌边瘀暗或暗红，苔薄白或薄黄，脉弦细或细涩无力。

治法：行气活血，化瘀散结。

推荐方药：血府逐瘀汤加减。当归、川芎、桃仁、红花、赤芍、生地黄、牛膝、柴胡、枳壳、桔梗、甘草等；

胁痛甚者，加制香附、川楝子、延胡索、五灵脂等，以加强行气活血止痛作用；胁肋下有积块者，酌加三棱、莪术、土鳖虫等，以增加破瘀散结消坚之力。

（三）肝郁脾虚证

症状：上腹肿块，胀闷不适，消瘦乏力，倦怠短气，腹胀纳少，进食后胀甚，口干不喜饮，大便稀溏，小便短黄，甚则出现腹水、黄疸、下肢浮肿。舌质胖，苔白，脉弦细。

治法：健脾益气，疏肝软坚。

推荐方药：逍遥散加减。柴胡、当归、白芍、白术、茯苓、生姜、炙甘草等。

纳呆、便溏者，加用神曲、焦山楂、鸡内金；神疲乏力者，加党参、太子参、黄精；胁痛者，加川楝子、乳香、没药等止痛。

（四）湿热毒蕴证

症状：胁肋胀痛灼热，头重身困，身目黄染，心烦易怒，发热口渴，口苦或口臭，胸脘痞闷，腹部胀满，纳呆呕恶，小便短少黄赤，大便秘结或不爽。舌质红，苔黄腻，脉弦数或弦滑。

治法：清热利湿，解毒化瘀。

推荐方药：茵陈蒿汤合五苓散加减。茵陈、山栀子、制大黄、茯苓、白术、猪苓、泽泻、桂枝、白花蛇舌草、半枝莲、黄芪、当归、丹参、炙甘草等。

若大便秘结，加生大黄、火麻仁泄热通便。

（五）肝肾阴虚证

症状：胁肋隐痛，腹胀肢肿，腹大，青筋暴露，四肢消瘦，短气喘促，口干咽燥，两目干涩，头晕目眩，潮热或手足心热，烦躁不眠，便秘，甚则神昏谵语，齿衄、鼻衄，或二便下血。舌红少苔，脉细数无力。

治法：滋养肝肾，软坚散结。

推荐方药：一贯煎加减。沙参、麦冬、生地黄、当归、枸杞子、川楝子等。

可加鳖甲、龟甲、墨旱莲、女贞子滋阴软坚。加牡丹皮、赤芍、丹参，与当归配伍有凉血化瘀的功用。加白花蛇舌草、半枝莲、半边莲、猪苓、泽泻解毒利水。燥热或低热盗汗者，加地骨皮、银柴胡、浮小麦、煅牡蛎；鼻衄、齿衄、便血、皮下瘀斑者，可加紫草、白茅根、仙鹤草凉血止血。

（六）阳虚夹瘀证

症状：胁肋下肿块，疼痛固定不移，得温则舒，畏寒肢凉，肢体麻木或紫斑，口淡不渴，小便清长或夜尿频数，大便稀溏或五更泻。舌质淡胖而暗，有瘀斑、瘀点或瘀条，苔润，脉沉细涩。

治法：温阳健脾，活血化瘀。

推荐方药：四逆汤合膈下逐瘀汤加减。附子、干姜、桂枝、党参、白芍、当归、川芎、桃仁、红花、牡丹皮、赤芍、乌药、香附、枳壳、延胡索、炙甘草等。

若四肢厥冷者，加人参、葱白等。

五、预后转归

肝癌的发生和发展，在不同的阶段，临床表现各异，预后也不同。肝癌一般分早、中、晚三期。早期常限于病变局部，无明显全身症状，此时若及时发现，通过适当的治疗，病情可望好转。中期若病情进一步发展，癌毒向周边或者远处的脏腑、组织侵袭扩散，此时不但肝内肿块变大，并出现其他脏腑相关症状和全身症状。晚期，正气消残，邪气侵凌，全身状况明显衰弱，常表现为进行性消瘦、大肉脱削、大骨枯槁、精神萎靡、持续性疼痛等，预后不良。

六、预防调护

预防方面，肝癌早期症状往往不明显，因此应重视平时身体的不适，加强普查工作对肝癌的早期发现、早期诊断和早期治疗具有重要意义。具体措施：接种乙肝疫苗，从预防慢性乙型病毒性肝炎开始,预防肝癌的发生;慢性乙肝和慢性丙肝患者,应接受规范的抗病毒治疗;避免食用发霉的食物,减少黄曲霉素暴露;避免饮用含有微囊藻毒素的水;肝癌高危人群应进行定期筛查,AFP和肝脏超声检查是早期筛查的主要手段,建议每隔6个月至少进行1次检查。

调护方面,既病之后,要使患者树立战胜疾病的信心,帮助患者保持乐观情绪,积极配合治疗。起居有节,调畅情志,进食易于消化且富含营养的食物。适当参加体质锻炼,可根据情况鼓励患者适当运动,以有氧运动为主,亦可采取气功、导引、太极拳等方法调动内在的康复功能,增强机体免疫力。

七、临证备要

(一)注意攻补相宜

肝癌患者在不同时期呈现的中医病机特点不同,应根据不同分期,遵循《内经》"坚者削之,客者除之……结者散之,留者攻之……上之下之,摩之浴之,薄之劫之,开之发之"的治则分期治疗。张景岳总结为"攻、消、散、补"四法,"凡积聚之治,如经之云者,亦既尽矣。然欲总其要,不过四法,曰攻,曰消,曰散,曰补,四者而已"。张景岳提出治疗积聚的要点在于正确选择攻法或补法,而要掌握此点,需要分清疾病的缓急及正气的盛衰,"治积之要,在知攻补之宜,而攻补之宜,当于孰缓孰急中辨之"。早期对于积新正实者,宜速攻;中期表现为邪实正虚,宜攻补兼施,用消、散之法;晚期以正气虚为特点,即对于积久正虚者,宜缓补,补法一为补脾胃,一为补肝肾,根据虚之不同,扶助正气。正如张景岳所言"凡积聚未久而元气未损者,治不宜缓……若积聚渐久,元气日虚,此而攻之,则积气本远,攻不易及,胃气切近,先受其伤,愈攻愈虚,则不死于积而死于攻矣……故凡治虚邪者,当从缓治,只宜专培脾胃以固其本……则积痞自消"。

(二)配合西医治疗

肝癌患者早中期可手术切除、介入治疗,晚期可能靶免系统治疗对消除肝癌病灶具有积极意义。中医药可以全程参与西医各期的治疗,可以发挥提高疗效、防止复发、减毒增效等作用。如癌前病变,可以通过消积化瘀,延缓癌变;术后出现全身症状,气血不和或虚弱的,中药可以补气血、调免疫,促进患者尽快恢复;介入与靶免治疗出现消化道症状、骨髓抑制、功能衰弱及炎症等毒副反应,中医辨证论治,采用补脾胃与补肝肾等治法。

(三)抗癌中药应用

现代药理研究发现,一些中药具有抗肿瘤作用,所以临床上可以在辨证论治的基础上配伍使用,以期提高疗效。清热解毒类:白花蛇舌草、半边莲、半枝莲、龙葵、野菊花、蒲公英、苦参、青黛等;活血化瘀类:三棱、莪术、丹参、桃仁、大黄、紫草、延胡索、郁金、虎杖根等；化痰散结类：贝母、瓜蒌、天南星、半夏、杏仁、百部、牡蛎、海藻；利水渗湿类：猪苓、泽泻、防己、土茯苓、瞿麦、萆薢等；虫类攻毒类：蟾皮、蜈蚣、蜂房、全蝎、蟅虫等。

八、医案举隅

（一）原发性肝癌（巨块型）案一

梁某，男，36岁。患者因"反复上腹部胀痛不适10月余"于2007年11月2日初诊。患者于2007年10月21日中午进食肥腻食物后出现上腹部隐痛，伴呕吐胃内容物2次，到当地医院住院，查AFP 12370.3μg/L，TBA 35.4μmol/L；上腹部CT提示：考虑原发性肝癌（巨块型），大小约9.5cm×7.2cm×11.0cm。因患者父亲10年前患肝癌，手术后去世，故患者不愿手术治疗。初诊时症见上腹部胀痛不适，大便干结难解，1~2次/日，小便黄，纳眠可。舌红苔黄，脉弦数。诊断为肝癌（肝热血瘀证）。中医以清肝利胆、化瘀散结为治则，以下瘀血汤合茵陈蒿汤加味。

处方：土鳖虫6g，桃仁15g，蜈蚣3条，茵陈30g，溪黄草15g，半枝莲30g，八月札30g，党参30g，白芍15g，山栀15g，大黄15g，莪术15g。21剂，日一剂，水煎服。

二诊：患者于2007年11月、2008年1月行肝动脉化疗栓塞术2次，术后患者恶心呕吐，右上腹胀痛不适，二便调，舌红苔黄，脉弦数。介入治疗期间，中医辨证为脾虚痰湿证，治宜清肝利胆、健脾止呕。处方：土鳖虫6g，桃仁15g，蜈蚣3条，茵陈30g，溪黄草15g，半枝莲30g，八月札30g，党参30g，白芍15g，茯苓20g，姜半夏10g，陈皮6g。

三诊：2008年3月13日复查AFP 1657.49μg/L，上腹部CT提示：肝癌介入术后改变，大小约4.3cm×4.5cm，肿瘤坏死，肝内未见新发病灶。2008年6月27日行肝内肿物射频消融治疗，之后坚持门诊复查及中药治疗。2011年4月15日复查上腹部CT示：原肿瘤病灶坏死，达临床缓解。AFP、ESR未见异常。精神、胃纳好，右上腹无不适，二便调，舌红苔黄，脉弦数。治拟清肝利胆、健脾益气，用小柴胡汤、下瘀血汤合茵陈蒿汤加减治疗。继续门诊调治1年多，已重返工作岗位。

（周岱翰.《伤寒杂病论》治癌优势原理与经方辨治肝癌临床运用.中医肿瘤学杂志，2019，1（4）：1-6）

按语：本例患者平素情志不调，肝失疏泄，瘀血阻络，且肝炎病毒久稽损正，郁久化热，热毒壅滞而成积块，故见上腹部胀痛不适。舌红苔黄、脉弦数为肝热血瘀证，中药拟清肝利胆、化瘀散结，选用经方茵陈蒿汤、下瘀血汤加减，配合消癥散结类的虫类药辨病治疗。患者在TACE术后出现纳呆、恶心呕吐等消化道反应，乃脾气虚弱、胃失和降所致，治疗以健脾止呕为法，酌用陈皮、半夏。方中以下瘀血汤（土鳖虫、桃仁、大黄）破瘀解毒为君药，辅以莪术活血化瘀，蜈蚣攻毒散结；茵陈、溪黄草、山栀子清热利湿，八月札疏肝解郁，半枝莲清热解毒，党参健脾益气，白芍柔肝敛阴。本例辨证显效有两个特色，一是经方下瘀血汤及茵陈蒿汤对肝热血瘀、肝胆湿热型肝癌有解毒健脾的功效，能改善肝功能、增强体质，而患者肝功能受损程度是制约肝癌治疗方法和决定预后、影响生存时间的重要因素；二是重用虫类药作为辨病用药，化瘀通络，祛瘀生新，虫蚁之品药性走窜，飞者走络中气分，走者行络中血分，本例长期服用土鳖虫、蜈蚣，对抑癌消瘤有重要作用。

（二）原发性肝癌（巨块型）案二

李某，男，67岁，初诊日期1993年12月4日。主诉：右胁不适，乏力半年。现病史：半年前患者觉乏力，右胁不适3个月后到某院检查，提示HBsAg(−)，HBeAg(−)，抗−HBc(＋)，肝功能正常，甲胎蛋白416μg/L，B超示肝右叶可见11cm×12cm巨型肿块，CT扫描可见11.5cm×12.4cm低密度区。经西医化疗、输液等支持疗法，未见明显效果。11月20日B超检查肝右叶肿块11.5cm×13cm，有增大趋向，患者心情焦虑，于12月4日请关老诊治。现症：面色萎黄，精神疲惫，情绪低沉，身体瘦弱，纳食不甘，入眠难，多梦，乏力气短，右胁隐约不适，腰酸腿软，二便自调，B超、CT检查同上。舌苔：舌苔白，舌质稍暗。脉象：沉滑。既往史：15年前患有肝病史，经治1年后肝功能正常，无烟酒嗜好。西医诊断：原发性肝癌（巨块型）。中医诊断：积聚。中医辨证：气虚血滞，痰瘀互结，日久成积。治法：补气扶正，活血化痰，软坚消积。

处方：生黄芪30g，党参10g，白术10g，首乌藤30g，当归10g，香附10g，生地黄10g，夏枯草10g，白芍15g，砂仁6g，泽兰15g，山慈菇10g，川芎10g，杏仁10g，旋覆花10g，生代赭石10g。

上方服用1个月，患者入睡安好，纳食有增，乏力、气短均见好转。CT扫描：肝右叶肿块为11cm×10cm，甲胎蛋白降至30μg/L。患者顿觉心情振奋。舌苔稍白，脉沉滑。上方去首乌藤、旋覆花、生代赭石，加炒穿山甲10g、橘红10g，生黄芪改为50g，党参改为15g，以增强益气活血、化痰散瘀之效。

3月4日，继服上药2个月后，患者除右胁偶有隐约不适、腰酸软外，无明显不适，面色萎黄亦已消失。舌苔薄白，脉象沉滑。

处方：生黄芪40g，党参10g，白术10g，当归10g，泽兰15g，生牡蛎15g，山慈菇10g，夏枯草10g，川续断10g，黄精10g，生薏苡仁10g，桑寄生30g，炒穿山甲10g，鸡内金10g，草河车10g，鳖甲10g。

患者3月1日B超显示肝右叶肿块缩小至7cm×9cm，现仍在服药治疗中。

（赵伯智.关幼波肝病医案解读.北京：人民军医出版社，2006）

按语： 本案患者由于发现了肝癌，思想压力很大，虽经西医治疗，但肿瘤仍有发展。关老在思想上为其树立信心，在治疗上，凡恶性肿瘤者，皆正气已虚，盘根错节，进展迅速，不可贪求速效，而拾末遗本，贻误病情，应以扶正为本，祛邪为辅。究其原因，痰瘀互结，日久成积，又当活血化瘀、软坚散结，视其证而取其药。方中黄芪、党参、白术、砂仁益气健脾而扶正，首乌藤、当归、生地黄、白芍、泽兰、炒穿山甲养血活血，祛瘀通络。生代赭石、旋覆花、杏仁、橘红、夏枯草平肝理气，化痰散结。川续断、桑寄生伍以上述养血之品，以滋补肝肾，仍为扶正之法。鸡内金、生牡蛎、鳖甲、生薏苡仁健脾利湿，软坚消癥。香附疏肝气、行血气，黄精补而不腻，治久病体虚。仅以山慈菇、草河车清热解毒为辅。服药1个月后肿块缩小，服药3个月后，肿块再渐缩小，至肿瘤发现时，已半年，至今精神状态良好。

九、研究进展

（一）从"虚、毒、瘀、积"论治乙肝相关肝炎、肝硬化、肝癌

慢性乙型病毒性肝炎、肝硬化、肝癌是慢性乙型肝炎病毒（HBV）感染自然史的"三部曲"。慢性乙型肝炎属中医"肝着"的范畴，肝硬化属中医"肝积"的范畴，也包括肝癌，不过当前"肝癌"已有独立的中医诊断编码。从慢性乙型病毒性肝炎（CHB）相关肝硬化、肝癌的病变特点与演变过程来看，首先是因机体肾气虚在先，"肾虚疫毒之邪伏于肝血"，伏久成瘀，瘀久成积。结合中医经典理论及CHB的病理演变过程，可总结出"虚、毒、瘀、积"是HBV感染过程中的核心病机，采用"补益脾肾、透邪解毒""益气活血化积""养正逐邪、化积解毒"的治疗策略，据此构建从肝着到肝积、肝癌的病机体系。

1.慢性乙型肝炎、肝硬化、肝癌的中医病机

（1）慢性乙型肝炎的本质病机　"虚、毒"是CHB的本质病机。CHB是由HBV慢性感染所致，目前治疗上尚未有消除HBV的方法。HBV感染人体的最大特点为：围产期或婴幼儿期感染的慢性化可达90%以上，而成人感染的慢性化只有5%左右。婴幼儿期感染HBV后，往往形成慢性HBV携带状态，至成年才进展为慢性肝炎。炎症活动是由免疫病理损伤所致。由于炎症反复发作，经久不愈，最终可进展为肝硬化。基于这一病理过程，我们根据中医"伏气温病"理论，以柳宝诒的伏气温病的发生，内因肾气先虚，外因冬季感寒，邪伏少阴，寒邪化热而外发，或因时邪外感引动而发，提出"肾虚伏气"理论，并指出HBV为"疫毒之邪"。疫毒之所以侵入人体，是因为正气虚，即所谓"邪之所凑，其气必虚"。邪伏体内什么部位，历代医家争论很大。根据CHB的病位特点，我们认为邪伏于"肝血"，因此提出了"肾虚疫毒之邪伏于肝血"为CHB的主要病机，治疗采用补肾透邪解毒法。

从早期的病毒"携带状态"到慢性肝炎活动，常经过数十年，即从幼年至成年。当"后天之本"脾气渐旺，此时若外因或正气引动，机体可有效地祛除内伏的疫毒之邪，达到自愈或免疫控制状态。若"后天之本"虽旺，但不足以逐邪，正邪交争持续，即进入炎症反复发作的CHB阶段。这一时期不仅肾虚，且脾亦虚，即脾肾两虚、邪毒内伏，故治疗上宜采用"补肾健脾解毒"法。

（2）CHB相关的肝硬化的核心病机　"虚、瘀"是CHB肝硬化的核心病机。CHB炎症反复不愈，伴随肝组织的纤维化修复，逐渐进展为肝硬化。如前所述，婴幼儿期肾虚疫毒内伏，至成人时，当"后天之本"脾气渐旺，机体抗邪能力增强，正邪交争，若"后天之本"不足以逐邪，伏邪稽留，致脏腑失和，气血运行不畅，湿浊内生，气虚血瘀痰凝，日久结为积块，而为积证。可见，病情进入到肝硬化期是因为疫毒伏于肝血，正气不足，久之成瘀，即"正虚血瘀"。这时期的虚以脾气虚为主要表现。由于气虚难以驱逐外邪，久之必瘀成积。不过肝硬化还只是积的初期，未成积毒，因而提出"气虚血瘀成积"为其核心病机，治疗上当"益气活血化积"。

（3）CHB相关肝癌的关键病机　"虚、积、毒"是CHB相关肝癌的关键病机。肝硬化结节，进一步发展为肝癌，为积之甚，即《医宗必读》所言"积之成者，正气不足，而后邪气踞之"。也如《灵枢·百病始生》所言"是故虚邪之中人也……留而不去，传舍于经，留着于脉……稽留而不去，息而成积，或着孙脉，或着络脉"。此时邪气为癌毒与疫毒交织，积之体迅速增大，病情进展加剧，并伤及脉络而流注全身。这时虚仍以脾虚为主，积为气、痰、瘀交织，毒为癌毒与疫毒复加，即"虚、积、毒"合为一体，病情复杂而严重。治疗上，当以扶正祛邪为总原则。扶正以补气、补脾为主，攻邪以祛中焦胃肠之邪为先。因而提出"正虚邪踞成积毒"的肝癌病机理论，治疗上采用"养正逐邪化积解毒"法。

2.慢性乙型肝炎相关肝硬化、肝癌的病机演变　临床上，很少从HBV相关的炎症、纤维化/肝硬化、肝癌的疾病发展与病变演变过程，以及一体化的角度去认识此病为疫毒之邪启动。中医界对CHB的主要病机缺乏深入研究，因而临床上把CHB、肝硬化、肝癌作为孤立的病种来看待，结合中医经典理论及CHB的病理演变过程，可总结出"虚、毒、瘀、积"是HBV感染过程中的核心病机。

（1）虚　从"伏气温病"理论可知，HBV感染早期"携带状态"的本质是肾虚，疫毒之邪凑之于体内，最终潜伏于肝血。由于肾虚无力鼓邪外出，伏邪可以一直潜伏体内，可达数年或数十年之久。至成人之后，当脾气日益强盛，试以鼓动内邪外出。临床可以出现肝功能异常或无症状，或表现为疲劳、腹胀、尿黄、黄疸等症状。此时，在机体免疫系统作用下清除病毒，从而使部分患者自愈或达到"免疫控制"的状态。这也解释了CHB患者自愈或出现"免疫控制"状态的原因。但临床上，仍有很多患者无法控制病毒，疫毒与正气反复交争，肝脏反复炎症，进入CHB活动期。这部分患者应理解为脾气虽旺，但不足以驱逐疫毒，导致炎症活动反复发作，中医病机上应为肾虚合并脾虚。随着炎症反复发作，肝脏不断修复过程中出现肝纤维化，最后导致病情进展至肝硬化期。至肝硬化期是由虚致瘀成积的过程，虚仍以脾气虚为主要表现。实际上肝硬化是病毒性肝炎的关键时期，是疾病进入终末期或肝癌的重要节点。当脾虚进一步加重，肝硬化积聚就会瘀积而成积毒，即成肝癌。所以，可以认为"虚"是CHB发病之本，而在"虚"的演变过程中从肾虚为本，发展为脾气虚为主的肝炎、肝硬化与肝癌阶段，而肝癌为虚之甚者。

（2）毒　CHB病因是感染HBV，具有一定传染性，即中医学所谓的"疫毒"。疫毒伏于肝血而不去，即"慢性化"。"毒"作为温邪，最早见于《素问·刺法论篇》，认为"避其毒气"，可令五疫不相染易，《外台秘要方》引《小品方》"天行温疫是毒病之气"，温毒可包括湿热时毒、燥热时毒、温热时毒等，但从CHB症状上多表现为口中黏腻、尿黄、脘腹胀满、黄疸，故CHB伏气性质主要为"湿热"时毒，也有少数为"燥热"时毒。本病从伏邪潜藏至发病，从携带状态到慢性肝炎活动期，直到肝硬化与肝癌，疫毒始终难以被祛除。一旦进入到肝癌期，毒邪即发生了变化，从单纯的疫毒进展为疫毒与癌毒交织，病机复杂，更难以清除。因而，"毒"一直贯穿疾病的全过程。

（3）瘀与积　久病必瘀，不通则痛，CHB从肾虚疫毒之邪伏于肝血，肝失疏泄，肝郁血阻，疏达不畅，早期在携带状态与肝炎活动期皆有瘀之象。至肝硬化期，为瘀久成积，肝癌期则为积之甚。所以整个疾病进程皆有血瘀之征，且为由轻至重、从瘀到积、由积至积甚的动态演变过程。

3.一体化治法与选方用药　从复杂的病机中抓住其核心病机进行辨证治疗，并根据病机的动态变化，在明确病机要素的基础上，根据病机的兼夹、组合情况，确立相应的治则治法，选方用药。

（1）CHB　基于CHB"携带状态"的本质病机为"肾虚疫毒之邪内伏肝血"，因而治疗上采用补肾透邪解毒法。既往多中心、双盲、安慰对照研究结果显示，补肾清透方组、补肾健脾方组HBeAg转阴率较安慰剂组显著提高。补肾清透方以淫羊藿、菟丝子、女贞子、墨旱莲补肾之阴阳，叶下珠、虎杖清解疫毒，再加四逆散以透肝血之疫邪，佐以桃仁活血。补肾健脾方以淫羊藿、杜仲、枸杞子为君补肝肾；黄芪、白术、茯苓补中健脾，叶下珠、金银花清疫毒，为臣药；佐以丹参、三七以活血。在明确基本病机的基础上，临床上需要根据病机的兼夹灵活加减，如兼湿热加茵陈蒿汤，兼肝阴虚加一贯煎，兼肾阳虚加巴戟天、肉苁蓉、补骨脂等补阳之品等。

（2）CHB相关肝硬化　CHB肝硬化主要病机为气虚血瘀，瘀久成积。目前，西医学尚无抗纤维化的药物上市，深圳市中医院肝病团队根据其"气虚血瘀成积"的病机，采用"双抗"即抗病毒与抗纤维化，以益气活血化积法联合抗病毒治疗，显著提高了CHB肝硬化的逆转率。既往研究显示，观察1年，软肝颗粒联合恩替卡韦治疗肝硬化/肝纤维化的逆转率（38.73%）高于恩替卡韦组（23.94%，P=0.031）。代表方软肝方中，以补气之黄芪合化积之穿山甲（鳖甲）为君，辅以行气化瘀之品，如郁金、北柴胡、白芍、桃仁、红花等，佐以叶下珠之清毒之品。临床辨证时需加减，若兼湿热加茵陈、栀子，兼肝阴虚加一贯煎，脾肾阳虚加附子、干姜、桂枝等。

（3）CHB相关肝癌　肝癌整个病程为一个渐进的过程，常分为早、中、晚三期，故治疗上也要根据病程采用攻补不同的策略，正如《景岳全书·积聚》记载，积聚治疗"总其要不过四法，曰攻曰消曰散曰补，四者而已"。深圳市中医院肝病团队采用随机对照试验方法观察养正逐邪化积解毒法对肝硬化不良结节的肝癌前病变患者的临床疗效，结果发现该法有显著延缓肝癌前病变的作用。其代表方为复方叶下珠，以黄芪、叶下珠补中清疫毒，半枝莲、山慈菇攻逐癌毒，莪术化瘀。中晚期肝癌患者常表现为纳少、腹胀、大便不通或不爽，乏力、体虚、消瘦，脉虚，舌淡暗齿印、苔厚腻，为积之甚、癌毒之盛、脾气益虚。当以香砂六君子汤益脾气，辅以承气汤攻逐气、痰、瘀、食互结之邪，化积仍以穿山甲（或鳖甲）为主，癌毒之害则需清热解毒，选用叶下珠、预知子、白英、壁虎、白花蛇舌草、半枝莲、山慈菇等。由于肝癌中晚期病机复杂，毒越盛气越虚，需要屡攻屡补，故常以人参或西洋参补益正气，加入玄明粉攻逐通腑。玄明粉以小剂量为先，逐渐加量，达到"以平为期"，以改善患者内环境，提高生存期为目的。

综上所述，CHB及相关肝硬化、肝癌的病程发展，即是"虚、毒、瘀、积"的病机演变过程，只是不同时期的核心病机侧重点不同。以这一演变特点为整体切入点，全面探讨中医病因病机理论，并运用于临床。始终贯彻补虚为本的原则，早期补肾为主，中后期补脾气为主；清除疫毒贯穿全过程，即全程皆加用清热解毒类中药。对待"瘀与积"病机时，则早期佐以活血之品；肝硬化期以活血化瘀为主，并加以软坚化积之品以应对积已成；而肝癌期为积之甚，不仅清癌毒、补脾虚，还要软坚散结。

（二）从"通法"论治中晚期肝癌

1.不通是肝癌的主要病机　肝癌常见的病因有疫毒、酒毒、药毒等，病因虽各有不同，均因脏腑亏虚，血络阻滞，肝络气血不通，痰瘀血阻，脉络滋生，所谓"无虚不成积"。毒源内外，毒稽留脉络而成"癌毒"。癌毒盘踞，又会影响肝脏气血运行，久聚积甚则发为积块。正如清代医家魏念庭所言"脏腑有实邪积聚，则血脉所有之隧道，气行血走之营卫，津注液输之支系，皆凝滞格阻而为患矣"。因此，肝脏局部的气血津液不通，痰瘀阻滞脉络是肝癌发生的主要病理改变。肝癌病机起于不通，因而治之以"通"。

2.中晚期肝癌之治，"通法"运用　"通"者，《易经》道"往来不穷谓之通"。在中医认识中，"通"是气血津液正常运行的基础，是脏腑功能维持正常活动的保障。即"通"是人体气血通调，津液充足，阴阳平衡的表现。人以"通"为常，不"通"为病，故仲景有云"若五脏元真通畅，人即安和"。

通法，即使人体气血、阴阳、津液平调的方法。只有人体气血津液行之通畅无阻，如环无端，才能对内灌溉脏腑，对外滋养肌腠，以保持"阴平阳秘，精神乃治"的健康之态。通法概念初见于北齐医家徐之才的"十剂"理论，认为"通可去滞，通草、防己之属也"，此时对"通法"的认识局限于通利水饮小便。随后张从正演绎推广前贤理论，完善通法概念，其曰"通者，流通也"，提出通法不仅可用于"前后不得溲便"，还可治疗"痹痛郁滞，经隧不利"。至清代，各位医家对通法的认识趋于完善，各抒己见，赋予通法新的含义。高士宗论道"通之法各有不同……若必以下泄为通则枉矣""调气以和血，调血以和气""上逆者使之下行，中结者使之旁达""虚者助之使通，寒者温之使通"均属通法之列。叶天士认为，通法为中医治法的核心，提出"凡病宜通"的治则，云"大凡经脉六腑之病，总以宣通为是"，其中"通字须究气血阴阳"。李宗源在其《医纲提要》中强调，通之义有三，分别为"宣通""攻通""旁通"。程钟龄则在《医学心悟》中对通法运用经验作了总结，"一法之中，八法备焉，八法之中，百法备焉"。因此，通法是中医药的治疗大法，虽列于八法之外，但寓于八法之中。"五脏以通为用，六腑以通为顺"，以"通"至"通"，"通"不仅是中医的核心治疗方法，更是中医治疗的最终目标。

肝癌的基本病机为正虚邪积，又有早、中、晚期的不同，应将攻、补两大治法有机结合。早期正未虚，邪气尚盛，治之攻邪为主，以期迅速遏制癌毒的发展；至中晚期，癌毒与正气逐渐反转，病机复杂，因虚致实，因实致虚，虚实夹杂，此时期不应急于求成，可以屡攻屡补，治宜养正祛毒化积。

（1）补益脾胃，养正为本是为通　凡脾胃不足及虚弱失调之人，多有积聚之病，脾胃之强弱决定了正气的盛衰与肝癌的发生发展。在肝癌的整个疾病进展过程中，脾虚也贯穿始终。癌症中晚期，尤其肝癌综合治疗术后，常见腹胀、纳少、虚羸体瘦等胃气亏耗，甚至胃气衰败的表现。《素问·平人气象论篇》载言"人无胃气曰逆，逆者死"。脾胃为中土以灌四旁，后天气血生化之源，一身正气之本始。此时期尤应注意顾护脾胃，"健一分胃气便增一分生机"，因此，健脾益气养正是治疗原发性肝癌之本，首当以白术、茯苓、西洋参、人参、黄芪等补益脾气，常以白术30~50g、西洋参10g、茯苓20g、甘草10g配伍，取四君子汤之意以实胃气，寓通于补，补后天之源，疗诸虚不足，以期达到"健脾即可以磨积，脾健积自消"的治疗效果，此为"通法"之奥妙也。清代程钟龄治疗积聚有三法"必先补其虚，理其脾，增其饮食，然后用药攻其积"，亦阐明了在治疗过程中健脾养正是攻邪化积的基础。脾强纳足，气机升降如常，谷饮得化，生化有源，则正气存内，邪不可干。因此，补脾扶正应贯穿肝癌治疗的始终，该思想在肝癌的中医治疗中仍具有十分重要的临床意义。

（2）祛毒化积，通络止痛是为通　癌毒积聚盘踞，肝络气血失和是肝癌的基本病理改变。气机运化无力，以致气、血、痰、湿之病理产物瘀阻于内，久之，晚期瘤体逐渐增大，坚硬疼痛。脉络瘀滞，脏腑失调，内毒滋生，即所谓"癌毒"，可见"癌毒"是肝癌发生、发展的重要病理产物。早期癌毒初萌，治宜攻伐为主，祛毒化积；中晚期癌毒炽盛，多有癌肿疼痛，既要治以祛毒化积，又要通络止痛。祛毒化积则络通痛止，其中祛毒化积又以"祛毒"为要。

祛毒包含以下三方面含义。一是清热解毒。肝癌末期的诸多临床表现，如黄疸、发热等均与热毒内蕴密切相关，热毒愈重症状愈危急，此时应用清热解毒之品常获良效，临床上常用白花蛇舌草、半枝莲、龙葵、红豆杉等。二是化瘀祛毒。毒瘀内阻导致肿瘤坚硬满痛，且癌痛是造成晚期肝癌患者主要痛苦的重要原因。此时应在清热解毒基础上增加活血化瘀之品，通络化积止痛，如预知子、莪术、丹参、三七、延胡索、赤芍、牡丹皮、郁金等。其中，预知子还有抑制肝癌细胞恶性增殖之效。三是以毒攻毒。《医学正传》有云"大毒之病，必用大毒之药以攻之"。癌毒是肝癌迅速进展的重要原因，与外感六淫、内生五邪不同，它由内外毒邪合邪而成。童教授常用壁虎、白英、蜂房、山慈菇等小有毒性之品以毒攻毒，此为"有故无殒，亦无殒也"。实验证明，壁虎可通过抑制Wnt信号通路进而发挥抗肿瘤作用。通过以上三种方法，可减少癌毒留聚给患者带来的痛苦，提高患者的生存质量。肝癌中晚期病机复杂，毒盛气虚，但祛毒化积之品多苦寒，攻邪易伤正，尤其容易损伤中焦脾土。童教授指出，使用攻伐药物时要配伍健脾和胃药物顾护中土，"屡攻屡补"应"以平为期"，平则"五脏元真通畅"，通则"人即安和"。

（3）通腑降浊，截断病势是为通　六腑以通降为顺，"通"乃其正治。肝癌中晚期，常出现腑气不通，以腹胀、大便不通或不爽为主要表现的并发症，中焦为气机之枢纽，中焦不通，则上下不达，加重病情。主要有以下两个原因：一是毒热瘀阻，搏结胃肠，气机郁滞；二是胃气衰败，中气不足，运化无力。肝寄腑于大肠，借道大肠而降气泄浊。常以熟大黄、枳实、厚朴、玄明粉配伍，取大承气汤之意以通腑降浊祛毒，以"通"为和。实验证明，大承气汤类方可调节肠内微生物环境，降低血清内毒素水平，进而保护肝脏细胞。故张子和言，"陈莝去而肠胃洁，癥瘕尽而营卫昌"。童教授指出，玄明粉的使用要注意用量及用法，一般以小剂量（3g）为先，兑入汤剂中冲服（不可入汤同煎）。服药初期一般大便可增至2~3次/日，甚至4~5次/日，若患者便后不适症状得解，此时不必尽剂。此后，可少量频服，每日大便应控制在5次内。待患者耐受后，再逐渐加量，最大可用至15~30g。另外，"吐下之余，定无完气"，通腑后要注意加强补脾益胃，如生白术可改炒白术等。

（4）调畅情志，通达肝性是为通　肝体阴而用阳，肝喜疏达，具有喜条达恶抑郁的生理特性。肝癌患者气血不通，癌毒昌盛，与肝失疏泄不无关系，而气血阻滞，又加重肝气郁结。所谓肝病苦急，此时患者多有情志抑郁、肝疏不畅的表现。朱丹溪云"一有怫郁，则诸病生焉"，患者又常因情绪抑郁每每加重病情。因此，童教授强调中医药治疗配伍疏肝行气药物以助疏泄，常用炒麦芽、青皮、柴胡等，其次要重视肝癌患者的心理疏导。调护有方，加之情志舒畅，气血冲和，可减轻癌症患者临床症状，提高生活质量，延长带瘤生存时间。

十、古代文献精选

《难经·五十五难》："肝之积，名曰肥气，在左胁下，如覆杯，有头足。久不愈，令人发咳逆，疟疟连岁不已。以季夏戊己日得之。何以言之？肺病传肝，肝当传脾，脾季夏适王，王者不受邪，肝复欲还肺，肺不肯受，故留结为积。故知肥气以季夏戊己日得之。"

《素问·至真要大论篇》载"坚者消之""客者除之""结者散之""留者攻之""逸者行之""衰者补之"。

《素问·六元正纪大论篇》："大积大聚，其可犯也，衰其大半而止。"

《中藏经·积聚癥瘕杂虫论》："积聚、癥瘕、杂虫者，皆五脏六腑真气失而邪气并，遂乃生焉……盖因内外相感，真邪相犯，气血熏抟，交合而成也。"

《圣济总录》："胃弱之人，因饮酒过多……酒与饮俱不化。停在胁肋，结聚成癖。"

《卫生宝鉴》："凡人脾胃虚弱，或饮食过常，或生冷过度，不能克化，致成积聚结块。"

《类证治裁·郁》："七情内起之郁，始而伤气，继必及血。"

《灵枢·百病始生》："壮人无积，虚则有之。"

《诸病源候论·积聚病诸候》："诸脏受邪，初未能为积聚，留滞不去，乃成积聚。"

参考文献

［1］李秀惠，袁慧鑫.从病因病机入手提高中医药治疗原发性肝癌的疗效［J］.临床肝胆病杂志，2021，37（9）：2001-2004.

［2］吴申，吴孝雄.基于癌邪理论学术思想运用中医药治疗晚期肝癌验案体会［J］.中医临床研究，2023，15（6）：101-104.

［3］周梦玲，吴凤芝，韩晨霞，等.中医"通法"临床应用研究［J］.现代中医临床，2016，23（6）：55-58.

第五章　黄　疸

一、概述

黄疸是以身黄、目黄、小便黄为主要临床表现的常见肝胆系统疾病，其中以目睛黄染为主要特征。黄疸在古代亦称为"黄瘅"。在中医学，黄疸既是独立的疾病，也是诸多肝胆疾病的主要证候。黄疸病证的论述，始见于《内经》。《素问·平人气象论篇》记载"溺黄赤，安卧者，黄疸……目黄者曰黄疸"，《灵枢·论疾诊尺》记载"身痛而色微黄，齿垢黄，爪甲上黄，黄疸也"，描述了黄疸的临床表现。东汉时期张仲景《金匮要略·黄疸病脉证并治》始有黄疸的分类，将黄疸分为黄疸、谷疸、酒疸、女劳疸、黑疸五种，创制了茵陈蒿汤、茵陈五苓散、麻黄连翘赤小豆汤等方剂，成为治疗黄疸的重要方剂。经历代发展，中医辨治黄疸的理论、方药逐渐丰富，体系逐渐完整。元代罗天益在《卫生宝鉴·发黄》中指出"中阳偏盛，湿从热化，湿热为患，则为阳黄；中阳不足，湿从寒化，寒湿为患，则为阴黄"，把阳黄和阴黄的辨证论治系统化。王灵台教授认为，阳黄与阴黄不能包括黄疸病证的全部内容，首次提出了"介黄"之说，其本质是从阳黄到阴黄演变过程中的一个特殊的病理阶段。孙克伟教授团队针对阳黄到阴黄递渐过程存在的中间阶段，提出"阴阳黄"概念，认为阳中夹阴、阴中夹阳为其临床表现，脾阳虚兼湿浊或湿热为其病机。

二、病因病机

黄疸的病因有外感和内伤两个方面，外感多因湿热疫毒所致，内伤常与饮食、劳倦、病后体虚有关。黄疸的病机关键是湿阻，由于湿邪困遏脾胃，壅塞肝胆，疏泄失常，胆汁泛溢而发生黄疸。病位主要在脾胃肝胆。

（一）病因

1.外感湿热疫毒　夏秋季节，暑湿当令，或因湿热偏盛，由表入里，内蕴中焦，湿郁热蒸，不得泄越，而致发病。若湿热夹时邪疫毒伤人，则病势尤为暴急，具有传染性，表现为热毒炽盛、内及营血的危重现象，称为急黄。如《诸病源候论·急黄候》指出"脾胃有热，谷气郁蒸，因为热毒所加，故卒然发黄，心满气喘，命在顷刻，故云急黄也"。

2.内伤饮食、劳倦、过食酒热甘肥或饮食不洁　长期嗜酒无度，或过食肥甘厚腻，或饮食不洁，脾胃损伤，运化失职，湿浊内生，郁而化热，湿热熏蒸，胆汁泛溢而发为黄疸。如《金匮要略·黄疸病脉证并治》言"谷气不消，胃中苦浊，浊气下流，小便不通……身体尽黄，名曰谷疸"。《圣济总录·黄疸门》曰"大率多因酒食过度，水谷相并，积于脾胃，复为风湿所搏，热气郁蒸，所以发黄为疸"。长期饥饱失常，或恣食生冷，或劳倦太过，或病后脾阳受损，都可导致脾虚寒湿内生，困遏中焦，壅塞肝胆，致使胆液不循常道，外溢肌肤而为黄疸。如《类证治裁·黄疸》云"阴黄系脾脏寒湿不运，与胆液浸淫，外渍肌肤，则发而为黄"。

3.病后续发胁痛、积聚或其他疾病之后 瘀血阻滞，湿热残留，日久损肝伤脾，湿遏瘀阻，胆汁外溢肌肤，亦可产生黄疸。如《张氏医通·杂门》指出"有瘀血发黄，大便必黑，腹胁有块或胀，脉沉或弦"。

（二）病机

黄疸的病理因素有湿邪、热邪、寒邪、疫毒、气滞、瘀血等，主要以湿邪为主。病机关键是湿。《金匮要略·黄疸病脉证并治》云"黄家所得，从湿得之"，强调湿邪的重要性。叶天士《临证指南医案》指出"阳黄之作，湿从火化，瘀热在里，胆热液泄，与胃之浊气共并，上不得越，下不得泄，熏蒸遏郁……身目俱黄"，可见黄疸与湿邪关系密切。由于致病因素不同和个体素质差异，湿邪可从热化或寒化，表现为湿热、寒湿两端。由于湿热所伤或过食甘肥酒热，或素体胃热偏盛，则湿从热化，湿热交蒸，发为阳黄。由于湿和热偏盛不同，阳黄又有热重于湿和湿重于热的区别。火热极盛谓之毒，若湿热蕴结化毒，疫毒炽盛，充斥三焦，深入营血，内陷心肝，可见猝然发黄，神昏谵语，痉厥出血等危重症，为急黄。若因寒湿伤人或素体脾胃虚寒，或久病脾阳受伤，则湿从寒化，发为阴黄。从阳黄到阴黄演变过程中，有一个特殊的病理阶段，可称"间黄"，也有学者提出为"阴阳黄"或"介黄"。即具有阳黄与阴黄二者的病因病机和证候的多种特征，但又不能完全归之于阳黄或阴黄。正如阴中有阳，阳中有阴，黄疸并非首尾两端，非"阴"则"阳"，亦有两者互兼，相互涉及，此便是"间黄"。"间黄"具有阳黄、阴黄之特点，其病理要素以寒、热、湿为主，临床根据其寒、热程度不同，可大致分为两大类，一类以寒邪为主，兼夹热邪；一类以热邪为主，兼夹寒邪。因此，治疗上不可一味清热利湿，或一味散寒除湿，需要两者兼顾，并根据辨证情况，确定寒、热偏重，选择相宜之治法（见图2-5-1）。

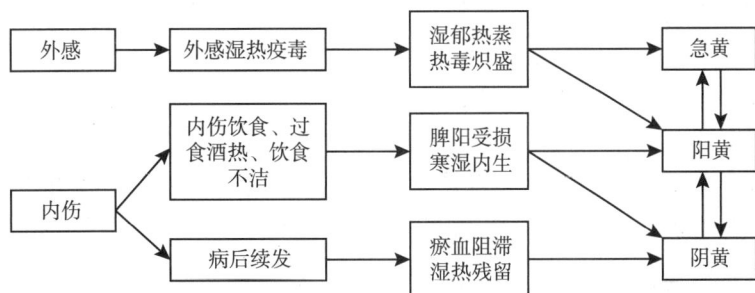

图2-5-1 黄疸的病因病机演变

三、辨证要点

（一）辨性质、别阴阳

黄疸治疗的关键先别阴阳。一般起病迅速，病程短，黄色鲜明，舌质红，脉弦数者，属热证、实证，为阳黄。其中起病急骤，黄色如金，变化迅速，舌绛者，为急黄。而起病较缓，病程长，黄色晦暗，舌淡或暗，脉迟缓者，属寒证、虚证，为阴黄。对阳黄需进一步辨湿热孰轻孰重。发热重，或胸腹热满，按之灼手，口干苦思饮，大便干结，小便短赤，舌质红少津，苔黄腻，脉弦数者，为热重于湿。而身热不扬，身困倦怠，胸膈痞满，口干黏不思饮，大便黏滞不爽，小便短黄，苔白腻或白滑而厚，脉弦滑或濡者，则属湿重于热。

（二）辨病位及证候特征

黄色鲜明，脘腹痞满，纳呆呕恶为主症者，病位在脾胃，证属脾胃湿热。黄色鲜明，胁肋胀痛，口苦呕恶为主症者，病位在肝胆，属肝胆湿热证。黄色鲜明，胁肋剧痛，痛彻肩背，呕恶严重甚则呕逆胆汁者，病位在胆并及于肝，证属胆腑郁热。以黄色如金，高热烦躁，呕吐频作，甚或神昏、抽搐为特征者，病位在肝胆，证属热毒炽盛，熏灼肝胆。而身黄如金，入夜身热甚，神昏谵语，皮下斑疹、紫癜，或衄血、吐血、便血者，则病位在肝胆及心，证属热毒内陷心营。黄色晦暗，肢冷畏寒，腹胀纳少，便溏为主症者，病位在脾及肝胆，证属寒湿困脾。若见黄色晦暗，头晕腰酸，脘痞腹胀，五心烦热，舌红苔白腻等症，则病位在肝、胆、脾、肾，证属阴虚湿阻；而黄色暗滞，胁下痞块，舌质淡暗、瘀紫者，则病位在肝胆，属血瘀证。

（三）辨病势轻重

须综合黄疸色泽变化、患者精神状态及全身情况判定。一般认为，黄疸逐渐加深、患者精神萎靡，全身极度疲乏，纳差，提示病势加重。黄疸逐渐变浅，患者神清气爽，纳食增加，病情趋向好转，为顺证病轻。黄疸色晦无泽，患者烦躁不宁或神昏嗜睡，纳差呕吐，甚或吐血、衄血，则为逆证，病重。

四、辨证论治

（一）阳黄

1.热重于湿证

症状：身目发黄，色泽鲜明，发热口渴，口干而苦，或见心中懊侬，恶心呕吐，小便短少黄赤，大便秘结。舌质红，苔黄腻或黄糙，脉弦数。

治法：清热通腑，利湿退黄。

推荐方药：茵陈蒿汤加减。茵陈、栀子、大黄、黄柏、金钱草、垂盆草、茯苓、车前子、滑石、薏苡仁、郁金、牡丹皮、赤芍等。

邪热炽盛者，可加虎杖、黄芩等清热解毒；腹胀者，可加用厚朴、枳实等行气消胀之品。

2.湿重于热证

症状：身目发黄，黄色不及阳黄那么鲜明，头重身困，胸脘痞满，食欲减退，恶心呕吐，腹胀或便溏。舌苔厚腻微黄，脉濡缓或弦滑。

治法：利湿化浊运脾，佐以清热。

推荐方药：茵陈五苓散加减。茵陈、猪苓、茯苓、泽泻、车前子、薏苡仁、藿香、豆蔻、陈皮、黄芩、连翘等。

纳呆者，可加用炒麦芽、鸡内金以醒脾消食。

3.胆腑郁热证

症状：身目发黄，黄色鲜明，上腹、右胁胀闷疼痛，牵引肩背，身热不退或寒热往来，口苦咽干，呕吐呃逆，尿黄赤，大便秘结。舌质红，苔黄，脉弦滑数。

治法：疏肝泄热，利胆退黄。

推荐方药：大柴胡汤加减。柴胡、黄芩、半夏、大黄、枳实、郁金、佛手、茵陈、栀子、白芍、甘草、郁金、鸡内金、金钱草、海金沙、厚朴、竹茹、陈皮等。

胁痛重者，可加郁金、延胡索行气活血。

4.疫毒炽盛证（急黄）

症状：发病急骤，黄疸迅速加深，其色如金，皮肤瘙痒，高热口渴，胁痛腹满，神昏谵语，烦躁抽搐，或见衄血、便血，或肌肤瘀斑。舌质红绛，苔黄而干燥，脉弦滑或数。

治法：清热解毒，凉血开窍。

推荐方药：《千金》犀角散合犀角地黄汤加减。犀角（用水牛角代）、黄连、栀子、大黄、板蓝根、生地黄、玄参、牡丹皮、茵陈、土茯苓等。

神昏谵语者，可加用安宫牛黄丸以凉开透窍；动风抽搐者，可加用羚羊角粉或紫雪丹以息风止痉。

（二）阴黄

1.寒湿阻遏证

症状：身目俱黄，黄色晦暗不泽，或如烟熏，脘腹痞胀，纳少，神疲畏寒，便溏，口淡不渴。舌质淡，苔白腻，脉濡缓或沉迟。

治法：温中化湿，健脾和胃。

推荐方药：茵陈术附汤加减。茵陈、附子、干姜、白术、甘草、茯苓、泽泻、猪苓等。

胁腹胀痛者，可加用柴胡、香附以疏肝理气。

2.脾虚湿滞证

症状：面目及肌肤淡黄，甚则晦暗不泽，肢体倦怠乏力，心悸气短，大便溏薄。舌质淡，苔薄，脉濡细。

治法：温中化湿，健脾和胃。

推荐方药：黄芪建中汤加减。黄芪、桂枝、生姜、白术、当归、白芍、甘草、大枣、茵陈、茯苓等。

气虚乏力明显者，加用党参；畏寒、肢冷、舌淡者，加用附子以温阳祛寒；心悸不宁、脉细弱者，加熟地黄、酸枣仁以补血养心。

3.瘀血内结证

症状：身目发黄而晦暗，面色黧黑，胁下有癥块胀痛，皮肤可见赤纹丝缕。舌质紫或有瘀斑，脉弦涩或细涩。

治法：活血化瘀。

推荐方药：血府逐瘀汤加减。熟地黄、当归、川芎、白芍、桃仁、红花、柴胡、枳壳、桔梗、牛膝、炙甘草、茵陈等。

瘀血不去，积湿生热者，可加用茵陈、虎杖等清利湿热。

（三）间黄

1.寒热相间，以热为主证

症状：身目发黄，色泽不甚鲜明，无明显发热，或有口干苦，恶心呕吐，脘腹痞满，大便溏垢。舌淡苔黄腻，脉弦细略数。

治法：清热利湿，佐以温中散寒。

推荐方药：甘露消毒丹合理中汤加减。豆蔻、藿香、茵陈、滑石、通草、石菖蒲、黄芩、金钱草、干姜、炙甘草、茯苓、太子参等。

2.寒热相间，以寒为主证

症状：身目俱黄，黄色稍显暗淡，脘腹痞胀，纳少，便溏，或有口干喜饮。舌质淡，苔白腻浮黄，脉沉细。

治法：温中除湿，佐以清化湿热。

推荐方药：茵陈术附汤合三仁汤加减。茵陈、白术、附子、干姜、茯苓、杏仁、薏苡仁、豆蔻、厚朴等。

（四）湿热郁表证

症状：身目发黄，色泽鲜明，身痒，胸脘痞闷，心烦口渴，小便不利，或伴恶寒、发热、无汗等表证。舌红苔黄腻，脉濡数或濡缓。

治法：宣肺解表，清热祛湿。

推荐方药：麻黄连翘赤小豆汤加减。麻黄、连翘、赤小豆、杏仁、桑白皮、大枣、炙甘草、茵陈、防风、白鲜皮、地肤子、蝉蜕、滑石等。

五、预后转归

一般情况下，阳黄病程较短，消退较易；但阳黄湿重于热者，消退较缓，应防其迁延转为阴黄。急黄为阳黄之重症，湿热疫毒炽盛，病情重笃，常可危及生命，若救治得当，亦可转危为安。阴黄病程缠绵，收效较慢，倘若湿浊瘀阻肝胆脉络，黄疸可能数月或经年不愈，须耐心调治。总之，黄疸以速退为顺，如《金匮要略·黄疸病脉证并治》指出"黄疸之病，当以十八日为期，治之十日以上瘥，反剧者为难治"。若久病不愈，气血瘀滞，伤及肝脾，则有酿成积聚、鼓胀之可能。

六、预防调护

（一）合理膳食

采取合理的饮食护理措施，提升饮食的规律性，根据患者疾病不同、发展阶段和证型，实施饮食指导。鼓励患者经胃肠进食营养丰富、易消化、清淡、新鲜、柔软的食物，避免粗纤维食物及煎炸等粗糙油腻食物。应少食辛辣之物及生冷甜腻之品。

（二）起居有常

在炎症急性期应注意卧床休息；恢复期可根据患者的体力情况，适当参加体育锻炼，如练太极拳、八段锦等。

（三）调畅情志

多虑、易怒容易致使病情加重，应鼓励患者调畅情志，给予必要的心理护理。

七、临证备要

（一）色泽、病史、症状合参，辨别黄疸阴阳

黄疸若黄色鲜明，伴表证、湿热证，多为阳黄；若黄色晦暗，伴虚寒证，多为阴黄；若黄色日久不退而舌质瘀斑者，则为瘀黄；若病来势急，病情重，色黄如金，则为急黄，亦称瘟黄。但是临床需要注意，灿灿如橘子色不一定皆是阳黄，瘀热黄疸也可见；黄色晦暗不一定皆是阴黄，如湿重于热的阳黄也可见。在阳黄与阴黄转化过程，还可能出现"阴阳黄"，因而临床在辨证时，需要结合病史、症状合参，辨别黄疸的阴阳。同时还要掌握阳黄与阴黄的转化，以便采用相应的治疗措施。

（二）黄疸辨"湿"与"非湿"

仲景提出"黄家所得，从湿得之"，强调了因湿发黄的重要病机。湿邪是引起黄疸病各种病理因素中的基本要素。因湿黄疸，进一步细分为痰湿黄疸、湿热黄疸及寒湿黄疸。人体感邪，是否发黄，关键在于脾胃是否健旺，若里无湿邪内蕴，则不致黄。脾不运化，脾湿郁遏是导致黄疸发病的重要环节。但是，在临床实践中还有一些非湿黄疸，包括瘀热黄疸、燥热黄疸、虚寒黄疸、瘀血黄疸等，所以临床还需辨别非湿黄疸，治疗上也存在差异。

（三）关于茵陈、大黄与赤芍的应用

茵陈为治疗黄疸之要药。张景岳在《景岳全书》中曰"茵陈，味苦微辛，气微寒，

阴中微阳，入足太阳经"。吴有性谓"退黄以大黄为专功"，茵陈与大黄协同使用，退黄效果尤佳，如大便秘结，加玄明粉、枳实；若大便溏，可用制大黄，一般连续服用后，大便非但不稀，反而会正常。

对于活血化瘀的中药，在治疗黄疸，尤其是瘀胆的病变，常用赤芍、桃仁、莪术、丹参、虎杖、当归等。其中赤芍的运用，自从汪承柏教授用大剂量的赤芍治疗瘟黄重度黄疸，目前在临床上多有使用。赤芍具有行瘀凉血，消肿止痛的作用，对消退黄疸确有疗效，但大剂量的赤芍副作用也十分明显，可能会导致腹泻，临床应根据大便次数调整用量。

八、医案举隅

（一）阳黄

孙某某，女，1955年6月出生。2017年3月13日初诊。

患者因"身目小便黄1月"就诊。2010年5月初无明显诱因出现全身乏力，单位体检发现肝功能异常，在当地医院住院治疗，未能找到肝功能异常原因，经护肝降酶治疗，肝功能仍然为轻至中度异常，其中以ALP、GGT升高明显。2012年患者到北京佑安医院求治，诊断为"原发性胆汁性肝硬化"，以熊去氧胆酸胶囊治疗，病情未见明显好转。1个月前患者出现身目小便黄，在当地医院实验室检查：ALT 158U/L，AST 147U/L，GGT 364U/L，ALP 338U/L，TBil 85μmol/L，DBil 46μmol/L。肝胆脾彩超示：肝脏未见异常声像，胆囊炎。遂来求治于中医。现症见：面色发黄，黄色较鲜明，头身困重，纳食稍差，恶心无呕吐，腹稍胀，皮肤瘙痒，小便色深黄，大便调。

既往史：否认高血压、糖尿病、心脏病、肾脏病等慢性病史。否认病毒性肝炎、伤寒、疟疾、结核等传染病史。否认外伤、手术、中毒、输血史。预防接种史不详。

过敏史：否认食物、药物过敏史。

体格检查：舌质淡红，苔白腻微黄，脉弦滑。发育正常，营养中等，全身皮肤及巩膜中度黄染，手臂可见红色皮肤抓痕。腹平软，无压痛及反跳痛，无蜘蛛痣及肝掌，肝脾肋下未触及，肝区叩击痛阴性，腹部移动性浊音阴性，双下肢无浮肿，计算力及定向力正常，扑翼样震颤阴性。

辅助检查：2017年2月在当地医院检查，ALT 158U/L，AST 147U/L，GGT 364U/L，ALP 338U/L，TBil 85μmol/L，DBil 46μmol/L。

中医诊断：黄疸。

证候诊断：阳黄，湿重于热。

辨证分析：患者先天禀赋不足，湿热邪毒搏结于胁，加之平素饮食不节，损伤脾胃，脾虚失其健运之能而致水湿内蕴，日久郁而化热，湿热相搏，壅塞肝经，肝失疏泄条达，胆汁不循常道，外溢肌肤，故身目发黄，发为黄疸。湿属阴邪，湿性重着黏滞，故头身困重；木不疏土，损伤脾胃，脾胃为后天之本，脾虚失其健运，气血不足，无力运化水谷精微，故见纳差、恶心、腹胀；湿热泛溢皮肤，故见皮肤瘙痒；湿热下注膀胱，则小便黄。舌质淡红苔薄白，脉细滑数皆为湿热并重之象。

西医诊断：①原发性胆汁性肝硬化。②胆囊炎。

治法：利湿化浊，辅以清热活血。

处方：茵陈30g，茯苓20g，丹参20g，泽泻15g，猪苓15g，白术15g，金钱草15g，栀子15g，大黄10g，桃仁10g。日1剂，分2次服。

西医治疗主要以熊去氧胆酸胶囊配合使用护肝降酶药。

二诊：上方服7剂后，于2017年3月20日复查ALT 96U/L，AST 87U/L，GGT 216U/L，ALP 258U/L，TBil 79μmol/L，DBil 32μmol/L。头身困重减轻，纳食好转，但黄疸指标未见明显下降，考虑热留未退，原方加金钱草15g、蒲公英15g、黄芩10g以加强清热利湿之功，日1剂，分2次服。

三诊：上方服14剂后，黄疸渐退，无恶心，纳尚可，头身困重减轻。后续服参苓白术散或逍遥散配合茵陈四苓散加减，肝功能恢复正常，黄疸消退。

（童光东，邢宇锋.童光东医案集萃.北京：中医古籍出版社，2021）

按语： 原发性胆汁性肝硬化，现多称"原发性胆汁性胆管炎"，是一种以肝小叶汇管区淋巴浸润，小胆管炎症和破坏、血清抗线粒体抗体（AMA）阳性、肝内细小胆管非化脓性进行性破坏为特征的慢性进展性的自身免疫性肝病，有发展为肝硬化的风险，多见于女性。病理特点是非化脓性、肉芽肿性、淋巴细胞性胆管炎。原发性胆汁性胆管炎起病较为隐匿且进展速度缓慢，进一步将发展成肝硬化或肝衰竭等。依照其自然史可分为4个阶段：临床前期、无症状期、有症状期、失代偿期。临床表现早期症状较轻，乏力和皮肤瘙痒为最常见首发症状，而患者进入终末阶段的标志是血清总胆红素≥102μmol/L。根据Scheuer's分类，原发性胆汁性肝硬化可分为小胆管炎期、小胆管增生期、纤维化期、肝硬化期。依据血清胆红素及白蛋白指标，分为早期（胆红素和白蛋白都正常）、中期（胆红素、白蛋白其中一个异常）、晚期（胆红素和白蛋白都异常）。原发性胆汁性肝硬化晚期出现门静脉高压症与肝衰竭，可进展为肝癌。

原发性胆汁性肝硬化在病程早期不一定有黄疸，后病情发展，黄疸逐渐出现，属中医学"黄疸"范畴。《景岳全书》曰："阳黄证多以脾湿不流、郁热所致，必须清火邪，利小水，火清则溺自清，溺清则黄自退。"《临证指南医案》曰："阳黄之作，湿从火化，瘀热在里，胆热液泄，与胃之浊气共并，上不得越，下不得泄，熏蒸郁遏，侵于肺则身目俱黄，热流膀胱，溺色为之变赤，黄如橘子色，阳主明，治在胃。"究其病机，大凡湿遏热壅，胆汁不循常道，溢于肌肤。阳黄湿重于热者，应防其迁徙转阴，黄疸消退之后，仍需注意健脾疏肝等善后调理。

本例处于原发性胆汁性肝硬化中期，湿热稽留，病情缠绵，正气尚存。故治疗以祛邪为先，重点是利湿化浊，辅以清热活血。后以参苓白术散或逍遥散配合茵陈四苓散加减，以顾及脾胃，脾胃运化则湿浊化，湿化热清则黄疸自消。

（二）阴黄

韩某某，男，1985年4月出生。2018年4月6日初诊。

主诉：身目小便黄伴乏力纳差1年余。

现病史：患者诉2017年2月开始无明显诱因出现食欲不振，厌油腻，疲乏无力，同时发现皮肤及双目发黄，尿黄。近一年来每隔半月或二十多天可出现双目发黄和小便发黄，反复不愈，当时未予重视，未治疗。现症见：神疲乏力，面色晦暗，食欲不振，厌油，右胁时痛，腹胀，便溏，小便黄。

既往史：乙肝"大三阳"[HBsAg（＋），HBeAg（＋），HBcAb（＋）]病史20余年，一直未接受抗病毒治疗。否认高血压、糖尿病、冠心病、肾病史。否认结核等传染病史。否认外伤、手术、输血、中毒史。否认药物、食物过敏史。预防接种史不详。

过敏史：未发现。

体格检查：舌淡红，苔薄白，脉弦细滑。发育正常，营养中等，皮肤及巩膜黄染，颜面及胸背未见明显毛细血管扩张，未见蜘蛛痣及肝掌，腹部外形正常，脐部正常，无腹壁静脉曲张，腹软，全腹无压痛及反跳痛，未触及液波震颤。全腹未触及包块，肝脾肋下未触及，胆囊未触及，墨菲征阴性，肝上界位于锁骨中线第五肋间，腹部移动性浊音阴性，肠鸣音正常，双下肢无浮肿，计算力及定向力正常，扑翼样震颤阴性。

辅助检查：肝功能示ALT 655U/L，AST 450U/L，TB 135μmol/L，DB 75μmol/L，IB 60μmol/L。HBV DNA 5.17×107IU/ml。乙肝两对半HBsAg、HBeAg、HBcAb阳性。肝胆脾胰B超示肝实质回声增粗，胆囊壁毛糙增厚，脾胰未见明显异常。

中医诊断：黄疸。

证候诊断：阴黄，阳虚湿困。

辨证分析：患者乙肝病史多年，肝失条达，故见右胁疼痛。木不疏土，损伤脾胃，脾胃为后天之本，脾虚失其健运，气血不足，无力运化水谷精微，故见神疲乏力，腹胀，食欲不振。脾胃虚弱，功能受损，运化失职，湿浊内生，郁而化热，湿热内蕴，熏蒸肝胆，使之疏泄失常，胆汁不循常道，外溢肌肤，故身目发黄，发为黄疸。脾阳不足，阳虚则寒，故见面色晦暗，大便溏薄。湿浊之邪下注膀胱，则见小便黄。舌淡红，苔薄白，脉弦细滑皆为湿热未清，脾阳不振之象。

西医诊断：慢性重度乙型病毒性肝炎。

治法：清热利湿，温脾理中。

处方：茵陈10g，猪苓15g，焦白术15g，泽泻15g，干姜5g，泽兰15g，车前子15g。日1剂，分2次服。

西医予护肝降酶治疗，恩替卡韦分散片0.5mg，每天1次口服以抗病毒治疗。

二诊：服上方7剂后，口苦咽干，小便色仍深黄，舌质红，肝功能较前无明显变化。进一步详细辨证后认为，患者证系湿热未清，瘀阻中焦，脾失健运，久病以致气虚血滞。遂改变前法，治以清热祛湿，芳化活血，佐以益气养血。

处方：茵陈30g，生黄芪15g，焦白术15g，砂仁10g（后下），杏仁10g，橘红10g，藿香15g，酒黄芩10g，蒲公英15g，醋香附10g，泽兰15g，杭白芍30g，当归10g，通草3g，车前子15g。日1剂，分2次服。

三诊：上方服14剂后，体力好转，食欲增加，腹胀消失，小便黄好转，大便调，肝功能好转。以后重用生黄芪，进一步调理1月余，临床痊愈，经随访未再复发。继续配合西医保肝抗病毒治疗。

（童光东，邢宇锋.童光东医案集萃.北京：中医古籍出版社，2021）

按语：临床上一般将黄疸分为阳黄、阴黄、急黄三大类。《临证指南医案·疸》云："阴黄之作，湿从寒水，脾阳不能化热，胆液为湿所阻，渍于脾，浸淫肌肉，溢于皮肤，色如熏黄。阴主晦，治在脾。"本例黄疸反复不退已一年余，开始仅从病程考虑，又兼黄疸不重，食欲不振，乏力，腹胀，便溏，舌苔薄白，似为阴黄。但是也有湿热残留之象，如小便黄、脉细滑等，所以虽取清热利湿为主，但佐以姜、桂、附等大热温阳之剂，茵陈仅用15g，相对量小力薄，不但未效，反而助热伤正，故见口苦咽干，小便深黄，舌质转红，黄疸指数也上升。湿热益炽，遂即去辛热之品，改用蒲公英、酒黄芩、泽兰、通草、车前子，并加大茵陈用量，清热解毒，活血利湿，且以清利湿热为主。又因患者病已年余，湿困中州，脾失健运，气血化生无源，肝失荣养，正虚邪恋，故用藿香、杏仁、橘红、焦白术、砂仁芳化开胃，健脾和中；生黄芪、当归、杭白芍益气养血；香附疏肝理脾。复诊紧紧抓住湿热的基本特点，祛邪为主，扶正为辅，最后治愈。通过此例的治疗，对于按阴黄论治的基本要点是：应以阴寒湿邪为主证，无明确热象，或见形寒肢冷，小便清长，脉沉细，舌质淡。若非一派寒象，应当慎用桂、附等大热之剂，应特别注意在虚实夹杂、寒热交错、正虚邪实的阶段，立法用药更要慎重。

《金匮要略》载"黄家所得，从湿得之"。慢性乙肝主要乃正气不足，疫毒之邪内伏于肝，迁延日久湿热内蕴所致。四诊合参，证属湿热遏伏，困阻中焦，胆汁不循常道，发为黄疸。对于慢性乙肝的治疗，目前抗病毒治疗是基础，但加用中药往往能改善患者症状，缩短治疗时间，提高患者的生存质量。该患者辨证为阴黄，予茵陈五苓散加减治疗，但温药比凉药有所偏胜，故黄疸下降不明显。该病虽属于阴黄，以寒湿为主，但仔细分辨，仍存在湿热残留之象，故去辛热之品，改用蒲公英、酒黄芩、泽兰、通草、车前子，并加大茵陈用量，清热解毒，活血利湿，调理半月余后好转。

九、研究进展

从湿与非湿论治黄疸

1.因湿黄疸 仲景提出"黄家所得，从湿得之"这一观点，强调了湿邪在黄疸发病中的重要性。湿邪是导致黄疸的基本病因之一，根据其病理特点，湿邪引起的黄疸可进一步分为痰湿黄疸、湿热黄疸和寒湿黄疸。

（1）痰湿黄疸　黄疸一病多与湿邪有关，《内经》认为"中央生湿，湿生土，土生甘，甘生脾……其在天为湿，在地为土，在体为肉，在脏为脾，在色为黄"，说明湿邪与脾有关。脾为生痰之源。痰湿黄疸仲景虽未言及，然中医素有"痰瘀同源"之说，血不利则为水，瘀阻水停即可生痰。《血证论》云"瘀血日久，亦能化痰水"。此外，中医又认为外感湿邪，或饮食不节，或思虑劳倦致脾胃受伤，脾为湿困，运化失司，水湿停聚，蕴湿为痰，黏滞难解。痰湿阻于肝胆，而使肝脏血流受阻，胆失疏泄，胆液溢于肌肤而为黄疸。湿从热化易成热痰，湿从寒化易为寒痰，故清化热痰、温化寒痰为化痰主法。痰阻血络，湿热瘀阻，则黄疸胶固难化，不易消退。黄疸越久，则夹瘀、夹痰越多，故临证见黄疸难以消退者，当考虑痰滞气郁、疏泄失职之黄疸，应从痰论治。关幼波先生就有"治黄要治痰，痰化黄易散"之说，痰滞得通，瘀热易消，黄疸必然退散。

（2）湿热黄疸　《素问·六元正纪大论篇》中记载"溽暑湿热相薄，争于左之上，民病黄疸而为胕肿"，最早提出了炎暑湿热之邪为黄疸的病因。《素问·玉机真脏论篇》云："发瘅，腹中热，烦心出黄。"这些都说明早在《内经》中已经将湿热作为黄疸的病机。《金匮要略》所云谷疸、酒疸的发病与饮食水谷、嗜酒有关，其病名提示了发病原因。"风寒相搏，食谷即眩，谷气不消，胃中苦浊，浊气下流，小便不通，阴闭其寒，热流膀胱，身体尽黄，名曰谷疸"，此揭示了谷疸发病及病变机制。"风寒相薄"意指湿热相搏；"胃中苦浊"乃指饮食不洁，湿热秽浊之邪伤及脾胃，不能及时从小便排解，湿热遏郁，停留体内，熏蒸肌肤而发黄。酒疸之发作与嗜酒过度有直接关系，酒为膏粱厚味，嗜酒易酿湿生热，湿热日久则损及心肝脾胃，伤及血脉。巢元方在《诸病源候论》中提出三十六种黄疸，并提出急黄与阴黄，但他认为的黄疸病机依然是湿热郁结。朱丹溪进一步将黄疸的病机简化为疸不必分五，同是湿热。现代医家多认为，湿热发黄多为阳明里实，多与体质因素有关，脾胃阳气素盛者，感邪后易于从阳化热而为湿热。

（3）寒湿黄疸　《金匮要略·黄疸病脉证并治》曰"趺阳脉紧为伤脾，风寒相搏，食谷即眩，谷气不消，胃中苦浊，浊气下流，小便不通，阴被其寒，热流膀胱，身体尽黄"。胃脉紧是湿胜于热或从脾阴寒化，寒则不食，寒气性浊，因寒生满。湿邪上逆，清阳不升故头眩，浊气不能出下窍，故小便难。寒盛则增湿，寒湿阻于中焦，脾阳被遏，寒湿之气不得布化，久久必瘀，以致气血生化无源，土气不升而身面发黄。寒湿发黄，尚无热象，或黄色晦暗，或见于黄疸之初，或见于黄疸误治伤阳而成。元代罗天益在《卫生宝鉴·发黄》中将黄疸概括为阳黄与阴黄两类，阴黄病机虽可责之为疾病后期正气耗伤，本虚标实，而寒湿阻滞是其关键。寒湿发黄根于湿，多因太阴脾虚，寒湿内盛而发病，即"寒湿在里不解故也"。一般来说，脾胃阳气素虚者，感邪后易于从阴化寒而为寒湿。

2.非湿黄疸　现代医家常一概以"湿"论黄疸，均认为湿邪困遏脾胃，壅塞肝胆，疏泄失常，胆汁泛溢而发生黄疸，忽视了在临床实践中对非湿黄疸的病因病机及治疗方法的观察及总结。非湿黄疸在黄疸发病中亦属常见，包括瘀热黄疸、燥热黄疸、虚寒黄疸、瘀血黄疸等。

（1）瘀热黄疸　除湿之外，瘀热在黄疸发病过程中尤为关键。《伤寒论》曰"阳明病，发热汗出者，此为热越，不能发黄也。但头汗出，身无汗，剂颈而还，小便不利，渴引水浆者，此为瘀热在里，身必发黄，茵陈蒿汤主之"。又言"太阴者，身当发黄，若小便自利者，不能发黄"。由此可知发热汗出或小便自利者，热邪皆有所出，不能发黄。前条所言是因不得汗出，又小便不利，热无所出，熏灼于内，故发黄。《伤寒论》曰"太阳病中风，以火劫发汗，邪风被火热，血气流溢，失其常度。两阳相熏灼，其身发黄"。风邪与火邪交织，致瘀阻血脉而血气流溢，此条所指的黄疸，也有瘀热互结。《金匮要略·黄疸病脉证并治》言"寸口脉浮而缓……脾色必黄，瘀热以行"，唐容川《金匮要略浅注补正》曰"瘀热以行，一个瘀字便见黄皆发于血分，凡气分之热不得称瘀……脾为太阴湿土，土统血……乃发黄也"。关幼波曾指出，湿热稽留气分不一定出现黄疸，湿热瘀滞血脉才能发黄。《伤寒论》茵陈蒿汤证、抵当汤证、麻黄连翘赤小豆汤证共同阐明湿热瘀结于血分导致发黄，也指出黄为脾之色，发黄的原因为"瘀热"。

（2）燥热黄疸　主要体现在燥和热两个方面，多是因热而燥。《伤寒论》曰"阳明病，被火，额上微汗出，而小便不利者，必发黄"。此条医者误用火攻，火热交互，销铄津液，邪从燥化，故发为燥热黄疸。《金匮要略》曰"师曰，病黄疸，发热，烦喘，胸满，口燥者，以病发时火劫其汗，两热所得……热在里，当下之"，此条文燥与热共存，以热为主。发热，热邪入里而烦喘，胸满；因热而燥，邪从燥化，而致口燥里结。故治以釜底抽薪，急下存阴。燥热黄疸进一步加重，可致燥瘀黄疸，阴津不足，因燥致瘀，瘀结发黄。

（3）虚寒黄疸　《金匮要略》指出，虚寒黄疸治宜温中祛寒，条文有"男子黄，小便自利，当与虚劳小建中汤""黄疸病，小便色不变，欲自利"等论述。虚寒黄疸病因病机为脾阳不振，中土失健，气血之败，非因于湿，故小便自利，色亦不变。

（4）瘀血黄疸　《伤寒论》云"太阳病身黄，脉沉结，少腹硬……小便自利，其人如狂者，血证谛也，抵当汤主之"。此为瘀血黄疸以破血逐瘀法论治者，后半条条文言血蓄下焦，瘀血发黄，病非在气分，故小便自利。《金匮要略》曰"酒疸下之，久久为黑疸……其脉浮弱，虽黑微黄，故知之"。酒疸下之太过，或不宜下而下之，正气受伤，致湿热陷入血脉，久病必瘀，瘀血阻滞则成黑疸。"目青面黑、大便正黑，皮肤爪之不仁"等症，为久病入络，瘀血阻滞，血不循经之特征。黑疸是黄疸久治不愈而转归的后期危重症，女劳疸日久也可发展成黑疸。

3.黄疸用药特点

（1）湿家发黄用药　因湿发黄总分阴阳。湿热发黄属阳，治在阳明胃，以清热利湿为主，代表方用茵陈蒿汤；寒湿发黄属阴，治在太阴脾，以温阳化湿为主，代表方用茵陈四逆汤。湿热发黄主以茵陈蒿汤清热利湿，是其大法。茵陈蒿汤出自张仲景《伤寒论》，"阳明病，发热、汗出者，此为热越，不能发黄也。但头汗出，身无汗，剂颈而还，小便不利，渴饮水浆者，此为瘀热在里，身必发黄，茵陈蒿汤主之""伤寒七八日，身黄如橘子色，小便不利，腹微满者，茵陈蒿汤主之"。该方由茵陈、栀子、大黄组成，具有清热利湿、利胆退黄之功，药虽三味，配伍严谨，用药精当，为治疗湿热黄疸的要方。方中茵陈、大黄构成茵陈蒿汤核心组成部分。张景岳在《景岳全书》中曰"茵陈，味苦微辛，气微寒，阴中微阳，入足太阳经"。茵陈为治疗黄疸之要药，然其多走气分，难以顾及血分瘀热，故配以性苦味寒、走而不守、气血并走之大黄，不仅能泻下邪热，又能清泄血分之瘀积。大黄，《神农本草经》中强调其"味苦寒。下瘀血，血闭寒热，破癥瘕积聚，留饮，宿食，荡涤肠胃，推陈致新"。《景岳全书》中特别指出"阳黄脾湿不流，郁热所致，必须清火邪，利小水，火清则溺自清，溺清则黄自退"。可见，通利大小便是清泄湿热而治疗阳黄的首要方法。故茵陈、大黄二药合用，气血同治，既清利肝胆湿热从小便而去，又取大黄活血祛瘀作用，使瘀热从大便而去。由于邪势有轻重，病位有表里，故临证时尚须慎细审证，灵活用方。

湿邪较重，热邪轻微者，用茵陈五苓散利湿散热。茵陈五苓散出自张仲景的《金匮要略·黄疸病脉证并治》"黄疸病，小便不利者，茵陈五苓散主之"，由茵陈、泽泻、猪苓、茯苓、白术、桂枝组成，为清热利湿退黄的名方。该方在《伤寒论》五苓散方基础上加茵陈化裁而来，加茵陈以清其湿热，湿热清则黄疸自消。方中以清利湿热的茵陈为君药，配合泽泻、猪苓、茯苓利水渗湿，白术健脾燥湿，桂枝辛温通阳化气行水。诸药合用，共奏清热解毒利湿、健脾和胃化浊之功。其病机由于湿热内蕴，小便不利，久则发黄，故以通阳利水为主。由于此证型为湿邪弥漫，热象不明显，"治湿不利小便，非其治也"，因此方中并没有用大苦大寒之大黄攻伐脾胃，而重点在于利小便而通达阳气，使脾胃运化，邪有出路。

太阴病者多寒湿，《伤寒论》言"伤寒发汗已，身目为黄，所以然者，以寒湿在里不解故也。以为不可下也，于寒湿中求之"。太阴寒湿，"温之，宜服四逆辈"。茵陈术附汤由四逆汤加味化裁而来，方中茵陈清热利湿，最善退黄，以治黄疸之标；白术益气健脾燥湿；附子、干姜、肉桂共奏温中散寒，补火助阳之功；甘草调和诸药。故常用此方加减治疗阴黄诸证，屡获良效。当然，正如仲景论治太阴病用"四逆汤辈"一样，寒湿发黄用茵陈术附汤、茵陈四逆汤亦是一般治疗原则，临证时当恪守其法而不墨守其方。如阴寒较甚者用茵陈四逆汤，脾胃虚寒者用茵陈理中汤，太阴湿甚者用茵陈术附汤，小便不利者用茵陈茯苓汤。

（2）非湿家发黄用药　对于瘀热黄疸，《伤寒论》236条言"阳明病……此为瘀热在里，身必发黄，茵陈蒿汤主之"。《长沙药解》言茵陈可利小便除湿邪，消瘀热而退黄疸。张锡纯在《医学衷中参西录》中记载"大黄，味苦、气香、性凉，能入血分，破一切瘀血，为其气香，故兼入气分，少用之亦能调气，治气郁作疼。其力沉而不浮，以攻决为用，下一切癥瘕积聚，能开心下热痰以愈疯狂，降肠胃热实以通燥结，其香窜透窍之力，又兼利小便"。茵陈蒿汤中茵陈、大黄配伍治疗瘀热黄疸，气血同调，瘀热同治。明代吴有性的《瘟疫论》认为"发黄一证，胃实失下，表里壅闭，郁而为黄，热更不泄，搏血为瘀"，他认为发黄是因为大小便不通利致瘀热发黄，在治法上提及"热随血泄，黄因随减"，代表方剂如茵陈蒿汤、桃仁承气汤等。

清代黄宫绣比喻燥热黄疸，"如苗值于大旱，则苗必燥而黄，是苗因燥而黄者也；太涝则苗必湿而黄，是苗因湿而黄者也"。治或清热滋阴，或急下存阴，祛邪固本。《金匮要略》云"诸黄，猪膏发煎去之"，宜用猪膏发煎润燥通便，使肠腑通畅，津液得以疏布，黄疸从而消退。

瘀血为主的黄疸，《伤寒论》云"太阳病身黄，脉沉结，少腹硬……小便自利，其人如狂者，血证谛也，抵当汤主之""黄家日晡所发热而反恶寒，此为女劳得之……腹满者难治，硝石矾石散主之"。此二条条文，前者病在太阳属实，故以抵当汤峻下，后者病在少阴属虚，故用硝石矾石散缓消。瘀血于内，肝藏血失常，或疏泄失职，或肝胆瘀阻，而致胆汁不循常道外溢发黄，治宜破血逐瘀退黄。

虚寒发黄条文记载，"男子黄，小便自利，当与虚劳小建中汤"。属脾胃虚弱，气血亏虚者，可以用小建中汤、黄芪建中汤等代表方，温中补虚，调和阴阳，建立中气。补肾扶正祛邪以肾气丸为代表方，治疗女劳发黄，该方具有通补开阖、协调肾之阴阳之功。

十、古代文献精选

《诸病源候论·急黄候》："脾胃有热，谷气郁蒸，因为热毒所加，故卒然发黄，心满气喘，命在顷刻，故云急黄也。"

《圣济总录·黄疸门》："大率多因酒食过度，水谷相并，积于脾胃，复为风湿所搏，热气郁蒸，所以发黄为疸。"

《金匮要略·黄疸病脉证并治》："谷气不消，胃中苦浊，浊气下流，小便不通……身体尽黄，名曰谷疸。"

《卫生宝鉴·发黄》："中阳偏盛，湿从热化，湿热为患，则为阳黄；中阳不足，湿从寒化，寒湿为患，则为阴黄。"

参考文献

[1]廖陆雷，卓蕴慧.大黄乌梅煎高位保留灌肠结合中药口服治疗瘀黄型慢加急性肝衰竭40例临床研究［J］.时珍国医国药，2016，27（5）：1138-1140.

[2]张苗苗，刘永刚，李京涛，等.常占杰教授从"湿主瘀从、黄因虚生"治疗黄疸经验［J］.中西医结合肝病杂志，2022，32（10）：936-938.

第六章　瘟　黄

一、概述

中医之"瘟黄",亦称"急黄",指感受疫疠之气所致的黄疸,是一种非常险恶的危急重症,病势尤为暴急。初起可见发热恶寒,随即猝然发黄,全身、小便、白睛黄色迅速加深,严重者变证蜂起,常以神昏、谵语、衄血、便血、呕血、腹胀(腹水)等重症为特点。瘟黄病因的讨论始见于《内经》,如《素问·六元正纪大论篇》载"溽暑湿热相薄,争于左之上,民病黄疸而为胕肿",最早提出了炎暑湿热之邪为黄疸的病因。隋代巢元方《诸病源候论·黄病诸候·急黄候》谓"脾胃有热,谷气郁蒸,因为热毒所加,故卒然发黄,心满气喘,命在顷刻,故云急黄也。有得病即身体面目发黄者,有初不知是黄,死后乃身面黄者……得病但发热心战者,是急黄也"。《金匮要略·黄疸病脉证并治》有黄疸、谷疸、酒疸、女劳疸和黑疸之分,称为五疸,其中"黑疸"可属急黄范畴。《诸病源候论·黄病诸候·黑疸候》曰"黑疸之状,苦小腹满,身体尽黄,额上反黑,足下热,大便黑是也"。唐代孙思邈《备急千金要方》谓"凡遇时行热病,多必内瘀著黄"。《杂病源流犀烛·诸疸源流》又曰"又有天行疫疠,以致发黄者,俗称之瘟黄,杀人最急",首载瘟黄与疫疠的关系。可见瘟黄主要由疫毒、湿热、痰火所致。本病相当于西医学的肝衰竭,包括急性肝衰竭、亚急性肝衰竭、慢加急性肝衰竭、慢性肝衰竭等四种类型。

二、病因病机

瘟黄的病因分为外感、内伤两个方面。外感多属湿热疫毒所致,内伤常与饮食、劳倦、病后有关,内外病因互有关联,引起湿邪困遏脾胃,壅塞肝胆,疏泄失常,胆汁泛溢,引发本病。

(一)病因

1.感受外邪　外感湿热夹杂疫疠之毒,疫疠之毒其性火热炽盛,其气秽浊,其毒极重,一旦感受此毒邪则造成气机壅闭,难以宣发,郁闭于内,致肝失疏泄,脾失运化,湿浊内生,胶凝成痰,痰火蕴结过盛又可化为痰毒,从而造成痰毒、火毒交攻之势,上扰心神则引起窍机失利,病者或嗜睡,或烦躁;内蕴肝胆胃肠则腑气不通,胆汁郁滞,黄疸久稽不退,发为本病。

2.酒食不节　长期嗜酒无度,或过食肥甘厚腻,或饮食不洁,损伤脾胃,运化失职,湿浊内生，郁而化热，湿热熏蒸，胆汁泛溢，而发为瘟黄。

3.病后续发　胁痛、癥积或其他病证之后，瘀血阻滞、湿热残留，日久损肝伤脾，湿遏瘀阻，胆汁泛溢肌肤，出现瘟黄。

（二）病机

瘟黄的病理因素有疫毒、湿邪、热邪、痰火、瘀血，以湿热疫毒为主。湿热疫毒壅盛，熏蒸肝胆，胆汁外溢而发本病。另外，素有气血两虚之体，正气不足，难以御邪外出，以致疫毒迅速进入血分，肝胆瘀滞，胆液暴泄，也可引发本病。初起黄疸鲜明，后期黄色晦暗。其主要病位在肝，横连于胆，克伐脾胃，上行于脑及心包，下涉于肾，血脉受损，三焦俱病。

"毒"为致病之因，贯穿于疾病的始终，"瘀"为病变之本，并且"毒"与"瘀"又可互为因果，形成恶性循环，最终导致毒瘀胶结难解的局面。其核心病机是热毒内蕴、瘀血内阻。其病机病理可简单概括为毒、瘀、痰（浊）胶结。

"毒浊"是本病的始发之因，亦是本病重要的病理环节。肝肾亏虚，毒浊内蕴是其基本病机。毒浊黏腻、性烈暴戾，决定了病程缠绵迁延，而在与正气的邪正相争中，往往会占有较大优势，成为病情演变进展的决定性力量。浊邪黏着，困阻中焦脾土，气虚及阳，久则归肾，终至肾元衰微之候（见图2-6-1）。

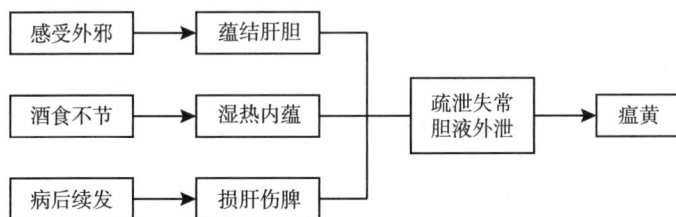

图2-6-1　瘟黄的病因病机演变

三、辨证要点

（一）辨阴阳

阳黄多由湿热之邪所致，发病急，病程短，黄色鲜明如橘色，伴发热，口干苦，小便短赤，大便燥结，舌红苔黄腻，脉弦滑数。阴阳黄病程稍长，身目俱黄，尿黄，黄色鲜明或晦暗，伴乏力，纳呆，苔白或白腻，脉弦滑，或沉迟。阴黄病程长，病势缓，黄色晦暗，伴脘腹痞闷，神疲乏力，纳少便溏，舌淡苔白腻，脉濡缓。

（二）辨虚实

起病较急，病程较短，或病程虽长而属急性发作，身目俱黄，黄色鲜明，口苦发热，苔腻脉实者，多属实证。起病较缓，病程较长，黄色晦暗，或如烟熏，舌淡、苔白或白腻，多属虚证。

（三）辨危候

本病后期，常并发危重证候。如骤然大量呕血，血色鲜红，大便下血，暗红或油黑，伴手足震颤、狂躁、神志昏迷及尿闭，脉数不静或脉大弦紧者，证属浊毒闭窍，生风动血；若神志昏迷，烦躁不安，甚则怒目狂叫，四肢抽搐颤动，口臭便秘，溲赤尿少，舌红苔黄，脉弦滑者，证属痰热扰神；若神志昏迷，汗出肢冷，气促，撮空，两手抖动，脉微欲绝，证属正气衰败，真阳欲脱之危候。

四、辨证论治

瘟黄主要由疫毒、湿热所致，湿热疫毒是主要病因，故解毒利湿是治疗瘟黄的重要治疗原则，但临床当据阴阳而施治，根据病情的不同，分别合用解毒、凉血、利湿、健脾、补益等法。

（一）阳黄证（毒热瘀结）

症状：起病急骤，病程较短。身目俱黄，黄色鲜明。舌质红或紫暗，或舌见瘀斑瘀点，舌下脉络增粗延长，舌苔黄腻或黄厚，脉弦数或弦滑。

治法：清热祛湿，解毒凉血。

推荐方药：①犀角散加减。水牛角、黄连、升麻、栀子、茵陈、板蓝根、生地黄、玄参、牡丹皮、土茯苓等。②甘露消毒丹加减。滑石、黄芩、茵陈、石菖蒲、川贝母、木通、藿香、连翘、豆蔻、薄荷、射干等。

伴鼻齿衄血或肌肤瘀斑者，加紫草、白茅根等；伴发热者，可加黄连、黄芩、栀子等。

（二）阴阳黄证（脾虚瘀黄）

症状：病程稍长。身目俱黄，尿黄，黄色鲜明或晦暗。乏力，纳呆，腹胀便溏或饮冷则泻，恶心呕吐，口干不欲饮或口苦，头身困重，朱砂掌，蜘蛛痣，或有胁下痞块。舌质淡和（或）胖或暗红，舌边齿痕，舌见瘀斑瘀点，舌下脉络增粗延长，舌苔白或白腻或白滑，脉弦或弦滑或沉迟。

治法：凉血解毒、健脾祛湿，或温补脾阳。

推荐方药：茵陈四逆汤加减。茵陈、附片、白术、赤芍、虎杖、丹参、郁金、葛根、薏苡仁等。

伴高度腹胀者，加莱菔子、沉香等；伴皮肤瘙痒者，加牡丹皮、秦艽等。

（三）阴黄证（寒湿困脾）

症状：病程长，病势缓。黄色晦暗，或如烟熏。神疲畏寒，纳少乏力，脘闷腹胀，口淡不渴。舌淡，苔白或白腻，脉沉迟或细缓。

治法：温补脾肾。

推荐方药：茵陈术附汤加减。茵陈、附子、白术、干姜、郁金、茯苓、泽泻等。

伴热毒煽动肝风而见颤动、抽搐者，可加水牛角（先煎）、钩藤、珍珠母等。

五、预后转归

本病预后转归主要为实证向虚证转化，亦可呈虚实夹杂之证。实证之初，多由疫毒、湿热、痰火所致，少数可为气血两虚之体，正气不足，难以御邪外出，以致疫毒迅速进入血分发为本病。在外邪持续侵袭下可深入营血，充斥三焦，痰毒内闭，脉络瘀阻，多脏受累，变证丛生，多表现为邪实正损、虚实夹杂之证，且可因热毒内陷，正气耗伤，肝体肝用俱损，肾火渐衰，无以温煦脾阳，导致阴竭阳亡、邪闭正脱的危候。本病久延不愈，肝木克土，还可引起胃痛、呃逆等病证，脾胃受病，反侮于肝，肝气横逆，又令反克脾胃，肝木乘土，形成脾胃病与肝胆病，因果交织，恶性循环。

瘟黄病患者，如正气充足，邪衰正复，预后良好；若迁延不愈，变证丛生，殊难根治，出现危证、坏证，预后较差。

六、预防调护

瘟黄患者应限制脂肪类食物摄入，以糖和高热量、高维生素、易消化清淡饮食为主。有慢性肝病基础的患者，应严格戒酒。乙肝病毒感染者，应定期在专科医生处随访，服用抗病毒药物期间应加强用药依从性，不得自行停药。腹水患者需低盐饮食，避免进食坚硬、油炸、辛辣食物，以免损伤胃络诱发出血。应控制每次进食量，根据病情少食多餐。

瘟黄患者需绝对卧床休息，减少体力消耗，不宜进行体育锻炼及体力劳动。中医学认为"卧则血归于肝"，所以卧床休息可以增加肝脏回流血液，减轻肝脏负担，改善肝脏微循环，促进肝功能恢复。瘟黄伴皮肤瘙痒者，可用温水洗浴，并用苦参煎水外洗，或用炉甘石洗剂涂擦；嘱患者不可搔抓，以防引起感染。瘟黄纳差者，可嘱患者自己用拇指指腹按压足三里穴或耳穴的胃、脾区。恶心及呕吐者，可用拇指指腹按压内关、中脘穴或耳穴神门区，效果较好。

本病因病情重、预后差，应进行病情监护，评估精神状态，监测生命体征，记录体重、24小时尿量、排便次数及性状等。瘟黄患者往往病情较重，对患者进行心理疏导可使患者心情舒畅，气机调畅、气血调和尤为重要。医护人员应对患者进行安慰、疏导及健康指导，避免过度紧张，树立起治疗疾病的信心，主动配合治疗，提高依从性。

七、临证备要

（一）根据瘟黄病程，分期治疗

西医学肝衰竭属于中医瘟黄的范畴。根据瘟黄自然史中免疫状态的变化规律，构建了中医分期论治与免疫状态变化规律相结合的肝衰竭中医诊治新模式。其特点是根据中医分期论治及免疫状态涨落规律，在不同的辨证分期采用不同治法或治则。

瘟黄的主要治疗特点是前期以清为主，若湿热疫毒控制不佳，可发展至"毒""瘀"两种病理因素共存状态，此时当治以解毒化瘀；而当病情发展至疾病平台期，由实证转为虚证，虚实夹杂，此时当以扶正祛邪为主；至恢复期，邪退正虚，当以温阳滋阴，补益人体之正气；病情至终末期，此时已处于正气虚衰、阴阳离决的阶段，当立即回阳救逆、开窍醒神。

（二）配合西药，辨证选药

目前内科治疗主要以病因治疗和综合治疗为主，并积极预防和治疗各种并发症，病情较重者可进行人工肝治疗，并根据病情进展情况进行肝移植前准备。临床辨证，着重从瘟黄的深浅明晦和兼证进行辨别。临床随时观察症状的变化，警惕危急症的发生。湿热疫毒是瘟黄的主要病因，解毒凉血利湿是瘟黄的主要治则。湿热壅盛者，则加入茵陈、金钱草、板蓝根、白茅根、栀子、大黄、黄连等以清热退黄；湿从寒化者，则温中化湿，加入藿香、佩兰、杏仁、砂仁、附子等；湿从热化者，则清利湿热，加入茵陈、金钱草、车前草、田基黄、虎杖等；气滞而血瘀者，则加入延胡索、丹参、郁金以行气活血；血热互结者，加大黄、牡丹皮、赤芍以凉血祛瘀；对离经之血瘀，加三七、蒲黄，或桃仁、红花，使瘀去而不伤正，邪去则正安。肝木克土，瘟黄多表现为脾胃的症状，根据病情可酌情加入助脾、醒脾之品，诸如苍术、砂仁或豆蔻；若伴气滞腹胀者，以莱菔子、青皮、枳壳、桔梗导滞理脾；若有气虚不运者，加白术、茯苓或山药以益气健脾；若属热结阳明腑实者，加大黄、芒硝、番泻叶通腑运脾；若有水湿停聚者，则加车前草、半边莲、玉米须或大腹皮利水运脾。并且，已有相关共识推荐运用安宫牛黄丸、清开方加减及大黄煎剂等方剂，研究亦证明临床上中西医结合治疗瘟黄其疗效优于单纯使用西药治疗。

（三）大黄煎剂保留灌肠治疗

由于本病的危重性，治疗不及时可导致生命危险。若患者出现大便秘结或少，甚至烦躁、昼夜颠倒、神志改变等肝性脑病症状者，予大黄煎剂（由醋制大黄、乌梅组成）保留灌肠，以保持大便3~4次/天。大黄煎剂煎制成200ml/瓶的灌肠液，应用时加温至39~40℃，连接输液器，润滑前端，患者取左侧卧位，抬高臀部20cm，将输液管轻柔插入直肠20~25cm，缓慢注入药液，使药物在肠内尽量保持2小时以上，1~2次/天，7天为1个疗程。

若患者突然出现昏愦不语、呼吸微弱、面色苍白、四肢厥冷、冷汗如珠、二便失禁、脉微欲绝之亡阳危候，可加用参附汤合回阳救逆汤口服，并可用参麦注射液静脉滴注。

八、医案举隅

（一）重症肝炎亚急性肝坏死

黄某，女，24岁。初诊日期：1981年8月初。

患者正值足月待产，自觉头昏体疲，不思进食。分娩后，上述症状加重，家人见其目黄，给服草药三剂（药物不详）未效。身目发黄加重，口干口苦，尿如浓茶。9月13日至某县医院检查，结果示：丙氨酸氨基转移酶145单位（赖氏法），黄疸指数160单位，麝浊17单位，麝絮40单位，脑絮40单位。西医诊断：重症肝炎亚急性肝坏死。因病情危重，9月17日转来我院住院治疗。按瘟黄论治，用甘露消毒丹加减。

处方：豆蔻10g，石菖蒲10g，藿香10g，土茯苓15g，茵陈50g，枳壳10g，滑石15g，半枝莲15g，木通10g，黄芩10g，栀子10g，生大黄10g（后下）。8剂，日1剂，水煎分3次口服。

服药8剂后，病情好转，食欲明显增加（每餐3~4两），唯全身疲乏，口干苦，但不欲多饮，尿黄，舌质红，苔薄黄稍腻，脉弦滑。药后获效，仍宗原方再服十余剂，病情日益好转，精神纳食均佳，每餐能进食5~6两，小便微黄，黄疸基本消退，舌质淡红，苔薄白，脉弦细。湿热已除，改拟调理肝脾之法，以柴芍六君子汤加丹参、山药、莲肉、茵陈再进十余剂，至10月22日化验肝功能、黄疸指数均正常，丙氨酸氨基转移酶42单位，HBsAg阳性。因母病逝，于10月14日出院，住院37天。

（刘祖贻.三湘医粹·医案.湖南：湖南省中医药研究所，1983）

按语： 本例患者急性发病，黄疸值16μmol/L，属中医急黄范畴，辨证为湿热炽盛证，以甘露消毒丹加减。待湿热已清，收功时改为调理肝脾而愈。可见急黄病情凶险，但治疗得当可以迅速逆转病情，如治疗无效，仍需要配合西医救治，防止患者肝衰竭、肝性脑病等进展。

（二）慢性重症肝炎

余某，男，40岁。初诊日期：1981年10月27日。

患者曾患慢性肝炎5年，近半月来，觉神倦、纳差、厌油，肝区胀痛，身目发黄，溲如浓茶，舌质红，苔黄腻，脉弦滑。因肝功能氨基转移酶明显异常，于1981年10月27日门诊以"慢性活动性肝炎"收入住院。作肝郁气滞兼湿热内蕴论治，予疏肝行气兼清湿热之剂，病情加重，黄疸加深，舌脉同前。10月31日复查结果：氨基转移酶大于200单位（赖氏法），黄疸指数105单位，总胆红素10.2mg，麝浊30单位，锌浊20单位，HBsAg阳性。西医诊断：慢性重症肝炎。中医诊断：瘟黄。拟甘露消毒丹加减。

处方：藿香10g，石菖蒲10g，茵陈30g，滑石15g，木通10g，土茯苓20g，半枝莲15g，豆蔻5g，栀子10g，田基黄15g，板蓝根15g，甘草5g。10剂，日1剂，水煎分3次口服。

上方连进10剂，病情日见好转，精神、纳食渐佳，黄疸减退。11月9日复查，氨基转移酶43单位，黄疸指数55单位，总胆红素6mg，麝浊20单位，锌浊17单位。前方获效，守方再进20剂，至11月30日化验，除麝浊17单位外，余皆正常。精神、纳食均可，每餐进食2~3两，唯尚有轻微疼痛，腹胀，大便稀，日行1~2次。舌质淡红，边有齿痕，脉细微。热毒已清，肝郁脾虚之候未除，改拟疏肝行气健脾利湿之法，用柴芍六君子汤加味，进服10余剂后，症状消失，精神、纳食恢复正常，复查肝功能正常。12月21日痊愈出院，住院55天。

（刘祖贻.三湘医粹·医案.湖南：湖南省中医药研究所，1983）

按语： 中医无"重症肝炎"病名，但类似本病的记载，却屡见不鲜。如巢氏《诸病源候论》载"脾胃有热，谷气郁蒸，因为热毒所加，故卒然发黄，心满气喘，命在顷刻，故云急黄也"，《医宗金鉴》云"天行疫疠发黄，名曰瘟黄，死人最暴也"。由此可知，重症肝炎属中医"急黄""瘟黄"范畴。乃湿热毒盛，弥漫三焦，侵犯脾胃，损伤肝胆，致胆汁排泄不循常道，浸渍于全身肌肤。因本病起病急骤，病情险恶，变化极快，属黄疸中之重症，与一般黄疸不同，应按温病辨证施治。甘露消毒饮乃叶天士之方，王孟英推崇为"此治湿温时疫之主方"。本方具有清热解毒、化浊利湿之功。治疗本证，常去射干、贝母、薄荷等清咽化痰之品，加板蓝根、白花蛇舌草、半枝莲、生大黄、枳壳等药，加强清热解毒作用，以达邪去正安之目的。

（三）急性重症肝炎

柴某，男，35岁。

患者因"突然意识不清8小时余"就诊。经检查，诊断为急性重症肝炎、肝昏迷。诊查：不省人事，知觉全无，目赤睛定，瞳孔缩小，口短舌謇，遍身黄染如金，身热不扬，躁扰不宁，循衣摸床，时时呕吐，呕出暗红色汁液。已10日未大便，小便每日1次，色如啤酒。脉数而实。脉症合参，此病属于瘟黄，已热入心包，肝风内动。急宜开窍清心与釜底抽薪共进。

处方：牛黄承气汤（安宫牛黄丸2丸，另加牛黄1g，大黄25g）。

每日以大黄煎汁送服丸药及牛黄，每四小时服一次，夜间停服。待能大便两三次，则停用大黄。当夜很平静，无躁动谵语，无呕呛。三日后恢复意识。

（高仲山.高仲山医案.黑龙江医药，1978（2）：23-25）

按语： 本例为卫分被郁，失于辛散，致使邪热深入营血，内陷心包，熏灼肝胆，最终热盛动风，发展到猖獗难制的地步。初诊重在抢救昏迷，清心泄热以治标，急下存阴以阻遏病邪发展，采用牛黄承气汤为有效的措施，另加牛黄以助其不及。

九、研究进展

肝衰竭的免疫病理演变与中医分期治疗

1.肝衰竭（瘟黄）的中医免疫病理演变　根据肝衰竭疾病进展时期免疫状态的变化，可分为五个时期，分别为：重症化倾向期、上升期、平台期、恢复期、终末期。证是中医对人体功能状态的一种宏观诊断方法与思维，揭示了肝衰竭自然史中由"热毒""血瘀"到"浊毒""阳虚"的嬗变。证的演变规律呈现出与肝衰竭患者免疫功能及免疫状态变化的高度一致性。

重症化倾向期及肝衰竭上升期的机制本质是免疫系统中免疫失衡＞免疫重建，重症化倾向期的主要表现为免疫激活，此时对应的病机为湿热疫毒、郁久化热。肝衰竭上升期的主要表现为免疫过度亢进，此时对应的病机为热毒炽盛、瘀血阻滞、正邪交争、邪盛正强。肝衰竭平台期及恢复期和终末期的机制本质为免疫失衡≤免疫重建，平台期为免疫亢进与抑制并存的过渡状态，此时对应的病机为毒瘀胶结、正虚邪盛、气虚及阳。恢复期则为重建免疫平衡状态，此时对应的病机为正气亏虚、瘀毒残留、重建阴阳平衡。终末期为免疫系统崩溃、重建失败的状态，此时对应的病机为正气虚衰、阴阳离决。

从西医的角度来看，肝衰竭的致病因素，是病毒因素（如病毒基因型、病毒变异、病毒复制等）和宿主因素（如生物遗传特征、免疫机制、细胞凋亡、细胞坏死等）及其相互作用的结果。根据三重打击学说，在肝衰竭的发生、发展过程中，内毒素血症及微循环障碍是关键环节。内毒素血症为第三重打击，对肝炎重型化产生、进展有关键作用，可导致大量的肝细胞死亡、肝脏微循环障碍，促使肝衰竭患者病情进展。内毒素血症可导致肝功能损伤加重，诱导肝门静脉高压及能量代谢障碍，最终形成恶性循环。

而从中医的角度来看，肝衰竭的核心病因病机涉及毒、浊、瘀、虚，根据中医"有诸内者必形诸外"等辨证理论，体内的毒、浊、瘀诸邪与虚必定在外有所表现。对于肝衰竭而言，"毒"对应的是肝毒性物质、内毒素血症、炎症风暴；"浊"对应的是免疫应答病理产物以及免疫胶着状态；"瘀"对应的是肝脏/全身微循环障碍、凝血功能异常；而"虚"对应的是免疫功能紊乱（下降或抑制），整体抗病能力、修复能力下降。

内毒素血症及微循环障碍所诱导的免疫损伤"倍增器"效应，是阻碍肝衰竭重建免疫平衡的关键治疗瓶颈，亦是最佳突破口。据此，提出了以重建免疫平衡为着眼点，以解毒化瘀温阳法为技术核心，涵盖肝衰竭疾病全程的中医辨证论治新方案。

2.肝衰竭中医分期治疗　肝衰竭的治疗核心为重建肝衰竭免疫平衡，降低发病率和病死率。根据中医分期辨识新模式，以重建肝衰竭免疫平衡为主要目的，提出了肝衰竭的中医分期重建免疫平衡治疗新方案。

肝衰竭中医分期重建免疫平衡治疗新方案，是指根据整个肝衰竭自然史中免疫状态的变化规律，构建了中医分期论治与免疫状态变化规律相结合的肝衰竭中医诊治新模式。其特点是根据中医分期论治及免疫状态涨落规律，在不同的辨证分期采用不同治法或治则。

根据中医分期辨识，在重症化倾向期，其主要表现为免疫激活状态，治疗上应抑制免疫过度激活，主要病机为湿热疫毒、郁久化热，应治以茵陈解毒方解毒除湿、清宣郁热。在肝衰竭上升期，其主要表现为免疫亢进状态，治疗上应当抑制免疫过度亢进，拮抗内毒素血症和微循环障碍所诱导的免疫"二次打击效应"，此时属于"毒""瘀"共存，治疗上当以解毒化瘀为主要治法。而在平台期，其主要表现为过度免疫亢进向过度免疫抑制转换，此时需要促进免疫平衡，保护免疫屏障，降低感染风险，病机为毒瘀胶结、正虚邪留、气虚及阳，此时应治以温阳化浊、利胆退黄。在恢复期，其主要表现为免疫重建成功状态，此时需要促进免疫重建，恢复肝细胞再生功能，促使肝功能好转，主要病机为正气亏虚、瘀毒残留，当治以扶正健脾。终末期属于免疫崩溃状态，此时需要挽救包括免疫系统在内的多器官功能衰竭，主要病机为正气虚衰、阴阳离决，当治以回阳救逆、开窍醒神。

综上，瘟黄的主要治疗特点是前期以清为主，若湿热疫毒控制不佳，可发展至"毒""瘀"两种病理因素共存，此时当治以解毒化瘀；而当病情发展至疾病平台期，由实证转为虚证，虚实夹杂，此时当以扶正祛邪为主；至恢复期，邪退正虚，当以温阳滋阴，补益人体之正气；病情至终末期，此时已处于正气虚衰、阴阳离决的阶段，当立即回阳救逆、开窍醒神。

十、古代文献精选

《诸病源候论·黄疸诸候》："脾胃有热，谷气郁蒸，因为热毒所加，故卒然发黄，心满气喘，命在顷刻，故云急黄也。"

《医宗金鉴》："天行疫疠发黄，名曰瘟黄，死人最暴也。"

《明医杂著》："若时气发热，变为黄病，所谓瘟黄也，治宜内泻湿热。"

参考文献

[1] 唐秋媛，龙富立，张云燕，等.毛德文教授分层辨病论治肝衰竭经验总结 [J].中西医结合肝病杂志，2019，29（5）：459-460.

[2] 王宪波，王晓静.慢加急性肝衰竭中医临床诊疗指南 [J].临床肝胆病杂志，2019，35（3）：494-503.

[3] 吕超，毛德文，覃倩，等.温阳化瘀退黄方治疗乙型肝炎相关慢加急性肝衰竭的效果 [J].中国医药导报，2019，16（30）：142-146.

[4] Gu W Y，Xu B Y，Zheng X，et al.Acute-on-Chronic Liver Failure in China：Rationale for Developing a Patient Registry and Baseline Characteristics [J].Am J Epidemiol，2018，187（9）：1829-1839.

第七章 肝 昏

一、概述

肝昏，系毒邪、浊痰上扰清窍，或气血阴阳衰败心神失用，所致神识昏迷的病证。西医学中肝性脑病归属于此范畴，是急慢性严重肝病患者的常见并发症和致死原因。

肝性脑病是以患者精神、神志改变为主要临床表现的疾病，属中医的神昏、厥证、脑黄候、暴不知人等病证范畴。有关昏迷的记载，早在《内经》中已有"暴不知人""谵妄狂越"等记载，《素问·刺热篇》云"肝热病者，小便先黄，腹痛、多卧、身热。热争则狂言及惊，胁满痛，手足躁，不得安卧"，对肝病由初起逐步演变至肝昏已有翔实记载。明代秦景明《症因脉治》认为，其原因为"热极生痰，上熏心肺，神识昏迷"。清代叶天士《外感温热篇》指出"湿热熏蒸，将成浊痰蒙蔽心包"，认为痰热浊邪蒙蔽心窍为昏迷的病机所在。清代李用粹《证治汇补·眩晕》将其总结为"肝厥"，认为"肝厥之证，状如痫疾，僵仆不醒，醒则呕吐，头眩发热"。总结历代医家对该病认识沿革，可大致归纳为：心藏神，主神明；脑为元神之府，为清窍，故心脑受邪，则神明不用，神志不清。其病机多由湿热浊邪蒙蔽心窍或心脏气血阴阳衰败，致使心神失用而引发昏迷。

二、病因病机

肝昏的病因可分为内因、外因两个方面。饮食、病后等多属内因，湿毒、痰浊等多属外因。内外病因相互关联、相互作用，致使清窍被遏或心神失用，最终导致神志不清、神识昏迷。

（一）病因

1.感受外邪 湿热疫毒之邪，内结中焦，邪热炽盛，内犯心营，扰乱神明；或邪毒内蕴脏腑，郁久化热，灼伤阴津，肝阴内耗，致肝火上炎，肝风内动，上扰心神，从而继发神昏谵语、躁扰不宁。

2.饮食不节 多因过食肥甘厚腻、长期酗酒无度。肝为风木之脏，体阴用阳，喜条达，主疏泄，调气机，畅情志，泌胆汁，助运化。大肠在五行学说属金，同时为多气、多血之阳明经，而通于土气。兼具金土双重属性的大肠与肝生理上相通，共主饮食运化与气机调节；病理上相关，且具有双向性，皆受脑神支配。《伤寒论》曰"阳明病……胃中燥，大便必硬，硬则谵语"。肝病日久，肠、肝功能失调，或因过食肥甘厚腻，或因酒毒热邪，传导失司，闭结于内，致虚、聚瘀、化火、生风，甚则上犯清窍，扰乱神明，出现狂躁不安、神昏谵语、循衣摸床、震颤不能自主等严重神志症状。

3.病后续发　肝病湿热久蕴，热伤血络，出现大量呕血、便血；或鼓胀、峻下太过，致气血阴阳衰败。精神竭绝，心神失守，神明不用，出现汗出肢冷、面色苍白、昏迷不醒，并因阴血亏虚，筋脉失养而出现手足抽搐。

（二）病机

肝昏主要表现在邪实积聚与正气耗损两方面。邪实的积聚，湿热蕴积肝胆，化火生毒，熏灼肝体，炼液为痰，致热毒炽盛、热入心包之重证；或湿热久稽，累及脾土，运化失司，湿浊痰毒内生，进而致痰湿内盛、痰迷心窍杂证。正气耗损，即由实转虚之变。肝胆湿热，灼伤阴液，及肝血瘀阻，瘀血不去，新血不生，均可致肝阴亏虚；火热灼津耗气，肝阴亏耗，肝风内动，上扰清窍，又久竭肾精，致肝肾阴虚，则可成肝肾阴虚、肝阳上扰之证。肝病日久不愈，湿热内结，伤及胃络，或湿热下注，伤及肠络，继而出现呕血、便血。又或因鼓胀、峻下太过，气血阴阳衰败，精神竭绝，心神失守，神明不用，出现阴阳两竭、神明无主之候。

本病的基本病机可概括为：在各种致病因素的作用下，肝脾俱损，肝失疏泄，脾失运化，湿热、痰浊、瘀血内盛，郁而成毒，热毒内陷心包；或痰浊上蒙清窍；或肝阴内耗，肝火上炎，肝风内动，上扰心神；或肝病日久，久病及肾，脏腑俱虚，阴阳离决，神明无主（见图2-7-1）。

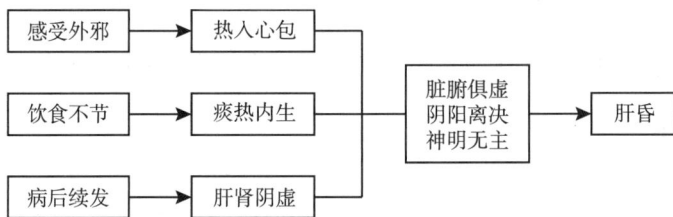

图2-7-1　肝昏的病因病机演变

三、辨证要点

本病病势急，病情危重，当先辨明虚实。

（一）实证

初期为湿热郁结、气机不畅、心神失养而神志改变，进而发展为实热酿痰，蒙蔽心包，出现神志昏蒙，时有谵语；重则邪毒深陷，内闭心包，则神昏谵语或昏迷不语，并因热极生风而手足抽搐，湿热化毒熏灼肺胃，则有腥臭。

（二）虚证

多见肝病日久，为大量呕血、便血或鼓胀、峻下太过致气血阴阳衰败，精神竭绝，心神失守，神明不用，出现汗出肢冷，面色苍白，昏迷不醒，并因阴血亏虚，筋脉失养而出现手足抽搐。

四、辨证论治

肝昏的治疗原则为通腑化浊，开窍醒神。临床当据虚实而施治，实证宜通腑化浊，根据病情的不同，分别合用清热、解毒、化痰、开窍等法；虚证宜扶正祛邪，若出现阴阳离决脱证之象，当回阳救逆固脱。

（一）热毒炽盛，热入心包证

症状：发热不退或高热夜甚，重度黄疸，黄色鲜明，迅速加深，神志昏迷，不省人事，或躁动不安，甚则发狂，可闻及肝臭及喉中痰鸣，肝浊音界急剧缩小，大小便闭。舌质红绛，苔黄而燥，脉弦数。

治法：清热解毒，开窍醒神。

推荐方药：茵陈蒿汤合安宫牛黄丸加减。牛黄、水牛角浓缩粉、麝香、珍珠、朱砂、雄黄、黄连、黄芩、栀子、郁金、冰片、茵陈、栀子、大黄等。

大便秘结者，加大黄、玄明粉冲服；热盛动风者，加钩藤（后下）、石决明（先煎）；吐血者，加白茅根、三七粉冲服。

（二）痰湿内盛，痰迷心窍证

症状：黄疸深重，色暗，神志昏蒙，时清时昧，恶心呕吐，腹部膨胀，身热不扬，喉中痰鸣，尿黄而少，极度乏力，四肢困重，胸闷脘痞，口苦黏腻。舌质暗红，舌苔白腻为主，或苔黄腻，淡黄垢浊，脉濡滑或濡细。

治法：化湿除浊，涤痰开窍。

推荐方药：菖蒲郁金汤合苏合香丸加减。石菖蒲、郁金、竹沥、姜汁、胆南星、天竺黄、金银花、连翘、竹叶、滑石、山栀、牡丹皮、苏合香、麝香、安息香、冰片、木香、檀香、沉香、丁香、乳香、香附等。

湿盛者，加苍术、薏苡仁；腹满而胀者，加沉香粉冲服。

（三）肝肾阴虚，肝阳上扰证

症状：面色晦暗或黧黑，形体消瘦，眩晕，神昏谵语，躁动不安，四肢抽搐。舌干、舌红或绛，苔少或光剥，脉弦细数。

治法：滋补肝肾，清热息风。

推荐方药：羚羊角汤加减。羚羊角、酒黄芩、夏枯草、茯苓、车前子、防风、知母、玄参、五味子。

腹部胀大，小便不利者，加大腹皮、泽泻；昏迷不醒者，鼻饲送服紫雪丹或至宝丹。

（四）阴阳两竭，神明无主证

症状：神志昏迷，面色苍白，四肢厥冷，循衣摸床，神昏痉厥，呼之不应，气息低微，汗出肢冷，二便失禁。舌质淡，无苔，脉微欲绝。

治法：益气养阴，回阳固脱。

推荐方药：参附汤合生脉散加减。人参、附子、麦冬、五味子等。

阴精耗竭者，加山茱萸、阿胶、龟甲、鳖甲；四肢厥冷者，加干姜、肉桂。

五、预后转归

肝昏是临床肝病中的危急重症。本病病性多属于虚实夹杂、本虚标实。多见于肝病进展迅猛，或肝病日久。感受湿热疫毒之邪，或内伤七情，或饮食不节、嗜酒无度，或劳倦太过、房事不节等。病机为热毒炽盛，热入心包，痰湿内盛，痰迷心窍，湿热蕴蒸，致使肝脏阴虚阳亢，肝风内动，最终为气阴两竭，阴阳俱虚。

肝昏患者普遍预后差，若正气充足，施救治疗及时，则预后良好；若急性发作之时，出现危证、坏证，则预后较差。

六、预防调护

肝昏患者以低脂肪、适量优质蛋白、维生素饮食为宜。急性起病期应尽快开窍醒神，恢复神志，若患者以打人毁物、不避亲疏等狂躁症状为主要表现，必要时应予制动处理，以避免跌扑损伤。同时应注意调节肠道菌群，补充电解质。

注意劳逸结合，寒温适宜，限烟限酒，心情舒畅。急慢性肝炎患者，应积极治疗，按时服药，预防复发。注意起居有常，防止过劳，避免过度紧张，适当运动，忌恼怒忧思，保持心情舒畅。

七、临证备要

（一）中医学对肝性脑病的认识

中医学并无"肝性脑病"病名，现存文献关于"肝性脑病"的记载分为无黄疸和有黄疸两种类型。无黄疸型属于中医学"神昏""癫狂""昏蒙""谵妄"等范畴，明代秦景明将其病因归结为"热急生痰，上熏心肺，神识昏迷"，有黄疸型"急黄""瘟黄""脑黄候"等范畴，其病因均为湿热疫毒蕴结，充斥三焦，迫入营血，终致内陷心包而发病，故表现为猝然发黄、厥逆、神昏谵语等。

目前对肝性脑病的认识，大致可概括为：肝郁气滞为发病之源，脾胃虚弱是发病之本，痰蒙心神、清窍是发病之关键。本病的基本病因病机应为肝郁气滞、脾胃虚弱、痰热湿毒内生、蒙蔽心神清窍，发而为病。

（二）中医"清法""下法"治疗肝昏具有特色优势

肝昏是临床的急危重症，治疗强调早期发现、早期治疗。历代医家均注重四诊合参、辨证论治，结合肝性脑病的病因病机，口服中药主要围绕醒脑开窍、解毒化湿、健脾疏肝为法进行组方，可有效改善患者预后。临床依据"肝-肠-脑"轴及肝性脑病中医病因病机，"下法"行中药灌肠，以达通腑清窍、降浊解毒之功，如大黄煎剂灌肠采用的中西医结合的思路和方法，可有效改善患者内毒素、血氨水平。

中药提取物清开灵注射液、痰热清注射液等，可有效降低血清炎症因子及血氨水平，维持脑和肝微循环的稳定性，改善患者认知功能。针刺具有开窍醒神、调理气血阴阳、宁心安神之功，可缩短患者意识不清的时间，改善患者生活质量，并降低血氨水平。中医特色疗法治疗肝昏具有明确疗效，值得临床推广应用。

八、医案举隅

（一）肝炎后肝硬化乙型失代偿期

马某，男，62岁，因"反应迟钝伴乏力11小时，加重2小时"为主诉于2019年7月12日入院。

患者既往有乙肝后肝硬化多年，平素口服恩替卡韦片抗病毒治疗。2018年8月行肝内门体分流术，术后反复发作肝性脑病。2小时前无明显诱因出现反应迟钝伴乏力，后出现昏迷，呼之不应，家属急车送我院。门诊以"肝炎后肝硬化乙型失代偿期、肝性脑病"收入我科。入院症见：神志不清，呼之不应，精神差，纳差，尿黄，腹胀，大便色黄干结，2~3日一次。舌红，苔少，脉弦细。入院急查血常规：白细胞2.28×10^9/L，红细胞3.64×10^{12}/L，血红蛋白浓度90g/L，血小板99×10^9/L；凝血功能：凝血酶原时间14.8s，国际标准化比值为1：261、凝血酶原百分比活动度64.1%，血氨498μmol/L；肝功能：总蛋白54.4g/L，白蛋白30.6g/L，总胆红素22.3μmol/L，直接胆红素10.7μmol/L；甲胎蛋白532.11ng/ml；上腹部CT增强结果显示：肝右后叶占位性病变，考虑肝癌可能性大，肝硬化，脾大，肝内多发小囊肿，胆囊未见显示，脾门区及腹主动脉旁可见金属致密影及放射状伪影存在，下腔静脉走行区高密度影，考虑经颈静脉肝内门体静脉分流术（TIPS）术后改变，肝内钙化灶。

西医诊断：①肝性脑病Ⅳ期；②肝炎后肝硬化乙型失代偿期，活动性，child分级B级；③肝性脊髓病；④原发性肝癌；⑤肝内门体分流术后。

中医诊断：肝厥。证属：肝肾阴虚证。治以滋补肝肾，醒脑开窍。

处方：桑寄生15g，牛膝15g，杜仲15g，女贞子15g，墨旱莲15g，泽兰15g，鸡血藤20g，垂盆草20g，柴胡6g，当归12g，白芍15g，茯神15g，石菖蒲15g，乌梅10g，枳实15g，大黄6g，郁金15g，木瓜15g，甘草9g。水煎服，日1剂。并配合中药保留灌肠，方用大黄15g、芒硝20g、枳实20g、厚朴20g、石菖蒲15g、郁金15g。

同时，西医治疗给予门冬氨酸鸟氨酸针降血氨，乳果糖口服及白醋灌肠。后患者意识转清，计算力及定向力可，复查血氨下降，双下肢肌力较前好转。9月2日复查血氨38.1μmol/L；复查肝功能示，总蛋白62.1g/L，白蛋白36.1g/L、总胆红素25.9μmol/L，直接胆红素10.6μmol/L。出院后仍续服本方，其后患者未再反复发作肝性脑病。

（张小瑞.全国名老中医赵文霞教授诊治肝性脑病的经验总结.光明中医，2020，35（13）：

1979—1982）

按语： 本患者TIPS术后，血氨不经过肝脏解毒，直接进入血脑屏障，导致肝性脑病发生。肝病日久，导致肝阴不足，肝肾同源，肝肾阴虚，阴虚火旺，上扰心神，而致昏迷。治疗重视滋补肝肾、醒脑开窍。方中应用桑寄生、杜仲、女贞子、墨旱莲以滋补肝肾；大黄、枳实、当归通腑泄浊；加石菖蒲、郁金以醒脑开窍；牛膝补肝肾、强腰膝，为防止滋阴药物滋腻肝气；加柴胡、白芍以疏肝理气；患者下肢活动不利，加鸡血藤以补血、活血通络治疗；久病多瘀，加泽兰以活血化瘀，木瓜舒筋活络。配合中药保留灌肠以通腑开窍，能有效降低血氨水平，改善患者肝性脑病症状。

（二）亚急性重型肝炎

崔某，男，52岁，农民。因"尿黄25天，身目黄18天，加重伴烦躁、谵语1周"于2006年9月16日入院。

患者于8月23日出现尿黄、纳差、乏力，未治疗。8月30日，因身目皆黄至当地县医院就诊，诊断"黄疸肝炎"收入院。予"甘草酸二铵、茵栀黄"等药物治疗，效不佳。身目黄染进行性加深，伴烦躁不安、谵语、呕吐厌食、腹胀、重度乏力。治疗10天后复查肝功能TBil由入院时118μmol/L升至327μmol/L，ALT由702U/L降至171U/L。遂于9月16日来我院就诊入院。入院症见：身目重度黄染，躁动不安，坐卧不宁，谵语，时有喊叫，大便已有3天未解。入院后急查肝功能：TBil 410μmol/L，ALT 109U/L，AST 95U/L，Alb 36g/L，抗-HEV阳性。

西医诊断：亚急性重型肝炎（戊型肝炎病毒感染）合并肝性脑病Ⅱ~Ⅲ期。

中医诊断：瘟黄。证属：湿热炽盛，毒火攻心，痰蒙清窍。

入院后予中西结合抢救治疗。西医治疗：①对症支持。静脉滴注能量合剂、人血白蛋白、新鲜血浆等。②抗肝昏。静脉滴注支链氨基酸250ml/天，乙酰谷氨酰胺1.0g/天。③预防肠道感染。静脉滴注头孢他啶4g/天。④预防出血。静脉滴注维生素K 180mg/天。⑤改善微循环退黄。静脉滴注香丹注射液30ml/天，舒肝宁40ml/天。⑥保肝、促进肝细胞再生。静脉滴注促肝细胞生长素160mg/天。

中医治疗：中药治以清热利湿、活血解毒、涤痰开窍。拟方：茵陈40g，赤芍40g，水牛角30g（锉末冲服），大黄（后下）、云苓、车前子、泽泻、虎杖、牡丹皮、竹茹、败酱草各15g，炒栀子、胆南星、枳实、厚朴各10g。水煎服1剂/天，分2次服，并口服安宫牛黄丸1粒/次，2次/天。同时中药灌肠，予醒脑灌肠方：茵陈60g、生大黄20g、赤芍45g、虎杖45g、枳实45g、厚朴45g，水煎浓缩至200ml，1剂/天，保留灌肠。

经上综合治疗，患者入院2天后躁动逐渐平静，尿量由500ml/24小时升至800ml/24小时，最后达2600ml/24小时。5天后开始排正常大便2次/天。入院5天后神志基本转清，对答切题，精神好转，饮食转佳，但出现少量腹水，停用安宫牛黄丸。调整方剂如下：茵陈40g，赤芍60g，白茅根30g，薏苡仁、云苓各18g，白术、泽泻、虎杖、大黄、败酱草各15g，土鳖虫、炒栀子、枳实、厚朴、陈皮各10g。水煎服1剂/天，分2次服用。1周后，患者消化道症状逐渐消失，黄疸有消退趋势，精神好转。10月16日复查肝功能：TBil 302.7μmo/L，ALT 42U/L，AST 230U/L，ALb 30g/L，GLb 34g/L，继续上述治疗方案，至11月16日复查肝功能：TBil 105.1μmol/L、ALT 76U/L、AST 59U/L、ALb 34g/L、GLb 26g/L。至此，患者已从肝坏死的危险阶段逆转到肝细胞坏死阻断、肝细胞再生、肝功能逐渐恢复阶段，调整中西医各项治疗措施月余，黄疸消退，检验肝功能渐至正常，临床治愈出院。

（张安娜.中医辨治重型肝炎并发肝性脑病五法.中国实用神经疾病杂志，2007（9）：128-129）

按语： 本证属实证，为湿热炽盛，毒火攻心，痰蒙清窍，当急以通腑、清热利湿、活血解毒、涤痰开窍，采用茵陈蒿汤合小承气汤，配以清热解毒、化痰醒脑之品，如竹茹、败酱草、犀角、胆南星，以及安宫牛黄丸，辅以中药灌肠，同时配合西医综合治疗，如血浆、白蛋白、抗肝昏药物等治疗，迅速截断病情进展。可见，中医在急危病的救治方面，根据病证虚实变化，急则治其标，采用截断逆转的治法，迅速干预，疗效显著。

（三）乙肝肝硬化合并慢性肾功能不全

林某，男，57岁，因"腹胀、身目尿黄1月余"入院。

患者20年前诊断慢性乙型肝炎，其后诊断乙肝肝硬化失代偿期、慢性肾功能不全（氮质血症期）。入院症见：神清，腹胀大，身目黄染，无双下肢水肿，无发热畏寒，纳寐可，尿少大便可。舌质红，少苔，脉弦滑。既往糖尿病病史10余年。

入院时查体：神清，营养中等，慢性肝病面容，未见肝掌及蜘蛛痣，肝颈静脉回流征阴性。腹部膨隆，无腹壁静脉曲张，腹软，肝脾肋下未及，移动性浊音阳性。双下肢无水肿。无扑翼样震颤。

辅助检查：HBsAg（＋），HBeAb（＋），HBcAb（＋）；HBV DNA（－）；丙氨酸氨基转移酶73U/L，总胆红素188.4μmol/L，胆碱酯酶2968U/L，白蛋白26.8g U/L；凝血时间16s；血氨64mmol/L，尿素12.1mmol/L，肌酐236μmol/L，尿酸569μmol/L。胃镜示：①食管静脉曲张（中度）；②急性胃黏膜病变；③全胃多发性糜烂并近期出血；④十二指肠多发性溃疡（H2期）。头颅CT平扫未见异常。上腹部MRI示：①肝硬化、脾大、腹水、门静脉高压；②双肾小囊肿。

入院西医诊断：乙肝肝硬化失代偿期；食管静脉曲张（中度）；糖尿病；慢性肾功能不全（氮质血症期）；急性胃黏膜病变；十二指肠多发性溃疡（H2期）。西医治疗上，予静脉滴注异甘草酸镁注射液、注射用丁二磺酸腺苷蛋氨酸保肝、利胆退黄，促肝细胞生长素促肝细胞生长，前列地尔注射液改善肝脏微循环，白蛋白或新鲜血浆补充蛋白及补充凝血因子，口服恩替卡韦片抗病毒及降糖等对症治疗。

患者入院后多次出现肝性脑病症状，常见于凌晨5时，表现为昏睡，呼之不应，有异常臭味。查体有压眶反应，巩膜黄染，球结膜水肿，双侧瞳孔等大等圆，直径3.0mm，对光反射迟钝，神经系统查体未见异常，清醒时查扑翼样震颤阳性。西医诊断：肝性脑病；中医诊断：肝昏，证属：热毒炽盛，热入心包。西医治疗上加予静滴门冬氨酸鸟氨酸抗肝性脑病，乳果糖通便，大黄乌梅方灌肠酸化肠道，纳洛酮促醒等对症处理。中医治以清心解毒，活血通络，开窍醒神。

方药：黄芪45g，牡蛎30g（先煎），黄精20g，枸杞20g，淡竹沥10g（冲服），薏苡仁45g，橘红10g，泽兰30g，鸡内金15g，鳖甲30g（先煎），石膏30g（先煎），虎杖20g，牡丹皮12g，石菖蒲6g，大黄10g，火麻仁5g。水煎服，日1剂，浓煎100ml，早晚温服。

经过治疗3天后，患者神志转清，对答流利，答题切题，纳寐可，二便调。2周后患者无明显腹胀腹痛。复查：丙氨酸氨基转移酶23U/L，总胆红素13.7μmol/L，直接胆红素9.8μmol/L，胆碱酯酶4668U/L，白蛋白34.8g U/L，凝血时间14.7s，血氨20mmol/L，尿素6.1mmol/L，肌酐42μmol/L，尿酸241μmol/L。经过综合治疗后阻断肝细胞的坏死、促进肝细胞再生、逆转部分肝纤维化，改善肝功能，好转出院，定期门诊复查，辨证处方后期予在原方上加用健脾补肝肾药物善后，肝功能及胆红素均处于正常范围，HBV DNA阴性。本案属中医肝昏范畴。患者外感湿热邪毒，损伤肝脏，伤肝阴，劫肾气，且肝病传脾，气机不利，而出现腹胀；湿热邪毒胶固难解，黏腻垢滞，缠绵难愈，湿热入营，逆犯心包；故见神志症状，目不瞑，筋脉失养，肝风内动，则肢强，与胃中浊垢纠合则便难解，腐臭异常。治疗时清心解毒、活血通络、开窍醒神，最后以益气健脾、补益肝肾，故收显效。

（潘哲.温病理论在肝性脑病的发病机制及治疗的应用研究.时珍国医国药，2014，25（12）：3014–3016）

按语：肝性脑病是临床常见的急危重症。目前，西医治疗采取清除诱因，如抗感染、纠正电解质紊乱和调整酸碱失衡，调节氨基酸比例等治疗措施，能有效降低血氨，对肝性脑病的预防和治疗具有一定效果，但仍存在治疗范围有限、病情反复、副反应多、病程较长等问题。在西药治疗肝性脑病如抗乙肝病毒、保肝护肝、利尿等治疗过程中，结合温病学理论辨证论治，以解毒保肝、醒脑开窍的指导原则，清除湿热疫毒之邪，改善情志，阻止邪气内陷、内传，减少心包机窍闭阻，增强心主神明的功能，预防正气脱于外的内闭外脱的危候。本病病性多属虚实夹杂、本虚标实。目前，单纯使用中医药治疗的病例数相对较少。在今后临床工作中，应严格观察病情的变化，掌握好中药治疗的时机，规范观察与诊疗，及时抢救脱证。中西医结合能提高抢救成功率，为肝性脑病的治疗提供了新思路，丰富了中医急症医学的内容，具有广阔的应用前景。

九、研究进展

从肝、肠、脑论治肝昏

1.肝、肠、脑互相联系

（1）肝经入脑，肝顺脑安 《灵枢·经脉》最早揭示肝与脑的联系，其中有云"肝足厥阴之脉……属肝络胆……连目系，上出额，与督脉会于巅"。肝经"交巅入脑"，又"连目系"，开窍于目，《素问·五脏生成篇》言"诸脉者皆属于目"，《灵枢·大惑论》有言"五脏六腑之精气，皆上注于目而为之精……裹撷筋骨血气之精而与脉并为系，上属于脑"，与脑相通，故肝与脑存在着密切的关系。

生理上，肝藏血，主疏泄。肝气的正常疏泄，可使清阳之气并肝血上升，荣养脑窍，脑髓靠肝血的不断充养，方能成脑神之用。脑中真气及主元神的功能必须依赖肝主疏泄、调畅气机和情志作用的协调配合，因"凡上升之气，自肝而出"（《类证治裁》），而肝藏血、主疏泄、在志为怒、为罢极之本、藏魂诸功能亦必须在脑神的统御下才能发挥正常功能。其中，肝藏魂是脑主元神的功能表现，而肝为罢极之本也是在脑主运动作用支配下实现的。

病理上，若肝藏血功能失常，肝血不能上养于脑，脑神失常，可见多梦、惊骇、梦游诸神志病变。治当养血柔肝，以安脑神。若肝疏泄功能失常，肝气上逆，气血上冲于脑，扰乱脑神，则见脑神失常，不能感知，出现记忆、思维能力低下和运动失司诸脑病，如肝风内动而致中风即为一佐证。反之，脑神的失常，也必然涉及于肝，出现相应的病变。治疗上当镇肝息风，醒脑开窍，从肝、脑论治。《素问·灵兰秘典论篇》云："凡此十二官者，不得相失也，故主明则下安，以此养生则寿，殁世不殆，以为天下则大昌；主不明则十二官危，使道闭塞而不通，形乃大伤。"钱镜湖在《辨证奇闻》中也云："盖目之系，下通于肝，而上实属于脑。脑气不足，则肝之气应之，肝气太虚，不能应脑……治之法，必须大补其肝气，使肝足以应脑，则肝气足而脑气亦足也。"可见，肝与脑密切相关。

（2）肝寄肠腑，借道降浊　肝与大肠无互相络属表里关系，两经无直接相连流注，二者通过肺经发生关联，是以肺主气、肝主气机相互联系。明代医家李梴从脏腑立论，在《医学入门·脏腑》载言"肝与大肠相通"，并指出"肝病宜疏通大肠，大肠病宜平肝经为主"。从传统十四正经循环流注无法进一步阐明"肝与大肠相通"，《董氏奇穴》则从六经开、阖、枢理论推衍得出，二者实乃脏腑气化相通，主要从气机升降出入密切联系。

生理上，肝属木，性喜条达而恶抑郁；大肠属金，性清肃。又《素问·六节藏象论篇》记载"脾、胃、大肠、小肠、三焦、膀胱者……此至阴之类，通于土气"，此说明了大肠在五行归属上其实是有两重属性：金和土。按五行生克，木性克土，金性克木，木升而金降，大肠具金体而兼土性，在克制木气的同时，又受木气的克制。亦即肝木疏泄，大肠土性应肝木之疏泄而运行，更兼以大肠金性之降，魄门开启，肝之浊气和肠中糟粕随之而排出体外；但又以大肠金性之敛，平制肝木，魄门收闭，以防肝木疏泄太过，使之不至于过度而伤肝气。因与肝相表里的胆难以降泄浊气，故肝借大肠之金、土二重属性，凭道大肠，以之代替胆而行降泄浊气之功能。肝的疏泄功能，对全身脏腑组织的气机升降起着平衡、调节的作用。肝的疏泄功能，主要体现于协调脾胃气机升降，使清阳之气上升以助脾的运化，浊阴之气下降以助胃的受纳腐熟以及大肠的传导排泄，清升浊降，魄门启闭有常。糟粕粪便有规律地排出体外，又促进了气机的和畅顺达。大肠为关，其开阖正常同样有助于肝的疏泄，谋虑、藏血等一系列生理功能正常，若腑气不畅，下降不及，亦可导致肝气的升发不及，气机的疏通和发散障碍；二可影响中焦枢纽的升降功能，从而导致气行郁滞、气机不畅。

病理上，若肝疏泄失常，土失木疏，脾胃清浊不分，兼具土性之大肠传导失司，则清浊相干，气机升降失衡，痰瘀自生，腑气不通。一旦腑气不通，则浊气上攻，神明受扰，不能主事。《素问·五脏别论篇》云"夫胃、大肠、小肠……此受五脏浊气，名曰传化之腑，此不能久留，输泻者也。魄门亦为五脏使，水谷不得久藏"。唐宗海《血证论·脏腑病机论》有言"木之性主于疏泄，食气入胃，全赖肝木之气以疏泄之，而水谷乃化；设肝之清阳不升，则不能疏泄水谷，渗泄中满之证，在所难免"，论述了肝气的疏泄对于大肠作用的重要性。肝气疏泄有度，使其枢机和调，血气畅通，大肠传导顺畅，糟粕粪便才能顺利地排出。肝的气机调畅也与大肠腑气通顺有关，以完成肝与大肠的相通互制。有学者认为，通过大肠的降浊而使肝之生理功能正常；而肝之疏泄功能正常，反过来又保证了大肠的顺利降浊，此为"肝与大肠相通"的生理意义。

（3）肠脑相系，下通上安　脑为奇恒之腑，腑之最上，主宰元神，为清灵空窍之腑。大肠为传化之腑，位置最下，传化糟粕，是糟粕汇集之所，具有泻而不藏、以通为用的特点。

脑与大肠在生理上，"大肠主津"，大肠本腑以津液为体，脑窍需要津液来充盈，正如《灵枢·五癃津液别》中曰"五谷之津液，和合而为膏者，内渗入于骨空，补益脑髓"，津液成为肠脑相联系的纽带。大肠经之支脉入脑，手阳明大肠经的支脉走头面，大肠经的经别入于脑，大肠经之经筋络脑，且大肠经通过督脉与脑间接相连。可见，中医传统理论早就认识到了大肠与脑之间存在着密切的联系，如《素问·阴阳应象大论篇》曰"清阳出上窍，浊阴出下窍"，《灵枢·邪气脏腑病形》也说"十二经脉，三百六十五络，其血气皆上于面而走空窍"。脑为清灵空窍，若有热、瘀、痰等邪气侵扰，则清窍失灵，发生病变。王肯堂《证治准绳》曰"盖髓海真气之所聚，卒不受邪，受邪则死不可治"。脑窍贵在清灵通利，一旦闭阻，则脑神失养，神机不运而变证丛生。各种内伤及外感病理因素影响脑，致脑窍不利时，即可出现精神意识改变。大肠为传化之腑，腑之最下，糟粕汇集之所。浊气出，精汁藏，则脏腑得养，气机调畅，神乃正常。《素问·灵兰秘典论篇》中云："大肠者，传道之官，变化出焉。"大肠的终端是魄门，"魄门"即"肛门"，魄门能排泄五脏六腑代谢过程所产生之浊气浊渣，作为四大排泄系统之一的大肠，如能及时地将体内代谢废物排出，则能保持一个良好的内环境，使浊气不再扰脏，脏腑的功能就能得以正常发挥。清阳上升，反过来又能促进浊气下降。各脏腑气机的升降出入恢复正常，则元神得安，神明得用，人体功能协调有序。

大肠的主要生理功能是降泄浊气，若降泄不及，则浊气可因肝与大肠相通而上逆入肝。肝经上行入脑，所以大肠浊气不降对肝的影响多反映于神志上，故见昏厥、谵妄、癫狂。张锡纯在《医学衷中参西录·论肝病治法》言"举凡惊痫、癫狂、眩晕、脑充血诸证，西人所谓脑气筋病者，皆与肝经有涉"。若大肠为肝降泄浊气不及，则肝失疏泄，气郁生火，浊气上逆，导致肝不藏魂、不主谋虑而出现狂、痫等。《素问·调经论篇》早就指出"血之与气，并走于上，则为大厥"。既然病得之于浊气上攻，在治疗上则应使浊气下泄，令血之与气并走于下，才可能促使病机得以逆转。

2. 肝昏的病机演变 肝昏的记载分为有黄疸的和无黄疸的两种类型。肝昏病位以肝、脑受累为主，病因与感受湿热之邪，或饮食不节、嗜酒无度，或染蛊毒、疫疠、火毒有关。本病的主要病机不外因痰火内闭、痰浊蒙蔽、肝风内动、血结瘀阻、气阴两虚，属湿热疫毒所致。正如清代薛雪《湿热病篇》所言"湿热证，发痉，神昏笑妄……若大便数日不通者，热邪闭结肠胃"，符合肝厥之临床表现。肝性脑病多属湿热蕴蒸，中焦阻滞，腑气不通，以致湿浊蒙蔽心窍，神明无主。

肝昏患者常情志不舒，肝气郁滞，横逆克犯脾胃，影响脾胃升清降浊。清阳无以上升，清窍得不到精微物质的充养，则见精神难以集中、记忆力减退；浊阴不降，内聚肠腑，久积成浊、成毒，腑气不降，致三焦气机逆乱，气血津液不能正常输布，终致浊毒上逆，侵犯脑窍。《灵枢·经脉》言"肝足厥阴之脉，起于大趾丛毛之际……挟胃，属肝，络胆……上出额，与督脉会于巅"，可见肝经循行上达巅顶，下过胃与大肠，不仅沟通肠脑，且影响三焦气机升降。因此，腑气不通与脑窍蒙闭是本病的两个关键病机。

3. 肝昏的治疗要点 肝昏的发生是在腑气不通的基础上，脑窍被毒、痰、瘀、风等浊气所蒙蔽，虽然下实是因，但上实确已形成。脑主元神，《素问·灵兰秘典论篇》所云"故主明则下安……主不明则十二官危，使道闭塞而不通，形乃大伤"，也就是说若脑窍失聪，则五脏六腑功能失衡，气机升降失司，反过来也加重了腑气不通。脑窍蒙闭和腑气不通，二者相互影响，相互促进，形成了恶性循环，使病情不断加重。所以，要打破这种恶性循环，单用通腑法泻下浊气是不够的，要合用开窍法，双管齐下，使脑主元神之职能复常，自然病情容易恢复。

肝昏具有温热病之发病急、变化快的特点，其病情复杂，初期以实证为主，病至后期，元气耗伤，最终可致正虚邪恋、气阴衰败，病情凶险。治疗关键在于把握好"急则治其标，缓则治其本"的原则。肝昏患者病情变化迅速，虚实夹杂，临床中一定要首先辨别虚实，方能对证施治，使患者脱离危险。

（1）标本缓急，虚实辨治 实证。《素问·通评虚实论篇》曰"邪气盛则实"，是指因邪气盛而导致的一类证候。《素问·调经论篇》曰"血气与邪并客于分腠之间，其脉坚大，故曰实。实者外坚充满，不可按之，按之则痛"。《医经原旨》曰"实者，邪气实也，或外闭于经络，或内结于脏腑，或气壅而不行，或血流而凝滞，必脉病俱盛，乃实证之当攻也"。故肝性脑病实证之治疗，多从祛邪泻实论治。

实证无外乎痰湿内盛，痰迷心窍型与热毒入营、邪郁心包两类，均属"闭证"范畴。对闭证，要及时采用开窍药，实为抢救肝性脑病的重要手段。开窍药有凉开、温开之别。

凉开有安宫牛黄丸、至宝丹、紫雪丹，三者均具有清热解毒、开窍止痉之共性，是治疗温热窍闭神昏险恶危证之良药，故通称为三宝。温开如苏合香丸、玉枢丹等，皆属辛温芳香之品，有化浊开窍解毒之效。湿热动风，取苏合香丸、玉枢丹配合胜湿熄风汤，以强化其祛湿清热、化湿开窍之功。用开窍药的目的是使闭证得开，神志清醒。但实证最易生变，热象偏重，化燥伤阴，病情险恶，病死率极高，存在一份津液便有一分生机，因此在肝性脑病的治疗中，自始至终要抓住救阴生津。在热势嚣张时，清热就是保津，如见气血两燔，以大剂量清热泻火解毒之品，后期用生脉散合麦冬汤均属救阴生津之有力措施。

虚证。肝昏患者多为肝病日久，肝失濡养，肾水无滋，损伤肝肾，损及阴阳，病久致虚，或素体阴虚阴精不充，无以制阳；或素体阳虚，无力推动，水谷不化，可导致肝肾阴虚、脾肾阳虚。当患者昏迷加深时，突然出现脸色苍白，浮汗，脉伏或脉微欲绝，四肢厥逆，或昏迷后患者出现大出血，或剧烈呕吐、腹泻等表现，此为脱证。伤阴耗津之脱证，阴脱者以救阴为主，用独参汤和生脉散，失败病例多因久病体质日渐衰竭而转为脱证者，也有少数患者闭证突然转化为脱证，一脱即厥，出现大出血或剧烈呕吐、腹泻、骤然汗出、肤冷、脉伏等。脱证一出现，往往来不及抢救而死亡，因此在临证中，应严格观察病情的变化，及时抢救脱证，中西医结合，提高抢救成功率。

（2）重视中医外治法　中医治疗肝昏，除采用中药汤剂内服外，还有中药保留灌肠、针灸等特色疗法，临床上也取得了较好的疗效。灌肠法为通腑开窍在临床中的广泛应用提供了参考，通腑泄浊，浊去正安，开窍醒神，直达病所，开上通下，交通气机。《金匮要略·黄疸病脉证并治》云"一身尽发热而黄，肚热，热在里，当下之"，提出"热而下之"的治法，为通腑开窍理论初奠基础；《伤寒论》中提出六经辨证，将以大黄为君药的大承气汤作为治疗阳明腑实之主方，堪称通腑开窍法之经典。因而历代医家常用大黄煎汤灌肠治疗肝昏，亦取得很好疗效，常配伍芒硝、石菖蒲、冰片等，有荡涤肠胃、逐邪外出的功效，从而达到釜底抽薪、通腑开窍、治下助上之妙。针灸具有开窍醒脑的作用，肝性脑病患者昏迷时，可选取合谷、内关、外关、水沟、十宣、涌泉穴；烦躁不安时，可针刺神阙、神门等穴，均采用泻法治疗。其中人中穴属督脉穴，督脉络脑，取之有开窍醒神之功；涌泉穴可激发肾经之气，最能醒神开窍；十宣穴为阴阳经交接之处，与合谷穴相配，调节阴阳平衡。内关穴为手厥阴心包经之络穴，神门穴为手少阴心经之原穴，两穴相配可调理心气，安神除烦。

"肝–肠–脑"轴系统的正常，依赖肝气的调达，脾胃之气的升降调控，以及大肠传导功能的正常。若大肠传导失司，痰浊、湿热、瘀毒积于肠道以致腑气不通，运用"通腑开窍"法，通下窍以利上窍，使得气机通畅。肝病发展到后期，本质多虚，故在运用泻下药物时，应注意其剂量以及药性，不可只顾通下，而要时刻顾护正气。

肝昏是肝病领域中常见的严重并发症，是导致肝病患者死亡的重要原因。临床上，由于本病的发病机制尚未完全明了，目前，西医学治疗主要针对造成肝昏的可能因素，采取清除诱因，减少肠道内有毒物质的产生和吸收，降低血氨，调节支、芳链氨基酸比例，改善神经递质等相应治疗措施。虽然在肝昏的预防和治疗方面取得了一定的效果，但仍存在治疗范围有限、副反应较多、经济负担大等一些问题。中医药治疗肝昏历史悠久，不但可以排出毒素起到护脑的作用，而且可以改善肝功能起到保肝的作用，从而提高整体治疗效果，降低病死率，同时还符合卫生经济学原则，可减轻患者的经济负担，不失为一种"简、廉、便、效"的治疗措施。

十、古代文献精选

《素问·刺热篇》："肝热病者，小便先黄，腹痛、多卧、身热；热争则狂言及惊，胁满痛，手足躁，不得安卧。"

《灵枢·四时气》："邪在小肠者，连睾系，属于脊，贯肝肺……熏肝。"

《伤寒论》："阳明病……胃中燥，大便必硬，硬则谵语。"

《症因脉治》："热极生痰，上熏心肺，神识昏迷。"

《外感温热篇》："湿热熏蒸，将成浊痰蒙蔽心包。"

《证治汇补·眩晕》："肝厥之证，状如痫疾，僵仆不醒，醒则呕吐，头眩发热。"

参考文献

[1] 李军祥，陈誩，杨胜兰.急性胆囊炎中西医结合诊疗共识意见[J].中国中西医结合消化杂志，2018，26（10）：805-811.

[2] 刘水馨，刘琳，刘洁.基于肝-肠-脑轴探讨承气汤联合针灸对肝性脑病的治疗作用[J].湖南中医杂志，2021，37（4）：181-183，196.

第八章 血 证

一、概述

血由胃来，经呕吐而出，血色红或紫暗，常夹有食物残渣，称为吐血，亦称为呕血。清代何梦瑶《医碥·吐血》云"吐血即呕血。旧分无声曰吐，有声曰呕，不必"。多由胃络受损所致。胃腑本身或他脏疾患，导致胃络损伤，血溢胃内，血随气逆，经口吐出。其中以胃中积热，胃络受损，或肝气郁结，脉络阻滞，郁久化火，逆乘于胃，胃络损伤，以及中气亏虚，气不摄血，血溢胃内等三种情况为多见。

便血系胃肠脉络受损，血不循经，溢入胃肠，随大便而下，或大便色黑呈柏油样。若病位在胃，因其远离肛门，血色变黑，又称远血；若病位在肠，出血色多鲜红，则称近血。便血的原因多样，但以热灼血络和脾虚不摄两类所致者为多，清热凉血、益气摄血为便血的主要治法。

二、病因病机

（一）病因

1.感受外邪 外邪侵袭以风、热、燥、火之邪为主，如损伤上部脉络（阳络），则引起吐血。热邪或湿热之邪损伤下部脉络（阴络），则引起便血。

2.饮食不节 饮酒过多或过食辛辣厚味，滋生湿热，热伤脉络，引起便血；或损伤脾胃，脾胃气虚，血失统摄，而引起吐血。

3.情志过极 恼怒过度，肝郁化火，肝火横逆犯胃，灼伤胃络，则引起吐血、便血。

4.劳欲太过 神劳伤心，体劳伤脾，房劳伤肾，劳欲过度，可导致心、脾、肾气阴的损伤。若损伤于气，则气虚不能摄血，以致血液外溢，而形成吐血、便血。若损伤于阴，阴虚火旺，虚火迫血妄行，而致吐血。

5.久病体虚 久病阴精耗伤，阴虚火旺，迫血妄行，而致出血；或久病正气亏损，气虚不摄，血溢脉外，而致出血。

（二）病机

血证的基本病机可归结为火热熏灼、迫血妄行，气虚不摄、血溢脉外两大类。《景岳全书·血证》云"血本阴精，不宜动也，而动则为病。血主荣气，不宜损也，而损则为病。盖动者多由于火，火盛则逼血妄行；损者多由于气，气伤则血无以存"。火热有实火及虚火之分，外感风热燥火、湿热内蕴、肝郁化火等，均属实火，而阴虚火旺之火，则属虚火。气虚之中，又有气虚、气损及阳和阳气亏虚之别。病理性质有虚实两端。

血证由外感风热燥火、湿热内蕴、肝郁化火等所致者，属于实证；由阴虚火旺及气虚不摄所致者，属于虚证。久病入络，血脉瘀阻，血不循经而致者，为虚实夹杂。实证和虚证虽各有其不同的病因病机，但可以相互转化，一般实证向虚证转化为多。如始为火盛气逆，迫血妄行，但在反复出血之后，则会导致阴血亏损，虚火内生，或因出血过多，血去气伤，以致气虚阳衰，不能摄血。因此，阴虚火旺及气虚不摄，既是引起出血的病理因素，又是出血所导致的结果（见图2-8-1）。

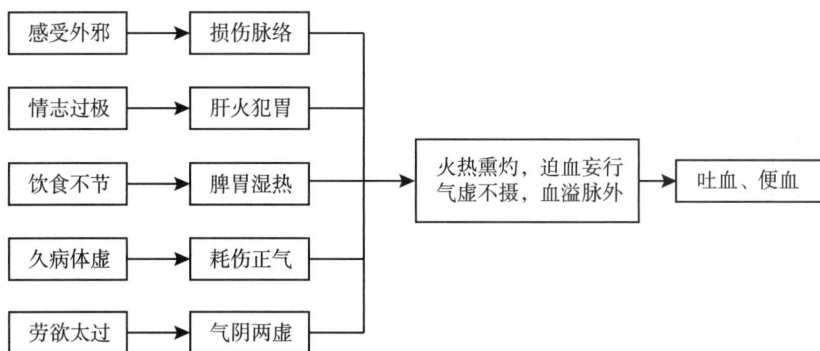

图2-8-1　血证的病因病机演变

三、辨证要点

（一）辨病证的不同

血证以出血为主症，但由于引起出血的原因以及出血部位的不同，应注意辨清不同的病证。从口中而出的血液，有吐血与咳血之分；大便下血则有便血、痔疮、痢疾之异。应根据临床表现、病史等，加以鉴别。

（二）辨脏腑病变之异同

同一血证，可以由不同的脏腑病变引起。吐血有病在胃、在肝之别；便血有在脾、在肠之分。

（三）辨证候之虚实

一般初病多实，久病多虚。由火热迫血所致者属实，由阴虚火旺、气虚不摄，甚至阳气虚衰所致者属虚。实热证：病势急，病程短，血色鲜紫深红，质浓稠，血涌量多，体质多壮实，兼见实热症状。阴虚证：病势缓，病程长，血色鲜红或淡红，时作时止，血量一般不多，形体偏瘦，兼见阴虚内热症状。气（阳）虚证：病多久延不愈，血色暗淡，质稀，出血量少，亦可暴急量多，体质虚弱，伴阳气亏虚症状。

四、辨证论治

（一）吐血

1.胃热炽盛证

症状：突发吐血，量常较多，胃脘疼痛、痞闷，大便秘结，色黑如漆，烦热口渴，胃脘有热上冲，嘈杂吞酸，小便色赤，唇红口臭。舌质红，苔黄厚，脉滑数。

治法：清泄胃热，凉血止血。

推荐方药：三黄泻心汤合十灰散加减。黄芩、黄连、大黄、牡丹皮、栀子、大蓟、小蓟、侧柏叶、茜草根、白茅根、棕榈皮等。

热伤胃阴，见口渴、舌红而干、脉象细数者，加麦冬、石斛、天花粉。

2.肝火犯胃证

症状：吐血急骤，量多色红，善怒胁痛，多噩梦，唇青，频作呃逆，口苦或口酸。舌质红，苔黄，脉弦数。

治法：清肝泻火，凉血止血。

推荐方药：龙胆泻肝汤加减。龙胆草、柴胡、黄芩、栀子、泽泻、车前子、生地黄、当归、白茅根、藕节、墨旱莲、茜草等。

胁痛甚者，加郁金、制香附理气活络定痛；见有积块者，加鳖甲、龟甲、牡蛎软坚散结；血热妄行，吐血量多者，加水牛角、牡丹皮、赤芍、大黄炭。

3.气虚血溢证

症状：吐血色淡不鲜，缠绵不已，胃脘隐痛喜按，气短神疲，四肢无力，惊悸少寐，饮食无味，唇淡，面色白。舌质淡，少苔，脉沉细或细涩。

治法：益气摄血，养心健脾。

推荐方药：归脾汤加减。党参、茯苓、白术、甘草、当归、黄芪、木香、阿胶、仙鹤草、炮姜炭、白及、乌贼骨等。

若气损及阳，脾胃虚寒，症见肤冷、畏寒、便溏者，治宜温经摄血，改用柏叶汤，以侧柏叶止血，艾叶、炮姜炭温经止血。出血量多，易致气随血脱。若出现面色苍白、汗出肢冷、脉微欲绝等症，亟当用独参汤等益气固脱，并结合西医方法积极救治。

4.阴虚火旺证

症状：反复吐血，色红量多，五心烦热，失眠多梦，口干欲饮，乏力消瘦，面赤心烦。舌红少苔，脉细数。

治法：滋阴降火。

推荐方药：六味地黄汤合茜根散加减。山茱萸、山药、茯苓、牡丹皮、泽泻、生地黄、阿胶、茜根、黄芩、侧柏叶、生甘草等。

阴虚火旺导致的吐血，清降不可过用寒凉，应兼顾其阴分，常选玄参、麦冬、藕汁、白茅根、生侧柏叶汁之属，虽清降而不损阴。本证治疗时，当注意季节变化对人体阳气升动的影响，如《王旭高医案·吐血案》云"节届春分，阳气勃勃升动。血证际此，稍平复盛。良以身中之肝阳，应天时之阳气上升无制，故又忽然大吐。急当休养其阴，兼以清降。所恐火愈降而阴愈伤耳"。

（二）便血

1. 湿热蕴毒证

症状：大便下血，兼见面目发黄，口干而苦，不欲饮食，胸脘痞闷，恶心呕吐，少食腹胀，便下不爽，气味秽臭，或见肛门肿硬疼痛，小便短赤，或混浊。舌苔黄腻，脉滑数。

治法：清化湿热，和营解毒。

推荐方药：赤小豆当归散合地榆散加减。地榆、茜草、槐角、栀子、黄芩、黄连、茯苓、防风、枳壳、当归等。

若便血日久，湿热未尽而营阴已亏，应清热除湿与补益阴血双管齐下，虚实兼顾，扶正祛邪，可选用清脏汤或脏连丸。

2. 热灼胃络证

症状：大便下血，便色如柏油，或稀或稠，胃脘疼痛，口干口苦，口气臭秽，小便赤。舌淡红，苔薄黄，脉弦细。有饮食伤胃史。

治法：清胃止血。

推荐方药：泻心汤合十灰散加减。黄芩、黄连、大黄、牡丹皮、栀子、大蓟、小蓟、侧柏叶、茜草根、白茅根、棕榈皮等。

若出血较多，增加大、小蓟的用量，加仙鹤草、白及、地榆炭、紫草、三七等。亦可选用生大黄粉调蜂蜜口服。

3. 脾胃虚寒证

症状：大便下血，便色紫暗，脘腹隐痛，喜温喜按，畏寒肢冷，面色无华，肢倦懒言，少食便溏，小便清长。舌质淡白，脉沉细无力。

治法：温阳健脾，养血止血。

推荐方药：黄土汤加减。灶心土、炮姜、白术、附子、甘草、地黄、阿胶、黄芩、白及、乌贼骨、三七、花蕊石等。

若阳虚较甚，畏寒肢冷者，去黄芩、地黄之苦寒滋润，加鹿角霜、干姜、艾叶温阳止血。

4. 气虚不摄证

症状：大便下血，颜色淡红或紫暗不稠，倦怠食少，面色萎黄，心悸少寐。舌淡，苔薄白，脉细。

治法：益气摄血。

推荐方药：归脾汤加减。党参、伏苓、白术、甘草、当归、黄芪、酸枣仁、远志、龙眼肉、木香、阿胶、槐花、地榆、仙鹤草等。

若中气下陷，神疲、气短、肛坠者，加柴胡、升麻、黄芪益气升陷。

五、预后转归

血证的预后有三个方面，与出血最为密切。出血量少者病轻，出血量多者病重，甚至可形成气随血脱的危急重症。外感易治，内伤难愈。新病易治，久病难疗。伴有发热、咳喘、脉数等症者，一般病情较重。

六、预防调护

注意气候变化，应"虚邪贼风，避之有时"。注意饮食有节，宜进食清淡、易于消化、富有营养的食物，如新鲜蔬菜、水果、瘦肉、蛋类等，忌食辛辣香燥、油腻炙煿之品。避免情志过极，保持精神愉快，劳逸适度，防止气机郁滞。

根据出血量多少，辨别疾病轻重缓急，辨证施护。要注意消除血证患者的紧张、恐惧、忧虑等不良情绪。注意休息，严密观察病情的发展和变化，若出现头昏、心慌、汗出、面色苍白、四肢湿冷、脉芤或细数等，应及时救治。若吐血量大或频频吐血者，应暂予禁食，积极抢救。

七、临证备要

（一）"治吐血三要法"与"治血四法"

明代缪希雍《先醒斋医学广笔记·吐血》强调了行血、补肝、降气在治疗吐血中的重要作用，提出"宜行血，不宜止血""宜补肝，不宜伐肝""宜降气，不宜降火"的治吐血三要法。这一认识带有补偏救弊的性质。《血证论·吐血》中提出止血、消瘀、宁血、补虚的"治血四法"，认为治疗血证时"惟以止血为第一要法。血止之后，其离经而未吐出者，是为瘀血，既与好血不相合，反与好血不相能……必亟为消除，以免后来诸患，故以消瘀为第二治法。止吐消瘀之后，又恐血再潮动，则须用药安之，故以宁血为第三法。邪之所凑，其正必虚，去血既多，阴无有不虚者矣，阴者阳之守，阴虚则阳无所附，久则阳随而亡，故又以补虚为收功之法。四者乃通治血证之大纲"。止、消、宁、补"治血四法"，确实是通治血证之大纲，值得临床借鉴参考。

如何理解缪氏的治血三法与唐氏的治血四法？出血当以止血为要务，缪氏提出的"宜行血，不宜止血"，实际上是强调出血时若过用苦寒凉血止血，易导致血瘀脾伤；出血易致血虚，宜柔润之品，不宜香燥辛热之品伐肝；气有余便是火，气降则火消，宜降气为主，防苦寒泻火之品损伤中气。缪氏强调不可过用苦寒、辛燥之品治血，这与唐氏指出的甘寒补脾胃、柔肝化瘀的治血之法是一致的。因此，临证需将缪氏与唐氏治血法相结合。

（二）注意辨证与辨病互参

吐血、便血，涉及西医学中的多种疾病，尤其是一些危重疾病。在诊治过程中，宜辨证论治的同时，与辨病相结合，确定出血的部位，是食管静脉曲张出血，还是胃底出血，以提高疗效。

（三）配合内镜治疗

急性消化道出血（可表现为吐血及便血）病情急危，病势凶险。目前临床上内窥镜治疗是首选，必要时可以采用介入血管栓塞术。尤其对血管破裂面积大，内科治疗难以起效，及时抢救患者的生命至关重要。在内科治疗中，生长抑素类的药物，对降低肝硬化门脉高压具有明确的作用。在积极的西医治疗的基础上，配合中药大黄、白及、云南白药、三七、地榆等药，可提高疗效。尤其是大黄，现代药理研究证实，大黄具有多方面的止血作用。因此，治疗急性上消化道出血，大黄常作为首选药物。常取生大黄粉，每次3~5g，每日4次，温水调服，或用蜂蜜调成浆液状（黄蜜浆）口服，可以起到很好的止血消瘀作用，且蜂蜜可以减少大黄苦寒伤正之弊。

（四）根据出血部位有针对性地选用止血药

吐血和便血（远血）除大黄粉外，还可选白及、云南白药或灶心土；便血（近血）选生槐花、生地榆。

八、医案举隅

（一）肝硬化失代偿期合并上消化道出血（吐血）

李某，女，37岁。2012年9月14日初诊。

主诉：腹胀、乏力2年，近2个月内呕血2次。

病史：患者初中体检时发现"乙肝小三阳"[HBsAg（+），HBeAb（+），HBcAb（+）]，无不适症状，平时喜食素食，性情急躁，近两年无明显诱因出现腹胀、乏力、纳食减少，在当地医院诊断为"浅表性胃炎""缺铁性贫血"，对症治疗后好转。2个月后因跟家人吵架，突然大量呕血，急诊入院，诊断为"肝硬化失代偿期，上消化道出血"并下达病危通知书，对症治疗10天，病情得到控制后出院。近1个月前，又出现呕血现象，转入市某医院，经治疗血止，医院建议行脾切除术，因恐惧手术出院，于是前来就诊。

初诊：患者极度虚弱，扶入诊室。症见：面色苍白，表情淡漠，少气懒言，语声低微，腹部膨胀，舌质淡，苔薄白，脉浮滑而数。彩超提示：脾大，脾静脉迂曲样扩张，肝呈弥漫性改变伴多发结节，门静脉增宽。

西医诊断：肝硬化失代偿期，上消化道出血。

中医诊断：积聚，呕血。

辨证审机：气血亏虚，肝郁脾虚，脉络瘀阻，血不循经而外溢。

治法：补气养血，疏肝健脾，活血化瘀，止血。

方药：益气止血汤加减。

红参6g，灵芝15g，山药20g，炮姜15g，三七5g，蒲黄炭10g，白及15g，仙鹤草15g，海螵蛸10g，焦栀子10g，降香10g，炒麦芽30g。14剂，日1剂，分2次冲服。

二诊：2014年9月28日。服药14剂，精神好转，乏力、腹胀稍有减轻，有时恶心。舌淡紫，苔薄黄，脉沉滑数。

方药：红参6g，灵芝15g，山药20g，炮姜15g，三七5g，蒲黄炭10g，白及15g，仙鹤草15g，海螵蛸10g，焦栀子10g，降香10g，炒麦芽30g，生地黄15g，白芍15g，鳖甲10g，煅牡蛎30g。14剂，日1剂，分2次冲服。

三诊：2014年10月13日。服药14剂，精神较以前好转，面色稍红润，气短消失，眼睑浮肿，偶有腹胀、乏力，舌淡紫，苔薄白，脉沉滑数。

方药：党参15g，灵芝10g，山药20g，茯苓20g，白芍20g，赤芍15g，红花6g，白及15g，鳖甲10g，阿胶5g，紫河车3g，香橼15g，佛手10g，煅牡蛎30g，海藻10g，炒麦芽30g。21剂，日1剂，分2次冲服。

四诊：2014年11月5日。服药21剂，乏力、腹胀进一步减轻，偶有浮肿、恶心，面色转红润，气短懒言消失，精神转佳，上药加减共服百余剂，至今随诊病情稳定，未发生呕血现象。

（王学军.黑龙江省名中医医案精选.北京：科学出版社，2018）

按语：肝硬化属中医"积聚"范畴，上消化道出血属中医的"血证"范畴，称"呕血"。该患者平素喜食清淡，性情急躁，导致气血生化之源不足，肝郁脾虚，肝郁日久化火，气滞血瘀，火热与瘀血互结，造成脉络损伤而呕血。脾气虚，脾不统血而呕血，治宜益气养血，健脾疏肝，活血通络，止血。自拟益气止血汤，本汤药为中药免煎颗粒，组成：红参、灵芝、山药、炮姜、三七、蒲黄炭、白及、仙鹤草、海螵蛸、焦栀子、降香、炒麦芽。方中红参为君药，补益脾气，以生化气血，脾气健运则血有所统摄。灵芝入五脏，补全身之气，现代药理研究证实，灵芝可以保护肝脏，减轻肝损伤，能有效改善肝功能；山药补脾养肾，与灵芝一起协助红参补气，共为臣药。三七养血活血止血，止血而不留瘀，蒲黄炭收敛止血兼有活血行瘀之功，白及收敛止血、消肿生肌，仙鹤草既有收敛止血之用，又有补虚强健之功，海螵蛸收敛止血；炮姜温中止血，焦栀子清热泻火，凉血止血药与炮姜同用，一温一寒，相反相成，焦栀子又可制约红参的温热之性；降香化瘀止血、行气止痛，使红参、灵芝、山药补而不滞；炒麦芽消食和胃，共为佐药。诸药合用共奏益气养血，疏肝健脾，活血化瘀，止血之功。临证应用时，注意加减变化。血瘀面色晦暗明显者，加赤芍、红花活血化瘀"通因通用"，经脉通畅，血循常道而不外溢；血虚贫血明显者，加阿胶、紫河车等血肉有情之品，大补气血；脾肿大者，可加海藻、鳖甲、煅牡蛎软坚散结；肝阴虚烦躁易怒者，可加白芍、生地黄滋补肝阴，柔肝清热，以防克制脾土；腹胀明显者，加香橼、佛手行气消痞；脾虚乏力、浮肿明显者，加党参、茯苓健脾利湿，以防木虚土乘。经过精心调治，患者病情趋于稳定，至今随访病情没有复发。

（二）原发性肝癌（便血）

余某，女，59岁，退休工人。

病史：患者自1974年初食欲不振，逐日消瘦。1974年8月在温州市工农兵医院肿瘤科诊断：结肠肝曲处肿瘤。上海某医院超声示：肝区右半占位性病变。甲胎蛋白（＋），同工酶（＋）。放射性核素肝扫描示：肝大叶外侧及下方见有放射性迹点，分布有稀疏区，剑突下区见放射性分布缺损，肿块不排除来自肝，占位性病变可疑。查体：右上腹可触及5cm×4cm肿块，质软，移动性差。

诊断：原发性肝癌。

初诊：患者于1974年9月20日就诊浙江温州卫生学校许国华主任医师。见患者精神疲软，形体消瘦，面色苍白，右上腹疼痛，大便溏，色如酱，纳谷减退，舌苔薄黄，脉弦细数。证属气滞血瘀，癥积内结，化热酿毒，迫血离经。治以清热解毒，化瘀消癥，健脾养血。处方：石见穿15g，八月札15g，半枝莲15g，赤小豆15g，猕猴桃30g，白花蛇舌草30g，赤芍9g，当归6g，失笑散18g。水煎服。

二诊：服20余剂后，右上腹疼痛明显减轻，大便潜血（－），舌脉如前。重拟方如下：孩儿参15g，红藤15g，生地榆15g，仙鹤草15g，血见愁15g，赤小豆15g，白术9g，当归6g，丹参12g，八月札12g，失笑散18g。

三诊：服药30剂，右上腹疼痛已瘥，大便色棕黄，精神体力转佳。治以健脾和中，祛瘀消癥。拟方如下：川芎4.5g，炮姜4.5g，当归9g，白芍9g，茯苓9g，白术9g，香附9g，黄明胶9g，丹参12g，鳖甲12g，失笑散12g，孩儿参15g，郁金15g，大黄䗪虫丸4.5g。

四诊：服20余剂，除右上腹偶感隐痛外，精神、体力、食欲均恢复正常，能操持家务，唯舌苔薄白，脉缓，拟方以巩固。柴胡6g，川芎4.5g，炮姜4.5g，当归9g，白芍9g，枸杞子9g，白术9g，香附9g，阿胶9g，丹参12g，失笑散12g，孩儿参15g，仙鹤草30g。患者临床症状消失，获得痊愈，治疗后至1984年已存活9年余，仍健在。

（谢文纬.中医成功治疗肿瘤一百例.北京：中国财政经济出版社，2007）

按语：本例治疗，许医生先用攻法，以石见穿、八月札、白花蛇舌草、半枝莲清热解毒而抗癌，佐以当归、赤芍、失笑散活血化瘀以消癥。待肿瘤缩小后，增加生地榆、仙鹤草、血见愁止血，孩儿参益气。待症状完全控制后，又增鳖甲软坚散结，阿胶、枸杞子、白芍等养血补肾之品。整个治疗，体现先攻后补的原则。许医生在治疗中始终应用活血化瘀法，特别是用失笑散。失笑散载于《太平惠民和剂局方》，由炒蒲黄、五灵脂二药组成，主治气滞日久、瘀血内停的脑、胁、腹痛，或瘀血阻下焦，崩漏便血，产后瘀滞腹痛，恶露不清，经来腹痛，跌打损伤等症。在本例治疗中，失笑散的化瘀消癥之法在缩小肿瘤上具有肯定作用。

九、研究进展

论呕血与便血（上消化道出血）的治疗要点

血证的用药需根据其辨证。辨证要点：一辨病证之不同。通过引起出血的原因以及出血部位的不同，辨清不同的病证。二辨脏腑病变之异。同一血证，可以由不同的脏腑病变而引起，辨清病变脏腑，才能药专力宏。三辨证候之虚实。辨病性之虚实，才能忌虚虚实实之误。现代医家普遍认为，血证的治疗当从治火、治气、治血三个方面入手，但不外乎要辨清寒、热、虚、实四个方面，再加以用药。

1.治血

（1）辨证使用止血药　治血先以止血为要，"若见血证，或吐血大盛者，宜先治血"。对于吐血、便血患者，及时采用治血方法，止血药物的应用更不宜迟。"存得一分血，便保得一分命"，应用止血药要注意如下内容。

1）根据寒热虚实用药　寒证止血常用炮姜、伏龙肝等，热证止血常用侧柏叶、地榆、槐花、紫珠草等。血热妄行多属实证，应与清热凉血药同用，如水牛角、牡丹皮、赤芍等；属于阴虚阳亢者须配养阴药，如阿胶、熟地黄等。

2）根据出血部位用药　吐血宜用白及、侧柏叶、灶心土；便血宜用槐花、地榆。还有因瘀血内留而出血，中医学认为"瘀血不去，血不归经"，对于这类出血既要止血，又要祛瘀，而重点在于祛瘀。多采用祛瘀理气药物，如香附、丹参等。

3）根据药理研究用药　中药止血原理大概与下列因素有关：一是作用于凝血过程，缩短凝血时间，如白及。二是使局部血管收缩，缩短出血时间，如三七。中医学认为"血见黑则止"，亦有现代实验研究表明，止血药经过炒黑后止血效果更好，如茜草根、槐花、地榆等炒炭后，其缩短出血时间的作用确实比生用为优。因此，根据现代药理研究，在使用止血药物时，可辨证使用炭类药，增强止血之力。

（2）养阴血以补虚损　失血者，当养阴血以补虚损。唐容川认为"去血既多，阴无有不虚者也。阴者阳之守，阴虚则阳无所附，久且阳随而亡，故又以补虚为收功之法"。骤然失血之时，当知"有形之血不能速生，无形之气所当急固也"，应急固其气，补气以生血，不可妄投大量补血之品，因补血之品多厚重滋腻，有碍气血运行，更妨碍止血。若血既止，当缓补其虚，以四物汤加阿胶、当归等滋阴补血之品；若肝气虚而脏寒魂怯者，当敛助肝阳，方如桂甘龙牡汤；若肝经血脉大损，用仲景炙甘草汤以阴阳并补，方中桂枝亦可入心，化赤为血，使血归于肝，并能充养百脉，为"补血第一方"。

（3）注重活血化瘀　离经之血，留滞不行，则亦为瘀。瘀血得化，则新血才能生，因此治疗血证也当注重活血化瘀。历代医家治疗血证，多有以火热立论者，见吐血、便血便为血热妄行，而不知亦有瘀血所致出血，妄投寒凉收涩之品，离经之血骤然凝涩，更加重血脉瘀阻。故运用止血药物时，需根据辨证采用活血化瘀之品，后期补虚亦不忘佐以化瘀。

2.治气

（1）辨证使用理气药　治血必先理气。治气是血证治疗中的重要环节，由于气的病变有虚实不同，实证有气滞、气逆，虚证有气虚、气陷、气脱，虚实夹杂有气虚挟寒等。因此，在治疗上有行气、降气、益气、升提、固脱、温阳等不同治法。常用药物，如行气用木香、制香附，降气用沉香、厚朴，益气用党参、黄芪，升提用升麻、柴胡、桔梗，固脱用人参，温阳用附子、干姜等。

（2）首重降胃气　《素问·厥论篇》曰："阳明厥逆，喘咳身热，善惊衄呕血。"治吐衄之症，当降阳明厥逆，其证无论寒、热、虚、实，治之者，皆当以降胃之品为主。张锡纯降胃，常重用代赭石，并认为代赭石"生研服之不伤肠胃"，故诸方代赭石皆生用，轧细用。赤石脂重坠之力近于代赭石，能降冲胃之逆；其黏涩之力，近于龙骨、牡蛎，能补血管之破；而且其黏滞之性，又能固涩大便，善于保护胃肠之膜，而有生肌之效，可使胃膜因出血而伤者速愈，呕血尤宜用之。半夏性味辛温燥烈，后世本草谓血证忌用半夏，但张氏谓"治吐衄者，原当以降阳明之厥逆为主，而降阳明胃气之逆者，莫半夏若也"，并提出"血证须有甄别，若虚劳咳嗽，痰中带血，半夏诚为所忌。若大口吐血，或衄血不止，虽虚劳证，亦可暂用半夏以收一时之功，血止以后，再徐图他治"。其自拟吐衄方，如寒降汤、温降汤、清降汤等均不忌用半夏，并以代赭石配伍半夏，更增强其降胃气之功。张氏还认为吐衄之证，最忌黄芪、柴胡、升麻、桔梗等具有升浮之性的药味，"恐其能助气上升，血亦随之上升也"，因此，需辨证有气虚下陷者方可用之。

3.治火

（1）清热泻火止血　因实热出血为火邪内炽、热伤络脉，单用止血药往往无济于事，必须采用清热泻火法，釜底抽薪而止血。正如叶天士所言"入血就恐耗血动血，直须凉血散血"。上焦实热用黄芩，中焦实热用黄连，下焦实热用黄柏，三焦实热用栀子，火热亢盛者加大黄，方如大黄黄连泻心汤。怒气伤肝，动肝火则火载血，上动肝气则气逆血奔，所以皆能呕血，平肝而血自安。凡肝火盛者，必有烦热脉症，宜芍药、生地黄、牡丹皮、栀子、泽泻、黄芩、黄连之属，降其火而血自清。若肝气逆者，必有胁痛、胀满等症，宜芍药、生地黄、青皮、陈皮、枳壳、贝母、泽泻之属，行其气而血自清。

（2）滋阴降火安络　因虚热出血者，多因胃肾阴亏，阴不制阳，虚火内生，火炎动血，法当滋阴降火。有研究表明，玉女煎可显著减少大鼠胃出血溃疡，增加胃角质层均数及胃黏膜层均数，有效缓解出血症状；提示以益阴养胃为法，能有效改善胃组织出血情况，促进溃疡愈合；同时，玉女煎可显著降低大鼠6酮-前列腺素F1α水平，可能是益阴养胃法治疗胃溃疡出血的作用机制之一。

十、古代文献精选

《三因极一病证方论》："病者因饮食过度，伤胃，或胃虚不能消化，致翻呕吐逆，物与气上冲蹙胃口决裂，所伤吐出，其色鲜红，心腹绞痛，白汗自流，名曰伤胃吐血。"

《血证论》："吐血虽属虚证，然系血虚，非气虚。且初吐时，邪气最盛，正虽虚而邪则实。试思人身之血，本自潜藏，今乃大反其常，有翻天覆地之象，非实邪与之战斗，血何从而吐出哉？故不去其邪，愈伤其正，虚者益虚，实者愈实矣"。

《金匮要略》："下血，先便后血，此远血也，黄土汤主之。下血，先血后便，此近血也，赤小豆当归散主之。"

《医宗金鉴》："便血二证，肠风、脏毒。其本皆热伤阴络；热与风合为肠风，下血多清；热与湿合为脏毒，下血多浊。"

参考文献

［1］中华中医药学会.吐血的诊断依据、证候分类、疗效评定——中华人民共和国中医药行业标准《中医内科病证诊断疗效标准》(ZY/T001.1—94)［J］.辽宁中医药大学学报，2015，17（11）：21.

［2］中华中医药学会.便血的诊断依据、证候分类、疗效评定——中华人民共和国中医药行业标准《中医内科病证诊断疗效标准》(ZY/T001.1—94)［J］.辽宁中医药大学学报，2016，18（5）：223.

［3］沈矶.泻心汤合十灰散加减治疗胃中积热型消化性溃疡伴出血的临床效果及安全性评价［J］.实用妇科内分泌电子杂志，2020，7（13）：149-150.

［4］刘凤珍.黄土汤联合西医疗法对脾胃虚寒型消化性溃疡出血患者炎症因子及胃肠激素水平的影响［J］.临床医学研究与实践，2021，6（22）：141-143.

第九章　肝　癖

一、概述

　　肝癖，又名肝痞，多因肝失疏泄，脾失健运，痰、浊、瘀积于肝引起以胁胀或痛、右胁下肿块为主要临床表现的疾病。相当于西医学中非酒精性原因引起的肝内脂肪蓄积过多，久之，出现炎症及纤维化，甚至肝硬化的病理状态。从西医对非酒精性脂肪性肝病的临床分类来说，"肝癖"不单是指单纯性脂肪肝、脂肪性肝炎，还包括了相关肝硬化及肝细胞癌。

　　古代医家对肝癖已有所论述，如《灵枢·胀论》云"肝胀者，胁下满而痛引小腹"。肝胀、胁下满正是非酒精性脂肪性肝病的主要临床症状。肝癖相关症状的描述，还见于《灵枢·五邪》"邪在肝，则两胁中痛"，《素问·大奇论篇》曰"肝雍，两胠满"，《素问·脏气法时论篇》云"肝病者，两胁下痛引少腹"，《灵枢·邪气脏腑病形》论"肝脉急甚者为恶言，微急为肥气，在胁下如覆杯"，《难经·五十六难》云："脾之积，名曰痞气，在胃脘，覆大如盘，久不愈，令人四肢不收，发黄疸，饮食不为肌肤。"《灵枢·百病始生》有云"温气不行，凝血蕴里而不散，津液涩渗，着而不去，而积皆成矣"，多认为其病机的关键为"痰湿"，痰湿凝而不散而导致该疾病的发生。此外，逐渐肥胖是非酒精性脂肪性肝病的前兆，正如《素问·通评虚实论篇》曰"甘肥贵人，则膏粱之疾也"，主要责之于"饮食自倍，胃肠乃伤"。

　　隋代巢元方《诸病源候论·癖病诸候》谓"癖者，谓僻侧在于两胁之间，有时而痛是也"。据此可知，"肝癖"一名反映了其以胁胀或痛、右胁下肿块为临床表现。宋朝太医院所编纂《圣济总录·癖气》曰："癖气者，聚于两胁间。有时而痛是也。以其僻在胁下，故名癖气。"宋代王怀隐等《太平圣惠方·癖气》言："癖者，本因蓄积而生，不离阴阳之气，结聚而成也，此由饮水停聚不散。"肝癖多因饮食不节、贪逸少劳、情志不遂、肝脾肾虚，致使肝之疏泄失职、脾之运化失常、肾之气化不及，形成痰、湿、瘀、滞，多种病理因素相互搏结，痹阻肝脏脉络而成。

　　元代杜思敬《济生拔粹》云"风寒暑湿得以外袭，喜怒忧思得以内伤，食啖生冷，过饮寒浆，扰动冲和，如是阴气当升不升，阳气当降不降，中焦痞塞，必成胀满"，说明外感、内伤均能扰乱气机，而导致中焦痞塞，成胀满之状。明代龚信《古今医鉴》云"胁痛者……若因暴怒伤触，悲哀气结，饮食过度，冷热失调……或痰积流注于血，与血相搏，皆能为痛"。明代张景岳《景岳全书·杂证谟》中论述"饮食之积，凡暂积者，不过以饮食偶伤，必在肠胃之内……惟饮食无节，化渐留滞者，多成痞积于左胁膈膜之外"。清代沈金鳌《杂病源流犀烛》云"因乎痰者为痰痞，脉必滑，胁下痛""由恶血停留于肝，居于胁下，以致肢胁肋痛""气郁，由大怒气逆，或谋虑不决，皆令肝火动甚，以致肢胁肋痛"，指出该病与情绪、饮食、居所相关，病机多为痰浊阻滞，而成胁痛之病证。

《非酒精性脂肪性肝病中西医结合诊疗共识意见》中讲到，"肝癖"为非酒精性脂肪性肝病的中医病名。研究统计，非酒精性脂肪性肝病的中医病名有积证、积聚、胁痛、胀满、痰浊、肥气、痞满、肝癖（痞）、伤酒、酒癖、酒疸、酒鼓（臌）、肝着（著）、脂满等。

二、病因病机

肝癖病因主要是起居无常，情志失调，或嗜食肥甘厚味，过度肥胖，少劳安逸，或饮酒过度，或久病体虚，引起肝失疏泄，脾失健运，肝、脾、肾三脏功能失调，湿热痰瘀结于肝所致。多为本虚标实，本虚以脾肾为主，标实主要与气滞、痰湿、血瘀为主。肝癖的病位主要在肝，与脾胃及肾关系密切。痰湿内蕴为肝癖的病机关键，痰湿既为病理产物，亦可为病因。痰湿阻于经络，导致气机运行不畅、血行不利，瘀滞体内，继而痰瘀互结阻于肝络，痰瘀互结，日久不行，则成肝癖。患者饮食不节、劳逸失常等不良习惯难以改变，导致疾病缠绵难愈，日久虚实夹杂、瘀血内停亦可使肝癖进一步发展。慢性肝病有"久病多虚、久病多瘀、久病入络"的特点，肝癖往往多种病理因素相互夹杂，以致正气亏损、脏腑功能失调，亦为疾病缠绵难愈之因。

（一）病因

1.起居无常，劳逸失度　《素问·上古天真论篇》云："上古之人……饮食有节，起居有常，不妄作劳，故能形与神俱。"而现今生活，工作压力过大，各脏腑常过度劳损，起居无定时，劳逸失度，日久形盛气衰，痰瘀渐生。《素问·生气通天论篇》所讲"阳气者，若天与日，失其所则折寿而不彰"，说明作息规律对于生命健康关系极大。若起居无定时，劳逸无度可致肝脾不调、气机失常，进而导致水谷精微的转输不畅，脾功能失调则聚湿生痰，长期则发为脂肪肝。或者居于湿热之地，未能做到"虚邪贼风，避之有时"，使得湿热疫毒之邪侵袭人体，由外入内，结于少阳，气机不调，失于疏泄。或者贪图安逸，甚少劳作，导致气血不畅，气机不利，脾失健运，水谷精微不输，进而痰湿内停而发病。

2.情志失调，肝失疏泄　《内经》云"百病生于气也，怒则气上，喜则气缓，悲则气消，恐则气下……惊则气乱……思则气结""志意和则精神专直，魂魄不散，悔怒不起，五脏不受邪矣"。肝主调畅气机，性喜条达而恶抑郁。若情志失调日久，可致肝气疏泄不利、升降不畅；肝气郁滞日久乘脾，脾失健运，痰浊内生。肝主疏泄，调畅情志，脾的升清降浊依赖于肝的正常疏泄功能；脾气健旺，运化正常，也有利于肝的疏泄。一旦情志失调，则肝气郁结，气机不畅，肝郁则乘脾，脾失健运，不能正常运化水谷，则痰浊内生，痰浊留于肝脏，成为脂肪肝。长期忧郁或恼怒，可致肝失条达，气机不畅，气滞血瘀，肝脉阻塞，发为本病。

3.饮食不节，痰湿内生 《脾胃论》曰"百病皆由脾胃衰而生也"，脾胃健，正气存，则邪不可干，正所谓"四季脾旺不受邪"。饮食不节，最易伤脾败胃，则百病由生。《景岳全书·杂证谟·痰饮》曰"有因肥甘过度者，有因酒湿伤脾者，此皆能生痰"，饮食不节，恣食肥甘厚味，或是饮酒过度，损伤脾胃，致湿热内生，郁于肝胆，日久则痰湿瘀阻，肝胆失于疏泄，发为本病。正如《素问·上古天真论篇》曰"以酒为浆，以妄为常，醉以入房"易致"半百而衰"。饮食不节，内生湿热，湿热蕴结，肝失疏泄；脾为生痰之器，脾失健运，水谷精微不能运化，湿浊凝聚成痰，痰湿阻滞，血液运行不畅，脉络阻滞形成瘀血，瘀血又可进一步影响气血运行和水津输布。如此恶性循环，最终痰瘀互结，相搏于肝，日久发为此病。

4.久病体虚，肾虚不足 元气禀于先天，藏之于肾，受后天水谷精微充养，是维持人体生命活动的基本物质与原动力。肾为先天之本，肾藏精，主气化，肾主降，脾主升。久病体虚易致肾虚不足，肾阳亏虚则气化功能不足，不能帮助脾运化水谷，脾肾升降失调，清浊不分，津液、膏脂聚集，留于肝脏则发为脂肪肝。肝肾同源，肾阴受损，则不能涵养肝阴，肝肾阴虚则火旺，虚火可灼津炼液成痰，或是阴损及阳，脾阳亏虚则脾失健运，痰浊停留于肝脏而发。或者肾阳不足，肾精失于温煦难以化气，气不足则难以助肝疏泄，津液失布，则易内生痰浊、膏脂。另肾为先天之本，含元阴、元阳，肾为痰之根，脾为生痰之源，此病与脾肾关系密切，标实为肝郁、痰湿等，本虚则为脾肾亏虚。久病耗伤气血，肾阴、肾阳亏虚，火不温土，脾失温运，湿浊内生，痰湿聚集发为本病。

（二）病机

中医学认为，肝癖的发病原因总归与饮食、劳逸、情志、久病以及禀赋相关。脾肾亏虚是该病的根本，气滞、痰湿、血瘀、浊毒是其发病因素，病性虚实夹杂，病位在肝、脾、肾三脏。情志、饮食等引起肝胆疏泄失常，肝气不畅，失于条达，阻于胁络，表现为胁肋胀痛、食少嗳气、胸痹胸闷等症状。肝疏泄受阻，横逆乘脾，脾失温运，气机不疏，痰湿内聚，致肠胃不和，表现为食后腹胀、恶心便溏。痰湿郁久化热，灼伤津液，表现为口干口苦、舌苔黄腻等象。日久肾阴耗伤，肾阳虚衰，火不温土，水谷精微输布失常，清窍不得濡养，表现为视糊目盲、耳鸣耳聋、眩晕头痛等症。

《灵枢·百病始生》曰"凝血蕴里不散，津液涩渗，着而不去，而积皆成矣"。体内脏腑功能失调，与肝癖关系密切。肝脾之间，肝主疏泄，脾主运化，肝气机调畅，则能协助脾胃，使脾运化有序，消化吸收如常，则气血生化有源，涵养肝体，肝脏疏泄正常。反之，肝失疏泄，脾失健运，肝脾不调，脾失健运，影响肝疏泄，致"土壅木郁"。这些必然导致气滞、痰湿、血瘀、浊毒病理因素形成。脾肾之间，脾运化水谷，有赖于肾气的资助和促进，肾气不足，则脾气虚弱，运化失司，脾气运化水液功能也依赖肾气蒸化作用，肾的水液代谢，也需脾气协调。明代医家张景岳曾在《景岳全书》曰"五脏之病，虽俱能生痰，然无不由乎脾肾……故痰之化无不在脾，而痰之本无不在肾"。故肝、脾、肾三脏的功能失调，与肝癖的形成密切相关。

非酒精性脂肪性肝病主要病位在肝、脾、肾三脏，久则波及五脏六腑。肝细胞脂肪沉积，必然会影响到脾的运化功能。在生理结构上，因脾胃为中州，与肝相倚，脾主升清，胃主降浊，脾胃升降功能有赖于肝气的正常疏泄。仲景言"见肝之病，知肝传脾"，故非酒精性脂肪性肝病患者最常见波及的脏腑多为脾胃，甚至为首发症状，如纳差、乏力、厌油、大便干结或便溏、口干口苦或口中黏腻不爽或口甜。另一方面，肝为五脏之贼，五脏相因，其中肝肾关系密切。中医学认为，肝肾同源，肾气亏虚，清浊不分，精血不生，使痰湿、瘀血蓄积于肝，形成脂肪肝，或是肾阳不足，精微失于输布，脂浊郁积于肝。故而本病根本在于肾虚，肾水不能涵木，肾阳不能暖土，而致肝失疏泄、脾失健运，血脂失于正常运化，阻于肝则形成脂肪肝。从肝和肺五行生克关系上看，其一体现为金能制木，肝为甲木，内寄相火，本病湿、痰、浊、瘀等病理因素，郁结日久，从而化火，易出现木火刑金，故清金可以制木；其二体现为本病土不足无以生金，当培土生金以制木。另外，肝胆互为表里，易致肝胆失疏，而肝胃郁热之吞酸嘈杂，心肝火旺之性急易怒，肝阳上亢甚则扰动内风之眩晕头痛，均可见于非酒精性脂肪性肝病的病程中。

随着病情的进展，肝癖出现了虚实、气血的病机转化。人体脾虚失运，饮食积滞中焦脾胃，滋生湿热，机体由虚化实；湿邪内藏，肝失疏泄，或者劳逸过度，损伤脾胃，则由实化虚，虚中夹实。该病初起时，病位多在气分；随着疾病进展，脾虚湿停，郁热化生，久则及肾，气化失司，痰浊积滞内脏，郁而内结，气机失畅，气滞则血瘀，经络不通，痰瘀互结，疾病进入血分。脾失健运、肾气失化、肝郁失疏，各病理因素之间相互纠缠，从而导致肝癖的发生（见图2-9-1）。

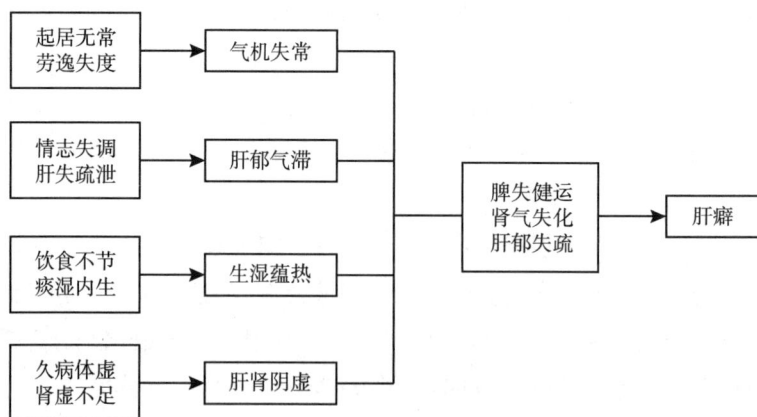

图2-9-1 肝癖的病因病机演变

三、辨证要点

（一）辨分期

非酒精性脂肪性肝病的疾病谱分为单纯性脂肪肝、脂肪性肝炎、脂肪性肝纤维化及其相关的肝硬化和肝癌，是一个逐渐发展的过程。基于此病变过程，将非酒精性脂肪性肝病分为初、中、末三期。初期多以肝郁脾虚、脾失健运、痰湿阻滞证多见，此时痰瘀等病理因素尚未形成，病情较轻，以预防性治疗为主，适时配合疏肝理气、清热化湿解毒之法，易于康复；中期是逆转和阻断非酒精性脂肪性肝病进一步恶化的关键阶段，多见肝胆湿热、痰阻血瘀证，浊脂之邪非一日可去除，耗损之元气也非一日可充盈，故病情较重，病程稍长，当以调肝理气、活血化痰消积为主；末期多为肝阴不足、湿郁血瘀证，痰邪不去，久病入络，痰瘀互阻，胶着难祛。顽邪久扰于肝，肝之功能严重受扰，病情缠绵，预后较差，当行气活血、化湿利水，且在辨证的基础上，酌加补气、温阳、滋阴之品。

（二）辨主次

临床上肝癖往往病程较长、病机复杂，治疗时应分清主次。临床多见有慢性乙型肝炎病史的脂肪肝患者，诊断脂肪肝时就已表现出肝阴不足、痰瘀互结的症状，治法自然不能仅仅考虑脂肪肝，要分清疾病的主次。如患者乙型肝炎病毒复制处于活跃期，处方用药往往以抗病毒为主，再根据患者其他刻下症选用相应药物处理。若患者HBV DNA稳定或转阴，现阶段以脂肪肝为主要矛盾，则可取肝肾阴虚主方一贯煎加减治疗。

（三）辨病理因素

本病实证根据病理因素之异，而呈不同表现，如湿性黏滞重浊，可见乏力纳呆，肢体、头身困重，舌苔白腻或黄腻，脉象弦或滑等。热性鸥张，可见面色红赤，急躁易怒，肝区灼灼不适，心烦不安，唇舌焮红，脉象多弦数、滑数等。瘀性阻滞，血行不畅，典型者可见肝区刺痛，午后或入夜尤重，痛处不移，唇甲紫暗，舌质可见瘀斑，舌下脉络瘀曲；又有瘀之不典型者，多从肝病伤及血分，久则入络，瘀血症状可不如前述典型，甚者邪正之间无明显偏盛偏衰，亦无突出的阴阳消长不平征象，可仅见胁肋刺痛不舒，舌质偏红、隐透紫气，容易为临证所忽视。

四、辨证论治

肝癖属本虚标实之证，病位在肝，与脾、肾密切相关。虽虚实兼夹，但以邪实为主，气滞、痰湿、血瘀、浊毒在该病发生、发展中起关键作用。辨证时特别注重脉证、方证的病机层次，并根据证候的主要矛盾，进一步辨识核心病机，力求建立高层次的经方辨治方法，精准地针对脉证病机靶点用方，切实地做到辨证审机、用方精准。肝癖的治疗原则为疏肝健脾，化瘀滋阴。临床当据虚实而施治，实证宜活血化瘀、祛湿清热，根据病情的不同，分别合用理气、化瘀、清热、利湿、祛痰等法。虚证宜补中疏通，根据虚损的差异，合用滋阴或益气等法，以扶正祛邪。

（一）肝郁脾虚，痰湿阻滞证

症状：肝区不适，易疲倦，头身困重，嗜卧乏力，胸脘痞闷，厌食油腻，口黏不渴，便稀不爽，尿黄。舌苔白腻，脉滑有力。

治法：疏肝健脾，化湿活血。

推荐方药：四逆散或柴胡疏肝散加减。柴胡、白芍、川芎、枳壳、香附、陈皮、甘草。

应用时以上方为主，可加紫苏梗、青皮、郁金、木香行气止痛。湿热偏盛者，可加茵陈、黄连之类；烦躁而潮热者，加银柴胡、地骨皮、白薇、牡丹皮；肝区疼痛者，可加郁金、延胡索、丹参、香附、川芎。

（二）肝胆湿热，痰阻血瘀证

症状：肝胁胀痛，触痛明显而拒按，或牵引肩背，伴纳呆恶心，厌食油腻，口干口苦，腹胀少尿，或有黄疸。舌苔黄腻，脉弦滑。

治法：化痰活血，祛湿清热。

推荐方药：茵陈蒿汤加减。茵陈、栀子、大黄。

可加柴胡、黄芩、半夏、郁金疏肝利胆而止痛，或与大柴胡汤同用。纳呆腹胀者，加山楂、莱菔子；口苦胁痛者，加茵陈、黄连；胸胁刺痛者，加丹参、赤芍；便秘者，加决明子。

（三）肝阴不足，湿郁血瘀证

症状：肝区不适，胁肋隐痛，甚至胁下肿块，绵绵不已，遇劳加重，口干咽燥，心中烦热，两目干涩，头晕目眩，易疲倦。舌质紫暗有瘀斑瘀点，脉弦细数。

治法：祛湿化瘀，滋补肝阴。

推荐方药：一贯煎合鳖甲煎丸加减。生地黄、北沙参、麦冬、当归、枸杞子、川楝子、鳖甲、硝石、土鳖虫、桃仁、牡丹皮、蜂房、人参、阿胶、柴胡、黄芩、白芍、半夏、厚朴、干姜、桂枝等。

心烦失眠者，加柏子仁、首乌藤、酸枣仁；兼灼痛者，加白芍、甘草；倦怠乏力者，加黄芪、太子参、炒白术；食少纳差者，可加焦山楂、焦神曲、鸡内金、炒谷麦芽；口干、舌红少津者，加葛根、玄参、石斛、麦冬、五味子；头目眩晕者，加泽泻、白术等。

（四）脾肾阳虚，水湿内停证

症状：体肥身重，倦怠乏力，畏寒肢冷，脘腹胀满，便溏或下利，目睑或下肢浮肿，女子见月经不调。舌淡体胖，苔白腻，脉沉细。

治法：温阳健脾，利水化湿。

推荐方药：真武汤合五苓散加减。制附子、干姜、白芍、炒白术、茯苓、猪苓、桂枝、泽泻。

偏于脾虚者，可加黄芪、山药、薏苡仁、扁豆；偏于肾虚者，可加肉桂、仙茅根、淫羊藿。

除辨证选择口服汤剂外，还可选择中成药与西药。如多烯磷脂酰胆碱可以将中性脂肪和胆固醇转化成容易代谢的形式，可阻止肝细胞内线粒体酶活性下降，增加浆膜中膜蛋白酶的活性，有效阻止肝细胞变性及炎症纤维化。还原型谷胱甘肽，是肝细胞内最主要的抗氧化物，有重要的抗氧化作用和整合解毒作用。其他保肝降酶药物还包括水飞蓟宾、甘草酸制剂、双环醇等。还包括抗氧化剂，如维生素E，具有抑制氧化应激的作用；安络化纤丸及大黄蟅虫胶囊，具有抗纤维化作用等。同时，还可配合中医其他疗法，如调脂茶、肝病治疗仪、穴位注射、穴位埋线、八段锦和太极拳疗法、辨证施膳等。

五、预后转归

本病的转归主要为实证向虚证转化，而成虚实夹杂之证。实证之初多为气郁，在情志不遂、外邪侵袭、饮食不节等条件下，可转为郁热或湿热；久则由实转虚，郁热不解，灼耗阴津，致肝肾阴虚，可转化为阴虚郁滞；久病体虚，过劳伤气，又可转化为气虚郁滞，进而转化为阳虚郁滞，形成虚实并见的证候。若失治、误治，可致阴液耗损，阴损及阳，导致厥脱。肝癖患者，如正气充足，一般预后良好，若迁延不愈，则反复发作，殊难根治。若急性发作之时，出现危证、坏证，则预后较差。

肝癖病机是动态演变的，在疾病各个阶段存在一定的规律性。从血脂代谢紊乱起始到非酒精性脂肪性肝炎进展中，存在着病机演变规律，即谷气过旺、消耗不足是脂质代谢紊乱的始动病机，气化失司、脂浊壅滞、聚结肝脏是单纯性非酒精性脂肪性肝病的主要病机，脾运失健、痰瘀互结是非酒精性脂肪性肝炎关键病机。肝纤维化阶段，多属肝阴不足，气血阻滞不甚，络脉瘀阻为主要病机。肝硬化是非酒精性脂肪性肝病发展的后期阶段，多是久病体虚，气血瘀滞，阻碍脉络，化生积聚，其病性以湿、血瘀、热、气滞为多，随着病情进展，热、血瘀、阳虚、寒进一步增加。最终，脂肪肝可因血阻脉络，脉络不通，停痰血瘀，化而成形，则致肝癌的生成。

肝癖疗效判定：若临床症状、体征消失，肝功能正常，血胆固醇、甘油三酯恢复正常，B超提示脂肪肝声像图消失，为治愈；临床症状、体征基本消失，肝功能及血脂较治疗前下降大于50%，肝脏B超基本恢复正常，为好转；症状、体征、B超、实验室检查指标达不到以上标准，或病情进展者，为无效。

六、预防调护

目前，西医对于非酒精性脂肪性肝病的治疗尚无特效药物，主要针对改变生活方式和控制代谢危险因素，盲目的药物干预反而适得其反。随着近年来对于该病的研究逐渐增多，单味中药、经方、中成药以及中医外治法均证实具有调节脂质代谢、改善肝功能的确切疗效，且不良反应相对较小，对非酒精性脂肪性肝病有良好的临床价值及治疗作用。中医中药治疗及中医特色疗法，对于防治非酒精性脂肪性肝病的巨大优势与广阔前景逐步被人们认可。

非酒精性脂肪性肝病，往往与肥胖、2型糖尿病、血脂紊乱、高血压、高尿酸血症等并见。因此，除调节肝脏代谢能力治疗外，减轻体重从而缓解胰岛素抵抗是关键环节。从肥胖减重入手，可使本病的防治关口前移。当代患非酒精性脂肪性肝病之人，脾胃多"盛"，长期大量膏粱厚味、饮酒无度、贪凉食冷，脾胃运化失常，致中满内热，六郁交织，浊、痰、瘀、毒，耗气伤脾。所以，益气健脾消导、除湿消浊化痰，为其正治，改变不良生活方式为治本之法。

肝癖之人常因食郁、气郁导致肝失疏泄，脾失健运，痰湿内生，膏脂聚于肝脏而成。酗酒及营养缺乏是引起本病的重要原因，患者应先戒酒，加强营养，保证足够的蛋白质摄入，加强锻炼。减肥是防治本病的重要一环，患者肝功能严重损害时应多休息；肝功能轻度损害或正常的患者，应多做有氧运动，以促进脂肪的消耗。积极治疗原发疾病，如糖尿病、肝炎等，以防止脂肪肝的发生。最终实现"肥、糖、脂、压"整体同调。

此外，合理的饮食习惯，均衡的营养结构，也是肝癖防治的重要环节。如《素问·五常政大论篇》云"谷肉果菜，食养尽之，无使过之，伤其正也"，饮食节制，才能保养身体，强健脾胃，使精微物质转化正常，机体健康。根据中医对肝癖的认识，除了运用中药药物干预之外，临床对于患者饮食的干预、饮食处方的制定，也应遵循和根据疾病的病因病机、患者体质、食材的性味归经属性而进行干预指导。首先明确患者的体质情况，针对性地选用一些药食同源的食材，来进行饮食处方的制定和对其他治疗方法的补充。既起到了食的作用，又发挥了药的作用，既不存在毒副作用的问题，又能让患者在改善其相关症状的同时达到减重、减脂的效果。

总之，应重视天人合一，以人为本，通过法于阴阳、和于术数、调摄精神、食饮有节、体质辨识、辨证论治等途径，发挥中医特色优势，增强患者体质，提升肝癖患者的健康水平，减少非酒精性脂肪性肝病的发生、发展。

七、临证备要

（一）肝脾功能失调，痰瘀互结是主要病机

肝癖责之六郁，即"气、血、痰、火、湿、食"郁，其中首推肝郁与食郁，即情志失调、饮食失节，伤及气机，肝失疏泄，脏腑功能失调所致。脾主运化，为后天之本，水谷精微、气血生化之源，转输散精，营养周身。肝脾在生理、病理上有着紧密的联系。肝脾失调，气血运行不畅，导致痰湿内蕴发为本病。痰湿之邪内生，郁而化热，为湿热

内阻，损伤脾阳易寒化为寒湿凝滞。

且临床肝癖患者多为中老年人，这与肾中精气渐不足有关，如《素问·阴阳应象大论篇》云"年四十而阴气自半也"。肾位于下焦，为脏腑阴阳之本，生命之源，为先天之本，主藏精，主水，主纳气，主生长、发育与生殖。《素问·生气通天论篇》云"阳气者若天与日"，可温煦五脏六腑，并维持体内水液的代谢平衡，肝之疏泄、脾之运化，无不依赖阳气之鼓动。年长体衰，肾中精气不足，肾阳不足，无以温煦，可加重痰湿和瘀滞。

（二）痰湿、瘀血既是病理产物，又是致病因素

由于饮食不节、劳逸失常或情志所伤，引起脾失健运，肝失疏泄，肾精不足，肾阳虚衰，导致水谷精微不归正化，生湿化痰，引起水停、痰聚；痰浊阻络，气行不利，血行不畅，遂成血瘀，痰湿、瘀血更可互化。痰是津液在体内运化、输布失常，停积于体内的病理产物。湿邪为阴邪，易阻滞气机、伤阳气，其性重浊、黏滞、趋下。湿邪最易化热，或与热邪相合，形成湿热之邪，瘀亦可化热，邪热为无形之体，瘀血为有形之体，瘀血与邪热相互搏结，形成瘀热，往往使热邪久稽不退，瘀血久留不散。

古有"痰瘀同源"之说，巢元方认为"诸痰者，此由血脉壅塞，饮水积聚而不消散，故成痰也"。由痰致瘀或由瘀致痰，痰瘀搏结成为新的病因，又使病情缠绵，或病情进展，变生他证。

（三）饮食宜忌

本病与饮食有关，饮食不节易伤脾碍胃，致脾失健运，痰湿内蕴，耗伤津液，胃失和降，而发胁痛、呃逆、反酸等症。早在《内经》就认识到"饮食自倍，肠胃乃伤""生病起于过用"，饮食不加节制，饮食过饱，可致脾胃损伤，使得疾病由此而生。《医学正传》曰"致病之由，多由纵恣口腹，喜好辛酸，恣饮热酒煎"，说明肝癖的发生与进食辛辣刺激、热酒煎炸密切相关。因此，肝癖者应避免暴饮暴食，避免嗜食肥甘厚味、醇酒浊乳、辛辣香燥刺激之品，宜食清淡、富有营养、软硬寒热得宜之物。同时，本病与情志有关，所以调节情志亦十分重要。

患者可因时制宜，辨证施膳。春季食疗，可选择陈皮麦芽决明子茶、麦麸山楂糕等，夏季可选择茵陈苍术茶等，秋季可选择陈皮枸杞粟米粥等，冬季可选用银耳大枣羹、人参黄精扁豆粥等。可适当服用减肥茶，丹参、荷叶、枸杞子、生山楂按3：2：2：1进行配伍，沸水冲泡10分钟后，频服，以茶代饮，疗程不超过3个月。

（四）适当使用具有消脂作用的中药

现代研究认为，一些清热化湿行气的中药具有一定的降脂作用，所以临床治疗非酒精性脂肪性肝病时，可以适当选用一些具有降脂消食作用的中药，如山楂、荷叶、绞股蓝、陈皮，海浮石、泽泻、大黄等。这些药物具有清热利湿、化痰行气之功，临床在中医辨证原则的基础上，适当加用，以提高降脂之功。

八、医案举隅

（一）脂肪肝并高脂血症

聂某，男，1971年10月出生。2010年7月15日初诊。

患者10月前无明显诱因出现脘腹胀满、乏力，至当地医院体检，彩超示：中度脂肪肝，肝功能轻度异常（未见报告单），患者未予重视，未系统治疗，上症反复发作，休息后稍缓解。1月前患者自觉上症再发加重，遂来门诊就诊，症见：神疲倦怠，脘腹胀满，右胁隐痛，肢体困重，纳差，眠可，便秘，小便调。舌质红，苔黄腻，脉弦滑。形体肥胖，身高170cm，体重93kg。肝区叩击痛阳性。查肝功能：ALT 85.6U/L，AST 726U/L；血脂：TG 4.6mmol/L；肝脏B超：中度脂肪肝。西医诊断：非酒精性脂肪性肝病，高脂血症。中医证属湿热蕴脾证，由脾失疏泄，运化失司，湿浊阻滞所致。治以清热利湿健脾。

处方：疏肝消脂方。茵陈30g，山栀10g，茯苓20g，泽泻30g，柴胡10g，白芍15g，枳实15g，甘草5g，山楂30g，决明子20g，荷叶20g，桃仁10g，海浮石30g。日1剂，水煎2次，早晚分服。

另予口服多烯磷脂酰胆碱胶囊。嘱在服药期间，注意调整饮食，保持心情舒畅，适当运动。

二诊：2周后复诊，右胁隐痛、肢体困重等症减轻，大便正常，继服疏肝消脂方，服法同上。

三诊：9月10日患者再次就诊，查肝功能、血脂正常，B超检查示轻度脂肪肝，临床症状消失，精神可。停用口服多烯磷脂酰胆碱胶囊，后续以疏肝消脂方加减治疗2月余。

四诊：11月20日复诊，B超未报脂肪肝，体重85kg，患者精神状况完全恢复。

（童光东，邢宇锋.童光东医案集萃.北京：中医古籍出版社，2021）

按语： 脂肪肝患者平素多有摄生不慎，多食肥甘厚腻，久卧久坐的不良生活习惯，致使肝气渐损，脾胃渐弱，肝郁脾虚，而致气滞、血瘀、痰凝、湿盛的病理特点，形成痰、湿、瘀、脂等病理产物。治疗当以"清""化""疏""活"四法为一体，以"疏"为根本，重在疏肝理气、清热化湿、活血消脂，据此而拟定"疏肝消脂方"。

（二）甲状腺摘除术后并脂肪肝

陈某，女，1977年5月出生。2019年3月24日初诊。

患者2018行甲状腺摘除术后开始体重增加，体检彩超提示脂肪肝。症见：腹胀，下肢肿胀，加压无凹陷，纳可，眠一般，睡时打鼾，二便正常。2018年因甲状腺癌行"甲状腺摘除术"，术后口服"优甲乐"补充甲状腺素至今。舌淡暗苔薄，脉滑。形体偏胖，腹部膨隆，双下肢黏液性水肿。西医诊断：非酒精性脂肪性肝病，甲状腺摘除术后。中医证属痰湿阻滞，由气机郁滞，肝失条达，气滞痰凝所致。治以健脾祛湿，化痰导滞。

处方：茵陈30g，栀子10g，茯苓20g，泽泻30g，炒白芍15g，麸炒枳壳10g，甘草

5g，决明子20g，净山楂30g，荷叶20g，泽兰15g，海浮石30g（先煎），北柴胡10g，绞股蓝30g，冬瓜皮30g。

建议患者完善甲状腺功能、肝肾功能、血脂、代谢及肝脏影像学等相关辅助检查。

二诊：1周后复诊，患者自觉腹胀、下肢肿胀明显改善，体重下降约2kg。查体：舌淡，苔薄，脉滑。双下肢水肿好转。

（童光东，邢宇锋.童光东医案集萃.北京：中医古籍出版社，2021）

按语： 在临床中，因为甲状腺术后、甲状腺炎而继发甲减的患者及原发性甲状腺功能减退的患者都不在少数，这部分患者常因为甲状腺素不足，身体基础代谢率低，不能及时分解所摄入的能量，导致能量过剩，淤积体内产生肥胖。对于这部分患者，在治疗原发病的同时，充分发挥中医的特长，辨证施治，疗效喜人。

（三）脂肪肝并肝囊肿

刘某，女，1980年8月出生。2020年9月11日初诊。

患者既往体型肥胖，脂肪肝病史多年，未予重视。近1个月来自觉右胁闷胀不适，呈阵发性，无头晕头痛，无恶心呕吐，无胸闷胸痛，无腹胀腹痛等其他不适。患者平素月经规律，经血稍暗，胃纳可，睡眠欠佳，便秘，2~3日一行，量少，质干，小便正常。舌淡暗，苔白腻，脉弦滑。体重：83.2kg，BMI：31.5kg/m^2。查肝胆脾胰彩超提示：①轻中度脂肪肝。②肝右叶内囊性病变，考虑囊肿。③胆囊、脾脏、胰腺未见明显异常声像。④门脉血流速度正常范围。查肝脏瞬时弹性成像检查（FibroScan）：CAP 274dB/m，E 6.1kPa。血常规、尿常规、肝肾功能、心功能等正常。西医诊断：非酒精性脂肪肝，肝囊肿。中医证属痰湿瘀滞，由嗜食肥甘厚腻，酿湿生痰，久则化瘀所致。治以健脾利湿，活血消脂。

处方：白术15g，泽泻20g，茯苓15g，五味子15g，陈皮15g，茵陈30g，荷叶30g，净山楂30g，垂盆草15g，麸炒枳壳15g，虎杖10g，丹参30g，三七10g，海浮石30g，熟大黄15g，火麻仁30g，桃仁10g，龙齿30g（先煎），磁石30g（先煎）。共7剂，水煎分2次温服。

嘱患者清淡饮食，注意休息，调整情绪。

二诊：9月18日复诊，患者诉右胁闷胀不适及便秘较前稍缓解，睡眠稍有改善。故守方7剂，服药方法同前，嘱患者忌食生冷及肥甘厚腻之品。

三诊：9月25日复诊，诉右胁闷胀不适及便秘较前明显减轻，大便1~2日一行，睡眠较前改善，但久坐后易出现双下肢困重乏力，偶有双下肢轻度水肿，小便正常，舌淡暗，苔白，脉稍沉。故原方加薏苡仁30g、冬瓜子30g，共14剂，服药方法同前。

四诊：10月16日复诊，患者诉右胁闷胀不适及双下肢困重感较前明显缓解，大便1日一行，睡眠亦较前好转。原方加绞股蓝20g，共7剂，服药方法同前。嘱患者积极调整三餐饮食结构及饮食习惯，规律、适量体育锻炼，积极改善生活方式，定期复诊。

（童光东，邢宇锋.童光东医案集萃.北京：中医古籍出版社，2021）

按语：一般而言，脂肪肝预后良好，但因病因不同，部分脂肪肝缠绵难愈。因此，脂肪肝患者的治疗远不止于此，除了中药调护之外，更应该注重行为疗法，综合调理。如健康宣教，引导患者加强自身生活管理，积极调整三餐饮食结构及饮食习惯，规律、适量进行体育锻炼，亦需要长期坚持，以此形成良好的生活方式，从而从根本上改善机体新陈代谢，由此才能获益终生。

九、研究进展

从六郁论治肝癖

1."六郁"致病理论源流 "郁"有积聚、阻滞的意思，分广义和狭义。广义的"郁"指因机体脏腑功能失调，郁滞不畅的一类病理状态；狭义的"郁"即郁病，是由情志怫郁导致气机郁滞为主要病机的一类病证。"郁"的概念经历了五气之郁、五脏之郁、气血痰火湿食六郁的演变过程。

"郁"之概念，源于《内经》的五气之郁，并提出"木郁达之，火郁发之，土郁夺之，金郁泄之，水郁折之，然调其气"的治法。马莳在注解《内经》"五郁"时，根据五脏与五行的配属关系，把五气之郁作为五脏之郁加以论述。张景岳在《景岳全书·郁证》谓"言五行之化也，气运有乖和，则五郁之病生矣""凡五气之郁，则诸病皆有，此因病而郁也。至若情志之郁，则总由乎心，此因郁而病也"，将五气之郁称之为因病而郁，将情志所致之郁称为因郁而病，首次把病机所致内生之郁与病因情志所伤的郁结成病区分开来。

金元医家朱丹溪在继承"五郁"的基础上，提出了气郁、血郁、痰郁、火郁、湿郁、食郁之六郁。《丹溪心法》曰"气血冲和，万病不生，一有怫郁，诸病生焉。故人身之病，多生于郁"，并在临床辨证施治的过程中形成了相应的体系。明代戴思恭在《金匮钩玄·六郁》中补充道："郁者，结聚而不得发越也，当升者不得升，当降者不得降，当变化者不得变化也，此为传化失常，六郁之病见矣。"气、食、湿、火（热）、痰、血皆"郁"之病机。

2.六郁病因病机之辨 非酒精性脂肪性肝病与代谢综合征相关，病变机制十分复杂，非单一病机所致，符合中医六郁致病的病机。六郁致病，体现了中医对疾病复杂病机的认识。分析六郁，其中食、湿、火（热）既是病因，又是病理；气、血、火郁滞为病理过程，而痰、湿，甚血瘀当为病理产物。可见，六郁综合了中医病因、病理与病理产物等多个方面。有关肝癖的病因病机研究中，有学者认为，以食郁为主导的"六郁"是肝癖的发病基础。过食损伤肝脾，肝脾功能失调，不能运化过多摄入的饮食，则形成痰湿、痰郁等；活动减少使气血运行缓慢，脉络瘀滞，从而形成血瘀。这显然是把"食"病因与"食郁"病机混为一谈。"食郁"究其病机为脾胃气滞所致。众所周知，肝癖与肥胖、过食肥甘厚腻有关，饮食过度是其主要病因。如朱丹溪所说的"食郁者，嗳酸，腹饱不能食，人迎脉平和，气口脉繁盛者是"，实际上是指因"食"所致的"食郁"病证。而

"食郁"在肝癖的证型中并非关键，最关键的是气郁，脏腑气机不畅，过食才易致"食郁"，否则并不一定导致"食郁"。

3. "六郁"致肝癖的特点

（1）气郁为本，相兼为病　六郁之中，气郁是关键。《素问·举痛论篇》云："百病生于气也。"明代赵献可在《医贯·郁病论》中提出了六郁相因为病的观点，"气郁而湿滞，湿滞而成热，热郁而成痰，痰滞而血不行，血滞而食不化，此六者相因为病者也"。何梦瑶说"丹溪分六郁……大要以理气为主，盖气滞则血亦滞，而饮食不行，痰湿停积，郁而成火，气行则数者皆行，故所重在气，不易之理也"，揭示了丹溪六郁的基本病理是以气郁为关键，由气郁而演变"六郁"，导致"六郁"相因、相兼。也就是说，六郁是相互联系的，六郁是以气郁为首，一个连续的病理过程。

在六郁中，气郁或肝气郁当统领诸郁，应为肝癖的首要病机。此观点，应从广义与狭义理解。广义上，脏腑功能以气为动力，如心气、肾气、脾气等，气的活动正常，则是生理；活动异常，则为病理。若饮食失节，湿、火之邪等均可引起气机郁滞，气郁由是而成。食则伤脾，脾胃气滞而湿痰内阻，湿滞而化热，成食热郁；热郁而炼液生痰，成痰郁；痰滞而血不行，成血郁；血滞而食不化，成食郁。狭义上，思虑过度，情志不畅，肝失疏泄，致肝气郁结，气郁由此而发。肝气郁结，易致人饮食不节，过食肥甘厚味，或恣饮醇酒，损伤脾胃之气，久之脾失健运，饮食阻滞，难于消化转输，胃气不降，或升降失调，致中焦气机受阻之"食郁"，又能反致肝郁，并进一步演化成六郁。当然气郁应包括气虚，《内经》有"气归精，精归化……化生精，气生形……精化为气"之论，意为先天禀赋不足，或久病体虚之人，气血生化无源，易生气虚之证，可演变成六郁。临床上，可见部分肝癖患者与素体气虚也存在密切的关系。

总之，本病六郁致病，首推气郁。肝主一身气机升降，又主情志，气郁当以肝郁为先。若疾病进一步发展，郁久化热、灼伤津液，则津液亏虚；久病及肾，可发为肝肾阴虚。若脾肾亏虚，气化不利，清阳不升，浊阴不降，肾阳温煦功能失调，不能温养全身，可致脾肾阳虚等虚证。当然，木郁克土，也是临床常见的病机。

（2）痰湿郁为标，贯穿始终　《丹溪治法心要》亦有"肥白人多痰湿"之论，认为肥胖多为痰湿的一种外在表象。《血证论》云："木之性主于疏泄，食气入胃，全赖肝木之气以疏泄之，而水谷乃化。"肝失疏泄，木不疏土，致脾失健运，水谷精微不归正化，脂浊痰湿内生，反过来又聚于肝，形成肝癖，这是肝癖的本与标之间的关系。中医学认为，肝癖的主要病理产物是痰湿，体质状态多表现为黏滞重浊，多数患者出现肥胖或体重超重。其病位在肝，与脾、肾密切相关。痰湿内阻可热化，亦可寒化。热化则肝胆湿热，寒化则脾肾虚寒。当然，痰湿化热，湿结痰凝，热耗津血可致肝肾阴虚。

（3）痰瘀为变，终成难治　肝癖的病情进展，往往从单纯的肝脂肪变进展至肝纤维化与肝硬化，是疾病发生质的变化，是导致临床不良结局的关键之变。肝癖无论是饮食失节或是劳逸无度所致脏腑气机功能失调，皆与肝郁气滞有关。肝主情志，情志失调，反助气郁，导致肝气失疏、脾失健运。人体内水谷精微的运化，皆依赖于肝之疏泄、脾之运化，肝脾功能受限，则水谷精微运化失常，停于体内而为痰湿；痰湿阻络，久而化热或化寒，气血运行不畅而成瘀，滞留于肝，瘀血阻络，营气不荣于身。总得来说，痰湿内生，痰浊与气血瘀滞互结，反侮肝木，气郁血瘀，可谓久病必瘀，痰瘀互结，为肝癖之变，终成难治。

4. "六郁"致肝癖辨治要点　根据《丹溪心法·六郁》记载："气郁者，胸胁痛，脉沉涩；湿郁者，周身走痛，或关节痛，遇寒则发，脉沉细；痰郁者，动则喘，寸口脉沉滑；热郁者，瞀闷，小便赤，脉沉数；血郁者，四肢无力，能食，便红，脉沉；食郁者，嗳酸，腹饱不能食，人迎脉平和，气口脉繁盛者是。"

（1）气郁为主型　症见胸胁痞满、胀痛，常与情志有关，嗳气或叹息，舌暗红，苔薄，脉弦。选用香附、川芎、苍术等（见《丹溪心法》，下同）。

（2）湿郁为主型　症见右胁、脘腹胀满，身重，困倦乏力，大便稀溏，口腻不渴，舌苔白腻，脉濡缓或沉滑。选用苍术、白芷、川芎、茯苓等。

（3）痰郁为主型　症见形盛体胖，痰涎壅盛，口干多黏涎，胸闷，憋喘气急，或胸闷胀痛，舌苔白腻或白滑，脉沉滑。选用胆南星、瓜蒌、香附、海浮石等。

（4）热郁为主型　症见口苦口干，面色赤，目赤，耳鸣，口秽，喜冷饮，尿黄，舌红，苔黄腻，脉弦数或滑数。选用栀子、青黛、香附、苍术、川芎等。

（5）血郁为主型　症见胁下胀或隐痛，面色暗灰，脘闷食少，口干欲饮，舌质紫暗或有瘀斑，舌苔薄，脉弦细或涩。选用桃仁、红花、青黛、川芎、香附等。

（6）食郁为主型　症见胸腹痞满，吞酸呕恶，饮食不化，大便黏滞不爽或腐臭，舌苔厚腻，脉洪滑。选用苍术、香附、山楂、神曲、针砂等。可据季节用药，春季加川芎；夏季加苦参；秋冬加吴茱萸，或越鞠丸。

5. "六郁"论治肝癖的实践

（1）肝癖的临证实践　中医药治疗肝癖，现代临床医家采用不同方法进行临床诊治。

以分期辨证施治：轻者以肝郁脾虚、湿热蕴结证多见，治以逍遥散、三仁汤合茵陈五苓散为主方；中者以湿浊内停、脾肾亏虚证为主，用胃苓汤及四君子汤合金匮肾气丸加减；重者因其病机关键在于痰瘀互阻，治疗以疏通气机、化痰活血祛瘀为法，采用膈下逐瘀汤合二陈汤加减。体现了肝癖的治疗，需辨病、辨证、分期相结合，根据病情进展而灵活选用治疗方法。

以核心病机"痰"论治肝癖：脾为后天之本，气血生化之源。脾不散精是导致肝癖患者各脏腑功能失调，痰、湿、瘀产生的根本原因。治疗以健脾益气、除湿化痰为法，选用皂术苓甘汤治之。根据辨证，采用清热痰、燥湿痰、散风痰，或开郁痰、消食痰等祛痰化浊之法，在治疗中格外注重对痰湿的化解。

以六郁致病学说论治肝癖：气郁为主者，治疗应以疏肝理气为主，方用柴胡疏肝散、逍遥散加减；食郁为主者，用保和丸、苍沙丸加减，以消食化滞、调中散郁；痰郁者，采用导痰汤、二陈汤以祛痰散结；湿郁者，方选胃苓汤祛湿化浊；热（火）郁者，方用龙胆泻肝汤、茵陈五苓散、三仁汤等加减以清郁热；血郁者，使用膈下逐瘀汤加减，以活血化瘀、祛痰散结。

另外，针对肝癖往往与郁证息息相关这一重要联系，重视郁证气血郁滞在肝癖发病中的重要作用。其治疗通常采用疏肝解郁、理气化痰、活血等方法为主，辅以精神调摄、行为引导、针灸、按摩等，同时需重视调摄饮食、调畅情志、适度运动等在疾病预防及治疗调护中的重要作用。

（2）疏肝消脂方治疗肝癖的实践　疏肝消脂方为临床治疗肝癖的经验效方，已使用了二十余年。本方依据"六郁"病机原则组方。根据本病病因多为过食肥甘厚味导致脏腑气滞，或情志不畅，出现气郁或肝郁，脾失健运，清浊不化而湿热内生，湿热之邪阻滞经络，气郁则血瘀等，以此为切入口进行组方。依据本病气郁为本，肝郁为先，食味为因，肝郁脾失健运，所致痰湿内阻，蕴而化热，解释了肝癖以"食、气、痰、湿、火（热）、血"六郁为核心的病机演变过程。本病病位在肝，由于肝气不舒，而致脾失健运为本，湿、热、瘀互结为标。因此，治疗本病的关键在于疏肝理气、清热祛湿、活血化瘀，结合岭南长期炎热潮湿的气候特点及居民生活工作方式致病特点，创立疏肝消脂方，该方由柴胡、白芍、枳实、甘草、茵陈、栀子、泽泻、茯苓、熟大黄、桃仁、泽兰、山楂、决明子、海浮石、荷叶等药物组成。

总览全方，本方以经方"四逆散"柴胡、白芍、枳实、甘草四味，合"茵陈蒿汤"茵陈、栀子、熟大黄三味为主组成。全方以柴胡、茵陈为君药；配以炒白芍、栀子、泽泻、茯苓、荷叶为臣药，健脾祛湿，兼顾利水之功，使湿热之浊邪自小便而出。桃仁、泽兰、熟大黄、海浮石具有活血化瘀、利湿化积之功。其中，桃仁活血祛瘀且润肠通便，亦能使湿热浊邪从大便而下；熟大黄素有将军之称，既可逐瘀通经，又可泄热通腑，合桃仁疗效更甚；泽兰具有通经散结而不伤正的特点；海浮石则善去痰瘀，共为佐药。决明子、山楂为使药，可清肝化食消脂、化痰散结。

团队前期通过采用TE技术对疏肝消脂方的临床疗效进行评价，肝癖患者经过24周治疗，其受控衰减参数值与肝硬度值明显降低，证明疏肝消脂方可有效治疗肝癖。进一步通过基础研究，对干预前后的高糖高脂的蛋氨酸-胆碱缺乏饮食的非酒精性脂肪性肝炎（NASH）小鼠模型进行了蛋白组学分析，以及从分子水平验证了疏肝消脂方治疗NASH的深层机制。其治疗NASH的机制可能与修复线粒体的损伤，调节炎症与细胞凋亡等有关。

6.总结　非酒精性脂肪性肝病与代谢综合征相关，与饮食、情志关系密切，也涉及体质因素，病理机制与病理过程复杂且漫长，难以单一靶点机制解释，一旦进展至显著纤维化，一般结局不良。这与中医的六郁致病理论相一致。六郁是气、血、湿、痰、火（热）、食郁六种病理状态，其非单一致病，常相兼为病，共同影响疾病进展，终致不良结局。而疏肝消脂方，是根据六郁理论设计的组方，全方具有疏肝调脾、清热化浊、活血化瘀之功，临床治疗非酒精性脂肪性肝病具有一定的作用。

十、古代文献精选

《灵枢·百病始生》："温气不行，凝血蕴里而不散，津液涩渗，着而不去，而积皆成矣。"

《诸病源候论·癖病诸候》："癖者，谓僻侧在于两胁之间，有时而痛是也……癖结候，此由饮水聚停不散，复因饮食相搏，致使结积在于胁下，时有弦亘起，或胀痛，或喘息，脉紧实者，癖结也……痰癖者，由饮水未散，在于胸腑之间，因遇寒热之气相搏，沉滞而成痰也。痰又停聚流移于胁肋之间，有时而痛，即谓之痰癖。"

《景岳全书·杂证谟》："饮食之积，凡暂积者，不过以饮食偶伤，必在肠胃之内……惟饮食无节，以渐留滞者，多成痞积于左胁膈膜之外。"

参考文献

张声生，李军祥.非酒精性脂肪性肝病中医诊疗专家共识意见（2017）［J］.临床肝胆病杂志，2017，33（12）：2270-2274.

第十章 酒　癖

一、概述

　　酒精性肝病可归属于中医的"伤酒""胁痛""积聚""酒癖""酒胀""酒疸""酒鼓"等范畴。中医学认为，酒乃湿热有毒之物，长期过饮则湿热酒毒内蕴，伤害脾胃，日久则肝、脾、肾三脏失调，导致肝肾阴亏，耗伤气血，继而阴损及阳，阴阳两虚。《诸病源候论》中提到"酒性有毒，而复大热，饮之过多，故毒热气渗溢经络，浸溢脏腑，而生诸病也"。早期为过量饮酒，酒毒中湿热之邪损伤脾胃；中期气、血、痰相互搏结，导致湿、热、瘀、虚相互作用；纵酒不止的后期，为气、血、水互结而成。

　　《症因脉治·内伤黄疸》中首次提到"酒疸"，描述为"身目俱黄，心热足热，懊侬时时欲吐，小便赤，腹满，鼻燥，胸中热痛，下之，久久为黑疸。目青面黑，心中如啖蒜状，大便黑，皮肤不仁，此皆酒疸之症。酒疸之因，其人以酒为事，或饥时浩饮，大醉当风，入水，兼以膏粱积热，互相蒸酿，则酒疸之症成矣"。《诸病源候论》中提到"夫酒癖者，因大饮酒后，渴而引饮无度，酒与饮俱不散，停滞在于胁肋下。结聚成癖，时时而痛，因即呼为酒癖。其状，胁下弦急而痛"。《景岳全书》中提到"诸鼓之中，尤以酒鼓最难治之"。

二、病因病机

　　禀赋不足、脾胃虚弱为本病的内因，湿热酒毒之邪为本病的外因，脏腑虚弱受损为本病的主要病机。酒癖是由于长期大量饮酒，酒毒湿热之邪伤肝损脾，肝失疏泄与脾失健运，气血不和，痰湿内生，痰、湿、热相互搏结，最终形成本虚标实或虚实夹杂之证。其中，先天禀赋不足，脾胃虚弱，后天长期过量饮酒形成"湿热体质"，脏腑功能失调为本病的发病基础，且脾胃虚弱为本病的基本病机。

（一）病因

　　1.饮食不节　包括饮酒时贪食辛辣膏粱厚味、饥饿时饮酒和饮酒后进食谷物减少。中医学认为，酒为体湿性热有毒之品，味甘、苦辛，入心、肝、肺、胃经，这些都会影响脾胃功能，脾胃失养，导致中焦郁滞，湿热蕴结，发为本病。明代秦景明在《症因脉治》中论述酒疸的成因时，明确指出"饥时浩饮"和饮酒"兼以膏粱积热"均会形成本病。

　　2.情志抑郁　现代社会由于人的生存压力较大，常因工作、生活、婚姻、经济等问题出现情志障碍，导致情志内伤，常以此为诱因，借酒浇愁，长期饮酒。肝气郁滞，忧思恼怒，久郁不解，肝气郁结，疏泄失常，横逆脾土，脾失健运，复又嗜酒无度，湿热内蕴。《诸病源候论》云："夫酒癖者，大饮酒后，渴而引饮无度，酒与饮俱不散，停滞在胁肋下，结而成癖，时时而痛，因即呼为酒癖，其状胁下弦急而痛。"

3.体质因素 若素体禀赋不足、脾胃虚弱、不耐酒力，常因饮酒得病。形体壮实，嗜食辛辣，易生疮疖，口苦口干，身重困倦，大便黏滞不畅或燥结，小便短黄，为湿热质。湿热体质的形成与先天禀赋有关，也与后天失养、嗜酒、嗜食辛辣肥甘厚味、脾胃功能失调、湿热内蕴有关。

（二）病机

中医学认为，从"伤酒""胁痛""酒癖"到"酒疸""酒鼓"，是一个渐进加重的过程。因此，应从不同的疾病阶段来分析其病机演变。

酒癖初期：由于饮酒太过，加之饮食不节、情志不畅，肝气郁结，失于条达疏泄，横犯脾胃，脾失健运，胃失受纳，酒毒湿热蕴结中焦，阻遏气机，清阳不升，浊阴不降，气机升降失调，而为"伤酒""胁痛"。症见呕恶纳呆、脘腹痞满或胁肋胀痛。此期邪实为主，正气未衰，气滞为主兼有湿热，病在肝胃。

酒癖中期：疾病迁延，逐渐加重。气滞日久，血行不畅，瘀血内停；湿热酒毒内蕴，进一步阻滞气血运行，气滞血瘀、湿热酒毒相互搏结，结为痞块，停于胁下，而为酒癖。症见胁下积块增大、胁胀而痛、饮食减少、面色萎黄、形体逐渐消瘦等。此期，邪气渐盛，正气稍衰，气血湿热酒毒相互搏结，病位在肝脾。

酒癖末期：气血湿热酒毒相互搏结日久，邪进正衰，肝脾失调，中焦脾胃受纳失常，运化无力，气血生化之源，肾脏失养，肝、脾、肾诸脏功能失调，三焦气化不利，津液输布失常，水湿内生，水液停聚，气、血、水结于腹中而成酒鼓（见图2-10-1）。

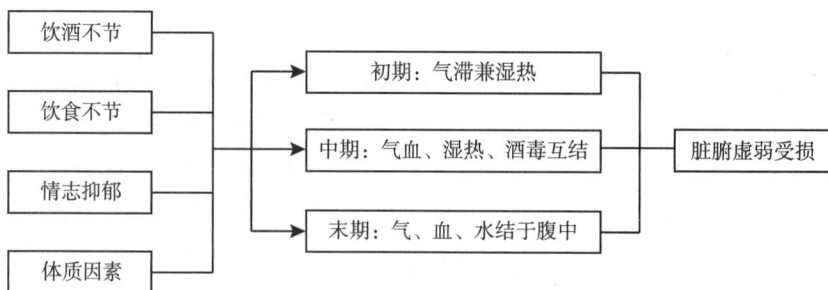

图2-10-1 酒癖的病因病机演变

三、辨证要点

（一）辨虚实

酒癖初期，病多为实证，并以"痰""热"多见。酒癖中期，病多为虚实夹杂，此时正气渐衰，脾虚气弱。酒癖末期，多见肝肾阴虚证或脾肾阳虚证，此时正气已衰，脾阳不振，肝肾阴虚，瘀血、痰蒙心窍等。

（二）辨病程

酒癖初期：饮酒过量，酒热毒邪蕴积脾胃，熏蒸肝胆，而致脾之升清降浊功能失调，使腐浊不能下行，胃气反而上逆，形成一系列临床症状，如呕恶、胃脘痛等。又酒食停滞中焦，脾胃受损，脾土不能正常运化水液，积而生痰，痹阻胸膈，故成胁痛之证。酒热之邪熏蒸肝胆，肝失去疏泄功能，而出现肝气不舒为主的一系列症状。酒癖中期：早期病证未经治疗，酒热湿毒之邪继续损伤人体脾胃功能，气机升降功能进一步失调，而致血行不畅，脉络失和，肝失条达，而致脾胃气滞，胁络瘀血，痰浊闭阻腹部，或积于胁下，形成"酒积""酒癖"。又因酒热毒邪熏蒸肝胆，胆汁不循常道，外溢肌肤发黄，而形成"黄疸"之病。酒癖晚期：病延日久，或失治误治，脾脏受损严重，运化水谷失职，精微不能化生，湿浊不能转运，停滞中焦，化癖成为鼓胀。又久病累及肾脏，气化功能受损，不能蒸化水液，从而导致肝、脾、肾三脏功能失调，三焦气化失常，最终形成"酒鼓"。

四、辨证论治

本病初期以肝郁脾虚、湿郁互结为主要临床证型，治法以疏肝理气、健脾化浊为主；中期以湿热痰阻、气滞血瘀为主要临床证型，治法以清利湿热、化瘀通络为主；末期即晚期的主要临床证型为湿热痰阻、气滞血瘀，治法以扶正固本、行气化瘀、逐水利湿为主，并且考虑到病情，应注意扶正祛邪、标本兼治。

（一）肝郁脾虚证

症状：善太息，右胁肋胀痛，脘腹痞闷，乏力，纳呆，便溏。舌淡，苔薄白，脉细。

治法：疏肝健脾，解郁止痛。

推荐方药：逍遥散加减。柴胡、当归、白芍、白术、茯苓、炙甘草、薄荷等。

胁痛甚者，可加川楝子；气郁甚者，可加郁金；久郁化火者，可加牡丹皮、炒栀子；食少纳呆者，可加山楂、神曲、麦芽。

（二）痰湿内阻证

症状：脘腹痞闷，头身困重，头晕，恶心，口黏，纳差，便溏。舌淡胖，苔白腻，脉濡缓或滑。

治法：健脾利湿，化痰散结。

推荐方药：二陈汤合三仁汤加减。半夏、橘红、茯苓、甘草、生姜、乌梅、薏苡仁、苦杏仁、豆蔻等。

胁痛明显者，可加香附、佛手、青皮；脘腹痞闷者，加山楂、鸡内金、木香；气血不调者，加柴胡、白芍、丹参。

（三）湿热内蕴证

症状：右胁肋胀满不适，口干或苦，纳差，恶心欲吐，面目黄如橘色，便秘或秽而不爽，小便黄赤。舌红，苔黄腻，脉滑数。

治法：清热利湿，化痰散结。

推荐方药：黄连温胆汤合三仁汤加减。半夏、枳实、竹茹、陈皮、茯苓、黄连、甘草、生姜、大枣、薏苡仁、苦杏仁、豆蔻等。

胁痛甚者，可加川楝子；口苦甚者，可加黄芩；纳呆者，可加神曲、山楂；腹胀者，可加大腹皮、木香。

（四）痰（湿）瘀互结证

症状：右胁肋刺痛，脘腹痞闷，胁下痞块，腹胀，乏力，纳差，口黏，便溏不爽。舌质暗红或紫，或有瘀点、瘀斑，舌苔腻，舌下络脉瘀曲，脉弦涩或弦滑。

治法：健脾化痰，活血化瘀。

推荐方药：二陈汤合大瓜蒌散、酒积丸加减。半夏、橘红、茯苓、瓜蒌、黄连、乌梅、半夏曲、砂仁、枳实、杏仁、巴豆霜等。

若瘀痛入络者，可加全蝎、地龙、三棱、莪术；气机郁滞较重者，加川楝子、香附、青皮；痰湿较重者，可加茯苓、白芥子。

（五）脾肾阳虚证

症状：畏寒，肢凉，腰酸无力，面色㿠白，神疲乏力，久泻不止或五更泄泻，浮肿，少尿。舌质淡胖，边有齿痕，脉沉弱或脉迟缓。

治法：温肾健脾。

推荐方药：附子理中汤或济生肾气丸合五苓散加减。附子、干姜、炙甘草、党参、白术、桂枝、白术等。

脾气虚明显者，可加党参、黄芪；畏寒肢冷、腰膝冷痛者，可加仙茅、淫羊藿。

（六）肝肾阴虚证

症状：形体消瘦，口燥咽干，五心烦热，腰膝酸软，眩晕耳鸣，视物不清，低热，盗汗，男子遗精或女子月经不调。舌红，苔少，脉细数。

治法：滋肾柔肝，养阴利水。

推荐方药：一贯煎或六味地黄丸加减。枸杞子、生地黄、北沙参、麦冬、当归、熟地黄、山茱萸、山药、泽泻、茯苓、牡丹皮等。

腹水明显者，可加车前子、大腹皮、枳壳；津伤口干明显者，可加石斛、玄参、芦根；潮热、烦躁者，可加地骨皮、白薇。

（七）瘀血内结证

症状：右胁肋刺痛，面色黧黑，肌肤甲错，胁下积块，按之较韧，舌紫暗或见瘀点、瘀斑，脉弦滑或细涩。

治法：活血化瘀，健脾祛湿。

推荐方药：水红花子汤合三仁汤加减。水红花子、桃仁、茜草、橘红、砂仁、桂枝、薏苡仁、苦杏仁、豆蔻等。

胁刺痛甚者，可加蒲黄、没药；肝脾肿大者，可加鳖甲；纳呆者，可加神曲、麦芽、山楂、白术；气虚者，加党参、黄芪。

五、预后转归

"酒疸""酒癖""酒鼓"都因长期嗜酒过度，而致"湿热内生"。脾失健运，胃失受纳，不能很好地腐熟水谷精微，日久湿热酒毒进一步影响气血运行。此时，肝失疏泄、脾失健运致脉道不通，阻滞气血津液运行及输布，而致"气滞血瘀"。酒毒化湿携热，相互搏结，停滞于胁下，结为积块。病情继续拖延，瘀血、痰湿相互搏结，滞于脘腹，而致脾、胃损伤。气血亏损日久而致肾伤，最后致肝、脾、肾同病。酒毒湿热之邪侵犯脑络，患者成瘾，不能戒断。毒犯心包，症见谵狂、癫痫。

六、预防调护

酒癖患者必须戒烟酒，饮食宜高蛋白、高能量、富维生素、易消化饮食，补充B族维生素、叶酸及微量元素有利于肝功能恢复。限制高脂饮食，禁食动物油、油炸食物和辛辣香燥之品，如辣椒、葱、大蒜等辛辣刺激之物。勿暴饮暴食，宜细嚼慢咽。临床上，必须注意使食物的性味与疾病的性质及药物的性味相适应，以免适得其反。适当锻炼，劳逸结合，控制体重，利于脂肪代谢。患者需进行有氧运动，如慢跑、打太极拳、散步等，在量力而行的原则下，积极参加对社会有益的活动。

七、临证备要

酒癖是由于长期大量饮酒，酒毒湿热之邪伤肝损脾，肝失疏泄与脾失健运，气血不和，痰湿内生，痰、湿、热相互搏结，最终形成本虚标实或虚实夹杂之证。先天禀赋不足，加之脾胃虚弱，后天长期过量饮酒形成"湿热体质"。脏腑功能失调为本病的发病基础，脾胃虚弱为本病的基本病机。

（一）戒酒与护脾胃

酒癖为酒毒所致，酒毒乃湿毒之邪，加之个体禀赋不足，脾胃虚弱，易感湿邪，过量饮酒，易损伤脾胃气机，脾胃健运失司，湿热内蕴，脾土壅滞，土壅木郁，肝脾失调，则气机升降失常，气血津液运行不畅，以致气滞、痰湿、血瘀等证。因而，治疗酒癖的第一要务是戒酒。戒酒一般比较困难，这些患者大部分存在酒精依赖，除了强制戒酒，还需与精神科合作，进行酒害教育与心理疏导，甚至药物干预。酒癖需要关注急性过量饮酒。当急性过量饮酒后，出现呕恶不止、神志不清等症时，急则治其标，需要温胃止呕、化湿行气，中医可选用葛花解醒汤、深师消饮丸与倍术丸等处方用药，西医可用大剂量的高浓度葡萄糖注射液、镇静剂等进行治疗。

（二）适当配合使用解酒中药

治疗酒毒的中药，如葛花、枳椇子、菊花、乌梅、山楂、高良姜等。葛花性微寒、平，味甘、微苦，是传统的解酒药，具有解酒醒脾之功效，治疗伤酒发热烦渴、不思饮食、呕逆吐酸、吐血、肠风下血等；枳椇子具有祛风湿、清热利尿之功效，能解酒毒，适用于热病消渴、酒醉、烦渴、呕吐、发热等症；高良姜有温胃止呕、散寒止痛之功效，酒入胃首伤脾胃，故治疗酒毒，首当安胃止呕，因本药性味辛热，需与酸甘化阴、清热之药并用，防其过燥，如菊花、乌梅、山楂等。在治疗酒毒分期辨证时，也可以适当加用这些解酒毒的中药，以祛除酒毒之害。

（三）时时顾护肝阴，化痰消瘀

湿热酒毒，久之必伤阴致瘀。对于慢性酒精性肝病，尤其是后期发展为肝纤维化及肝硬化，多为痰瘀互结、肝阴耗伤。因而治疗上，注意化痰消瘀、护养肝阴甚为重要。

中药配伍应温而不燥、补而不腻、行而不散、攻而不过、利水而不伤阴，宜平淡中正。酒癖后期虽属中医学"积聚""鼓胀"范畴，但不能过用活血化瘀、软坚散结，也不可轻用温燥破血之品，攻瘀破血过于峻猛，耗伤肝阴，且极易引起大出血，也不可过用泻下逐水药或利水渗湿药，以免伤正伤阴，要顾护脾胃之气，宜先调补其正气再予攻伐。出现黄疸，也不可过用清热利湿祛黄之品等，以免伤阴。滋养肝阴之法，宜选用白芍、麦冬、石斛等养而不腻之品。若肝阴耗伤已甚，则可酌情选用生地黄、龟甲、女贞子、天冬以滋养肝肾。化痰祛瘀，可选用三仁汤或水红花子汤等。

八、医案举隅

（一）酒精性肝病（早期）

冯某，男，30岁。2018年11月12日初诊。

患者饮酒史7年余，每周饮酒约450ml，精神差，面色暗淡，右胁隐痛，纳差，乏力，口干口苦、腹部胀满，眠可，小便黄，大便黏腻难解。舌质红，苔黄腻，脉沉滑。BMI：34kg/m^2；肝功能：GGT 96U/L，ALT 65U/L，AST 45U/L；血脂：总胆固醇6.49mmol/L，甘油三酯2.85mmol/L；肝纤维化及脂肪定量检测：肝脏脂肪检测CAP 350dB/m，提示肝脏脂肪变≥67%；彩超提示脂肪肝（重度）。综合四诊，证属脾虚湿盛。治宜健脾和胃、疏肝清热、解毒化浊。嘱其戒酒，规律饮食。

处方：党参15g，白术20g，柴胡15g，半夏9g，黄芩9g，黄连6g，陈皮20g，厚朴15g，车前子15g，泽泻15g，薏苡仁30g，赤芍15g，决明子15g，生姜9g，甘草6g。每日1剂，水煎服，共10剂。

二诊：2018年11月23日。患者右胁隐痛缓解，轻度乏力，纳可，寐可，二便调。舌淡红，苔黄稍腻，脉弦滑。测肝功能：GGT 74U/L，ALT 52U/L，AST 40U/L；血脂：总胆固醇6.21mmol/L，甘油三酯2.39mmol/L。上方去车前子，加黄芪30g、当归15g，每日1

剂，水煎服，共10剂。

三诊：2018年12月2日。患者乏力明显好转，悉症皆轻，舌淡红，苔薄黄，脉略滑。查测肝功能：GGT 49.4U/L，ALT 48.1U/L，AST 29.9U/L；血脂：总胆固醇5.74mmol/L，甘油三酯2.01mmol/L；肝脏脂肪检测CAP 225dB/m，提示肝脏脂肪变<11%；彩超提示脂肪肝（轻－中度）。上方黄芪减至15g，每日1剂，水煎服，共14剂。治疗半月后，电话随访患者诸症消失，复查肝功能：GGT 17.2U/L，ALT 17.2U/L，AST 16.6U/L；血脂：总胆固醇3.12mmol/L，甘油三酯1.13mmol/L；彩超正常。

（彭珂.刘光伟教授治疗酒精性肝病经验介绍.中国医药科学，2019，9（17）：79-83）

按语：酒精性脂肪肝属于中医学胁痛、积聚等范畴。刘光伟教授认为酒精性脂肪肝属脾虚湿盛之证。酒毒中的湿热之邪蕴结于中焦，损伤脾胃，脾失其健运，造成气血失调，湿热内蕴，蕴结于中焦，中焦不通，气机不利，痞气停积于脾胃，痞气碍胃，其受纳功能受损，水谷运化不得。

（二）酒精性肝病（中期）

张某，男，50岁，2018年11月5日初诊。

患者饮酒史20余年，每周饮酒约300ml，精神差，表情疲惫，面色晦暗，右胁隐痛，恶心欲呕，乏力困倦，脘腹胀满，纳差，眠可，小便黄，大便黏腻，难解，2日1次。舌质暗红，苔腻，脉弦数。BMI：21.38kg/m^2；肝功能：GGT 188.5U/L，ALT 52.4U/L，AST 157.3U/L；血脂：总胆固醇5.85mmol/L，甘油三酯1.00mmol/L；肝纤维化及脂肪定量检测：肝脏脂肪检测CAP 258dB/m，提示肝脏脂肪变≥11%；彩超提示脂肪肝（轻－中度）。综合四诊，证属湿热壅盛证。治宜健脾燥湿、凉血活血。

处方：赤芍12g，白芍12g，三七6g，陈皮15g，白术20g，苍术12g，枳子12g，楮实子12g，泽泻10g，车前子15g，姜半夏9g，鸡内金9g，焦三仙各10g。每日1剂，水煎服，共7剂。

二诊：2018年11月13日。患者精神尚可，面色暗淡，右胁隐痛，无恶心、呕吐，乏力，食后脘腹稍胀满，纳食一般，眠可，二便正常，2日1次。舌质红，苔黄稍腻，脉弦滑。测肝功能：GGT 105.4U/L，ALT 27.1U/L，AST 42.7U/L。

上方去陈皮，加山甲3g，每日1剂，水煎服，共7剂。

三诊：2018年11月20日。患者偶有右胁隐痛，乏力，悉症皆轻，舌质淡红，苔薄黄，脉略滑。查测肝功能：GGT 80.3U/L，ALT 23.6U/L，AST 37.1U/L；彩超提示脂肪肝（轻度）。

上方加黄芪15g，每日1剂，水煎服，共14剂。治疗半月后，电话随访患者诸症消失，当地复查肝功能，彩超均正常。嘱其戒酒，规律饮食。

（彭珂.刘光伟教授治疗酒精性肝病经验介绍.中国医药科学，2019，9（17）：79-83）

按语：酒精性肝炎属于中医学酒癖、胁痛、积聚等范畴。刘光伟教授据实践经验认为酒精性肝炎属湿热瘀毒之证。湿热毒邪初时蕴郁于肝脏，伏于血分，并逐步侵犯肝脾等脏器。脾失其健运，气血生化乏源，气血运行失调。此外，湿邪困阻肝经，日久则致气滞血瘀，湿瘀互结发为本病。

九、研究进展

分期论治酒癖

酒癖的发展，为分阶段进行性加重的过程。随着病机演变，疾病所处不同阶段，具有不同的证候特点，故应分期结合辨证治疗。初期疏肝健脾、清热利湿为主；中期清利湿热，化瘀通络；后期扶正祛邪、攻补兼施；最后根据具体证候不同，随证加减。需要指出的是，此病戒酒为解酒毒之首要，去除病因之后，方可缓缓图之，从而使酒毒得解、肝气得疏、脾气得健，最终达到治疗疾病的目的。

1.初期病在气分 此期归为"伤酒"范畴，相当于酒精性脂肪肝。以肝脾不调、湿郁互结为主要临床证型，症见脘腹痞满、纳食不佳、胸胁胀痛不适、周身疲乏等。治以疏肝理气、健脾化浊为主，临证多用木香顺气丸或逍遥散、小柴胡汤等，随证加减治疗。

2.中期病在血分 此期归为"酒癖"范畴，相当于酒精性肝炎、肝纤维化。以湿热痰阻、气滞血瘀为主要临床证型，症见胁下痞块、质软不坚、胀痛不适、面色萎黄或晦暗、纳呆呕恶、舌质紫暗或有瘀斑等。治宜清热利湿、化瘀通络之法，临证常用黄连温胆汤、二陈汤合瓜蒌散、膈下逐瘀汤等，随证加减治疗。

3.晚期病在瘀积 此期归为"酒疸""酒鼓"范畴，相当于酒精性肝硬化。以肝、脾、肾同病，气、血、水互结为主要临床证型，本虚标实，正虚邪恋，症见胁下癥块、疼痛拒按、腹部膨隆、青筋暴露、面色萎黄、四肢消瘦等。若出现黄疸，需根据黄疸的性质，湿热常用茵陈蒿汤，脾虚湿阻用茵陈五苓散，若寒湿阳虚，用茵陈术附汤或茵陈四逆汤等。最终，若出现酒鼓，皆为肝、脾、肾三脏俱损。水虽为实邪，实属本虚标实之证，不可一味攻伐，宜攻补兼施，治以扶正固本、行气化瘀、逐水利湿为主。临证脾肾阳虚为主，则常用附子理中汤或济生肾气丸合五苓散加减；肝肾阴虚为主，则用滋水清肝饮合化积丸加减；瘀血为主，则用膈下逐瘀汤合三仁汤加减治疗。

4.辨证选药治疗酒癖 在辨证的基础上，还可以选用一些解酒毒的中药。历代医家在临床实践中总结许多有效的治疗酒毒的中药，如枳椇子、葛花、葛根、菊花、乌梅、白茅根、山楂、高良姜等。枳椇子具有祛风除湿、清热利尿的功效，能解酒毒，适用于热病消渴、酒醉、烦渴、呕吐、发热等症；葛花性微寒，味甘平微苦，是传统的解酒药，具有解酒醒脾之效，治伤酒发热烦渴、不思饮食、呕逆吐酸、吐血、肠风下血等；高良姜有温胃止呕、散寒止痛的功效，酒入胃，首伤脾胃，故治疗酒毒，当安胃止呕，因本药性辛热，需与酸甘化阴、清热之药并用，防其过燥。

中医不仅有解酒的中药，还有解酒名方。如李东垣在《脾胃论》中专设《论饮酒过伤》，曰"夫酒者，大热有毒，气味俱阳，乃无形之物"，治疗上"若伤之，止当发散，汗出则愈矣；其次莫如利小便，二者乃上下分消其湿"。有专方葛花解醒汤：葛花、砂仁、青皮、橘皮、木香、人参、猪苓、茯苓、神曲、泽泻、生姜、白术、豆蔻等，治疗酒癖初期。另外，有深师消饮丸（干姜、白术、枳实、茯苓）与倍术丸（白术、桂心、干姜）等，重在化湿健脾。

酒毒首伤脾胃，进而伤其肝脏，最后损其肾脏，临证时应根据其病机演变，分期辨证治疗。总之，酒毒致病，乃本病的病因，因而去除病因，即戒酒是治疗的关键。

十、古代文献精选

《不居集·酒臌》："少年纵酒无节，多成酒臌。"

《诸病源候论》："夫酒癖者，大饮酒后，渴而引饮无度，酒与饮俱不散，停滞在胁肋下，结而成癖，时时而痛，因即呼为酒癖，其状胁下弦急而痛。"

《诸病源候论》："酒性有毒，而复大热，故毒热气渗溢经络，浸渍脏腑，而生诸病。""酒者，水谷之精也，其气慓悍而有大毒。入于胃则胃胀气逆；上逆于胸，内蘸于肝胆，故令肝浮胆横。"

参考文献

中华医学会肝脏病学分会脂肪肝和酒精性肝病学组.酒精性肝病诊断标准［J］.中华肝脏病杂志，2010，26（3）：229-231.

第十一章 胆 胀

一、概述

胆胀是指胆腑气郁、胆失通降所引起的，以右胁胀闷疼痛反复发作为主要临床表现的一种常见病证，多伴有脘腹胀满、恶心口苦、反酸嗳气等症状。本病类似于胆道系统感染和胆石症；急慢性胆囊炎、急慢性胆管炎、胆总管结石、急性梗阻性化脓性胆管炎等，以右胁胀痛反复发作为主要表现者，可参照本病辨证论治。

胆胀病始见于《内经》，不仅提出了病名，而且对症状描述也很准确。如《灵枢·胀论》载"胆胀者，胁下痛胀，口中苦，善太息"，《灵枢·五邪》曰"邪在肝，则两胁中痛"，《素问·缪刺论篇》曰"邪客于足少阳之络，令人胁痛不得息，咳而汗出"。由此可见，胆胀的症状主要以胁痛为主，并可伴有口苦、喜叹息等。

东汉张仲景《伤寒论》中虽无胆胀之名，但论述了一些症状，如《伤寒论·辨太阳病脉证并治中》言"呕不止，心下急，郁郁微烦者"，《伤寒论·辨少阳病脉证并治》载"本太阳病不解，转入少阳者，胁下硬满，干呕不能食，往来寒热"。这些条文所述症状类似于胆胀急性期，胆失疏泄，湿郁化热，热结于里，则阻塞胆腑气机，不通则痛，并伴随干呕、胃脘胀满、发热、心烦等症状。张仲景采用和解枢机、通腑降气之法，创立了许多与胆胀相关的名方，如小柴胡汤、大小陷胸汤等。

明代秦景明《症因脉治》言"肝胆主木，最喜条达，不得疏泄，胆胀乃成"，提出肝胆疏泄职能失司是胆胀的病机关键，并且有"胆胀者，柴胡清肝饮"，作为治疗胆胀的方剂。明代李梴《医学入门·蛔厥》中提到，"因蛔虫内扰，肝胆气机不畅，失于疏泄，胆汁郁滞，日久形成湿热，故成胆胀"。清代费伯雄《医醇賸义·胀》所述"各种胀病，皆浊阴上干清道所致……而五脏六腑遂各有胀病矣"，意为五脏六腑皆可发胀病，可因寒邪、浊阴上犯于清道而发。

清代叶天士《临证指南医案》首载胆胀医案，提出了胆胀的临床辨证治疗，言"大凡经主气，络主血，久病血瘀。初为气结在经，久则血伤入络"，论述了胆胀久病入络理论，患者常因久病不愈而引起肝气不舒，肝气郁滞，气滞则血瘀，不通则痛。清代魏之琇《柳州医话》所立一贯煎可统治"胁痛、吞酸、吐酸、疝瘕、一切肝病"，为治疗胆胀的有效方剂。

历代医家多将胆胀归入胁痛之中，往往混而论之。但从文献对胆胀的描述来看，胁痛仅仅是胆胀的一个症状，因此应把胆胀从胁痛中分离出来。《中医内科学》将以前散在的、具有典型胁痛症状的其他独立疾病归于胁痛门下，同时将胆胀从胁痛中分离出来，并给予较为肯定的定义，这标志着中医疾病命名和疾病分类的一大进步。

二、病因病机

胆胀的发生主要与感受外邪、情志不遂、饮食不节以及体虚病后等因素有关，可分为内因、外因两个方面。饮食、情志、病后等多属内因，湿热毒邪或寒邪凝滞多属外因，内外病因相互关联。肝胆属木，性喜条达而恶抑郁，肝为乙木，胆为甲木，肝为阴，胆为阳，一阴一阳，相互配合，共主疏泄。若内外相因，导致胆腑气机郁滞，肝胆疏泄失职，气机不畅，气血津液受阻，日久必致气滞血瘀，停湿成痰，或郁而化火，胆液失于通降而发生胆胀。胆胀多属升之过度，降之不足，胆液上泛，发为胁痛、口苦。其一为肝气郁结，致胆腑通降失调，壅而上逆；二为肝气升之过度，致使胆气反降为升。

（一）病因

1.感受外邪　以感受风寒、风热、湿热之邪为多，外邪由皮毛、肌腠而入，或直趋中道，潜入募原，蕴结成毒，横犯肝胆，使肝失条达，胆失升发，引起胆汁运行不畅，郁结于内。如久居潮湿之地，湿气经体表入里，循经内侵，留于肝胆经脉，则肝胆疏泄失职，湿邪留滞，郁久化火，变生湿热，可致湿热留恋，气机阻滞；或外感湿热毒邪，湿热由表入里，内蕴中焦，肝胆疏泄失职，腑气不通，气机不畅；或热毒炽盛，蕴结胆腑，使血败肉腐，蕴而成脓；或外感寒邪，邪入少阳，寒邪凝滞，阻滞气血运行，肝胆经脉失于宣畅条达，肝胆疏泄失职，胆腑郁滞，发为胆胀。

2.情志不遂　《素问·六节藏象论篇》言"凡十一脏，取决于胆也"，胆藏清净之液，为中正之官，五脏的神志活动取决于胆，各脏气血皆靠胆气以决断。七情内伤可以直接影响胆的气机，若七情内伤，情志被郁，有逆肝气条达之性，则肝胆气遏，经络不畅，胆失和降。怒为肝志，过怒则伤肝，肝伤则肝胆疏泄失司，升降失序，气血失和，而致胁下胀痛、口苦、善太息之症。思为脾志，思虑过度，损伤心脾，脾伤则运化失职，气机阻滞，致食少纳呆、脘腹胀满、大便溏薄或不爽等脾土壅滞之证。土壅可致木郁，肝胆疏泄受阻。气郁忧思暴怒，情志不遂，肝脏疏泄失常，累及胆腑，气机郁滞，或郁而化火，致使胆液通达降泄失常，郁滞于胆，则发胆胀。

3.饮食不节　《脉经》有云"肝之余气泄于胆，聚而成精"，胆在肝短叶间，肝的余气化为胆汁。胆腑内藏精汁，若胆道通降功能正常，在肝胆疏泄作用下，胆液经胆道排入肠中，助脾胃腐熟消化水谷。《素问·气厥论篇》载"胃移热于胆，亦曰食亦"，若饮食不节而生湿热、痰浊，阻滞气机，脾胃气机失调，肝失疏泄，胆失通降。饮食偏嗜，过食肥甘厚腻，食积不化，伤胃滞脾，气机壅滞，脾胃升降失司，湿热内阻，土壅木郁，肝胆疏泄失职，久则生湿蕴热，或邪热外袭，或感受湿邪化热，或湿热内侵，蕴结胆腑，内外相因，气机郁滞，胆液通降失常而为之郁滞，气郁胆郁则引起胀痛，胀痛发于右胁，而为胆胀。

4.病后续发　胆石阻滞，湿热久蕴，煎熬胆液，聚而为石，阻滞胆道，胆腑气郁，胆液通降失常，郁滞则胀，不通则痛；或蛔虫上扰，肝胆气机不畅，枢机不利，胆腑通降受阻，形成胆胀。此外，也有因瘀血积块阻滞胆道，影响胆之通降，其机制同胆石阻滞。劳伤过度，久病体虚，阴血不足，胆络失养，不荣则痛，亦可发为本病；疾病由脏传腑，肝病传及胆腑或脾胃病累及于胆，也可致本病。

（二）病机

胆胀的病机主要是情志、湿热、胆石、瘀血等因素导致胆腑气郁，胆液失于通降。病位在胆腑，与肝胃关系最为密切，日久可累及于肾。本病发病后，病机发展变化多端，常是气郁、血瘀、湿热和实结四个病理环节互相兼夹，互相转化，并多反复发作，迁延缠绵，变证百出。初为肝胆疏泄失职，气机不畅，气血津液受阻，日久必致气滞血瘀，停湿成痰，气血不通，而出现胁痛；痰浊湿热，损伤脾胃，则出现恶心欲呕、脘腹胀满；胆胀日久不愈，反复发作，邪伤正气，正气日虚，加之邪恋不去，脾胃生化不足，正气愈虚，气血不荣，而发为胁肋部胀痛绵绵。

胆胀主要表现在邪实积聚与正气耗损两方面。邪实积聚，湿热蕴积肝胆，化火生毒，熏灼肝体，炼液为痰，致痰火毒瘀内蕴之重症；或湿热久稽，脏腑失和，湿浊痰毒内生，恋积于肝，进而致痰湿毒瘀迁延肝胆之杂证。正气耗损，即由实转虚之变。肝胆湿热、肝胆实火或肝郁化火，火热灼伤阴液，及肝血瘀阻，瘀血不去，新血不生，均可致肝阴亏虚；火热灼津耗气，或肝郁乘脾，日久可致脾气虚弱，肝阴亏耗，久竭肾精，致肝肾阴虚，又气阴两伤，或阴损及阳，则可成肝阳虚或肝脾肾阳虚之证。胆胀的病机转化为日久不愈，反复发作，邪伤正气，正气口虚，加之邪恋不去，痰浊、湿热损伤脾胃，脾胃生化不足，正气愈虚，可致肝肾阴虚或脾肾阳虚的正虚邪实之候。

胆胀的正虚多为阴虚和阳虚。肝体阴而用阳，内寄相火。素体阴亏或过用香燥之品，或肝胆郁热，耗伤阴液，均可导致肝胆阴分不足。又因乙癸同源，肝胆必及于肾，最后形成肝肾阴虚。其特点是右胁隐隐作痛，口干口苦，头晕耳鸣，舌红少苔。肝胆主疏泄，以气为用。若素体阳虚，肝胆疏泄不及，过用理气辛燥之品损伤阳气，日久可致肝阳阳气不振。此证多与脾肾阳虚有关，其特点是右胁痛或不温，连及少腹，口苦，周身乏力，畏寒肢冷，形体消瘦，面色暗黑，大便稀溏等。胆胀邪留正虚，多以邪留为主，正虚为辅。二者互为因果，邪留愈重，正气愈虚，正不胜邪，则邪愈留伏（见图2-11-1）。

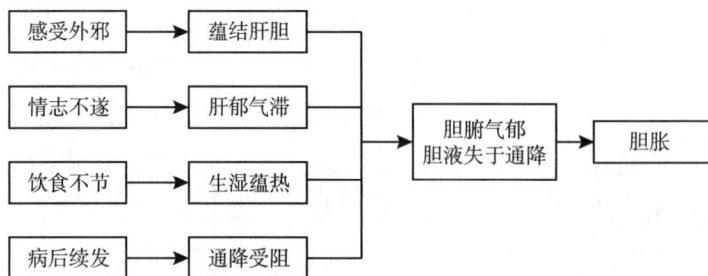

图2-11-1　胆胀的病因病机演变

三、辨证要点

（一）辨虚实

辨别虚实是分析邪正消长与病情发展过程的要素，虚为精气不足，实为邪气亢盛。起病较急，病程较短，或病程虽长而属急性发作，有畏寒发热或寒热往来，右上腹胀痛或刺痛持续不解，痛处拒按，口苦发热，苔厚脉实者，多属实证。起病较缓，病程较长，胁痛隐隐，胀而不甚，时作时止，或绵绵不休，喜按，遇劳则发，倦怠乏力，纳差，寐差，苔少脉虚者，多属虚证。本病在经者为实，病程短；病在腑者，虽有实证，但多虚中夹实或寒热并见，其病程长，多为复作之患。

（二）辨缓急

胆胀临证病势多缓急不一。右胁胀痛阵发性加剧，甚则痛引肩背，痛势剧烈，甚或持续灼痛或绞痛，多拒按，辗转反侧，呻吟不止，身目黄染，往来寒热，口苦咽干，呕吐频繁，甚至呕出胆汁，烦躁不安，小便短赤，大便秘结，苔黄脉数者，则为急证；痛势较缓，右胁隐痛或绵绵无休，或时作时止，伴见善太息，五心烦热，胸闷纳呆，头晕目眩，大便时干时溏，无发热呕吐及黄疸者，则病情较缓。

（三）辨气血

胆胀初病在气，继则气血同病，久利血瘀络阻。右胁胀满或疼痛，胁痛间作，胸闷脘胀，善太息，苔白腻，脉弦大，多属气滞，一般属于疾病的初期阶段。胁肋刺痛，痛有定处而拒按，夜间加重，疼痛持续时间长，面色晦暗，舌质紫暗或舌有瘀斑，脉弦细涩，多为血瘀。右胁窜痛或放射至肩背者，多为气病及血，病邪深入，病情较重，病程较久。

四、辨证论治

本病虽肝胆之病，常涉及脾胃，久则及肾。胆属于六腑之一，以通降下行为顺。治疗当以疏肝利胆、和降通腑为原则，以理气活血、清利湿热、通里攻下为主法。临床当据虚实而施治，实证宜疏肝利胆通腑，根据病情的不同，分别合用理气、化瘀、清热、利湿、排石等法。虚证宜补中疏通，根据虚损的差异，合用滋阴或益气温阳等法，以扶正祛邪。并根据病情轻重缓急以辨证论治，凡气郁重于血瘀者以理气活血为主，血瘀重于气郁者应着重活血化瘀，湿热蕴结明显者以清热利湿为主，热重于湿者应着重清热解毒。若热毒炽盛，传入营血者，应着重清热凉血，热扰神明者应同用清心开窍，虫积者应治胆驱虫。

1.肝胆气郁证

症状：右胁胀满疼痛，闷痛或胀痛，可牵引肩背或腰背，遇怒加重，胸闷脘胀，善太息，嗳气频作，吞酸嗳腐，厌食油腻，大便失调，一般无发热和黄疸，亦可有轻微黄疸。舌质淡红，苔白腻，脉弦大。

治法：疏肝利胆，理气通降。

推荐方药：柴胡疏肝散加减。柴胡、白芍、川芎、枳壳、香附、陈皮、甘草。

应用时，以方中四逆散为主，可加紫苏梗、青皮、郁金、木香行气止痛。若大便干结者，加大黄、槟榔。腹部胀满，加川朴、草豆蔻。口苦心烦者，加黄芩、栀子。嗳气、呕吐者，加代赭石、炒莱菔子。伴胆结石者，加鸡内金、金钱草、海金沙。

2.气滞血瘀证

症状：右胁刺痛较剧，睡时转侧不能，痛有定处而拒按，或全身散在瘀斑瘀点，面色晦暗，口干口苦，或有砂石阻滞，小便不利，大便秘结。舌质紫暗或舌有瘀斑，脉弦细涩。

治法：疏肝利胆，理气活血。

推荐方药：四逆散加炒五灵脂、生蒲黄。柴胡、枳实、白芍、甘草、炒五灵脂、生蒲黄等。

可酌加郁金、延胡索、川楝子、大黄，以增强行气化瘀止痛之效。口苦心烦者，加龙胆草、黄芩。脘腹胀甚者，加枳壳、木香。恶心呕吐者，加半夏、竹茹。

3.胆腑郁热证

症状：右胁灼热疼痛，或胀满，或胀痛，口苦咽干，善太息，精神抑郁，乳房胀痛，胃脘胀满或痛，食少纳呆，面红目赤，大便秘结，小便短赤，心烦失眠易怒。舌红，苔黄厚而干，脉弦数。

治法：清泻肝胆之火，解郁通腑。

推荐方药：黄连温胆汤加减。栀子、黄连、柴胡、白芍、蒲公英、金钱草、瓜蒌、郁金、延胡索、川楝子、大黄等。

方中金钱草用量宜大，可用30~60g。心烦失眠者，加丹参、炒枣仁。黄疸，加茵陈、枳壳。口渴喜饮者，加天花粉、麦冬。恶心呕吐者，加半夏、竹茹。

4.肝胆湿热证

症状：发病急骤，胁脘疼痛，如绞如掣，持续不解，阵发加剧，局部拒按，手不可近或可能触及包块，全身壮热或身热不扬或往来寒热，恶心呕吐，不思饮食，肌肤黄、目黄似橘色，大便干结或不爽，小便黄浊或短少。舌苔黄腻或黄厚，脉弦滑或滑。

治法：清热利湿，疏肝利胆。

推荐方药：茵陈蒿汤加减。茵陈、栀子、大黄、柴胡、黄芩、半夏、郁金等。

胆石者，加鸡内金、金钱草、海金沙利胆排石。小便黄赤者，加滑石、车前子、通草。苔白腻而湿重者，去大黄、栀子、加茯苓、豆蔻、砂仁。若痛势较剧，或持续性疼痛、阵发性加剧，往来寒热者，加黄连、金银花、蒲公英，重用大黄。

5.阴虚郁滞证

症状：右胁隐隐作痛，或略有灼热感，口燥咽干，急躁易怒，胸中烦热，头晕目眩，午后低热，或见心烦失眠，手足心热，腰膝酸软，耳鸣盗汗。舌红少苔，脉细数。

治法：滋阴清热，疏肝利胆。

推荐方药：一贯煎加减。生地黄、北沙参、麦冬、当归、枸杞子、川楝子等。

心烦失眠者，加柏子仁、首乌藤、酸枣仁。兼灼痛者，加白芍、甘草。急躁易怒者，加栀子、青皮、珍珠母。胀痛者，加佛手、香橼。

6.阳虚郁滞证

症状：右胁隐隐胀痛，或不温，或胁痛连及少腹，时作时止，脘腹胀痛，呕吐清涎，畏寒肢凉，神疲乏力，气短懒言，面色发黑，或见腰脊冷痛，大便溏薄，小便清长，胃脘不温。舌淡苔白，脉弦弱无力。

治法：温阳益气，疏肝利胆。

推荐方药：四君子汤加减。党参、白术、茯苓、甘草、干姜、制附子、柴胡、白芍、木香等。

腹中冷痛者，加吴茱萸、乌药。胆石者，加金钱草、鸡内金。气血两亏者，可选用八珍汤化裁。

五、预后转归

胆胀误治或失治，日久不愈，反复发作，究其根源在于邪留于内，根深蒂固，正气日渐耗损，不能祛邪外出，邪气独留。凡遇外邪侵袭，正不胜邪，胆胀即可发作或加重。胆胀邪留，表现为瘀血停滞，砂石内伏，湿邪蕴积，痰浊内阻。这足以使肝胆气机升降失常，气血受阻。胆胀邪留可分两种：一是感邪后伤及气血津液，产生痰饮、瘀血、砂石等；二是肝胆气机失调后，气血津液运行受阻，再产生痰饮、瘀血、砂石。这样留邪日积月累，使胆胀日久不愈，砂石日渐发展。

胆胀长期发展，易形成慢性疾病。发病后患者胆囊收缩功能异常，胆汁排泄功能不畅，易引发患者出现尿潴留等并发情况。随着病情发展，胆盐进一步沉积，加之细菌生长繁殖，导致了患者胆囊炎的加重，并且合并胆结石、梗阻、消化不良等临床症状，患者多出现胆囊区的反复绞痛，伴有厌油腻、多腹胀、腹部绞痛、消化不良等情况。症状较轻的患者，并不影响其正常生活，但随着病情的发展，会对患者日常生活造成一定影响。

综上，本病多为复作之疾，其起病时作时止，迁延反复，缓可仅见脘腹胀满，别无他症，急则绞痛难忍、寒战高热，甚则危及生命。胆胀的发生和形成有急性病之时，也有演变慢性病之期。就其病理转归，可发生两种病理状态：一为失治、误治造成胆气大伤、胆体受损，不能托邪外出，邪气久留少阳，横伏募原，待机而作，则成为慢性之疾。二为邪气留内，瘀血内阻，胆道阻塞，致胆体肿胀，热壅难泄，营气陷入腠理，就会发生热腐化脓、胆汁外溢的严重证候，甚至危及生命。总之，胆胀患者，如正气充足，一般预后良好，若迁延不愈，则反复发作，殊难根治。若急性发作之时，出现危证、坏证，则预后较差。

六、预防调护

胆胀的治疗，应根据肝胆的生理特点，予以精神、起居、运动上的调养。可遵循春令之气升发舒畅的特性，精神畅达以益于肝气的疏泄、肝血的畅通、肝体的柔和，从而对肝胆病的恢复起重要作用，正如《素问·举痛论篇》所言"喜则气和志达，荣卫通利，故气缓矣"。同时，饮食调养亦很重要，《素问·五常政大论篇》云"药以祛之，食以随之"。胆胀患者，首先应控制脂肪摄入。因脂肪摄入过多易诱发胆绞痛，会进一步加重肝脏负担，影响肝脏功能。限制胆固醇用量，可防胆固醇结晶沉积，形成结石。其次，应供给适量蛋白质，可以保护肝功能，修补肝胆被损坏的组织。并应纠正便秘，保持胃肠正常运动，清除肠道毒素，有利于胆汁排泄。

胆胀患者居所应温度适宜，无潮湿阴冷、干燥闷热之弊，注意定时通风换气，保证室内空气流通，并且避免受凉。胆胀患者以低脂肪、低胆固醇、适量蛋白和高维生素饮食为宜。急性发作期应禁食或无脂饮食，充分休息，如有右上腹胀痛或高热者应卧床休息，以缓解疼痛。慢性期或缓解期的患者，以低脂肪、低胆固醇饮食为主，适量摄入蛋白质和碳水化合物，丰富维生素，避免进食辛辣刺激性食物，要注意卫生，防止肠道寄生虫和细菌感染，注意营养的均衡，规律饮食。

注意劳逸结合，寒温适宜，限烟限酒，心情舒畅。急慢性胆囊炎患者，应正视自己的疾病，如过分轻视或看重疾病都会对疾病的治疗产生不良影响。应积极治疗，按时服药，患者长期坚持治疗对巩固临床疗效和减少复发至关重要。注意起居有常，防止过劳，避免过度紧张，忌恼怒忧思，保持心情舒畅，保持正常乐观的心态面对工作与生活。合理膳食，饮食要有节制、有节律。可进行适当的体育锻炼，并根据年龄、体质情况选择不同的运动方式。

综上所述，胆胀临床较为常见，与现代生活水平提高及精神因素关系较为密切。正确辨证、立法、用药，在中医治疗中有较大优势，并且可以配合针灸、饮食治疗，以获全功。对重症患者，密切观察病情变化，必要时考虑外科手术治疗。

七、临证备要

（一）随证灵活加减

胆胀需遵循辨证与辨病相结合的原则，随证灵活加减。若属胆囊息肉致胆囊壁局部隆起，或慢性胆囊炎致囊壁增厚、毛糙，常配伍加用乌梅、白芷、莪术、皂角刺软坚散结；若属胆石症，则加入海金沙、荔枝核、鸡内金等利胆排石。

（二）情志护理

胆胀与个人情绪、饮食习惯密切相关，加之胆胀迁延缠绵，往往在一定程度上给患者精神心理造成压力，导致肝失疏泄，影响疾病预后。应针对诱因疏导患者，使患者保持心情舒畅，切忌暴怒伤肝，使肝舒气畅，配合治疗。

应对患者进行健康教育，对没有手术指征的患者进行心理疏导，使其既重视本病的治疗，又不必过度治疗。对无症状的患者，需要定期检查。

（三）饮食宜忌

本病与饮食不节有关。胆胀患者多饮食不规律或喜好辛甘厚味之品，易伤脾碍胃，致脾失健运，痰湿内蕴，耗伤津液，胃失和降，而发胁痛、呃逆、反酸等症。早在《内经》就认识到"饮食自倍，肠胃乃伤""生病起于过用"，《医学正传》曰"致病之由，多由纵恣口腹，喜好辛酸，恣饮热酒煎"，故胆胀者应避免暴饮暴食，避免嗜食肥甘厚味、醇酒浊乳、辛辣香燥刺激之品，宜食清淡、富有营养之物，软硬寒热得宜。故患者当慎饮食，节口味。

肥甘助湿，辛辣增热，生冷遏阳，均当忌之，否则用药精良，亦不能奏效。因此，胆胀患者宜进食清淡、低脂、高维生素、易消化、营养丰富的流质或半流质，应少量多餐。忌食生冷、辛辣、酒、海腥、油炸、油腻之食品。高热、呕吐、腹胀者禁食，必要时行胃肠减压。保持大便通畅，大便干燥难排时可予番泻叶代茶饮，平时用蜂蜜冲饮，以达到滑肠润燥的作用。

八、医案举隅

（一）胆囊炎并发息肉

于某，女，59岁，职员。初诊日期：1995年4月3日。

患者5年前患胆囊炎，其后每因进食油腻及情志抑郁诱发右胁疼痛、腹胀、食少纳呆，大便溏泄或先干后溏，无明显寒热。近半年来右胁部持续隐痛，进食后胀闷不舒，乏力，倦怠，食量渐减，体重下降，舌红，苔黄，脉弦细。查乙肝两对半、丙肝抗体及肝功能均正常。彩超示：胆囊稍大，壁增厚毛糙，内侧壁见一2.8cm×3.3cm肿块，表面光滑。西医诊断：慢性胆囊炎，胆囊息肉。中医证属肝气郁滞，脾失疏泄，运化失司，痰湿郁结所致。治以疏肝健脾，祛湿化痰。

处方：柴胡15g，陈皮15g，赤芍20g，枳实15g，香附15g，荔枝核15g，木香15g，焦山楂30g，鸡内金20g，蔾实15g，苍术20g，半夏15g，云苓20g，黄芩15g，栀子15g，五灵脂20g，延胡索20g。7剂，日1剂，水煎分3次口服。

二诊：1995年4月10日。右胁胀痛减轻，食欲稍增，仍乏力倦怠，大便清，日2次，舌淡红，苔黄，脉弦。肝气渐舒，脾气渐旺，痰湿仍未尽去，正气未复。前法获效，可在此基础上侧重健脾益气。

上方去枳实、苍术，加黄芪30g、防己15g、白术20g。7剂，日1剂，水煎分3次口服。

三诊：1995年4月17日。右胁胀满已缓解，仍时隐痛，食欲渐增，乏力未减，时腹鸣，大便溏，日1次，舌淡红，苔黄，脉弦。患者气机已畅，脾气渐复，但右胁隐痛不解，此为气滞日久，胆腑瘀血内结所致，拟健脾益气、行气活血止痛之法。

处方：黄芪30g，当归20g，白术20g，陈皮15g，赤芍20g，五灵脂15g，栀子15g，薏实20g，文术15g，三棱15g，焦山楂30g，延胡索20g，香附15g，黄芩15g。7剂，日1剂，水煎分3次口服。

四诊：1995年4月25日。右胁胀痛基本缓解，饮食及二便正常，乏力亦减轻，舌淡红，苔薄，脉弦。药达病所，瘀血渐行，效不更法。

上方去黄芩、栀子、薏实。7剂，日1剂，水煎分3次口服。

五诊：1995年5月6日。患者自觉无明显不适，饮食及二便均已正常，舌淡红，苔薄白，脉弦。复查彩超：胆囊正常大小，壁稍厚，内侧肿块为0.9cm×1.2cm。前方奏效，继服10剂，以巩固疗效。

（张文康.中国百年百名中医临床家丛书——王文彦.北京：中国中医药出版社，2004）

按语： 胆胆囊炎属中医"胆胀"范畴。其治本属平常，但并发息肉其治又有不同。因息肉中医为积，其治必须消瘕散结，故在本例治疗中虽以疏肝健脾为主，同时随证加入祛湿化痰、消瘕化积之药，如薏实、文术等，使胆囊炎和息肉获同步稳定好转。

（二）急性化脓性胆管炎

戴某，女，46岁，职员，初诊日期：1998年6月21日。

患者于1个月前与同事聚餐后诱发右胁疼痛，继之高热，寒战，按胆囊炎治疗，静脉滴注抗生素效果不明显。3天后出现巩膜、皮肤黄染，伴恶心、厌油，大便色变灰白，乏力倦怠，体温持续在39℃左右。到某医院住院治疗，查血常规、肝功能及彩超等诊断为"急性化脓性胆管炎"，给予抗炎及支持疗法，恶寒缓解，体温波动在38℃左右，黄疸逐渐加深，遂请中医会诊。症见：重度黄染，体虚多汗，倦怠乏力，舌红绛，苔黄腻，脉滑数无力。患者大便干燥，已3日未解，小便深黄。综合四诊，证属湿热郁闭、腑气不通所致。治宜清热开郁，通腑泄浊。

处方：茵陈50g，栀子20g，大黄15g，枳实15g，厚朴20g，木通5g，赤芍20g，桃仁20g，半夏15g，黄芩20g，滑石20g（包煎），连翘20g，草豆蔻15g，苍术20g，玳瑁20g。2剂，日1剂，水煎分3次口服。

二诊：1998年6月24日。发热渐退，体温波动于37~37.8℃之间，便稀溏，日2~3次，食欲增加，黄疸稍退，仍乏力倦怠，舌红，苔黄腻，脉滑数。腑气虽通，湿郁未退，且正气已虚，故应侧重祛湿，顾护正气。

上方大黄改为10g，加泽泻20g、路路通15g、金钱草30g、黄芪50g、当归20g。3剂，日1剂，水煎分3次口服。

三诊：1998年6月28日。患者体温已正常，黄疸明显减轻，仍乏力倦怠，饮食量增，大便溏，日1~2次，舌淡红，苔黄稍腻，脉滑。热退而湿未尽除，脾虚正气未复。治宜健脾化湿为主。

处方：党参20g，白术20g，苍术20g，豆蔻15g，茯苓20g，柴胡15g，陈皮20g，车前子20g，厚朴15g，赤芍20g，连翘20g，泽泻20g，茵陈50g，路路通15g，黄芪30g，当归20g。6剂，日1剂，水煎分3次口服。

四诊：1998年7月4日。病情稳定，黄疸已尽退，饮食正常，仍倦怠喜卧，大便溏，舌淡红，苔白稍腻，脉滑。湿热已尽去，脾虚仍未恢复。治以益气养血，健脾和胃。

处方：党参20g，白术20g，茯苓20g，苍术20g，山药20g，豆蔻15g，陈皮15g，砂仁10g，炙甘草15g，当归20g，黄芪30g，柴胡15g，赤芍20g。6剂，日1剂，水煎分3次口服。

五诊：1998年7月11日。患者已出院，病情稳定，饮食及二便正常，唯时感胀闷，进食后明显，舌淡红，苔白稍腻，脉沉。此病后脾虚，运化无力所致。于上方酌加醒脾益气和胃消食之品。

上方加甘松20g、焦山楂20g、鸡内金15g。6剂，日1剂，水煎分3次口服。

（张文康.中国百年百名中医临床家丛书——王文彦.北京：中国中医药出版社，2004）

按语： 急性化脓性胆管炎乃炎之重症，病之危候。王老认为其病机属湿热毒邪郁闭于内，外不得宣泄，内不得通达所致。其治必须峻猛之药打通三焦通道，使湿热从二便而解；待湿热之邪衰其大半，再入健脾和胃等扶正之品方，可病愈功全。

（三）胆总管结石

王某，男，61岁，初诊日期：1974年3月28日。

半月前因发热胁痛，考虑胆结石和肝脏占位性病变而住入某医院，因发热持续不退邀路老会诊。见其年高体弱，面色浮红，两目乏神，肢体酸楚，口渴不欲饮，胃脘胀痛，纳呆，口苦而黏，小便短黄，大便尚调。查其右胁下有一包块如鸡蛋大，舌红苔黄厚而腻，脉沉弦而数。询其祖籍江南，素嗜甜黏食品。甘能助湿，致湿阻中州，又兼肝胆郁热，则湿热交蒸，故发热不解。乃以芳香化浊、清热利湿之剂。

方药：藿梗9g，荷梗9g，杏仁泥9g，黄芩12g，柴胡6g，金钱草30g，香橼皮12g，苍术9g，土茯苓30g，醋延胡索9g，佛手片12g，郁金12g，六一散30g（包煎）。9剂，日1剂，水煎服。

上方进9剂，发热已退，腹胀亦减。又进5剂，诸证减轻，胃纳亦开。

病者经静脉法胆囊造影，诸片有肝管形，均未见胆囊显影，但是该区域可见类圆形边缘不规则之密影，其中心密度低，印象为胆囊结石（结合混合型）。该院建议手术治疗，病者年高体弱不愿手术，又兼中药已治愈半月之高热，故要求继续中药治疗，遂转广安门中医研究院门诊。为慎重起见，曾请该院中西医结合治疗胆石症的有关同志会诊，他们亦认为因胆汁不能外流，胆囊膨胀已失去收缩能力，故服药难以将结石排出，仍需手术治疗，但患者执意保守治疗。

三诊：1974年4月15日。采用疏肝利胆、清热利湿之法，方药如下。

（1）柴胡12g，茵陈15g，郁金9g，金钱草18g，炒枳壳9g，延胡索9g，藿梗9g，广木香6g，赤芍药9g。5剂，日1剂，水煎服。

（2）金钱草膏15g，日3次。

第四、五诊加入活血消积之丹参15g、莪术3g、鸡内金6g。虽见证情好转，体征改善，大便中可见芝麻样小白点，但胁下之包块未见缩小。

六诊：1974年5月6日。考虑患者年逾花甲，元气素虚，且久服行气消积、清热渗湿之剂，不无虚虚之虞。察其舌质已由红变淡，苔由黄厚腻变为白腻薄黄，脉来左沉弱，右沉细。脉诊合参，是湿热已得渐化之机，结石有排出之势，但中气不足，排出无力，故宜攻补兼施，方药如下。

太子参12g，柴胡12g，青皮9g，陈皮9g，郁金9g，绵茵陈15g，炒莪术6g，炒三棱6g，丹参15g，谷芽12g，麦芽12g，鸡内金9g，生牡蛎24g（先煎），广木香45g（后下）。5剂，日1剂，水煎服。

药后每日从大便中排出小黄颗粒状物和黑片状物，质硬，经检查为树皮状结石，右胁下之包块亦见缩小。

八诊：1974年月20日。一般症状已杳，唯时感疲乏无力，手心发热，舌淡苔薄白，脉沉细。虑其病延二月，气血日衰，当以补中益气、柔肝健脾、扶正达邪为治，仿补中益气汤意，方药如下。

太子参15g，炙黄芪15g，当归9g，赤芍药9g，玉竹12g，怀山药12g，谷芽12g，麦芽12g，柴胡6g，土茯苓15g。6剂，日1剂，水煎服。

药后大便继续排出片状结石，胁下之包块明显缩小如枣大，除感倦急外，余无不适。

十诊：1974年6月10日。仍以补中益气，兼清泻余热湿邪，以巩固疗效，方药如下。

（1）党参12g，黄芪12g，炒白术9g，云苓12g，陈皮9g，升麻1.5g，柴胡3g，当归9g，金钱草24g，郁金9g，枳壳9g。水煎服，日1剂。

（2）合粉剂一料。鸡内金15g，醋柴胡6g，郁金9g，白矾6g。共为极细末，装胶囊中，每服0.03g，日3次。

本例随访7年，体质好转，坚持工作，胁痛未再复发，胁下亦未触及包块。

（张文康.中国百年百名中医临床家丛书——王文彦.北京：中国中医药出版，2004）

按语：胆总管结石，初用疏肝利胆、清利湿热之剂，症状虽有改善，但结石排出不显。六诊时根据病者体质及其病情表现，改用攻补兼施之法，佐用益气健脾之品后，即有树皮状结石排出。八诊后更转为补中益气汤为主，竟以此收全功，可见益气健脾之法，对于年高体弱、正气不足之人，不仅有扶正之用以恢复脏腑功能，而且对结石之排出亦卓有功效。

九、研究进展

基于"肝郁络阻"论治胆胀

1.以疏肝利胆、和降通腑为关键　胆居六腑之首，六腑以通为用，以降为顺。相对于肝气升发，胆气以下降为顺。故历代医家对本病的治疗，基本以疏肝利胆、和降通腑为基本原则选方用药。大多选用柴胡、白芍、青皮、枳壳、郁金、木香、香附、香橼等疏肝行气之品。柴胡与白芍配伍，法出《伤寒论》经方四逆散，柴胡辛散，能引清阳之气从左上升，以疏调少阳之气；白芍酸寒收敛，能敛津液而护营血，养血以柔肝，缓急以止痛。二药相配，可互制其短而展其长，一散一收，体用兼顾，引药直达少阳经络。青皮疏肝破气，消食化滞。枳壳破气消积，且作用缓和，长于行气开胸，宽中除胀。郁金行气解郁，且又利胆退黄。木香气香醒脾，味辛能行，味苦主泄，走三焦和胆经，故既能疏肝利胆又能行气健脾。香附入肝经气分，芳香能行，善散肝气之郁结，味苦疏泄，以平肝气之横逆，是疏肝解郁、行气止痛之要药。《本草从新》云："香橼，平肝舒郁，理肺气，通经利水。"诸药临证加减运用，肝胆得疏利，腑气得和降。

2.不通则痛，活血通络以治标　胆胀患者疼痛部位多固定不移，虽隐痛较为常见，但仍有痛甚者呈针刺样，睡时转侧不能。瘀阻络脉，不通则痛，宜和肝通络，宣通而不辛窜，化瘀而不峻猛。常用旋覆花汤、瓜蒌汤等化瘀通络止痛。旋覆花汤出自《金匮要略》，用于治疗肝经气血郁滞、着而不行之"肝着"，其后经叶天士加减化裁，加入归须、桃仁、柏子仁后成为治久病入络所致胁痛的专方，并由此衍生出治疗络病的"辛润通络"大法。《临证指南医案》云"久病已入血络，兼之神怯瘦损。辛香刚燥，决不可用"。众花皆升，旋覆花独降，旋覆花味苦辛咸，有下气散结之功。后人常以红花代新绛与其配伍，加强辛温通络之效；桃仁、柏子仁均为植物种仁，富含油脂而质润，《神农本草经》谓桃仁"主瘀血，血闭癥瘕"，为辛润通络要药。瓜蒌汤出自《症因脉治》，原方由瓜蒌仁、枳壳、青皮、苏梗、桔梗五味组成，名医章次公化裁此方为瓜络疏肝解郁汤，方中含瓜蒌、丝瓜络、橘络、青皮、鸡内金、车前子。诸药临证加减运用，使肝胆得疏利，络通得止痛。《吴鞠通医案》云"食血之虫，飞者走络中气分，走者走络中血分，可谓无微不入，无坚不破"，若疼痛较剧且止痛效果不佳，常选用土鳖虫、全蝎、蜈蚣、蜂房等虫类药配合以止痛，往往获得佳效。

3.已病防传，治疗常须理脾和胃　胆以疏通为顺，然肝胆相为表里，因此胆病，往往肝即相随，而且时有脾胃受抑之候，也就是"见肝之病，知肝传脾"。所以然者，肝为阴木，胆为阳木，脾胃属土，木能克土。木旺乘土则影响脾胃的运化功能，而出现胸胁苦满、脘腹胀满、烧心、反酸、纳呆、嗳气、泄泻等临床症状，故治胆多以疏肝为达，理脾为和，加入理脾和胃之品，使中州得安。常用药物有陈皮，木香、炒鸡内金、焦建曲、炒山楂、炒莱菔子、焦麦芽、炒山药、炒薏苡仁、炒白扁豆等。

4.随证灵活加减　虽然胆胀的基本病机是肝胆疏泄职能失司，但疾病后期，正虚邪留，虚实夹杂，应随证加减滋阴补阳之品。若疾病日久，见右胁隐隐作痛，或略有灼热感，口燥咽干，急躁易怒，胸中烦热，头晕目眩，午后低热，舌红少苔，脉细数等肝肾阴虚之证，可加生地黄、北沙参、麦冬、当归、枸杞子等滋阴，心烦失眠者，加柏子仁、首乌藤、酸枣仁。兼灼痛者，加白芍、甘草。急躁易怒者，加栀子、青皮、珍珠母。胀痛者加佛手、香橼。若素体阳虚，或因疾病日久，可致肝阳阳气不振、脾肾阳虚，症见右胁隐隐胀痛、时作时止、脘腹胀痛、呕吐清涎、畏寒肢凉、神疲乏力、气短懒言、舌淡苔白，脉弦弱无力者，当温阳益气、疏肝利胆，可选用党参、白术、茯苓、甘草温阳益气，可加干姜、制附子温阳，加柴胡、白芍、木香以增疏肝利胆之力。腹中冷痛者，加吴茱萸、乌药。胆石者，加金钱草、鸡内金。气血两亏者可选用八珍汤化裁。

十、古代文献精选

《素问·热论篇》："三日少阳受之，少阳主胆，其脉循胁络于耳，故胸胁痛而耳聋。"

《症因脉治·腹胀》："胁肋作痛口苦太息，胆胀也。胆胀者，柴胡清肝饮。"

《脉因证治》："气满于肤泾泾然为三焦胀，胁痛胀口苦善太息为胆胀。"

《病源论》："胸胁痛者，由肝与胆及肾之支脉虚，为寒气所乘故也。"

《儒门事亲》："是动则病口苦，善太息，心胁痛，不能转侧，甚则而微有尘，体无膏泽，足外反热是为阳厥。"

参考文献

［1］李军祥，陈誩，杨胜兰.急性胆囊炎中西医结合诊疗共识意见［J］.中国中西医结合消化杂志，2018，26（10）：805-811.

［2］张声生，赵文霞.胆囊炎中医诊疗专家共识意见（2017）［J］.中国中西医结合消化杂志，2017，25（4）：241-246.

第十二章　自身免疫性肝炎

一、概述

自身免疫性肝炎（AIH）是由针对肝细胞的自身免疫反应所介导的肝脏实质炎症，以血清自身抗体阳性、高免疫球蛋白G和（或）高 γ-球蛋白血症、肝组织病理学上存在界面性肝炎为特点，如不治疗常可导致肝硬化、肝功能衰竭。其病死率高，自发缓解者少，如不治疗，5年的生存率约50%。AIH可根据自身抗体的不同分为两种类型：抗核抗体（ANA）和抗平滑肌抗体（SM）均阳性者为1型；肝肾微粒体1型抗体（LKM-1）和抗肝细胞胞质1型抗体（LC-1）均阳性者为2型。血清氨基转移酶不同程度升高、高 γ-球蛋白血症、自身抗体阳性是其典型临床特点，淋巴细胞、浆细胞浸润为主的界面性肝炎则是AIH的典型组织学特点。

AIH患者可出现目黄、尿黄、乏力、胁痛、腹胀等症状，根据其临床症状，可归属中医的"胁痛""黄疸""胃痞"等；晚期出现肝硬化腹水、吐血、神昏的表现，属于中医的"鼓胀""癫狂""血证"等范畴。黄疸的发生大多认为与湿热有关，如《金匮要略·黄疸病脉证并治》有"黄疸所得，从湿得之"的记载。《医学津梁·黄疸》亦云"疸者，湿热所成，湿气不能发泄，则郁蒸而生热，热气不得宣畅，则固结而生湿，湿得热而益深，热因湿而益炽"。但AIH感受外来湿热发生黄疸者少见，而以脾胃虚损、肝肾不足导致的内伤黄疸为主，正如《景岳全书·黄疸》所说"阴黄证，则全非湿热，而总由气血之败"。此外，瘀血内阻，亦可导致发黄，故《医学心悟》有"瘀血发黄，亦湿热所致。瘀血与积热熏蒸，故见黄色也"的论述。AIH的胁痛，多由肝气郁结、肝火内炽或瘀血阻络等引起。如《灵枢·五邪》说"邪在肝，则两胁中痛"，《金匮翼·胁痛统论》曰"肝郁胁痛者，悲哀恼怒，郁伤肝气"，《杂病源流犀烛·肝病源流》云"气郁，由大怒气逆，或谋虑不决，皆令肝火动甚，以致胁肋痛"，《医学津梁·胁痛》言"内伤乎血，积于肝分，则胁痛作矣"。总之，AIH病位在肝、胆、脾、肾，推测其病机主要为禀赋不足或劳伤脾胃，以致脾胃运化失常，湿邪内生，湿从热化，湿热蕴结，累及肝胆，熏蒸胆汁外溢皮肤、入血则身目发黄；阻滞气机，则胁肋疼痛；迫血妄行，则齿衄、蜘蛛痣；结为癥积，则肝脾肿大；久病及肾、阴虚火旺，则低热不退。

二、病因病机

（一）病因

1.先后天禀赋受损　肾为先天之本，藏精纳气。先天禀赋源于先天之精，即禀受于父母的生殖之精，是胚胎形成、发育的原始物质。脾为后天之本，气血生化之源。先天禀赋不足，加之后天失于所养、体质虚弱，致正气亏虚、邪气壅盛，故而发病。

2.情志不遂 情志不畅，郁怒伤肝，肝郁气滞，一则气滞血瘀、肝络失荣，二则气郁化火、灼伤肝阴、肝失濡养，均可导致 AIH 的发生。

3.感受邪毒 主要分为风、湿、毒三邪。《素问·骨空论篇》言"风者，百病之始也"。外风袭人，因而致病；血虚、血燥、阴虚生风，致使风气内动而致病。湿阻中焦，碍胃伤脾，肝失疏泄，胆汁不循常道，湿邪缠绵，而致疾病发生且难愈。感受邪毒，结于肝胆，致肝气不舒，胆气外泄，从而产生 AIH。

（二）病机

1.肝阴、肝血亏虚 肝体阴而用阳，主藏血、疏泄。肝的病理特点为肝气、肝阳常有余，肝阴、肝血常不足。而致使这种情况发生的主要原因为：乙癸同源，肝肾同源，肾阴精充足则肝阴得旺，当肾精亏虚时，肾水无以涵肝木，故而肝阴亏虚；人体多处于阳常有余，阴常不足的状态，肝郁化火、肝风内动、肝阳上扰等均可暗耗肝阴、肝血。肝阴、肝血不足，则会使肝的功能下降而发病。

2.瘀血、痰浊、水饮 AIH 缠绵难愈，在其发生、发展过程中，可以变生瘀血、痰浊、水饮等病理产物，而瘀血、痰浊、水饮又可进一步导致疾病进展、加重和复杂化。瘀血、痰浊、水饮既是病理产物，又是致病因素；随着疾病发展，进一步损伤脏腑功能，导致气血阴阳亏虚，变生他证。病因病机演变见图 2-12-1。

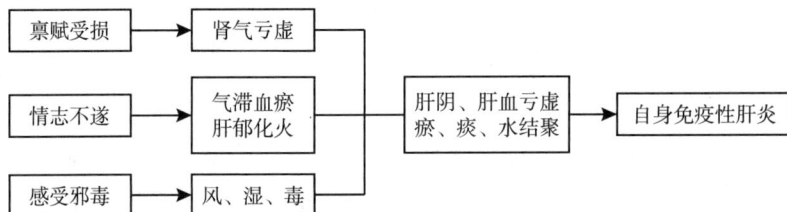

图 2-12-1　自身免疫性肝炎的病因病机演变

三、辨证要点

（一）明分期

AIH 起病多隐匿，临床表现多样，病情严重程度不一。无明显症状的患者多是在体检中发现血清氨基转移酶水平升高，自身免疫学指标异常；一些患者在有明显症状时，就已经发展至肝硬化甚至肝衰竭阶段。因此，临床结合中医四诊及现代辅助检查，首先要辨明 AIH 的分期。疾病早期，患者临床或无症状，或只有周身乏力、纳差、体重减轻、脱发、胁肋不适等症状，结合肝功能与自身免疫指标，可以明确诊断。疾病中后期，患者肝功能异常明显，甚至出现黄疸等表现。临床上，需要辨明疾病的分期，还需要辨别是否存在肝纤维化与肝硬化。

（二）辨虚实

AIH的发生、发展，与虚、郁、湿、瘀、痰等密切相关，这几者往往相互夹杂、互为因果。究其病性，多为本虚标实，病机错杂多变，应抓住其病机演变的本质。AIH患者发病本于先天肾气不足，疾病初期，因机体亏虚，辨虚需要明确血、气、阴之不同。复感湿热疫毒之邪，或因饮食不节、情志失调等致病因素侵袭之后，需辨明湿、热、瘀、郁之不同。

四、辨证论治

AIH多以脾胃虚损、肝肾不足导致的内伤为主，病性多本虚标实，论实则有湿热、气滞、瘀血、湿阻、留痰，论虚则有血虚、阴虚、气虚、阳虚。对早期、中期患者，以疏肝健脾、行气活血、清热利湿为主；对晚期患者，以滋补肝肾、活血消癥、利水消肿为主。

（一）脾虚湿滞证

症状：身目发黄，晦暗不泽，皮肤瘙痒，肢软乏力，心悸气短，口苦口黏，脘腹痞满，胸闷，纳呆，恶心，厌油腻，大便溏薄。舌质淡苔薄，脉濡细。

治法：健脾养血，利湿退黄。

推荐方药：黄芪建中汤加减。黄芪、大枣、桂枝、生姜、白芍、茵陈、栀子、大黄、饴糖、炙甘草等。

湿热表现明显者，可加用茵陈、栀子、大黄，清热利湿、疏通胆腑、疏肝利胆；素体脾虚者，可加用党参，重用白术，以益气健脾。

（二）肝胆湿热证

症状：胁肋胀痛，身目发黄，皮肤瘙痒，口苦口黏，胸闷，纳呆，恶心呕吐，厌油腻，小便黄赤。舌红，苔滑腻，脉弦滑数。

治法：清热利湿退黄。

推荐方药：龙胆泻肝汤合茵陈蒿汤加减。龙胆草、栀子、黄芩、木通、泽泻、车前子、柴胡、炙甘草、当归、生地黄、茵陈、大黄等。

小便黄赤者，加滑石、车前子、通草；苔白腻而湿重者，去大黄、栀子，加茯苓、豆蔻、砂仁；若湿热表现明显者，则可加用车前草、泽泻，以加强清热祛湿的作用。

（三）气滞血瘀证

症状：身目发黄，皮肤瘙痒，胁下结块，胀痛、刺痛不适，胸胁胀闷，面颈部见有赤丝红纹。舌质紫暗，有瘀斑、瘀点，脉弦涩。

治法：疏肝理气，活血化瘀。

推荐方药：逍遥散合桃红四物汤加减。当归、赤芍、生地黄、川芎、桃仁、红花、炙甘草、当归、茯苓、白芍、白术、柴胡等。

若有癥瘕积聚者，则加用龟甲、鳖甲、水蛭等药物，以破瘀消癥。

（四）肝肾阴虚证

症状：身目发黄，皮肤瘙痒，胁肋隐痛，悠悠不休，遇劳加重，低热不退，口干咽燥，腰膝酸软，两目干涩，视物模糊，头晕目眩，耳鸣健忘，五心烦热，失眠多梦。舌红苔少，脉细弦而数。

治法：滋补肝肾，养阴清热。

推荐方药：一贯煎加减。北沙参、麦冬、当归、生地黄、枸杞子、川楝子等。

心烦失眠者，加柏子仁、首乌藤、酸枣仁；兼灼痛者，加白芍、炙甘草；急躁易怒者，加栀子、青皮、珍珠母；胀痛者，加佛手、香橼。

（五）肝郁脾虚证

症状：胁肋胀痛，胸闷，善太息，情绪急躁或抑郁，大便时干时溏，月经不调，或见胃脘痞闷，症状可因情志波动而增减。舌质淡，苔薄白或白腻，脉弦滑或弦细。

治法：疏肝解郁，健脾益气。

推荐方药：逍遥散加减。柴胡、当归、白芍、白术、茯苓、炙甘草等。

肝郁气滞较甚者，加香附、郁金、陈皮以疏肝解郁；血虚者，加熟地黄以养血；肝郁化火者，加牡丹皮、栀子以清热凉血。

（六）脾肾阳虚证

症状：畏寒肢冷，身目萎黄，神疲乏力，腰膝酸软，肢体浮肿，右胁肋部隐痛绵绵，少腹冷痛，下利清谷，小便不利。舌淡胖，苔白滑，脉沉细。

治法：温补脾肾。

推荐方药：右归丸合苓桂术甘汤加减。鹿角胶、菟丝子、杜仲、附子、肉桂、熟地黄、当归、枸杞子、山茱萸、山药、白术、茯苓、桂枝等。

脾胃运化较差者，加砂仁、陈皮。

五、预后转归

本病的转归与 AIH 的性质、体质强弱、治疗护理等因素有关。早期由于外邪内侵、情志所伤，或暴怒伤肝，或抑郁忧思，皆可使肝失条达，疏泄不利，气阻络痹。久之，则气郁日久，血行不畅，瘀血内生，则致气滞血瘀；肝失条达，横乘脾土，脾失健运，而成肝郁脾虚。久病，则内伤脾胃，脾阳受损，导致脾虚寒湿内生，困遏中焦，致脾虚湿滞；素体脾虚湿盛，复感外邪，湿郁化热，进而熏蒸肝胆，发为肝胆湿热。晚期，由于过劳或情志化火，耗伤精血，或由于先天禀赋不足，肝肾精血亏虚，则致肝肾阴虚，最终导致脾肾阳气俱虚，发为脾肾阳虚。即内有脾虚肝郁、肝肾阴虚，外有湿邪、瘀血为患，虚实夹杂，缠绵难愈。

无论外邪侵袭或内伤，只要调治得法，一般预后良好。若治疗不当，转为积聚、鼓胀者，治疗较为困难。

六、预防调护

本病病程相对较长，除了药物治疗以外，精神状态、生活起居、休息营养等，对本病有着重要的辅助治疗意义。

（一）精神调摄

由于本病易于迁延、反复甚至恶化，因此，患者患病后一般思想顾虑较重，多虑善怒，致使病情加重。所以，加强医患沟通，做好宣教，使患者从自身疾病的思想束缚中解脱出来，而不要为某些症状而惶惶不安、忧虑不宁。

（二）饮食有节

患者病后食欲减退、恶心呕吐、腹胀等症明显，所以调节饮食亦为重要的辅助疗法。既往强调高糖、高蛋白、高热量、低脂肪饮食，以保证营养供应，但应注意要适度，不可过偏。既禁食酒、辛热及油腻之品，也要禁食生冷、辛辣之品，不吃油炸、坚硬的食物，避免损伤血络。

（三）起居有常

患者病后机体功能紊乱，往往容易疲劳，故在早期或晚期应适当卧床休息，有利于整体功能的恢复。早期可以根据自身体力情况，适当参加体育锻炼，如练太极拳、气功之类，十分必要。

七、临证备要

（一）"治未病"理念贯穿治疗始终，扶正祛邪并举

目前AIH的治疗，主要是采用非特异性的免疫抑制药物缓解疾病。中医药治疗AIH还处于探索阶段，是中医治疗的相对盲区。AIH病程不同，进展不同，临床上表现为多种症状。其根本病机归纳为肝肾先天不足，在内外之邪的影响下，耗肾伤肝所致。治疗自身免疫性肝炎，应当做到"及早发现，及早治疗，未病先防，既病防变，全面调控"。

本病多起于肝阴、肝血亏虚，多有瘀血、痰浊、水饮等病理因素交杂。脾胃为后天之本，百病之源，故治疗应始终坚持扶正与祛邪相结合的原则。扶正以健脾胃、养肝阴、和肝血、柔肝体为主，祛邪以疏肝气、逐肝瘀、调肝用为主，兼以抑制免疫，不建议过用利湿解毒之品，应根据疾病的不同阶段有所侧重。

（二）用方需轻灵精练，以增效减毒，减少复发

AIH的治疗目标是达到临床、生化和组织学缓解，但是患者对药物的应答情况受很多因素影响，及时的中医药干预介入很有必要。AIH的治疗，用药上需要轻灵精练，避免过多的方药结合，除非在患者病情重或者病情特殊的情况下，并避免过大剂量的药物，尤其需兼顾患者使用激素等免疫抑制剂发生毒副反应。通过正确的处方用药，可增强临床疗效，减少复发率，改善中医证候，改善生化功能及肝组织学结构，也避免相关药物不良反应的产生。亦可以在患者西医相关药物调整减量的过程中，进行中医药干预，减少复发及病情反复。

八、医案举隅

（一）AIH

冯某某，女，46岁。初诊时间：2012年3月17日。

主诉：右侧胁痛，胸腹胀满，伴厌食、乏力、便溏2月余。患者于2012年1月初，无明显诱因出现右侧胁肋部胀痛，按之得舒，胸腹胀满感，伴食欲不振、乏力、夜寐不安、大便溏，每日4行。舌质淡红，苔薄白，脉弦细。AIH抗体测示：ANA、SMA阳性。根据患者四诊信息，中医诊断为肝着（肝郁脾虚证），予逍遥散加减。

处方：柴胡10g，白芍9g，炒白术10g，香附6g，郁金6g，陈皮9g，枳壳6g，川芎10g，茯苓10g，山药10g，砂仁6g，泽泻10g，炙甘草10g。

二诊：2012年3月14日。患者服上方7剂后胸腹胀满感减轻，仍有右侧胁肋部疼痛，呈刺痛，夜间尤甚，乏力减轻，无便溏，舌质淡红，有瘀斑，苔薄白，脉细涩。

原方去香附、山药、泽泻，加旋覆花9g、当归9g、茜草9g以行气活血。

三诊：2012年3月21日。患者服上方7剂后，右侧胁肋部疼痛减轻，胸腹胀满感消失，食欲改善，稍感乏力，夜寐渐安，无便溏，舌质红，有瘀斑，苔薄白，脉沉涩。

上方去陈皮、砂仁，加丹参10g、赤芍10g以活血化瘀。

四诊：2012年3月28日。患者服上方7剂后，诸症缓解，并门诊随诊半年，未复发。

（任会远.王国三经验治疗自身免疫性肝炎验案2则.光明中医，2016，31（21）：3194-3195）

按语：本例患者表现为右侧胁肋部胀痛，按之得舒，属于中医"肝着"的范畴。患者中年女性，多思易怒，加之劳倦伤及气血，导致肝气郁结，气机郁滞，故出现胁肋胀痛。肝气横逆侮脾，脾失健运，故出现食欲不振、乏力、大便溏。舌质淡红，苔薄白，脉弦细均为肝郁脾虚之象。故治以疏肝理气、健脾止泻，方予柴胡疏肝散加减。方中柴胡疏肝解郁，香附、郁金、枳壳、陈皮行气止痛，白芍养阴柔肝，炒白术、茯苓、山药、泽泻、砂仁健脾止泻，川芎活血化瘀，炙甘草既可缓急止痛又可调和药性。经服用上方7剂后，患者胸腹胀满感减轻，乏力减轻，便溏消失，说明脾虚之症改善，但其胁肋痛转

为刺痛，舌脉兼有血瘀之象，治法上加以活血化瘀。《金匮要略·五脏风寒积聚病脉证并治》提出"旋覆花汤主之"，故方中加旋覆花、当归、茜草以行气活血。继服7剂后，患者胁肋部疼痛减轻，胸腹胀满感消失，肝气渐舒，脾虚之势渐减，但瘀血仍著，故方中去陈皮、砂仁，加丹参、赤芍以活血散瘀，防止形成癥瘕、积聚之证。

（二）AIH肝纤维化

患者，女，52岁，初诊：2016年5月17日。

主诉：乏力加重3月余。患者于2014年10月因乏力、纳差、腹胀、牙龈出血就诊于某医院，经检查，西医诊断为"AIH，肝纤维化，脾大"。服用免疫抑制剂泼尼松和硫唑嘌呤联合治疗1年余，效果不明显，遂求助于我院。刻诊：面色暗黄，乏力，纳差，口干口苦，气郁不舒，皮肤瘙痒，牙龈间断出血，小便黄，大便溏薄，1日3~4次，舌质暗红，苔黄腻，脉细涩。查肝功：ALT 154.3U/L，AST 149.2U/L，ALP 210.0U/L，γ-GT 148U/L，TBil 21.7μmol/L，DBil 4.3μmol/L，Alb 30.7g/L，Glb 40.3g/L，ANA 1∶160（+），免疫球蛋白IGg 45.20g/L。腹部B超显示：肝纤维化，脾大。中医辨证为肝郁脾虚，湿热内蕴，瘀血阻络。治以疏肝健脾、清热化湿、活血通络为法。

处方：生黄芪30g，仙鹤草30g，炒白术30g，姜厚朴20g，焦山楂20g，焦神曲20g，焦麦芽20g，黄芩9g，黄连9g，黄柏9g，柴胡9g，炒杏仁9g，知母15g，熟地黄15g，生地黄15g，郁金20g，赤芍30g，白芍30g，茵陈20g，牡丹皮9g，醋鳖甲10g，熊胆粉0.25g。14剂，水煎服，每日1剂，分2次口服。佐以复方鳖甲软肝片配合服用1个月。

二诊：2016年6月15日。药后面色好转，乏力缓解，口干口苦减轻，牙龈出血1次，伴有轻微发热，纳眠可，小便略黄，大便稀，1日2~3次，舌质红，苔黄，脉细涩。治以疏肝健脾、清热化湿，佐以活血。

处方：生黄芪30g，仙鹤草20g，姜厚朴15g，焦山楂20g，焦神曲20g，焦麦芽20g，黄芩9g，黄连9g，黄柏9g，柴胡9g，知母30g，熟地黄15g，白芍30g，赤芍30g，茵陈20g，醋鳖甲10g，熊胆粉0.25g，青蒿12g，蝉蜕9g，炙甘草20g。14剂，水煎服，每日1剂，分2次口服。佐以复方鳖甲软肝片配合服用1个月。

三诊：2016年7月17日。药后患者面黄已退，轻微乏力，皮肤瘙痒缓解，已无口干口苦、气郁不舒之症状，纳眠可，二便正常，舌红，苔薄黄，脉细。复查肝功能：ALT 51.3U/L，AST 61.3U/L，ALP 120.0U/L，GGT 79.5U/L，TBil 23.4μmol/L，DBil 5.0μmol/L，Alb 45.2g/L，Glb 31.7g/L，免疫球蛋白IgG 9.60g/L。治以疏肝健脾、清热化湿。

处方：生黄芪30g，仙鹤草20g，姜厚朴15g，焦山楂20g，黄芩9g，黄连9g，黄柏9g，柴胡9g，知母30g，熟地黄15g，白芍15g，赤芍30g，茵陈9g，熊胆粉0.25g，醋鳖甲10g，炙甘草12g，淡竹叶6g。佐以复方鳖甲软肝片配合服用3个月，巩固疗效，缓调收功。

四诊：2016年10月随访，患者病情稳定，无明显不适，已自行停药。

（倪瑶.吕文良教授从"调和气血"论治自身免疫性肝炎.辽宁中医药大学学报，2017，19（10）：122–124）

按语：由于AIH缺乏特异性的临床表现及指征，所以很难及时发现。由于延误了治疗时机，本患者确诊AIH时已伴有肝纤维化，如果再不及时治疗，控制肝纤维化的进程，极有可能发展成为肝硬化甚至肝癌。初诊加仙鹤草收敛止血，缓解牙龈出血；茵陈、牡丹皮、醋鳖甲、熊胆粉清热利湿软肝解毒，缓解患者皮肤瘙痒。方中配伍知母、生熟地黄滋阴养血，郁金、赤白芍疏肝活血，就是巧妙地运用了对药的形式治疗本病。治疗全程尤注调和气血为本，兼以顾护脾胃、调和肝脾，随症适量加减药物，并合理配合中成药缓调病证，对AIH的治疗起到了极好的疗效。

九、研究进展

从疏、清、化、补四法论自身免疫性肝炎的治疗

根据该病基本病机，立调肝补肾疏邪为治疗大法，临证时施以疏（疏肝解郁）、清（清化湿邪）、化（活血化瘀）、补（补肝肾）四法以辨证施治。该病往往起病多端、虚实兼见，主张临证时须辨明主次矛盾。以主证统病，病证结合，治疗补益为先，慎于攻伐。

1.以疏补为主——疏肝达木，滋水涵木　早期患者肝气郁滞，累及脾胃，出现胁痛、情绪失调、失眠，或饮食减少等表现，予以逍遥散为主方，随证加减。逍遥散具有疏肝和血等功效。肝气疏则一身气机得畅，机体才能发挥正常生理作用。另外，肝为刚脏，其生理特性喜条达而恶抑郁。肝失疏泄，气血运行不畅，基于肝体阴用阳的原则，主张此证在疏肝、清肝的基础上，同时注重养肝、顾护肝体之法。

其病本虚，多为肝肾阴虚为主，《类证治裁》中云"肝主木，肾主水，凡肝阴不足，必以肾水以滋之"。肝肾精血同源，互生互化，当应采补肾养阴之功，以达滋水涵木之效。若临床上以畏寒肢冷、身目萎黄、右胁隐痛、小便不利等为主症者，当治以温补脾肾，选用右归丸合苓桂术甘汤加减等亦不少见。

2.清化与利湿——重视后天之本，注意兼证　脾为后天之本，脾虚易发病。脾虚易生湿，聚之则津液不化，则肝体失于充养，故临床上应注重补脾健运，选用黄芪建中汤，并适当配伍以茯苓、薏苡仁、藿香、佩兰等健运之品，健脾兼能化湿，使脾土得运，湿邪以化。

同时，脾虚湿盛，湿郁久化热，出现湿热中阻。湿热熏蒸肝胆，胆腑郁热，故见口干、口苦、口黏、小便黄等症。此时，应选用龙胆泻肝汤和茵陈蒿汤加减，龙胆泻肝汤能清泻肝胆实火、清利肝胆湿热，具有调节免疫、镇痛、抗炎、抗过敏、抗病毒及病原微生物和抗氧化等多种药理作用，佐以茵陈蒿汤加强利湿退黄之功。内伤者，脾胃也。故清热利湿的同时，兼顾后天脾胃，配伍山药、白术、薏苡仁等补后天之脾胃。

湿热熏蒸肌肤，则发皮肤瘙痒，可适当配伍防风、地肤子、白鲜皮、蝉蜕、胡麻仁等药，不仅可祛外风，还可平抑内风，风止而痒除。

3.养阴与化瘀并重——血瘀津亏，补养肝肾　气为血之帅，气能推动血液运行。正

如《格致余论》所言"血为气之配……气凝则凝，气滞则滞"。肝之疏泄功能失调，使血液运行不畅，停蓄成瘀血。疾病日久，阴津暗耗，肝肾失养，虚火内生而致气血瘀滞，病久耗气伤阴，瘀而化热，津亏与血瘀互为因果。此期，病情进展到肝纤维化、肝硬化阶段，出现肝脾血瘀，阻滞脉络，故治疗上多配伍使用养阴与化瘀的药物，治宜攻补兼施；若血瘀偏盛，则方用桃红四物汤和逍遥散加减，桃红四物汤活血和血，为去瘀血、生新血、行气机创造了有利条件，逍遥散疏肝解郁、养血健脾，为调肝养血之代表方。两方相合，以达疏肝理气、活血化瘀之效。因为部分患者疾病后期脾大，常致患者血小板偏低，且因为肝硬化，食管胃底静脉曲张，易出现上消化道出血，宜配伍止血而不留瘀的药物，如荷叶炭、侧柏炭、血余炭等。

疾病后期，患者长期应用糖皮质激素、免疫抑制剂等，加之患者先天肾精不足，暗耗肾阴，患者表现为肝肾阴虚，出现口干、腰膝酸软。此时以气阴亏虚为主，临证多见面色晦暗、口干、手足心热、脉沉细等气阴不足之症，予一贯煎，取其滋肾水、涵肝木、养肝体、调肝用之意，有医家称其为"涵养肝阴无上良方"。

4. 灵活辨证——不拘病证，临证辨治 辨证论治是中医诊治体系的基础，"证"是由于机体阴阳、气血、脏腑失去平衡而表现出来的征象，由脉象、症状、体征组成，具有阶段性；"病"有一定的发展变化规律，起决定作用的根本矛盾贯穿于疾病的始终，疾病的特殊本质由根本矛盾决定。治疗疾病，既要重视解决病程阶段的主要矛盾，也要重视解决贯穿于疾病始终的根本矛盾。

AIH发病时，临床表现、病情变化差异大。约34%的患者病情轻浅，或仅因体检发现肝功能异常而就诊；约30%患者就诊时已是肝硬化，甚至是失代偿期肝硬化；部分患者病情凶险，以急性、暴发性起病，氨基转移酶、血清总胆红素升高，凝血酶原活动度降低，表现为急性或亚急性肝衰竭。在这种情况下，临证时可以参照自身免疫性肝炎的病因病机特点，根据不同症状审慎辨治，灵活用药。

如一些患者长期服用糖皮质激素，耗伤阴液，肝肾阴虚，阴虚火旺，又因气滞湿阻，血运不畅，气滞血瘀，出现癥瘕、积聚证，终末期出现气滞、血瘀、水停，三者错杂为患，表现为"鼓胀"。病情恶化，可见络脉损伤，出现呕血危症；或邪从热化，引动肝风，出现痉厥；终则邪陷正虚，气阴耗竭，病情凶险，临证常有腹水、呕血、神昏等。此时，则按照相应病证施治，在病情得到控制后，取鳖甲煎丸或大黄䗪虫丸活血化瘀、软坚散结之功用，缓缓图之。

十、古代文献精选

《素问·缪刺论篇》："寒气客于厥阴之脉，厥阴之脉者，络阴器，系于肝，寒气客于脉中，则血泣脉急，故胁肋与少腹相引痛矣。"

《诸病源候论·腹痛诸候·胸胁痛候》："胸胁痛者，由肝与胆及肾之支脉虚，为寒所乘故也……此三经之支脉，并循行胸胁，邪气乘于胸胁，故伤其经脉。邪气之与正气交击，故令胸胁相引而急痛也。"

《景岳全书·气分诸胀论治》："单腹胀者名为鼓胀，以外虽坚满而中空无物，其象如鼓，故名鼓胀。又或血气结聚。不可解散，其毒如蛊，亦名蛊胀，且肢体无恙，胀惟在腹，故又名单腹胀。"

参考文献

中华医学会肝病学分会，中华医学会消化病学分会，中华医学会感染病学分会.自身免疫性肝炎诊断和治疗共识（2015）[J].国际消化病杂志，2016，36（1）：1-17.

第十三章　原发性胆汁性胆管炎

一、概述

原发性胆汁性胆管炎（原称为原发性胆汁性肝硬化）（PBC）是一种慢性肝内胆汁淤积性疾病。发病初期，首先以肝内小叶间胆管炎症为主；后期，病情发展可进展为肝硬化。病程过程中，并非所有患者皆伴有肝硬化，因而更名为"原发性胆汁性胆管炎"。其发病机制尚不完全清楚，可能与遗传及环境等因素相互作用所导致的异常自身免疫反应有关。PBC多见于中老年女性，最常见的临床表现为乏力和皮肤瘙痒；其病理特点为进行性、非化脓性、破坏性肝内小胆管炎。PBC的自然史大致分为四个阶段（临床前期、无症状期、有症状期、失代偿期），最终进展为肝硬化和肝衰竭，甚至导致肝癌的发生。肝衰竭阶段的PBC是肝移植的主要适应证之一。PBC是最常见的自身免疫性肝病。血清抗线粒体抗体（AMA）阳性，特别是AMA-M2亚型阳性对本病诊断具有很高的敏感性和特异性。目前，熊去氧胆酸（UDCA）仍是唯一被国际指南推荐的药物。越来越多的临床试验证明，中医药在提高UDCA应答率、改善瘙痒症状、减轻肝纤维化及门静脉高压症、调控自身免疫指标和细胞因子水平等方面具有显著疗效。

近年来，国内关于PBC的中医证候规律、中西医结合治疗的研究日趋增多，中西医结合治疗能够提高患者的生存率，在改善症状等方面也有较好的疗效。

二、病因病机

中医学并无PBC这一明确病名，现代医家根据其临床症状，多将其归属于"黄疸""风痒""积聚""鼓胀"等疾病范畴。初起多以风痒为主，可发展为黄疸和积聚，甚至鼓胀的一类病证。通过文献报道、临床观察发现，在PBC早期，患者多以风痒为主；在PBC中期，患者多以黄疸为主；在PBC晚期（肝硬化代偿期），患者常以积聚为主；在PBC终末期（肝硬化失代偿期），患者则以鼓胀为主。下文将分别对"黄疸""风痒""积聚""鼓胀"的病因病机进行论述分析，以期归纳出PBC的基本病机。

（一）风痒

在PBC早期，患者常以瘙痒为主要症状，表现为全身性的瘙痒且以夜间尤甚。病机为阴血亏虚，血虚生风。

（二）黄疸

以白睛、皮肤黏膜、小便发黄为特征的一组症状。一般按病之新久缓急与黄色的明暗等,分为阳黄与阴黄。凡以黄疸为主要表现的疾病,可归纳为黄疸病类。在PBC中期,随着血液胆红素水平的不断升高,患者开始出现黄疸症状,病机为湿热内蕴。

(三)积聚、鼓胀

积聚是由于体虚复感外邪、情志饮食所伤以及他病日久不愈等原因引起正气亏虚,脏腑失和,气滞、血瘀、痰浊蕴结腹内而致,以腹内结块、或胀或痛为主要临床特征的一类病证。在PBC晚期,肝组织纤维增生,出现假小叶,步入肝硬化阶段,中医称之为积聚,主要病机为湿瘀互结。在肝硬化失代偿期,会出现腹水,中医称之为鼓胀,认为其基本病机为肝、脾、肾失调,肝失疏泄、脾失运化、肾失开阖,最终导致气滞血瘀水停。

综上所述,PBC的发生主要与外感湿邪、饮食失宜、情志失调、劳倦内伤及禀赋不足有关,病机可归纳为"湿、瘀、毒、虚"4个方面,病位主要在肝、脾、肾。PBC分为3个阶段,每个阶段再辨证论治(见图2-13-1)。

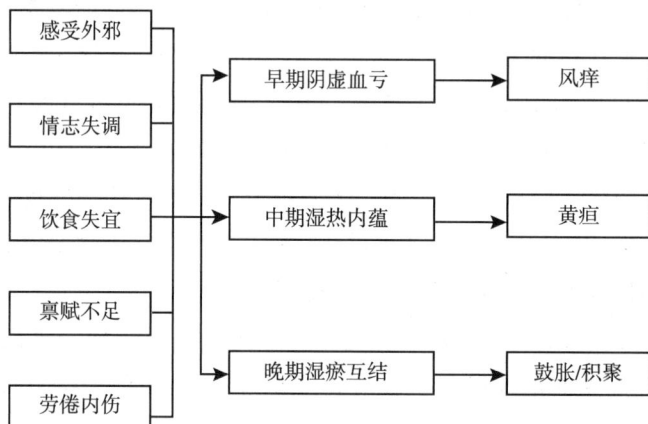

图2-13-1 原发性胆汁性胆管炎的病因病机演变

三、辨证要点

(一)辨分期

PBC病情复杂,临床表现不同,其分期也不同。早期,多以风痒为主;中期,多以黄疸为主;晚期(肝硬化代偿期),常以积聚为主;在PBC终末期(肝硬化失代偿期),则以鼓胀为主。

辨风痒,多从阴血亏虚、血虚生风辨证;辨黄疸,可分肝胆湿热、瘀热互结、痰瘀阻络、寒湿内停、肝肾阴虚、气阴两虚等不同;辨积聚,多见湿热瘀阻、气滞血瘀、肝郁脾虚、肝肾阴虚、气虚血瘀等。

(二)辨虚实

结合现代医家对PBC虚实的认识来看,PBC属本虚标实。本病源于先天禀赋不足,肾气亏虚，实为湿、热、瘀为主。从文献看，以攻邪为主的观点相对较少，且主要针对中晚期的患者，如患者出现黄疸及腹水等，以实为标，当以攻邪为主；若标去，仍需要根据患者的病情，调整治疗方案及用药。

四、辨证论治

PBC病性属本虚标实，结合PBC自然病史，需要分阶段辨证论治。PBC早期以阴血亏虚为主，出现瘙痒症状，因此应注重养阴凉血祛风；PBC中期以湿热蕴结为主，出现黄疸症状，因此应注重清热利湿，重视化湿不伤阴；PBC晚期以湿瘀互结为主，出现肝硬化，因此应注重祛湿化瘀，注重活血化瘀利胆。

（一）早期

瘙痒是PBC患者的首发症状，也是与其他肝病相比最具特异性的症状。其瘙痒具有顽固性，严重影响患者的生活质量，甚至可诱发精神异常。PBC患者大多发生于中老年女性，早期因为阴血亏虚、血热风燥、血虚生风，出现瘙痒。

治法：养阴凉血，祛风止痒。

推荐方药：四物汤合犀角地黄汤加白鲜皮等。熟地黄、川芎、白芍、当归、白鲜皮、水牛角、生地黄、牡丹皮、白芍等。

（二）中期

PBC中期，患者开始出现黄疸，中医学认为与湿热有关，特别是与湿邪的关系最为密切，正所谓"无湿不成黄"，所以临床要重视清热利湿法的应用。主要分为以下六种证型。

1.肝胆湿热证

症状：身目俱黄，色泽鲜明，小便黄赤，大便色浅，纳呆呕恶，厌食油腻，乏力。湿重者，兼见头身困重，腹胀脘闷，口淡不渴，大便黏滞，苔厚腻微黄，脉濡数。热重者，兼见发热，口渴，尿少，大便臭秽或干结，苔黄腻，脉弦数。

治法：清热化湿。

推荐方药：热重于湿者，茵陈蒿汤加减。茵陈、栀子、生大黄、蒲公英、赤芍、郁金、葛根等。湿重于热，温胆汤加减，陈皮、清半夏、茯苓、竹茹、枳实、厚朴、茵陈、甘草等。湿热并重者，茵陈蒿汤合茵陈五苓散加减，茵陈、栀子、生大黄、茯苓、猪苓、白术、泽泻、郁金、益母草等。

热重于湿见发热口渴者，加知母、黄芩、生石膏、芦根清热生津；呕逆重者，加黄连、竹茹清热化痰，降逆止呕；脘腹胀满者，加枳实、厚朴行气除胀；湿重于热见身热不扬者，加黄芩、竹叶清热泻火；呕逆重者，加藿香、生姜汁和胃降逆；口黏胸闷者，加佩兰、杏仁理气化湿；大便黏滞而臭者，加黄连、苍术解毒燥湿。热重兼表证者，甘露消毒丹化裁；湿重兼表证者，三仁汤化裁；兼伤气阴者，加太子参、麦冬、生地黄益气养阴；黄疸消退缓慢者，可加大赤芍用量，并加用萹蓄、白茅根清热利小便；齿鼻衄血者，加生地黄、紫草、槐花凉血止血；皮肤瘙痒者，加紫草、苦参凉血燥湿。

2.瘀热互结证

症状：黄疸较深，经月不退，皮肤瘙痒或有灼热感，抓后有细小出血点及瘀斑，右胁刺痛，口咽干燥，大便色浅或灰白，小便深黄，女子或见月事不调，舌质暗红，苔少，脉实有力或弦涩。

治法：凉血活血，解毒化瘀。

推荐方药：血府逐瘀汤加减。赤芍、丹参、生地黄、桃仁、红花、茜草、当归、葛根、瓜蒌、牡丹皮等。

午后低热者，加青蒿、地骨皮清虚热；关节疼痛者，加秦艽、豨莶草祛湿通络；皮肤痤疮者，加穿心莲、金银花；皮肤瘙痒者，加地肤子、白鲜皮祛湿止痒；胃脘有振水声者，加茯苓、桂枝温化水湿；胃脘胀满，按之则痛者，合用小陷胸汤宽胸散结；大便干，2~3日一次者，加生大黄、芒硝通腑利胆。

3.痰瘀阻络证

症状：身目俱黄，色不甚鲜明，口中黏腻，脘闷不饥，腹胀纳少，大便溏泄，有时灰白色，肢体困重，倦怠嗜卧，面色暗黑，胁下肿块胀痛或刺痛，痛处固定不移，女子行经腹痛，经水色暗有块，唇舌紫暗边有瘀斑，苔腻，脉沉细或细涩。

治法：化瘀祛痰。

推荐方药：膈下逐瘀汤合导痰汤加减。赤芍、丹参、牡丹皮、桃仁、红花、当归、川芎、甘草、香附、橘红、白术、郁金、茵陈等。

恶心呕吐者，加制半夏、生姜和胃降逆；频繁呃逆者，加旋覆花、代赭石降气化痰；口中黏腻者，加苍术、藿香燥湿化浊；脘闷不饥者，加砂仁、豆蔻健脾醒胃；大便溏泄者，加茯苓、扁豆、厚朴淡渗利湿；倦怠嗜卧者，加党参、黄芪健脾益气；畏寒肢冷者，加附子、干姜温阳散寒；胁肋刺痛者，加没药、茜草、郁金活血通经；面色暗黑，胁下肿块坚硬者，加鳖甲、生牡蛎软坚散结。

4.寒湿内停证

症状：黄疸较深，色泽晦暗，经月不解，皮肤瘙痒，或右胁不适，或神疲乏力，形寒肢冷，食少脘痞，小便黄而清冷，大便色浅或灰白，舌体胖，舌质暗淡，苔白滑，脉沉缓。

治法：温化寒湿。

推荐方药：茵陈术附汤加减。茵陈、制附子、肉桂、白术、干姜、茯苓、丹参、郁金、川芎、甘草等。

呃逆者，加丁香、柿蒂温胃降气；恶心呕吐者，加制半夏、砂仁和胃降逆；口腻、纳呆者，加藿香、苍术、豆蔻化湿醒脾；腹胀苔腻者，加木香、厚朴燥湿行气；气短乏力者，加党参、黄芪健脾益气；腹冷痛便溏者，加吴茱萸、肉豆蔻温阳止痛；下利清谷或五更泄泻者，合用四神丸温肾止泻；下肢水肿者，加猪苓、泽泻健脾渗湿；舌暗边有瘀斑者，加当归、姜黄活血化瘀；胁下痞块者，加莪术、红花、土鳖虫软坚散结。

5.肝肾阴虚证

症状：黄色晦暗，口燥咽干，腹部胀满，肝区隐痛，两目干涩，头晕腰酸，五心烦热，齿鼻衄血，皮肤瘙痒，入夜尤甚，舌红体瘦或有裂纹，少苔，脉濡细或弦细。

治法：滋阴补肾。

推荐方药：滋水清肝饮加减。山药、山茱萸、牡丹皮、泽泻、茯苓、柴胡、栀子、当归、茵陈、赤芍、生地黄等。

腰膝酸软重者，加女贞子、墨旱莲滋补肝肾；两目干涩重者，加桑椹、枸杞子、石斛滋阴养肝；胁肋隐痛者，加白芍、川楝子养阴柔肝；心烦不寐者，加酸枣仁、柏子仁、首乌藤安神；午后低热者，加银柴胡、地骨皮、知母清虚热；津伤口渴者，加石斛、花粉、芦根清热生津；脘腹胀者，加香橼、厚朴花、鸡内金行气除湿化积；苔黄者，加虎杖、白花蛇舌草清热解毒；小便短赤者，加猪苓、通草清热利湿；大便干结者，加火麻仁、肉苁蓉润肠通便；大便滞而不畅者，加香附、枳实行气通便；齿鼻衄血者，加紫草、茜草凉血止血；皮肤瘙痒者，加白蒺藜、地肤子祛风止痒；神疲乏力者，加太子参、黄芪健脾益气。

6.气阴两虚证

症状：面目肌肤发黄，无光泽，神疲乏力，食少纳呆，胃脘隐痛或灼痛，口干咽燥，排便无力或大便秘结，舌淡或暗红，苔少或光剥无苔，脉濡细。

治法：益气养阴。

推荐方药：生脉饮加减。党参、麦冬、女贞子、墨旱莲、生黄芪、白术、猪苓、山药、丹参、葛根等。

兼肝气郁滞者，加香附、郁金、枳实解郁行气；瘀血阻络，刺痛固定，加三七粉、蒲黄行气活血；食少、腹胀者，加莱菔子、神曲、谷芽、麦芽健脾消食；兼胃热气滞，加黄连、蒲公英、郁金、陈皮清热理气；口干咽燥者，加石斛、玉竹清热生津；若兼气虚发热者，加升麻、柴胡、黄芪升提中气，或用补中益气汤加减以甘温除热；大便干结者，加麻仁、瓜蒌仁润肠通便。

（三）晚期

PBC后期，多会发展为肝硬化。中医学认为，肝硬化的产生主要与气血瘀滞有关，后期严重者进展至鼓胀阶段。所以，临床要重视活血化瘀法的应用。肝硬化代偿期主要分为以下五个证型。

1.湿热瘀阻证

症状：身目黄染，黄色鲜明，恶心或呕吐，口干苦或口臭，胁肋灼痛，脘闷，或纳呆，或腹胀；小便黄赤，大便秘结或黏滞不畅。舌暗，苔黄腻，脉弦涩或弦滑或滑数。

治法：清热利湿，通腑祛瘀。

推荐方药：茵陈蒿汤或失笑散加减。茵陈（后下）、大黄（后下）、甘草、五灵脂、蒲黄等。

2.气滞血瘀证

症状：胁肋胀痛或刺痛，痛处不移，朱砂掌，或蜘蛛痣色暗，或毛细血管扩张，胁下积块，胁肋久痛，面色晦暗。舌质紫暗，或有瘀斑、瘀点，脉涩。

治法：行气活血，祛瘀通络。

推荐方药：膈下逐瘀汤加减。柴胡、当归、桃仁、五灵脂、土鳖虫、丹参、白茅根、大腹皮、茯苓、白术等。

3.肝郁脾虚证

症状：胁肋胀痛或窜痛，急躁易怒，善太息，或咽部有异物感，纳差，或食后胃脘胀满，腹胀嗳气，便溏，女子乳房胀痛或结块。舌质淡红，苔薄白或薄黄，脉弦。

治法：疏肝健脾，理气活血。

推荐方药：柴胡疏肝散合四君子汤加减。柴胡、枳实、白芍、香附、丹参、泽兰、白术、茯苓、陈皮、党参等。

4.肝肾阴虚证

症状：胁肋隐痛，劳累加重，口干咽燥，眼干涩，五心烦热，耳鸣、耳聋，腰痛或腰酸腿软，大便干结，小便短赤。舌红，少苔，脉细或细数。

治法：滋养肝肾，养阴活血。

推荐方药：一贯煎加减。北沙参、麦冬、当归、生地黄、枸杞、川楝子、当归、桃仁、赤芍、延胡索等。

5.气虚血瘀证

症状：久病体虚，神倦乏力，胁肋隐痛或剧痛，食欲不振，面色萎黄或黧黑。舌质淡紫，脉沉细或弦细。

治法：补益气血，活血化瘀。

推荐方药：八珍汤合化积丸加减。人参、当归、茯苓、甘草、当归、白芍、地黄、川芎、三棱、莪术、阿魏、瓦楞子、五灵脂、香附、槟榔等。

如果患者后期进展至鼓胀阶段，可参考鼓胀治疗方案，故不在此处赘述。

五、预后转归

本病多数预后转归较好，尤其发现较早、药物治疗反应良好、未合并门静脉高压及其他自身免疫病者，生存期与健康人几乎无差异。部分患者发现较晚、早期出现门静脉高压、药物治疗反应不佳且二线治疗仍无法达到生化指标缓解，或合并有重要脏器严重受累的自身免疫病、肝脏恶性肿瘤，则预后转归较差。

六、预防调护

清淡饮食，宜食新鲜蔬菜、豆类、粗粮，忌食辛辣、油腻、甘甜之品，忌烟酒。急性黄疸期应限制蛋白质及脂肪类食物摄入，以糖和高热量、高维生素、易消化的清淡饮食为主，忌烟酒。腹水患者低盐饮食。避免进食坚硬、油炸、辛辣食物，以免损伤胃络诱发出血。应控制每次进食量，根据病情少食多餐。

避免剧烈运动及重体力劳动。起居有时，劳逸有节，适寒温，防外感。调畅情志，避免诱发本病的病因。合理用药，告诫患者不应随意服药，以免服药不当而加重肝脏负担和肝功能损害。可选择散步、太极拳、八段锦等锻炼以增强体质，提高机体抗病能力。

PBC患者黄疸急性期，尽量要求其卧床休息。中医学认为"卧则血归于肝"，所以卧床休息可以保证肝脏的血液供应，有利于肝脏的修复。部分患者因胆汁淤积而引起皮肤瘙痒，可用温水洗浴，并用苦参煎水外洗或用炉甘石洗剂、复方尿素霜涂擦。嘱患者修剪指甲，不可搔抓，以防引起感染。急性期患者多有纳差、恶心及呕吐等不适症状，纳差者可嘱患者用拇指指腹按压足三里穴或耳穴的胃、脾区；恶心及呕吐者可用拇指指腹按压内关、中脘穴或耳穴神门区，效果较好。

并发症的护理如下。消化道大出血：绝对卧床休息，呕血时头偏向一侧，保持呼吸道通畅，禁食、吸氧、上心电监护仪，尽快建立2条以上静脉通道，迅速配合医生给予输血、输液、止血等抢救措施，协助生活护理，做好心理护理。肝性脑病：密切观察病情，评估生命体征、思维及认知改变、意识障碍的程度，有无扑翼样震颤；饮食上限制蛋白质摄入，供给足够的热量和维生素；避免各种诱发因素，如感染、大量放腹水、便秘等因素。意识障碍：对躁动不安者须加床挡，必要时用约束带，以防坠床。昏迷：使患者头偏向一侧，保持呼吸道通畅，必要时给予吸氧；可用冰帽降温，保护脑细胞。

进行心理护理教育，加强患者治疗的依从性。本病因病情重、预后差，而易使患者产生紧张、恐惧、悲观等情绪，这对治疗和康复十分不利。因此，在护理工作中除了常规治疗护理外，护理人员还要多关心、体贴患者，经常与其谈心，进行安慰、疏导及健康指导。并介绍与该疾病相关的知识，帮助患者解决生活中的实际问题，消除思想顾虑。同时，向患者介绍疾病治愈的典型病例，使患者消除对本病的恐惧心理，树立起治疗疾病的信心，主动配合治疗，提高依从性。

七、临证备要

（一）明辨分期

中医学尤此病名，按照西医认识本病的自然史，即胆管炎期、肝硬化代偿期与失代偿期、肝衰竭期等不同时期，分属于中医学"风痒""积聚""黄疸""鼓胀"等病证。

本病起病以虚证为主，尤以阴虚血热多见，主要表现为皮肤瘙痒；疾病中期则以实证为主，尤以湿热内蕴多见，主要表现为身目黄染、尿黄等；晚期则为虚实夹杂，以虚证为本，以实证为标，多见于肝、脾、肾不足，湿瘀互结，水湿内停，最终发为鼓胀及积聚等。由此可见，本病较为复杂，病情进展阶段不同，病机不一。因此，临证时应依据患者症状不一，认真进行辨证分型，并做到随证加减。

（二）抓主证，清补互配

PBC多为禀赋不足，有内、外不同的诱因，故正气亏虚为根本，湿热瘀毒、胆络失和为基本病机。治疗上，治标以利胆和络为大法，具体表现为"清、疏、化"三法。清，即清热利湿、清热解毒、清肝泻火；疏，即疏肝理气、行气通络；化，即化瘀活血。此期用药剂量宜大，使邪速祛，尽快控制病情。针对正气亏虚的根本，采用"运、补"之法，旨在健运脾胃、补益气血。数据挖掘研究发现，与PBC关联密切的药物有茵陈、赤芍、枸杞子、麦冬、栀子、金钱草、郁金等。

PBC是一种自身免疫性疾病，西医多以调节免疫紊乱治疗为主；中医学认为，本病本虚标实，多采用清、补之法治疗。清补结合，往往具有双向调节作用，一般当以通、以清为主，而补法不宜大剂量使用补益剂，诸如黄芪、党参等提高免疫力的药物。有研究表明，这些提高免疫力的药物有可能会加速疾病进展。补益多用养阴化瘀药，发挥清补配伍之优势，避免大剂量使用补气药物。

（三）中西医结合治疗

本病为自身免疫性疾病，疾病的过程多为发病与缓解交替发生，难以治愈。目前，被各国家和地区药事部门批准有效的药物为熊去氧胆酸（UDCA），在早中期改善生化学指标，缓解疾病的进展有一定的疗效，联合中医药治疗可提高临床疗效。但晚期进展为肝硬化失代偿期，UDCA往往难以奏效，必要时需肝移植。

八、医案举隅

刘某某，女，1976年12月出生。2020年3月20日就诊。

主诉：右胁疼痛间断发作2年余。

现病史：患者2年前，无明显诱因出现右胁疼痛伴口干及皮肤瘙痒。在当地医院查肝功能ALT及AST轻度升高，ALP及GGT明显升高，血脂及IgM亦升高，彩超提示：肝实质回声稍增粗，胆囊结石，脾胰未见明显异常。于当地医院予护肝降酶治疗，症状缓解不明显，肝功能仍异常，以GGT及ALP升高为主。2019年3月，患者到我院门诊诊治，症见：精神倦怠，右胁部胀痛不适，腹胀，嗳气，善太息，纳少，进食后腹胀加重，间有皮肤瘙痒，大便偏干。

既往史：无特殊。

过敏史：未发现。

体格检查：舌质红，苔薄黄，脉弦。全身皮肤无黄染，无出血点，巩膜无黄染，颜面及胸背未见明显毛细血管扩张，无蜘蛛痣、肝掌，无腹壁静脉显露，腹部平坦，腹软，无压痛及反跳痛，墨菲征阴性，肝上界位于右锁骨中线第5肋间，肝浊音界正常，肝区叩击痛阳性，肝脾肋下未触及，腹部移动性浊音阴性，肠鸣音正常，双下肢无浮肿，计算力及定向力正常，扑翼样震颤阴性。

辅助检查：生化示ALT 128U/L，AST 104U/L，GGT 336.0U/L，TB 19.6μmol/L，DB 8.3μmol/L，ALB 41.2g/L，ALP 318U/L，IgM 3.21g/L，TC 7.32μmol/L、TG 3.24μmol/L。AMA-M2阳性。彩超提示：肝实质回声稍增粗，胆囊壁稍增厚，胆囊结石（最大约4mm×5mm），脾胰未见明显异常。

西医诊断：①原发性胆汁性胆管炎。②胆囊结石。

中医诊断：胁痛。

证候诊断：肝脾不调。

辨证分析：缘患者2年前发现肝功能异常，多方诊治无果，以致肝气不舒，故见右胁部胀痛不适、善太息等；肝郁日久，肝病及脾，故见纳少、进食后腹胀加重；脾气虚，四肢失养，故见乏力等；脾虚及血虚失养，故见皮肤瘙痒，舌质红、苔薄黄、脉弦，均为肝脾不调之证。

治法：疏肝理脾，利胆消石。

处方：瓜蒌皮15g，瓜蒌仁15g，丝瓜络20g，橘络15g，青皮10g，鸡内金15g，生地黄15g，柴胡15g，当归15g，金钱草15g。7剂，水煎服，日1剂。

西医治疗：复方甘草酸苷片2片，口服，1日3次，护肝降酶；熊去氧胆酸胶囊1片，口服，1日3次，利胆。

二诊：患者经治疗1周后，精神好转，右胁不适及腹胀等好转，纳眠改善，小便正常，大便通畅，但仍间有皮肤瘙痒。舌质红，苔薄黄，脉弦。

处方：瓜蒌皮15g，瓜蒌仁15g，丝瓜络20g，橘络15g，青皮10g，鸡内金15g，生地黄15g，柴胡15g，当归15g，金钱草15g，蝉蜕5g，僵蚕10g。7剂，水煎服，日1剂。

西医治疗：复方甘草酸苷片2片，口服，1日3次，护肝降酶；熊去氧胆酸胶囊1片，口服，1日3次，利胆。

三诊：患者经治疗2周后，精神基本正常，乏力明显好转，右胁间有不适，腹胀基本缓解，纳眠一般，小便正常，大便通畅，皮肤瘙痒好转。舌质淡红，苔薄黄，脉弦。

辅助检查：生化：ALT 87U/L，AST 81U/L，GGT 256U/L，TB 17.6μmol/L，DB 7.1μmol/L，ALB 42g/L，ALP 263U/L，IgM 3.1g/L，TC 6.32μmol/L、TG 2.39μmol/L。

患者经治疗2周后，症状及肝功能好转，效不更方。

处方：瓜蒌皮15g，瓜蒌仁15g，丝瓜络20g，橘络15g，青皮10g，鸡内金15g，生地黄15g，柴胡10g，当归15g，金钱草15g，蝉蜕5g，僵蚕10g。14剂，水煎服，日1剂。复方甘草酸苷片及熊去氧胆酸胶囊继续服用。

四诊：患者经治疗4周后，稍感乏力，右胁间有不适，无明显腹胀，纳眠可，小便正常，大便每日2~3次，质稍软。皮肤瘙痒基本缓解。舌质淡红，苔薄白，脉弦。

处方：瓜蒌皮15g，瓜蒌仁15g，丝瓜络20g，橘络15g，青皮10g，鸡内金15g，生地黄15g，柴胡10g，丹参15g，金钱草15g，蝉蜕5g，僵蚕10g。14剂，水煎服，日1剂。嘱患者长期服用熊去氧胆酸胶囊，且不可随意减量，复方甘草酸苷片一直服用至肝功能基本正常。

五诊：患者经中西医结合治疗半年后复诊，除大便稍软之外，未诉特殊不适。舌质淡红，苔薄白，脉稍弦。

辅助检查：生化：ALT 42U/L，AST3 6U/L，GGT 86U/L，TB 15.3μmol/L，DB 5.3μmol/L，ALB 43g/L，ALP 152U/L，IgM 2.2g/L，CHO L 5.16μmol/L，TG 1.86μmol/L。彩超提示：肝实质回声稍增粗，胆囊结石较前减少（最大约2mm×3mm），胆脾胰未见明显异常。

处方：瓜蒌皮10g，瓜蒌仁10g，丝瓜络15g，橘络10g，青皮10g，鸡内金15g，白术15g，黄芪10g，丹参15g，金钱草15g，蝉蜕5g，僵蚕10g。14剂，水煎服，日1剂。继续服用复方甘草酸苷片及熊去氧胆酸胶囊。

六诊：患者经中西医结合治疗1年后复诊，精神正常，未诉特殊不适。舌质淡红，苔薄白，脉弦缓。

辅助检查：生化：ALT 29U/L，AST 31U/L，GGT 41U/L，TB 11.5μmol/L，DB 4.1μmol/L，ALB 42g/L，ALP 89U/L，IgM 1.86g/L，CHO L 4.25μmol/L，TG 1.63μmol/L。彩超提示：肝胆脾胰未见明显异常。

（童光东，邢宇锋.童光东医案集萃.北京：中医古籍出版社，2021）

按语：根据该病的临床表现及特点，PBC相当于中医学"胁痛""黄疸""积聚""鼓胀""虚劳"以及"风痒"等中医病证。

UDCA是目前唯一得到FDA批准，用于PBC治疗的药物。PBC是一种慢性肝内胆汁淤积性疾病，一旦确诊，患者需终生服药，以期延缓疾病的进展。大部分早中期的PBC患者及时足量的UDCA治疗，可以延缓疾病进展；但对于晚期患者，UDCA的治疗效果往往欠佳，甚至联合其他如他汀类及激素等治疗，其疗效亦欠佳。从2002年开始，深圳市中医院肝病团队一直对PBC的诊断及中西医结合治疗进行研究，即通胆汤联合UDCA治疗早中期PBC患者，能明显改善相关生化指标，缓解PBC患者的肝脏炎症。通胆汤意涵疏清通利之法，如平调寒热、通降气机；调和气血、化瘀通络；疏通胁络、分化痰瘀；祛湿泄热、宣畅气机等法，均使慢性胆囊炎等得到根治。通胆汤中瓜蒌皮，味甘、微苦、性寒，能宽胸降气、消痰开结，可荡涤胸中郁热垢腻，重用为君药。丝瓜络祛风通络、化痰除湿，其脉络与肝内胆管及血管走行类似，有取类比象之意，重用为臣；青皮行气引经、疏肝利胆，合为臣药。腑气以通为顺，行气通腑药物有利胆消炎及排泄毒素等作用，有利于胆囊炎及淤胆等病情的缓解。在早期，在方中加入矾石（即明矾）入气分，以化湿兼活血。橘络味辛微苦，有理气化痰之功，辅以生地黄滋肝益肾以固本，是为佐药。诸药合用，平淡而无有毒及性烈之药，契合PBC肝胆湿热为主，兼有阴虚及血瘀之病机；

从肝胆入手，双向调节机体的整体功能，因而取得良效，可长期服用。若患者见肝郁脾虚之症，可适当加入四逆散等疏肝健脾之品；若湿热较重伴肠腑不通者，可联合茵陈蒿汤或大柴胡汤；若存在皮肤瘙痒，可加入蝉蜕、僵蚕、桑白皮等。

九、研究进展

分期论治原发胆汁性胆管炎

1.各家之说 董建华教授认为，随着PBC病情进展，患者的证候常发生转化，治法也需相应改变。早期表现为乏力倦怠、纳差、腹胀、便溏、肝区不适等脾胃气虚或肝郁脾虚的证候，应以健脾益气为主，佐以疏肝；脾虚湿浊内生，郁久化热，转化为以湿热蕴结为主，兼见脾胃气虚或肝郁脾虚之候，则以清利湿热为主，佐以健脾疏肝；湿热灼伤阴津，转化为气阴两伤，或肝肾阴虚；气机阻滞，血液运行不畅，而成瘀血阻络之证，水湿内停，终成气、血、水互结之鼓胀。根据证候的不同，采用滋补肝肾、育阴利水、活血化瘀之法，但要切记时时顾护脾胃。董老的观点较为客观，根据患者的分期及不同症状分型论治。

金实教授认为，PBC有禀赋不足、外感、内伤三大病因。正气亏虚为根本，湿热瘀毒、胆络失和为基本病机。治疗上以利胆和络为大法，具体采用"清、疏、化"三法。清，即清热利湿、清热解毒、清肝泻火；疏，即疏肝理气、行气通络；化，即化瘀活血。此期用药剂量宜大，使邪速祛，尽快控制病情。针对正气亏虚的根本，采用"运、补"法，旨在健运脾胃、补益气血。通过数据挖掘，找出与PBC关联密切的药物有：茵陈、赤芍、枸杞子、麦冬、山栀、金钱草、郁金。

冯兴华教授认为，该病由于个体差异及病情发展的原因，临床辨证分型复杂多变，临证时应当抓住主症，逐个击破。对于不同时期的PBC，运用疏肝利胆、健运脾胃、清热利湿、行水逐癖、滋补肝肾等治疗原则。另外，冯教授推崇中西医结合的辨治思路，认为有必要借助现代检查手段，在此基础上运用中医辨证论治，更加清晰地了解疾病，做到有的放矢、抓住主要病机，以免延误病情。

提出分期论治观点的学者虽不是最多，却最合临床。总结PBC的病机演变，早期PBC以肝气郁结，脾失运化，痰浊生成；中期痰凝、瘀血阻络，瘀结成积；晚期气滞、痰浊、瘀血、水湿相互胶着，发为黄疸或癥瘕等。但先天禀赋不足，肾虚是其疾病的本质；至中年之后，肾气不足，外邪引动，而出现发病与疾病进展。

2.通胆汤治疗PBC 关于PBC的病因病机，多认为与先天禀赋不足、七情失调、外感六淫、饮食不节，或久病慢病、劳倦太过有关。病机本质为本虚标实：本虚为肝肾之精血亏虚，脾气亏虚，以致脏腑功能失调；标实为湿热、气滞、血瘀阻于肝胆。根据叶天士"久病入络"理论，提出"瘀血阻络"贯穿PBC的整个发病过程。依据肝胆的生理功能，强调"疏通"为基本原则，以"通"为用。因为本病是胆汁淤积所致的慢性肝病，是中医所说的不通，故保持二者的疏泄通畅尤为重要，既包括肝胆脏腑之说，又是肝胆经络之说。气滞、血瘀、湿热都可以导致肝胆疏泄失常，明确病理因素后，辨证施治，往往能取得良好效果。所以，童光东教授临床治疗PBC是以"通"为主线，以通胆汤加减治疗，收效甚佳。

早中期的PBC患者，主要以"胁痛"辨证论治，若合并乏力及皮肤瘙痒等常见并发症，则根据中医"虚劳"以及"风痒"进行辨证加减。通胆汤主要根据叶天士以及民国时期章次公先生在叶氏的基础上加减瓜蒌汤，结合PBC的病机特点创制的。如平调寒热、通降气机，调和气血、化瘀通络，疏通胁络、分化痰瘀，祛湿泄热，宣畅气机等法，均能针对PBC的主要病机。通胆汤全方通络化瘀，体现"通"字。

而对于晚期患者，往往合并黄疸，则在通胆汤的基础上加用茵陈蒿汤；根据患者的寒热等不同，又联合茵陈五苓散及茵陈术附汤等加减；待患者后期如出现脾肾亏虚等情况，往往加入补肾健脾之品；如出现腹水，加用健脾温阳利水之品。若PBC患者一旦出现黄疸，多提示明显的胆管消失，中西医结合可以延缓疾病的进程，但不能逆转患者的胆管消失，这也为该病的治疗提出了新的挑战。

十、古代文献精选

《素问·上古天真论篇》："女子七七，任脉虚，太冲脉衰少，天癸竭。地道不通，故形坏而无子也。"

《金匮要略》："身体为痒，痒为泄风。"

《外科大成》："风盛则痒，盖为风者，火之标也。"

《圣济总录·黄疸门》："大率多因酒食过度，水谷相并，积于脾胃，复为风湿所搏，热气郁蒸，所以发为黄疸。"

《难经·五十五难》："积者，五脏所生；聚者，六腑所成。"

《金匮要略·五脏风寒积聚病脉并治》："积者，脏病也，终不移。聚者，腑病也，发作有时。"

《景岳全书·积聚》："积聚之病，凡饮食、血气、风寒之属，皆能致之。"

参考文献

［1］陈成伟，成军，窦晓光，等.原发性胆汁性肝硬化（又名原发性胆汁性胆管炎）诊断和治疗共识（2015）［J］.临床肝胆病杂志，2015，31（12）：1980-1988.

［2］Lleo A，Wang G Q，Gershwin M E，et al.Primary biliary cholangitis［J］.Lancet，2020，396（10266）：1915-1926.

［3］张玮.补虚化瘀法在慢性肝病中的运用［J］.中西医结合肝病杂志，2014，24（6）：321-323.

第十四章　药物性肝损伤

一、概述

药物性肝损伤是由于药毒所伤，导致肝脏损伤的疾病，按临床表现可归属于中医学"黄疸""胁痛"等范畴。古代医家很早就提出了"药毒"一说。《神农本草经》将所载药物分为上、中、下三品，将"药毒"定义为药物四气五味等的偏胜之性，特指出"下品"之药久服伤人。《诸病源候论》云"凡药物云有毒及大毒者，皆能变乱，于人为害，亦能杀人"，其中的"药毒"指药物毒性及毒副作用大者。《金匮要略》中"病黄疸，发热烦喘，胸满口燥者，以病发时，火劫其汗，两热所得"及《伤寒贯珠集》中"经曰不宜下而更攻之，诸变不可胜数……或胁痛发黄"等，论述了失治、误治伤及肝脏。

二、病因病机

参照国家中医药管理局发布的《药物性肝损伤中医诊疗方案》、中华人民共和国国家标准《中医临床诊疗术语 第1部分：疾病（2020年）》《中医临床诊疗术语 第2部分：证候（2020年）》。

（一）病因

药物性肝损伤在中医上属于"黄疸""胁痛"等病的范畴。药毒内侵是发病的主要原因。药毒所伤，毒邪内蕴，导致肝失疏泄，不通则痛，胁肋为肝经所布，故见胁痛；肝郁日久化热，加之肝郁脾虚，脾胃失司则水湿运化无力，湿热胶着，发为黄疸，故见身目黄染、纳差乏力等；肝郁化热日久耗伤肝阴，阴液不足，故见口干；肝肾同源，子病及母，日久则肝肾阴虚，故见腰膝酸软；久病入络，故见胁肋刺痛、痛有定处之瘀血阻络之征；阴损及阳，病程日久，则可见面色苍白，神倦怯寒，肢体浮肿，小便短少不利，腹大胀满、形似蛙腹、朝宽暮急等脾肾阳虚之征。

（二）病机

基本病机是肝络失和、肝失疏泄。肝胆疏泄不利，脾胃转输、运化、升降失调，湿困气阻，而药毒壅滞，气阻痰凝，气血瘀滞。湿热药毒是药物性肝损伤发作的关键，而气虚、湿阻、血瘀是药物性肝损伤慢性化、迁延化的主要原因（见图2-14-1）。

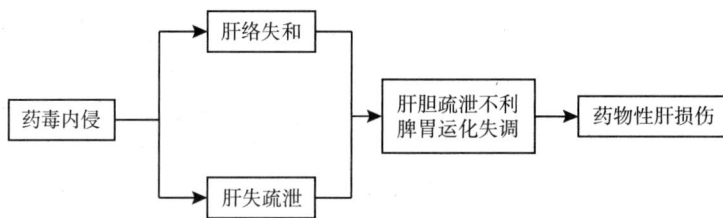

图2-14-1 药物性肝损伤的病因病机演变

三、辨证要点

（一）明病因

中医学认为，药物性肝脏伤是药毒所致，首当明辨是何种药毒引起的损伤。临床诊断药毒是何引起时十分困难，可以通过失治、误治的线索，来确定药毒致病，进一步弄清是何种药邪导致失误与误治。最后，在确定药邪之后，还要根据药物的四气五味明辨药邪偏胜性质，如寒热、辛燥之不同。

（二）辨虚实

药物性肝损伤，除了毒邪之外，还与先天不足有关。所以，临床辨药物性肝损伤还需要辨明虚实，实证初起多为肝络失和与肝失疏泄，日久伤及脾肾，或阴虚或阳虚。另外，患者本虚往往易导致药邪入侵，因而临床辨证时要注意辨明本虚标实。

四、辨证论治

药物性肝损伤的治疗原则为祛邪兼顾扶正。临床当据虚实而施治，实证宜清肝利胆，根据病情的不同，分别合用清热、利湿、理气、化瘀等法。虚证宜健脾滋阴、温阳补肾，根据虚损的差异，合用滋阴或益气温阳等法，以扶正祛邪。

（一）肝胆湿热证

症状：胁痛，口苦，纳差，恶心欲呕，腹胀，身目黄，大便不爽，脘闷不舒。舌质红，苔薄黄或黄腻，脉滑数。

治法：清热利湿。

推荐方药：热重于湿者，茵陈蒿汤加减。茵陈、栀子、制大黄、黄芩、虎杖、连翘、鸡骨草、垂盆草等。湿重于热者，茵陈五苓散加减。茵陈、猪苓、茯苓、泽泻、白术等。

发热口渴者，加知母、石膏、芦根；呕逆重者，加黄连、竹茹；脘腹胀满者，加厚朴、枳实；湿热兼伤气阴者，加太子参、生地黄、麦冬。

（二）肝郁脾虚证

症状：胁肋胀满，喜太息，情志不畅，纳呆，腹胀，便溏。舌质淡红，苔白腻，脉弦细。

治法：疏肝健脾。

推荐方药：逍遥散加减。柴胡、白术、白芍、当归、茯苓、薄荷、垂盆草等。

胁痛明显者，加木香、郁金、乌药；大便稀溏者，加薏苡仁、山药、白扁豆。

（三）肝阴亏虚证

症状：胁肋隐痛，腰痛或腰酸腿软，耳鸣、耳聋，头晕目眩，大便干结，小便短赤。舌质红，脉细或细数。

治法：养阴柔肝。

推荐方药：一贯煎加减。北沙参、当归、麦冬、生地黄、枸杞子、川楝子、玄参、黄芩、山茱萸等。

腰膝酸软重者，加女贞子、墨旱莲；两目干涩重者，加枸杞子、石斛；胁肋隐痛者，加白芍、川楝子；心烦不寐者，加酸枣仁、柏子仁。

（四）瘀血阻络证

症状：胁肋刺痛，痛有定处，痛处拒按，入夜痛甚，胁肋下或见有癥块。舌质暗紫，脉象沉涩。

治法：祛瘀通络。

推荐方药：膈下逐瘀汤加减。桃仁、红花、当归、赤芍、川芎、枳壳、甘草、五灵脂、牡丹皮、乌药、延胡索、香附等。

胁肋刺痛明显者，加乳香、没药、郁金；面色暗黑，胁下肿块坚硬者，加鳖甲、牡蛎。

（五）脾肾阳虚证

症状：腹大胀满，形似蛙腹，朝宽暮急，面色苍黄，或呈苍白，脘闷纳呆，神倦怯寒，肢体浮肿，小便短少不利。舌体胖，质紫，苔淡白，脉沉细无力。

治法：温补脾肾。

推荐方药：附子理苓汤加减。附子、干姜、人参、白术、茯苓、猪苓、桂枝、甘草等。

偏于脾虚者，可加山药、黄芪；偏于肾虚，可加肉桂、仙茅、淫羊藿。

五、预后转归

本病的转归主要为实证向虚证转化，而成虚实夹杂之证。病初多为实证，在药毒、饮食不节等条件下，可转为郁热或湿热，以肝胆湿热为主；久则郁热不解，灼耗阴津，由实转虚，致肝郁脾虚，或肝阴亏虚；日久肝郁气滞，气滞血瘀，又可转化为瘀血阻络；久而久之转化为脾肾阳虚，形成虚实并见的证候。

药物性肝损伤患者，如果能够早期发现，并进行处理，则其预后十分理想。若损伤发展到肝功能衰竭的阶段，则患者预后很差。

部分患者在用药过程中症状出现恶化，却并不在意，发展到全身皮肤、眼睛均出现黄染，肝功能衰竭，再就诊时已经较晚。任何疾病，都应该根据医生的医嘱进行定期监测，才能够有较好的预后。

停用导致本次肝损伤的药物，如同时合并其他疾病必须使用药物时，应在专科医师密切观察下酌情使用。

六、预防调护

药物性肝损伤的预防，一般是尽量避免损害肝脏的药物，有些药物对肝脏的损伤是非常明确、可以预知的，比如抗结核药、感冒药，甚至有些抗肿瘤药。在诊断明确的基础上，尽量精简用药，减用不必要的药物，并避免长期用药。

预防只能在用药的过程当中，要注意监测肝功能，及时发现肝功能的变化。如果在治病的过程中，患者出现新的症状，比如乏力、纳差、恶心、呕吐、小便颜色加深、皮肤眼睛发黄等，嘱患者要随时监测肝功能。

心理护理：调畅情绪，避免情绪波动，宜安静卧床，避免剧烈体育运动及重体力劳动。

饮食护理：清淡饮食，多饮水，宜食新鲜蔬菜水果，戒酒，避免辛辣、油腻、甘甜之品，要注意卫生，防止肠道寄生虫和细菌感染，注意营养的均衡，规律饮食。

药膳饮食调治：如茵陈粳米粥（茵陈、粳米各60g）；百合绿豆粥（百合、绿豆各100g）。

起居护理：注意劳逸结合，寒温适宜，限烟限酒，心情舒畅，保障睡眠，避免过度紧张。

七、临证备要

（一）早期诊断、早祛病因

药物性肝损伤是由药毒之邪引起，患者在使用药物时出现与肝病相关的临床表现，是否为药毒引起，早期诊断十分困难。主要是药物性肝损伤有两个缺乏，即缺乏特异临床表现，缺乏特异性诊断指标。所以，早期诊断需要遵循两个依靠，即依靠排他性诊断，依靠量表评分（RECOM）。一旦怀疑是药物性肝损伤，需要立即停用可疑的药物。

（二）明确不同的中医诊断

药物性肝损伤根据不同的主要症状，对应多种中医诊断：胁痛、黄疸、积聚、肝瘟等。由于药物性肝损伤超过6个月可以诊断为慢性药物性肝损伤，即便停药病情仍然进展，可发展为肝硬化，尤其诱导自身免疫性肝炎，病程较长，需要根据药物性肝损伤不同的阶段，进行诊断，并根据不同的中医疾病规律进行辨证治疗。

（三）本病为本虚标实，治疗要注意顾本

本病多与先天禀赋不足，素体虚弱有关。在临床治疗时，除了急则治其标，祛除药毒之邪所引起机体产生的病理产物，还需要时时顾及正气。自古以来，中医学认为凡药皆有毒，在《神农本草经》就将药物分为上、中、下三品，其中下品明确有毒，中品有小毒，所以临床需要留意由中药引起的药物性肝损伤，处方除避免使用有明确药物肝损的中药外，药物使用剂量要符合药典规定，还要注意中药配伍。

（四）适当采用非药物或外用治疗

四诊合参，辨证用药，同时发挥中医特色，根据症状配合相应的特色治疗。如：①针灸疗法：针刺主穴选取日月、期门、阳陵泉、足三里等穴。肝郁脾虚者配合艾灸脾俞等穴，痰湿阻滞者可以灸丰隆等穴，脾肾阳虚者可配合艾灸神阙穴。还可直接选取期门、肝俞、膈俞等穴，每个穴位点按10分钟，每日1次，20天为一疗程，可明显缓解患者肝区疼痛不适症状。②中药封包治疗：选用延胡索、郁金、金钱草、鸡血藤、白及、三七等研制成细末，调制成膏状，敷于肝区，每日1次，10天为一疗程。缓解肝区疼痛不适。③中药保留灌肠：选用生大黄、黄芩、白及、紫草、儿茶等药液滴注或保留灌肠，视大便情况调整灌肠次数。

八、医案举隅

（一）药物性肝损伤案一

申某，男，26岁，工人，初诊日期：1994年6月11日。

患者3天前冒雨赶路后致发热、恶寒，自服对乙酰氨基酚4片，琥乙红霉素3片，热退，翌晨周身酸痛，脘闷，腹胀满，继之周身皮肤黏膜黄染，伴乏力倦怠，食少纳呆，厌油腻，大便正常，小便深黄。查B超肝、胆、脾、胰腺均正常；甲、乙、丙、戊、庚型肝炎相关抗体、抗原均阴性；肝功能：ALT 486IU/L，AST 213IU/L，TBil 166mmol/L；抗ANA谱阴性。舌红，苔黄腻，脉滑数。西医诊断：药物性肝损伤。中医证属感受寒湿之邪，入里化热，熏蒸肝胆所致之黄疸。治以清热利湿退黄。

处方：柴胡15g，茵陈50g，栀子20g，黄芩20g，木通15g，苍术20g，黄柏20g，藿香15g，佩兰15g，桃仁15g，茅根20g，赤芍20g。3剂，日1剂，水煎分3次口服。

二诊：1994年6月14日。黄疸明显变浅、大便稀溏，日2次，小便黄，仍乏力，食少纳呆，胃脘胀闷，舌红，苔黄稍腻，脉滑。湿热稍减，脾气受困，宜前法佐加理气醒脾之药。

上方加陈皮15g、木香15g、郁金20g、砂仁10g。7剂，日1剂，水煎分3次口服。

三诊：1994年6月22日。黄疸尽退，大便仍溏，日1次，小便正常，轻度乏力，胃脘不适，食少纳呆，无恶心厌油等症，舌淡红，苔薄，脉滑。此湿热尽去、脾气未复之象，宜健脾和胃为主。

处方：党参20g，陈皮15g，半夏15g，白术15g，苍术15g，云苓20g，砂仁15g，木香15g，炙甘草15g，甘松20g。7剂，日1剂，水煎分3次口服。

四诊：1994年6月29日。患者自觉无明显不适，饮食、二便均正常，舌淡红，苔薄，脉沉。复查肝功，各项指标均正常。临床痊愈。

（张文康.中国百年百名中医临床家丛书——王文彦.北京：中国中医药出版社，2004）

按语： 此例患者感受寒湿在先，服用琥乙红霉素和对乙酰氨基酚在后，继之出现黄疸，其为药物或寒湿入里化热，致病已难分清。然而审其症，仍为湿热阳黄，即予清热利湿退黄，亦获全功。王老（王文彦）说：审证求因，辨证论治，话说容易，做起来很难，必须在临证时反复历练，认真体会才能掌握其精髓。

（二）药物性肝损伤案二

张某，女，51岁，以"乏力伴有胃脘胀满6月余"为主诉，于2013年4月3日就诊。

患者于2012年11月行乳腺癌术后第5次化疗，化疗后出现乏力、胃脘胀满、双下肢皮疹，患者未予重视，后症状逐渐加重。于2012年12月就诊于友谊医院，辅助检查提示：ALT 800U/L，AST 619U/L，遂被收住院系统检查并治疗，住院期间排除病毒性肝病、脂肪肝、免疫性肝病后，根据患者用药史、症状、体征以及辅助检查，诊断为药物性肝损伤，住院期间给予保肝降酶治疗，但肝功能始终难以恢复正常。2013年1月13日患者出院，1月21日复查ALT 238U/L，AST 270U/L，ALP 176U/L，GGT 384U/L，TBil 24.08μmol/L，DBil 13μmol/L，Alb 41.8g/L。腹部超声提示肝脏大小正常，实质回声均匀，肝内可见多个无回声，最大直径1.5cm，肝内血管走行正常，肝内胆管未见扩张，门静脉宽1.2cm，提示肝多发囊肿。既往乳腺癌5年，经过手术治疗，化疗5次；轻度贫血；痔疮病史。刻下患者乏力，纳后胃脘胀满不适，进食油腻食物后明显，食欲差，两胁肋无不适，晨起口苦，夜间口干，入睡难，小便调，大便日1行，偏干。

查体：患者面色萎黄，睑结膜以及指甲苍白，全身皮肤以及巩膜未见黄染，肝掌，未见蜘蛛痣，未见丘疹，全身淋巴结未触及肿大，腹软，无压痛以及反跳痛，肝脾肋下未触及，墨菲征阴性，肝区叩击痛（+）。舌淡暗，胖大，齿痕，中有裂纹，苔白略腻，脉右细弦，左沉细。

实验室检查（2013年3月29日）：生化全项示ALT 179U/L，AST 180U/L，ALP 117U/L，GGT 132U/L，TBil 9.5μmol/L，DBil 2.1μmol/L，Alb 42.8g/L。全血细胞分析示RBC 3.01×10^{12}/L，WBC 1.82×10^9/L，Hb 79.2g/L。

西医诊断为药物性肝损伤，肝囊肿，乳腺原位癌术后，贫血。中医诊断为虚劳，证属肝脾不调、气血亏虚证。治以调补肝脾、益气养血为法。方拟归芍四君子汤加减。

处方：太子参、生白术、仙鹤草、垂盆草各30g，黄芪、全当归、茯苓、茵陈各20g，赤白芍、鸡内金、生谷麦芽各15g，阿胶珠、紫苏梗各12g，川连、焦槟榔、炙甘草各10g。14剂，日1剂，水煎分2次服。

二诊（2013年4月17日）：服药后自觉乏力减轻，胃脘胀满明显缓解，现腰酸，后背以及下肢出现瘀斑，食欲可，大便不畅，便稍干。舌淡暗，瘀斑，苔薄白，根微黄腻。脉左沉细，右弦细。辅助检查（2013年4月16日）：生化全项示ALT 58U/L，AST 87U/L，ALP 103U/L，GGT 123U/L，TBil 5.84μmol/L，DBil 2.23μmol/L，Alb 40.07g/L。全血细胞分析示WBC 1.75×10^9/L，RBC 3.59×10^{12}/L，Hb 87g/L。继服调补肝脾，益气养血之剂。上方去焦槟榔、紫苏梗，加生地黄24g、焦栀子10g、丹参20g、金毛狗脊15g。14剂，日1剂，分2次服。

三诊（2013年5月28日）：间断服用上方14剂，患者胃脘不适基本消失，乏力减轻，眠差，入睡困难，时有咽干，食欲可，小便黄，大便日行1次，不成形，大便表面带有鲜血。舌胖大，淡暗，苔薄白。脉沉细右稍弦。辅助检查（2013年5月28日）：生化全项示ALT 62U/L，AST 58U/L，ALP 92U/L，GGT 57U/L，TBil 7.26μmol/L，DBil 5.90μmol/L，Alb 40.70g/L。全血细胞分析示WBC 1.84×10^9/L，RBC 3.42×10^{12}/L，Hb 86g/L。治以调肝健脾、养血安神为法，酌加凉血止血之品。处方：全当归、云苓、炒白术、党参、生黄芪、茵陈、仙鹤草各20g，赤白芍各15g、生地黄、地榆炭各15g，木香、远志、炙甘草各10g，酸枣仁30g，牡蛎30g（先煎），鳖甲45g（先煎），阿胶珠、棕榈炭各12g。14剂，日1剂，分2次服。配合服用地榆槐角丸。服用上方14剂，2013年6月27日电话随访，辅助检查：ALT 28U/L，AST 15U/L。

（刘明坤.姚乃礼主任用调和肝脾法治疗药物性肝损伤验案一则.中西医结合肝病杂志，2014）

按语： 本案患者年过七七，又经过乳腺癌手术及5次化疗之伤损，脾胃虚弱，气血生化乏源，加之痔疾，便血时作而加重血虚。患者乏力，懒言，面色苍白，唇、舌、甲色淡无华，血常规提示轻度贫血、白细胞减少，均为气血亏虚之象。《素问·八正神明论篇》云："血气者，人之神，不可不谨养。"患者气血亏虚，不能濡养五脏六腑、四肢百骸，而致机体整体功能衰退。正气不足，药毒入侵，损伤肝脏，影响肝失疏泄，进而影响脾胃气机升降，而见纳后胃脘胀满，进食油腻食物后明显。正如《血证论》所指出的"木之性主于疏泄，食气入胃，全赖肝木之气以疏泄之，而水谷乃化。设肝之清阳不升，则不能疏泄水谷，渗泄中满之症，在所不免"。据症舌脉，姚乃礼主任医师认为该患者证属肝脾不调、气血亏虚。

针对该病机，治以调补肝脾、益气养血为法，使用归芍四君子汤加减，以补益肺脾之气。《灵枢·营卫生会》篇中说"中焦亦并胃中，此所受气者，泌糟粕，蒸津液，化其精微，上注于肺脉，乃化而为血"，即脾主运化水谷，生成精微，再经过肺气的作用，才可使精微物质生成血液。黄芪补肺气、党参补脾气，为益气养血之首选。由于党参使用时偏于温燥，而太子参性甘、微苦，性平和，为补气药中清补之品，患者晨起口苦，故以太子参代替党参。当归入肝而养肝血，辛香苦温，气味偏阳，与和阴敛阳的芍药同用养血柔肝，补而不滞。白术、茯苓入脾经，益气健脾，当归、赤芍、白芍、白术、茯苓，五药相合，起到治肝实脾之效。佐以仙鹤草与阿胶珠补血止血，仙鹤草又名脱力草，收敛止血，可以补虚，现代研究表明其有收缩血管、促进血小板生成、加速凝血的作用。阿胶珠，是将阿胶用蛤粉炒成珠，既保留了阿胶养血补血之力，又降低了阿胶滋腻碍胃之性，两者为补血止血的对药，临床上血虚出血的患者较为常用。生麦芽、生谷芽、鸡内金，与健脾益气药相配合，促进脾之运化，使动而不息，运化不止，又可防止补气养血药之壅滞碍胃。由于脾胃虚弱，运化失职，湿浊内滞，蕴久化热，加之药毒侵袭，加重湿热，患者晨起口苦，氨基转移酶升高即为湿热内蕴之表现，故加用茵陈、垂盆草清热利湿解毒，保肝降酶。

由于辨证准确，施治得当，故诊疗后病情好转，疗效可靠。之后根据病情变化适当加减，二诊时见后背以及下肢对称性瘀斑，加入生地黄、丹参、焦栀子以滋阴凉血。三诊时改用党参加强益气，并用远志、酸枣仁安神，配合鳖甲、牡蛎软坚散结，患者便血，予地榆炭与棕榈炭配合清热收涩止血，配合阿胶珠、仙鹤草共奏止血之功。

通过以上分析，可见对于本案患者的治疗，姚乃礼主任医师紧紧抓住患者乳腺癌术后，肝脾不调、气血两虚的特点，以辨证为本，治以归芍四君子汤加减，以调和肝脾、益气养血为法，配合清化湿热，治疗2个月，病情明显好转，肝功能基本恢复正常，在整个治疗过程中充分体现了中医辨证论治、方随证立、药随症变、圆活机变的治疗思路。

九、研究进展

药物性肝损伤与中药的增效减毒作用

1.药物性肝损伤/药物性肝炎

（1）药物性肝损伤（DILI） DILI是指在药物使用过程中，因药物本身及其代谢产物所导致的肝脏损伤，是最常见和严重的药物不良反应。临床常表现为肝大、肝功能异常或伴有黄疸。如及时停药，多能恢复正常，极少数患者也可进一步恶化，发展成肝硬化。临床DILI多是在推荐剂量下发生的个体对药物或其代谢物的特异质性反应（IDILI），IDILI发生多具不可预测性。由于缺乏简便、客观、特异的诊断指标和特效治疗手段，在10%~15%重症中，有6%病死或需肝移植。

（2）药物性肝炎 是由药物和（或）其代谢产物引起的一系列肝脏炎症，且以往没有肝炎史的健康者或原来就有严重疾病的患者，在使用某种药物后发生不同程度的肝损伤，并出现炎症反应。药物性肝炎或急性药物性肝炎会引起肝细胞的大量坏死，引起肝功能衰竭；慢性药物性肝炎会诱发肝脏炎症反应，出现乏力、困倦等，逐渐形成肝硬化、肝癌，也是危害我国人民健康的一种常见肝炎类型。

（3）药物性肝损伤的分型

1）固有型DILI和特异型DILI（免疫特异质和遗传特异质） 固有型DILI又称为非特异质型，是指由于药物本身的毒性而导致的肝损伤，这种损伤通常具有相似的临床表现和病理特征，如肝细胞坏死、肝内胆汁淤积等。它与药物使用的剂量存在依赖关系，临床可以预测，最典型的是异烟肼与对乙酰氨基酚等抗结核药与解热镇痛药。

特异型DILI与个体遗传因素相关，存在代谢与过敏特异性体质而引起的肝损伤，这类肝损伤在临床前安全性研究难以被预测到。因此，在药物的开发过程中，需要进行大规模的人群研究，以尽可能地发现潜在的不良反应。

2）急性DILI和慢性DILI　急性DILI是指病程在6个月以内的药物性肝损伤，临床表现通常无特异性，且潜伏期差异很大，短的可为1至数日，长的可达数月，大多数无症状，仅有血清ALT、AST、GGT、ALP不同程度地升高，可有黄疸，严重者甚至发生肝衰竭。

慢性DILI是指病程通常超过6个月的药物性肝损伤。定义为慢性DILI，在临床上可表现为慢性肝炎、肝纤维化、代偿性和失代偿性肝硬化、自身免疫性肝炎、慢性肝内胆汁淤积和胆管消失综合征，且容易并发腹水、黄疸、肝脏肿大等。

3）DILI临床常见类型　肝细胞型、胆汁淤积型、混合型和肝血管损伤型等。

肝细胞型：主要损伤肝细胞，ALT和AST明显升高。胆管酶ALP及GGT升高不明显，如果伴有高黄疸，病情比较严重，如肝衰竭，死亡率较高。

胆汁淤积型：主要损伤小胆管，ALP及GGT升高显著，ALT及AST升高不明显，胆汁酸常升高，可伴黄疸，一般情况比较好，无肝炎症状。

混合型：既有肝细胞损伤，也有胆管损伤。两者表现均有。

肝血管损伤型：靶细胞为肝窦、肝小静脉、肝静脉主干和门静脉等内皮细胞；常见疾病包括肝窦阻塞综合征或肝小静脉闭塞病（SOS/VOD）、紫癜性肝病（PH）、布加综合征（BCS），可引起特发性门静脉高压症（IPH）等肝汇管区硬化和门静脉栓塞、肝脏结节性增生（NRH）等。

4）DILI的病理分类　肝细胞损伤、胆管上皮细胞损伤、肝血管内皮细胞损伤。

肝细胞损伤：药物或其他化学物质可以直接损伤肝细胞。这种损伤通常在急性期会导致肝脏组织发生炎症，慢性期导致慢性肝炎、肝纤维化、肝硬化。

胆管上皮细胞损伤：分为混合型、胆汁淤积型。这种损伤通常在急性期会导致肝脏组织发生炎症，慢性期导致胆管消失综合征、慢性淤胆性肝炎、胆汁性肝纤维化、胆汁性肝硬化。一些药物或其他外源性因素也可能会影响到肝内的胆管上皮细胞，从而引起胆汁淤积和胆道炎症等问题。

肝血管内皮细胞损伤：药物或其他外源性因素，还可能通过对肝血管内皮细胞的损伤来影响肝脏功能。这种损伤可能在急性期导致SOS、VOD，慢性期导致淤血性肝纤维化、淤血性肝硬化。

5）DILI的严重程度分型　根据药物肝损伤的程度不同，通常有以下几种。

轻度肝损伤（轻度ALT升高型）：ALT水平轻度升高，但TB、ALP及AST等指标正常。

中度肝损伤（淤胆型）：除ALT升高外，还伴有TB和ALP水平升高，但一般不超过5倍正常值，肝功能不全表现较轻。

重度肝损伤（肝炎型）：以AST和ALT的显著升高为主要表现，同时伴有肝功能异常、黄疸、血小板减少等症状。

急性肝衰竭：由于肝细胞广泛坏死或无法修复，而导致急性肝功能衰竭，表现为精神状态改变、出血、代谢紊乱等。

（4）DILI的诊断以及鉴别诊断

1）诊断　临床判断DILI，主要用RUCAM辅助量表。从用药至发病的时间；停药后ALT或ALP动态变化；危险因素；同时应用的药物；其他病因的排查；既往肝毒性史；非故意再暴露反应。

优点：不受年龄、性别、种族影响，可重复性好；参数全面，合理客观，半定量构架较完整，适合非肝病专业医生；敏感性和特异性分别为86%和89%；阳性、阴性预测值分别为93%和78%；已广泛应用在文献和可能引起肝损伤药物调控决策。

缺点：相对参数界定较含糊，可信度、重复性不够理想（可信度系数为0.51），因此不宜作为DILI的唯一诊断工具，要仔细追溯病史。

2）鉴别诊断　自身免疫性肝病为特异质个体（遗传和免疫），在环境因素诱导下发生的自身免疫相关的炎症性肝病，靶细胞为肝细胞；自身免疫性肝炎（AIH）靶细胞为胆管上皮细胞。自身免疫性胆管病，又分为原发性胆汁性胆管炎（PBC）、原发性硬化性胆管炎（PSC）、自身免疫性胆管炎（AIC）。试图针对某一种药物或药物代谢产物，寻找相应的特异性抗体或致敏T细胞，未获得阳性结果。可能未知半抗原和药物代谢中间产物仅短暂存在。

合并DILI的AIH是指明确诊断为AIH患者中发生DILI，肝组织学常有纤维化表现。

免疫介导的DILI（AL-DILI或IM-DILI）是指伴有自身免疫特征的DILI，具有AIH血清和组织学特征的肝损伤，停药并治疗后疾病缓解，尽管常出现类似AIH表现如IgG升高、自身抗体和界面炎等，但不属于严格意义的AIH。

AL-DILI不同于真正"药物诱导性AIH"，虽然具有很多AIH的临床特征，但由于肝内免疫反应仅出现于有害药物存在的情况，在停用可疑的药物后病情往往逐渐改善，显著的自身免疫和急性肝损伤在应用糖皮质激素和其他免疫抑制剂后应答往往很好，且大多数病例在使用激素1~6月后停药并不致病情复发。这些特点，不仅提示AL-DILI本质上仍是免疫介导的DILI，也是其区别于经典AIH的最主要特征。

药物诱导的AIH（DI-AIH）　往往之前可能有轻微AIH表现，但不能确诊，或有AIH的易感因素，用药后出现典型AIH表现。药物暴露与疾病发生间隔较长，往往难以确定因果关系，肝内炎症活动不依赖于药物的持续或再次使用，停用激素和免疫抑制剂后病情往往复发。

2.中药肝损伤

（1）中药的毒性分类　中药是中华文化的珍宝之一，是中国传统医学的重要组成部分。一方面，其疗效在世界范围内广为人知；另一方面，在广泛应用的同时，也经常被质疑其安全性。

中药的分类有许多种，而其中一种比较常见的方式，是将中药分为有毒和无毒两类。有毒和无毒的划分，是在长期的实践经验基础上形成的，并随着时间的推移而发生了变化。

最早的文献中，关于中草药的记载都是一些简单地描述如何使用草药治疗疾病，这时并没有对草药的毒性进行特别的区分。随着时间的推移，人们开始逐渐认识到一些草药具有毒性，因此开始对中药药性进行分类。据记载，最早对中药进行有毒、无毒分类的文献是《神农本草经》。该书是我国古代最早的一部系统论述药物性能与应用的巨著，作者为黄帝时期的神农氏。《神农本草经》收录了365种草木、矿物、动物等中药，它们被分为上品、中品、下品三类，其中有些药物被认为有毒，需要采取一定的处理方法才能使用。在《本草纲目》中，对中药的毒性已经得到了较为深入的研究。《本草正义》更是对草药的毒性进行了全面系统的介绍，并提出了中草药毒性的防治方法。关于中草药的毒性分类，目前已有不少相关的文献。例如《本草从新》《药性论》等，这些文献对中草药的毒性进行了比较全面而细致的分类和介绍。近年来，随着科技的进步和研究方法的改善，对中草药毒性的认识也不断完善和深入。除此之外，一些现代的药理学、毒理学研究也对中草药的毒性分类做出了贡献。

（2）中药毒性不能简单分为有毒与无毒　通常情况下，人们会将中药分为无毒和有毒两类，认为只有后者才是潜在的危险因素。事实上，中药并非如此简单地被划分。

中药材的毒性并非绝对的，而是相对的，这取决于剂量、使用方法以及个体差异等多种因素。以甘草为例，虽然它被归类为无毒中药，但如果长期大剂量使用，就会出现低钾血症等不良反应。同样的道理，即使是有毒中药，在适当的剂量和使用方式下，也可以发挥疗效。

中药分类的标准也存在一定的局限性。目前，常用的中药分类方法包括"寒热温凉平""五味归经"等。尽管这些分类具有一定的参考价值，但仍然难以完全涵盖中药的复杂性。例如，同一种中药可能有不同的功效，甚至不同的部位也具有不同的药效。

中药所包含的化学成分非常复杂，其中很多成分的作用机制尚未完全得到阐明。因此，在使用中药时，我们需要结合临床实践和科学研究，谨慎选择和使用药材。通过对药物进行有毒与无毒的分类，可以更好地指导药物的使用，保障人们的身体健康。随着时间的推移和科技的进步，对于中药毒性的认识不断完善与深化，中药毒性的分类也在不断改变和演变。

综上所述，中药并非简单地被划分为无毒和有毒两类。在使用中药时，我们应该根据具体情况进行评估，并采取适当的措施确保其安全性。

3.中药的增效减毒　按照药物肝毒性分类，2020年版《中华人民共和国药典》将83种具有潜在毒性的中药进行了分级，其中低毒性药物占据31类，中毒性有42类，剧毒药物10类。在这83个品种中，病例报道最为常见的包括何首乌、大黄、补骨脂、雷公藤等。在中医体系中，出现药物性肝损伤相关报道较多的则为骨伤科的活血化瘀剂（主要成分含朱砂、大黄）、安神剂（含何首乌、五味子、半夏、大黄）、解表剂（含朱砂、柴胡、薄荷）。这些药物多含有生物碱、糖苷类、萜类内酯、蒽醌类和重金属等活性成分，也是引起药物性肝损伤的最主要原因。

不合理用药是导致中药药源性肝损伤的重要原因之一，常见的不合理用药情况包括不合理配伍、超剂量用药、重复用药、多药联用、药不对证等。纵观历代本草及古今医家临床遣方，中药减毒的传统方法主要有配伍减毒法、炮制减毒法、用量减毒法、煎煮减毒法、服法减毒法等。

（1）配伍减毒法　中药配伍是中医遣方用药的特色优势，通过合理配伍，调其偏性，制其毒性，既可增强药力，全面照顾病情，使疗效增强；又可减轻或消除药物的毒性，使其用药更加安全。配伍禁忌是指某些药物合用会产生剧烈的毒副作用或降低和破坏药效，包括十八反、十九畏。

十八反、十九畏是中药配伍禁忌的一般性指导原则，但是古今医家也未拘泥于此，他们据证联用相反、相畏药辨治疑难重症，例如明代陈实功《外科正宗》中治疗瘰病的海藻玉壶汤合用甘草和海藻，《金匮要略》治寒饮腹痛症的赤丸方中乌头与半夏同用，肝病科常用的经方中，甘遂半夏汤以甘草同甘遂并列，方中甘遂大苦大寒，攻逐留饮，配相反之甘草以激发饮邪尽去，取其相反相成。关于十八反、十九畏，现代药理学研究对这方面的研究工作做得不多。

（2）炮制减毒法　附子、川乌、草乌、半夏、天南星、马钱子等生用内服易于中毒，炮制后能减轻毒性。巴豆、续随子泻下作用剧烈，宜去油取霜用。常山用酒炒，可减轻其催吐的副作用。川楝子炒焦毒性降低，疏肝理气作用增强。对于有毒药物，炮制应当适度，不可太过或不及。太过则疗效难以保证，不及则易发生药物性肝损伤等中毒反应。

在中药的炮制过程中，常加入一些辅助药料拌和，这些拌和的药料称为辅料。添加辅料的目的各异，但主要用于增强药物的作用，提高临床疗效。蜂蜜、酒、姜汁、胆汁等液体辅料，本身就是药物，都具有重要的医疗作用，它们与被拌和的药物的某些作用之间，存在着协同配伍关系。如蜜炙百部、紫菀，能增强润肺止咳作用；酒炒川芎、丹参，能增强活血作用；醋制延胡索、香附，能增强止痛作用；姜汁炙黄连、竹茹可增强止呕作用。不加辅料的其他炮制方法，也能增强药物的作用，如明矾煅为枯矾，可增强燥湿、收敛作用；棕榈皮煅炭，能增强止血作用。

（3）煎煮减毒法　煎煮减毒法是中药制备过程中常用的一种方法，旨在增强药物的疗效，减少其毒性。具体来说，该方法包括以下步骤。

1）清洗和浸泡：将所需中药材清洗干净，并用适量的水浸泡，以便去除其表面的杂质。

2）破碎和加水：将药材破碎成小块或粉末状，然后加入适量的水，开始煮药。

3）异味处理：根据需要，在药物煮沸前或煮沸时添加其他药材或调料，以消除药物的异味。

4）煮沸和焯水：将药物煮沸并保持一段时间，然后倒掉此次煮出的水，以去除药物中的有害物质。

5）再煮和收汁：重新加入适量的水，继续煮药，直至药液浓缩为止。

6）过滤和提取：用纱布或滤纸过滤掉固体材料，留下中药液体，然后进行提取、干燥等处理，最终得到中药成品。

以上过程中，焯水的步骤是该方法的重点之一。这个步骤是为了去除药材中的不必要物质，如淀粉、蛋白质等，同时也可以减少有害物质的含量，从而降低中药的毒性。此外，在煮药的过程中，还可以根据需要添加其他中药材或调料，以增加其药效或改善其口感。

总之，煎煮减毒法是中药制备中常用的一种方法，能够增强中药的疗效，减少其毒性，并且操作简单易行。但需要注意的是，虽然煎煮减毒法能够减轻中药的毒性，但并不能完全消除其毒性，因此在使用中药时仍需谨慎。

（4）用量减毒法　超剂量及重复用药是指对于存在量-毒关系的药物，当其超剂量使用可能会增加发生肝损伤的风险。此外，重复用药中，有些中药制剂的药物组成相似，而患者同时服用两种及更多含有相同可疑损肝中药的相关制剂，由此可能导致可疑损肝中药的超剂量而增加发生肝损伤的风险。因此，建议临床用药中应当按照药品说明书的合理用药剂量范围进行服药。

（5）注重用药法度　中药的用药方法是指根据中药特性、病情、患者个体差异等因素，选用合适的剂量、给药途径和服用时间，以达到治疗目的、确保疗效、降低不良反应的规范化、科学化管理。以下是中药的用药法度。

1）中药的剂量应根据患者的病情、年龄、体重和身体状况等因素来确定。应该遵循"少则安、多则伤"的原则，不可盲目增加剂量。

2）给药途径有口服、外用、注射、吸入等多种方式，应根据中药的性质和作用部位选择途径，并遵循"简单易行、安全可靠"的原则。

3）服药时间应该按照医生的建议进行，不能随意更改。如果发现不良反应，应及时停药并告知医生。

4）在使用中药的过程中，应该注意与其他药物的相互作用，尤其是西药和中药的联合用药。在此情况下，应该咨询医生或药师的意见。

5）中药的来源、质量和加工过程对疗效有着很大的影响，应该选择正规的中药店或医院配药房购买中药。使用前应检查包装是否完好，并核实药品标签。

总之，中药治疗是一门科学，需要合理用药、严格管理。患者应该在医生的指导下正确使用中药，以达到治疗效果。

4.中药毒副作用的主要因素与机制

（1）药物毒副作用的主要因素　①药物本身的性质。药物的化学结构、生物利用度、代谢途径等因素均会影响其毒副作用的发生。②暴露时间和剂量。药物暴露的时间越长、剂量越大，造成毒副作用的风险也越高。③个体差异。不同人对药物的反应存在差异，可能是由于遗传、环境或疾病等因素导致的。④年龄和性别。儿童和老年人、男女性别也可能影响药物毒副作用的表现和严重程度。⑤其他因素。与药物使用相关的其他因素，如饮食、生活方式、基础疾病等也可能影响药物毒副作用的发生和严重程度。

（2）药物毒副作用的可能机制　①直接细胞毒性。药物直接作用于组织器官中的细胞，导致细胞损伤和死亡。②免疫反应。药物可以诱发免疫反应，引起过敏性反应、免疫性肝损伤等。③代谢异常。药物代谢途径异常或代谢产物具有毒性，可能导致肝脏、肾脏等器官受损。④神经-内分泌系统的影响。某些药物可以影响神经和内分泌系统，导致心血管系统、消化系统等产生不良反应。

总之，药物毒副作用的发生和机制是多方面的，需要在临床使用药物时特别注意，避免或减少患者因药物毒副作用所带来的不良影响。

5.药物肝损伤的治疗　药物肝损伤的治疗应该根据不同的临床表现和肝损害程度而定，一般包括以下方面。

（1）常规处理　停用引起药物肝损伤的药物。对于轻度肝损伤，通常无需特殊治疗，可在医生的指导下持续观察，直至肝功能恢复正常。饮食方面应避免高脂、高蛋白饮食，多食用新鲜蔬菜水果，注意补充维生素和矿物质等。

（2）治疗　中重度肝损伤需要住院治疗，可能需要输液、营养支持等辅助治疗措施，以帮助肝脏修复和保护肝功能。对于急性肝衰竭患者，可能需要人工肝、肝移植等手术治疗。部分患者会接受护肝药物的治疗，如多烯磷脂酰胆碱、谷胱甘肽、甘草类制剂、熊去氧胆酸、丁二磺酸腺苷蛋氨酸等。

总之，药物肝损伤的治疗应该在医生的指导下进行，针对不同的病因采取相应的治疗措施。同时，要注意预防药物肝损伤的发生，遵医嘱用药，避免滥用药物，减少对肝脏造成的损害。

十、古代文献精选

《素问·六元正纪大论篇》："衰其大半而止，过者死。"

《诸病源候论·服药失度候》："凡合和汤药，自有限剂，至于圭铢分两不可乖违。若增加失宜，便生他疾。其为病也，令人吐下不已，呕逆而闷乱，手足厥冷，腹痛转筋，久不以药解之，亦能致死。"

《古代疾病名候疏义·方言病疏》："凡饮药傅药而毒，南楚之外谓之瘌，北燕朝鲜之间谓之痨，东齐海岱之间谓之瞑，或谓之眩，自关而西谓之毒……痨、瘌、瞑、眩、毒五字义同。"

《尚书·说命上》："若药弗瞑眩，厥疾弗瘳。"

《医灯续焰》："古人有云：药贵合宜，法当应变。泥其常者，人参反以杀人；通其变者，乌头可以活命。"

《金匮要略》："病黄疸，发热烦喘，胸满口燥者，以病发时，火劫其汗，两热所得。"

《伤寒贯珠集》："经曰不宜下而更攻之，诸变不可胜数……或胁痛发黄。"

《类证治裁》："大抵肝为刚脏，职司疏泄，用药不宜刚而宜柔，不宜伐而宜和。"

参考文献

［1］中华医学会肝病学分会药物性肝病学组.药物性肝损伤诊治指南［J］.临床肝胆病杂志,2015,31(11)：1752-1769.

［2］中华中医药学会肝胆病分会，中华中医药学会中成药分会.中草药相关肝损伤临床诊疗指南［J］.临床肝胆病杂志，2016，32（5）：835-843.

［3］刘娟，黄锐，张晶，等.222例抗结核药致药物性肝损伤患者临床特征及预后分析［J］.中国药业，2022，31（23）：57-61.

［4］刘肆辉，郭艳，徐虹，等.慢性药物性肝损伤研究现状［J］.中西医结合肝病杂志，2023，33（2）：183-185.

［5］于乐成，茅益民，陈成伟.药物性肝损伤诊治指南［J］.实用肝脏病杂志，2017，20（2）：257-274.

附

篇

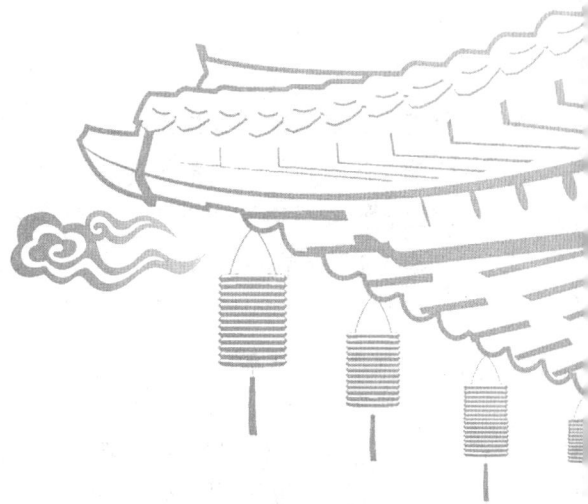

华东南中医肝病联盟诊疗方案及临床路径编写说明

华东南中肝病联盟，是由国家中医药管理局华南中医肝病诊疗中心——深圳市中医院肝病科为理事长单位，联合华东南六省的广东省中医院、中山大学附属第三医院、广西中医药大学第一附属医院、广西中医药大学瑞康医院、广西柳州市中医院、海南省中医院、福建医科大学孟超肝胆病医院、厦门市中医院、江西省南昌市第九医院、江西中医药大学第一附属医院、安徽中医药大学第一附属医院为副理事长单位，还包括六省地市中医院共70余家医院组成的一个区域性肝病联盟。联盟成立以来，着力于临床诊疗规范性建设，从2000年开始成立中医肝病诊疗标准化制定小组，经过三年时间，对中医肝胆病最常见的14种疾病的临床诊疗方案与临床路径进行修订与编写，方案在原2012年国家中医药管理局已有的7个诊疗方案基础上（包括慢性乙型肝炎、积聚、鼓胀、自身免疫性肝炎、非酒精性脂肪肝、胆胀、药物性肝损伤），结合华东南各家国家重点专科的诊疗方案，进行修订，并增加新的7种疾病的诊疗方案与10个住院患者临床路径，方案初稿经过专业委员会专家的多次反复讨论，基于临床证据及专家共识意见，最后完成了中医肝胆病14种常见病的诊疗方案与临床路径，供华东南各中医院肝胆病科使用执行。

修订专家组成员如下。

顾问：周大桥。

主任委员：童光东。

副主任委员：贺劲松、邢宇锋、池晓玲、杨宏志、毛德文、刘旭东、周晓玲、张国梁、宗亚力、杨永和、李芹、吴剑华。

编写组人员（按姓氏首字母排列）：陈静、陈峭、陈团团、池晓玲、戴敏、冯栋、葛来安、洪美珠、洪天琪、黄丹萍、黄锦桢、韩志毅、江丹生、康钦扬、赖剑萍、李健生、李芹、林立、刘旭东、毛德文、赛俊婷、施美、时聪聪、孙屿昕、唐海鸿、唐秋媛、童光东、王鹏、魏春山、吴晜辰、吴剑华、吴志艺、萧焕明、邢宇锋、徐洪玲、徐留斌、许林艺、杨宏志、杨笑亚、杨永和、张国梁、张唤唤、张慧燕、张荣臻、钊梦颖、周天然、周晓玲、朱灯、宗亚力。

秘书：韩志毅、张达坤。

第一章　肝着（慢性乙型肝炎）中医诊疗方案及临床路径

第一节　肝着（慢性乙型肝炎）中医诊疗方案

乙型肝炎病毒（HBV）感染是全球公共卫生问题，但不同地区HBV感染的流行强度差异很大。据WHO报道，全球约有2.57亿慢性HBV感染者，非洲地区和西太平洋地区占68%。全球每年约有88.7万人死于HBV感染相关疾病，其中肝硬化和原发性肝癌死亡率分别占52%和38%。随着疫苗的普遍接种，我国已下降为中度流行区域。据2014年中国疾病预防控制中心统计，全国1~29岁人群乙型肝炎血清流行病学调查结果显示，1~4岁、5~14岁和15~29岁人群HBsAg流行率分别为0.32%、0.94%和4.38%。据估计，目前我国一般人群HBsAg流行率为5%~6%，慢性HBV感染者约7000万例，其中慢性乙型病毒性肝炎（CHB）患者约2000万~3000万例。在我国，HBV感染以母婴传播为主，占30%~50%，多发生在围生期，通过HBV阳性母亲的血液和体液传播。虽然核苷类抗病毒药物广泛使用，但目前尚无清除HBV的药物问世。近年来，随着中医药治疗慢性乙型肝炎的进展，依据华南地区的地域特点，以国家中医药管理局诊疗方案为蓝本，组织华南地区专家制定本诊疗方案。

一、诊断标准

（一）中医诊断

参照国家中医药管理局、国家卫生健康委员会《中医临床诊疗术语 第1部分：疾病（2020年）》和中华中医药学会肝胆病专业委员会与中国民族医药学会肝病专业委员会联合制定的《慢性乙型肝炎中医诊疗指南（2018年版）》。中医诊断为肝着（TCD编码：A04.02.04），肝着是因肝热病、肝瘟等之后，肝脏气血郁滞，着而不行。症见乏力、胸胁痞闷不舒、胀痛、捶击稍舒、纳差、腰膝酸软、目黄、尿黄等证候，部分患者可见蛛丝缕纹及手掌赤痕，病程超过6个月，症状持续和肝功能异常，部分病例因病时日久，病史可不明确，而于检查后发现。

（二）中医辨证

参考2017年中华中医药学会肝胆病分会《病毒性肝炎中医辨证标准》。

1.肝胆湿热证　临床表现：胁肋胀痛，纳呆呕恶，厌油腻，口黏口苦，大便黏滞秽臭，尿黄，或身目发黄。舌苔黄腻，脉弦数或弦滑数。主症：①胁肋胀痛；②舌苔黄腻。次症：①纳呆呕恶，厌油腻；②尿黄；③身目发黄。辨证要求：具备所有主症者，即属本证；具备主症①及次症3项中的任何2项者，即属本证；具备主症②及次症①②者，即属本证。

2.肝郁脾虚证 临床表现：胁肋胀痛，情志抑郁，纳呆食少，脘痞腹胀，身倦乏力，面色萎黄，大便溏泄。舌质淡有齿痕，苔白，脉沉弦。主症：①胁肋胀痛；②腹胀便溏。次症：①纳呆食少；②身倦乏力；③舌质淡有齿痕。辨证要求：具备所有主症者，即属本证；具备主症①及次症②③2项者，即属本证；具备主症②及次症3项中的任何2项者，即属本证。

3.肝肾阴虚证 临床表现：胁肋隐痛，遇劳加重，腰膝酸软，两目干涩，口燥咽干，失眠多梦，或五心烦热。舌红或有裂纹，少苔或无苔，脉细数。主症：①胁肋隐痛；②腰膝酸软；③舌红少苔。次症：①五心烦热；②失眠多梦；③脉细数。辨证要求：具备所有主症者，即属本证；具备主症3项中的任何2项及次症3项中的任何2项即属本证；具备主症3项中的任何1项及次症3项中的任何2项者即属本证。

4.瘀血阻络证 临床表现：两胁刺痛，胁下痞块，面色晦暗，或见赤缕红丝，口干不欲饮。舌质紫暗或有瘀斑瘀点，脉沉细涩。主症：①两胁刺痛；②胁下痞块；③舌质紫暗或有瘀斑瘀点。次症：①面色晦暗，或见赤缕红丝；②脉沉细涩；③口干不欲饮。辨证要求：具备所有主症者，即属本证；具备主症及次症各1项者即属本证；具备次症中的3项即属本证。

5.脾肾阳虚证 临床表现：胁肋隐痛，畏寒肢冷，面色无华，腰膝酸软，食少脘痞，腹胀便溏，或伴下肢浮肿。舌质暗淡，有齿痕，苔白滑，脉沉细无力。主症：①胁肋隐痛；②畏寒肢冷；③舌质暗淡，有齿痕。次症：①腰膝酸软；②腹胀便溏；③脉沉细无力；④下肢浮肿。辨证要求：具备所有主症者，即属本证；具备主症3项中的2项及次症4项中的任何2项者，即属本证；具备次症中的3项即属本证。

（三）西医诊断

参考2019年中华医学会感染病学分会、中华医学会肝病学分会联合制定的《慢性乙型肝炎防治指南（2019年版）》。

慢性乙型肝炎是由HBV持续感染引起的肝脏慢性炎症性疾病。根据血清学、病毒学、生物化学、影像学、病理学和其他辅助检查结果，可以分为HBeAg阳性慢性乙型肝炎和HBeAg阴性慢性乙型肝炎。

1.临床诊断

（1）慢性HBV携带状态 又称HBeAg阳性慢性HBV感染。本期患者处于免疫耐受期，患者年龄较轻，HBV DNA定量水平（通常 $>2 \times 10^7$ IU/ml）较高，血清HBsAg（通常 $>1 \times 10^4$ IU/ml）较高、HBeAg阳性，但血清ALT和AST持续正常（1年内连续随访3次，每次至少间隔3个月），肝脏组织病理学检查无明显炎症、坏死或纤维化。在未行组织病理学检查的情况下，应结合年龄、病毒水平、HBsAg水平、肝纤维化无创检查和影像学检查等综合判定。

（2）HBeAg阳性CHB　本期患者处于免疫清除期，其血清HBsAg阳性，HBeAg阳性，HBV DNA定量水平（通常>2×10⁴IU/ml）较高，ALT持续或反复异常或肝组织学检查有明显炎症坏死和/或纤维化（≥G2/S2）。

（3）非活动性HBsAg携带状态　又称HBeAg阴性慢性HBV感染。本期患者处于免疫控制期，表现为血清HBsAg阳性、HBeAg阴性、抗–HBe阳性，HBV DNA<2000IU/ml，HBsAg<1000IU/ml，ALT和AST持续正常（1年内连续随访3次以上，每次至少间隔3个月），影像学检查无肝硬化征象，肝组织检查显示组织活动指数（HAI）评分<4或根据其他半定量计分系统判定病变轻微。

（4）HBeAg阴性CHB　此期为再活动期，其血清HBsAg阳性、HBeAg持续阴性，多同时伴有抗–HBe阳性，HBV DNA定量水平通常≥2000IU/ml，ALT持续或反复异常，或肝组织学有明显炎症坏死和/或纤维化（≥G2/S2）。

（5）隐匿性HBV感染（OBI）　表现为血清HBsAg阴性，但血清和/或肝组织中HBV DNA阳性。可有血清抗–HBs、抗–HBe和/或抗–HBc阳性，可能伴有明显肝脏组织病理学改变。

2.实验室检查

（1）HBV血清学检测　传统HBV血清学标志物包括HBsAg、抗–HBs、HBeAg、抗–HBe、抗–HBc和抗–HBcIgM。

（2）HBV病毒学检测　包括HBV DNA定量、HBV基因分型（目前可鉴定出至少9种A型~I型，一些基因型可分数种基因亚型）、耐药突变株检测、抗–HBc抗体定量、HBV RNA定量、乙型肝炎病毒核心相关抗原（HBcrAg）。

（3）血清生物化学检查　包括ALT和AST、总胆红素、白蛋白、凝血酶原活动时间（PT）、凝血酶原活动度（PTA）及国际标准化比值（INR）、血清γ-谷氨酰转移酶（GGT）、血清碱性磷酸酶（ALP）、甲胎蛋白及其异质体L3、维生素K缺乏或拮抗剂–Ⅱ诱导蛋白（PIVKA–Ⅱ）。

3.肝纤维化无创诊断技术

（1）天冬氨酸氨基转移酶和血小板比率指数（APRI）评分计算公式　［AST/AST的正常值上限（ULN）×100］/血小板计数（×10⁹/L），成人APRI≥2提示存在肝硬化，APRI<1则排除肝硬化。

（2）肝纤维化4（FIB-4）计算公式

$$FIB\text{-}4 = \frac{年龄（岁）AST（U/L）}{PLT计数（10^9/L）\sqrt{ALT（U/L）}}$$

FIB-4≥3.25诊断肝纤维化和肝脏炎症分级Metavir评分≥F3，FIB-4<1.45排除Metavir评分≥F3。

（3）肝脏硬度值测定

1）瞬时弹性成像（TE）　TE结果判读需结合患者ALT及胆红素水平等指标。我国多中心研究建议乙型肝炎肝硬化诊断界值为21.3kPa，进展期肝纤维化诊断界值为12.4kPa，显著肝纤维化诊断界值为9.1kPa；肝硬化排除界值为8.2kPa，进展期肝纤维化排除界值为5.8kPa，TE的临床应用指导参见《瞬时弹性成像技术诊断肝纤维化专家共识（2018年更新版）》。

2）超声的声脉冲辐射力学（ARFI）和磁共振弹性成像（MRE） ARFI包括点剪切波弹性成像（p-SWE）和二维剪切波弹性成像（2D-SWE）。MRE技术仍然处于临床研究阶段，MRE诊断肝纤维分期如下。

F1：1.52m/s；F2：1.55m/s；F3：1.67m/s；F4：1.72m/s。

4.影像学诊断 影像学检查的主要目的是监测慢性HBV感染的临床疾病进展，包括了解有无肝硬化及门静脉高压征象，发现占位性病变并鉴别其性质，通过动态监测及时发现和诊断肝细胞癌。包括B超与CT、MRI。

5.病理学诊断 CHB的主要病理学特点是肝脏汇管区及其周围不同程度的炎症坏死和纤维化。汇管区浸润的炎症细胞以淋巴细胞为主，也可有少数浆细胞和巨噬细胞；炎症细胞聚集常引起界板破坏而形成界面炎（旧称碎屑样坏死）。小叶内有肝细胞变性、坏死（包括点灶、桥接、融合性坏死）和凋亡，并可见磨玻璃样肝细胞及凋亡肝细胞形成的凋亡小体，且随炎症病变活动而愈加显著。

慢性肝脏炎症坏死可引起细胞外基质特别是胶原的过度沉积即纤维化，表现为不同程度的汇管区纤维性扩大、纤维间隔形成。Masson三色染色及网状纤维染色有助于判断肝纤维化程度及肝小叶结构。在弥漫性肝纤维化的基础上，一旦肝细胞结节再生形成假小叶，即称为肝硬化。

另外，免疫组织化学染色可检测肝组织内HBsAg和HBcAg的表达；核酸原位杂交法或PCR法可检测组织内HBV DNA或cccDNA。对于慢性HBV感染者的肝组织炎症坏死分级和纤维化分期，国际文献中常采用Knodell、Scheuer、Metavir或Ishak评分系统。Laennec肝硬化分级根据再生结节大小和纤维间隔宽度，将肝硬化（Metavir4）细分为4A、4B和4C三级。我国学者也提出了病毒性肝炎的组织病理学分级及分期标准。各种分级及分期系统为G1~G4为炎症等级，S1~S4为纤维化分期。

二、治疗方案

西医治疗方面，根据《慢性乙型肝炎防治指南（2019年版）》，可适当采用抗病毒治疗、护肝治疗、免疫调节治疗方案。本诊疗方案主要是规范中医治疗方案。

中医治疗方面，根据患者的辨证可选用辨证治疗、中成药、外治法、药膳食疗、慢病管理等多法联用，凸显中医的特色与优势，提高临床疗效与患者的生活质量。

（一）中医辨证治疗

中医辨证治疗方案参考《慢性乙型肝炎中医诊疗指南（2018年版）》，临床根据症状的差异加减。

1.肝胆湿热证

治法：清热利湿。

代表处方：茵陈蒿汤或甘露消毒丹加减。

基本处方：茵陈、炒栀子、大黄、金钱草、黄芩、蒲公英、虎杖、车前子、白术、苍术等。

胸脘闷甚伴大便不爽者，加全瓜蒌、法半夏、黄连以宽中行气；恶心呕吐甚者，加竹茹、黄连以清热止呕；纳呆不饥者，加谷麦芽以消积化滞、开胃健脾。

2.肝郁脾虚证

治法：疏肝健脾。

代表处方：逍遥散加减。

基本处方：柴胡、当归、白芍、太子参、茯苓、白术、甘草、丹参、枳壳等。

若胁痛明显者，加郁金、延胡索，行气活血，祛瘀止痛；脘痞腹胀甚者，加佛手、砂仁、麦芽，以行气消滞除痞胀；体倦乏力者，加太子参补气生津。

3.肝肾阴虚证

治法：滋补肝肾。

代表处方：一贯煎加减。

基本处方：生地黄、沙参、麦冬、当归、枸杞子、川楝子、牡丹皮、五味子、女贞子、酸枣仁等。

胁痛明显者，加郁金、延胡索，以行气活血止痛；午后低热者，加地骨皮、百合，以清热养阴；纳差者，加炒谷麦芽、山楂以开胃健脾。

4.瘀血阻络证

治法：活血通络。

代表处方：膈下逐瘀汤加减。

基本处方：柴胡、枳壳、白芍、当归、桃仁、红花、乌药、川芎、香附、牡丹皮、丹参等。

胁肋刺痛明显者，加延胡索以行气止痛；肝脾肿大者，加生牡蛎、夏枯草、炙鳖甲以软坚散结消积；鼻衄者，加白茅根、三七粉以凉血止血；兼痰浊湿热者，加法半夏、陈皮以燥湿化痰；气阴两虚倦怠乏力者，加太子参、黄芪以益气养阴。

5.脾肾阳虚证

治法：温补脾肾。

代表处方：附子理中汤或金匮肾气丸加减。

基本处方：党参、黄芪、白术、干姜、制附子、桂枝、山药、茯苓、炙甘草等。

腹胀甚者，加厚朴、豆蔻以行气畅中；便溏甚者，加白扁豆、木香以健脾利湿行气；尿少、腹胀者，加车前子以利水消胀。

（二）常用中成药

1. **当飞利肝宁胶囊** 清利肝胆湿热。口服，每次4粒，每日3次。

2. **垂盆草颗粒** 清热解毒。适用于血清ALT增高的湿热型患者。冲服，每次10g，每日3次。

3. **苦参素胶囊** 清热解毒。适用于血清ALT增高或正常的湿热型患者。口服，每次2粒，每日3次。

4. **护肝片** 疏肝理气，清热降酶。口服，一次4片，一日3次。

5. **双虎清肝颗粒** 清热解毒为主。20g冲服，每日3次。

6. **逍遥丸** 疏肝解郁，健脾和营。口服，每次9g，每日3次。

7. **丹芩逍遥合剂** 清热化湿，疏肝解郁。口服，每次35ml，每日2次。

8. **九味肝泰胶囊** 疏肝健脾，化瘀通络。口服，一次4粒，一日3次。

9. **六味地黄丸** 滋补肾阴。适用于血清ALT增高的肝肾阴虚型患者。口服，水丸一次5g，水蜜丸一次6g，小蜜丸一次9g，大蜜丸一次1丸，一日2次。

10. **大黄䗪虫丸** 活血破瘀，通经消痞。口服，每次3~6g，每日3次。

11. **鳖甲煎丸** 行气活血，祛湿化痰，软坚消积。口服，每次3g，每日3次。

12. **安络化纤丸** 凉血活血，软坚散结，化瘀生新。口服，6g，每日2次。

13. **扶正化瘀胶囊** 益气祛瘀生新。口服，每次4粒，每日3次。

14. **复方鳖甲软肝片** 软坚散结，化瘀解毒，益气养血。口服，每次4片，每日3次。

15. **金匮肾气丸** 温补肾阳，化气行水。口服，水蜜丸一次4~5g（20~25粒），大蜜丸一次1丸，一日2次。

（三）辨证使用院内制剂

1. **肝乐颗粒** 组成：叶下珠、黄芪、白术、云苓、丹参、蒲公英、五味子等。功效：益气健脾，凉血解毒。主治：脾气亏虚，毒邪瘀滞（慢性乙肝病毒携带者及慢性乙型病毒性肝炎）。

2. **补肾清透方** 组成：淫羊藿、女贞子、墨旱莲、柴胡、白芍、枳实、桃仁、叶下珠、升麻、蜂房、甘草等。功效：固补肾元，透邪外出。主治：肾精亏虚，邪毒内伏（慢性乙肝病毒携带者及慢性乙型病毒性肝炎）。

3. **补肾健脾方** 组成：菟丝子、淫羊藿、杜仲、怀牛膝、叶下珠、枸杞子、黄芪、白术、茯苓等。功效：补肾健脾祛邪。主治：脾肾亏虚，湿热疫毒（慢性乙肝病毒携带者及慢性乙型病毒性肝炎）。

4. **双莲解毒丸** 组成：半枝莲、半边莲、柴胡、黄芩、法半夏、鸡内金、麦芽、橘红、佩兰、山楂、虎杖、红枣、甘草、党参、白花蛇舌草等。功效：疏肝健脾，解毒利湿。主治：肝郁脾虚，湿毒内蕴证（乙型急、慢性肝炎）。

5. **肝着1号方** 组成：柴胡、枳壳、香附、陈皮、白芍、佛手、当归、川芎、甘草、

三七、合欢花。功效：疏肝理气，活血止痛。主治：肝郁气滞证（慢性乙型肝炎）。

6.复方金线莲口服液 组成：鲜金线莲、灵芝。功效：清热解毒，益气凉血。主治：热毒气虚证（急慢性肝炎、乙肝病毒携带者）。

（四）中医特色疗法

1.刮痧治疗 功效：疏通经络，调畅气血。适应证：适用于急、慢性肝炎合并氨基转移酶升高显著，PT无明显延长者。

2.中药离子导入 功效：能增强中医辨证施治的疗效。适应证：作为慢性乙型肝炎的辅助治疗。

3.生物信息红外肝病治疗仪 每天2次，每次30分钟。选取日月、期门、肝俞、足三里等穴位照射，能使肝脏的血流加快，血流量增加，使肝脏的氧化和营养物质的供给得到改善，从而能修复受损的肝细胞，加快肝功能修复。适用于慢性肝炎、肝纤维化的治疗。

4.低频脉冲电治疗 每天2次，每次30分钟。选取日月、期门、肝俞、足三里等穴位治疗，能通过涡电流的影响和非机械振动按摩、温热场效应与红外线物理治疗相结合，达到减轻水肿、消炎、镇痛、调节神经功能、促进炎症吸收、有利于病变部位修复的作用。适用于慢性肝炎、肝纤维化的治疗。

5.膏药外敷肝区 功效：行气止痛，活血化瘀。适应证：适用于胁肋胀痛的慢性乙型肝炎患者。部位：肝区、期门、日月、肝俞、神阙等穴。

肝炎Ⅱ号外敷方：叶下珠、黄芪、血余炭、白术、云苓、丹参、桃仁等中药组成。具有益气活血，软肝散结的功效。研究证实，其具有改善血液流变学和抗血栓形成、改善微循环、抑制炎症和组织异常增生、镇痛及调节免疫功能等作用。适用于慢性肝炎等的治疗。

软肝外敷方：叶下珠、黄芪、白术、茯苓、丹参、桃仁、生地黄、五味子等药组成。能显著改善临床症状和体征，抗肝细胞坏死，促进肝细胞修复，使肝损害过程停止，并能延缓、阻断肝纤维化的发生与发展。适用于慢性肝炎、肝纤维化的治疗。

6.中药热庵包 功效：行气消胀，疏肝和胃。适应证：慢性肝病合并脘闷腹胀、恶心欲呕者。

7.中药封包治疗 功效：疏肝理气，养血安神，通络止痛。适应证：适用于慢性乙型肝炎合并胁肋疼痛、失眠的患者。

8.灸法 可采用艾箱灸、悬灸、雷火灸、热敏灸等不同灸法。功效：调和阴阳，温通经络，调节脏腑。适应证：适用于慢性乙型肝炎合并腹胀，或慢性乙型肝炎属于肝郁脾虚、脾肾阳虚的患者。

9.中药穴位注射 功效：调理脏腑，益气健脾，活血通络。适应证：慢性乙型肝炎属于肝郁脾虚证、瘀血阻络证的患者。

10.中药熏洗（中药沐足） 每日1次泡脚，每次30分钟。具有安神助眠的作用，可治疗肝病失眠。

中药沐足方：首乌藤、茯苓、川牛膝、丹参、酸枣仁、乌梅、法半夏、石菖蒲等组成。

11.药膳食疗 慢性乙型肝炎患者宜进食高蛋白质、低脂肪、高维生素类食物，碳水化合物摄取要适量，不可过多，以避免发生脂肪肝。恢复期要避免过食。绝对禁酒，不饮含有酒精的饮料、营养品及药物。根据慢性肝炎患者的中医辨证分型以及四季阴阳更迭变化的特点，制定慢性乙型肝炎患者的辨证施膳指导方案，寓治于食，提高慢性肝病患者的临床疗效。

（1）春季食疗可选择金橘山药粟米粥、玫瑰茉莉花茶等。

（2）夏季可选择薏苡仁百合粥、薏苡仁冬瓜瘦肉汤等。

（3）秋季可选择银耳枸杞汤、玉竹粥等。

（4）冬季可选用枸杞鸡肉汤、杜仲龙骨汤等。

12.中医特色慢病管理 中医特色慢病管理是防治慢性乙型肝炎的优势内容，需要融入中医健康理念疏导、养生保健、心理疏导、中医"话疗"等元素的中医特色慢病管理方法，提升患者治疗效果和生活质量。

三、疗效评价

（一）评价标准

1.中医证候疗效

显效：中医临床症状、体征明显改善，证候积分减少≥70%。

有效：中医临床症状、体征均有好转，证候积分减少≥30%。

无效：中医临床症状、体征无明显改善，甚或加重，证候积分减少<30%。

2.肝功能疗效评价标准（3个月疗程）

显效：ALT、AST、总胆红素降低80%，停药2周ALT反跳<50%。

有效：ALT、AST、总胆红素降低50%，停药2周ALT反跳<80%。

无效：ALT、AST、总胆红素无变化。

（二）评价方法

1.中医证候疗效 每2周评价一次，采用尼莫地平法。

积分减少（%）=（疗前积分−疗后积分）/疗前积分×100%。

总有效率=（临床痊愈+显效+有效）例数/总例数×100%。

2.肝功能疗效 治疗前后检查一次，每2周评价一次。

参考文献

［1］中华医学会感染病学分会.慢性乙型肝炎防治指南（2019年版）［J］.中华肝脏病杂志,2019,27（12）：

938–960.

［2］中华中医药学会肝胆病专业委员会.慢性乙型肝炎中医诊疗指南（2018年版）［J］.临床肝胆病杂志，2018，34（12）：2520–2525.

［3］中华中医药学会肝胆病分会.病毒性肝炎中医辨证标准（2017年版）［J］.中西医结合肝病杂志，2017，27（3）：193–194.

［4］中华中医药学会肝胆病专业委员会，中国民族医药学会肝病专业委员会.慢性乙型肝炎中医诊疗指南（2018年版）［J］.中西医结合肝病杂志，2019，29（1）：97–102.

［5］中国肝炎防治基金会，中华医学会感染病学分会，中华医学会肝病学分会，等.瞬时弹性成像技术诊断肝纤维化专家共识（2018年更新版）［J］.中华肝脏病杂志，2019，27（3）：182–191.

第二节　肝着（慢性乙型肝炎）中医临床路径

路径说明：本路径适用于西医诊断为慢性乙型肝炎的住院患者。

一、肝着（慢性乙型肝炎）中医临床路径标准住院流程

（一）适用对象

1.中医诊断　第一诊断为肝着（TCD编码：A04.02.04）。

2.西医诊断　第一诊断为慢性乙型肝炎（ICD–10编码：B18.107）。

（二）诊断依据

1.疾病诊断

（1）中医诊断标准：参照国家中医药管理局、国家卫生健康委员会《中医临床诊疗术语 第1部分：疾病（2020年）》和中华中医药学会肝胆病专业委员会、中国民族医药学会肝病专业委员会联合制定的《慢性乙型肝炎中医诊疗指南（2018年版）》。

（2）西医诊断标准：参照中华医学会肝病学分会、感染病学分会制定的《慢性乙型肝炎防治指南》（2019年）。

2.证候诊断　慢性乙型肝炎轻中度临床常见证候：肝胆湿热证、肝郁脾虚证、肝肾阴虚证、肝郁气滞证、瘀血阻络证、脾肾阳虚证。

（三）治疗方案的选择

参考中华中医药学会肝胆病专业委员会与中国民族医药学会肝病专业委员会联合制定的《慢性乙型肝炎中医诊疗指南（2018年版）》。

（1）诊断明确，第一诊断为慢性乙型肝炎。

（2）患者适合并接受中医治疗。

（四）标准治疗时间

分为中度与重度。中度≤14天，14天≤重度≤21天。

（五）进入路径标准

（1）第一诊断必须符合慢性乙型肝炎（ICD-10编码：B18.107）的患者。

（2）伴有肝功能ALT≥2倍正常值，或TBil≥2倍正常值，或肝穿刺活检在G2以上，和/或ALT<2倍正常值但有抗病毒治疗指征的患者，或患者自身原因暂不考虑抗病毒治疗的慢性乙型肝炎中重度患者。

（3）患者同时具有其他疾病，若在治疗期间既无需特殊处理，也不影响第一诊断的临床路径流程实施时，可以进入本路径。

（六）中医证候学观察

四诊合参，收集该病种不同证候的主症、次症、舌脉特点。注意证候的动态变化。

（七）入院检查项目

1.必需的检查项目

（1）肝功能。

（2）病毒指标：乙肝五项定量，HBV DNA定量。

（3）腹部超声。

（4）FibroScan（肝纤维化扫描）。

（5）AFP。

2.可选择的检查项目
根据病情需要而定，如血常规、凝血功能、免疫功能、病毒变异株、甲状腺功能、自身抗体、CT、MRE、肝穿刺活检等。

（八）治疗方法

1.辨证选择口服中药汤剂、中成药

（1）肝胆湿热证：清热利湿。

（2）肝郁脾虚证：疏肝健脾。

（3）肝肾阴虚证：滋补肝肾。

（4）瘀血阻络证：活血通络。

（5）脾肾阳虚证：温补脾肾。

2.中医特色疗法
根据病情需要，选择穴位贴敷、生物信息红外肝病治疗仪等治疗方法。

（九）完成路径标准

（1）中医临床症状、体征明显改善，证候积分减少≥70%。

（2）肝功能（ALT、AST和/或总胆红素）恢复正常或下降≥70%。

（十）有无变异及原因分析

（1）治疗期间合并其他疾病需要治疗，退出本路径。

（2）病情加重，进展为肝衰竭，退出本路径。

（3）因患者及其家属意愿而影响路径的执行，退出本路径。

二、肝着（慢性乙型肝炎）中医临床路径标准住院表单

适用对象：第一诊断为肝着（慢性乙型肝炎）（TCD编码：A04.02.04；ICD-10编码：B18.107）的中度患者。

患者姓名：　　　性别：　　　年龄：　岁　　　住院号：
住院日期：　年 月 日　　　出院日期：　年 月 日
标准住院日：≤14天　　　实际住院日：　天

日期	＿＿＿年＿月＿日 （第1天）	
主要 诊疗 工作	□询问病史与体格检查 □采集中医四诊信息 □进行中医证候判断 □完成病历书写和病程记录 □初步拟定诊疗方案 □完善辅助检查 □防治并发症 □与患者或家属沟通，交代病情及注意事项	
重点 医嘱	长期医嘱 □分级护理 □普食 □口服中药汤剂 □口服中成药 □口服院内制剂 □静脉滴注中药注射液 □其他中医特色疗法（□中药穴位敷贴疗法□物理疗法□中药热庵包□中药封包□灸法□中药穴位注射□中药熏洗□药膳食疗） □西药治疗 □根据病因治疗 ＿＿＿□原剂量□剂量减少□剂量增加 ＿＿＿□原剂量□剂量减少□剂量增加 □护肝降酶治疗 ＿＿＿□原剂量□剂量减少□剂量增加 ＿＿＿□原剂量□剂量减少□剂量增加	临时医嘱 □血常规、尿常规、便常规 □肝功能、肾功能、血糖、血脂、电解质 □凝血功能 □甲胎蛋白 □腹部超声 □FibroScan □病原学筛查（乙肝、丙肝等） □其他检查
主要 护理 工作	□护理常规 □完成护理记录 □病情监测 □执行相关医嘱 □静脉抽血	
病情 变异 记录	□无　□有，原因： 1. 2.	
责任 护士 签名		

续表

日期	___年___月___日 （2~7天）	___年__月__日 （第8~13天）
主要 诊疗 工作	□上级医师查房，明确诊断，根据病情调整治疗方案 □完成上级医师查房记录 □防治合并症 □完善入院检查	□上级医师查房，根据病情调整治疗方案 □完成上级医师查房记录 □防治合并症
重点 医嘱	长期医嘱 □分级护理 □普食 □口服中药汤剂 □口服中成药 □口服院内制剂 □静脉滴注中药注射液 □其他中医特色疗法（□中药穴位敷贴疗法□物理疗法□中药热庵包□中药封包□灸法□中药穴位注射□中药熏洗□药膳食疗） □西药治疗 □根据病因治疗 ____□原剂量□剂量减少□剂量增加 ____□原剂量□剂量减少□剂量增加 □护肝降酶治疗 ____□原剂量□剂量减少□剂量增加 ____□原剂量□剂量减少□剂量增加 临时医嘱 □完善入院检查 □对症处理	长期医嘱 □分级护理 □普食 □口服中药汤剂 □口服中成药 □口服院内制剂 □静脉滴注中药注射液 □其他中医特色疗法（□中药穴位敷贴疗法□物理疗法□中药热庵包□中药封包□灸法□中药穴位注射□中药熏洗□药膳食疗） □西药治疗 □根据病因治疗 ____□原剂量□剂量减少□剂量增加 ____□原剂量□剂量减少□剂量增加 □护肝降酶治疗 ____□原剂量□剂量减少□剂量增加 ____□原剂量□剂量减少□剂量增加 临时医嘱 □复查必要检查项目 □对症处理
主要 护理 工作	□病情监测 □日常生活和心理护理 □进行药物宣教 □执行相关医嘱	□病情监测 □日常生活和心理护理 □进行疾病宣教 □执行相关医嘱
病情 变异 记录	□无　□有，原因： 1. 2.	□无　□有，原因： 1. 2.
责任 护士 签名		
医师 签名		
日期	_____年_____月_____日 （第14天，出院日）	
主要 诊疗 工作	□交代出院注意事项、复查日期 □开具出院诊断书 □完成出院记录 □通知出院	
重点 医嘱	出院医嘱 □出院带药 □门诊随诊	

主要护理工作	□交代出院后注意事项 □协助办理出院手续 □送患者出院。
病变记录	□无　□有，原因： 1. 2.
责任护士签名	
医师签名	

第二章 积聚（肝硬化代偿期）
中医诊疗方案及临床路径

第一节 积聚（肝硬化代偿期）中医诊疗方案

肝硬化是各种慢性肝病进展至以肝脏弥漫性纤维化、假小叶形成、肝内外血管增殖为特征的病理阶段，代偿期肝硬化无明显临床症状。肝硬化是不同疾病的共同发展阶段，如乙型或丙型肝炎、大量饮酒、肥胖、非酒精性脂肪性肝病、自身免疫性疾病、胆汁淤积性疾病及铁或铜超载等，在长期肝脏炎症后，导致正常的肝实质被纤维化组织和再生结节取代，发病率和死亡率均较高。

肝纤维化是肝硬化的病理基础，肝纤维化的发生、发展机制复杂，涉及多种细胞及细胞因子，针对单一靶标研发的药物在临床中疗效有限，目前尚无疗效明确的化学药物或生物学药物可供临床应用。代偿期肝硬化属于中医学"积聚"范畴，中医药治疗积聚历史悠久，理论和方药丰富。研究表明，中医药可通过多靶点发挥作用，调节细胞周期，促进肝细胞再生，抑制肝纤维化，在预防肝纤维化方面有显著疗效。同时，中医药还能改善早期乙型肝炎肝硬化患者肝功能损伤和纤维化程度、逆转肝硬化，且具有不良反应少的特点。为了充分发挥中医药治疗积聚的优势、提高积聚的临床中医药干预水平，结合本区域重点专科治疗经验，特制定本方案。

一、诊断标准

（一）中医诊断

参照全国高等中医药院校教材《中医内科学》，2017年国家中医药管理局《积聚（肝硬化代偿期）诊疗方案》，及2019年《肝纤维化中西医结合诊疗指南》制定。积聚（TCD编码：A16.01）因腹内结块，或痛或胀的病证而命名。是由情志失调、饮食所伤、外邪侵袭、病后所致等病因引起。本病病位在肝脾。病机主要是气机阻滞，瘀血内结。聚证以气滞为主，积证以血瘀为主。本病初起，气滞血瘀，邪气壅实，正气未虚，多属实证；日久病势较深，正气耗伤，转为虚实夹杂证；后期气血衰少，体质羸弱，以正虚为本。

（二）中医辨证

参考2017年国家中医药管理局《积聚（肝硬化代偿期）诊疗方案》。

1.湿热瘀阻证 临床表现：身目黄染，黄色鲜明，恶心或呕吐，口干苦或口臭，胁肋灼痛，脘闷，或纳呆，或腹胀；小便黄赤，大便秘结或黏滞不畅。舌暗红，苔黄腻，脉弦涩或弦滑或滑数。主症：①身目黄染，黄色鲜明，胁肋灼痛；②舌暗红，苔黄腻，脉弦涩或弦滑或滑数。次症：①恶心或呕吐，口干苦或口臭，脘闷，或纳呆，或腹胀；②舌暗红，苔黄腻，小便黄赤，大便秘结或黏滞不畅。辨证要求：具备所有主症者即属本证；具备主症①及次症1项者，即属本证。

2.气滞瘀阻证 临床表现：胁肋胀痛或刺痛，痛处不移，朱砂掌，或蜘蛛痣色暗，或毛细血管扩张，胁下积块，胁肋久痛，面色晦暗。舌质紫暗，或有瘀斑瘀点，脉涩。主症：①胁肋胀痛或刺痛，痛处不移；②面色晦暗，舌质紫暗，或有瘀斑瘀点，脉涩。次症：①朱砂掌，或蜘蛛痣色暗，或毛细血管扩张，②胁下积块，胁肋久痛。辨证要求：具备所有主症者即属本证；具备主症①及次症1项者，即属本证。

3.肝郁脾虚血结证 临床表现：胁肋胀痛或窜痛，急躁易怒，喜太息，或咽部有异物感，纳差，或食后胃脘胀满，腹胀嗳气，便溏，女子乳房胀痛或结块。舌质淡红，苔薄白或薄黄，脉弦。主症：①胁肋胀痛或窜痛；②舌质淡红，苔薄白或薄黄，脉弦。次症：①急躁易怒，喜太息，或咽部有异物感，②纳差，或食后胃脘胀满，腹胀嗳气，便溏；③女子乳房胀痛或结块。辨证要求：具备所有主症者即属本证；具备主症①及次症1项者，即属本证。

4.阴虚血阻证 临床表现：胁肋隐痛，劳累加重，口干咽燥，眼干涩，五心烦热，耳鸣、耳聋，腰痛或腰酸腿软，大便干结，小便短赤。舌红少苔，脉细或细数。主症：①胁肋隐痛；②舌红少苔，脉细或细数。次症：①口干咽燥，眼干涩，五心烦热；②耳鸣、耳聋，腰痛或腰酸腿软；③大便干结，小便短赤。辨证要求：具备所有主症者，即属本证；具备主症①及次症1项者，即属本证。

5.气虚血瘀证 临床表现：久病体虚，神倦乏力，胁肋隐痛或剧痛，食欲不振，面色萎黄或黧黑。舌质淡紫，脉沉细或弦细。主症：①久病体虚，神倦乏力，胁肋隐痛或剧痛；②舌质淡紫，脉沉细或弦细。次症：①食欲不振；②食欲不振，面色萎黄或黧黑。辨证要求：具备所有主症者，即属本证；具备主症①及次症1项者，即属本证。

（三）西医诊断

肝硬化代偿期（ICD-10编码：K74.601）诊断，参考2019年版中华医学会肝病学分会、中华医学会感染病学分会联合制定的《慢性乙型肝炎防治指南》，以及2019年中华医学会肝病学分会《肝硬化诊疗指南》制定。

1.临床诊断 肝硬化代偿期指早期肝硬化，一般属Child-Pugh A级。如按五期分类法评估肝硬化并发症情况，属1期（无静脉曲张，无腹水）和2期（有静脉曲张，无出血及腹水）。

（1）肝硬化分类 根据肝脏炎症活动情况，可将肝硬化分为活动性肝硬化和静止性肝硬化。活动性肝硬化是指慢性肝炎的临床表现依然存在，特别是ALT升高、黄疸、白蛋白水平下降，脾进行性增大，并伴有门脉高压症。静止性肝硬化是指ALT正常，无明显黄疸，脾大，伴有门脉高压症，白蛋白水平低。

（2）肝硬化影像学诊断 ①超声：如脾大、门静脉直径≥1.3cm。②计算机断层扫描（CT）：显示肝脏的形态，三维血管重建可清楚显示门脉系统血管及血栓情况，还可计算肝脏、脾脏体积。③磁共振弹性成像：即MRE，MRE诊断肝纤维分期为F0<1.52m/s，

$1.52m/s \leqslant F1 < 1.55m/s$，$1.55m/s \leqslant F2 < 1.67m/s$，$1.67m/s \leqslant F3 < 1.72m/s$，$F4 \geqslant 1.72m/s$。

（3）肝硬化非侵袭性诊断　常用的肝硬化非侵袭性诊断包括APRI评分、FIB-4评分和瞬时弹性成像（TE）。①APRI评分：APRI=（AST/AST上限值）/PLT（$\times 10^9$/L）$\times 100$。成人APRI评分>2分，预示患者已经发生肝硬化。②FIB-4评分：FIB-4=年龄（岁）$\times$AST（U/L）/[PLT计数（$\times 10^9$/L）$\times \sqrt{ALT（U/L）}$]。成人FIB-4$\geqslant 3.25$分，预示患者发生肝硬化的风险较高。③TE：肝硬度测定值（LSM）$\geqslant 17.5$kPa诊断肝硬化（肝功能异常者），LSM$\geqslant 12.0$kPa诊断肝硬化（肝功能正常者）。

2.病原学诊断　①乙型肝炎肝硬化：血清HBsAg阳性。②丙型肝炎肝硬化：血清抗-HCV阳性可诊断。③其他肝硬化：包括酒精性、血吸虫性、肝吸虫性、自身免疫性及代谢性肝硬化等。

3.组织病理学诊断　肝小叶结构紊乱，肝细胞结节性再生，形成假小叶结构，即肝硬化。

二、治疗方案

（一）中医辨证治疗

1.湿热瘀阻证

治法：清热利湿，通腑祛瘀。

代表处方：茵陈蒿汤合失笑散加减。

基本处方：茵陈（后下）、栀子、大黄（后下）、甘草、五灵脂、蒲黄等。

纳呆、腹胀者，加茯苓、白术等健脾利湿；小便明显黄赤者，加滑石、车前子、通草。

2.气滞瘀阻证

治法：行气活血，祛瘀通络。

代表处方：柴胡疏肝散合膈下逐瘀汤加减。

基本处方：柴胡、当归、桃仁、五灵脂、土鳖虫、丹参、白茅根、大腹皮、太子参、黄芪、茯苓、白术等。

烦热口干、舌红、脉细弦者，加牡丹皮、山栀、赤芍、黄芩等凉血清热；腹中冷痛、畏寒喜温、舌苔白、脉缓者，可加肉桂、吴茱萸、当归等温经祛寒散结。

3.肝郁脾虚血结证

治法：疏肝健脾，理气活血。

代表处方：逍遥散合二陈汤加减。

基本处方：柴胡、枳实、白芍、香附、丹参、泽兰、白术、茯苓、陈皮、党参、半夏、陈皮等。

胀痛甚者，加川楝子、延胡索、木香理气止痛；兼瘀象者，加延胡索、莪术活血化瘀；寒湿中阻、腹胀、舌苔白腻者，可加苍术、厚朴、陈皮、砂仁、肉桂等温化药物。

4.阴虚血阻证

治法：滋养肝肾，养阴活血。

代表处方：一贯煎合金铃子散加减。

基本处方：北沙参、麦冬、当归、生地黄、枸杞子、川楝子、当归、桃仁、赤芍、延胡索等。

兼灼痛者，加白芍、甘草。急躁易怒者，加珍珠母、栀子。

5.气虚血瘀证

治法：补益气血，活血化瘀。

代表处方：八珍汤合化积丸加减。

基本处方：人参、当归、茯苓、甘草、当归、白芍、熟地黄、川芎、三棱、莪术、瓦楞子、五灵脂、肉桂等。

牙龈出血、鼻衄者，酌加栀子、牡丹皮、白茅根、茜草、三七等凉血化瘀止血；阴伤较甚、头晕目眩、舌光无苔、脉细数者，可加生地黄、北沙参、枸杞子、石斛。畏寒肢肿、舌淡白、脉沉细者，加黄芪、附子、泽泻等以温阳益气，利水消肿。

（二）常用中成药

1.扶正化瘀胶囊（片） 功能：益精养肝，活血祛瘀。适应证：乙型肝炎肝纤维化属肝肾不足、瘀血阻络证者。症见：胁下癥块，胁肋疼痛，面色晦暗，或见赤缕红斑，腰膝酸软，疲倦乏力，头晕目涩，舌质暗红或有瘀斑，苔薄或微黄，脉弦细。用法：口服，胶囊每次1.5g，片剂每次1.6g，每日3次，宜饭后服，早期湿热盛者慎用。

2.安络化纤丸 功能：健脾养肝，凉血活血，软坚散结。适应证：用于慢性乙型肝炎，乙型肝炎后早、中期肝硬化，表现为肝脾两虚、瘀热互结证候者。症见：胁肋疼痛，脘腹胀满，神疲乏力，口干咽燥，纳食减少，便溏不爽，小便黄等。用法：口服，每次6g，每日2次。

3.复方鳖甲软肝片 功能：软坚散结，化瘀解毒，益气养血。症见：胁肋隐痛或胁下癥块，面色晦暗，脘腹胀满，纳差，便溏，神疲乏力，口干且苦，赤缕红丝等。适应证：慢性肝炎肝纤维化及早期肝硬化属瘀血阻络、气阴亏虚、热毒未尽证候者，均可使用。用法：口服，每次4片，每日3次。

4.鳖甲煎丸 功能：活血化瘀，软坚散结。症见：胁下癥硬肿块。适应证：用于肝炎肝纤维化、早期肝硬化、肝硬化门静脉高压等。用法：口服，每次3g，每日2~3次。

5.肝爽颗粒 功能：疏肝健脾，消热散瘀，保肝护肝，软坚散结。适应证：用于急、慢性肝炎，肝硬化，肝功能损伤。用法：口服，每次3g，每日3次。

6.静脉滴注中药注射液 辨证使用保肝抗炎与活血化瘀的中药注射液。

（三）辨证使用院内制剂

1.软肝方 组成：黄芪、醋鳖甲、丹参、桃仁、三七、炒白术、柴胡、炒白芍、叶下珠、茯苓、五味子、生地黄、枳壳等。功效：活血化瘀，软肝散结。主治：气虚血瘀，毒邪内滞证（肝硬化）。

2.化肝纤丸 组成：黄芪、三七、丹参、莪术、茯苓、海藻、昆布、生牡蛎、生鳖甲、黄精、叶下珠、苦参、柴胡、香附、延胡索。功能：祛痰化湿，活血化瘀。主治：用于痰湿、瘀血沉积（肝硬化）。

3.抗纤颗粒 组成：栀子根、绵茵陈、龟甲、鳖甲、黄芪、丹参、郁金、柴胡、三七等。功效：益气活血，疏肝解郁，清热利湿，软坚散结。主治：瘀血阻络，余毒未清（肝纤维化、肝硬化）。

4.抗纤I号 组成：黄芪、丹参、川芎、赤芍、白芍、沙参、生地黄、山楂等。功效：益气养阴，柔肝化瘀。主治：气阴两虚，肝亏血瘀证（肝纤维化）。

（四）中医特色疗法

1.脐火疗法 将药饼置于脐部，再将药筒置于药饼之上，正对脐中心在上端点燃，自然燃烧，燃尽后换第2根。7根为一次量，每日1次，30天为一疗程，可连用1~2个疗程。药饼由黄芪、党参、白术、丹参、肉桂、炒薏苡仁等加工为细粉，过100目筛，加水调和而成，饼为圆形，厚1cm。药筒由草纸和蜡组成，中间空心，高7cm，直径2.5cm，每日1次。利用其温热作用，可使脐部毛细血管扩张，血液循环和淋巴回流增加，使药物直达神阙穴，多适用虚证，如脾虚、脾肾阳虚等。

2.结肠透析机辅助中药灌肠疗法 对于大便不通的湿热证患者可采用该法。选用通腑泻下、活血解毒中药，或随证加减，通过结肠透析机辅助进行灌肠，每次2小时，每日1次。

3.红外肝病治疗仪联合中药外敷法 根据病情可选用生物信息红外肝病治疗仪合软肝外敷方，辨证选取日月、期门、足三里等穴外敷。每日1次，每次2小时，1周为1个疗程，连续1~4个疗程。软肝外敷方：叶下珠、黄芪、白术、茯苓、丹参、桃仁、生地黄、五味子等药组成。其能显著改善临床症状和体征，抗肝细胞坏死，促进肝细胞修复，并能延缓、阻断肝纤维化的发生与发展。适用于慢性肝炎、肝纤维化或肝硬化的治疗。

4.DSG-I型生物信息肝病治疗仪 每日2次，每次30min。选取日月、期门、肝俞、足三里等穴位照射。能使肝脏的血流加快，血流量增加，使肝脏的氧化和营养物质供给得到改善，从而修复受损肝细胞，加快肝功能修复。适用于慢性肝炎、肝纤维化或肝硬化的治疗。

5.低频脉冲电治疗 每日1~2次，每次30分钟，1周为1个疗程，连续1~4个疗程。选取日月、期门、肝俞、足三里等穴位治疗。能通过涡电流的影响和非机械振动按摩、温热场效应与红外线物理治疗相结合，达到减轻水肿、消炎、镇痛、调节神经功能，促进炎症吸收，有利于病变部位修复的作用。适用于慢性肝炎、肝纤维化或肝硬化的治疗。

（五）西医治疗

根据《慢性乙型肝炎防治指南（2019年版）》《丙型肝炎防治指南》《非酒精性脂肪性肝病诊疗指南》《酒精性肝病防疗指南》《自身免疫性肝炎诊断和治疗共识》和《原发性胆汁性肝硬化的诊断和治疗指南》，规范应用抗病毒药物（乙型肝炎、丙型肝炎），戒酒、解毒和营养支持（酒精性肝病），或熊去氧胆酸（自身免疫性肝病）以及吡喹酮杀虫等病因治疗，药物及化学物质所致肝硬化治疗可参考《药物性肝损伤诊治指南2015年版》。血吸虫病肝硬化和华支睾吸虫病肝硬化存在活动性感染时，均可首选吡喹酮治疗。其他原因所致肝硬化者，应尽力查明原因后针对病因进行治疗，如布加综合征等肝流出道梗阻活动期可予以抗炎保肝治疗，同时积极控制危险因素和并发症，如门脉高压症等。

（六）护理调摄要点

1.饮食调理 避免暴饮暴食，少食多餐；忌生冷、油腻、辛辣、醇酒；以低脂、易消化食物为主，不宜过于粗糙；有黄疸者，减少蛋白质的摄入；少食人工合成和含防腐剂的食物；肝豆状核变性（Wilson病）避免食用富含铜的食物，如贝类、坚果、蘑菇和动物内脏；血色病肝硬化应限制饮食中铁的摄入，减少铁的吸收。

2.情志调理 加强疾病常识宣教，正确认识疾病；调畅情志，避免诱发本病的病因。

3.食疗 湿热瘀阻证：饮食宜偏凉，宜食清热利湿类的食品，如西瓜、梨子、番茄、藕、冬瓜、苦瓜、黄瓜、薏苡仁、绿豆、赤小豆、鲤鱼等。气滞瘀阻证：饮食宜稀软，宜食理气活血化瘀的食品，如金橘、柚子、橙子、扁豆、萝卜、山楂等。肝郁脾虚血结证：宜食疏肝健脾的食品，如山楂、山药、扁豆、黑鱼、黑豆、莲藕等。阴虚血结证：宜食滋补肝肾的食品，如百合、枸杞、栗子、木耳、鸭肉、甲鱼、瘦肉等。气虚血瘀证：宜食温补脾肾的食品，如韭菜、胡桃、山药、羊肉、牛肉、鸡肉等。

三、疗效评价

（一）评价标准

参考国家药品监督管理局《中药新药临床研究指导原则》及中华医学会肝病学分会《肝纤维化中西医结合诊疗指南》制定。

1.中医证候疗效评价标准

显效：症状、体征完全消失，证候积分减少≥70%。

好转：主要症状、体征消失或明显好转，证候积分减少≥30%。

无效：未达到好转标准或恶化者。

2.西医疗效指标

主要疗效指标：治疗前后肝组织病理改善情况。

次要疗效指标：LSM、肝脾影像学指标。

3.实验室指标、影像学指标评价标准

显效：疗程结束时，①肝脾肿大稳定不变，无叩痛及压痛；②肝功能（ALT、胆红素、A/G）恢复正常；③LSM≥2.0kPa。

好转：疗程结束时，①肝脾肿大稳定不变，无明显叩痛及压痛；②肝功能（ALT、胆红素、A/G）下降幅度>50%而未完全正常。

无效：未达到好转标准或恶化者。

（二）评价方法

中医症状、体征治疗前后的变化情况，采用《中医病证诊断疗效标准2017版》；实验室指标评价采用检测肝功能、血常规变化以及血液纤维化评分等方法；肝脏病理分级评估、影像学指标评价可采用超声检查肝脾前后变化情况、肝纤维化扫描等方法。

参考文献

［1］中华医学会肝病学分会.肝硬化诊治指南［J］.临床肝胆病杂志，2019，35（11）：2408-2425.

［2］吴勉华，石岩.中医内科学［M］.北京：中国中医药出版社，2021.

［3］童光东，邢宇锋.积聚（肝硬化代偿期）中医诊疗方案［J］.中国肝脏病杂志（电子版），2022，14（02）：18-26.

［4］中国中西医结合学会肝病专业委员会.肝纤维化中西医结合诊疗指南（2019年版）［J］.临床肝胆病杂志，2019，35（7）：1444-1449.

［5］王贵强，王福生，庄辉，等.慢性乙型肝炎防治指南（2019年版）［J］.中国肝脏病杂志（电子版），2019，11（4）：5-27.

［6］中华医学会肝病学分会，中华医学会感染病学分会.丙型肝炎防治指南（2019年版）［J］.中国病毒病杂志，2020，10（1）：26-46.

［7］范建高.非酒精性脂肪性肝病诊疗指南［J］.临床肝胆病杂志，2010，26（2）：120-124.

第二节　积聚（肝硬化代偿期）中医临床路径

路径说明：本路径适用于西医诊断为活动性肝硬化代偿期的住院患者。

一、积聚（肝硬化代偿期）中医临床路径标准住院流程

（一）适用对象

1.**中医诊断**　第一诊断为积聚（中医病证分类编码：A16.01）。

2.**西医诊断**　第一诊断为肝炎肝硬化（ICD-10编码：K74.601）。

（二）诊断依据

1.**疾病诊断**

（1）中医诊断标准：参照全国高等中医药院校教材第11版《中医内科学》（吴勉华主编，中国中医药出版社，2021年）以及2019年《肝纤维化中西医结合诊疗指南》。

（2）西医诊断标准：参考中华医学会肝病学分会、中华医学会感染病学分会联合制定的2019年版《慢性乙型肝炎防治指南》中，关于肝纤维化非侵袭性诊断、肝硬化代偿期的部分进行诊断。

2.**疾病分期**　肝硬化代偿期是指早期肝硬化，一般属Child-Pugh A级。如按五期分类法评估肝硬化并发症情况，属1期（无静脉曲张，无腹水）和2期（有静脉曲张，无出血及腹水）。

3.**证候诊断**　参考国家中医药管理局印发的《积聚（肝硬化代偿期）中医诊疗方案

（2017年版)》。

积聚（肝硬化代偿期）临床常见证候：湿热瘀阻证、气滞瘀阻证、肝郁脾虚血结证、阴虚血阻证、气虚血瘀证。

（三）治疗方案的选择

参考国家中医药管理局印发的《积聚（肝硬化代偿期）中医诊疗方案（2017年版）》。

（1）诊断明确，第一诊断为积聚（肝硬化代偿期）。

（2）患者适合并接受中医治疗。

（四）标准治疗时间

≤28天。

（五）进入路径标准

（1）第一诊断必须符合积聚（肝硬化代偿期）的患者。

（2）疾病分期属于代偿期，肝功能（ALT、AST、TB）异常者，属活动性肝硬化。

（3）患者同时具有其他疾病，但在住院期间不需特殊处理，也不影响第一诊断的临床路径流程实施时，可以进入路径。

（六）中医证候学观察

四诊合参，收集该病种不同证候的主症、次症、舌脉特点。注意证候的动态变化。

（七）入院检查项目

1.必需的检查项目　血常规、肝功能、凝血功能、腹部超声、肝纤维化指标（APRI或FIB-4评分）、肝硬化非侵袭性诊断（参考2018年更新版《瞬时弹性成像技术诊断肝纤维化专家共识》）、甲胎蛋白、病原学筛查（乙肝、丙肝等）、尿常规、便常规、肾功能、血糖、血脂、电解质。

2.可选择的检查项目　根据病情需要而定，如自身免疫抗体、寄生虫检查、遗传学检查、肝静脉压力梯度测定、上腹部CT或MRI、电子胃镜、肝组织病理检查等。

（八）治疗方法

1.辨证选择口服中药汤剂或中成药

（1）湿热瘀阻证：清热利湿，通腑祛瘀。

（2）气滞瘀阻证：行气活血，祛瘀通络。

（3）肝郁脾虚血结证：疏肝健脾，理气活血。

（4）阴虚血结证：滋养肝肾，养阴活血。

（5）气虚血瘀证：补益气血，活血化瘀。

2.中医特色疗法

（1）中药穴位敷贴疗法。

（2）物理疗法。

（3）脐火疗法。

（4）结肠透析机辅助中药灌肠疗法。

3.西药治疗

（1）病因治疗。

（2）抗炎、抗肝纤维化治疗。

4.护理调摄要点

（1）饮食调理。

（2）情志调理。

（3）食疗。

（九）出院标准

（1）病情好转，乏力、纳差、肝区不适、黄疸等主要症状和体征明显改善。

（2）肝功能好转。

（3）无需继续住院治疗的并发症。

（十）变异及原因分析

（1）病情加重，需要延长住院时间，增加住院费用。

（2）合并有心血管疾病、代谢性疾病、自身免疫性疾病等其他系统疾病者，需要特殊处理，导致住院时间延长、费用增加。

（3）治疗过程中病情变化，出现慢性肝衰竭、腹水、上消化道出血等严重并发症时，退出本路径。

（4）因患者及其家属意愿而影响本路径的执行时，退出本路径。

二、积聚（肝硬化代偿期）中医临床路径标准住院表单

适用对象：第一诊断为积聚（肝硬化）（TCD编码：A16.01；ICD-10编码：K74.601）的患者。

患者姓名： 性别： 年龄： 门诊号： 住院号：
发病时间： 年 月 日 住院日期： 年 月 日 出院日期： 年 月 日
标准住院日：≤28天 实际住院日： 天

日期	___年__月__日 （第1天）
主要 诊疗 工作	□询问病史与体格检查 □采集中医四诊信息 □进行中医证候判断 □完成病历书写和病程记录 □初步拟定诊疗方案 □完善辅助检查 □防治并发症 □与患者或家属沟通，交代病情及注意事项

	长期医嘱 □分级护理 □普食 □口服中药汤剂 □口服中成药 □静脉滴注中药注射液 □其他中医特色疗法（□中药穴位敷贴疗法□物理疗法□脐火疗法 □结肠透析机辅助中药灌肠疗法） □饮食疗法 □西药治疗 □根据病因治疗 ＿＿＿□原剂量□剂量减少□剂量增加 ＿＿＿□原剂量□剂量减少□剂量增加 □护肝降酶治疗 ＿＿＿□原剂量□剂量减少□剂量增加 ＿＿＿□原剂量□剂量减少□剂量增加	临时医嘱 □血常规、尿常规、便常规 □肝功能、肾功能、血糖、血脂、电解质 □凝血功能 □甲胎蛋白 □腹部超声 □病原学筛查（乙肝、丙肝等） □其他检查
重点 医嘱		
主要 护理 工作	□护理常规 □完成护理记录 □病情监测 □执行相关医嘱 □静脉抽血	
病情 变异 记录	□无　□有，原因： 1. 2.	
责任 护士 签名		
医师 签名		
日期	＿＿＿年＿＿月＿＿日 （2~7天）	＿＿＿年＿＿月＿＿日 （第8~14天）	＿＿＿年＿＿月＿＿日 （第15~21天）
主要 诊疗 工作	□上级医师查房，明确诊断，根据病情调整治疗方案 □完成上级医师查房记录 □防治合并症 □完善入院检查	□上级医师查房，根据病情调整治疗方案 □完成上级医师查房记录 □防治合并症	□上级医师查房，根据病情调整治疗方案 □完成上级医师查房记录 □防治合并症 □疗效评估
重点 医嘱	长期医嘱 □分级护理 □普食 □口服中药汤剂 □口服中成药 □静脉滴注中药注射液 □其他中医特色疗法（□中药穴位敷贴疗法□物理疗法□脐火疗法□结肠透析机辅助中药灌肠疗法） □饮食疗法 □西药治疗	长期医嘱 □分级护理 □普食 □口服中药汤剂 □口服中成药 □静脉滴注中药注射液 □其他中医特色疗法（□中药穴位敷贴疗法□物理疗法□脐火疗法□结肠透析机辅助中药灌肠疗法） □饮食疗法 □西药治疗 □根据病因治疗	长期医嘱 □分级护理 □普食 □口服中药汤剂 □口服中成药 □静脉滴注中药注射液 □其他中医特色疗法（□中药穴位敷贴疗法□物理疗法□脐火疗法□结肠透析机辅助中药灌肠疗法） □饮食疗法 □西药治疗

重点医嘱	□根据病因治疗 _____□原剂量□剂量减少□剂量增加 _____□原剂量□剂量减少□剂量增加 □护肝降酶治疗 _____□原剂量□剂量减少□剂量增加 _____□原剂量□剂量减少□剂量增加 临时医嘱 □完善入院检查 □对症处理	_____□原剂量□剂量减少□剂量增加 _____□原剂量□剂量减少□剂量增加 □护肝降酶治疗 _____□原剂量□剂量减少□剂量增加 _____□原剂量□剂量减少□剂量增加 临时医嘱 □复查必要检查项目 □对症处理	□根据病因治疗 _____□原剂量□剂量减少□剂量增加 _____□原剂量□剂量减少□剂量增加 □护肝降酶治疗 _____□原剂量□剂量减少□剂量增加 _____□原剂量□剂量减少□剂量增加 临时医嘱 □复查必要检查项目 □对症处理
主要护理工作	□病情监测 □日常生活和心理护理 □进行药物宣教 □执行相关医嘱	□病情监测 □日常生活和心理护理 □进行疾病宣教 □执行相关医嘱	□病情监测 □日常生活和心理护理 □进行疾病宣教 □执行相关医嘱
病情变异记录	□无 □有，原因： 1. 2.	□无 □有，原因： 1. 2.	□无 □有，原因： 1. 2.
责任护士签名			
医师签名			

日期	___年__月__日 （第22~28天）	___年__月__日 （出院日）
主要诊疗工作	□上级医师查房，根据病情调整治疗方案，确定出院时间 □完成上级医师查房记录 □防治合并症 □疗效评估	□交代出院注意事项、复查日期 □开具出院诊断书 □完成出院记录 □通知出院
重点医嘱	长期医嘱 □分级护理 □普食 □口服中药汤剂 □口服中成药 □静脉滴注中药注射液 □其他中医特色疗法（□中药穴位敷贴疗法□物理疗法□脐火疗法□结肠透析机辅助中药灌肠疗法） □饮食疗法 □西药治疗 □根据病因治疗 _____□原剂量□剂量减少□剂量增加 _____□原剂量□剂量减少□剂量增加 □护肝降酶治疗 _____□原剂量□剂量减少□剂量增加	出院医嘱 □出院带药 □门诊随诊

重点医嘱	_____□原剂量□剂量减少□剂量增加 临时医嘱 □复查必要检查项目 □对症处理	
主要护理工作	□病情监测 □日常生活和心理护理 □进行出院前宣教 □执行相关医嘱	□交代出院后注意事项 □协助办理出院手续 □送患者出院。
病情变异记录	□无　□有，原因： 1. 2.	□无　□有，原因： 1. 2.
责任护士签名		
医师签名		

第三章 鼓胀（肝硬化失代偿期）中医诊疗方案及临床路径

第一节 鼓胀（肝硬化失代偿期）中医诊疗方案

肝硬化腹水是一种常见的慢性、进行性、弥漫性肝病终末期阶段的并发症，可由病毒性肝炎、酒精性肝炎、胆汁淤积性肝病、自身免疫性肝炎、药物性肝炎、非酒精性脂肪性肝炎、血吸虫病等引起。当腹腔内出现过多游离液体（>200mL）时称为腹水，属于中医学"鼓胀"等范畴。其主要机制是腹腔内液体的产生与吸收失去动态平衡，是肝硬化自然病程进展的重要标志，肝硬化腹水患者1年和5年病死率分别高达15%和44%~85%。腹水形成原因很多，包括肝源性、癌性、心源性、血管源性、肾源性、营养不良等。本诊疗方案只讨论肝源性、由肝硬化所致腹水。

腹水的防治，一直是临床工作中常见的难点和研究的热点问题。目前，西医治疗肝硬化腹水的方法主要包括限制钠、利尿、腹腔穿刺引流腹水加输注人血白蛋白、腹水浓缩回输等，但疗效往往不能令人满意。中医从整体观念和辨证论治出发，在临床疗效、缓解症状等方面有一定的优势。中医对肝硬化腹水的研究已不断深入，从病因病机、辨证论治、名家名方及中医内外治法结合等方面，突破了传统意义上对鼓胀的认识。中医药治疗肝硬化腹水贴合临床实际，具有良好的治疗效果。为促进肝硬化腹水临床诊疗的规范，提高临床中医药干预水平，结合本区域重点专科治疗经验，国家中医药管理局华东南中医肝病诊疗中心修改并制定《鼓胀病（肝硬化腹水）中医诊疗方案》，现将全文公布如下，供国内外同道参考，并冀在应用中不断完善。

一、诊断标准

（一）中医诊断

参考中华中医药学会脾胃病分会发布的《肝硬化腹水中医诊疗规范专家共识意见》（2017年）、中国中西医结合学会消化疾病专业委员会发布的《肝硬化腹水的中西医结合诊疗共识意见》（2011年）。

鼓胀（TCD编码：A04.02.15），因腹部胀大如鼓而命名。临床以腹部胀满，小便短少，常腹大如鼓，皮色苍黄，甚则腹部青筋怒张，四肢不肿或微肿为特征。多因黄疸、积聚失治，虫毒感染，酒食不节所致。情志所伤、劳欲过度常是本病诱发和加重的因素。病位在肝脾，可累及肾。其主要病机为情志所伤，肝失疏泄，脾失健运，水湿停留，日久不化，痞塞中焦，而成鼓胀；嗜酒过度、嗜食肥甘，伤及脾胃，水湿内生，气、血、水互交；虫毒内伤肝脾，脉络瘀阻，升降失常，清浊相混，渐成鼓胀。而黄疸或积聚失治，肝、脾、肾三脏俱病，气、血、水瘀于腹内结；久之气阴耗伤，生化失源，或水湿内停伤及脾肾之阳而加重病情，故本病属虚实夹杂之证。虚为肝、脾、肾亏虚，或阳气衰微，或阴血不足。实多指邪实，常气、血、水、毒互结。

（二）中医辨证

1.气滞水停证 主症：①腹大坚满，叩之如鼓；②两胁胀满或疼痛。次症：①饮食减少；②食后作胀；③嗳气不适；④小便短少。舌脉：①舌质淡红，苔白腻；②脉弦。

2.水热蕴结证 主症：①腹大坚满，脘腹胀急；②烦热，口苦，渴不欲饮。次症：①面目皮肤发黄；②小便赤涩；③大便秘结或溏垢。舌脉：①舌边尖红，苔黄腻或兼灰黑；②脉弦数。

3.水湿困脾证 主症：①腹大胀满；②脘腹痞胀，得热则舒；③周身困倦、怯懒懒动。次症：①大便溏薄；②颜面微浮，下肢浮肿；③小便短少。舌脉：①舌质白腻；②脉弦迟。

4.瘀结水留证 主症：①脘腹坚满，按之不陷而硬；②青筋怒张；③胁腹刺痛拒按。次症：①面色晦暗；②头颈胸臂等处可见红点赤缕；③唇色紫褐；④大便色黑。舌脉：①舌质紫暗或有瘀斑；②脉细涩。

5.阴虚水停证 主症：①腹大胀满；②口干而燥；③心烦失眠。次症：①面色晦滞；②唇紫；③时或鼻衄，牙龈出血；④小便短少。舌脉：①舌红绛少津，苔少或光剥；②脉弦细数。

6.阳虚水盛证 主症：①腹大胀满，形似蛙腹；②腹胀朝宽暮急；③畏寒肢冷。次症：①面色苍黄或㿠白；②肢冷浮肿；③脘闷纳呆；④小便短少不利。舌脉：①舌紫胖，苔白；②脉沉细无力。

7.鼓胀出血（变证） 主症：①骤然大量呕血，血色鲜血；②大便下血，暗红或油黑。次症：大出血之后，①汗出如油；②四肢厥冷；③呼吸微弱。舌脉：①舌红少苔；②脉数或细微欲绝。

8.鼓胀神昏（变证） 主症：①神识昏迷，烦躁不安，或静卧嗜睡，神情淡漠；②口臭便秘；③尿少。次症：①怒目狂叫；②四肢抽搐。舌脉：①舌红苔黄或舌苔厚腻；②脉弦滑数，或沉细滑，或细弱无力。

辨证要求：具备主症①+另一主症1项，次症2项，参考舌脉，即可诊断。

（三）西医诊断

参考《临床诊疗指南：消化系统疾病分册》（中华医学会编著，人民卫生出版社）、《实用内科学（第14版）》（复旦大学上海医学院编著，人民卫生出版社）及《2019年肝硬化诊治指南》《2017年肝硬化腹水及相关并发症的诊疗指南》《2012年美国肝病学会成人肝硬化腹水指南》《2010年欧洲肝病研究学会临床实践指南：肝硬化腹水、自发性腹膜炎、肝肾综合征处理》等。

1. 肝硬化诊断　肝硬化是各种慢性肝病进展至以肝脏弥漫性纤维化、假小叶形成、肝静管压力增加为特征的病理阶段,包括慢性肝脏疾病病史,肝功能减退、门脉高压的临床表现,以及实验室检查、影像学检查证据。

2. 腹水诊断

(1) 腹水的临床表现　任何病理状态下,导致腹腔内液体量增加超过200mL时,称为腹水。患者常出现腹胀、双下肢水肿、少尿等表现。查体见腹壁静脉曲张、腹部膨隆、移动性浊音阳性、下肢水肿等。腹部超声提示肝脏形态失常,边缘呈波浪形,回声增粗,分布不均;门静脉增粗,脾脏厚大;腹腔可及液性暗区。

(2) 腹水的实验室诊断　腹水外观可无色透明、浑浊、脓性、血性、乳糜样等。腹水实验室常规检查包括细胞计数、分类、白蛋白、总蛋白定量等。腹水的中性粒细胞(PMN)计数>250×10^6/L,考虑自发性腹炎(SBP)。此时,PMN比例>腹水白细胞总数50%,并发则以淋巴细胞增高为主,排除结核性腹膜炎或肿瘤。腹水原因与血清腹水白蛋白梯度(SAAG)、腹水总蛋白相关。肝硬化患者SAAG(g/L)>11,腹水总蛋白浓度(g/L)<25,如果>25应考虑炎性腹水。

(3) 肝硬化腹水分级与分型

1) 肝硬化腹水分级　一般为轻度(1级)、中度(2级)和重度(3级)。

1级(少量):只有通过超声检查才能发现的腹水,超声下腹水位于各个间隙,深度<3cm。

2级(中量):中度腹胀和对称性腹部隆起,查体移动性浊音阴/阳性;超声下腹水淹没肠管,但尚未跨过中腹,深度3~10cm。

3级(大量):腹胀明显,查体移动性浊音阳性,可有腹部膨隆甚至脐疝形成;超声下腹水占据全腹腔,中腹部被腹水填满,深度>10cm。

2) 腹水分型　根据腹水量、对利尿药物治疗应答反应、肾功能及伴随全身疾病的情况,临床上大致可将腹水分为普通型肝硬化腹水和顽固(难治)型肝硬化腹水。2014年国内学者报告了肝硬化顽固型腹水的参考诊断标准:①较大剂量利尿药物(螺内酯160mg/天、呋塞米80mg/天)治疗至少1周,或间断治疗性放腹水(4000~5000ml/次)联合白蛋白(20~40g/次/天)治疗2周,腹水无治疗应答反应。②出现难控制的利尿药物相关并发症或不良反应。

二、治疗方案

(一) 中医辨证治疗

1. 气滞水停证

治法:疏肝理气,行水散满。

代表处方:柴胡疏肝散合五苓散加减。

基本处方:柴胡、白芍、陈皮、枳壳、白术、茯苓皮、泽泻、猪苓、大腹皮、香附、薏苡仁、桂枝等。

若胸脘痞闷、腹胀明显者，加大腹皮、车前子、砂仁；兼胁下刺痛者，加莪术、延胡索、丹参。

2.水湿困脾证

治法：温中健脾，行气利水。

代表处方：五苓散合五皮饮加减。

基本处方：桂枝、生姜皮、泽泻、猪苓、白术、茯苓皮、炙甘草、厚朴、大腹皮、桑白皮、陈皮、大枣、木香、木瓜等。

若水肿甚、尿少，可加肉桂、车前子；兼胸闷咳，可加葶苈子、紫苏子、半夏等。

3.水热蕴结证

治法：清热利湿，攻下逐水。

代表处方：甘露消毒丹加清热利水药。

基本处方：茵陈、藿香、滑石、石菖蒲、苍术、茯苓皮、白术、半夏、枳实、黄芩、知母、姜黄、泽泻、车前子、陈皮、葶苈子、大枣炒二丑等。

若小便赤涩不利，加陈葫芦、通草；下肢浮肿明显者，加金钱草、赤小豆。若伴有胸腔积液，加用葶苈大枣汤；若上热下寒、寒热错杂，使用麻黄升麻汤加减：麻黄、升麻、知母、石菖蒲、桂枝、芍药、天冬、茯苓、甘草、石膏、白术、干姜。

4.瘀结水留证

治法：活血祛瘀，行气利水。

代表处方：调营饮合五苓散加减。

基本处方：柴胡、赤芍、当归、川芎、延胡索、大腹皮、陈皮、莪术、桑白皮、槟榔、茯苓皮、泽泻、茯苓皮、猪苓、泽兰等。

若兼气虚，加四君子汤或八珍汤或人参养荣丸；兼胁下癥积肿大、刺痛明显者，合鳖甲煎丸内服，加用丹参、土鳖虫；腹部胀急殊甚，可加舟车丸行气逐水，但其作用峻烈，不可过用。

5.阴虚水停证

治法：滋肾柔肝，养阴利水。

代表处方：加减复脉汤加猪苓汤加减。

基本处方：炙甘草、干地黄、白芍、麦冬、阿胶、麻仁、牡蛎、鳖甲、龟甲、猪苓、茯苓皮、泽泻、滑石等。

若骨蒸潮热者，加用青蒿、地骨皮。

6.阳虚水盛证

治法：温补脾肾，化气利水。

代表处方：实脾饮合五苓散加减。

基本处方：附子、干姜，木香、大腹皮、炙甘草、白术、猪苓、人参、赤茯苓、泽泻、桂枝、木瓜、草果等。

若偏于脾虚者，可加黄芪、山药、薏苡仁、扁豆；偏于肾虚，可加肉桂、仙茅、淫羊藿。

7.鼓胀出血（变证）

治法：清热凉血，活血止血。

代表处方：犀角地黄汤加减。

基本处方：水牛角、生地黄、芍药、牡丹皮、三七、地榆炭、血余炭、大黄炭、仙鹤草等。

若兼气随血脱证，用独参汤。

8.鼓胀神昏（变证）

治法：清心开窍。

代表处方：安宫牛黄丸等。

基本处方：人工牛黄、水牛角、麝香、珍珠、朱砂、雄黄、黄连、黄芩、栀子、郁金、冰片等。

若热痰，用紫雪丹或醒脑静注射液；若痰湿壅盛，用苏合香丸、至宝丹等。

（二）常用中成药

1.**臌症丸** 功能：利水消肿，除湿健脾。适应证：用于臌症。症见：胸腹胀满，四肢浮肿，大便秘结，小便短赤。

2.**扶正化瘀片** 功能：活血祛瘀，益精养肝。适应证：瘀血阻络，肝肾不足证者。症见：胁下痞块，胁肋疼痛，面色晦暗，或见赤缕红斑，腰膝酸软，疲倦乏力，头晕目涩，舌质暗红或有瘀斑，苔薄或微黄，脉弦细。

3.**安络化纤丸** 功能：健脾养肝，凉血活血，软坚散结。适应证：用于慢性乙型肝炎、乙肝后早、中期肝硬化，表现为肝脾两虚、瘀热互结证候者。症见：胁肋疼痛，脘腹胀满，神疲乏力，口干咽燥，纳食减少，便溏不爽，小便黄等。

4.**强肝胶囊** 功能：清热利湿，补脾养血，益气解郁。适应证：用于肝纤维化、早期肝硬化、病毒性肝炎、中毒性肝病、脂肪肝等。

5.**大黄䗪虫丸** 功能：活血破瘀，通经消癥。适应证：用于瘀血内停证。症见：瘀积日久，形体消瘦，肌肤甲错，两目暗黑，舌质紫暗，脉沉涩等。

6.**鳖甲煎丸** 功能：消痞化积，活血化瘀，疏肝解郁。症见：胁下痞块，触之硬痛，推之不移，舌暗无华，脉弦细等。

（三）中医特色疗法

1.**中药脐敷疗法** 可采用麝黄膏外敷脐部神阙穴。

麝黄膏：田螺、麝香、人工牛黄、葱白、甘遂等组成。具有芳香开窍，通络散瘀，利水退黄的功效。研究表明，该药具有保护肝细胞的作用，能够缓解血管痉挛，降低门脉压力和血小板聚集，抑制内源性血管活性物质，从而改善肝肾循环，增加肝肾血流量，起到保肝利胆、改善肝肾功能的作用，并能消退腹水、延缓肝肾综合征的发生。

操作方法：药物研末备用，用时以田螺调制成膏状，隔单层纱布外敷脐部，上用纱布覆盖固定，24小时换药1次，14天为1个疗程。

注意事项：对于少部分患者出现发泡的情况，可适当缩短敷药时间，或延长敷药间隔时间；高敏体质、常有皮肤过敏情况的患者须慎用，上消化道出血、合并肝癌及脐部8cm×8cm范围内有皮肤破损者禁用。

2.中药结肠Ⅰ号方结肠透析　每日1次。可抑制肠道血管活性物质的诱导因子（细菌内毒素）产生和吸收，排除肠道氨等有害物质，改善肾功能，防止肝肾综合征的发生。

结肠透析Ⅰ号方：大黄、槐米、金银花、煅牡蛎等组成。具有清热解毒、通腑利尿的功效，通过结肠透析可达到消减腹水的目的。适用于肝硬化、肝癌等引起的难治性腹水。

3.红外肝病治疗仪联合中药外敷法　根据病情可选用生物信息红外肝病治疗仪结合软肝外敷方，辨证选取日月、期门、足三里等穴外敷。每日1次，每次2小时，1周为1个疗程，连续1~2个疗程。

软肝外敷方：叶下珠、黄芪、白术、茯苓、丹参、桃仁、生地黄、五味子等药组成。能显著改善临床症状和体征，抗肝细胞坏死，促进肝细胞修复，使肝损害过程停止，并能延缓、阻断肝纤维化的发生与发展，适用于肝硬化的治疗。

4.耳穴疗法　常用穴：腹胀区（在肾、输尿管、膀胱、十二指肠、小肠、阑尾、大肠穴之间的一片区域）、肝、脾、肾、角窝中、交感、内分泌、三焦、胆等。一般采用常规消毒后，用胶布将王不留行固定于耳穴上，每天按5~7遍，每次每穴按压15~20次。每次贴压单侧耳穴，3天/次，两侧交替使用。换贴10次为1个疗程。

5.针刺疗法　辨证选穴：气滞水停证，选取章门、肝俞、脾俞、胃俞、水分等；湿热蕴结证，选取脾俞、胃俞、胆俞、中脘、阴陵泉等；肝脾血瘀证，选取期门、章门、石门、三阴交等；气虚血瘀证，选取脾俞、肾俞、足三里、期门、章门、石门、三阴交等；肝肾阴虚证，选取肝俞、行间、肾俞、涌泉等；脾肾阳虚证，选取脾俞、三阴交、肾俞、膀胱俞、阴陵泉等。均以毫针刺，平补平泻。每日1次，10次一疗程。

（四）中西医结合介入治疗变证

1.中药白及乳剂经皮经肝食管胃底静脉曲张栓塞术　采用白及乳剂作为介入性栓塞术的栓塞剂（白及乳剂：由白及粉、凝血酶和造影剂组成）。适用于肝硬化食管胃底静脉曲张患者。能充分利用白及的黏合作用和强大的永久性、中心性血管栓塞作用，克服了许多液态栓塞剂可透X线、不易监视操作的缺点；同时，白及乳剂有抑制革兰阳性菌的作用，可减少被栓塞器官的感染。

2.经皮门静脉导管留置中药灌注术　适用于肝硬化食管胃底静脉曲张。先经导管注入白及乳剂填塞曲张静脉。保留导管于门静脉主干，导管体外端连接化疗药盒，并埋植于皮下，待切口愈合后，静脉输液针穿刺药盒，行门静脉区域性中药丹参、川芎、黄芪等灌注治疗，直接针对肝脏给药。可降低门静脉压力，改善肝功能，提高药物疗效。

（五）西医治疗

参考《2019年肝硬化诊治指南》《2017年肝硬化腹水及相关并发症的诊疗指南》等。1级腹水和轻度2级腹水可门诊治疗，重度2级腹水或3级腹水需住院治疗。

一线治疗包括：限制盐的摄入（4~6g/天），合理应用螺内酯、呋塞米等利尿剂。

二线治疗包括：合理应用缩血管活性药物和其他利尿剂，如特利加压素、盐酸米多君及托伐普坦；腹腔穿刺大量放腹水及补充人血白蛋白；经颈静脉肝内门体分流术等。

三线治疗包括：肝移植、腹水浓缩回输、肾脏替代治疗等。

1.肝硬化腹水复发及顽固型腹水治疗 呋塞米联合螺内酯，需按1：2比例。呋塞米推荐起始剂量20~40mg/天，3~5天可递增20~40mg，呋塞米常规用量上限为80mg/天，每日最大剂量可达160mg，当常规利尿药物（呋塞米40mg/天，螺内酯80mg/天）治疗应答差者，可应用托伐普坦。对于肝硬化腹水和/或伴低钠血症患者，可以使用托伐普坦，开始一般15mg/天，根据服药后8小时、24小时的血钠浓度与尿量调整剂量，最大剂量60mg/天，最低剂量3.75mg/天，一般连续应用不超过30天。对于治疗后发生循环功能障碍（PICD）可以使用特利加压素，可在大量腹腔放液后给予特利加压素（6~12mg/天）联合人血白蛋白（1g/kg/天）可以有效预防大量放腹水后循环功能障碍及肝肾综合征（HRS）。用法：1~2mg/次，每12小时静脉缓慢推注（至少15分钟）或持续静脉滴注，有治疗应答反应则持续应用5~7天；停药后病情反复，可再重复同样剂量。

2.自发性细菌性腹膜炎（SBP） 经验性治疗可根据病情常用莫西沙星、哌拉西林/他唑巴坦，以及碳青霉素类，也可配合抗厌氧菌的药物。另外，非吸收抗菌药物利福昔明也推荐使用。

3.肝肾综合征（HRS） HRS是严重肝病患者病程后期出现的功能性肾衰竭，肾脏无明显器质性病变，是以肾功能损伤、血流动力学改变和内源性血管活性物质明显异常为特征的一种综合征。肝硬化腹水患者合并急性肾功能衰竭，即出现GFR急性显著下降，SCr大于1.5mg/dl（133μmol/L）可诊断AKI，排除其他引起AKI的病因，结合肾脏无明显器质性病变等可做出HRS的诊断。目前主要有血管升压素及其类似物（特利加压素）、α–肾上腺素受体激动剂（米多君和去甲肾上腺素）和生长抑素类似物（奥曲肽）等。

（六）中医护理调摄

1.心理护理 加强宣教，保持乐观心态，减少焦虑及情绪波动；嘱家属关心患者，提供安静舒适的生活环境。

2.饮食护理 清淡、易消化、优质蛋白、丰富维生素、软食。禁食煎炸、刺激性食品。

（1）合理限盐补钠和限盐，一直是肝硬化腹水治疗中争论的问题。限盐是指饮食中钠摄入80~120mmol/天（4~6g/天）。但长期限钠会导致患者食欲下降及低钠血症，加重营养不良。

（2）肝硬化患者每天摄入热量应在2000卡以上，以补充碳水化合物为主，肝硬化低蛋白血症时应补充优质蛋白质及维生素，蛋白质1~1.2g/kg/天，明显肝性脑病时蛋白应限制在0.5g/kg/天内。注意失代偿肝硬化患者可以夜间加餐用，如酸奶类蛋白质，多数患者血清白蛋白水平和氮平衡可恢复正常。

3.起居护理 保障睡眠，注意保暖，适度活动。

4.腹水护理

（1）腹部压力较高者，起卧轻柔，避免疝气。

（2）大量放腹水时可考虑应用腹带。

（3）每日测体重、腹围、出入量，并记录。

（4）注意皮肤的清洁护理。

三、疗效评价

（一）评价标准

1.综合疗效 参考中华中医药学会脾胃病分会发布《2017年肝硬化腹水中医诊疗规范专家共识意见》。

（1）临床缓解：腹水及肢体水肿完全消退，B超检查阴性；主要症状消失，每日尿量1800ml以上，体重、腹围恢复至腹水出现前水平；并能稳定三个月及以上。

（2）显效：腹水及肢体水肿大部分消退，B超检查腹水减少≥50%；症状明显改善，腹胀明显减轻，每日尿量1000ml以上，体重减轻2kg以上，或腹围缩小>5cm。

（3）有效：腹水及肢体水肿有所消退，B超检查腹水消退1级；症状与腹胀有改善，24小时尿量1200ml以上。

（4）无效：腹水、体重、腹围、症状无改善或加重者。

2.中医证候疗效 参照《中药新药临床研究指导原则》和《脾胃病症状量化标准共识意见》的疗效评定标准，采用尼莫地平法计算。所有症状都分为无、轻、中、重四级，在主症分别记0、2、4、6分，在次症则分别记0、1、2、3分。对于舌脉则分为正常和非正常两级，在主症分别记0、2分，在次症分别记0、1分。证候疗效判定标准的计算方法，疗效指数（%）=［（治疗前积分－治疗后积分）÷治疗前积分］×100%。

（1）临床缓解：用药前、服药后，症状和体征明显改善（疗效指数≥95%）。

（2）显效：服药后，症状和体征明显改善（70%≤疗效指数<95%）。

（3）有效：服药后，症状和体征有改善（30%≤疗效指数<70%）。

（4）无效：服药后，症状和体征无明显减轻或加重者（疗效指数<30%）。

3.对患者肝功能评价可采用Child-Pugh评分 Child-Pugh评分反映了肝功能储备状态，分级越高，代表病情越重，预后不良。肝硬化患者的预后、病死率及远期疗效都与肝脏储备功能密切相关，因此对患者肝功能进行评估非常重要。Child-Pugh肝功能分级方案见表3-3-1。

表3-3-1 Child-Pugh肝功能分级方案

指标	异常程度的分数		
	1	2	3
肝性脑病	无	1~2期	3~4期
腹水	无	轻	中等及以上
胆红素（μmol/L）	<34.2	34.21~51.3	>51.3
白蛋白（g/L）	>35	28~34	<28
凝血酶原时间（延长秒数）	<4	4~6	>6

注：5~6分属A级，7~9分属B级，10~15分属C级。

（1）临床缓解：Child-Pugh评分达到A级以上。

（2）显效：Child-Pugh评分未达A级，较治疗前下降2分以上。

（3）有效：Child-Pugh评分较治疗前下降1~2分。

（4）无效：Child-Pugh评分较治疗前无下降。

4.对患者预后评价可采用MELD评分 终末期肝病模型（MELD）对终末期肝病短、中期死亡率的预测简单有效。MELD分级在终末期肝病中已得到广泛应用。MELD评分采用血清总胆红素、肌酐、PT的国际化标准率以及肝病原发病因作为参数，通过以下数学公式计算：MELD分值 $=9.6 \times \ln Cr(mg/dl) + 3.8 \times \ln TBil(mg/dl) + 11.2 \times \ln INR + 6.4 \times$ 病因（病因：淤胆性或酒精性为0，其他为1），结果取整数。

该评分系统不但参数客观，而且把肾功能作为肝病患者预后的一个独立影响因素，是许多其他模型没有的，它比较恰当地反映了肝硬化腹水患者的凝血机制障碍、高胆红素血症、肾功能衰竭等病理生理变化，可以用于预测肝硬化腹水患者的转归。得分越高者，短期死亡的可能性越大。

5.生存质量评分采用健康状况调查问卷（SF-36） 该量表涵盖了健康相关生命质量的8个方面：生理功能（PF）、生理职能（RP）、躯体疼痛（BP）、总体健康（GH）、活力（VT）、社会功能（SF）、情感职能（RE）、精神健康（MH），准确性、可信度和反应度良好。

6.其他 应用彩色超声或CT测定腹水变化。

（二）评价方法

1.主要症状及体征的评价方法

（1）通过四诊对主要症状的改善或加重程度进行评价。

（2）通过体重和腹围的测量对腹水的改善或加重程度进行评价。

（3）通过Child-Pugh评分对患者肝功能进行评价。

（4）通过MELD评分对患者预后进行评价。

（5）通过健康状况调查问卷（SF-36）对生存质量进行评价。

2.理化检查指标的评价方法

（1）通过B超和/或上腹部影像学检查（CT、MRI平扫或增强）对肝脾形态学及腹水改变情况进行疗效评价。

（2）通过生化检查（如肝功能、凝血功能等）对肝脏功能进行疗效评价。

参考文献

［1］张声生，王宪波，江宇泳.肝硬化腹水中医诊疗专家共识意见（2017）［J］.临床肝胆病杂志，2017，33（9）：1621-1626.

［2］Biecker E.Diagnosis and therapy of ascites in liver cirrhosis［J］.World J Gastroenterol，2011，17（10）：1237.

［3］徐小元，丁惠国，李文刚，等.肝硬化腹水及相关并发症的诊疗指南［J］.临床肝胆病杂志，2017，33（10）：1847-1863.

［4］刘成海，姚树坤.肝硬化腹水的中西医结合诊疗共识意见［J］.中国中西医结合杂志，2011，31（9）：1171-1174.

［5］徐小元，丁惠国，李文刚，等.肝硬化诊治指南［J］.实用肝脏病杂志，2019，22（6）：770-786.

［6］李芳丽，李全香，李汾香.健脾利水方超声波透入治疗在肝硬化腹水中的应用［J］.光明中医，2018，33（21）：3227-3229.

［7］于佳淼.耳穴贴压联合敷脐治疗护理法治疗肝硬化腹腔积液患者的效果［J］.中国医药指南，2021，19（24）：135-136.

［8］杨福龙，章浩军，郭永健.大黄粉与白及粉治疗急性上消化道出血疗效观察［J］.现代中西医结合杂志，2007（9）：1215-1216

［9］邢枫，张雅丽.中医护理肝硬化腹水研究进展［J］.河南中医，2021，41（4）：641-644.

［10］申晶晶，王小平，王建园.减轻心理应激干预联合强化健康教育在肝硬化腹水患者中的应用［J］.齐鲁护理杂志，2021，27（17）：18-21.

第二节　鼓胀（肝硬化失代偿期）中医临床路径

路径说明：本路径适合于西医诊断肝硬化失代偿腹水（2~3级）的住院患者。

一、鼓胀（肝硬化失代偿期）中医临床路径标准住院流程

（一）适用对象

1.**中医诊断** 第一诊断为鼓胀病（TCD编码：A04.02.15）。

2.**西医诊断** 第一诊断为肝硬化腹水（2~3级）（ICD-10编码：K74.607）。

（二）诊断依据

1.疾病诊断

（1）中医诊断标准：参考中华中医药学会脾胃病分会发布《肝硬化腹水中医诊疗规范专家共识意见（2017年）》、中国中西医结合学会消化疾病专业委员会发布《肝硬化腹水的中西医结合诊疗共识意见（2011年）》。

（2）西医诊断标准：参考《临床诊疗指南：消化系统疾病分册》（中华医学会编著，人民卫生出版社）、《实用内科学（第14版）》（复旦大学上海医学院编著，人民卫生出版社）及《2019年肝硬化诊治指南》《2017年肝硬化腹水及相关并发症的诊疗指南》《2012年美国肝病学会成人肝硬化腹水指南》《2010年欧洲肝病研究学会临床实践指南：肝硬化腹水、自发性腹膜炎、肝肾综合征处理》等。

2.证候诊断 参考国家中医药管理局印发的《鼓胀病（肝硬化腹水）中医诊疗方案（2017年版）》。

鼓胀病（肝硬化腹水）临床常见证候：气滞水停证、水湿困脾证、水热蕴结证、瘀结不留证、阴虚水停证、阳虚水盛证、鼓胀（变证）出血、鼓胀（变证）神昏。

（三）治疗方案的选择

参考国家中医药管理局印发的《鼓胀病（肝硬化腹水）中医诊疗方案（2017年版）》。

（1）诊断明确，第一诊断为鼓胀病（肝硬化腹水）。

（2）患者适合并接受中医治疗。

（四）标准治疗时间

≤28天。

（五）进入路径标准

（1）第一诊断必须符合鼓胀病（肝硬化腹水）的患者。

（2）慢性酒精中毒、病毒性肝炎、非酒精性脂肪性肝炎、化学毒物或药物损伤、长期胆汁淤积以及隐源性等引起或演变的肝硬化腹水，分级属于（2~3级）者，进入本路径。

（3）其他原因，如腹膜疾病、肾脏疾病、心脏疾病、营养障碍疾病及其他疾病（如腹腔恶性淋巴瘤、甲状腺功能减退、胰腺疾病等）所引起的腹腔积液患者，不进入本路径。

（4）患者同时具有其他疾病，但在住院期间不需特殊处理也不影响第一诊断的临床路径流程实施时，可以进入路径。

（六）中医证候学观察

四诊合参，收集该病种不同证候的主症、次症、舌脉等特点。注意证候的动态变化。

（七）入院检查项目

1.必需的检查项目

（1）血常规+血型、尿常规、便常规+潜血。

（2）肝功能、肾功能、电解质、血糖、凝血功能、血肿瘤标志物甲胎蛋白（AFP）、乙肝两对半、丙肝抗体。

（3）肝胆脾超声、心电图、胸部X线片。

2.可选择的检查项目 根据病情需要而定，如血氨、HBV-DNA或HCV-RNA定量、肝胆脾CT或MRI平扫+增强等；根据病情需要可行腹腔穿刺术，对腹水量不大或肥胖患者行超声腹水定位，并选择腹水常规、生化、腹水细胞培养及病理检查等。

（八）腹腔穿刺术

1.适应证 新发腹水者；原有腹水迅速增加原因未明者；疑似并发自发性腹膜炎者；腹水对药物治疗效果欠佳者。

2.术前准备 除外合并凝血功能严重下降者。

3.麻醉方式 局部麻醉。

4.术后处理 观察病情变化，必要时补充白蛋白（大量放腹水时，应于术后补充白蛋白，按每升腹水补充8~10g白蛋白计算）。

（九）治疗方法

1.辨证选择口服中药汤剂或中成药

（1）气滞水停证：疏肝理气，行水散满。

（2）水湿困脾证：温中健脾，行气利水。

（3）水热蕴结证：清热利湿，攻下逐水。

（4）瘀结不留证：活血祛瘀，行气利水。

（5）阴虚水停证：滋肾柔肝，养阴利水。

（6）阳虚水盛证：温补脾肾，化气利水。

（7）鼓胀（变证）出血：清热凉血，活血止血。

（8）鼓胀（变证）神昏：清心开窍。

2.中医特色疗法

（1）针刺疗法。

（2）中药脐敷疗法。

（3）中药结肠透析治疗。

（4）肝病治疗仪结合中药外敷。

（5）耳穴疗法。

（6）超声波治疗。

3. 中西医结合介入治疗

4. 护理调摄

（十）出院标准

（1）患者病情相对稳定，一般情况良好，腹胀症状缓解。

（2）腹围减小，B超示腹水减少。

（3）无严重电解质紊乱。

（十一）变异及原因分析

（1）病情加重，需要延长住院时间，增加住院费用。

（2）合并有心脑血管疾病、呼吸道疾病、内分泌疾病等其他系统疾病者，住院期间病情加重，需要特殊处理，导致住院时间延长、费用增加或转入相应路径，或退出本路径。

（3）出现肝性脑病、消化道出血、自发性腹膜炎、肝肾综合征、肝性胸腔积液、慢性重型肝炎等并发症者，退出本路径或转入相应路径。

（4）因患者及其家属意愿而影响本路径的执行，退出本路径。

二、鼓胀（肝硬化失代偿期）中医临床路径标准住院表单

适用对象：第一诊断为鼓胀（肝硬化失代偿期，腹水2~3级）（TCD编码：A04.02.15；ICD-10编码：K74.607）的患者。

患者姓名：　　　性别：　　　年龄：　　　　住院号：
住院日期：　　年　月　日　　出院日期：　　　年　月　日
标准住院日≤28天　　　　实际住院日：　天

时间	___年__月__日 （第1天）	___年__月__日 （第2~3天）
主要诊疗工作	□询问病史、体格检查 □下达医嘱、开出各项检查单 □采集中医四诊信息 □进行初步中医证候判断 □完成首次病程记录及入院记录 □制定初步的中医治疗方案 □与患者或家属沟通，交代病情及注意事项 □密切观察、防治并发症，必要时监护	□实施和汇总各项实验室检查和影像学检查 □完成三级医师查房，明确辨证分型、中医诊断，给出治疗方药 □明确中医诊疗计划，确定是否应用外治法 □评估严重并发症的危险性，确定干预措施 □完成上级医师查房记录，完善鉴别诊断 □向患者及家属交代病情，并签署病情知情书及特殊检查知情同意书

重点医嘱	长期医嘱 □内科护理常规 □分级护理 □低盐饮食 □记24小时出入量 □测体重或腹围1次/日 □中医辨证 □中药汤剂、中成药 □其他中医疗法 □西药治疗 □病因治疗（□抗病毒　□戒酒　□其他＿＿） □利尿剂 □人血白蛋白（必要时） □保肝治疗（必要时） 临时医嘱 □完善入院检查 □血常规+血型 □尿常规 □便常规+潜血 □凝血功能 □肝功能、肾功能、电解质、血糖 □乙肝两对半、丙肝抗体 □血AFP □心电图 □胸部X线片 □肝胆脾B超 其他检查 □腹腔穿刺放腹水（必要时）	长期医嘱 □内科护理常规 □分级护理 □低盐饮食 □记24小时出入量 □测体重或腹围1次/日 □中医辨证 □中药汤剂 □中成药 □其他中医疗法 □西医治疗 □病因治疗（□抗病毒　□戒酒　□其他＿＿） □利尿剂（□原剂量　□剂量增加） □剂量减少） □人血白蛋白（□原剂量　□剂量增加） □剂量减少） □保肝治疗（□原剂量　□剂量增加） □剂量减少） 临时医嘱 □完善入院检查 □腹腔穿刺术及相关检查（必要时） □腹腔穿刺放腹水（必要时） □对症处理
主要护理工作	□按入院流程做入院介绍 □入院中医健康教育 □介绍入院各项检查前注意事项 □按照医嘱执行诊疗辨证护理措施，完成护理记录 □记录入院时患者体重、腹围、意识状态、询问和观察大便颜色 □按照初步中医辨证分型制定辨证护理方案 □按照初步中医辨证分型向患者提供膳食和肝病养生建议 □静脉抽血	□基本生活和心理护理 □完成各项入院检查的护理操作 □根据医嘱执行腹腔穿刺术术前准备 □腹腔穿刺术前和术后监测患者病情变化：神志、血压、心率；观察腹腔穿刺术后并发症 □向患者交代口服中药和外用中药的正确方法及注意事项 □执行医嘱，依据三级医师查房确定的诊疗措施调整辨证施护
病情变异记录	□无　□有，原因： 1. 2.	□无　□有，原因： 1. 2.
责任护士签名		
医师签名		

时间	___年__月__日 （第4~7天）	___年__月__日 （第8~14天）	___年__月__日 （第15~20天）
主要诊疗工作	□上级医师查房与诊疗评估，根据病情调整治疗方案（如会诊、加用抗感染治疗等） □完成上级医师查房记录 □采集中医四诊信息 □进行中医证候判断 □防治并发症 □治疗效果、危险性和预后评估	□上级医师查房与诊疗评估，根据病情调整治疗方案（如会诊、加用抗感染治疗等） □完成上级医师查房记录 □采集中医四诊信息 □进行中医证候判断 □防治并发症 □治疗效果、危险性和预后评估	□上级医师查房与诊疗评估，根据病情调整治疗方案（如会诊、加用抗感染治疗等） □完成上级医师查房记录 □采集中医四诊信息 □进行中医证候判断 □防治并发症 □治疗效果、危险性和预后评估
重点医嘱	长期医嘱 □内科护理常规 □分级护理 □低盐饮食 □记24小时出入量 □测体重或腹围1次/日 □中医辨证 □中药汤剂、中成药 □其他中医疗法 □西医治疗 □病因治疗（□抗病毒　□戒酒　□其他____） □利尿剂（□原剂量　□剂量增加　□剂量减少） □人血白蛋白（□原剂量　□剂量增加　□剂量减少） □保肝治疗（□原剂量　□剂量增加□剂量减少） 临时医嘱 □根据病情需要下达 □复查异常指标 □对症处理 □腹腔穿刺放腹水（必要时）	长期医嘱 □内科护理常规 □分级护理 □低盐饮食 □记24小时出入量 □测体重或腹围1次/日 □中医辨证 □中药汤剂、中成药 □其他中医疗法 □西医治疗 □病因治疗（□抗病毒□戒酒　□其他____） □利尿剂（□原剂量　□剂量增加　□剂量减少） □人血白蛋白（□原剂量　□剂量增加　□剂量减少） □保肝治疗（□原剂量　□剂量增加　□剂量减少） 临时医嘱 □根据病情需要下达 □复查异常指标 □对症处理 □腹腔穿刺放腹水（必要时）	长期医嘱 □内科护理常规 □分级护理 □低盐饮食 □记24小时出入量 □测体重或腹围1次/日 □中医辨证 □中药汤剂、中成药 □其他中医疗法 □西医治疗 □病因治疗（□抗病毒□戒酒　□其他____） □利尿剂（□原剂量　□剂量增加　□剂量减少） □人血白蛋白（□原剂量　□剂量增加　□剂量减少） □保肝治疗（□原剂量　□剂量增加　□剂量减少） 临时医嘱 □根据病情需要下达 □复查异常指标 □对症处理 □腹腔穿刺放腹水（必要时）
主要护理工作	□基本生活和心理护理 □监督患者测体重和腹围 □正确执行医嘱	□配合治疗 □生活与心理护理 □根据患者病情指导患者的康复 □配合康复 □配合健康宣教	□配合治疗 □生活与心理护理 □根据患者病情指导患者的康复 □配合康复 □配合健康宣教
病情变异记录	□无　□有，原因： 1. 2.	□无　□有，原因： 1. 2.	□无　□有，原因： 1. 2.
责任护士签名			
医师签名			

日期	___年__月__日 （住院第21~27天）	___年__月__日 （住院第28天，出院日）
主要 诊疗 工作	□上级医师查房与诊疗评估，明确出院时间 □完成上级医师查房记录 □采集中医四诊信息 □进行中医证候判断 □中医养生康复指导 □并发症危险因素评估 □确定并发症个体化预防方案 □中医疗效评估、预后判断和出院评估 □健康宣教	□形成养生康复和并发症预防方案，将"出院总结"交给患者 □指导出院后养生康复 □交代出院注意事项、复查日期 □开具出院诊断书 □完成出院记录 □通知出院 □若患者不能出院，病程记录中说明原因和继续治疗的方案
重点 医嘱	长期医嘱 □内科护理常规 □分级护理 □低盐饮食 □记24小时出入量 □测体重或腹围1次/日 □中医辨证 □中药汤剂、中成药 □其他中医疗法 □西医治疗 □病因治疗（□抗病毒　□戒酒　□其他____） □利尿剂（□原剂量　□剂量增加　□剂量减少） □人血白蛋白（□原剂量　□剂量增加　□剂量减少） □保肝治疗（□原剂量　□剂量增加　□剂量减少） 临时医嘱 □根据病情需要下达 □复查异常指标 □对症处理 □腹腔穿刺放腹水（必要时）	出院医嘱 □出院带药 □门诊随诊
主要 护理 工作	□配合治疗 □生活与心理护理 □根据患者病情指导患者的康复 □配合康复 □配合健康宣教	长期医嘱 □停止所有长期医嘱、临时医嘱 □开具出院医嘱 □出院带药
病情 变异 记录	□无　□有，原因： 1. 2.	□无　□有，原因： 1. 2.
责任 护士 签名		
医师 签名		

第四章　肝癌中医诊疗方案及临床路径

第一节　肝癌中医诊疗方案

原发性肝癌简称为肝癌，主要包括肝细胞癌（HCC）、肝内胆管细胞癌（ICC）及混合型3种不同病理学类型。三者在发病机制、生物学行为、组织学形态、治疗方法以及预后等方面差异较大，其中HCC占85%~90%。根据国际癌症研究中心（IARC）发布的GLOBOCAN 2020报告，全球肝癌新发病例90万，其中我国肝癌新增病例41万，占全球病例的45.27%；全球肝癌死亡病例83万，其中我国肝癌死亡人数31.9万，占全球病例的47.12%。目前，肝癌是我国第4位常见恶性肿瘤及第2位肿瘤致死病因，严重威胁我国人民的生命和健康。各种原因导致的肝硬化是HCC发生过程中最重要的环节，85%~95%的HCC具有肝硬化背景，其中乙型肝炎病毒（HBV）相关肝硬化患者肝癌年发生率为3%~6%，是我国肝癌的首要病因，丙型肝炎病毒（HCV）肝硬化年肝癌发生率为2%~4%。近年来，肝癌的外科治疗、介入治疗、放射治疗、分子靶向药及免疫治疗等均取得了显著的进步，但目前我国肝癌患者5年总体生存率仍不足15%。中医从整体观念和辨证论治出发，在一定程度上可以改善肝癌患者临床症状、控制肿瘤进展、减轻手术及放化疗后不良反应、降低肿瘤复发率等。从病因病机、辨证论治、名家名方及中医内外治法结合等方面，中医对原发性肝癌的研究已不断深入，中医药治疗原发性肝癌切合临床实际，具有良好的治疗效果。为促进原发性肝癌临床诊疗规范化，提高临床中医药干预水平，结合本区域重点专科治疗经验，国家中医药管理局华东南中医肝病诊疗中心修改并制定《肝癌（原发性肝癌）中医诊疗方案》。

一、诊断标准

（一）中医诊断

参考国家中医药管理局、国家卫生健康委员会《中医临床诊疗术语 第1部分：疾病（2020年）》关于疾病归档分类。肝癌（TCD编码：A16.03.22）指继发于肝积、肝着等病之后，因家族遗传，或常食霉变食物、其他有害毒物伤肝，气血痰毒瘀结所致，临床以肝脏发生占位性病变，触之坚硬或表面凹凸不平，影像学、组织学检查结果阳性，伴有右胁痛、呕恶、腹胀，渐现黄疸、消瘦等为特征的肝系癌病。肝癌的中医病因病机方面，多数学者认为，其内因主要责之于正气虚损，导致脏腑（肝、脾、肾为主）功能失调，促进癌毒内生，引发气滞血瘀、络脉闭阻；外因责之于饮食、情志、外邪等因素；内外相合，从而导致积块的发生。其病位在肝，因肝与胆相表里，肝与脾有密切的五行生克制化关系，肝与肾同源，故肝癌与胆、脾、肾密切相关。其病性早期以气滞、血瘀、湿热等邪实为主，日久则兼有气血亏虚、肝肾阴虚、脾肾阳虚，终至阴阳两虚。病理特点为本虚标实，虚实夹杂，正虚为本，兼有湿、热、浊、毒、瘀。肝癌病机演变复杂，核心关键是"虚、毒、瘀、积"，其相互作用、互为因果，贯穿于肝癌病程的始终。

（二）中医辨证

根据患者临床表现，在西医学治疗背景下，结合《中药新药临床研究指导原则》、中华中医药学会2008年发布的《肿瘤中医诊疗指南》及《恶性肿瘤中医诊疗指南（2014年版）》，肝癌（原发性肝癌）可分为以下证型：

1.肝气郁结证 主症：①胁肋胀痛，痛无定处；②平素易抑郁或躁怒。次症：①脘腹胀满；②纳呆食少。舌脉：①舌质淡红，苔薄白；②脉弦。

2.气滞血瘀证 主症：①胸胁胀满走窜疼痛明显；②胁肋部刺痛、痛处不移；③情志抑郁或易怒，善太息；④面色晦暗。次症：①纳呆食少；②脘闷嗳气；③口唇紫暗或爪甲紫暗；④大便溏结不调。舌脉：①舌质紫暗，有瘀斑、瘀点，苔薄白；②脉弦或涩。

3.肝郁脾虚证 主症：①上腹肿块，胀闷不适；②情绪抑郁或急躁易怒，善太息；③倦怠短气；④便溏不爽。次症：①食少纳呆；②胃脘胀满，进食后甚；③肠鸣矢气，腹痛即泻、泻后痛减。舌脉：①舌质胖、舌苔白或腻；②脉弦或细。

4.湿热毒蕴证 主症：①胁肋胀痛灼热；②发热汗出；③心烦易怒，口苦或口臭。次症：①纳呆呕恶，厌油腻；②烦渴不欲饮；③大便黏腻；④小便黄赤。舌脉：①舌质红、舌苔白腻或黄腻；②脉弦滑或滑数。

5.肝肾阴虚证 主症：①胁肋隐痛不适；②五心烦热或低热，盗汗；③腰膝酸软。次症：①口干咽燥；②健忘，多梦；③头晕目眩耳鸣。舌脉：①舌红少苔，或光剥有裂纹；②脉细数或沉细或细涩。

6.阳虚夹瘀证 主症：①胁下疼痛，固定不移，喜温喜按；②畏寒怕冷，疲乏无力。次症：①面色苍黄或㿠白；②小便清长，夜尿频数；③大便稀溏。舌脉：①舌质淡胖而暗，有瘀斑瘀点或瘀条，苔润；②脉沉细或细涩。

辨证要求：具备主症①+另一主症1项，次症2项，参考舌脉，即可诊断。

（三）西医诊断

1.临床诊断 原发性肝癌的病理组织学和/或细胞学诊断是诊断金标准。由于多种原因，实体瘤中原发性肝癌具有临床诊断标准，并且得到国内外的指南和共识的认可。参考国家卫生健康委员会医政医管局制定的《原发性肝癌诊疗规范（2022年版）》。结合肝癌发生的高危因素、影像学特征以及血清学分子标志物，即可对肝癌做出临床诊断，其临床诊断标准如下。

（1）有乙型病毒性肝炎或丙型病毒性肝炎，或有任何原因引起肝硬化者，至少每隔6个月进行1次超声及血清甲胎蛋白（AFP）检测。发现肝内直径≤2cm结节，动态增强MRI、动态增强CT、超声造影或肝细胞特异性对比剂Gd-EOB-DTPA增强MRI 4项检查中，至少有2项显示动脉期病灶明显强化、门静脉期和（或）平衡期肝内病灶强化低于肝实质，即"快进快出"的肝癌典型特征，则可做出肝癌的临床诊断；对于发现肝内直径>2cm结节，则上述4种影像学检查中只要有1项典型的肝癌特征，即可临床诊断为肝癌。

（2）有乙型病毒性肝炎或丙型病毒性肝炎，或有任何原因引起肝硬化者，随访发现肝内直径≤2cm结节，若上述4种影像学检查中无或只有1项检查有典型的肝癌特征，可进行肝病灶穿刺活检或每2~3个月的影像学检查随访，并结合血清AFP水平以明确诊断；对于发现肝内直径>2cm的结节，上述4种影像学检查无典型的肝癌特征，则需进行肝病灶穿刺活检以明确诊断。

（3）有乙型病毒性肝炎或丙型病毒性肝炎，或有任何原因引起肝硬化者，如血清AFP升高，特别是持续升高，应进行影像学检查以明确肝癌诊断；如未发现肝内结节，在排除妊娠、慢性或活动性肝病、生殖腺胚胎源性肿瘤以及消化道肿瘤的前提下，应密切随访血清AFP水平以及每隔2~3个月进行1次影像学复查。

2.临床分期 肝癌的临床分期对于预后评估、合理治疗方案的选择至关重要，国际上以巴塞罗那肝癌分级（BCLC）最为常用。我国结合自己的具体国情及实践积累，依据患者一般情况、肝肿瘤情况及肝功能情况，已于2018年建立了中国肝癌的分期方案（CNLC），包括CNLC Ⅰa期、Ⅰb期、Ⅱa期、Ⅱb期、Ⅲa期、Ⅲb期、Ⅳ期，具体如下。

CNLC Ⅰa期：体力活动状态（PS）评分0~2分，肝功能Child-Pugh A/B级，单个肿瘤、直径≤5cm，无血管侵犯和肝外转移。

CNLC Ⅰb期：PS 0~2分，肝功能Child-Pugh A/B级，单个肿瘤、直径>5cm，或2~3个肿瘤、最大直径≤3cm，无血管侵犯和肝外转移。

CNLC Ⅱa期：PS 0~2分，肝功能Child-Pugh A/B级，2~3个肿瘤、最大直径>3cm，无血管侵犯和肝外转移。

CNLC Ⅱb期：PS 0~2分，肝功能Child-Pugh A/B级，肿瘤数目≥4个、肿瘤直径不论，无血管侵犯和肝外转移。

CNLC Ⅲa期：PS 0~2分，肝功能Child-Pugh A/B级，肿瘤情况不论、有血管侵犯而无肝外转移。

CNLC Ⅲb期：PS 0~2分，肝功能Child-Pugh A/B级，肿瘤情况不论、血管侵犯不论、有肝外转移。

CNLC Ⅳ期：PS 3~4分，或肝功能Child-Pugh C级，肿瘤情况不论、血管侵犯不论、肝外转移不论。

二、治疗方案

肝癌患者在不同时期呈现的中医病机特点不同，早期的肝癌患者以邪气实为主；中期表现为邪实正虚；晚期以正气虚为特点。因此，"扶正"与"祛邪"相结合是中医辨治肝癌的重要治疗原则，应当根据不同临床分期的肝癌患者进行"分期论治"，早期以攻邪为主，兼以补虚；中期以攻补兼施为法；晚期以补虚扶正为要。为追求最大程度上根除肿瘤、抑制肿瘤进展、延长生存时间，不同时期的肝癌患者可接受包括肝移植、外科手术、消融、TACE、靶向治疗、放化疗及免疫治疗在内的西医治疗方案。

（一）中医辨证治疗

1.早期肝癌辨证论治 适用人群：中国肝癌临床分期属于CNLC Ia期、Ib期、IIa期，具有根治性治疗机会的患者，积极选择根治性手段包括肝移植、手术切除、消融等，手术前后积极联合中医辨证施治。治疗目的：以西医手术根治，"祛邪"为主，兼顾中医辅助或同步"祛邪"，可抑制肿瘤、减轻术后不良反应、减少肿瘤复发、提高其临床疗效。

（1）肝气郁结证

治法：疏肝解郁，理气和胃。

代表处方：柴胡疏肝散加减。

基本处方：柴胡、枳壳、白芍、炙甘草、川芎、香附、陈皮等。

胁痛者，加川楝子、乳香、没药等止痛。

（2）湿热毒蕴证

治法：清热利湿，解毒化瘀。

代表处方：茵陈蒿汤合五苓散加减。

基本处方：茵陈、栀子、大黄、茯苓、炒白术、泽泻、猪苓、桂枝、白花蛇舌草、半枝莲、炙黄芪、当归、丹参、郁金、炙甘草等。

若大便秘结，加生大黄、火麻仁泄热通便。

（3）气滞血瘀证

治法：行气活血，化瘀散结。

代表处方：①血府逐瘀汤加减。②温经汤合桂枝茯苓丸加减。

基本处方：①血府逐瘀汤加减：桃仁、红花、生地黄、当归、赤芍、柴胡、枳壳、牛膝、川芎、桔梗、甘草等。②温经汤合桂枝茯苓丸加减：桃仁、川芎、当归、桂枝、炒白芍、茯苓、法半夏、吴茱萸、牡丹皮、阿胶（烊化）、麦冬、生姜、三七粉（冲服）、鳖甲（先煎）、炙甘草等。

胁痛甚者，加制香附、川楝子、延胡索、五灵脂等，以加强行气活血止痛作用；胁肋下有积块者，酌加三棱、莪术、土鳖虫，以增加破瘀散结消坚之力。

（4）附加证型（手术根治后）阳虚夹瘀证

治法：温阳健脾，活血化瘀。

代表处方：四逆汤合膈下逐瘀汤加减。

基本处方：制附子（先煎）、党参、干姜、桂枝、炒白芍、当归、川芎、桃仁、牡丹皮、赤芍、乌药、延胡索、香附、红花、枳壳、炙甘草等。

若四肢厥冷，加人参、葱白等。

2.中期肝癌辨证论治　适用人群：中国肝癌临床分期属于CNLC Ⅱb、Ⅲa、Ⅲb期，失去根治性治疗机会，但仍可接受包括TACE、消融、放疗、靶向、系统化疗、免疫治疗等在内的单一或联合的姑息性治疗措施。治疗目的：在不同姑息治疗进行局部"攻邪"的同时，结合中医兼顾脾肾以"扶正"，中西医并重，协同增加局部控制率，减轻姑息性治疗后的不良反应，抑制肿瘤进展，延长患者的生存期。

（1）肝郁脾虚证

治法：健脾益气，疏肝软坚。

代表处方：①逍遥散加减；②柴胡当归散加减。

基本处方：①逍遥散加减：柴胡、白芍、当归、白术、茯苓、甘草等；②柴胡当归散加减：柴胡、黄芩、桂枝、党参、干姜、生牡蛎（先煎）、川芎、当归、炒白芍、天花粉、炒白术、泽泻、鳖甲（先煎）、三七粉（冲服）、炙甘草等。

（2）阳虚夹瘀证

治法：温阳健脾，活血化瘀。

代表处方：四逆汤合膈下逐瘀汤加减。

基本处方：制附子（先煎）、党参、干姜、桂枝、炒白芍、当归、川芎、桃仁、牡丹皮、赤芍、乌药、延胡索、香附、红花、枳壳、炙甘草等。

3.晚期肝癌辨证论治　适用人群：中国肝癌临床分期属于CNLC Ⅳ期，以对症支持治疗为主的患者。治疗目的：以中医药治疗为主，重在扶助正气、顾护阳气，改善终末期肝癌患者的临床症状，提高其生活质量，延长其生存时间。

（1）肝肾阴虚证

治法：滋养肝肾，软坚散结。

代表处方：①一贯煎加减。②炙甘草汤加减。

基本处方：①一贯煎加减：沙参、麦冬、生地黄、当归、枸杞子、川楝子等。②炙甘草汤加减：炙甘草、党参、桂枝、阿胶（烊化）、火麻仁、生地黄、麦冬、生姜、大枣、三七粉（冲服）、醋鳖甲（先煎）等。

（2）阳虚夹瘀证

治法：温阳健脾，活血化瘀。

代表处方：四逆汤合膈下逐瘀汤加减。

基本处方：制附子（先煎）、党参、干姜、桂枝、炒白芍、当归、川芎、桃仁、牡丹皮、赤芍、乌药、延胡索、香附、红花、枳壳、炙甘草等。

各期随症加减：胁下肿块增大者，予以化瘤散冲服。组成：蜈蚣、全蝎、血竭、三七粉、壁虎、干蟾皮等。用法：上7味，磨碎成细粉，均餐后1小时温水冲服，1天3次。用量：初服每次0.5g，1天后若无不适，逐渐递加，每次0.5g至2g，1天总剂量不超过6g，仍较稳定方可继续维持服用。注意事项：服药期间尤其前3天，需密切动态随访患者有无恶心呕吐及胁肋疼痛加剧、鼻衄、齿衄、吐血及便血等情况，若有不适及时咨询医生。胁肋疼痛者，加延胡索、川楝、青皮、佛手；AFP高者，加白花蛇舌草、半枝莲、半边莲；腹胀者，加苍术、陈皮、姜厚朴；便秘者，加大黄（后下）、枳实、姜厚朴；口干者，加北沙参、麦冬；夜寐差者，加酸枣仁、茯神、首乌藤、柏子仁；腹水者，加茯苓、炒白术、泽泻、大腹皮、瞿麦；纳差者，加神曲、山楂、麦芽；疲倦者，加炙黄芪、当归；消化道出血者，加黑顺片（先煎）、红参、炮姜炭、白芷、白矾；肝性脑病昏迷者，加大黄（后下）、乌梅、石菖蒲、郁金；黄疸明显者，加绵茵陈、赤芍、大黄（后下）；有肝硬化基础者，加三七粉（冲服）、鳖甲（先煎）、三棱、莪术。

（二）常用中成药

1.槐耳颗粒 功能：扶正固本，活血消癥。适应证：用于正气虚弱，瘀血阻滞，原发性肝癌不宜手术和化疗者辅助治疗用药，有效改善肝区疼痛、腹胀、乏力等症状。

2.金龙胶囊 功能：破瘀散结，解郁通络。适应证：用于原发性肝癌血瘀郁结证。症见：右胁下积块，胸胁疼痛，神疲乏力，腹胀纳差等。

3.肝复乐胶囊 功能：健脾理气，化瘀软坚，清热解毒。适应证：用于肝郁脾虚为主证的原发性肝癌。症见：上腹部肿块、胁肋疼痛、神疲乏力、食少纳呆、脘腹胀满、心烦易怒、口苦咽干等。

4.大黄䗪虫丸 功能：活血破瘀，通经消癥。适应证：用于瘀血内停证。症见：瘀积日久，形体消瘦，肌肤甲错，两目暗黑，舌质紫暗，脉沉涩等。

5.鳖甲煎丸 功能：消痞化积，活血化瘀，疏肝解郁。症见：胁下痞块，触之更痛，推之不移，舌暗无华，脉弦细等。

6.片仔癀 功能：清热解毒，凉血化瘀，消肿止痛。适应证：用于热毒血瘀证。症见：胁下积块，身热口渴，斑疹吐衄，肌肤甲错，舌红有紫斑，脉细涩等。

7.复方斑蝥胶囊 功能：破血消瘀，攻毒蚀疮。适应证：用于原发性肝癌等。

8.华蟾素片 功能：解毒，消肿，止痛。适应证：用于中晚期肿瘤，慢性乙型肝炎等。

（三）辨证使用院内制剂

1.叶下珠复方 组成：叶下珠、半枝莲、黄芪等。功效：清热解毒、补气化瘀。主治：气虚血瘀热毒证（肝癌癌前病变）。

2.芪术消积丸 组成：黄芪、白术、山药、鸡内金、党参、柴胡、三棱、莪术等。功效：益气健脾，活血化瘀。主治：气虚血瘀证（肝癌）。

3.解毒散结丸 组成：黄芪、当归、川芎、薏苡仁、猪苓、半枝莲、白花蛇舌草、山慈菇、柴胡、仙鹤草。功效：清热解毒，活血化瘀。主治：热毒瘀结证（肝癌）。

（四）中医特色疗法

1.针刺　肝癌早期宜采用泻法，常规75%酒精皮肤消毒，取主穴太冲、阳陵泉、中脘，次穴选期门、合谷、血海、行间等，以直刺进针；肝癌中期宜采用平补平泻法，常规消毒，取主穴脾俞、足三里、中脘、太冲，次穴选阴陵泉、中都、三阴交，以直刺进针，每次留针30分钟，每日1次，7次为1疗程。

2.穴位注射　常规消毒，早期取主穴肝俞、脾俞、肾俞，次穴膈俞、足三里，以无菌注射器直刺进针，每穴注射丹参注射液0.5~1ml，1分钟/穴；中期取穴脾俞、肾俞、足三里，以无菌注射器直刺进针，每穴注射黄芪注射液0.5~1ml。以上均1日1次，7日为1疗程。

3.中药外敷　双柏散（关黄柏、侧柏叶、薄荷、大黄、泽兰）或癥瘕散（大黄、马钱子、全蝎、蟾酥、重楼、山慈菇、姜黄、麝香）在肝区外敷，4~6小时/次，1日1次，7日为1个疗程，其间若患者出现过敏者立即取下。

4.扶阳罐法　常规消毒，取督脉之穴，以温热瓷罐联合电磁疗，每次操作20分钟，结束4小时后方可洗澡，每周1次，5次为1个疗程。

5.中药熏洗　中药熏药治疗每日1次，每次10~15分钟，微微汗出即可，10次为1个疗程。

（五）西医治疗

可参考《原发性肝癌诊疗规范（2022年版）》。早期肝癌以手术切除为主，也可使用射频消融和肝移植的方法根治。中期患者则主张综合运用手术、血管介入、靶向治疗、免疫治疗、射频消融、放射治疗、化疗等方式进行多学科联合治疗，以控制疾病进展、延长生存时间。晚期患者以减轻患者痛苦为目的，可采用对症支持治疗、舒缓疗护等治疗方式。

（1）Ⅰa期~Ⅱa期患者若肝功能储备良好，手术切除是首选治疗方式，其次有消融、肝移植根治治疗。若肝功能失代偿、不适合手术切除及局部消融，则可采用TACE，或者联合其他方式。

（2）Ⅱb期~Ⅲa期患者以TACE为主要治疗手段。对于具备手术指征者可考虑手术切除；或通过诱导或者转化治疗（肝动脉结扎插管、TACE、TACE联合消融或放射治疗）使肿瘤缩小降期，以获得手术机会。对于不能行手术或TACE，可采用索拉非尼等分子靶向治疗、系统化疗及放射治疗等方式，提高局部控制率，延长生存期。

（3）Ⅲb期患者以系统治疗为主，对于肝功能Child-Pugh A级或较好的B级（≤7分）患者，可采用靶向治疗（索拉非尼、仑伐替尼为一线治疗药物，瑞戈非尼为二线治疗药物）、化疗（如FOLFOX）、TACE及放疗（增加最新的靶向免疫治疗，如T+A，可乐疗法、我国单药一线治疗选择等）。

（4）Ⅳ期患者主要以对症支持治疗、舒缓疗护为主，也可以选择肝移植手术。

（5）另外，各种原因导致的肝硬化是HCC发生过程中最重要的环节。85%~95%的HCC具有肝硬化背景，而早期预防、早期诊断、早期治疗是降低肝癌发生率和病死率的关键。因此，应加强对肝硬化患者的诊治。肝硬化诊治参考《2019年肝硬化诊治指南》。

（六）生活调摄

1.饮食疗法 营养问题是肝癌患者诊治过程中的关键环节之一。恰当有效的营养干预，不仅可以改善患者的营养状态，缓解临床症状，而且可以改善肝脏功能，降低并发症的发生，改善预后，提高生活质量。肝癌患者消耗比较大，患者必须保证有足够的营养。营养支持的首要和基本目标，仍然是摄入目标量的能量和蛋白质等营养素。稳定期肝癌患者建议能量摄入30~35kcal/kg·d或1.3倍REE（REE为静息能量消耗，是指在温度适宜和安静休息状态下的能量消耗，约占总能量消耗的60%~75%），蛋白质摄入1.2~1.5g/kg·d以满足代谢需求；进展期肝癌患者酌情调整。饮食要注意食物的色、香、味的搭配以增进患者的食欲，易消化吸收、少食辣酸刺激、寒热适度、食速宜缓。可以食用一些药膳粥、药茶等，如①利湿化浊鲫鱼汤：薏苡仁50g，赤小豆60g，茯苓30g，陈皮10g，生姜15g，鲫鱼500g；上述药物用1200ml清水浸泡30分钟，煮开备用；将鲫鱼煎至两面金黄，后将浸泡好的药材、药汁加入锅中，煮开；小火熬煮30分钟，调入少许食盐，即可食用。②合欢佛手猪肝汤：合欢花15g，佛手片10g，鲜猪肝150g，生姜5g，适量大蒜、葱段、食盐、味精；将合欢花、佛手片放入砂锅中，加入适量清水煎煮，煮沸约20分钟后，过滤，去渣取汁备用；将洗净的猪肝切成片，加适量生姜末、大蒜、食盐等，将药汁置入锅中煮沸后，倒入猪肝；煮一、二沸后食猪肝饮汤。③半枝莲蜜饮：半枝莲150g，蜂蜜30g；将半枝莲洗净，切段，放入砂锅，加水煎煮2次，每次30分钟，合并2次煎液，趁热加入蜂蜜，拌匀即成；代茶，早晚分2次服用。

2.运动疗法 应根据患者性别、年龄、病情、治疗方案、兴趣爱好等情况，制定个体化运动方案。应坚持保证安全、少量多次、量力而为、循序渐进、劳而不倦等重要原则，可选择和缓轻柔功法，如六字诀呼吸吐纳等气功，以及八段锦、五禽戏、易筋经、太极拳等。

3.情志疗法 肝癌病情复杂，易反复，病程长，费用高，预后较差，而易使患者产生紧张、恐惧、悲观等情绪，对肝癌的治疗和康复十分不利。除了指导患者家属经常给予心理支持外，临床中应针对患者的各种顾虑进行沟通交流，采用中医情志疏导疗法宜经常与其谈心，进行安慰、疏导及健康指导。针对伴有情志障碍的患者，施以多种中医情志疏导疗法，包括"以情胜情法""导引引气法""五行音疗法""话疗开导法"等。

三、疗效评价

（一）评价标准

参考《中药新药临床研究指导原则》的中医证候标准进行评价，观察中医药治疗对患者临床症状的改善情况，如胁痛、腹胀、疲乏无力、纳呆等中医证候。所有症状都分为无、轻、中、重四级，主症分别计0、2、4、6分，次症则分别计0、1、2、3分。对于舌脉则分为正常和非正常两级，在主症分别计0、2分，在次症分别计0、1分。证候疗效判定标准的计算方法：计算公式（尼莫地平法）为［（治疗前积分−治疗后积分）÷治疗前积分］×100%。

临床痊愈：症状、体征消失或者基本消失，证候积分减少≥95%。

临床显效：症状、体征明显改善，证候积分减少≥70%，但<95%。

临床有效：症状、体征均有好转，证候积分减少≥30%，但<70%。

临床无效：症状、体征均无明显好转，甚或加重，证候积分减少<30%。

（二）生存质量

主要采用KPS评分评价，观察中医药治疗对患者生活质量的影响，治疗前后行生活质量判定。评价指标：KPS评分。评价方法：治疗前后评分情况比较。显效：治疗后比治疗前提高20分以上；有效：治疗后比治疗前提高10分以上；稳定：治疗后比治疗前提高不足10分或没有变化；无效：治疗后比治疗前下降（见表3-4-1）。体力状况按美国东部肿瘤协作组（ECOG）评分标准（见表3-4-2）。

表3-4-1　Karnofsky（卡氏，KPS，百分法）功能状态评分标准

体力状况	评分
正常，无症状和体征	100分
能进行正常活动，有轻微症状和体征	90分
勉强进行正常活动，有一些症状或体征	80分
生活能自理，但不能维持正常生活和工作	70分
生活能大部分自理，但偶尔需要别人帮助	60分
常需要人照料	50分
生活不能自理，需要特别照顾和帮助	40分
生活严重不能自理	30分
病重，需要住院和积极地支持治疗	20分
重危，临近死亡	10分
死亡	0分

表3-4-2　体力状况（Performance Status）评分标准（5分法）

体力状况	级
正常活动	0
症状轻，生活自在，能从事轻体力活动	1
能耐受肿瘤的症状，生活自理，但白天卧床时间不超过50%	2
症状严重，白天卧床时间超过50%，但还能起床站立，部分生活能够自理	3
病重卧床不起	4
死亡	5

（三）客观疗效

根据实体瘤评价标准（RECIST）评估肝癌局部疗效，长期疗效指标为患者总生存时间（OS）；短期疗效为客观应答率（ORR）、治疗至疾病进展时间（TTP）。对于免疫治疗的评价，可参照免疫相关反应标准（irRC）（见表3-4-3）。

表3-4-3　RECIST总疗效评价

目标病灶	非目标病灶	新病灶	总疗效
CR	CR	无	CR
CR	未达CR/SD	无	PR
PR	无PD	无	PR
PD	任何	有/无	PD
任何	PD	有/无	PD
任何	任何	有	PD
SD	无PD	无	SD

注：PD（Progressive Disease）为疾病进展；SD（Stable Disease）为疾病稳定；PR（Partial Response）为部分缓解；CR（Complete Response）为完全缓解。

四、随访

肝癌术后患者应进行定期监测、复查、随访，早期发现复发、转移可以让患者更及时地接受治疗，从而有可能改善预后。建议2年内定期监测早期复发，术后第1个月时检查，之后每2~3个月复查1次；2年后定期监测晚期复发，不超过6个月复查1次。监测方法为一般可以B超+血清肿瘤标志（AFP和血清异常凝血酶原复合物Ⅱ），若B超发现疑似病灶，或血清AFP和/或血清异常凝血酶原复合物Ⅱ升高，则进一步行肝脏增强CT或增强MRI检查。同时，酌情进行肺部CT平扫、骨骼ECT扫描、头颅MRI或CT检查，或者全身PET-CT扫描，以排除肝外转移的可能。

参考文献

[1] Augusto V. Hepatocellularcarcinoma〔J〕.N.Engl.J.Med，2019（380）：1450-1462.

[2] Sung H，Ferlay F，Siegel R L，et al.Global cancer statistics 2020：GLOBOCAN estimates of incidence and mortality worldwide for 36 cancers in 185 countries〔J〕.CA Cancer J Clin，2021，71（3）：209-249.

[3] 中华医学会感染病学分会，中华医学会肝病学分会.慢性乙型肝炎防治指南（2019年版）〔J〕.中华肝脏病杂志，2019，27（12）：938-961.

[4] 中华医学会肝病学分会，中华医学会感染病学分会.丙型肝炎防治指南（2019年版）〔J〕.中华肝脏病杂志，2019，27（12）：962-979.

[5] 李秀惠，袁慧鑫.从病因病机入手提高中医药治疗原发性肝癌的疗效〔J〕.临床肝胆病杂志，2021，37（9）：2001-2004.

[6] 李振挺，陈玮，李芹，等.扶正消积膏治疗原发性肝癌经验〔J〕.中西医结合肝病杂志,2021,31（8）：683-684.

[7] 童光东，王宇新，邢宇锋，等.从"虚、毒、瘀、积"论慢性乙型肝炎及相关肝硬化、肝癌的治疗〔J〕.中医杂志，2021，62（16）：1404-1407.

[8] 中华中医药学会.肿瘤中医诊疗指南〔M〕.北京：中国中医药出版社，2008.

[9] 林洪生.恶性肿瘤中医诊疗指南〔M〕.北京：人民卫生出版社，2014.

[10] 中华人民共和国国家卫生健康委员会医政医管局.原发性肝癌诊疗指南（2022年版）〔J〕.中国实用外科杂志，2022，42（3）：241-273.

[11] 丁晓毅，王征，石洁，等.中国肝癌多学科综合治疗专家共识〔J〕.临床肝胆病杂志,2021,37（2）：278-285.

[12] 何正阳，商斌仪，佘为民，等.中药联合TACE治疗原发性肝癌疗效的系统评价〔J〕.肝脏，2020，25（12）：1262-1268，1281.

[13] 张景涛.中药联合微波消融治疗肝癌的临床观察〔J〕.中医肿瘤学杂志，2020，2（1）：47-52.

[14] 朱建平，谢梦洲，陈海交，等.中医药膳在原发性肝癌术后的应用〔J〕.深圳中西医结合杂志，2016，26（21）：36-38.

第二节　肝癌中医临床路径

路径说明：本路径适用于西医诊断为原发性肝癌的住院患者。

一、肝癌中医临床路径标准住院流程

（一）适用对象

1.中医诊断　第一诊断为肝癌（TCD编码：A16.03.22）。

2.西医诊断　第一诊断为原发性肝癌（ICD-10编码：C22.900）。

（二）诊断依据

1.疾病诊断

（1）中医诊断标准：参照《国家中医药管理局"十一五"重点专科协作组肝癌诊疗方案》。

（2）西医诊断标准：参考国家卫生健康委员会医政医管局制定的《原发性肝癌诊疗规范（2022年版）》。

2.证候诊断 参照《国家中医药管理局"十一五"重点专科协作组肝癌诊疗方案》。

肝癌临床常见证候：肝气郁结证、气滞血瘀证、肝郁脾虚证、湿热毒蕴证、肝肾阴虚证、阳虚夹瘀证。

（三）治疗方案的选择

参照《国家中医药管理局"十一五"重点专科协作组肝癌诊疗方案》及中华中医药学会2008年发布的《肿瘤中医诊疗指南》。

（1）诊断明确，第一诊断为肝癌（原发性肝癌）。

（2）患者适合并接受中医治疗。

（四）标准治疗时间

≤21天。

（五）进入路径标准

（1）第一诊断必须符合肝癌（TCD编码：A16.03.22），原发性肝癌（ICD-10编码：C22.900）。

（2）当患者合并其他疾病，但住院期间无需特殊处理也不影响第一诊断时，可以进入路径。

（3）同意并接受中医治疗。

（六）中医证候学观察

四诊合参，收集该病种不同证候的主症、次症、舌脉特点。注意证候的动态变化。

（七）入院检查项目

1.必需的检查项目

（1）血常规、尿常规、大便常规。

（2）肝功能、肾功能、电解质、血糖、凝血功能、乙肝两对半/丙型肝炎抗体、乙型肝炎DNA测定、肿瘤标志物（AFP/AFU）。

（3）心电图、胸部正侧位X线片、腹部（肝胆胰腺）B超或上腹CT。

2.可选择的检查项目 根据病情需要而定，如上腹MR或PET/CT或超声造影检查等。

（八）治疗方法

1.辨证选择口服中药汤剂、中成药

（1）肝气郁结证：疏肝解郁，理气和胃。

（2）气滞血瘀证：行气活血，化瘀散结。

（3）肝郁脾虚证：健脾益气，疏肝软坚。

（4）湿热毒蕴证：清热利湿，解毒化瘀。

（5）肝肾阴虚证：滋养肝肾，软坚散结。

（6）阳虚夹瘀证：温阳健脾，活血化瘀。

2.辨证选择中成药

3.针灸治疗 可根据病情辨证取穴。

4.中药外敷疗法 根据病情需要选择。

5.其他疗法 根据病情选用射频消融治疗、中药介入治疗、深部热疗、免疫系统治疗等。

6.内科基础治疗

7.护理 基础护理及辨证施护。

（九）出院标准

（1）主要症状（胁痛、腹胀等）明显改善。

（2）疗程结束，无明显并发症。

（3）初步形成个体化的治疗方案。

（十）有无变异及原因分析

（1）治疗期间出现严重的并发症或合并症，导致住院时间延长，住院费用增加。

（2）因患者及其家属意愿而影响本路径执行，退出本路径。

二、肝癌中医临床路径标准住院表单

适用对象：第一诊断为原发性肝癌（TCD编码：A16.03.22；ICD-10编号：C22.900）的患者。

患者姓名： 性别： 年龄： 岁 职业： 住院号：
住院日期： 年 月 日 出院时间： 年 月 日
标准住院日：≤21天 实际住院日： 天

时间	___年__月__日 （第1天）	___年__月__日 （第2天）	___年__月__日 （第3~14，第1周期）
主要诊疗工作	□询问病史及体格检查 □中医四诊信息采集 □中医证型判断 □书写首次病程记录 □开具常规检查、化验单 □并向患者家属交代病情及注意事项	□住院医师完成病历书写 □上级医师查房确定中医药综合治疗方案（参照肝癌中医诊疗方案） □根据辅助检查结果，确定治疗方案及日期 □向患者家属交代治疗期间注意事项	□中医四诊信息采集 □中医证型判断 □调整中药处方2~3次 □注意观察不良反应并及时采取相应的治疗措施

重点医嘱	长期医嘱： □肿瘤科常规护理 □分级护理 □饮食 □中医治疗（汤剂、口服及注射中成药） □支持治疗 临时医嘱： □血常规、尿常规、便常规 □肝功能、肾功能、电解质、血糖、凝血功能 □乙肝两对半、乙型肝炎DNA测定 □肿瘤标志物（AFP/AFU等） □心电图 □胸片 □上腹部CT或B超	长期医嘱： □肿瘤科常规护理 □分级护理 □饮食 □中医治疗（汤剂、口服及注射中成药） □支持治疗 临时医嘱： □中医药特色治疗（选用） 1.　　 2. 3.　　 4. □其他治疗（选用） 1.　　 2. 3.　　 4.	长期医嘱： □肿瘤科常规护理 □分级护理 □饮食 □中医治疗（汤剂、口服及注射中成药） □支持治疗 临时医嘱： □复查血常规 □中医药特色治疗（选用） 1.　　 2. 3.　　 4. □其他治疗（选用） 1. 2. 3. 4.
要护理工作	□入院介绍（病房环境、设施等） □指导患者进行相关辅助检查 □按照医嘱执行诊疗护理措施	□按照医嘱执行诊疗护理措施 □中医情志疏导、健康教育 □指导陪护工作 □定时巡视病房	□按照医嘱执行诊疗护理措施 □中医情志疏导、健康教育 □观察患者病情变化 □定时巡视病房
病情变异记录	□无　□有，原因 1. 2.	□无　□有，原因 1. 2.	□无　□有，原因 1. 2.
责任护士签名			
医师签名			

时间	___年__月__日 （第15~20天，第2周期）	___年__月__日 （第21天，出院日）
主要诊疗工作	□中医四诊信息采集 □进行中医证候判断 □调整中药处方1~2次 □疗效、预后与出院评估 □上级医师查房，根据复查血常规、肝功能、肾功能、心电图等结果，确定患者是否可以出院	□住院医师完成出院记录 □向患者交代出院后的注意事项，如复查时间、门诊随访、下一周期治疗时间
重点医嘱	长期医嘱： □肿瘤科常规护理 □分级护理 □饮食 □中医治疗（汤剂、口服及注射中成药） □支持治疗 临时医嘱：	长期医嘱： □停用长期医嘱 临时医嘱： □出院带药 □门诊随访

重点 医嘱	□中医药特色治疗（选用） 1.　　 2. 3.　　 4. □其他治疗（选用） 1.　　 2. 3.　　 4. □血常规、尿常规、便常规 □肝功能、肾功能、电解质、血糖、凝血功能 □肿瘤标志物（AFP/AFU等）	
主要 护理 工作	□观察患者病情变化 □指导陪护工作 □定时巡视病房	□协助患者办理出院手续 □出院指导，指导出院带药的煎法服法
病情 变异 记录	□无　□有，原因 1. 2.	□无　□有，原因 1. 2.
责任 护士 签名		
医师 签名		

第五章　黄疸中医诊疗方案及临床路径

第一节　黄疸中医诊疗方案

黄疸是以身黄、目黄、小便黄为主要临床表现的常见肝胆系统疾病，其中以目睛黄染为主要特征。可伴有恶寒发热，或食欲不振、胃脘胀闷，或右上腹或右胁胀痛等类似感冒、胃脘痛或胁痛的症状。若黄色鲜明，伴表证、湿热证，多为阳黄；若黄色晦暗，伴虚寒证，多为阴黄；若黄色日久不退而舌质瘀斑者，则为瘀黄；若病来势急，病情重，色黄如金，则为急黄，亦称瘟黄。

黄疸又分为溶血性、肝细胞性和阻塞性。阻塞性黄疸又分为肝内胆汁淤积和肝外胆管梗阻。多种疾病，诸如病毒性肝炎、肝硬化、胆石症、胆囊炎、钩端螺旋体病、某些消化系统肿瘤、出现黄疸的败血症，以及以黄疸为主要表现的家族遗传性疾病，如Rotor、Gilbert、Dubin-Johnson、Criger-najjar综合征等，黄疸为其主要临床表现。

在中医学中，黄疸既是独立的疾病，也是肝热（急性病毒性肝炎）、肝着（慢性病毒性肝炎）、积聚（肝硬化代偿期）、鼓胀（肝硬化失代偿期）、肝瘟（肝衰竭）等疾病的主要证候。春秋战国时期即有关于黄疸病名和主要症状的记载，东汉时期张仲景《金匮要略·黄疸病脉证并治》始有黄疸的分类，将黄疸分为黄疸、谷疸、酒疸、女劳疸、黑疸五种，创制了茵陈蒿汤、茵陈五苓散、麻黄连翘赤小豆汤等方剂，成为治疗黄疸的重要方剂。后经历代发展，中医辨治黄疸的理论、方药逐渐丰富，体系完整，疗效可靠，展现了一定的优势和特色。目前中医药治疗黄疸尚无明确指南，为充分发挥中医药治疗黄疸的优势，提高黄疸的临床中医药治疗水平，结合本区域重点学科治疗经验，特制定本方案。

一、诊断标准

（一）中医诊断

参照全国高等中医药院校规划教材《中医内科学》。

黄疸（TCD编码：A17.34）的病因，外感源于疫毒侵袭，或饮食不节；内伤则以脾胃虚弱，或宿疾引发。主要病机是肝失疏泄，胆汁溢于血脉，外渗肌肤，或血败不能华色。病位在肝胆脾胃。黄疸病理因素有湿邪、热邪、寒邪、疫毒、气滞、瘀血，主要以湿邪为主。由于致病因素不同和个体素质差异，湿邪可从热化或寒化，表现为湿热、寒湿两端。由于湿热所伤或过食甘肥酒热，或素体胃热偏盛，则湿从热化，湿热交蒸，发为阳黄。由于湿和热偏盛不同，阳黄又有热重于湿和湿重于热的区别。火热极盛谓之毒，若湿热蕴结化毒，疫毒炽盛，充斥三焦，深入营血，内陷心肝，可见猝然发黄，神昏谵语，痉厥出血等危重症，为急黄。若因寒湿伤人或素体脾胃虚寒，或久病脾阳受伤，则湿从寒化，发为阴黄。从阳黄到阴黄演变过程中，有一个特殊的病理阶段，可称"间黄"，也有学者提出为"阴阳黄"或"介黄"。即具有阳黄与阴黄二者的病因病机和证候的多种特征，但又不能全部或完全归之于阳黄或阴黄。正如阴中有阳，阳中有阴，黄疸并非首尾两端，非"阴"则"阳"，亦有两者互兼，相互涉及，此中便是"间黄"。"间黄"身具阳黄、阴黄之特点，其病理要素以"寒、热、湿"为主，临床根据其"寒、热"程度不同，可大致分为两大类，一类以"寒"邪为主，间杂热邪之"间黄"；一类以"热"邪为主，间杂"寒"邪之"间黄"。是故治疗上，需要兼顾"寒、热"，不可一味清热利湿或一味散寒除湿，需要两者兼顾，并根据患者辨证情况，确定"寒热"偏重，选择相宜之治法。亦有湿热郁表者，为邪气不解郁于表，腠理闭塞，汗不得出而湿热郁于里，发为黄疸。

（二）中医辨证

1. 阳黄

（1）热重于湿证　多见于急性肝炎。主症：①身目发黄，色泽鲜明；②舌质红，苔黄腻或黄糙，脉弦数。次症：①发热口渴，口干而苦，或见心中懊侬，恶心呕吐；②小便短少黄赤，大便秘结。辨证要求：具备所有主症者即属本证；具备主症①及次症1项者，即属本证。

（2）湿重于热证　主症：①身目发黄，黄色不及阳黄那么鲜明；②舌苔厚腻微黄，脉濡数或濡缓。次症：①头重身困，胸脘痞满，食欲减退，恶心呕吐；②腹胀或大便溏垢。辨证要求：具备所有主症者即属本证；具备主症①及次症1项者，即属本证。

（3）胆腑郁热证　主症：①身目发黄，黄色鲜明，上腹、右胁肋胀闷疼痛，牵引肩背；②舌质红，苔黄，脉弦滑数。次症：①身热不退或寒热往来，口苦咽干，呕吐呃逆；②尿黄赤，大便秘结。辨证要求：具备所有主症者即属本证；具备主症①及次症1项者，即属本证。

（4）疫毒炽盛（急黄）证　多见于肝衰竭。主症：①发病急骤，黄疸迅速加深，其色如金；②舌质红绛，苔黄而干燥，扪之干，脉弦滑或数。次症：①皮肤或瘙痒，高热口渴，胁痛腹满；②神昏谵语，烦躁抽搐，或见衄血、便血，或肌肤瘀斑。辨证要求：具备所有主症者即属本证；具备主症①及次症1项者，即属本证。

2. 阴黄

（1）寒湿阻遏证　多见于慢性肝炎。主症：①身目俱黄，黄色晦暗不泽，或如烟熏；②舌质淡，苔白腻，脉濡缓或沉迟。次症：①脘腹痞胀，纳少，神疲畏寒，口淡不渴；②便溏。辨证要求：具备所有主症者即属本证；具备主症①及次症1项者，即属本证。

（2）脾虚湿滞证　多见于慢性肝炎，溶血性黄疸等。主症：①面目及肌肤淡黄，甚则晦暗不泽；②舌质淡，苔薄，脉濡细。次症：①肢体倦怠乏力，心悸气短；②大便溏薄。辨证要求：具备所有主症者即属本证；具备主症①及次症1项者，即属本证。

（3）瘀血内结证　主症：①身目发黄而晦暗，面色黧黑；②舌质紫或有瘀斑，脉弦涩或细涩。次症：①胁下有瘕块胀痛；②皮肤可见赤纹丝缕。辨证要求：具备所有主症者即属本证；具备主症①及次症1项者，即属本证。

3.间黄

（1）寒热相间，以热为主证　主症：①身目发黄，色泽不甚鲜明；②舌淡苔黄腻，脉弦细略数。次症：①无明显发热，或有口干苦，恶心呕吐，脘腹痞满；②大便溏垢。辨证要求：具备所有主症者即属本证；具备主症①及次症1项者，即属本证。

（2）寒热相间，以寒为主证　主症：①身目俱黄，黄色稍显暗淡；②舌质淡，苔白腻浮黄，脉沉细。次症：①脘腹痞胀，纳少，或有口干喜饮；②便溏。辨证要求：具备所有主症者即属本证；具备主症①及次症1项者，即属本证。

4.湿热郁表证　主症：①身目发黄，色泽鲜明，身痒；②舌红苔黄腻，脉濡数或濡缓。次症：①胸脘痞闷，心烦口渴，小便不利；②或伴恶寒、发热、无汗等表证。辨证要求：具备所有主症者即属本证；具备主症①及次症1项者，即属本证。

（三）西医诊断

依据《黄疸（淤胆型肝炎）中医诊疗方案（2018年版）》，诊断要点如下。

（1）起病类似急性黄疸型肝炎，但自觉症状常较轻，皮肤瘙痒，大便灰白，常有明显肝脏肿大；

（2）肝功能检查血清胆红素明显升高，以直接胆红素升高为主。凝血酶原活动度>60%或应用维生素K肌内注射后1周可升至60%以上，血清胆汁酸、γ–谷氨酰转移酶、碱性磷酸酶、胆固醇水平可明显升高；

（3）急性淤胆型肝炎诊断黄疸持续3周以上，并除外其他原因引起的肝内外梗阻性黄疸者；慢性淤胆型肝炎诊断需在慢性肝炎基础上出现上述临床表现者。

二、治疗方案

（一）中医辨证治疗

参照全国高等中医药院校规划教材《中医内科学》。

1.阳黄

（1）热重于湿证

治法：清热通腑，利湿退黄。

代表处方：茵陈蒿汤加减。

基本处方：茵陈、栀子、大黄、黄柏、金钱草、垂盆草、茯苓、车前子、滑石、薏苡仁、郁金、牡丹皮、赤芍等。

邪热炽盛者，可加虎杖、黄芩等清热解毒；腹胀者，可加用厚朴、枳实等行气消胀之品。

（2）湿重于热证

治法：利湿化浊运脾，佐以清热。

代表处方：茵陈五苓散加减。

基本处方：茵陈、猪苓、茯苓、泽泻、车前子、薏苡仁、藿香、豆蔻、陈皮、黄芩、连翘等。

纳呆者，可加用炒麦芽、鸡内金以醒脾消食。

（3）胆腑郁热证

治法：疏肝泄热，利胆退黄。

代表处方：大柴胡汤加减。

基本处方：柴胡、黄芩、半夏、大黄、枳实、佛手、茵陈、栀子、白芍、甘草、鸡内金、金钱草、海金沙、厚朴、竹茹、陈皮等。

胁痛重者，可加郁金、延胡索行气活血。

（4）疫毒炽盛证（急黄）

治法：清热解毒，凉血开窍。

代表处方：《千金》犀角散加减。

基本处方：犀角（用水牛角代）、黄连、栀子、大黄、板蓝根、生地黄、玄参、牡丹皮、茵陈、土茯苓等。

神昏谵语者，可加用安宫牛黄丸以凉开透窍；动风抽搐者，可加用羚羊角粉或紫雪丹以息风止痉。

2.阴黄

（1）寒湿阻遏证

治法：温中化湿，健脾和胃。

代表处方：茵陈术附汤加减。

基本处方：茵陈、附子、干姜、白术、甘草、茯苓、泽泻、猪苓等。

胁腹胀痛者，可加用柴胡、香附以疏肝理气。

（2）脾虚湿滞证

治法：温中化湿，健脾和胃。

代表处方：苓桂术甘汤加减。

基本处方：黄芪、桂枝、生姜、白术、当归、白芍、甘草、大枣、茵陈、茯苓等。

气虚乏力明显者，加用党参；畏寒、肢冷、舌淡者，加用附子以温阳祛寒；心悸不宁、脉细弱者，加熟地黄、酸枣仁以补血养心。

（3）瘀血内结证

治法：益气养血，活血化瘀。

代表处方：血府逐瘀汤加减。

基本处方：熟地黄、当归、川芎、白芍、桃仁、红花、柴胡、枳壳、桔梗、牛膝、炙甘草等。

瘀血不去、积湿生热者，可加用茵陈、虎杖等清利湿热。

3.间黄

（1）寒热相兼，以热为主证

治法：清热利湿，佐以温中散寒。

代表处方：甘露消毒丹合理中汤加减。

基本处方：豆蔻、藿香、茵陈、滑石、通草、石菖蒲、黄芩、金钱草、干姜、炙甘草、茯苓、太子参等。

（2）寒热相兼，以寒为主证

治法：温中除湿，佐以清化湿热。

代表处方：茵陈术附汤合三仁汤加减。

基本处方：茵陈、白术、附子、干姜、茯苓、杏仁、薏苡仁、豆蔻、厚朴等。

4.湿热郁表证

治法：宣肺解表，清热祛湿。

代表处方：麻黄连翘赤小豆汤加减。

基本处方：麻黄、连翘、赤小豆、杏仁、桑白皮、大枣、炙甘草、茵陈、防风、白鲜皮、地肤子、蝉蜕、滑石等。

（二）常用中成药

1.茵栀黄颗粒 功能：清热解毒，利湿退黄。适应证：用于急性、慢性病毒性肝炎所致黄疸及氨基转移酶升高，属于湿热邪毒内蕴证者。

2.当飞利肝宁片 功能：清利湿热，益肝退黄。适应证：用于湿热郁蒸而致的黄疸，急性黄疸型肝炎、传染性肝炎、慢性肝炎而见湿热证候者。

3.复方肝炎颗粒 功能：清肝利湿。适应证：用于急性黄疸型、无黄疸型、迁延型肝炎及胆囊炎等。

4.鸡骨草肝炎冲剂 功能：疏肝清热，利湿退黄。适应证：用于黄疸型和无黄疸型急性传染性肝炎。

5.急肝退黄胶囊 功能：清肝利胆，退黄除湿。适应证：用于急性黄疸型肝炎。症见：身目俱黄，发热或无热，食欲不振，胸脘痞满，小便短少而黄，舌苔黄腻等。

（三）辨证使用院内制剂

1.赤茵合剂 组成：茵陈、赤芍、葛根、丹参、苦参、生大黄、生甘草。功效：清热利湿，活血解毒，保肝退黄。主治：湿热蕴蒸（黄疸-阳黄）。

2.茵白颗粒 组成：茵陈、白茅根、女贞子、蒲公英、泽兰、甘草、滑石等。功效：

清热利湿，养阴化瘀。主治：肝胆湿热，阴虚血瘀证（急、慢性黄疸型肝炎）。

3.金茵退黄颗粒 组成：茵陈、虎杖、赤芍、金钱草、车前草、丹参、茯苓、黄芩、鸡内金、盐陈皮、半夏等。功效：清热退黄，活血化瘀，健脾理气。主治：肝胆湿热，瘀血阻络，脾虚气滞所致黄疸不退。

（四）中医特色疗法

1.体针 阳黄者，取穴胆俞、阴陵泉、内庭、太冲、阳维、阳陵泉、建里。阴黄者，取穴至阳、脾俞、胆俞、中脘、三阴交、肾俞、足三里、肝俞。两胁疼痛者，加阳陵泉、支沟；脘腹胀闷者，加中脘、气海。针用泻法。

2.耳针 取穴胆、肝、脾、胃、耳中，毫针中等强度刺激，1日1次。

3.推拿 肝郁气滞：点按侧胸腹，按上腹部，顺气，摩按季肋，脊背拿提，揉足三里。脾虚气弱：上腹摩按，分摩季肋，推侧腹，背部挤推，背部拳揉，揉足三里。

4.药浴 药用茵陈、栀子、白头翁、黄芩、盐黄柏、苦参、生大黄。浓煎之后，将药材置入熏洗盆中，加入40℃温水熏洗。具有退黄疸、利湿热的功效。

5.保留灌肠 灌肠或中药直肠滴入生大黄、枳实、厚朴、赤芍、茵陈、栀子的水煎液，100ml，37℃，保留灌肠。

6.脐火疗法 将药饼置于脐部，再将药筒置于药饼之上，正对脐中心在上端点燃，自然燃烧，燃尽后换第二根，7根为一次量，每日1次，30天为一疗程，可连用1~2个疗程。药饼由黄芪、党参、白术、丹参、肉桂、炒薏苡仁等加工为细粉，过100目筛，加水调和而成，饼为圆形，厚1cm。药筒由草纸和蜡组成，中间空心，高7cm，直径2.5cm，每日1次。使药物直达神阙穴，利用其温热作用，可使局部毛细血管扩张，血液循环和淋巴回流增加，使用疏肝健脾、行气活血中药，临床可以根据不同证型加减。

7.DSG-Ⅰ型生物信息肝病治疗仪 每天2次，每次30分钟。选取日月、期门、肝俞、足三里等穴位照射，能使肝脏的血流加快，血流量增加，使肝脏的氧化和营养物质的供给得到改善，从而能修复受损的肝细胞，加快肝功能修复，也可适用于慢性肝炎、肝纤维化的治疗。

（五）西医治疗

西医治疗方面，具有抗炎保肝作用的西药，门冬氨酸钾镁、甘草酸制剂、葡醛内酯等，具有一定的促进胆红素消退的作用。经现代工艺提取的复方中药注射液，苦黄注射液、舒肝宁注射液、茵栀黄注射液等，已在临床应用，但需重视药物不良反应的发生。对于胆汁淤积所导致的黄疸，可选择熊去氧胆酸、腺苷甲硫氨酸、皮质激素以及免疫抑制剂等。

（六）中医护理调摄

1.合理膳食 对黄疸患者而言，采取合理的饮食护理措施、提升其饮食的规律性，对促进肝功能恢复有巨大的作用，可显著提升患者的护理满意度。通过给予蛋白质含量丰富的食物，促进受损组织的恢复；通过给予维生素及适量脂肪的补充，提升患者的机体免疫力；给予重症患者易消化的食物，加强其良好饮食卫生习惯的培养，可进一步改善临床症状，提升机体水平。

2.适当运动 但需要避免剧烈体育运动及重体力劳动。

3.起居情志 避风寒，慎起居，调情志。

4.心理护理 给予必要的心理护理。仔细了解不同患者在不同阶段的思想情绪，掌握思想变化，才能在常规护理的基础上实施有效的治疗及给予完善的心理护理，提高护理质量。

三、疗效评价

（一）评价标准

参考国家药品监督管理局《中药新药临床研究指导原则》。

1.中医证候疗效评价标准

显效：症状、体征完全消失，证候积分减少≥70%。

好转：主要症状、体征消失或明显好转，证候积分减少≥30%。

无效：未达到好转标准或恶化者。

2.西医疗效指标

主要疗效指标：治疗前后症状体征与肝功能改善情况。

次要疗效指标：血常规、凝血功能、肝脾影像学指标。

3.实验室指标、影像学指标评价标准

显效：疗程结束时，①肝功能（ALT、胆红素、A/G）恢复正常；②肝脾肿大恢复正常，无叩痛及触痛。

好转：疗程结束时，①肝功能（ALT、胆红素、A/G）下降幅度>50%而未完全正常；②肝脾肿大有恢复，无明显叩痛及压痛。

无效：未达到好转标准或恶化者。

（二）评价方法

中医症状体征、治疗前后的变化情况，采用《中医四诊资料分级量化表》；实验室指标评价采用检测肝功能、血常规变化的方法进行评价；影像学指标评价，采用B超检查肝脾前后变化情况的方法进行评价。

参考文献

［1］Feng Q，Huang Z，Su L，et al.Therapeutic efficacy and safety of Yinzhihuang granules with phototherapy in neonatal pathologic jaundice：An updated systematic review and meta-analysis［J］.Phytomedicine，2022（100）：154051.

［2］陈鸿濂.当飞利肝宁治疗慢性乙型肝炎121例临床观察［J］.浙江中医药大学学报，2007（4）：434，436.

第二节　黄疸（高胆红素血症）中医临床路径

路径说明：本路径适用于西医定义为高胆红素血症的住院患者。

一、黄疸（高胆红素血症）中医临床路径标准住院流程

（一）适用对象

1.中医诊断　第一诊断为黄疸（TCD编码：A17.34）。

2.西医诊断　第一诊断为高胆红素血症（ICD-10编码：K72.900）。

（二）诊断依据

1.疾病诊断

（1）中医诊断标准：全国高等中医药院校规划教材《中医内科学》第10版（张伯礼、吴勉华主编，中国中医药出版社，2018年）。

（2）西医诊断标准：全国高等中医药院校规划教材《内科学》第9版（葛均波、徐永健、王辰主编，人民卫生出版社，2018年）。

2.疾病分期　总胆红素17.1~34.1μmol/L为隐性黄疸或亚临床黄疸；34.2~85.5μmol/L为轻度黄疸；85.6~171μmol/L为中度黄疸；≥172μmol/L为重度黄疸。

3.证候诊断　参考全国高等中医药院校规划教材《中医内科学》第10版（张伯礼、吴勉华主编，中国中医药出版社，2018）。

黄疸（高胆红素血症）临床常见证候：①阳黄：热重于湿证、湿重于热证、胆腑郁热证、疫毒炽盛证（急黄）。②阴黄：寒湿阻遏证、脾虚湿滞证、瘀血内结证。③间黄：寒热相兼，以热为主证；寒热相兼，以寒为主证。

（三）治疗方案的选择

参考全国高等中医药院校规划教材《中医内科学》第10版（张伯礼、吴勉华主编，中国中医药出版社，2018）。

（1）诊断明确，第一诊断为黄疸（高胆红素血症）。

（2）患者适合并接受中医治疗。

（四）标准治疗时间

≤28天。

（五）进入路径标准

（1）第一诊断必须符合黄疸（高胆红素血症）的患者。

（2）疾病分期：根据总胆红素水平分为轻度、中度、重度。

（3）患者同时具有其他疾病，但在住院期间不需特殊处理，也不影响第一诊断的临床路径流程实施时，可以进入路径。

（六）中医证候学观察

四诊合参，收集该病种不同证候的主症、次症、舌脉特点。注意证候的动态变化。

（七）入院检查项目

1.必需的检查项目　血常规、肝功能、凝血功能、腹部超声、甲胎蛋白、病原学筛查（甲~戊肝炎病毒标志物等）、尿常规、便常规、肾功能、血糖、血脂、电解质。

2.可选择的检查项目　根据病情需要而定，如自身免疫抗体、甲状腺激素水平、寄生虫检查、遗传学检查、上腹部CT或MRI、MRCP、肝组织病理检查等。

（八）治疗方法

1.辨证选择口服中药汤剂

（1）阳黄

热重于湿证：清热通腑，利湿退黄。

湿重于热证：利湿化浊运脾，佐以清热。

胆腑郁热证：疏肝泄热，利胆退黄。

疫毒炽盛证（急黄）：清热解毒，凉血开窍。

（2）阴黄

寒湿阻遏证：温中化湿，健脾和胃。

脾虚湿滞证：温中化湿，健脾和胃。

瘀血内结证：益气养血，活血化瘀。

（3）间黄

寒热相兼，以热为主证：清热利湿，佐以温中散寒。

寒热相兼，以寒为主证：温中除湿，佐以清化湿热。

（4）湿热郁表证：宣肺解表，清热祛湿。

2.辨证选择中成药　如茵栀黄颗粒、当飞利肝宁片、复方肝炎颗粒、鸡骨草肝炎冲剂、急肝退黄胶囊等。

3.辨证使用院内制剂　如赤茵合剂、茵白颗粒、金茵退黄颗粒等。

4.其他中医特色治疗　如体针、耳针、药浴、中药熏洗（中药沐足）、结肠透析机辅助中药灌肠疗法或中药直肠滴入、脐火疗法、DSG-Ⅰ型生物信息肝病治疗仪等。

（九）出院标准

（1）病情好转，乏力、纳差、肝区不适、黄疸等主要症状和体征明显改善。

（2）肝功能好转。

（3）无需继续住院治疗的并发症。

（十）变异及原因分析

（1）病情加重，需要延长住院时间，增加住院费用。

（2）合并有心血管疾病、代谢性疾病、自身免疫性疾病等其他系统疾病者，需要特殊处理，导致住院时间延长、费用增加。

（3）治疗过程中病情变化，出现肝衰竭、腹水、上消化道出血、肝性脑病等严重并发症时，退出本路径。

（4）因患者及其家属意愿而影响本路径的执行时，退出本路径。

二、黄疸（高胆红素血症）中医临床路径标准住院表单

适用对象：第一诊断为黄疸（高胆红素血症）（TCD编码：A17.34；ICD-10编码：K72.900）的患者。

患者姓名：　　　性别：　　年龄：　　门诊号：　　病程：
进入路径时间：　　年 月 日　　结束路径时间：　　年 月 日
标准治疗时间≤28天　　　　　　实际治疗时间：　　天

日期	___年__月__日 （第1天）	
主要诊疗工作	□询问病史与体格检查 □采集中医四诊信息 □进行中医证候判断 □完成病历书写和病程记录 □初步拟定诊疗方案 □完善辅助检查 □防治并发症 □与患者或家属沟通，交代病情及注意事项	
重点医嘱	长期医嘱 □分级护理 □普食 □口服中药汤剂 □口服中成药 □静脉滴注中药注射液 □其他中医特色疗法（□体针□耳针□物理疗法□脐火疗法□结肠透析机辅助中药灌肠疗法□中药直肠滴入） □饮食疗法 □运动疗法 □西药治疗 □根据病因治疗 ____□原剂量□剂量减少□剂量增加 ____□原剂量□剂量减少□剂量增加 □护肝降酶治疗 ____□原剂量□剂量减少□剂量增加 ____□原剂量□剂量减少□剂量增加	临时医嘱 □血常规、尿常规、便常规。 □肝功能、肾功能、血糖、血脂、电解质。 □凝血功能。 □甲胎蛋白。 □腹部超声 □病原学筛查（甲~戊肝炎病毒等） □其他检查
主要护理工作	□护理常规 □完成护理记录 □病情监测 □执行相关医嘱 □静脉抽血	

病情变异记录	□无□有，原因： 1. 2.		
责任护士签名			
医师签名			
日期	___年__月__日 （第7天）	___年__月__日 （第14天）	___年__月__日 （第21天）
主要诊疗工作	□上级医师查房，明确诊断，根据病情调整治疗方案 □完成上级医师查房记录 □防治合并症 □完善入院检查	□上级医师查房，根据病情调整治疗方案 □完成上级医师查房记录 □防治合并症	□上级医师查房，根据病情调整治疗方案 □完成上级医师查房记录 □防治合并症 □疗效评估
重点医嘱	长期医嘱 □分级护理 □普食 □口服中药汤剂 □口服中成药 □静脉滴注中药注射液 □其他中医特色疗法（□体针□耳针□物理疗法□脐火疗法□结肠透析机辅助中药灌肠疗法□中药直肠滴入） □饮食疗法 □运动疗法 □西药治疗 □根据病因治疗 ____□原剂量□剂量减少□剂量增加 ____□原剂量□剂量减少□剂量增加 □护肝降酶治疗 ____□原剂量□剂量减少□剂量增加 ____□原剂量□剂量减少□剂量增加 临时医嘱 □完善入院检查 □对症处理	长期医嘱 □分级护理 □普食 □口服中药汤剂 □口服中成药 □静脉滴注中药注射液 □其他中医特色疗法（□体针□耳针□物理疗法□脐火疗法□结肠透析机辅助中药灌肠疗法□中药直肠滴入） □饮食疗法 □运动疗法 □西药治疗 □根据病因治疗 ____□原剂量□剂量减少□剂量增加 ____□原剂量□剂量减少□剂量增加 □护肝降酶治疗 ____□原剂量□剂量减少□剂量增加 ____□原剂量□剂量减少□剂量增加 临时医嘱 □复查必要检查项目 □对症处理	长期医嘱 □分级护理 □普食 □口服中药汤剂 □口服中成药 □静脉滴注中药注射液 □其他中医特色疗法（□体针□耳针□物理疗法□脐火疗法□结肠透析机辅助中药灌肠疗法□中药直肠滴入） □饮食疗法 □运动疗法 □西药治疗 □根据病因治疗 ____□原剂量□剂量减少□剂量增加 ____□原剂量□剂量减少□剂量增加 □护肝降酶治疗 ____□原剂量□剂量减少□剂量增加 ____□原剂量□剂量减少□剂量增加 临时医嘱 □复查必要检查项目 □对症处理
主要护理工作	□病情监测 □日常生活和心理护理 □进行药物宣教 □执行相关医嘱	□病情监测 □日常生活和心理护理 □进行疾病宣教 □执行相关医嘱	□病情监测 □日常生活和心理护理 □进行疾病宣教 □执行相关医嘱
病情变异记录	□无□有，原因： 1. 2.	□无□有，原因： 1. 2.	□无□有，原因： 1. 2.

责任护士签名		
医师签名		

日期	___年__月__日 （第28天）	___年__月__日 （出院日）
主要诊疗工作	□上级医师查房，根据病情调整治疗方案，确定出院时间 □完成上级医师查房记录 □防治合并症 □疗效评估	□交代出院注意事项、复查日期 □开具出院诊断书 □完成出院记录 □通知出院
重点医嘱	长期医嘱 □分级护理 □普食 □口服中药汤剂 □口服中成药 □静脉滴注中药注射液 □其他中医特色疗法（□体针□耳针□物理疗法□脐火疗法□结肠透析机辅助中药灌肠疗法□中药直肠滴入） □饮食疗法 □运动疗法 □西药治疗 □根据病因治疗 ____□原剂量□剂量减少□剂量增加 ____□原剂量□剂量减少□剂量增加 □护肝降酶治疗 ____□原剂量□剂量减少□剂量增加 ____□原剂量□剂量减少□剂量增加 临时医嘱 □复查必要检查项目 □对症处理	出院医嘱 □出院带药 □门诊随诊
主要护理工作	□病情监测 □日常生活和心理护理 □进行出院前宣教 □执行相关医嘱	□交代出院后注意事项 □协助办理出院手续 □送患者出院
病情变异记录	□无□有，原因： 1. 2.	□无□有，原因： 1. 2.
责任护士签名		
医师签名		

第六章　瘟黄（肝衰竭）中医诊疗方案及临床路径

第一节　瘟黄（肝衰竭）中医诊疗方案

肝衰竭是临床常见的严重肝病综合征，病死率极高。东西方对肝衰竭（CLF）定义和诊断方面存在较大差异。2006年10月，自从中国第一部《肝衰竭诊疗指南》问世以来，至今已更新三版，从定义、诱因、分类、诊断和治疗等方面对肝衰竭进行了系统而精要的阐述，既与国际接轨，又独具中国特色，诊断分型突出了实用性，指导和规范了我国肝衰竭的临床诊疗。

"肝衰竭"概念出现以前，我国以"重型肝炎"定义类似疾病。2006年首版中国指南提出，我国慢加急性肝衰竭定义和诊断为急性肝衰竭、亚急性肝衰竭、慢加急性（亚急性）肝衰竭和慢性肝衰竭4种临床类型。其中乙型肝炎相关慢加急性肝衰竭是我国肝衰竭中最常见的类型，占80%~90%。近10年来，国内关于肝衰竭的中医证候规律、中西医结合治疗的研究日趋增多，中西医结合治疗能够提高患者的生存率，在改善症状等方面也有较好的疗效。我们基于国家中医药管理局的诊疗方案，并结合华南区域国家重点专科多年治疗肝衰竭的经验，制定出符合华南区域肝病特点的诊疗方案，目的是推荐依据有关循证医学证据与区域专科的诊疗特点，提高区域肝衰竭中医诊断和治疗水平，规范中医临床诊疗。

一、诊断标准

（一）中医诊断

肝衰竭属于中医"瘟黄"等范畴，参照国家中医药管理局、国家卫生健康委员会《中医临床诊疗术语第1部分：疾病（2020年）》。

1.主要症状　身目尿黄，且短期内迅速加深，伴重度乏力，纳差。

2.次要症状　常有黄疸持续不退，或有腹胀腹痛、尿少等，或有神志昏蒙、出血等临床表现。

瘟黄主要由疫毒、湿热所致，湿热疫毒壅盛，熏蒸肝胆，胆汁外溢而发本病。另外，素有气血两虚之体，正气不足，难以御邪外出，以致疫毒迅速进入血分，肝胆血瘀，胆液暴泄，也可引发本病。本病初期黄疸鲜明，后期黄色晦暗。其主要病位在肝，横连于胆，克伐脾胃，上行于脑及心包，下涉于肾，血脉受损，三焦俱病，以身目黄染、神志昏愦、腹胀如鼓为其突出临床表现。

（二）中医辨证

1.阳黄证（毒热瘀结） 主症：①起病急骤，身目俱黄，黄色鲜明；②舌质红或紫暗，或舌见瘀斑瘀点，舌下脉络增粗延长；③舌苔黄腻或黄厚，脉弦数或弦滑。次症：①口干口苦或口渴但饮水不多；②大便不调或秘结；③鼻齿衄血，或皮肤瘀斑；④胁下痞块；⑤少苔或舌苔薄白或薄黄，脉实有力。辨证要求：凡具备主症3项，或主症2项加次症2项，可定为本证。

2.阴阳黄证（脾虚瘀黄） 主症：①身目俱黄，尿黄、黄色鲜明或晦暗；②乏力，纳呆；③舌质淡和（或）胖或暗红，舌边齿痕；④舌见瘀斑瘀点，舌下脉络增粗延长。次症：①腹胀便溏或饮冷则泻，恶心呕吐；②口干不欲饮或口苦，头身困重；③朱砂掌、蜘蛛痣，或有胁下痞块；④苔白或白腻或白滑等，脉弦或弦滑，或沉迟。辨证要求：凡具备主症2项，加次症2项，可定为本证。

3.阴黄证（寒湿困脾） 主症：①病程长，病势缓；②黄色晦暗，或如烟熏；③舌淡、苔白或白腻。次症：①脘闷腹胀，纳少乏力；②神疲畏寒；③口淡不渴；④脉沉迟或细缓。辨证要求：凡具备主症3项，或主症2项加次症2项，可定为本证。

（三）西医诊断

肝衰竭参考（ICD-10编码：K72.900）。本病种参照中华医学会感染病学分会肝衰竭与人工肝学组、中华医学会肝病学分会重型肝病与人工肝学组共同编制的《肝衰竭诊治指南（2018年版）》。中国中西医结合学会传染病专业委员会、中国中西医结合学会肝病专业委员会、中华中医药学会肝胆病分会《HBV相关慢加急性肝衰竭中西医结合诊疗推荐意见（2019）》。

肝衰竭可分为四类：急性肝衰竭（ALF）、亚急性肝衰竭（SALF）、慢加急性（亚急性）肝衰竭（ACLF或SACLF）和慢性肝衰竭（CLF）。

1.临床诊断

（1）肝衰竭前期 ①极度乏力，并有明显厌食、呕吐和腹胀等严重消化道症状。②丙氨酸氨基转移酶（ALT）和/或天冬氨酸氨基转移酶（AST）大幅升高，黄疸进行性加深（85μmol/L≤TBil<171μmol/L）或每日上升≥17.1μmol/L。③有出血倾向，40%<PTA≤50%（INR<1.5）；或者50%<PTA≤70%，但TBil≥171μmol/L也可纳入到肝衰前期。

（2）急性肝衰竭 急性起病，2周内出现Ⅱ度及以上肝性脑病（按Ⅳ级分类法划分）并有以下表现者：①极度乏力，并伴有明显厌食、腹胀、恶心、呕吐等严重消化道症状。②短期内黄疸进行性加深，TBil≥10×正常值上限（ULN）或每日上升≥17.1μmol/L。③有出血倾向，凝血酶原活动度（PTA）≤40%，或国际标准化比值（INR）≥1.5，且排除其他原因。④肝脏进行性缩小。

（3）亚急性肝衰竭 起病较急，2~26周出现以下表现者。①极度乏力，有明显的消化道症状。②黄疸迅速加深，血清TBil≥10×ULN或每日上升≥17.1μmol/L。③伴或不伴肝性脑病。④有出血表现，PTA≤40%（或INR≥1.5）并排除其他原因者。

（4）慢加急性（亚急性）肝衰竭　在慢性肝病基础上，由各种诱因引起以急性黄疸加深、凝血功能障碍为肝衰竭表现的综合征，可合并包括肝性脑病、腹水、电解质紊乱、感染、肝肾综合征、肝肺综合征等并发症，以及肝外器官功能衰竭。患者黄疸迅速加深，血清TBil≥10×ULN或每日上升≥17.1μmol/L；有出血表现，PTA≤40%（或INR≥1.5）。根据不同慢性肝病基础分为3型，A型：在慢性非肝硬化肝病基础上发生的慢加急性肝衰竭；B型：在代偿期肝硬化基础上发生的慢加急性肝衰竭，通常在4周内发生；C型：在失代偿期肝硬化基础上发生的慢加急性肝衰竭。

（5）慢性肝衰竭　在肝硬化基础上，缓缓出现肝功能进行性减退和失代偿。①血清TBil升高，常<10×ULN。②白蛋白（Alb）明显降低。③血小板明显下降，PTA≤40%（或INR≥1.5），并排除其他原因者。④有顽固性腹水或门静脉高压等表现。⑤肝性脑病。

2.肝衰竭诊断格式　肝衰竭不是一个独立的临床诊断，而是一种功能判断。在临床实际应用中，完整的诊断应包括病因、临床类型及分期，建议按照以下格式书写。

肝衰竭（分类、分型、分期）

疾病病因诊断（病毒、药物、酒精、免疫、血吸虫等）

例如：（1）慢加急性肝衰竭早期

乙型病毒性肝炎

（2）亚急性肝衰竭中期

药物性肝炎

（3）慢性肝衰竭

血吸虫性肝硬化

（4）急性肝衰竭

病因待查

二、治疗方案

（一）中医辨证治疗

1.阳黄证（毒热瘀结）

治法：清热祛湿，解毒凉血。

代表处方：①犀角散加减。②甘露消毒丹加减。③大柴胡汤合茵陈蒿汤加减。

基本处方：①水牛角、黄连、升麻、栀子、茵陈、板蓝根、生地黄、玄参、牡丹皮、土茯苓等。②滑石、黄芩、茵陈、石菖蒲、川贝母、木通、藿香、连翘、豆蔻、薄荷、射干等。③柴胡、黄芩、芍药、半夏、生姜、枳实、大枣、大黄、茵陈、栀子等。

伴鼻齿衄血或肌肤瘀斑者，加紫草、白茅根等；伴发热者，可加黄连、黄芩、栀子等。

2.阴阳黄证（脾虚瘀黄）

治法：凉血解毒、健脾祛湿或温补脾阳。

代表处方：茵陈四逆汤加减。

基本处方：茵陈、附片、白术、赤芍、虎杖、丹参、郁金、葛根、薏苡仁等。

伴高度腹胀者，加莱菔子、沉香等；伴皮肤瘙痒者，加牡丹皮、秦艽等。

3.阴黄证（寒湿困脾）

治法：温补脾肾。

代表处方：茵陈术附汤加减。

基本处方：茵陈、附子、白术、干姜、郁金、茯苓、泽泻。

伴热毒煽动肝风而见颤动、抽搐者，可加水牛角（先煎）、钩藤、珍珠母等。

（二）常用中成药

1.赤丹退黄颗粒　药物组成：赤芍、丹参、葛根、瓜蒌。口服，1袋/次，3次/天，8周为一个疗程。并发肝性脑病者，加清开灵注射液、醒脑静注射液等。伴大便秘结、腹胀者，加四磨汤口服液、大黄胶囊。伴腹泻，见湿热或兼夹湿热者，加香连片、黄连素片。伴高热神昏者，可配合口服安宫牛黄丸，1丸/天。伴吐血、鼻衄等，可配合用冰水调服云南白药，3g/天。

2.阳黄证　口服黄疸1号方（茵陈、栀子、大黄、赤芍、葛根、金钱草、木香、茯苓）。

3.阴黄证　口服黄疸2号方（茵陈、制附片、白术、虎杖、丹参、郁金、葛根、薏苡仁、桂枝、赤芍）。

（三）辨证使用院内制剂

1.解毒化瘀颗粒　组成：白花蛇舌草、赤芍、大黄（后下）、茵陈、石菖蒲、郁金。功效：清热解毒，化瘀退黄，豁痰醒神。适用证：阳黄证。

2.温阳化瘀方　组成：茵陈、附片、白术、赤芍、虎杖、丹参、郁金、葛根、薏苡仁。功效：温补脾阳，凉血解毒。适用证：阴阳黄证（慢加急性肝衰竭）。

（四）中医特色治疗

1.大黄煎剂保留灌肠治疗　若患者出现大便秘结或少，甚至烦躁、昼夜颠倒、神志改变等肝性脑病的症状者，予大黄煎剂（由醋制大黄、乌梅组成）保留灌肠以保持大便3~4次/天。大黄煎剂由医院药剂科煎制成200ml/瓶的灌肠液，应用时加温至39~40℃，连接输液器，润滑前端，患者取左侧卧位，抬高臀部20cm，将输液管轻柔插入直肠20~25cm，缓慢注入药液，使药物在肠内尽量保持2小时以上，1~2次/天，7天为1个疗程。

2.腹水麝黄膏外敷脐部　适应证：肝衰竭并发腹水者。禁忌证：上消化道出血、合并肝癌及脐部8cm×8cm内有皮肤破损者禁用。药物组成：麝香、牛黄、田螺、葱白等。操作方法：药物研末备用，用时以蜂蜜调制成膏状，隔单层纱布外敷脐部，上用纱布覆盖固定，4小时换药1次，疗程2周。注意事项：对于少部分患者出现发泡的情况，可适当缩短敷药时间，或延长敷药间隔时间；高敏体质、常有皮肤过敏情况的患者须慎用

3.足三里穴位注射治疗 若出现恶心、纳少、呃逆等症状者，可予维生素B6注射液在患者的足三里穴进行穴位注射。

4.艾灸穴位治疗 若体质偏虚，可予艾条灸足三里、三阴交、关元等穴位；若夜寐差，可予艾条灸内关、神阙等穴位；若伴有腹部胀大如鼓者，可予艾条灸神阙、气海、涌泉等穴位；若阳虚体质，可予火龙灸调理阳气。

若患者突然出现昏愦不语，呼吸微弱，面色苍白、四肢厥冷，冷汗如珠，二便失禁，脉微欲绝之亡阳危候，可加用参附汤合回阳救逆汤口服，并可用参麦注射液静脉滴注。

由于本病的危重性，治疗不及时可导致生命危险。因此，有条件患者可建议行人工肝血浆置换术，静脉输注人血白蛋白等，以改善患者机体的内环境，促进病情的好转。因为长期有效抑制病毒复制对本病的治疗有着十分重要的现实意义，因此，有条件的患者建议使用核苷类似物进行抗病毒治疗。

（五）中医护理调摄

1.生活护理 对瘟黄患者急性期尽量要求卧床休息，中医学认为"卧则血归于肝"，所以卧床休息可以保证肝脏的血液供应，有利于肝脏的修复。黄疸深的患者因胆汁淤积而引起皮肤瘙痒，可用温水洗浴，并用苦参煎水外洗或用炉甘石洗剂涂擦。嘱患者不可搔抓，以防引起感染。每日进行空气消毒和通风换气，防止交叉感染或继发感染。

2.饮食护理 限制脂肪类食物摄入，以糖和高热量、高维生素、易消化清淡饮食为主，忌烟酒。腹水患者低盐饮食。避免进食坚硬、油炸、辛辣食物，以免损伤胃络诱发出血。应控制每次进食量，根据病情采取少食多餐。

3.情志护理 本病因病情重、预后差，而易使患者产生紧张、恐惧、悲观等情绪，这对治疗和康复十分不利。因此在护理工作中除了常规治疗护理外，护理人员还要多关心体贴患者，经常与其谈心，进行安慰、疏导及健康指导。介绍与该疾病相关的知识，帮助患者解决生活中的实际问题，消除思想顾虑。同时向患者介绍治愈的典型病例，使患者消除对本病的恐惧心理，树立起治疗疾病的信心，主动配合治疗，提高依从性。

三、疗效评价

（一）评价标准

参照《中药新药临床研究指导原则》（中国医药科技出版社，2002年）和《肝功能衰竭诊疗指南》（2018年版）。

瘟黄的主要证候除黄疸、昏迷、出血、腹水四大症外，还包括乏力、恶心呕吐、腹胀、纳差等，参照按《中药新药临床研究指导原则（试行）》制定的《重型肝炎的中医疗效评价标准》。

临床治愈：症状消失或基本消失，肝功能正常，或轻微异常（TBil≤2倍正常值，ALT、AST≤1.5倍正常值），PTA≥60%。

显效：症状明显减轻，肝功能明显好转（TBil较原水平下降50%以上，ALT、AST较最高检测值下降50%以上），或PTA较原水平提高50%以上，且稳定在2周以上，无明显波动者。

有效：症状有所改善，肝功能有所好转（TBil较原水平下降25%以上，ALT、AST较最高检测值下降25%以上），或PTA较原水平提高25%以上，且稳定在2周以上，无明显波动者。

无效：治疗结束后患者症状无改善，TBil、PTA无恢复甚至加重，或患者病情继续恶化，包括自动出院者。

死亡：经治疗无效死亡者。

（二）评价方法

1.**中医证候有效率** 采用尼莫地平法：积分减少（%）=（治疗前积分－治疗后积分）/治疗前积分×100%。总有效率=（临床治愈＋显效＋有效）例数/总例数×100%，每2周评价1次。瘟黄中医证候评分标准见表3-6-1。

2.**临床好转率** 临床好转病例数/总病例数×100%，每4周评价1次。

3.**生存率** 生存病例数/总病例数×100%，每4周评价1次。

4.**终末期肝病模型（MELD）评分变化** MELD＝$3.8 \times \ln$（总胆红素mg/dl）$+11.2 \times \ln$（凝血酶原时间的国际标准化比值,INR）$+9.6 \times \ln$（肌酐mg/dl）$+6.4 \times$病因学（胆汁淤积或酒精为0，其他为1）。

表3-6-1 中医证候评分标准表

临床症状	等级	分数	临床表现
面目发黄如橘皮	无	0	
	轻	1	略有黄染，色鲜而浅
	中	2	色鲜如橘皮
	重	3	深黄色鲜呈金黄色
面目发黄如烟熏	无	0	
	轻	1	略有黄染，色偏晦暗
	中	2	色晦暗呈灰黄色
	重	3	深黄，黄中带黑，呈黧黑色
面色晦暗	无	0	
	轻	1	面微灰无华，如尘蒙面，细查方得
	中	2	面灰暗无泽，似铁灰色，稍察即得
	重	3	面灰黑而枯，如熏烟煤，一望而惊

临床症状	等级	分数	临床表现
乏力	无	0	
	轻	1	动则易疲劳
	中	2	自觉体倦乏力
	重	3	乏力欲卧，或极度乏力，四肢不举
食欲减退	无	0	
	轻	1	进食量减少1/3
	中	2	进食量减少1/3~1/2
	重	3	进食量减少≥1/2
腹胀	无	0	
	轻	1	偶有，食后半小时缓解
	中	2	经常，食后半小时以上缓解
	重	3	整日腹胀，进食加重
肢体困重	无	0	
	轻	1	肢体发重，有困束感，注意始得，活动乏力
	中	2	肢体重滞，困束感明显，不意亦得，活动费力，有难受感
	重	3	肢体困重，活动感极费力，神倦懒言，卧亦不适
口干	无	0	
	轻	1	自觉口干，持续时间短
	中	2	口干明显
	重	3	整日口干
便下不爽	无	0	
	轻	1	便下有涩滞感，排出欠爽，排出时间稍有延长
	中	2	便下涩滞，欲排难出，排便时间明显延长
	重	3	便下涩滞，甚难排出，断断续续，努责而下，排便时间成倍延长

注：舌脉具体描述，不计分。

参考文献

［1］中华医学会感染病学分会.慢性乙型肝炎防治指南（2019年版）［J］.中华肝脏病杂志,2019,27（12）：938-960.

［2］中华医学会感染病学分会肝衰竭与人工肝学组中华医学会肝病学分会，重型肝病与人工肝学组.肝衰竭诊治指南（2018年版）［J］.现代医药卫生,2018,34（24）：3897-3904.

［3］中华医学会肝病学分会.肝硬化性肝性脑病诊疗指南［J］.临床肝胆病杂志,2018,34（10）：2076-2089.

［4］中华医学会消化病学分会中华医学会肝病学分会.中国肝性脑病诊治共识意见（2013年）［J］.中华肝脏病杂志,2013,21（9）：641-651.

［5］中国中西医结合学会传染病专业委员会.HBV相关慢加急性肝衰竭中西医结合诊疗推荐意见［J］.中西医结合肝病杂志，2019，29（2）：193-198.

［6］中华中医药学会.慢加急性肝衰竭中医临床诊疗指南［J］.临床肝胆病杂志，2019，35（3）：494-503.

［7］黄古叶，毛德文，龙富立，等.大黄煎剂保留灌肠治疗肝性脑病的多中心临床研究［J］.辽宁中医杂志，2011，38（7）：1364-1366.

［8］王立福，李筠，李丰衣，等.中医辨证联合西药治疗慢加急性（亚急性）肝衰竭多中心随机对照研究［J］.中医杂志，2013，54（22）：1922-1925.

第二节 瘟黄（肝衰竭）中医临床路径

路径说明：本路径适用于西医诊断为肝功能衰竭的住院患者。

一、瘟黄（肝衰竭）中医临床路径标准住院流程

（一）适用对象

1.中医诊断 第一诊断为瘟黄（TCD编码：A01.03.15）。

2.西医诊断 第一诊断为肝衰竭（ICD-10编码：K72.900）。

（二）诊断依据

1.疾病诊断

（1）中医诊断标准：参照国家中医药管理局、国家卫生健康委员会发布的《中医临床诊疗术语第1部分：疾病（2020年）》，中国中西医结合学会传染病专业委员会、中国中西医结合学会肝病专业委员会、中华中医药学会肝胆病分会发布的《HBV相关慢加急性肝衰竭中西医结合诊疗推荐意见（2019）》。

（2）西医诊断标准：参照2018年中华医学会感染病学分会肝功能衰竭与人工肝学组、中华医学会肝病学分会重型肝病与人工肝学组联合制定的《肝功能衰竭诊疗指南》。

2.证候诊断 参照国家中医重点专科瘟黄（慢加亚急性肝衰竭）协作组制定的《瘟黄（慢加亚急性肝衰竭）中医诊疗方案》。

瘟黄临床常见证候：阳黄证（毒热瘀结）、阴阳黄证（脾虚瘀黄）、阴黄证（寒湿困脾）。

（三）治疗方案的选择

参照国家华南区域中心联盟制定的《瘟黄中医诊疗方案》。

（1）诊断明确，第一诊断为瘟黄。

（2）患者适合并接受中医药治疗。

（四）标准治疗时间

≤56天。

（五）进入路径标准

（1）第一诊断必须符合瘟黄。

（2）在乙型、丙型肝炎病毒相关性慢性肝病基础上，重叠或未重叠感染甲型肝炎病毒（HAV）、戊型肝炎病毒（HEV）及丁型肝炎病毒（HDV）感染所致的慢加亚急性肝衰竭患者，可以进入本路径。

（3）其他类型的肝衰竭：包括自身免疫性、代谢性、药物性、酒精性、中毒性、寄生虫性和其他全身性疾病（如休克等）及急性妊娠脂肪肝、纤维淤胆型肝炎、肝小静脉闭塞综合征等导致的肝衰竭；合并原发性肝癌、抗HIV阳性者及其他严重疾病（如心脑血管病等）和精神病等影响疗效评价者，不进入本路径。

（4）患者同时具有其他疾病，但不需特殊处理也不影响第一诊断的临床路径流程实施时，可进入本路径。

（六）中医证候学观察

四诊合参，收集该病种不同证候的主症、次症、体征、舌脉特点。注意证候的动态变化。

（七）入院检查项目

1.必需的检查项目

（1）肝功能、肾功能、凝血功能、血脂、血糖。

（2）血常规、尿常规、大便常规。

（3）血清内毒素定量、血氨定量。

（4）血清电解质。

（5）血清肝炎病毒病原学检测、HBVDNA定量。

（6）血清甲胎蛋白（AFP）。

（7）心电图、腹部B超、胸片。

2.可选择的检查项目 根据病情需要，可选择细菌培养、MCV等其他非嗜肝病毒学检查、甲状腺功能、抗核抗体、自身免疫性肝病抗体、CT和/或MRI等。

（八）治疗方法

1.辨证选择口服中药汤剂、中成药

（1）阳黄证：清热祛湿，通腑解毒。

（2）阴阳证：健脾温阳，解毒化瘀。

（3）阴黄证：温阳化湿，补脾益肾。

2.辨证选择静脉滴注中药注射液

3.特色疗法

（1）结肠灌洗和中药保留灌肠。

（2）腹水外敷脐部。

4.其他疗法

5.护理调摄

（九）出院标准

（1）乏力、纳差、腹胀、出血倾向等症状明显好转，肝性脑病等并发症得到有效控制。

（2）黄疸、腹水等体征明显改善。

（3）肝功能指标明显改善：总胆红素（TBil）降至正常值上限5倍以下，凝血酶原活动度（PTA）>40%或国际标准比值（INR）<1.6。

（十）变异及原因分析

（1）病情变化，需要延长住院时间，增加住院费用。

（2）合并有其他系统疾病者，治疗期间病情加重，需要特殊处理，退出本路径。

（3）治疗过程中，出现Ⅲ期及以上肝性脑病、严重感染（包括感染性休克、深部真菌感染、2个部位以上感染、二重感染等）、Ⅰ型肝肾综合征等者，或2周内出现死亡，或自动出院者，或出现消化道大出血，需要特殊处理，退出本路径。

（4）治疗过程中，出现或并发其他严重疾病（如心脑血管意外、胰腺炎、肺栓塞）等，或发现合并有原发性肝癌或其他肿瘤者，退出本路径。

（5）因患者及其家属意愿而影响本路径执行时，退出本路径。

二、瘟黄（肝衰竭）中医临床路径标准住院表单

适用对象：第一诊断为瘟黄（TCD编码：A01.03.15；ICD-10编码：K72.900）的患者。

患者姓名：　　　　性别：　　　年龄：　岁　　门诊号：　　　住院号：

发病时间：　年　月　日　　住院日期：　年　月　日　　出院日期：　　年　月　日

标准住院日≤56天　　　实际住院日：　天

时间	___年__月__日 （第1天）	___年__月__日 （第2~14天）
主要诊疗工作	□询问病史、体格检查 □下达医嘱、开出检查单 □完成首次病程记录 □完成入院记录 □完成初步诊断 □与家属沟通，交代病情及注意事项	□上级医师查房与临床指导 □完善检查并根据患者病情变化调整治疗方案 □采集中医四诊信息、进行证候疗效初步评价 □对临床疗效及临床好转情况进行初步评价

重点医嘱	长期医嘱 □传染科护理常规 □特殊疾病护理 □富营养易消化饮食 □监测生命体征 □中医辨证施治、中医特色疗法 □护肝、血液制品支持、抗病毒、改善微环境等内科基础治疗 临时医嘱 □完善入院各项检查 □相关对症处理 □必要时心电监护	长期医嘱 □传染科护理常规 □特殊疾病护理 □视病情变化通知病重或病危 □中医辨证施治、中医特色疗法 □西医对症及支持治疗，纠正水、电解质、酸碱平衡紊乱等 □积极预防并发症 临时医嘱 □定期监测临床预后相关指标 □相关对症处理 □对并发症的及时防治
主要护理工作	□观察患者病情变化，监测患者生命体征变化 □疾病认识及宣教 □日常生活及心理护理 □执行相关医嘱	□情志疏导，鼓励患者树立战胜疾病的信心 □观察患者病情变化 □生活起居、饮食宣教 □预防感染 □做好用药的指导
病情变异记录	□无 □有，原因： 1. 2.	□无 □有，原因： 1. 2.
护士签名		
医师签名		

时间	___年__月__日 （第15~28天）	___年__月__日 （第29~42天）	___年__月__日 （第43~56天）
主要诊疗工作	□上级医师查房与临床指导 □根据患者病情变化及时调整治疗方案 □采集中医四诊信息、进行证候疗效评估 □对临床疗效及临床好转情况进行初步评价	□上级医师查房与临床指导 □根据患者病情变化及时调整治疗方案 □采集中医四诊信息、进行证候疗效评估 □对临床疗效及临床好转情况进行初步评价 □对生存率进行统计	□向患者及监护人交代出院注意事项 □制订随访期治疗、随访计划 □指导患者出院后的后续治疗 □开具出院诊断书 □完成出院记录
重点医嘱	长期医嘱 □传染科护理常规 □特殊疾病护理 □视病情变化通知病重或病危 □中医辨证施治、中医特色疗法 □对症及支持治疗，纠正水、电解质、酸碱平衡紊乱等 □积极预防并发症 临时医嘱 □定期监测相关临床预后指标 □相关对症处理 □对并发症的及时防治	长期医嘱 □传染科护理常规 □特殊疾病护理 □视病情变化通知病重或病危 □中医辨证施治、中医特色疗法 □对症及支持治疗，纠正水、电解质、酸碱平衡紊乱等 □积极预防并发症 临时医嘱 □定期监测相关临床预后指标 □相关对症处理 □对并发症的及时防治	□出院带药 □其他医嘱 □定期门诊随访

主要护理工作	□观察患者病情变化 □生活与心理护理 □消毒隔离、预防感染 □用药的指导	□观察患者病情变化 □满足患者的各种生活需要 □消毒隔离、预防感染 □用药的指导	□指导患者办理出院手续 □做好患者出院后的饮食、健康教育指导
病情变异记录	□无　□有，原因： 1. 2.	□无　□有，原因： 1. 2.	□无　□有，原因： 1. 2.
护士签名			
医师签名			

第七章 肝昏（肝性脑病）中医诊疗方案及临床路径

第一节 肝昏（肝性脑病）中医诊疗方案

肝性脑病（HE）是由急、慢性肝功能严重障碍或各种门静脉-体循环分流（以下简称门-体分流）异常所致的、以代谢紊乱为基础、轻重程度不同的神经精神异常综合征。依据基础肝病的类型，HE分为A、B、C三型。A型HE发生在急性肝衰竭基础上，进展较为迅速，其重要的病理生理学特征之一是脑水肿和颅内高压；B型HE是门-体分流所致，无明显肝功能障碍，肝活组织检查提示肝组织学结构正常；C型则是指发生于肝硬化等慢性肝损伤基础上的HE。HE的发病机制至今尚未完全阐明，目前仍以氨中毒学说为核心，同时炎症介质学说及其他毒性物质的作用也日益受到重视。

根据中华医学会肝病学分会2018年发布的《肝硬化肝性脑病诊疗指南》的HE分级标准，肝性脑病分为无HE、隐匿性肝性脑病（MHE）、1级HE、2级HE、3级HE、4级HE，其中无HE、MHE对应传统West-Haven标准中的0级。已有研究表明，临床无症状的MHE患者在肝硬化人群中普遍存在，其发病率被严重低估。由于其可以直接影响患者从事精细工作的能力，并且可在短时间内发展为显性肝性脑病（OHE），有较大潜在危害，并可能持续存在。因此更强调对MHE的筛查。

中医学并无此病名记载，但根据其发病特点及临床表现，当属中医学"积聚""鼓胀""急黄""癫狂""谵妄""神昏"等肝病及其相关神志病范畴。2018年指南首次肯定中医药在HE/MHE防治中的作用。提出在急性病发时，以安宫牛黄丸化痰解毒、醒脑开窍、中药煎剂保留灌肠通腑开窍；病情平稳时，以扶正化瘀片、安络化纤丸和复方鳖甲软肝片等中成药扶正补虚、活血化瘀，充分体现了"急则治其标，缓则治其本"的原则。但同时也指出，尽管中医药在改善HE症状、优化结局指标、提高生命质量等方面具有一定作用，但其适用证型、辨证标准等相关中医临床问题仍有待完善。指南推荐的中成药主要针对肝硬化环节，在HE（包括OHE及早期无症状阶段）患者中，如何通过合理的中药治疗控制发作，并形成与现有西药治疗优势互补的治疗策略，仍是有待解决的问题。

目前，中医各家对肝性脑病的病因病机理解不同，故临床中医证型分类也不尽相同，治法、方药各有特色。我们结合参考国家中医药管理局《肝厥（肝性脑病）中医诊疗方案（试行版2017）》、中华医学会肝病学分会指南以及近年文献，制定此方案，以期为中医临床诊治提供有益帮助。

一、诊断标准

（一）中医诊断

参照国家中医药管理局、国家卫生健康委员会《中医临床诊疗术语第1部分：疾病（2020年）》和全国高等中医药院校教材《中医内科学》，以及国家中医药管理局《肝厥（肝性脑病）中医诊疗方案（试行版2017）》。

本病属于中医学"黄疸""神昏""肝厥"的范畴。《素问·热论篇》记载"肝热病者，小便先黄，腹痛、多卧、身热；热争则狂言及惊，胁满痛，手足躁，不得安卧"。多数学者认为病位主要在心、脑，与肝、肾密切相关。肝肾亏虚，精血不足，加之感受湿热疫毒之邪，导致热毒炽盛，痰浊内生，腑气不通，闭阻清窍发而为病。

（二）中医辨证

主要症状：以情志举止失常、嗜睡、言语不清。

次要症状：可有幻觉、恐惧、狂躁。

急性起病，发病前多有诱因，常有先兆症状，如轻度的性格改变和举止失常，如欣快激动或淡漠少言，衣冠不整或随地便尿。可有谵语。不能完成简单的计算和智力构图，可有扑翼样震颤。

具备2个主症以上，或1个主症、2个次症，结合起病、诱因、先兆症状即可确诊；不具备上述条件，结合血氨、脑电图检查、神经心理学评估结果亦可确诊。

1.痰浊蒙蔽证　主症：①精神呆滞，语言不清，意识蒙蔽；②舌暗红，苔厚腻，脉沉滑。次症：①神昏嗜睡，面色晦暗；②小脘腹胀满，泛恶纳呆；③喉间痰鸣。辨证要求：具备所有主症者即属本证；具备主症①及次症1项者，即属本证。

2.毒火扰神证　主症：①壮热烦躁，口唇干裂，神昏错语；②舌质红绛，舌苔燥，脉洪数有力。次症：①面赤气粗，或有抽搐；②身目黄染，腹部胀大；③大便干结，小便短赤。辨证要求：具备所有主症者即属本证；具备主症①及次症1项者，即属本证。

3.阴虚阳亢证　主症：①循衣摸床，躁动不安，言语错乱；②舌质红绛，舌苔干燥或少苔无苔，脉弦细。次症：①两手颤动或抽搐，甚者昏迷不醒；②口干唇燥，面色潮红；③大便秘结难解，小便黄。辨证要求：具备所有主症者即属本证；具备主症①及次症1项者，即属本证。

4.阴阳两脱证　主症：①昏迷不醒，两手颤抖，面色苍白，呼吸微弱；②舌质淡，无苔，脉细微欲绝。次症：①大汗淋漓，四肢厥冷；②腹胀如鼓；③少尿或无尿，大便失禁。辨证要求：具备所有主症者即属本证；具备主症①及次症1项者，即属本证。

（三）西医诊断

1.显性肝性脑病（OHE）　依据临床表现和体征，按照West Haven分级标准，OHE诊断并不困难，一般不需要做神经心理学、神经生理学及影像学等检查。

诊断要点：①有引起HE的基础疾病，严重肝病和/或广泛门–体侧支循环分流。②有临床可识别的神经精神症状及体征。③排除其他导致神经精神异常的疾病，如代谢性脑病、中毒性脑病、神经系统疾病（如颅内出血、颅内感染及颅内占位）、精神疾病等情况。④特别注意寻找引起HE（C型、B型）的诱因，如感染、上消化道出血、大量放腹水等。⑤血氨升高。

2.隐匿性肝性脑病（MHE） 由于患者无明显的认知功能异常表现，常需要借助特殊检查才能明确诊断。符合以下主要诊断要点①②及（③~⑥）中任意一条或以上，即可诊断为MHE。

诊断要点：①有引起HE的基础疾病，严重肝病和/或广泛门–体侧支循环分流。②传统神经心理学测试指标中的至少2项异常。③神经心理学测试方法中（ANT、姿势控制及稳定性测试、多感官整合测试）至少1项异常。④临界闪烁频率检测异常。⑤脑电图、视觉诱发电位、脑干听觉诱发电位异常。⑥功能性核磁共振成像（fMRI）异常。

二、治疗方案

（一）中医辨证治疗

1.痰浊蒙蔽证

治法：涤痰开窍。

代表处方：涤痰汤加减。

基本处方：制半夏、制南星、橘红、茯苓、人参、石菖蒲、生姜、竹茹、甘草、枳实等。

湿盛者，加苍术、薏苡仁；腹满而胀者，加沉香粉冲服。若昏迷不醒，鼻饲送服苏合香丸。

2.毒火扰神证

治法：清心泻火，醒脑开窍。

代表处方：犀角地黄汤加减。

基本处方：水牛角、生地黄、牡丹皮、芍药、大黄、石菖蒲、郁金、赤芍等。

大便秘结者，加大黄、玄明粉冲服；热盛动风者，加钩藤后下；清热平肝，用石决明先煎；吐血者，加白茅根、三七粉冲服；神昏谵语者，予安宫牛黄丸或至宝丹1粒溶化后鼻饲。

3.阴虚阳亢证

治法：滋阴潜阳，平肝息风。

代表处方：镇肝熄风汤加减。

基本处方：怀牛膝、代赭石、生龙骨、生牡蛎、生龟甲、白芍、玄参、天冬、生麦芽、茵陈、甘草等。

腹部胀大、小便不利者，加大腹皮、泽泻；昏迷不醒者，鼻饲送服紫雪丹或至宝丹。

4.阴阳两脱证

治法：益气回阳，救阴固脱。

代表处方：参附汤加减。

基本处方：人参、熟附子、生姜、大枣、五味子、炙甘草、生牡蛎、生龙骨等。

阴精耗竭者，加山茱萸、阿胶、龟甲、鳖甲；四肢厥冷者，加干姜、肉桂。

（二）常用中成药

1.显性肝性脑病

（1）安宫牛黄丸

组成：牛黄、水牛角、人工麝香、珍珠、朱砂、雄黄、黄连、黄芩、栀子、冰片等。

功能：清热解毒，镇惊开窍。

适应证：重症肝炎，肝性脑病。

症见：邪入心包，神昏谵语，高热惊厥等。

用法：每日1次，每次1丸，口服；或溶化和食醋灌肠。

（2）醒脑静

组成：麝香、郁金、冰片、栀子等。

功能：清热解毒，凉血活血，醒脑开窍。

适应证：肝性脑病。

症见：热入营血，内陷心包，神昏谵语，舌绛脉数等。

用法：10~20ml加液体250~500ml静脉滴注，每日1~2次。

（3）紫雪丹

组成：磁石、滑石、北寒水石、石膏等。

功能：清热解毒，镇痉息风，开窍定惊。

适应证：热邪内陷心包，引动肝风。

症见：高热烦躁，神昏谵语，痉厥，尿赤便秘，舌红绛苔干黄，脉数有力等。

用法：每日2次，每次1~2瓶（1.5g/瓶），口服。

2.隐匿性肝性脑病

（1）扶正化瘀胶囊（片）

组成：丹参、虫草菌粉、绞股蓝、桃仁、松花粉、五味子（制）等。

功能：益精养肝，活血祛瘀。

适应证：乙型肝炎肝纤维化，属肝肾不足、瘀血阻络证者。

症见：胁下痞块，胁肋疼痛，面色晦暗，或见赤缕红斑，腰膝酸软，疲倦乏力，头晕目涩，舌质暗红或有瘀斑，苔薄或微黄，脉弦细。

用法：每日3次，胶囊每次5粒（规格每粒0.3g），口服；或每次3粒（规格每粒0.5g），口服。片剂每日3次，每次1.6g，口服。

（2）安络化纤丸

组成：地黄、三七、水蛭、僵蚕、地龙、白术、郁金、牛黄、瓦楞子、牡丹皮、大黄、生麦芽、鸡内金、水牛角浓缩粉等。

功能：健脾养肝，凉血活血，软坚散结。

适应证：用于慢性乙型肝炎，乙型肝炎后早、中期肝硬化，表现为肝脾两虚、瘀热互结证候者。

症见：胁肋疼痛，脘腹胀满，神疲乏力，口干咽燥，纳食减少，便溏不爽，小便黄等。

用法：每日2次，每次6g（1袋），口服。

（3）复方鳖甲软肝片

组成：鳖甲（制）、莪术、赤芍、当归、三七、党参、黄芪、紫河车、冬虫夏草、板蓝根、连翘等。

功能：软坚散结，化瘀解毒，益气养血。

适应证：慢性肝炎肝纤维化及早期肝硬化，属瘀血阻络、气阴亏虚、热毒未尽证候者均可使用。

症见：胁肋隐痛或胁下痞块，面色晦暗，脘腹胀满，纳差便溏，神疲乏力，口干且苦，赤缕红丝等。

用法：每日3次，每次4片，口服。

（4）鳖甲煎丸

组成：鳖甲胶、阿胶、蜂房（炒）、鼠妇虫、土鳖虫（炒）、蜣螂、硝石（精制）、柴胡、黄芩、半夏（制）、党参、干姜、厚朴（姜制）、桂枝、白芍（炒）、射干、桃仁、牡丹皮、大黄、凌霄花、葶苈子、石韦、瞿麦。

功能：活血化瘀，软坚散结。

适应证：慢性肝炎肝纤维化及早期肝硬化，属瘀血阻络、气阴方虚、热毒未尽证候者均可使用。

症见：胁下痞硬肿块，适用肝炎肝纤维化、早期肝硬化、肝硬化门静脉高压等。

用法：每日2~3次，每次3g（3g约半瓶盖），口服。

（5）大黄䗪虫丸

组成：大黄、甘草、黄芩、桃仁、杏仁、水蛭、虻虫、蛴螬、芍药、干地黄、干漆、䗪虫。

功能：活血破瘀，通经消癥。

适应证：慢性乙型活动性肝炎等。

症见：瘀血内停所致的癥瘕、闭经，症见腹部肿块、肌肤甲错、目眶暗黑、潮热羸瘦、经闭不行、慢性乙型活动性肝炎。

用法：每日1~2次，每次1丸，口服。

（6）石军颗粒

组成：石菖蒲、大黄、败酱草等。

功能：清热解毒，豁痰开窍。

适应证：主要用于治疗肝炎后肝硬化引起的MHE、HE–Ⅰ期及Ⅱ期患者。

症见：脘腹胀满，口苦口臭，大便秘结，小便短赤，舌苔黄腻等。

用法：每日1次，每次3包（10g/包），和0.9%NaCl溶液100ml灌肠。

（三）中医特色疗法

1.**中药灌肠** 大黄煎剂保留灌肠或结肠治疗后保留灌肠，适用于热毒炽盛型肝性脑病患者。

（1）常用药物：生大黄，乌梅，石菖蒲，枳实，败酱草。

（2）操作方法：①将大黄煎剂应用煎药机浓煎制成200ml/瓶药液备用。②使用时将药液温度调至40℃，用50ml的一次性注射器抽取药液；连接14号肛管，用润滑剂润滑肛管前端。③首先嘱患者取左侧卧位，垫高臀部约10cm，将肛管轻柔插入直肠30cm以上，缓慢注入药液，注液完毕，拔管后用手捏住臀部向肛门挤压，压迫肛门括约肌5分钟。④在操作完毕后，嘱患者转为右侧卧位，使药物在肠内尽量保持120分钟以上。⑤1次/天，7天为1个疗程。

（3）注意事项：①正确掌握插管深度，以30cm为宜，滴注药液应缓慢，以减轻痛苦，以免增加腹压使药液外溢。②拔管动作轻柔，拔管后用手捏住臀部向肛门挤压，压迫肛门括约肌3~5分钟，使药液在肠道保留时间延长，以免药物外溢。③灌肠时患者的体位应以先左后右为宜，即在进行操作时，患者取左侧卧位，在操作完毕后，患者转为右侧卧位，此时药液所到达的部位深且充盈，有利于灌肠液保留及吸收。

2.**结肠灌洗** 大便秘结患者，可根据病情需要选择中医诊疗设备，如结肠透析机。在采用大黄煎剂进行保留灌肠之前，使用结肠透析机行全结肠清洗，使全结肠得到最彻底、最直接的清洗，为下一步中药保留灌肠创造一个洁净的肠道环境，更利于药物的吸收和药效的发挥。

（1）操作方法：用生理盐水2500~3000ml，液体温度经治疗机自行控制在36.5~37.5℃之间，灌注时间约15~20分钟，废液自探头经另一管道自行流出，然后再用大黄煎剂保留灌肠，1次/天。治疗5~7天为1个疗程。

（2）注意事项：生理盐水温度以36.5~37.5℃为宜，温度过低对肠道刺激性大，温度过高易烫伤肠黏膜。插管时检查导管前端有无破损，导管前端涂少许石蜡油，以利润滑。操作时动作轻柔，遇有阻力不能强行插入，应转动导管缓慢插入，以免损伤肠黏膜而致肠穿孔。正确掌握插管深度，以30cm为宜，滴注药液应缓慢，以减轻痛苦，以免增加腹压使药液外溢。

3.**针灸** 根据病情，辨证取穴，并合理采用补泻手法。针刺反应严重者慎用。

（1）主穴：四神聪、井穴。

（2）辅穴：内关、合谷、太冲、十宣。

（3）操作方法：采用微针在选穴上进行直刺或斜刺0.5~1寸，待得气后留针15~20分钟，1次/天，7天为1个疗程。

（四）西医治疗

根据肝性脑病的发生病因、诱因，主要采用下述治疗。积极治疗各种病因导致的肝衰竭、失代偿肝硬化等原发病；祛除或控制诱因如消化道出血、感染、肝肾综合征、电解质紊乱、过量蛋白饮食等；应用祛氨、醒脑、纠正氨基酸失衡药物、纠正代谢紊乱、血液净化等治疗措施。具体用药请参考中华医学会、中西医结合学会等相关分会制定的《肝性脑病诊疗指南》《肝衰竭诊疗指南》。

（五）中医护理调摄

1.预防　适寒温，节饮食，忌过食生冷、荤腥、辛辣，控制蛋白质摄入，保持大便通畅。患者出现意识障碍、行为失常和昏迷时，需加强护理和心理疏导，畅情志，避免忧思郁怒等不良精神因素的刺激。

一级预防的重点是治疗肝脏原发疾病及营养干预。病因治疗，积极预防及治疗感染、消化道出血、电解质紊乱、酸碱平衡失调、便秘等HE的诱发因素，避免大量放腹水或利尿，少食多餐，避免摄入过量高蛋白饮食。

二级预防的重点是患者及其家属健康教育、控制血氨升高及调节肠道微生态。加强对患者及家属健康教育，告知其HE特别是MHE的潜在危害，并使其了解HE的诱因。逐步引导患者自我健康管理，并指导家属注意观察患者的行为、性格变化，尽可能做到HE的早发现、早诊断、早治疗。

2.护理调摄

（1）生活起居　生活规律，忌烟酒，养成定时排便的习惯，保持大便的通畅，注意预防便秘的发生。

（2）饮食调理　限制高蛋白食品，控制肉类的摄入量，尤其是动物肉类，主要应以进食植物蛋白为主（如豆类蔬菜、豆腐、豆浆等）；适量饮水，适当进食水果（如香蕉、核桃仁、桃仁、火龙果等），避免进食辛辣肥甘厚味之品。

（3）情志调摄　嘱患者保持愉快的心情，避免急躁、易怒、过喜、过悲等情绪；向患者解释疾病的基本知识，使其正确认识疾病，并帮助其树立战胜疾病的信心。

三、疗效评价

（一）评价标准

参照2018年中华医学会肝病分会《肝硬化肝性脑病诊疗指南》拟定，证候疗效标准参照《中药新药临床研究指导原则》（中国医药科技出版社，2002年）拟定。

1.疾病疗效标准

痊愈：患者神志完全正常，血氨、智能测试或诱发电位结果恢复正常。

显效：患者神志基本正常，血氨、智能测试或诱发电位结果改善≥70%。

有效：患者神志明显改善，血氨、智能测试或诱发电位结果改善≥50%。

无效：患者神志症状无改善，甚至昏迷，血氨、智能测试或诱发电位结果无变化或加重。

2.证候疗效标准

临床痊愈：中医临床症状、体征明显消失或基本消失，证候积分减少≥70%。

显效：中医临床症状、体征明显改善，证候积分减少≥50%。

好转：中医临床症状、体征均有好转，证候积分减少≥30%。

无效：中医临床症状、体征无明显改善，甚或加重，证候积分减少<30%。

（二）评价方法

（1）中医症状体征治疗前后的变化情况采用《中医四诊资料分级量化表》；肝性脑病分级量化参考表3-7-1。

（2）智能测试采用数字连接试验（NCT）变化（见表3-7-2、表3-7-3和表3-7-4）；诱发电位变化采用躯体感觉诱发电位（SEP）进行评价。

表3-7-1　肝性脑病分级量化表

分期	认知功能障碍及性格、行为异常的程度	神经系统体征	脑电图改变
0期（轻微型肝性脑病）	无行为、性格的异常，只在心理测试或智力测试时有轻微异常	无	正常α波节律
1期（前驱期）	轻度性格改变或行为异常，如欣快激动或沮丧少语。衣冠不整或随地便溺、应答尚准确但吐字不清且缓慢、注意力不集中或睡眠时间倒错（昼睡夜醒）	可测到扑翼样震颤	不规则的本底活动（α和θ节律）
2期（昏迷前期）	睡眠障碍和精神错乱为主、反应迟钝、定向障碍、计算力及理解力均减退、言语不清、书写障碍、行为反常、睡眠时间倒错明显，甚至出现幻觉、恐惧、狂躁。可有不随意运动或运动失调	腱反射亢进、肌张力增高、踝阵挛阳性、巴氏征阳性、扑翼征明显阳性	持续的θ波，偶有δ波
3期（昏睡期）	以昏睡和精神错乱为主、但能唤醒，醒时尚能应答，但常有神志不清或有幻觉	仍可引出扑翼征阳性、踝阵挛阳性、腱反射亢进、四肢肌张力增高，椎体征阳性	普通的θ波，一过性的含有棘波和慢波的多相综合波
4期（昏迷期）	神志完全丧失，不能被唤醒。浅昏迷时对疼痛刺激有反应；深昏迷时对各种刺激均无反应	浅昏迷时腱反射和肌张力仍亢进、踝阵挛阳性、由于不合作扑翼征无法检查、深昏迷时各种反射消失	持续的δ波，大量的含棘波和慢波的综合波

1）数字连接试验（NCT） 分为 A、B 两型，A 型由 1~25 个阿拉伯数字组成，25 个数字以无规律的方式散列。要求受试者以用笔画线的方式把不同位置上的数码按顺序连接起来（不要预览）。B 型由阿拉伯数字 1~13 和英文字母 A~L 组成。要求受试者把不同位置上的数码和字母 A~L 按 1–A–2–B……13–L 的数字顺序和字母顺序交叉连接。计算完成试验所需要的时间（包括纠正错误所用时间）。

表3-7-2　数字连接试验A型

2	7	6	5	11
1	5	17	20	21
9	15	22	16	10
3	24	23	25	13
14	12	18	19	8

Quit Test

表3-7-3　数字连接试验B型

L	J	4	1	10
6	K	13	F	A
2	8	C	9	1
11	11	B	D	E
12	7	3	G	5

Quit Test

表3-7-4　数字连接试验评分标准表

患者年龄	NCT的正常值范围
<34岁	44.3秒
35~44岁	59.6秒
45~54岁	67.4秒
55~64岁	79.7秒
>65岁	99.5秒

2）躯体感觉诱发电位检测　躯体感觉诱发电位（SEP）是指刺激肢体末端粗大感觉纤维，在躯体感觉上行通路不同部位记录的电位，主要反映周围神经、脊髓后束和有关神经核、脑干、丘脑放射及皮层感觉区的功能。

检测方法：使用肌电图仪，表面电极置于周围神经干，常用的刺激部位是正中神经、尺神经、胫后神经和腓总神经等。上肢记录部位通常是Erb点、C7棘突及头部相应的感觉区；下肢记录部位通常是臀点、胸12、颈部棘突及头部相应的感觉区。

波形的命名：极性+潜伏期（波峰向下为P、向上为N）。正中神经刺激对侧顶点记录（头参考）的主要电位是P14、N20、P25和N35；周围电位是Erb点（N9）和C7（N11、N13）。胫后神经刺激顶点（Cz′）记录的主要电位是N31、P40、N50和P60；周围电位是臀点（N16）和T12（N24）。

异常的判断标准：潜伏期延长和波形消失等。

（3）实验室指标评价采用检测血氨、生化指标、内毒素变化的方法进行评价。

参考文献

［1］徐小元，丁惠国，李文刚.肝硬化肝性脑病诊疗指南［J］.临床肝胆病杂志，2018，34（10）：2076-2089.

［2］张影，刘威，张福奎.2014年美国肝病学会和欧洲肝病学会对慢性肝病时肝性脑病实践指南的建议要点［J］.临床肝胆病杂志，2014，30（8）：719-721.

［3］李小科，王姗，李志国，等.2018年《肝硬化肝性脑病诊疗指南》更新要点解读［J］.临床肝胆病杂志，2019，35（7）：1485-1488.

［4］王宪波，时克.肝性脑病的中西医结合诊疗进展与展望［J］.临床肝胆病杂志，2022，38（9）：1969-1973.

［5］国家中医药管理局医政司医疗管理处.肝厥（肝性脑病）中医诊疗方案（试行版2017）［R］.国家中医药管理局，2013：6-9..

［6］赵敏，叶丹宁.中西医结合疗法救治肝硬化合并肝性脑病的临床观察［J］.中西医结合研究，2017，9（1）：6-8.

［7］范铭兴，张曾娣，缪红军.安宫牛黄丸联合醒脑静注射液治疗肝性脑病临床观察［J］.中华中医药学刊，2020，38（2）：237-240.

［8］张平，张斌.石军颗粒治疗轻微型肝性脑病的临床研究［J］.上海中医药杂志，2017，51（1）：57-60.

［9］卢玮，高玉华，王珍子，等.安络化纤丸对肝纤维化大鼠转化生长因子β1及相应信号通路的影响［J］.中华肝脏病杂志，2017，25（4）：257-262.

［10］吴刚，何鸿雁，李烨，等.复方鳖甲软肝片联合恩替卡韦对HBV相关肝硬化患者的临床疗效观察［J］.中华肝脏病杂志，2014，22（8）：604-608.

［11］王融冰，马刿芳，张伟，等.复方大黄煎剂高位灌肠治疗肝昏迷［J］.中国中医急症，2014，23（6）：1075-1076.

［12］崔厚松，王桂华.十三鬼穴治疗肝性脑病72例临床研究［J］.黑龙江中医药，2014（4）：43-44.

第二节　肝昏（肝性脑病）中医临床路径

路径说明：本路径适用于西医诊断为肝性脑病的住院患者。

一、肝昏（肝性脑病）中医临床路径标准住院流程

（一）适用对象

1.中医诊断 第一诊断为肝昏（TCD编码：A04.02.08）的患者。

2.西医诊断 第一诊断为肝性脑病（ICD-10编码：K72.903）的患者。

（二）诊断依据

1.疾病诊断

（1）中医诊断标准：参照国家中医药管理局、国家卫生健康委员会《中医临床诊疗术语 第1部分：疾病（2020年）》。

（2）西医诊断标准：《内科学》第7版（陆再英、钟南山主编，人民卫生出版社，2011年）。

2.证候诊断 参照上述诊疗方案所制定的中医诊断标准。

（三）治疗方案的选择

参照上述中医证型，根据患者具体病情，给予辨证使用中药汤剂加减或中成药，酌情合理选用灌肠及其他中医治疗方法。

（1）诊断明确，第一诊断为肝昏（肝性脑病）。

（2）患者适合并愿意接受中医药治疗。

（四）标准治疗时间

≤7天。

（五）进入路径标准

（1）第一诊断必须符合肝昏的患者。

（2）患者出现意识改变、智能检测及诱发电位三项之一异常或三项均异常者，可进入本路径。

（3）患者同时具有其他疾病，但不需特殊处理也不影响第一诊断的临床路径流程实施时，可进入本路径。

（六）中医证候学观察

四诊合参，收集该病种不同证候的主症、次症、体征、舌脉特点。注意证候的动态变化。

（七）入院检查项目

1.必需的检查项目 包括肝功能、血氨、凝血功能、智能测试 [定向、数字连接试验（NCT）或数字符号测验（SDT）]、基础病检查等。

2.可选择的检查项目 根据病情需要，可选择电解质、血气分析、内毒素、血常规、尿常规、便常规+潜血、肾功能、血糖、心电图、脑电图、病毒病原学及病毒复制拷贝数

检查、诱发电位躯体感觉诱发电位（SEP）检测、头颅CT或MRI、脑脊液检查等。

（八）治疗方法

1.保留灌肠

2.辨证选择口服中药汤剂或中成药

3.针灸治疗

4.其他疗法

5.内科基础治疗

6.护理调摄

（九）完成路径标准

（1）嗜睡，欣快激动，睡眠倒错等主要症状明显改善。

（2）理解力、定向力基本恢复正常，扑翼样震颤改善。

（3）数字连接试验（NCT）或数字符号测验（SDT）结果达到正常范围，血氨、内毒素等达到或接近正常，肝功能稳定或改善。

（十）有无变异及原因分析

（1）病情变化，需要延长住院时间，增加住院费用。

（2）合并其他系统疾病，治疗期间病情加重，需要特殊处理，退出本路径。

（3）治疗过程中发生了病情变化，病情加重，或出现消化道出血、腹水、高胆红素血症、肝肺综合征、肝肾综合征等严重并发症，需要特殊处理，退出本路径。

（4）因患者及其家属意愿而影响本路径执行时，则退出本路径。

二、肝昏（肝性脑病）中医临床路径标准住院表单

适用对象：第一诊断为肝昏（肝性脑病）（TCD编码：A04.02.08；ICD-10编码：K72.903）的患者。

患者姓名： 性别： 年龄： 病历号： 病程：
进入路径时间： 年 月 日 结束路径时间： 年 月 日
标准治疗时间≤7天 实际治疗时间： 天

日期	___年__月__日 （第1天）	___年__月__日 （第3天）	___年__月__日 （第7天）
主要 诊疗 工作	□询问病史与体格检查 □中医四诊信息采集 □智能检测 □躯体感觉诱发电位检测 □进行必要的辅助检查 □中医辨证 □完成初步诊断 □确定治疗方法 □大黄煎剂保留灌肠治疗	□中医四诊信息采集 □注意证候变化 □智能检测 □躯体感觉诱发电位检测 □进行必要的辅助检查 □大黄煎剂保留灌肠治疗 □辨证口服中药汤剂或中成药 □针灸治疗 □结肠透析仪治疗	□中医四诊信息采集 □注意证候变化 □智能检测 □躯体感觉诱发电位检测 □进行必要的辅助检查 □大黄煎剂保留灌肠治疗 □辨证口服中药汤剂或中成药 □针灸治疗 □结肠透析仪治疗

主要 诊疗 工作	□辨证口服中药汤剂或中成药 □针灸治疗 □结肠透析仪治疗 □完成首诊门诊病历 □与患者及家属沟通病情	□根据病情变化调整治疗方案 □完成复诊记录	□根据病情变化调整治疗方案 □病情评估 □判断治疗效果 □制订随访计划
主要 护理 工作	□健康指导 □完成护理记录 □静脉抽血 □完成保留灌肠治疗等操作	□健康指导 □完成护理记录 □完成中药保留灌肠治疗操作	□健康指导 □完成护理记录 □静脉抽血 □完成保留灌肠治疗等操作
变异 记录	□无 □有 若有，原因为： 1. 2.	□无 □有 若有，原因为： 1. 2.	□无 □有 若有，原因为： 1. 2.
护士 签名			
医师 签名			

第八章　血证（上消化道出血）中医诊疗方案及临床路径

第一节　血证（上消化道出血）中医诊疗方案

上消化道出血（UGIB）是内科常见急症，指屈氏韧带以上的消化道，包括食管、胃、十二指肠、胆管和胰管等病变引起的出血，可归属于中医"呕血""便血"等范畴。常见病因为消化性溃疡、食管-胃底静脉曲张破裂、急性糜烂出血性胃炎和上消化道肿瘤，其他病因包括食管疾病、胃十二指肠疾病、胆道出血、胰腺疾病累及十二指肠、全身性疾病等。中医常见病因为情志过极、饮食不节、劳欲体虚、久病之后；感受外邪，以热邪、湿热为多。我国受老龄化加重、社会生活节奏加快、社会压力逐渐增大以及质子泵抑制剂的广泛使用等因素的影响，上消化道出血的病因特点也在慢慢发生改变。然万变不离其宗，中医从病因、病位、病机三大病理要素出发，以辨证论治为主要手段，司外揣内、由此及彼、去粗取精，结合名医前辈诊疗经验，总结了一套较为详细的治疗方案。为了有利于上消化道出血治疗过程中的规范化，提高临床中医药干预水平，制定本方案，以供各位同道参考。

一、诊断标准

（一）中医诊断

参照全国高等中医药院校规划教材《中医内科学》、中华人民共和国中医药行业标准《中医病证诊断疗效标准》（ZY/T001.1-94）。

吐血：系指胃络受损，络伤血溢，胃、食管出血，经口吐出，出血量较多，常夹有食物残渣为主要表现的病证。便血：系指胃肠络脉受损，出现先便后血、先血后便，或便血杂下、单纯便血，大便呈柏油样为主要表现的病证。

1.吐血的诊断依据

（1）呕吐液呈咖啡色或暗红色，吐血量多者，可呈鲜红色，多夹有食物残渣，混有胃液。

（2）初起常有恶心，胃脘不适或疼痛。吐血量多者，头晕心慌，汗出肢冷，甚或晕厥。

（3）脘腹有压痛，肠鸣音活跃。出血量多者，心率增快，血压下降，面色苍白。

（4）呕吐物或大便潜血试验强阳性。

（5）胃镜检查，可明确出血病灶部位及性质。

（6）肝功能、甲胎蛋白测定、癌胚抗原，及胆、胰、肝、脾CT或B超等检查，有助于明确相关脏器病变的诊断。

2.便血的诊断依据

（1）大便色黑呈柏油状，出血量大可呈暗红、紫黑色。

（2）可伴有畏寒，头晕，心慌，气短及腹痛等症。

（3）出血过多可现昏厥，肢冷汗出，心率增快，血压下降。

（4）胃镜可助明确出血的部位及性质，大便潜血试验阳性。

（5）询问有无传染病及疫水接触史，血、尿、粪病原体检查及培养，有助于鉴别诊断。

（二）中医辨证

1.吐血

（1）胃热炽盛证　主症：①突发吐血、量常较多；②胃脘疼痛、痞闷；③大便秘结，色黑如漆。次症：①烦热口渴；②胃脘有热上冲；③胃中嘈杂吞酸；④小便色赤，唇红口臭。舌脉：①舌质红，苔黄厚；②脉滑数。辨证要求：具备所有主症者即属本证；具备主症①及次症1项者，即属本证。

（2）肝火犯胃证　主症：①吐血急骤、量多色红；②善怒胁痛。次症：①多噩梦；②唇青；③频作呃逆；④口苦或口酸。舌脉：①舌质红，苔黄；②脉弦数。辨证要求：具备所有主症者即属本证；具备主症①及次症1项者，即属本证。

（3）气虚血溢证　主症：①吐血色淡不鲜，缠绵不已；②胃脘隐痛喜按；③气短神疲，四肢无力。次症：①惊悸少寐；②饮食无味；③唇淡，面色白。舌脉：①舌质淡、少苔；②脉沉细或细涩。辨证要求：具备所有主症者即属本证；具备主症①及次症1项者，即属本证。

（4）阴虚火旺证　主症：①反复吐血，色红量多；②五心烦热；③失眠多梦。次症：①口干欲饮；②乏力消瘦；③面赤心烦。舌脉：①舌红少苔；②脉细数。辨证要求：具备所有主症者即属本证；具备主症①及次症1项者，即属本证。

2.便血

（1）湿热蕴毒证　主症：①便色如柏油，气味秽臭；②肛门肿硬疼痛。次症：①面目发黄；②口干而苦，不欲饮食；③胸脘痞闷，恶心呕吐；④小便短赤或混浊。舌脉：①舌苔黄腻；②脉滑数。辨证要求：具备所有主症者即属本证；具备主症①及次症1项者，即属本证。

（2）热灼胃络证　主症：①便色如柏油，或稀或稠；②胃脘疼痛。次症：①饮食伤胃史；②口干；③尿赤。舌脉：①舌淡红，苔薄黄；②脉弦细。辨证要求：具备所有主症者即属本证；具备主症①及次症1项者，即属本证。

（3）脾胃虚寒证　主症：①便血紫暗；②脘腹隐痛，喜温喜按；③畏寒肢冷。次症：

①少食便溏；②面色无华，肢倦懒言；③小便清长。舌脉：①舌质淡白；②脉沉细无力。辨证要求：具备所有主症者即属本证；具备主症①及次症1项者，即属本证。

（4）气虚不摄证　主症：①便血淡红或紫暗不稠；②倦怠食少。次症：①面色萎黄；②心悸少。舌脉：①舌淡，苔薄白；②脉细。辨证要求：具备所有主症者即属本证；具备主症①及次症1项者，即属本证。

（三）西医诊断

根据第九版西医内科学教材的诊断标准进行诊断。

上消化道出血是指屈氏韧带以上的消化道，包括食管、胃、十二指肠、胆管和胰管等病变引起的出血，最典型的症状是呕血和黑便。其常见病因是消化性溃疡、食管-胃底静脉曲张破裂出血、急性糜烂出血性胃炎和上消化道肿瘤。

1.病史　有消化性溃疡、肝硬化门静脉高压等病史，或有长期服用损伤胃黏膜药物史，或有大面积烧伤、脑血管意外、创伤等应激状态为诱因。

2.临床表现　有上腹部疼痛、恶心、呕吐，呕吐液呈咖啡色或暗红色，吐血量多者可呈鲜红色，或有黑便或便血，或吐血、便血同时出现。

3.体征　上腹部有压痛，肠鸣音活跃；出血量多者心率增快，血压下降，面色苍白。

4.理化检查　呕吐物或大便潜血试验阳性；内镜检查可见食管，胃、十二指肠活动性出血或出血病灶。

具备以上2项及2项以上，诊断即可成立。

（四）急性上消化道出血危险程度分层

具体见表3-8-1。

表3-8-1　急性上消化道出血危险程度分层

分层	症状体征	休克指数
极高危	心率>120次/分钟，收缩压<70mmHg或急性血压降低（基础收缩压降低30~60mmHg），心搏、呼吸停止或节律不稳定，通气氧合不能维持	>1.5
高危	心率100~120次/分钟，收缩压70~90mmHg，晕厥、少尿、意识模糊、四肢末梢湿冷、持续呕血或便血	1.0~1.5
中危	血压、心率、血红蛋白基本正常，生命体征暂时稳定，高龄或伴严重基础疾病，存在潜在生命威胁	0.5~1.0
低危	生命体征平稳	0.5
极低危	病情稳定，GBS≤1	0.5

注：在保证医疗安全的前提下，根据本地区及医院医疗环境与资源进行适当调整。休克指数=心率/收缩压；0.5表示血容量正常；1为轻度休克，失血量20%~30%；>1为中度休克，失血量30%~40%；>1.5为重度休克，失血量40%~50%；>2为极重度休克，失血量>50%。

二、治疗方案

（一）急症处理

1.急性出血

（1）去枕平卧位，活动性出血期暂予禁食。

（2）急则治标，止血为先。可予白及、乌贼骨研末，三七粉、复方田七止血胶囊、云南白药等开水送服。

（3）防止厥脱变证。可予参附注射液回阳固脱。

2.胃脘不适拒药 中药汤剂予结肠点滴或结肠保留灌肠处理。

（二）中医辨证治疗

上消化道出血（吐血、便血）总的病机为火热熏灼、迫血妄行，或气虚不摄、血溢脉外。辨证要点为辨病证的不同，辨出血部位及脏腑病位，其次辨清证候虚实，分清实热，阴虚和气虚的不同。明代张景岳《景岳全书·血证》所说："凡治血证，须知其要。而血动之由，唯火唯气耳。故察火者但察其有火无火，察气者但察其气虚气实，知此四者而得其所以，则治血之法无余义矣"，因而以治火、治气、治血为其治疗原则。明代缪希雍《先醒斋医学广笔记》中提出著名的治血三要法，"宜行血，不宜止血；宜补肝，不宜伐肝；宜降气，不宜降火"，强调了行血、补肝、降气治疗血证的重要性。

1.吐血

（1）胃热炽盛证

治法：清泄胃热，凉血止血。

代表处方：三黄泻心汤合十灰散加减。

基本处方：大黄、黄芩、黄连、大蓟、小蓟、侧柏叶、荷叶、白茅根、牡丹皮、棕榈炭。

若胃热伤阴，症见口干而渴、舌红而干、脉细数，可加玉竹、沙参、麦冬等滋养胃阴。

（2）肝火犯胃证

治法：清肝泻火，凉血止血。

代表处方：龙胆泻肝汤加减。

基本处方：龙胆草、栀子、黄芩、木通（用白茅根代替）、泽泻、车前子、柴胡、甘草、当归、生地黄。

本方清肝泻火之力尚可，但凉血止血之力较差，可酌加侧柏叶、藕节、白茅根、墨旱莲、牡丹皮加强凉血止血之力。吐血不止、口渴不欲饮而胃脘刺痛者，为瘀血阻络、血不归经所致，应合用十灰散、三七粉。寐少梦多者，加磁石、龙齿、珍珠母清肝泻火；便秘者，加大黄；阴液亏耗者，加麦冬、玄参、沙参等养阴清热；胁痛明显者，加延胡索、香附等疏肝理气，活血止痛。

（3）气虚血溢证

治法：益气摄血，养心健脾。

代表处方：归脾汤加减。

基本处方：白术、人参、黄芪、当归、甘草、白茯苓、远志、酸枣仁、木香、龙眼肉、生姜、大枣。

本方止血之力稍弱，可在原方基础上适当加入仙鹤草、阿胶、炮姜炭等药物；若气损及阳、脾胃虚寒，症见肢冷畏寒、自汗便溏、脉沉迟，可合用柏叶汤和理中汤，温经摄血。

（4）阴虚火旺证

治法：滋阴降火。

代表处方：六味地黄汤合茜根散加减。

基本处方：山茱萸、山药、茯苓、牡丹皮、泽泻、阿胶、茜草根、黄芩、侧柏叶、生地黄、生甘草。

治疗阴虚火旺导致的吐血，清降不可过用寒凉，应兼顾其阴分，常选玄参、麦冬、藕汁、白茅根、生侧柏叶汁、羚羊角（以水牛角代之）等，虽清降而不损阴。且本证治疗时，当注意季节变化对人体阳气升动的影响。《王旭高医案·吐血案》云："节届春分，阳气勃勃升动，血证际此，稍平复盛。良以身中之肝阳，应天时之阳气上升无制，故又忽然大吐。急当休养其阴，兼以清降。所恐火愈降而阴愈伤耳。"

2.便血

（1）湿热蕴毒证

治法：清化湿热，和营解毒。

代表处方：赤小豆当归散合地榆散加减。

基本处方：地榆、茜草、黄芩、黄连、栀子、茯苓、槐角、赤小豆、当归。

若便血日久，湿热未尽去而营血已伤者，应清利湿热与养阴补血兼而治之，合用脏连丸。

（2）热灼胃络证

治法：清胃止血。

代表处方：泻心汤合十灰散加减。

基本处方：大黄、黄连、黄芩、大蓟、小蓟、荷叶、侧柏叶、茅根、茜草根、山栀、大黄、牡丹皮、棕榈皮。

若出血较多，增加大、小蓟的用量，加仙鹤草、白及、地榆炭、紫草、三七等。

（3）脾胃虚寒证

治法：温阳健脾，养血止血。

代表处方：黄土汤加减。

基本处方：甘草，干地黄，白术，炮附子，阿胶，黄芩，灶中黄土。

临床可加炮姜炭、艾叶、鹿角霜、补骨脂以温阳止血；加白及、乌贼骨收敛止血；有瘀血加花蕊石、三七化瘀止血；若下血日久不止、肛门下坠、舌质淡、脉细弱无力，为气虚下陷之象，可合用补中益气汤以益气升阳。

（4）气虚不摄证

治法：益气摄血。

代表处方：归脾汤加减。

基本处方：白术、人参、黄芪、当归、甘草、白茯苓、远志、酸枣仁、木香、龙眼肉、生姜、大枣。

若中气下陷，见神疲气短、肛坠者，加柴胡、升麻、黄芪益气升陷。

（三）常用中成药

1.归脾汤 功能：益气补血，健脾养心。适应证：用于治疗心脾两虚和脾不统血所致心悸怔忡，失眠健忘，面色萎黄，头昏头晕，肢倦乏力，食欲不振，崩漏便血。

2.云南白药胶囊 功能：化瘀止血，活血止痛，解毒消肿。能使凝血酶原时间缩短，增加凝血酶原含量，并能诱导血小板的聚集和释放。止血方面也应用十分广泛，对于创伤出血、消化道出血、呼吸道出血、出血性脑病，以及妇科、儿科、五官科出血性疾病都有很好的治疗效果。

3.止血复脉合剂 功能：止血祛瘀，滋阴复脉。用于轻、中度上消化道出血产生的休克时应酌情配合输液，用于重度休克时必须辅以抗休克的常规处理。

4.止血宝颗粒 功能：凉血止血，祛瘀消肿。适应证：用于血热妄行所致鼻出血，吐血，尿血，便血，崩漏下血。

5.三七粉 功能：止血，散瘀，定痛，益气。适应证：治疗跌打瘀血、外伤出血、产后血晕、吐血、衄血等血证。

（四）中医特色疗法

（1）单方治疗：生大黄粉10g冲服。

（2）血溢气脱者可用参麦注射液、参附注射液静脉滴注。积极治疗，起到快速止血的作用。

（3）针涌泉穴引火归原，吐血鲜红，肝、胃火亢以针刺涌泉引火入宅。

（五）西医治疗

消化道大量出血病情急、变化快，抗休克、迅速补充血容量、相应止血治疗应放在一切医疗措施的首位。

1.一般急救措施 去枕平卧，头侧一边，保持呼吸道通畅，避免呕血时吸入引起窒息，必要时吸氧，活动性出血期间禁食。根据急性上消化道出血危险程度分层，确定不同的紧急处理措施，如极高危当立刻复苏；高危当立刻监护生命体征，10分钟内开始积极救治；中危当优先诊治，30分钟内接诊，候诊时间大于30分钟需再次评估；低危则顺序就诊，60分钟内接诊，候诊时间大于60分钟需再次评估；极低危随访即可。并严密监测患者的生命体征，如心率、血压、呼吸、尿量及神志变化；观察呕血与黑便、血便情况；定期复查血红蛋白浓度、红细胞计数、血细胞比容与血尿素氮；必要时行中心静脉压测定；对老年患者根据情况进行心电监护。

2.积极补充血容量 尽快建立有效的静脉输液通道和补充血容量，必要时留置中心静脉管。立即查血型和配血，在配血过程中，可先输平衡液或葡萄糖盐水甚至胶体扩容剂。输液量以维持组织灌注为目标，尿量是有价值的参考指标。应注意避免因输液过快、过多而引起肺水肿，原有心脏病或老年患者必要时可根据中心静脉压调节输入量。以下征象对血容量补充有指导作用：意识恢复；四肢末端由湿冷、青紫转为温暖、红润，肛温与皮肤温暖减少（<1℃）；脉搏及血压正常；尿量大于0.5ml/（kg·h）；中心静脉压改善。下列情况为输浓缩红细胞的指征：收缩压<90mmHg，或较基础收缩压降低幅度>30mmHg；②心率增快（>120次/分）；③血红蛋白<70g/L或血加细胞比容<25％。输血量以使血红蛋白达到70g/L左右为宜。

3.止血措施 可分为非静脉曲张性出血和静脉曲张性出血。

（1）非静脉曲张性出血

1）制酸剂 H_2受体阻滞剂、质子泵抑制剂等。血小板聚集及血浆凝聚功能所诱导的止血作用，需要在pH>6.0才能有效发挥，而且新形成的凝血块在pH<5.0的胃液中会快速被消化。因此，抑制胃酸分泌，提高胃内pH值具有止血作用。

2）止血药 凝血酶、维生素K、氨甲环酸等。

3）内镜下止血 包括注射药物、热凝止血及机械止血。药物注射可选用1∶10000肾上腺素盐水、高渗钠-肾上腺素溶液等；热凝止血包括高频电凝、氩离子凝固术、热探头、微波等方法；机械止血主要采用各种止血夹，尤其适用于活动性出血。临床证据表明，在药物局部注射治疗的基础上联合1种热凝或机械止血方法，可以提高局部病灶的止血效果。如为食管-胃底静脉破裂大出血，应视情况予镜下静脉套扎或组织胶注射，以急诊止血。

4）介入治疗 内镜治疗不成功时，可通过血管介入栓塞胃十二指肠动脉，上消化道各供血动脉之间侧支循环丰富，栓塞后组织坏死风险较低。

5）其他止血法 胃内降温治疗、手术治疗。药物内镜及介入治疗仍不能止血、持续出血将危及患者生命时，必须不失时机地进行手术。

（2）静脉曲张性出血

1）降低门静脉压 生长抑素、奥曲肽、特利加压素或者垂体加压素，减少门静脉血流量，降低门静脉高压。

2）内镜治疗 当出血量为中等以下，应紧急采用内镜结扎治疗。这是一种局部断流术，即经内镜用橡皮圈结扎曲张的食管静脉，局部缺血坏死、肉芽组织增生后形成瘢痕，封闭曲张静脉。不能降低门静脉高压，适用于单纯食管静脉曲张不伴胃底静脉曲张者。

3）经颈静脉肝内门体静脉分流术（TIPS）　是在肝内门静脉属支与肝静脉间置入特殊覆膜的金属支架，建立肝内门体分流，降低门静脉压力。对急性大出血的止血率达到95%，新近的国际共识意见认为，对于大出血和估计内镜治疗成功率低的患者应在72小时内行TIPS。

4）气囊压迫止血　在药物治疗无效且不具备内镜和TIPS操作的大出血时暂时使用，为后续有效止血措施起"桥梁"作用。三腔二囊管经鼻插入，注气入胃囊（囊内压50~70mmHg），向外加压牵引，用于压迫胃底；若未能止血，再注气入食管囊（囊内压为35~45mmHg），压迫食管曲张静脉。

（六）护理调摄

1.低危患者的护理注意事项

（1）病情监护　观察记录患者24小时内出血次数，评估出血量并记录，动态监测血液指标变化，同时积极了解患者的具体感受，及时发现出血情况。合理调节输液速度，以此减少静脉刺激，避免肺水肿的产生，合理补充血容量。

（2）口腔护理　患者发生呕血后，护理人员应及时协助其清理口腔内残余血液及相关分泌物，并漱口，确保呼吸道通畅，避免误吸。

（3）体位护理　嘱患者尽量保持卧位休息，平卧，将头偏向一侧；建立静脉通路，以此更好地输液、输血，维持血容量。

（4）健康教育　结合患者具体情况，以多种方式相结合的形式实施健康教育，包括口头宣教、健康手册发放等。健康教育的内容主要包括疾病发生的原因、再出血的高危因素、具体处理措施等，告知患者上消化道出血与其情绪变化的相关性，鼓励患者调节情绪。

2.中高危患者的护理注意事项

（1）合理安排病房　尽量将中高危患者安排至距离护士站相对较近的病房，并安排高年资的护理人员实施护理干预，同时准备好再出血的急救药品、急救器械，积极巡视病房，及时发现异常并进行有效处理。若患者体质特殊、年龄较大，则需要拉起床边防护栏，避免坠床，在床边设置扶手，嘱患者缓慢行走，防止跌倒。

（2）出血监测　患者出血被控制后，护理人员仍然需要保持警惕，动态监测出血情况。夜间是患者出血的高峰时间段，可适当调整交接班时间，强化对患者的监测，从而及时发现再出血并进行处理。

（3）生活指导　给予患者口腔护理，并强化会阴护理，保证其皮肤处于清洁、干燥的状态，避免感染的发生。告知患者如厕时，不可过度用力，并协助其进行洗漱、适当运动及穿衣。告知患者尽量保持清淡饮食，以易消化食物为主，若处于急性出血期，则需要暂停饮食，以静脉补充的方式摄取营养，以满足机体营养需求。

（4）强化血压监测、及时清理口腔积血　根据患者血压合理调节输液速度，强化病情监测，尽早发现再出血情况若发现患者出现脉压及血压降低、无尿等情况，及时给予患者预防性干预措施。对于大量呕血的患者，需要快速清理鼻腔、口腔中的积血，确保患者呼吸道通畅，并及时进行抢救。

3.日常生活注意事项

（1）调畅情绪，避免情绪波动，宜安静卧床，避免剧烈体育运动及重体力劳动。

（2）清淡饮食，宜食新鲜蔬菜水果，避免辛辣、油腻、甘甜之品。

（3）保障睡眠，注意保暖，适度活动。

三、疗效评价

（一）呕血的疗效

1.治愈　吐血控制，症状消失，大便潜血试验连续3次转阴，血红蛋白正常，X线或内窥镜检查正常。

2.好转　吐血量明显减少，症状改善。

3.未愈　吐血及其他症状无变化。

（二）便血的疗效

1.治愈　便血控制，临床症状消失，大便潜血连续3次转阴，X线钡剂造影或内窥镜检查正常。

2.好转　便血量减少，临床症状好转，或大便潜血间歇性阳性。

3.未愈　便血及临床症状无改善，甚至加重。

四、随访

患者离院后，医护人员可通过电话方式进行随访，每周进行1次，对患者出院后的相关情况进行了解，并叮嘱其规避出血诱因，若再次出血，应及时发现并对症处理。

1.随访安排　科室设立专用咨询电话，挑选有资历的护士担任责任护士，负责自己所管辖床位患者的电话随访工作，护士长监督检查。建立出院患者随访登记本和电话随访制度，定时随访并登记，每周进行1次，以后根据患者需要酌情增加或减少次数，以做到随时掌握患者情况为标准。打电话的时间最好选择在18：00~21：00，因为此时不但保证患者在家，而且不会影响患者休息，随访率相对较高。对患者的反馈信息进行分析，有针对性地给予健康教育。

2.随访内容　责任护士全面了解患者的身体恢复情况。有针对性地制订随访计划，内容包括：康复期自我护理，遵医嘱正确服药，并发症预防，门诊复诊提示，饮食调理，活动与休息安排，戒烟限酒，情绪控制，睡眠及排便指导等。

参考文献

[1] 张鹏.上消化道出血的形成原因[J].世界最新医学信息文摘,2019,19(56):47.

[2] 徐军,戴佳原,尹路.急性上消化道出血急诊诊治流程专家共识[J].中国急救医学,2021,41(1): 1-10.

[3] 陈维卓.乌及散加味治疗急性非静脉曲张性上消化道出血54例[J].福建中医药,2013,44(3): 25-26.

[4] 黄海兵,徐瑾.参附注射液治疗休克的临床研究[J].世界复合医学,2021,7(11):166-168, 177.

[5] 肖俊.归脾汤联合西药对上消化道出血的近期疗效观察[J].内蒙古中医药,2017,36(9):73.

[6] 山花,杨道秋.云南白药治疗消化性溃疡导致上消化道出血的疗效研究[J].中国社区医师,2022, 38(11):63-65.

[7] 杨明均,郭勃,杨东,等.止血复脉口服液治疗厥脱证(失血性休克)临床试验[J].中药新药与临 床药理,1994(3):8-14,63.

[8] 姚永芳.中医药治疗护理上消化道出血的临床观察[J].湖北中医杂志,2015,37(5):41.

[9] 江小静.质子泵抑制剂治疗上消化道出血的疗效观察[J].中国继续医学教育,2020,12(2):131- 133.

[10] 秦鹏,李树森,刘皓,等.胃冠状静脉栓塞术在门脉高压性上消化道出血经颈静脉肝内门腔静脉分 流术患者中的临床疗效[J].血管与腔内血管外科志,2022,8(9):1130-1134.

第二节　血证（上消化道出血）中医临床路径

路径说明：本路径适用于西医诊断为上消化道出血的住院患者。

一、血证（上消化道出血）中医临床路径标准住院流程

（一）适用对象

1.中医诊断　第一诊断为吐血（TCD编码：A17.29）、便血（TCD编码：A17.41）。

2.西医诊断　第一诊断为上消化道出血（ICD-10：K92.208）。

（二）诊断依据

1.疾病诊断

（1）中医诊断标准：参照中华人民共和国中医药行业标准《中医病证诊断疗效标准》（ZY/T001.1-94）。

（2）西医诊断标准：根据第九版西医内科学教材的诊断标准（从病史、临床表现、体征、理化检查及胃镜进行诊断）。

2.疾病危险程度分层　急性上消化道出血按照危险程度分为5层：极高危、高危、中危、低危、极低危。

3.证候诊断 参考《中医症状鉴别诊断学》（姚乃礼主编，人民卫生出版社，2000年）。

（1）吐血临床常见证候：胃热炽盛证、肝火犯胃证、气虚血溢证、阴虚火旺证。

（2）便血临床常见证候：湿热蕴毒证、热灼胃络证、脾胃虚寒证、气虚不摄证。

（三）治疗方案的选择

（1）诊断明确，第一诊断为吐血、便血（上消化道出血）。

（2）患者适合并接受中医治疗。

（四）标准治疗时间

≤28天。

（五）进入路径标准

（1）第一诊断必须符合吐血、便血（上消化道出血）的患者。

（2）疾病危险程度属于极高危、高危、中危、低危或极低危。

（3）患者同时具有其他疾病，但在住院期间不需特殊处理，也不影响第一诊断的临床路径流程实施时，可以进入路径。

（六）中医证候学观察

四诊合参，收集该病种不同证候的主症、次症、舌脉特点，尤需观察病史、病程结合血的颜色性质，注意证候的动态变化。

（七）入院检查项目

1.必需的检查项目 血常规、尿常规、大便常规、肝功能、凝血功能、肾功能、血糖、血脂、电解质、血型鉴定、肝炎系列、HIV+梅毒、胃肠镜检查等。

2.可选择的检查项目 根据病情需要而定，如一般细菌培养药敏+鉴定、全腹部CT平扫+增强等。

（八）治疗方法

1.辨证选择口服中药汤剂

（1）吐血

1）胃热炽盛证：清泄胃热，凉血止血。

2）肝火犯胃证：清肝泻火，凉血止血。

3）气虚血溢证：益气摄血；养心健脾。

4）阴虚火旺证：滋阴降火。

（2）便血

1）湿热蕴毒证：清化湿热，和营解毒。

2）热灼胃络证：清胃止血。

3）脾胃虚寒证：温阳健脾，养血止血。

4）气虚不摄证：益气摄血。

2.辨证选择静脉滴注中药注射液

3.辨证选择中成药

（1）归脾丸　益气补血，健脾养心。

（2）云南白药胶囊　化瘀止血，活血止痛，解毒消肿。

（3）地榆槐角丸　疏风，凉血，泄热，润燥。

（4）止血宝颗粒　凉血止血，祛瘀消肿。

（5）三七粉　止血，散瘀，定痛，益气。

4.中医特色疗法

（1）单方治疗：生大黄粉10g冲服。

（2）血溢气脱者，可用参麦注射液、参附注射液静脉滴注。积极治疗，起到快速止血的作用。

（3）针涌泉穴引火归原，吐血鲜红，肝、胃火亢以针刺涌泉引火入宅。

5.饮食疗法

6.西药治疗

7.护理调摄

（九）出院标准

（1）病情好转，呕血或便血、面色苍白、乏力、心慌等主要症状和体征明显改善。

（2）血常规、凝血功能好转。

（3）无需继续住院治疗的并发症。

二、血证（上消化道出血）临床路径标准住院表单

适用对象：第一诊断为吐血（上消化道出血）（TCD编码：A17.29；ICD-10编码：K92.208）的患者。

患者姓名：　　　　性别：　　　　年龄：　　　　门诊号：　　　　住院号：

住院日期：　　年　月　日　　出院日期：　　年　月　日　　标准住院日：　　日

日期	___年__月__日 （第1天）	___年__月__日 （第2天）
主要诊疗工作	□询问病史及体格检查 □采集中医四诊信息并进行证候判断 □初步拟定诊疗方案 □安排入院常规检查 □根据病情决定是否输血 □签署输血、内镜和抢救同意书 □完成病历书写 □仍有活动性出血，无法控制者，须请相关科室（外科、放射科、ICU）会诊，必要时转入其他流程	□上级医师查房 □采集中医四诊信息并进行证候判断 □根据病情决定是否输血 □上级医师查房，指导治疗 □完成病程记录书写 □完成内镜检查，必要时内镜下止血 □仍有活动性出血，无法控制者，须请相关科室（外科、放射科、ICU）会诊，必要时转入其他流程

重点医嘱	长期医嘱 □内科护理常规 □一级/特级护理 □病重/病危 □禁食，记出入量 □应用中药汤剂 □应用中药注射剂 □针灸 □静脉输液（方案视患者情况而定） □生长抑素/垂体后叶素（门静脉高压） □质子泵抑制剂 □止血药 临时医嘱 □输血医嘱（必要时） □心电监护 □吸氧（必要时） □保留胃管记量（必要时） □血常规、尿常规、大便常规+潜血 □肝肾功能、电解质、凝血功能、输血前检查（血型、Rh因子，可经输血传播的常见病相关指标） □胸片、心电图、腹部超声 □胃镜检查前感染筛查项目 □建立静脉通路，必要时插中心静脉导管 □血气分析	长期医嘱 □内科护理常规 □一级/特级护理 □病重/病危 □禁食，记出入量 □应用中药汤剂 □应用中药注射剂 □针灸 □静脉输液（方案视患者情况而定） □生长抑素/垂体后叶素（门静脉高压） □质子泵抑制剂 □止血药 临时医嘱 □抗生素（必要时） □吸氧（必要时） □血常规、尿常规、大便常规+潜血、肝肾功能、电解质、凝血功能。 □输血医嘱（必要时） □保留胃管记量（必要时） □心电监护 □胃镜检查，必要时内镜下止血
主要护理工作	□介绍病房环境、设施和设备 □入院护理评估 □按照医嘱执行诊疗护理措施	□按照医嘱执行诊疗护理措施 □饮食指导
病情变异记录	□无　□有，原因： 1. 2.	□无　□有，原因： 1. 2.
护士签名		
医师签名		
日期	___年__月__日 （第3~13天）	___年__月__日 （第14天，出院日）
主要诊疗工作	□已经完成内镜检查，病因已经明确，根据病因进入相关流程 □观察有无胃镜检查并发症 □上级医师查房，进行四诊信息采集及证候判断，决定将患者转入其他疾病流程，制定后续诊治方案 □住院医师完成病程记录 □决定能否拔除胃管，允许患者进流食 □继续监测重要脏器功能 □仍有活动性出血，无法控制者，须请相关科室（外科、放射科、ICU）会诊，必要时转入其他流程	□完成出院记录 □交代出院后注意事项，门诊随诊 □通知出院

重点医嘱	长期医嘱 □内科护理常规 □二级护理 □停病重/病危 □进流食/软食 □应用中药汤剂（1.止血一号方　2.止血二号方） □应用中药注射剂 □针灸 □静脉输液（方案视患者情况而定） □质子泵抑制剂 临时医嘱 □血常规、尿常规、大便常规+潜血、肝肾功能、电解质、凝血功能。 □胃镜复查（必要时） □拔除胃管	出院医嘱 □停长期医嘱 □出院带药
主要护理工作	□观察患者病情变化 □心理与生活护理 □指导患者饮食	□协助患者办理出院手续 □出院指导
病情变异记录	□无　□有，原因： 1. 2.	□无　□有，原因： 1. 2.
护士签名		
医师签名		

第九章　肝癖（非酒精性脂肪性肝炎）中医诊疗方案及临床路径

第一节　肝癖（非酒精性脂肪性肝炎）中医诊疗方案

非酒精性脂肪性肝病（NAFLD）是一种与胰岛素抵抗（IR）和遗传易感密切相关的代谢应激性肝损伤，疾病自然史包括单纯性肝脂肪变、非酒精性脂肪性肝炎（NASH）、肝硬化和肝细胞癌（HCC）。NAFLD主要与代谢综合征（MetS）、2型糖尿病（T2DM）、动脉硬化性心血管疾病以及结直肠肿瘤等的高发密切相关。随着肥胖和MetS的流行，NAFLD已成为我国第一大慢性肝病和健康体检肝脏生物化学指标异常的首要原因，且越来越多的乙型肝炎患者合并脂肪肝，加重了病情的进展。

NAFLD的诊断为排他性诊断，近年来，诸多专家呼吁需对其重新命名。2020年2月，由澳大利亚悉尼大学Eslam教授和George教授以及美国弗吉尼亚联邦大学Sanyal教授代表二十个专家组成的国际脂肪肝命名小组，在美国Gastroenterology杂志线上发表了一篇有关更改NAFLD命名的建议，将超重/肥胖、2型糖尿病或多项代谢紊乱个体的脂肪肝定义为代谢相关脂肪性肝病（MAFLD）；明确提出MAFLD可以与病毒性肝炎、酒精性肝病等其他肝病合并存在。目前，在脂肪肝治疗方面，西医尚无新药上市，而中医药则有丰富的临床资料，为了提高脂肪性肝炎的临床中医药干预水平，结合本区域重点专科治疗经验，特制定本方案。

一、诊断标准

（一）中医诊断

参照国家中医药管理局、国家卫生健康委员会《中医临床诊疗术语（2020年）》和中华中医药学会脾胃病分会制定的《非酒精性脂肪性肝病中医诊疗专家共识（2023年）》。

肝癖（TCD编码：A04.02.06），又名肝痞，多因肝失疏泄，脾失健运，痰、浊、瘀积于肝引起，以胁胀或痛、右胁下肿块为主要临床表现的疾病。相当于西医学中非酒精性原因引起的肝内脂肪蓄积过多，久之，出现炎症及纤维化，甚至肝硬化的病理状态。

（二）中医辨证

1.肝郁脾虚、痰湿阻滞证　主症：①肝区不适、疲倦；②舌苔白腻，脉滑。次症：

①胸脘痞闷，便稀不爽。辨证要求：具备所有主症者，即属本证；具备主症①及次症1项者，即属本证。

2. 肝胆湿热、痰阻血瘀证　主症：①肝肋胀痛，触之明显；②舌苔黄腻。次症：①纳呆呕恶，厌油腻；②尿黄。辨证要求：具备所有主症者，即属本证；具备主症①及次症2项中的任何1项者，即属本证；具备主症②及次症①、②者，即属本证。

3. 肝阴不足、湿郁血瘀证　主症：①胁肋隐痛；②舌质紫暗有瘀斑瘀点。次症：①口干咽燥；②两目干涩；③头晕目眩。辨证要求：具备所有主症者，即属本证；具备主症①及次症3项中的任何2项者，即属本证；具备主症②及次症①、②者，即属本证。

4. 脾肾阳虚，水湿内停证　主症：①倦怠乏力，畏寒肢冷；②脘腹胀闷，纳呆便溏。次症：①或见颜面及下肢轻度浮肿；②舌体胖，苔白腻。辨证要求：具备所有主症者，即属本证；具备主症①及次症2项中的任何1项者，即属本证；具备主症①及次症①②者，即属本证。

（三）西医诊断

NASH（ICD-10编码：K70.00001）。参照中华医学会肝脏病学分会脂肪肝和酒精性肝病学组发布的《非酒精性脂肪性肝病防治指南（2018年修订版）》制定。NASH的诊断需有肝细胞脂肪变的影像学或组织学证据，并排除乙醇（酒精）滥用等可导致肝脂肪变的其他病因。因无特异性症状和体征，大多数患者因偶然发现血清丙氨酸氨基转移酶（ALT）和γ-谷氨酰转移酶（GGT）水平升高，或者影像学检查结果显示弥漫性脂肪肝而疑诊为NAFLD，在进一步肝组织学检查中发现。NASH的评估包括定量肝脂肪变、炎症坏死、气球样变和纤维化程度、判断有无代谢和心血管危险因素及并发症、有无肝脏炎症损伤及是否合并其他原因的肝病。疾病随病程的进展表现不一，包括单纯性脂肪肝、脂肪性肝炎、脂肪性肝纤维化，甚至肝硬化。越来越多的证据表明，在NAFLD的任何阶段皆可出现HCC，且有30%~50%不需要肝硬化过程，可在NASH阶段可直接进展为HCC。

1. 临床诊断　①有易患因素，如肥胖、2型糖尿病、高脂血症和女性等；②无饮酒史，或饮酒折合乙醇量：男性<30g/天，女性<20g/天；③除外病毒性肝炎、药物性肝病、Wilson病、全胃肠外营养和自身免疫性肝病等；④除原发病临床表现外，可出现乏力、肝区隐痛等症状，可伴肝脾肿大；⑤血清氨基转移酶可升高，并以ALT为主，可伴有GGT、铁蛋白和尿酸等增高；⑥肝组织学有典型NASH表现。凡具备上述①~⑥项可诊断为NASH。

2. 影像学诊断　影像学检查是目前诊断NASH常用的方法，其中腹部超声已作为拟诊脂肪肝的首选方法，腹部超声检查可大致判断肝内脂肪浸润的有无及其在肝内的分布类型，但腹部超声检查对肝内脂肪浸润程度的判断仍不够精确，且难以识别肝内炎症和纤维化程度。弥漫性脂肪肝在腹部超声图像上有独特表现，常规腹部超声可检出肝脂肪含量达30%以上的脂肪肝；对于肝脂肪含量达50%以上的脂肪肝，超声诊断的敏感性可达90%，对局灶性脂肪肝的判断需与占位性病变鉴别。

瞬时弹性成像技术通过检测受控衰减参数（CAP）可无创定量诊断脂肪肝，利用该原理的设备包括FibroScan和FibroTouch等。以FibroScan设备为例，其可对肝脏脂肪含量及硬度进行测量，正常肝脏：CAP<238dB/m，对应脂肪含量等级≤10%；轻度脂肪肝：238dB/m≤CAP≤259dB/m，对应脂肪含量等级11%~33%；中度脂肪肝：260dB/m≤CAP≤292dB/m，对应脂肪含量等级34%~66%；重度脂肪肝：CAP>292dB/m，对应脂肪含量等级≥67%。

计算机断层扫描（CT）腹部平扫虽敏感性不及超声，但对局灶性脂肪肝具有更高的诊断价值，肝脾CT比值可用于诊断和评估疗效。

基于磁共振成像（MRI）的特殊技术是诊断脂肪肝最准确的影像学方法，其准确性优于超声和CT，可检测出5%以上的肝细胞脂肪变性。质子磁共振波谱（MRS）可通过直接测定肝细胞甘油三酯中的质子信号而诊断脂肪肝。磁共振弹性成像（MRE）对NAFLD患者肝硬化诊断的阳性预测值与阴性预测值更高。

另外，血液实验室检查对于判断脂肪肝的病因、可能的病理阶段及其预后具有一定的参考价值。包括肝功能、血脂、空腹和餐后2小时血糖、糖化血红蛋白等指标。此外，体重指数［BMI，BMI=体重（kg）/身高（m²），正常范围18.5~24.0kg/m²］与NASH的发病密切相关。

（1）单纯性脂肪变超声表现：①肝区近场弥漫性点状高回声，同声强度高于脾脏和肾脏，少数表现为灶性高回声；②远场回声衰减，光点稀疏；③肝内管道结构显示不清；④肝脏轻度或中度肿大，肝前缘变钝。仅具备①项者作为疑似诊断，具备第①项加其余1项以上者可确诊为脂肪肝。

CT平扫表现为肝脏密度普遍低于脾脏或肝/脾CT比值≤1。肝脏密度降低，CT值稍低于脾脏，肝/脾CT比值≤1.0者为轻度；肝/脾CT比值≤0.7，肝内血管显示不清者为中度；肝脏密度显著降低甚至呈负值，肝/脾CT比值≤0.5，肝内血管清晰可见者为重度。

MRS：采用3D-DIXON全肝脂肪定量扫描。诊断标准：脂肪体积分数（FVF）<5%为正常；5%≤FVF<15%为轻度；15%≤FVF<25%为中度；FVF≥25%为重度。

（2）脂肪性肝炎除上述影像学表现外，可出现肝实质密度和信号改变，脾增厚或肿大，胆囊壁增厚或胆囊形态改变等。

鉴于NASH是单纯性脂肪变进展至肝硬化和HCC的中间阶段且难以自行恢复，因而，在NAFLD患者中进一步识别NASH更具临床意义，然而现有的影像学技术和实验室检查等无创方法无法准确诊断NASH。对于NAFLD初诊患者，详细了解BMI、腰围、代谢性危险因素、并存疾病和血清生物化学指标，可综合判断是否为NASH高危人群。MetS、血清ALT和细胞角蛋白-18（CK-18）（M30和M65）水平持续增高，提示NAFLD患者可能存在NASH，需进一步肝活组织检查结果证实。血清ALT正常并不意味着无肝组织炎症损伤，ALT水平升高亦未必是NASH。

（3）脂肪性肝纤维化和肝硬化影像学主要表现为肝裂增宽、肝包膜厚度增加，肝表面不规则、肝内回声/密度/信号不均匀、各肝叶比例失常、门脉主干管径增粗、门静脉每分钟血流量参数增加、脾脏体积指数增大、胆囊壁增厚或胆囊形态改变等。MRE诊断肝纤维分期如下：$1.52m/s \leqslant F1 < 1.55m/s$；$1.55m/s \leqslant F2 < 1.67m/s$；$1.67m/s \leqslant F3 < 1.72m/s$；$F4 \geqslant 1.72m/s$。

3.组织学诊断　NAFLD病理改变主要为大泡性或大泡性为主伴小泡性的混合性肝细胞脂肪变性，组织学诊断可分为单纯性脂肪肝变、脂肪性肝炎、脂肪性肝纤维化和肝硬化。肝脂肪变性、炎症、纤维化评分（SAF）积分可更好地评估NAFLD患者的预后情况，较美国NASH临床研究协作网推荐的NAFLD活动性积分（NAS）更能提高病理医生诊断NASH的一致性，并减少观察者间的误差。

依据脂肪变性程度分为S0~S3。S0：肝细胞脂肪变<5%；S1：肝细胞脂肪变5%~33%；S2：肝细胞脂肪变34%~66%；S3：肝细胞脂肪变>66%。

依据气球样变、点灶坏死分为A0~A4：气球样变（可见1分，常见2分）；点灶坏死（≤2个1分，>2个2分）。

依据纤维化程度分为F0~F4。F0：无纤维化；F1a：肝腺泡3区轻度窦周纤维化；F1b：肝腺泡3区中度窦周纤维化；F1c：仅有门脉周围纤维化；F2：腺泡3区窦周纤维化合并门脉周围纤维化；F3：桥接纤维化；F4：高度可疑或确诊肝硬化。

4.临床分型诊断　符合NAFLD临床诊断标准者，其临床分型诊断如下。

（1）单纯性脂肪变　凡具备下列①②，和③或④任1项者即可诊断。①具备临床诊断标准①~④项（见前临床诊断内容）；②肝功能基本正常；③影像学表现符合轻、中度脂肪肝变性；④肝组织学表现符合单纯性脂肪肝变，无明显肝内炎症和纤维化。

（2）NASH　凡具备下列①②，和③或④任1项者即可诊断。①具备临床诊断标准①~④项；②血清ALT和（或）GGT大于正常值上限的1.5倍，持续时间大于4周；③有影像学诊断依据；④肝组织学诊断证实。

（3）脂肪性肝纤维化和（或）肝硬化　凡具备下列①②，和③或④任1项者即可诊断。①具备临床诊断标准①~④项；②肝功能和血清肝纤维化标志物可正常或异常；③影像学提示脂肪肝伴肝纤维化或肝硬化；④肝组织学诊断证实。

5.NAFLD fibrosis score在线评分系统　该系统主要采用年龄、BMI、空腹血糖、AST、ALT、血小板及白蛋白等7个指标，将各指标数据输入系统后，系统自动反馈一个积分数值，根据该数值判断分期：积分<-1.455分，为F0~F2；-1.455分≤积分≤0.675分，为>F2；积分>0.675分，为F3~F4。具体评估流程见图3-9-1。

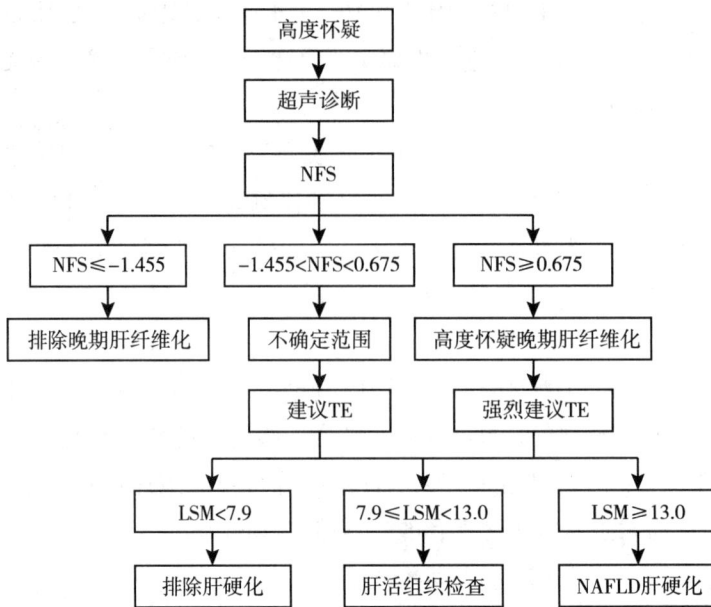

图 3-9-1　NAFLD 患者分类诊断流程建议

注：NAFLD 为非酒精性脂肪性肝病；NFS 为非酒精性脂肪性肝病肝纤维化评分；TE 为肝脏瞬时弹性成像技术；LSM 为肝脏硬度测定。

二、治疗方案

（一）中医辨证治疗

1.肝郁脾虚，痰湿阻滞证

治法：疏肝健脾，化湿活血。

代表处方：四逆散或柴胡疏肝散加减。

基本处方：柴胡、炒白芍，枳实、丹参、泽泻、海藻、生山楂、白术、薏苡仁、茯苓等。

疲倦明显者，加人参、黄芪、太子参等补虚。

2.肝胆湿热，痰阻血瘀证

治法：化痰活血，祛湿清热。

代表处方：茵陈蒿汤加减。

基本处方：茵陈、栀子、制大黄、丹参、泽泻、海藻、生山楂、白术、虎杖等。

胸胁胀痛者，加川楝子、延胡索、蒲黄等止痛。

3.肝阴不足，湿郁血瘀证

治法：祛湿化瘀，滋补肝阴。

代表处方：一贯煎合鳖甲煎丸加减。

基本处方：生地黄、枸杞子、女贞子、丹参、泽泻、海藻、生山楂、三七粉（冲服）、黄芪、鳖甲等。

口干、眼干者，加北沙参、麦冬、菊花等滋阴润燥明目。

4.脾肾阳虚，水湿内停证

治法：温阳健脾，利水化湿。

代表处方：真武汤合五苓散加减。

基本处方：制附子、干姜、白芍、炒白术、茯苓、猪苓、桂枝、泽泻等。

水肿者，加大腹皮、黄芪、薏苡仁等利水。

（二）常用中成药

1.扶正化瘀胶囊　5粒/次，3次/天，口服，24周为一疗程。

2.安络化纤丸　6g/次，2次/天或遵医嘱，口服，3个月为一疗程。

3.鳖甲煎丸　3g/次，2~3次/天，口服。

（三）辨证使用院内制剂

1.消脂Ⅰ号方　组成：茵陈、五味子、垂盆草、白术、泽泻、虎杖、荷叶、净山楂、三七、陈皮等。功效：健脾利湿，活血消脂。主治：脂肪肝肝功能异常，湿热较重者。

2.消脂Ⅱ号方　组成：茵陈、栀子、熟大黄、茯苓、决明子、净山楂、柴胡、白芍、泽兰、海浮石等。功效：疏肝健脾，活血通腑。主治：脂肪肝，属气郁、痰湿、腑实者。

3.强肝消脂饮　组成：党参、干姜、白术、炙甘草、苍术、陈皮、厚朴、茯苓、泽泻、山药、赤芍、丹参、山楂、制何首乌、益智仁、白芍。功效：健脾祛湿，化痰活血。主治：脂肪肝，属脾虚、痰湿、血瘀者。

4.肝癖1号方　组成：柴胡、白术、茯苓、山楂、泽泻、丹参、昆布、佛手、三七、决明子。功效：健脾化湿，疏肝理气，活血化瘀。主治：脾虚湿盛证（脂肪肝）。

5.苓荷方　组成：茯苓、净山楂、荷叶、佛手、决明子、丹参、陈皮、玉米须等。功效：补益脾胃，化浊降脂，理气健脾，燥湿化痰。主治：肝郁脾虚，痰湿内阻（肥胖型脂肪肝）。

（四）中医特色疗法

1.药物封包　将中药消脂方制成封包，经过蒸煮，取药性散发之时，选取中脘、关元、水分及天枢穴，可采用点按、按揉方法，轻柔、缓慢按摩，1次/天，20~30分钟/次，30天为一疗程。

2.穴位埋线　常规皮肤消毒，用埋线针将0号羊肠线0.5cm埋入穴位，埋线穴位取足太阳膀胱经之肝俞穴、脾俞穴、胃俞穴和肾俞穴，两次治疗间隔7~10天，连续治疗6次为一个疗程。

3.其他疗法　根据病情选择针刺疗法、耳针、耳穴埋豆、经穴磁导疗法、穴位注射及生物信息红外肝病治疗仪等治疗方法。

（五）西医治疗

1.多烯磷脂酰胆碱胶囊　适应证：辅助改善中毒性肝损伤（如药物、毒物、化学物质和酒精引起的肝损伤）以及脂肪肝和肝炎患者的食欲不振、右上腹压迫感。用法用量：2粒（456mg）/次，3次/天。

2.双环醇 适应证：用于治疗慢性肝炎所致的氨基转移酶升高。用法用量：成人常用剂量为25mg（1片）/次，必要时可增至50mg（2片），3次/天，口服，最少服用6个月或遵医嘱，应逐渐减量。

3.其他辅助用药 水飞蓟素片适应证：中毒性肝脏损害（慢性肝炎及肝硬化的支持治疗）。用法用量：2片/次，2次/天，于饭前服用，维持剂量与中等程度肝病患者1片/次，3次/天。水飞蓟宾适应证：用于急慢性肝炎、脂肪肝的肝功能异常的恢复。用法用量：100~200mg（2~4片）/次，3次/天。

（六）中医护理调摄

1.运动疗法 脂肪肝的运动疗法是其综合治疗的重要方面，应根据患者的年龄、性别、病情、生活方式和习惯，以全身耐力为基础，制定个体化的运动处方（八段锦、太极拳等）。运动种类：应以低强度、长时间的有氧运动为主，如慢跑、中快速步行（115~125步/分）等。运动强度：运动时脉搏应维持在（170-年龄）次/分，最多不超过（200-年龄）次/分，或运动后疲劳感于10~20分钟消失为宜。运动持续时间：每次20~60分钟。运动实施时间：下午或晚上。运动实施频率：每周3~5次。适应证：用于体质量超重的脂肪肝患者和营养过剩性脂肪肝患者。

2.饮食疗法 改变不良生活方式，减少体质量和腰围是预防和治疗NAFLD及其合并症最重要的治疗措施。对于超重、肥胖以及近期体质量增加和"隐性肥胖"的NAFLD患者，建议通过健康饮食和加强锻炼的生活方式教育纠正不良行为。适当控制膳食热量摄入，建议每日减少2092~4184kJ（500~1000kcal）热量；调整膳食结构，建议适量脂肪和碳水化合物的平衡膳食。

低碳生酮饮食是在生酮饮食基础上发展起来的，是低能量膳食的一种，通过降低碳水化合物及脂肪的摄取达到减重减脂的效果。与生酮饮食相比，具有更高的可执行性及依从性（见表3-9-1）。

表3-9-1 低碳生酮饮食与生酮饮食的区别

项目	生酮饮食	低碳生酮饮食
碳水化合物	<5%	20%~30%
蛋白质	15%~20%	45%~50%
脂肪	75%~80%	20%~30%（消耗体脂供能）
对肌肉量影响	肌肉量降低风险高	基本无影响
执行难度	较大，难以长期坚持	较小
不良反应	多，如低血糖、便秘、免疫力低下	较少

3.减肥茶 丹参、荷叶、枸杞子、生山楂按3:2:2:1进行配伍，沸水冲泡10分钟后，频服，代茶饮，疗程不超过3个月。

4.利沃素 人参片（压片糖果）具有降脂、降糖、改善代谢、抗炎抗纤维化、调节肠道菌群及其他（自噬）等作用。每日晨起空腹1次，每次4片。每盒利沃素含有1kg红参所含有效成分，坚持服用1个月以上，可显著改善脂糖水平。

5.辨证施膳 春季食疗可选择陈皮麦芽决明子茶、麦麸山楂糕等；夏季可选择茵陈苍术茶等；秋季可选择陈皮枸杞粟米粥等；冬季可选用木耳大枣羹、人参黄精扁豆粥等。

三、疗效评价

（一）评价标准

参考国家药品监督管理局《中药新药临床指导原则》及中华医学会肝脏病学分会脂肪肝和酒精性肝病学会《非酒精性脂肪肝病防治指南（2018年修订版）》。

1.中医证候疗效

基本痊愈：中医临床症状、体征消失或基本消失，证候积分减少≥95%。

显效：中医临床症状、体征明显改善，证候积分减少≥70%。

有效：中医临床症状、体征均有好转，证候积分减少≥30%。

无效：中医临床症状、体征无明显改善，甚或加重，证候积分减少<30%。

2.FibroScan CAP值疗效评价标准

显效：CAP值下降≥50dB/m或下降2个等级。

有效：CAP值下降≥30dB/m或下降1个等级。

无效：CAP值无下降。

3.肝脾CT值疗效评价标准

临床控制：肝脏与脾脏的CT值之比>1。

显效：肝脏与脾脏的CT值之比恢复2个等级。

有效：肝脏与脾脏的CT值之比恢复1个等级。

无效：肝脏与脾脏的CT值之比无变化。

4.MRI定量疗效评价标准

临床控制：MRE值<1.52m/s，MRS FVF<5%。

显效：MRE和MRS下降2个等级。

有效：MRE和MRS下降1个等级。

无效：MRE和MRS无变化，甚至上升。

5.超声疗效评价标准

临床控制：肝脏超声恢复正常。

显效：肝脏超声恢复2个等级。

有效：肝脏超声恢复1个等级。

无效：肝脏超声无变化。

6.ALT疗效评价标准

临床控制：ALT恢复正常，停药3个月ALT无反跳。

显效：ALT降低80%，停药3个月ALT反跳<50%。

有效：ALT降低50%，停药3个月ALT反跳<80%。

无效：ALT无变化。

（二）评价方法

根据患者治疗前的临床症状和各项检查情况，选择相应评价指标进行疗效评价。中医症状体征治疗前后的变化情况采用《中医四诊资料分级量化表》；实验室指标评价采用检测肝功能、血脂等指标变化的方法进行评价；影像学指标评价采用肝脏瞬时弹性成像（FibroScan）、CT或超声检查肝脾前后变化情况的方法进行评价。

参考文献

［1］ Mary E Rinella.Nonalcoholic fatty liver disease：a systematic review［J］.JAMA，2015，313（22）：2263-2273.

［2］ 中华医学会肝病学分会脂肪肝和酒精性肝病学组，中国医师协会脂肪性肝病专家委员会.非酒精性脂肪性肝病防治指南（2018更新版）［J］.中华肝脏病杂志，2018，26（3）：195-203.

［3］ 周围，陈晓巧，周园园，等.磁共振Dixon技术全肝脂肪定量与肝穿刺活检结果比较［J］.医学影像学杂志，2018，28（5）：775-780.

［4］ ZHANG HJ，HE J，PAN LL，et al.Effects of moderate and vigorous exercise on nonalcoholic fatty liver disease：arandomized clinical trial［J］.JAMA Intern Med，2016，176（8）：1074-1082.

［5］ 中国超重肥胖医学营养治疗专家共识编写委员会.中国超重/肥胖医学营养治疗专家共识（2016年版）［J］.糖尿病天地（临床），2016，10（10）：451-455.

附　肥胖症中医诊疗方案

据2019年统计，我国成人超重率已达32.3%，肥胖率为6.2%。肥胖是慢性病最主要的致病因素，肥胖患者冠心病发病率比普通人群高2~5倍、高血压发病率高2~6倍、糖尿病发病率大约高4倍；肥胖主要原因除了遗传因素之外，与过度的能量摄入与体能消耗过少有关，如暴饮暴食、运动过少。

肥胖症在中医中是由于多种原因导致体内膏脂堆积过多，体质异常增加，严重时可伴有头晕乏力、少动短气等症状的一类病证。历代医籍对肥胖病的论述非常多，有中医古籍将之称为"肥气"，对本病最早记载可见于《内经》，《素问·异法方宜论篇》曰"其民华食而脂肥"，《素问·通评虚实论篇》曰"甘肥贵人，则膏粱之族也"，说明肥胖的发生与过食肥甘、先天禀赋等多种因素有关。

一、诊断标准

（一）中医诊断

（1）有饮食过多，恣食肥甘厚味等不良饮食习惯，或缺乏运动，或有肥胖家族史。

（2）体重明显超过标准，或有身体沉重、头晕乏力、行动迟缓、甚或动则喘促等症状。

（3）排除水肿等器质性病变。

（二）中医辨证

1.胃热滞脾证 多食，消谷善饥，形体肥胖，脘腹胀满，面色红润，心烦头昏，口干口苦，胃脘灼痛，嘈杂，得食则缓。舌红苔黄腻，脉弦滑。

2.痰湿内盛证 形盛体胖，身体重着，肢体困倦，胸膈痞满，痰涎壅盛，头晕目眩，口干而不欲饮，嗜食肥甘醇酒，神疲嗜卧。苔白腻或白滑，脉滑。

3.脾虚不运证 肥胖臃肿，神疲乏力，身体困重，胸闷脘胀，四肢轻度浮肿，晨轻暮重，劳累后明显，饮食如常或偏少，既往多有暴饮暴食史，小便不利，便溏或便秘。舌淡胖，边有齿印，苔薄白或白腻，脉濡细。

4.脾肾阳虚证 形体肥胖，颜面虚浮，神疲嗜卧，气短乏力，腹胀便溏，自汗气喘，动则更甚，畏寒肢冷，下肢浮肿，尿昼少夜多。舌淡胖，苔薄白，脉沉细。

（三）西医诊断

肥胖症（ICD编码：E66）是指体内脂肪堆积过多和（或）分布异常，通常伴有体重增加。世界卫生组织（WHO）将肥胖定义为可能导致健康损害的异常或过多的脂肪堆积。

国际标准体重指数［BMI：体重（kg）与身高（m）平方的比值］是目前临床上最常用的初步判断肥胖与否的快速、简便指标。2018年中华医学会健康管理学分会《超重或肥胖人群体重管理专家共识及团体标准》中将$24.0kg/m^2 \leqslant BMI < 28.0kg/m^2$判定为超重。$BMI \geqslant 28.0kg/m^2$为肥胖。

二、治疗方案

（一）中医辨证治疗

1.胃热滞脾证

治法：清胃泻火，佐以消导。

代表处方：小承气汤合保和丸加减。

基本处方：大黄、厚朴、枳实、神曲、山楂、茯苓、半夏、连翘、陈皮、莱菔子。

多食善饥者，加石膏、知母、砂仁等清胃火。

2.痰湿内盛证

治法：燥湿化痰，理气消痞。

代表处方：导痰汤加减。

基本处方：半夏、陈皮、枳实、茯苓、甘草、制南星、生姜。

胸膈痞满者，加厚朴、木香、瓜蒌等行气消痞。

3.脾虚不运证

治法：健脾益气，渗湿利水。

代表处方：参苓白术散合防己黄芪汤加减。

基本处方：党参、茯苓、扁豆、陈皮、山药、莲子、砂仁、薏苡仁、防己、黄芪、白术、甘草、生姜、大枣。

神疲乏力者，加太子参、西洋参、淫羊藿等补虚。

4.脾肾阳虚证

治法：温补脾肾，利水化饮。

代表处方：真武汤合苓桂术甘汤加减。

基本处方：茯苓、桂枝、白术、甘草、炮附子、芍药、生姜。

自汗气喘者，加黄芪、防风、五味子等止汗。

（二）辨证使用院内制剂

1.消脂Ⅰ号方 组成：茵陈、五味子、垂盆草、白术、泽泻、虎杖、荷叶、净山楂、三七、陈皮等。功效：健脾利湿，活血消脂。主治：肝功能异常，湿热较重者。

2.消脂Ⅱ号方 组成：茵陈、栀子、熟大黄、茯苓、决明子、净山楂、柴胡、白芍、泽兰、海浮石等。功效：疏肝健脾，活血通腑。主治：气郁、痰湿、腑实者。

（三）运动、饮食疗法

首先推荐改变生活方式进行干预，包括运动及饮食，根据《中国成人肥胖症防治专家共识》，增加蔬菜、水果、豆类以及谷物和坚果的摄入，同时减少简单糖类的摄入，在采取健康饮食的同时增加体力运动，每天保持至少30分钟规律的、中等强度的运动；必要时为了控制体重需要增加运动强度。

1.运动疗法

（1）运动种类 应以中强度、长时间的有氧运动为主，如慢跑、中快速步行（115~125步/分钟）等。

（2）运动强度 运动时脉搏应维持在（170−年龄）次/分，最多不超过（200−年龄）次/分。或运动后疲劳感于10~20分钟内消失为宜。

（3）运动持续时间 每次20分钟至60分钟。

（4）运动实施时间 选择在下午或晚上。

（5）运动实施频率 每周3~5次。

2.饮食疗法

（1）改变不良生活方式 建议通过健康饮食和加强锻炼的生活方式教育纠正不良行为。适当控制膳食热量摄入，建议每日减少2092~4184KJ（500~1000千卡）热量；调整膳食结构，建议适量脂肪和碳水化合物的平衡膳食。

（2）减肥茶 将丹参、荷叶、枸杞子、生山楂按3：2：2：1进行配伍，沸水冲泡10分钟后，频服，以茶代饮，疗程不超过3月。

（四）中医特色疗法

1.辨证施膳 春季食疗可选择陈皮麦芽决明子茶、麦麸山楂糕等；夏季可选择茵陈苍术茶等；秋季可选择陈皮枸杞粟米粥等；冬季可选用木耳大枣羹、人参黄精扁豆粥等。

2.药物封包腹部按摩 将中药消脂方制成封包，经过蒸煮过，取药性散发之时，选取中脘，关元，水分，天枢穴，可采用点按、按揉方法轻柔、缓慢按摩，每天1次，每次20~30分钟，30天为一个疗程。

3.其他疗法 根据病情选择针刺疗法、耳针、耳穴埋豆、经穴磁导疗法、穴位埋线等治疗方法。

（五）抑制代谢西药

1.芬特明、安非拉酮 促进去甲肾上腺素释放。

2.奥利司他 胰腺及胃的脂肪酶抑制剂，可长期应用。

3.氯卡色林 羟色胺2C受体激动剂，可长期应用。

4.利拉鲁肽、二甲双胍 适用于肥胖兼糖尿病患者。

（六）手术疗法

减重手术包括袖状胃及胃转流术，作为治疗肥胖的侵入性治疗方法，通常仅用于重度肥胖及肥胖合并2型糖尿病患者。

第二节 肝癖（非酒精性脂肪性肝炎）中医临床路径

路径说明：本路径适用于西医诊断为非酒精性脂肪性肝炎的住院患者。

一、肝癖（非酒精性脂肪性肝炎）中医临床路径标准住院流程

（一）适用对象

1.中医诊断 第一诊断为肝癖（TCD编码：A04.02.06）。

2.西医诊断 第一诊断为非酒精性脂肪性肝炎（ICD-10编码：K70.00001）。

（二）诊断依据

1.疾病诊断

（1）中医诊断标准：参照《国家中医药管理局"十一五"重点专科协作组肝癖诊疗方案》。

（2）西医诊断标准：参照中华医学会肝脏病学分会脂肪肝和酒精性肝病学组制定的《非酒精性脂肪性肝病防治指南（2018年修订版）》制定。

2.证候诊断 参照《国家中医药管理局"十一五"重点专科协作组非酒精性脂肪性肝炎诊疗方案》。

非酒精性脂肪性肝炎临床常见证候：肝郁脾虚，痰湿阻滞证；肝胆湿热，痰阻血瘀证；肝阴不足，湿郁血瘀证。

（三）治疗方案的选择

参照《国家中医药管理局"十一五"重点专科协作组非酒精性脂肪性肝炎诊疗方案》及《中医内科常见病诊疗指南》（中华中医药学会发布，ZYYXH/T93-2008）。

（1）诊断明确，第一诊断为肝癖。

（2）患者适合并接受中医治疗。

（四）标准治疗时间

≤21天。

（五）进入路径标准

（1）第一诊断必须符合肝癖（TCD编码：A04.02.06）和非酒精性脂肪性肝炎（ICD-10编码：K70.00001）的诊断标准。

（2）肝功能（ALT、AST、TB）异常者。

（3）同时具有其他疾病诊断，若在治疗期间无需特殊处理也不影响第一诊断的临床路径流程实施时，可以进入路径。

（4）同意并接受中医治疗。

（六）中医证候学观察

四诊合参，收集该病种不同证候的主症、次症、舌脉等特点。注意证候的动态变化。

（七）入院检查项目

1.必需的检查项目

（1）血常规、尿常规、便常规。

（2）肝功能、肾功能、血糖、糖化血红蛋白，空腹胰岛素、空腹C肽、铁蛋白、血脂。

（3）肝脾影像学检查（超声或CT、MRI）。

（4）肝脏脂肪测定（FibroScan）。

2.可选择的检查项目 根据病情需要而定，如身体成分分析、病原学筛查（乙型肝炎病毒、丙型肝炎病毒等）、自身免疫抗体、遗传学检查、肝纤维化指标、甲胎蛋白、凝血功能、肝组织病理检查、1H-MRS等。

（八）治疗方法

1.辨证选择口服中药汤剂

（1）肝郁脾虚，痰湿阻滞证：疏肝活血，健脾化湿。

（2）肝胆湿热，痰阻血瘀证：活血化瘀，清热化痰。

（3）肝阴不足，湿郁血瘀证：祛湿化瘀，活血滋阴。

（4）脾肾阳虚，水湿内停证：温益脾肾，利水化湿。

2.辨证选择中成药 中成药临床应用方便，效果确切。临床常用的中成药有当飞利肝宁胶囊、水飞蓟素胶囊、安络化纤丸、大黄䗪虫胶囊等。

3.饮食、运动治疗 通过控制饮食、改善饮食结构、增加运动、控制体质量，促进疾病康复。

4.其他疗法 调脂茶、肝病治疗仪治疗、穴位注射、穴位埋线、八段锦和太极拳疗法、辨证施膳。

5.护理 辨证施护，饮食指导。

（九）完成路径标准

（1）病情好转，疲乏、肝区不适等主要症状和体征明显改善。

（2）肝功能好转。

（3）无需住院治疗的并发症。

（十）有无变异及原因分析

（1）病情反复，需要延长住院时间，增加住院费用。

（2）合并有心血管疾病、代谢性疾病、自身免疫性疾病、病毒性肝炎等其他系统疾病者，需要特殊处理，导致住院时间延长、费用增加。

（3）因患者及其家属意愿而影响本路径的执行时，退出本路径。

二、肝癖（非酒精性脂肪性肝炎）中医临床路径表单

适用对象：第一诊断为中医肝癖（非酒精性脂肪性肝炎）（TCD编码：A04.02.06；ICD-10编码：K70.00001）的患者。

患者姓名：　　　性别：　　　年龄：　　　门诊号：　　　病程：
进入路径时间：　　年　月　日　　　结束路径时间：　　年　月　日
标准治疗时间≤21天　　　　　　实际治疗时间：　　天

日期	___年__月__日 （第1天）	___年__月__日 （第7天）	___年__月__日 （第12天）
主要 诊疗 工作	□询问病史与体格检查 □采集中医四诊信息 □进行中医证候判断 □完成病历书写和病程记录 □初步拟定诊疗方案 □完善辅助检查 □防治并发症 □与患者或家属沟通，交代病情及注意事项	□上级医师查房，明确诊断，根据病情调整治疗方案 □明确中医诊疗计划，确定是否应用外治法 □完成上级医师查房记录 □防治合并症 □完善入院检查	□上级医师查房，根据病情调整治疗方案 □完成上级医师查房记录 □防治合并症
重点 医嘱	长期医嘱 □分级护理 □普食 □口服中药汤剂 □口服中成药 □其他疗法 临时医嘱 □血常规、尿常规、便常规 □肝功能、肾功能、血糖、血脂 □肝脾影像学检查 □肝脏脂肪测定（FibroScan） □其他检查	长期医嘱 □分级护理 □普食 □口服中药汤剂 □口服中成药 □其他疗法 临时医嘱 □完善入院检查 □对症处理	长期医嘱 □分级护理 □普食 □口服中药汤剂 □口服中成药 □其他疗法 临时医嘱 □复查必要检查项目 □对症处理
主要 护理 工作	□护理常规 □完成护理记录 □病情监测 □执行相关医嘱 □静脉抽血	□病情监测 □日常生活和心理护理 □进行药物宣教，饮食指导 □执行相关医嘱	□病情监测 □日常生活和心理护理 □进行疾病宣教，饮食指导 □执行相关医嘱
病情 变异 记录	□无□有，原因： 1. 2.	□无□有，原因： 1. 2.	□无□有，原因： 1. 2.
责任 护士 签名			
医师 签名			
日期	___年__月__日 （第13天）	___年__月__日 （第17天）	___年__月__日 （第21天）
主要 诊疗 工作	□上级医师查房，根据病情调整治疗方案 □完成上级医师查房记录 □防治合并症 □疗效评估	□上级医师查房，根据病情调整治疗方案，确定出院时间 □完成上级医师查房记录 □防治合并症 □疗效评估	□交代出院注意事项、复查日期 □开具出院诊断书 □完成出院记录 □通知出院

重点医嘱	长期医嘱 □分级护理 □普食 □口服中药汤剂 □口服中成药 □其他疗法 临时医嘱 □复查必要检查项目 □对症处理	长期医嘱 □分级护理 □普食 □口服中药汤剂 □口服中成药 □其他疗法 临时医嘱 □复查必要检查项目 □对症处理	出院医嘱 □出院带药 □门诊随诊
主要护理工作	□病情监测 □日常生活和心理护理 □进行疾病宣教 □执行相关医嘱	□病情监测 □日常生活和心理护理 □进行出院前宣教 □执行相关医嘱	□交代出院后注意事项 □协助办理出院手续 □送患者出院
病情变异记录	□无 □有，原因： 1. 2.	□无 □有，原因： 1. 2.	□无 □有，原因： 1. 2.
责任护士签名			
医师签名			

第十章　酒癖（酒精性肝病）
中医诊疗方案及临床路径

第一节　酒癖（酒精性肝病）中医诊疗方案

酒精性肝病（ALD）是长期大量饮酒导致的肝脏疾病，属于中医学"酒癖"范畴。初期通常表现为脂肪肝，进而可发展为酒精性肝炎、肝纤维化和肝硬化。大量酗酒时，可诱发广泛肝细胞坏死，甚至引起肝功能衰竭。近年来，随着全球经济的发展，酒精性肝病的发病率在全球各国呈现逐渐上升趋势。韩国近40年来的酒精消费量随着该国社会经济的快速发展而增加，与酒精相关的死亡人数和死亡率呈现持续上升的趋势。一项针对芬兰2001年至2012年酒精性肝炎的调查发现，男性发病率从3.7/10万上升至6.5/10万，女性发病率从1.3/10万上升至2.7/10万。我国尚未见全国性、长期的流行病学调查，部分地区的流行病学数据也仅限于20世纪初，但随着我国经济水平的持续升高，我国是世界上饮酒量上升最快的国家。在局部的调查研究发现，我国东北地区流行病学调查结果显示，嗜酒者比例高达26.98%，部分地区甚至高达42.76%；南方及中西部省份流行病学调查结果显示，饮酒人群增至30.9%~43.4%，我国酒精性肝病患者呈现基数大、持续性上升的状态。因此，酒精性肝病已成为一个不容忽视的健康问题，可能取代病毒性肝炎成为未来肝脏疾病的主要病因之一。中医从整体观念和辨证论治出发，在治疗酒精性肝病有其独特的优势，不但资源丰富，疗效显著，而且还具有多环节、多靶点、治疗多样化等特点。为促进酒精性肝病临床诊疗中的规范化，提高临床中医药干预水平，结合华南地区患者体质特点和诊治经验，国家中医药管理局华东南中医肝病诊疗中心联盟修改并制定《酒癖（酒精性肝病）中医诊疗方案》。

一、诊断标准

（一）中医诊断

参照国家中医药管理局、国家卫生健康委员会《中医临床诊疗术语第1部分：疾病（2020年）》。

酒癖（TCD编码：A04.02.24），又名酒癥。本病病因为酒毒湿热之邪。因长期饮酒，脾胃受损，酒毒湿热内蕴，且常有肝气不舒，气血不和，酒毒与痰湿、瘀血互结于胁下而成本病。病机为湿热酒毒伤人，导致肝郁气滞，水湿不运，痰浊内生，肝脾血瘀，脏腑虚损。本病病位在肝胆脾胃，后及于肾。临床以嗜酒无度，脘胁疼痛，胁下癥块，口渴、烦热，日渐消瘦，可伴见面发赤斑、肝掌、蜘蛛痣、黄疸等为特征的疾病。

（二）中医辨证

参照国家中医药管理局24个专业105个病种中医诊疗方案中《酒精性肝病中医诊疗方案》及国家中医药管理局、国家卫生健康委员会发布的《中医临床诊疗术语第1部分：疾病（2020年）》。

1.肝郁脾虚证 主症：①善太息，右胁肋胀痛；②舌淡，苔薄白，脉细。次症：①脘腹痞闷，乏力，纳呆，便溏。辨证要求：具备主症①②者，即属本证；具备主症①或②及次症①者，即属本证。

2.痰湿内阻证 主症：①脘腹痞闷，头身困重；②舌淡胖，苔白腻，脉濡缓或滑。次症：①口黏纳差；②头晕，恶心，便溏。辨证要求：具备主症①②者，即属本证；具备主症①或②及次症①②者，即属本证。

3.湿热内蕴证 主症：①右胁肋胀满不适，口干或苦；②舌红，苔黄腻，脉滑数。次症：①纳差，恶心欲吐；②面目黄如橘色，便秘或秽而不爽，小便黄赤。辨证要求：具备主症①②者，即属本证；具备主症①或②及次症①②者，即属本证。

4.痰（湿）瘀互结证 主症：①右胁肋刺痛，脘腹痞闷；②舌质暗红或紫或有瘀点、瘀斑，舌苔腻，舌下络脉迂曲。次症：①胁下痞块，便溏不爽；②腹胀，乏力，纳差，口黏。辨证要求：具备主症①②者，即属本证；具备主症①或②及次症①②者，即属本证。

5.脾肾阳虚证 主症：①畏寒，肢凉，腰酸无力；②舌质淡胖，边有齿痕，脉沉弱或脉迟缓。次症：①面色㿠白，神疲乏力；②久泻不止或五更泄泻，浮肿，少尿。辨证要求：具备主症①②者，即属本证；具备主症①或②及次症①②者，即属本证。

6.肝肾阴虚证 主症：①形体消瘦，口燥咽干，五心烦热；②舌红，苔少，脉细数。次症：①腰膝酸软，眩晕耳鸣，视物不清；②低热，盗汗，男子遗精或女子月经不调。辨证要求：具备主症①②者，即属本证；具备主症①或②及次症①②者，即属本证。

7.瘀血内结证 主症：①右胁肋刺痛，面色黧黑，肌肤甲错；②舌紫暗或见瘀点、瘀斑，脉弦滑或细涩。次症：①胁下积块，按之较韧。辨证要求：具备主症①②者，即属本证；具备主症①或②及次症①者，即属本证。

（三）西医诊断

参照中华医学会肝病学分会脂肪肝和酒精性肝病学组、中国医师协会脂肪性肝病专家委员会制定的《酒精性肝病防治指南（2018更新版）》的诊断标准，疾病随病程的进展表现不一，包括单纯性脂肪肝、酒精性肝炎、酒精性肝纤维化，甚至酒精性肝硬化。

1.酒精性肝病诊断标准

（1）有长期饮酒史，一般超过5年，折合乙醇量男性≥40g/d，女性≥20g/d；或2周内有大量饮酒史，折合乙醇量>80g/d。但应注意性别、遗传易感性等因素的影响。乙醇量（g）换算公式=饮酒量（ml）×乙醇含量（%）×0.8。乙醇（酒精）使用障碍筛查量表（AUDIT）、密西根乙醇（酒精）依赖筛查量表（MAST）、CAGE问卷等量表可以用来筛选乙醇（酒精）滥用和乙醇（酒精）依赖。

（2）临床症状为非特异性，可无症状，或有右上腹胀痛、食欲不振、乏力、体质量减轻、黄疸等；随着病情加重，可有神经精神症状、蜘蛛痣、肝掌等表现。

（3）血清AST、ALT、GGT、TBil、PT、平均红细胞容积（MCV）和糖缺失转铁蛋白（CDT）等指标升高。其中AST/ALT>2、GGT升高、MCV升高为酒精性肝病的特点，而CDT测定虽然较特异但临床未常规开展。禁酒后这些指标可明显下降，通常4周内基本恢复正常（但GGT恢复较慢），有助于诊断。

（4）肝脏B型超声、CT、MRI或瞬时弹性成像检查，有肝脏形态学改变及硬度/脂肪衰减改变等。

（5）排除嗜肝病毒现症感染、药物和中毒性肝损伤、自身免疫性肝病等。

凡符合第（1）项者，排除其他原因的肝病，同时具有第（3）（4）项者，可诊断为酒精性肝病；符合第（1）（3）（4）项，同时有病毒性肝炎现症感染证据者，可诊断为酒精性肝病伴病毒性肝炎。

2.酒精性肝病临床分型诊断

（1）轻症酒精性肝病　肝生物化学指标、影像学和组织病理学检查结果基本正常或轻微异常。

（2）酒精性脂肪肝　影像学诊断符合脂肪肝标准，血清ALT、AST或GGT可轻微异常。

（3）酒精性肝炎　是短期内肝细胞大量坏死引起的一组临床病理综合征，可发生于有或无肝硬化的基础上，主要表现为血清ALT、AST或GGT升高，可有血清TBil增高，可伴有发热、外周血中性粒细胞升高。重症酒精性肝炎是指酒精性肝炎患者出现肝功能衰竭的表现，如黄疸、凝血机制障碍、肝性脑病、急性肾功能衰竭、上消化道出血等，常伴有内毒素血症。

（4）酒精性肝纤维化　临床症状、体征、常规超声显像和CT检查常无特征性改变。未做肝活组织检查时，应结合饮酒史、瞬时弹性成像或MRI、血清纤维化标志物（透明质酸、Ⅲ型胶原、Ⅳ型胶原、层粘连蛋白）、GGT、AST/ALT、AST/PLT、胆固醇、载脂蛋白-Al、TBil、α2巨球蛋白、铁蛋白、稳态模式胰岛素抵抗等改变，综合评估，做出诊断。

（5）酒精性肝硬化　有肝硬化的临床表现和血清生物化学指标、瞬时弹性成像及影像学的改变。

二、治疗方案

（一）中医辨证治疗

1.肝郁脾虚证

治法：疏肝健脾，解郁止痛。

代表处方：逍遥散加减。

基本处方：柴胡、白芍、当归、生白术、茯苓、炒枳壳、陈皮、党参、甘草。

胁痛甚者，可加川楝子；气郁甚者，可加郁金；久郁化火者，可加牡丹皮，炒栀子；食少纳呆者，可加山楂、神曲、麦芽。

2.痰湿内阻证

治法：健脾利湿，化痰散结。

代表处方：二陈汤合三仁汤加减。

基本处方：陈皮、姜半夏、茯苓、厚朴、甘草、薏苡仁、豆蔻、竹叶、生白术、杏仁、泽泻。

胁痛明显者，可加香附、佛手、青皮；脘腹痞闷者，加山楂、鸡内金、木香；气血不调者，加柴胡、白芍、丹参。

3.湿热内蕴证

治法：清热利湿，化痰散结。

代表处方：黄连温胆汤合三仁汤加减。

基本处方：黄连、枳实、竹茹、姜半夏、陈皮、茯苓、薏苡仁、豆蔻、大枣、滑石、龙胆草、山栀子、茵陈、甘草。

若胁痛甚者，可加川楝子；口苦甚者，可加黄芩；纳呆者，可加神曲、山楂；腹胀者，可加大腹皮、木香。

4.痰（湿）瘀互结证

治法：健脾化痰，活血化瘀。

代表处方：二陈汤合大瓜蒌散、酒积丸加减。

基本处方：木香、枳实、砂仁、陈皮、姜半夏、茯苓、瓜蒌皮、豆蔻、红花、苍术、牡丹皮、杏仁、薏苡仁、甘草。

若瘀痛入络，可加全蝎、地龙、三棱、莪术；气机郁滞较重者，加川楝子、香附、青皮；痰湿较重者，可加茯苓、白芥子。

5.脾肾阳虚证

治法：温肾健脾。

代表处方：附子理中汤或济生肾气丸合五苓散加减。

基本处方：制附子、肉桂、茯苓、猪苓、牛膝、车前子、熟地黄、炒白术、山药、山茱萸、泽泻。

脾气虚明显者，可加党参、黄芪；畏寒肢冷、腰膝冷痛者，可加仙茅、淫羊藿。

6.肝肾阴虚证

治法：滋肾柔肝，养阴利水。

代表处方：一贯煎或六味地黄丸加减。

基本处方：生地黄、熟地黄、白芍、麦冬、枸杞子、山茱萸、茯苓、泽泻、牡丹皮、川楝子、当归、甘草。

腹水明显者，可加车前子、大腹皮、枳壳；津伤口干明显者，可加石斛、玄参、芦根；潮热、烦躁者，可加地骨皮、白薇。

7.瘀血内结证

治法：活血化瘀，健脾祛湿。

代表处方：水红花子汤合三仁汤加减。

基本处方：水红花子、黄芪、丹参、川牛膝、泽兰、鸡内金、郁金、山药、豆蔻、海蛤粉、冬瓜仁、甘草。

胁刺痛甚者，可加蒲黄、没药；肝脾肿大者，可加鳖甲；纳呆者，可加神曲、麦芽、山楂、白术；气虚者，加党参、黄芪。

（二）常用中成药

1.当飞利肝宁胶囊　主治湿热内蕴证型。

2.五灵胶囊　主治肝肾不足型。

3.扶正化瘀胶囊、大黄䗪虫丸、复方鳖甲软肝片、安络化纤丸等　主治酒精性肝硬化/纤维化。

（三）中医特色疗法

1.中医特制膏方治疗不同证型

（1）柴芍健脾膏　若肝郁明显者，表现为心烦不寐、身体倦怠，大便时干时稀等，可选用柴芍健脾膏。本方由北柴胡、白芍、炒枳壳、陈皮、黄芪、炒白术、茯苓、山药、法半夏、薏苡仁、枸杞子、女贞子、丹参、生山楂、甘草组成，具有疏肝解郁、理气健脾之功。用法：每7付制成膏方840ml，分14天服用，每次30ml，一天两次、温水冲服。

（2）健脾化浊膏　若脾虚兼湿浊较甚者，表现为脘腹痞胀或痛，泛恶欲吐，食少、纳呆，头身困重，倦怠乏力，大便稀溏或泄泻，小便短少等，可选用健脾化浊膏。本方由柴胡、白芍、炒枳壳、黄芪、炒白术、茯苓、陈皮、荷叶、泽泻、姜厚朴、生山楂、党参、薏苡仁、法半夏、甘草、桂枝、绞股蓝组成，具有健脾理气、祛痰化浊、活血通络之功。用法：每7付制成膏方840ml，分14天服用，每次30ml，一天两次、温水冲服。

（3）三黄茵陈膏　若患者肝胆湿热重者，表现为口干、口苦、尿短黄、大便干结者，可选三黄茵陈膏。本方由茵陈、田基黄、溪黄草、鸡骨草、北柴胡、白芍、赤芍、泽泻、大黄、生山楂、茯苓、炒白术、薏苡仁、姜厚朴、陈皮、甘草组成，具有清热退黄、疏肝利胆之功。用法：每7付制成膏方840ml，分14天服用，每次30ml，一天两次，温水冲服。

（4）祛湿活血膏 若患者湿浊、痰邪、瘀血互结者，表现为胸脘痞满、痰多、腹胀纳呆、乏力倦怠、恶心欲吐、口渴不欲饮水等，可使用祛湿活血膏。本方由北柴胡、茵陈、丹参、荷叶、绞股蓝、法半夏、净山楂、决明子、赤芍、甘草、醋莪术、虎杖、黄芪、陈皮、茯苓、炒白术、薏苡仁、泽泻、猪苓组成，具有祛湿化浊、活血祛瘀、健脾化痰之功。用法：每7付制成膏方840ml，分14天服用，每次30ml，一天两次，温水冲服。

（5）温阳祛湿膏 若脾肾阳虚、水湿内停者，表现为胁肋隐痛、腹胀、畏寒喜暖、少腹腰膝冷痛、身困乏力、食少便溏等，可选用温阳祛湿膏。本方由制附子、肉桂、干姜、山茱萸、盐补骨脂、山药、淫羊藿、枸杞子、盐牛膝、桑寄生、牡丹皮、生地黄、盐车前子、泽泻、茯苓、陈皮、制地龙、燀桃仁、炙甘草组成，具有温肾助阳、健脾祛湿之功。用法：每7付制成膏方840ml，分14天服用，每次30ml，一天两次，温水冲服。

（6）育阴利水膏 若肝肾阴虚明显者，表现为胁肋隐痛、绵绵不已、遇劳加重、头晕目眩、两目干涩、口燥咽干、失眠多梦、五心烦热、腰膝酸软等，可选用育阴利水膏。本方由熟地黄、山药、山茱萸、茯苓、泽泻、北柴胡、当归、党参、黄芪、陈皮、生山楂、炒白术、姜厚朴组成，具有滋肾养肝，健脾利水之功。用法：每7付制成膏方840ml，分14天服用，每次30ml，一天两次，温水冲服。

（7）芪莪保肝膏 若肝郁夹血瘀明显者，表现为胁肋刺痛、胁下积块、痛处固定而拒按，入夜更甚，或面色晦暗等，可选用芪莪保肝膏。该方由黄芪、醋莪术、炒白术、茯苓、丹参、枸杞子、山茱萸、北柴胡、醋三棱、陈皮、山药、鸡血藤、生山楂、白芍、甘草、红花、醋鳖甲组成，具有疏肝健脾、活血化瘀之功。用法：每7付制成膏方840ml，分14天服用，每次30ml，一天两次，温水冲服。

2.红光治疗 运用生物反馈技术，通过电磁波纠正肝脏紊乱的生物信息及能量传递，增加肝脏单位血流量、红细胞变形能力及氧交换能力，有效改善肝脏微循环，恢复肝脏免疫诱导因子的产生，促进药物吸收利用。可迅速改善酒癖患者肝区隐痛、胀痛的临床症状，全面提高人体免疫功能，对降低黄疸、复常氨基转移酶、降低球蛋白、改善A/G比值，从而促进肝病患者的康复，对抑制肝纤维化也有一定的辅助作用。适用于所有证型。

3.中药穴位贴敷治疗 是一种穴位与药物相结合，充分发挥穴位和药物特异性的外治疗法。通过对穴位进行刺激，促进气血流动，推动肝脏代谢，从而促进肝细胞恢复。可选用疏肝健脾、活血化瘀、行气止痛的中药，如吴茱萸、延胡索、川芎，粉碎研末后加米醋调匀后外敷，选取双侧足三里、双侧肝俞、右期门、日月等穴位。适用于瘀血内结证、脾肾阳虚证、痰（湿）瘀互结证、痰湿内阻证、肝郁脾虚证。

4.隔姜灸治疗　是在艾条与皮肤之间隔一姜片进行施灸，其特点是利用姜的药性，加上灸的作用，以达到疏肝、行气、祛湿、止呕、消胀的治疗目的。常用选穴：中脘、关元、气海、神阙。适用于瘀血内结证、脾肾阳虚证、痰（湿）瘀互结证、痰湿内阻证、肝郁脾虚证。

5.中药封包治疗　选用具有活血止痛、行气消胀功效，能够促进透皮吸收的中药制成膏剂，将其贴敷并封包于神阙穴或患处，外用胶布、纱布等覆盖固定。针对不同证候使用。

（1）若合并胁痛或肝区疼痛者，加用止痛方封包敷贴肝区，止痛方封包外敷肝区以化瘀止痛。方药组成：血竭、冰片。方中以血竭，味甘咸性平，入心肝经，破积化瘀，止血止痛；冰片辛苦寒，清香宣散止痛，二药相合共奏化瘀止痛之功。

（2）若合并腹大胀满者，加用消胀方封包敷贴神阙穴。消胀方封包敷贴神阙穴泻水行气导滞。方药组成：甘遂、槟榔、肉桂皮、车前子。方中以甘遂为君，味苦甘性寒，入肺脾肾经，泻水逐饮，破积通便；以槟榔为臣，行水化湿，行气破积行滞；佐以肉桂、车前子利水渗湿，散寒止痛，四药共奏泻水行气导滞之功。

6.中药烫熨治疗　将中药加热后热敷患处，借助药性及温度等物理作用透入经络、血脉，从而达温经通络、行气止痛、活血化瘀等作用。根据患者的主要症状进行辨证选方。

（1）若患者腹胀明显，可选用舒腹散烫熨患处以疏肝健脾，行气消胀。处方：大黄20g，甘遂8g，干姜10g，莱菔子20g，木香15g，香附15g，番泻叶15g，砂仁15g，延胡10g，当归12g。用法：外用，烫熨脐周，日1次。

（2）若患者右上腹疼痛明显，可选用烫疗药烫熨患处以行气止痛，活血化瘀。处方：醋乳香10g，秦艽20g，盐续断15g，蒲黄10g，制川芎15g，醋延胡索10g，制草乌10g，乌药15g，醋香附子15g，川楝子10g，丹参30g。用法：外用，烫疗肝区，日1次。

（四）西医治疗

参照《酒精性肝病防治指南（2018更新版）》。酒精性肝病治疗总原则是：戒酒和营养支持，减轻酒精性肝病的严重程度，改善已存在的继发性营养不良和对症治疗酒精性肝硬化及其并发症。

1.戒酒　严格戒酒是治疗酒精性肝病的关键措施。轻度肝损伤患者可能会因为戒酒而消失，但是对于病情已经进展、出现纤维化者，单纯的戒酒难以实现病情的逆转及肝损伤的恢复，对于这部分患者，不仅要戒酒，还需要实施药物干预，以便尽可能提升治疗效果。戒酒过程中，注意防治酒精戒断综合征，若出现相关临床症状，予地西泮类药物镇静治疗。

2.营养支持 在戒酒的基础上，提供高蛋白、低脂饮食，注意补充维生素B、维生素C、维生素K及叶酸。重症酒精性肝炎患者应考虑夜间加餐（约700kcal/d），以防止肌肉萎缩，增加骨骼肌容量，根据营养科的意见拟定个体化营养方案，具体的营养比例根据患者的体质、饮食情况拟定，做到个体化、具体化。

3.药物治疗

（1）保肝抗炎 甘草酸制剂、水飞蓟素类、多烯磷脂酰胆碱、双环醇、硫普罗宁钠、还原型谷胱甘肽等能够发挥保护细胞膜、抗脂质过氧化、对抗氧自由基、稳定肝脏细胞膜的作用，从而对肝细胞膜产生保护作用，有利于损伤肝组织的修复，可以改善肝脏生化指标。但不宜同时超过应用3种抗炎保肝药物，以免加重肝脏负担及因药物间相互作用而引起不良反应。

（2）美他多辛 可以对抗乙醇代谢产物对身体的不良影响，加速乙醇从血清中代谢出，有助于改善酒精中毒症状和行为异常。

（3）糖皮质激素 可以对多种炎性细胞因子及免疫应答产生抑制作用，用于重症酒精性肝炎（Maddrey指数≥32）患者的治疗。但糖皮质激素长期使用能增加感染及消化道出血等风险，应掌握好剂量、疗程，注意不良反应，权衡利弊后使用。

（4）并发症的治疗 积极处理酒精性肝硬化的并发症，如门静脉高压、食管–胃底静脉曲张、自发性细菌性腹膜炎、肝性脑病和肝细胞癌等。

（五）护理调摄

1.加强心理护理 耐心向患者及家属解释戒酒的必要性，晓之以理，动之以情，劝导患者及早克服和消除对酒精的依赖，坚持戒酒，做到知行合一。指导患者运用心理防御机制，提高心理应对能力。保持乐观稳定的情绪，使其行为向着有利健康的方向发展，防止患者因空虚、焦虑等，回到饮酒状态。

2.健康教育 根据患者情况，制订系统的健康教育计划，定期举办专题讲座、发放宣传小册子、办宣传栏、推荐书籍等方式。结合患者的病情及治疗方案，针对性地为患者介绍该疾病的相关知识，包括生理、病理表现及并发症，介绍对该疾病采取的治疗及护理措施。

3.饮食调护 正确的饮食指导，给予高蛋白、高能量、富维生素、易消化饮食，补充B族维生素、叶酸及微量元素也有利于肝功能恢复。限制高脂饮食，禁食动物油、油炸食物和辛辣香燥之品，如辣椒、葱、大蒜等辛辣刺激之物。勿暴饮暴食，宜细嚼慢咽。在临床上必须注意使食物的性味与疾病的性质及药物的性味相适应，以免适得其反。根据疾病证型予药膳调理。

4.指导患者合理安排生活和工作 适当锻炼，劳逸结合，控制体重，有利于脂肪代谢。协助患者制订运动计划，选择有氧运动，如慢跑、打太极拳、散步等，在量力而行下积极参加对社会有益的活动。

三、疗效评价

（一）评价标准

参考国家药品监督管理局《中药新药临床指导原则》及中华医学会肝病学分会脂肪肝和酒精性肝病学组、中国医师协会脂肪性肝病专家委员会制定的《酒精性肝病防治指南（2018更新版）》。

1.中医证候疗效

基本痊愈：中医临床症状、体征消失或基本消失，证候积分减少≥95%。

显效：中医临床症状、体征明显改善，证候积分减少≥70%。

有效：中医临床症状、体征均有好转，证候积分减少≥30%。

无效：中医临床症状、体征无明显改善，甚或加重，证候积分减少<30%。

2.肝功能、血常规疗效评价

临床控制：ALT、AST、GGT、MCV恢复正常，停药3个月无反跳。

显效：ALT、AST、GGT、MCV降低80%，停药3个月反跳<50%。

有效：ALT、AST、GGT、MCV降低50%，停药3个月反跳<80%。

无效：ALT、AST、GGT、MCV无变化。

3.血脂、血糖疗效评价

临床控制：胆固醇、甘油三酯、胰岛素、空腹及餐后2小时血糖恢复正常，停药3个月无反跳。

显效：胆固醇、甘油三酯、胰岛素、空腹及餐后2小时血糖降低80%，停药3个月反跳<50%。

有效：胆固醇、甘油三酯、胰岛素、空腹及餐后2小时血糖降低50%，停药3个月反跳<80%。

无效：胆固醇、甘油三酯、胰岛素、空腹及餐后2小时血糖无变化。

4.腹部B超疗效评价

临床控制：肝脏B超恢复正常。

显效：肝脏B超恢复2个等级。

有效：肝脏B超恢复1个等级。

无效：肝脏B超无变化。

5.肝脾CT比值疗效评价

临床控制：肝脏与脾脏的CT值之比>1。

显效：肝脏与脾脏的CT值之比恢复2个等级。

有效：肝脏与脾脏的CT值之比恢复1个等级。

无效：肝脏与脾脏的CT值之比无变化。

6.FibroTouch受控衰减参数（CAP值）疗效评价

显效：CAP值下降≥50dB/m或下降2个等级。

有效：CAP值下降≥30dB/m或下降1个等级。

无效：CAP值无下降。

7.安全性评价

1级：安全，无任何不良反应。

2级：比较安全，如有不良反应，不需要做任何处理可继续给药。

3级：有安全性问题，有中等程度的不良反应，做好处理后可继续给药。

4级：因不良反应中止试验。

8.卫生经济学评价　采用成本–效果分析方法和最小成本分析法，评价不同干预条件下产生更好卫生服务的相比值，比较医疗成果和医疗费用之间的关系，为临床对酒精性肝病治疗合理用药提供依据。

（二）评价方法

1.中医症状、体征评价　治疗前后中医症状、体征的变化情况，采用《中医四诊资料分级量化表》，使用尼莫地平法计算。

（1）积分减少（%）=（治疗前积分–治疗后积分）/治疗前积分×100%。

（2）总有效率（%）=（临床治愈+显效+有效）例数/总例数×100%。

2.理化检查指标评价

（1）实验室指标评价，采用检测肝功能、血常规、血脂、胰岛素、血糖等指标变化的方法进行评价。

（2）影像学指标评价，采用肝脏瞬时弹性成像（FibroTouch）、腹部B超检查或（和）CT检查肝脾前后CT比值变化情况的方法进行评价。

参考文献

［1］Jang JY，Kim DJ.Epidemiology of alcoholic liver disease in Korea［J］.Clinical and molecular hepatology，2018，24（2）：93–99.

［2］Sahlman P，Nissinen M，Pukkala E，et al.Incidence，survival and cause specific mortality in alcoholic liver disease：a population–based cohort study［J］.Scand J Gastroenterol，2016，51（8）：961–966.

［3］中华医学会肝病学分会脂肪肝和酒精性肝病学组，中国医师协会脂肪性肝病专家委员会.酒精性肝病防治指南（2018更新版）［J］.临床肝胆病杂志，2018，34（5）：939–945.

［4］吴银凤.Fibrotouch在NAFLD诊断中的应用及祛湿活血膏治疗NAFLD的疗效评价［D］.广西中医药大学，2018.

［5］朱沪敏，刘旭东，吴铁雄，等.育阴利水膏治疗乙肝肝硬化腹水临床观察［J］.光明中医，2021，36（7）：1061–1063.

第二节 酒癖（酒精性肝病）中医临床路径

路径说明：本路径适用于西医诊断为酒精性脂肪肝的住院患者。

一、酒癖（酒精性肝病）中医临床路径标准住院流程

（一）适用对象

1. **中医诊断** 第一诊断为酒癖（TCD编码：A04.02.24）。

2. **西医诊断** 第一诊断为酒精性脂肪肝（ICD-10编码：K70.000）。

（二）诊断依据

1. 疾病诊断

（1）中医诊断标准：参照国家中医药管理局、国家卫生健康委员会《中医临床诊疗术语第1部分：疾病（2020年）》。

（2）西医诊断标准：参照中华医学会肝病学分会脂肪肝和酒精性肝病学组、中国医师协会脂肪性肝病专家委员会制定的《酒精性肝病防治指南（2018更新版）》的诊断标准。

2. 证候诊断 参照国家中医药管理局24个专业105个病种中医诊疗方案中《酒精性肝病中医诊疗方案》及国家中医药管理局、国家卫生健康委员会《中医临床诊疗术语第2部分：证候（2020年）》。

酒精性肝病临床常见证候：肝郁脾虚证、痰湿内阻证、湿热内蕴证、痰瘀（湿）互结证、脾肾阳虚证、肝肾阴虚证、瘀血内结证。

（三）治疗方案的选择

参照国家中医药管理局重点专科协作组制定的《酒精性肝病中医诊疗方案（试行）》及《中医内科常见病诊疗指南》（中华中医药学会发布，ZYYXH/T93-2008）。

（1）诊断明确，第一诊断为酒精性肝病。

（2）患者适合并接受中医治疗。

（四）标准治疗时间

≤84天。

（五）进入路径标准

（1）第一诊断必须符合酒精性脂肪性肝炎的患者。

（2）患者病情符合轻症酒精性肝病、酒精性脂肪肝、酒精性肝炎、酒精性肝硬化代偿期。

（3）患者同时具有其他疾病诊断，若在治疗期间无需特殊处理，也不影响第一诊断

的临床路径流程实施时，可以进入路径。

（4）合并病毒性肝病、重症酒精性肝炎、酒精性肝硬化失代偿期者，不进入本路径。

（六）中医证候学观察

四诊合参，收集该病种不同证候的主症、次症、舌脉等特点。注意证候的动态变化。

（七）门诊检查项目

1.必需的检查项目

（1）血常规［包括平均红细胞体积（MCV）等］。

（2）肝功能、血脂、血糖、胰岛素。

（3）腹部影像学检查（B超或CT）。

（4）病毒性肝病血清学指标。

2.可选择的检查项目　根据病情需要而定，如血清纤维化标志物、凝血酶原时间、糖缺失性转铁蛋白、内毒素、血压、体重指数、肝组织病理及肝纤维化扫描等。

（八）治疗方法

1.辨证选择口服中药汤剂或中成药

（1）肝郁脾虚证：疏肝健脾，解郁止痛。

（2）痰湿内阻证：健脾利湿，化痰散结。

（3）湿热内蕴证：清热利湿，化痰散结。

（4）痰瘀（湿）互结证：健脾化痰，活血化瘀。

（5）脾肾阳虚证：温肾健脾。

（6）肝肾阴虚证：滋肾柔肝，养阴利水。

（7）瘀血内结证：活血化瘀，健脾祛湿。

2.饮食治疗　戒酒、清淡饮食、药膳等。

3.中医针灸疗法

4.代茶饮

5.中药结肠滴注保留灌肠疗法

（九）完成路径标准

（1）乏力、胁痛、腹胀等主要临床症状基本消失。

（2）肝功能指标正常或接近正常。

（3）腹部影像学检查正常或脂肪肝图像减轻≥1度者。

（十）有无变异及原因分析

（1）治疗期间合并其他疾病需要治疗，退出本路径。

（2）病情加重，需要住院治疗，退出本路径。

（3）因患者及其家属意愿而影响本路径的执行，退出该路径。

二、酒癖（酒精性肝病）中医临床路径标准住院表单

适用对象：第一诊断为酒癖（酒精性肝病）（TCD编码A04.03.24；ICD-10编码：K70.000）的患者。

患者姓名：　　性别：　年龄：　　门诊号：　　病程：
进入路径时间：　年　月　日　　结束路径时间：　年　月　日
标准治疗时间≤84天　　　　　　实际治疗时间：　天

日期	___年__月__日 （第1天）	___年__月__日 （第2~14天）	___年__月__日 （第15~28天）
主要 诊疗 工作	□询问病史与体格检查 □中医四诊信息采集 □进行必要的辅助检查 □完成初步诊断 □中医辨证 □确定治疗方法 □辨证论治口服中药汤剂或中成药。 □其他疗法__ □完成首诊门诊病历 □向患者或家属交代病情和注意事项	□中医四诊信息采集 □注意证候变化 □根据检查结果与病情变化调整治疗方案 □完成复诊记录	□中医四诊信息采集 □注意证候变化 □复查必要的检查项目 □根据检查结果与病情变化调整治疗方案 □完成复诊记录
病情 变异 记录	□无 □有，原因： 1. 2.	□无 □有，原因： 1. 2.	□无 □有，原因： 1. 2.
医师 签名			

日期	___年__月__日 （第29~56天）	___年__月__日 （第57~84天）
主要 诊疗 工作	□中医四诊信息采集 □注意证候变化 □复查必要的检查项目 □根据检查结果与病情变化调整治疗方案 □完成复诊记录	□中医四诊信息采集 □注意证候变化 □复查必要的检查项目 □疗效评估 □制订随访计划
病情 变异 记录	□无 □有，原因： 1. 2.	□无 □有，原因： 1. 2.
医师 签名		

第十一章　胆胀中医诊疗方案及临床路径

第一节　胆胀中医诊疗方案

胆胀是指胆腑气郁、胆失通降所引起的，以右胁胀痛为主要临床表现的一种疾病。胆胀病始见于《内经》，《灵枢·胀论》载"胆胀者，胁下痛胀，口中苦，善太息"，不仅提出了病名，而且对症状描述也很准确。《伤寒论》中虽无胆胀之名，但其所论述的一些症状，如《辨太阳病脉证并治》篇中的"呕不止，心下急，郁郁微烦者"，《辨少阳病脉证并治》中"本太阳病，不解，转入少阳者，胁下硬满，干呕不能食，往来寒热"等都类似本病。《症因脉治》提出肝胆疏泄职能失司是胆胀的病机关键，"肝胆主木，最喜条达，不得疏泄，胆胀乃成"。《临证指南医案》云"大凡经主气，络主血，久病血瘀"，表明胆胀初病在经，久病入络，患者常因久病不愈而引起肝气不舒，肝气郁滞，气滞则血瘀，不通则痛。

一、诊断标准

（一）中医诊断

参照《中药新药临床研究指导原则》（中国医药科技出版社，2002年），以及中华中医药学会脾胃分会《胆囊炎中医诊疗专家共识意见（2017）》。

主要症状：右上腹胀满疼痛，反复发作。

次要症状：恶心、嗳气，腹胀、善太息。

多发生于40岁至65岁，女性多于男性，且以偏肥胖体型为多见。

（二）中医辨证

1.肝胆气滞证　主症：①右胁胀痛；②心烦易怒。次症：①厌油腻；②时有恶心；③饭后呕吐；④脘腹满闷；⑤嗳气。舌脉：①舌质淡红，舌苔薄白或腻；②脉弦。

2.肝胆湿热证　主症：①胁肋胀痛；②晨起口苦；③口干欲饮。次症：①身目发黄；②身重困倦；③脘腹胀满；④咽喉干涩；⑤小便短黄；⑥大便不爽或秘结。舌脉：①舌质红，苔黄或厚腻；②脉弦滑数。

3.胆热脾寒证　主症：①胁肋胀痛；②恶寒喜暖。次症：①口干不欲饮；②晨起口苦；③恶心欲呕；④腹部胀满；⑤大便溏泄；⑥肢体疼痛，遇寒加重。舌脉：①舌质淡红，苔薄白腻；②脉弦滑。

4.气滞血瘀证　主症：①右胁胀痛或刺痛；②胸部满闷；③喜善太息。次症：①晨起口苦；②咽喉干涩；③右胁疼痛夜间加重；④大便不爽或秘结。舌脉：①舌质紫暗，苔厚腻；②脉弦或弦涩。

5.肝郁脾虚证　主症：①右胁胀痛；②腹痛欲泻。次症：①体倦乏力；②腹部胀满；③大便溏薄；④喜善太息；⑤情志不舒加重；⑥纳食减少。舌脉：①舌质淡胖，苔白；②脉弦或弦细。

6.肝阴不足证　主症：①右胁部隐痛；②两目干涩。次症：①头晕目眩；②心烦易怒；③肢体困倦；④纳食减少；⑤失眠多梦。舌脉：①舌质红，苔少；②脉弦细。

7.脾胃气虚证　主症：①右胁隐痛；②体倦乏力。次症：①胃脘胀闷；②纳食减少；③肢体困倦。舌脉：①舌质淡白，苔薄白；②脉缓无力。

辨证要求：具备主症①+另1项主症和次症2项，参考舌脉，即可诊断。

（三）西医诊断

参照中华医学会消化分会《中国慢性胆囊炎、胆囊结石内科诊疗共识意见（2018年）》。

1.临床诊断　症状：右上腹持续性隐痛或胀痛，可放射到右肩胛区，高脂餐后加剧；反复发作的胃灼热，嗳气、反酸、腹胀、恶心等消化不良症状。体征：部分患者有右上腹部的压痛或叩击痛，但大多数患者可无任何阳性体征。

2.实验室检查　白细胞计数可不升高，少数患者氨基转移酶升高。

3.影像学检查　B超检查提示胆囊壁增厚（≥3mm）或毛糙。合并胆囊结石且发生过黄疸、胰腺炎的患者，应行MRCP或CT等检查了解胆总管情况。

二、治疗方案

（一）中医辨证治疗

1.肝胆气滞证

治法：疏肝利胆，理气解郁。

代表处方：柴胡疏肝散加减。

基本处方：陈皮、柴胡、川芎、香附、枳壳、芍药、甘草。

心烦易怒者，加合欢皮、玫瑰花、佛手等调畅情志。

2.肝胆湿热证

治法：清热利湿，利胆通腑。

代表处方：龙胆泻肝汤加减。

基本处方：龙胆草、黄芩、山栀子、泽泻、木通、车前子、当归、生地黄、柴胡、甘草。

身目小便黄染者，加海金沙、郁金、大黄等清利湿热，利胆退黄。

3.胆热脾寒证

治法：疏肝利胆，温通脾阳。

代表处方：柴胡桂枝干姜汤加减。

基本处方：柴胡、桂枝、干姜、天花粉、黄芩、牡蛎、炙甘草。

大便溏泄者，加炒白术、高良姜、山药等温中健脾止泻。

4.气滞血瘀证

治法：理气活血，利胆止痛。

代表处方：血府逐瘀汤加减。

基本处方：桃仁、红花、当归、生地黄、牛膝、川芎、桔梗、赤芍、枳壳、甘草、柴胡等。

右胁刺痛者，加青皮、川楝子、延胡索等疏肝行气，活血止痛。

5.肝郁脾虚证

治法：疏肝健脾，柔肝利胆。

代表处方：逍遥散加减。

基本处方：柴胡、当归、白芍、炒白术、茯苓、炙甘草、薄荷、煨姜。

腹胀痛者，加木香、山药、陈皮等理气健脾，行气止痛。

6.肝阴不足证

治法：养阴柔肝，清热利胆。

代表处方：一贯煎加减。

基本处方：北沙参、麦冬、当归、生地黄、枸杞子、川楝子。

两目干涩者，加菊花、知母、桑椹等滋阴润燥明目。

7.脾胃气虚证

治法：理气和中，健脾和胃。

代表处方：香砂六君子汤加减。

基本处方：人参、白术、茯苓、半夏、陈皮、木香、砂仁、炙甘草。

纳少者，加建曲、鸡内金、麦芽等助运化。

（二）常用中成药

1.**消炎利胆片**　清热，祛湿，利胆。用于急性胆囊炎、胆管炎属肝胆湿热证。

2.**胆宁片**　疏肝利胆，清热通下。用于慢性胆囊炎肝郁气滞，湿热未清证。

3.**舒胆片**　清热化湿，利胆排石，行气止痛。用于胆囊炎、胆道感染、胆石症属肝胆湿热证。

4.**利胆片**　疏肝止痛，清热利湿。用于胆道疾患肝胆湿热证。

5.**金钱胆通颗粒**　清利湿热，疏通肝胆，止痛排石。用于胆石症肝胆湿热证。

（三）中医特色疗法

1.针灸治疗

（1）体针　取胆囊、阳陵泉、胆俞、太冲、内关、中脘、足三里等穴。每次2~3穴，用毫针行中强刺激，每穴运针3~5分钟，留针10~20分钟，隔5分钟行针1次，每日针刺1次。用电针亦可。

（2）头针　取头部胃区（以瞳孔直上的发际处为起点，向上作平行于正中线长2cm直线）。用毫针中度刺激，每次运针5分钟，留针20~30分钟，隔5分钟行针1次，快速捻转，每日针刺1次。

（3）耳针　取肝、交感、神门等穴。每次2~3穴，强刺激，留针20~30分钟，每日1~2次。

（4）点挑　取肝俞、脾俞、三焦俞、足三里、胆俞等穴。采用挑筋法或挑提法，每次取3~4穴，1~3日挑1次，5~10日为1疗程。临床上可根据病情辨证取穴。

2.耳穴压豆

（1）常用穴：胰、胆、十二指肠、耳背肝区、耳迷根、内分泌、皮质下、交感、神门。

（2）操作方法：一般采用针刺或用王不留行，常规消毒后用胶布将王不留行固定于耳穴上，每日按4~6遍，每次每穴按压1分钟。注意事项：每次贴压单侧耳穴，3天/次，两侧交替使用。换贴10次为1个疗程，一般治疗3~5个疗程。

3.推拿疗法

（1）基本操作　患者取左侧卧位，医生坐于其背部，在右侧季肋部用轻快的摩法3~5分钟，并分别对日月、章门、期门诸穴用指揉法各1分钟。

患者取仰卧位，医生坐其右侧，对上腹部及右侧季肋部用鱼际揉法或全掌揉法各1分钟。并对下胸及上腹部施以分推法20~30次。再按揉阳陵泉、胆囊、丘墟诸穴各1分钟，以有酸胀得气感为度。

患者取俯卧位或坐位均可，用食、中指或拇指对膈俞、肝俞、胆俞等背穴施以指揉法，每穴约1分钟。

最后擦胆囊部，以热为度，搓两肋结束治疗。

（2）辨证治疗　对胆囊炎疼痛甚者，先在肢体远端阳陵泉、胆囊穴附近寻找敏感的压痛点，找到痛点后以相对重的力度按压或按揉予以刺激，可达缓急止痛之功效。对消化道症状明显者，可加强揉中脘和按揉足三里穴。

4.药物贴敷疗法　胆囊区（右上腹压痛点）外敷药物栀子、大黄、冰片、乳香、芒硝，以上药物研粉，调匀成糊状，纱布覆盖，每天更换1次，5天为1个疗程。

根据病情需要，可选用中药穴位贴敷、穴位注射、肝病治疗仪等疗法。

5.穴位埋线疗法　常用穴：鸠尾、中脘、胆囊穴、胆俞、胃俞、足三里、阳陵泉。操作方法：一般1个月埋线1次，病情重者20天1次，5次为1疗程。

（四）西医治疗

1.口服药物溶石治疗　无症状的胆囊结石患者可不实施治疗；而有症状的患者如不宜手术，且腹部超声检查评估为胆囊功能正常、X线检查阴性的胆固醇结石，可考虑口服溶石治疗。常用的药物有熊去氧胆酸（UDCA）。UDCA是一种亲水的二羟胆汁酸，能抑制肝脏胆固醇的合成，显著降低胆汁中胆固醇及胆固醇酯和胆固醇的饱和指数，有利于结石中胆固醇逐渐溶解。推荐UDCA剂量≥10mg/kg·d，应连续服用6个月以上。

2.缓解胆源性消化不良症状　胆源性消化不良症状患者，宜补充促进胆汁合成和分泌的消化酶类药物，如复方阿嗪米特肠溶片、米曲菌胰酶片结合茴三硫等利胆药物，匹维溴铵可用于治疗胆道功能紊乱有关的疼痛。

3.缓解胆绞痛症状　胆绞痛急性发作期间，应予禁食及有效的止痛治疗。推荐治疗药物首选NSAID（如双氯芬酸和吲哚美辛）或镇痛剂（如哌替啶）。

4.抗感染治疗　慢性胆囊炎患者通常不需要使用抗生素，如出现急性发作，建议首先采用经验性抗菌药物治疗，在明确致病菌后，应根据药物敏感试验结果选择合适的抗菌药物进行目标治疗。

（五）中医护理调摄

1.饮食调理　以低脂肪、低胆固醇饮食为主。适量摄入蛋白质和碳水化合物，丰富维生素，避免进食辛辣刺激性食物，要注意卫生，防止肠道寄生虫和细菌感染，注意营养的均衡，规律饮食。

2.情志调摄　保持精神愉快，心情舒畅。正确对待疾病，避免诱发或加重疾病的不良情绪。

三、疗效评价

（一）评价标准

参照《中药新药临床研究指导原则》（中国医药科技出版社，2002年）拟定。

1.主要症状疗效评价　主要症状的记录与评价。按症状改善百分率=（治疗前总积分-治疗后总积分）/治疗前总积分×100%，计算主要症状改善百分率。

痊愈：症状消失。

显效：症状改善百分率≥80%。

进步：50%≤症状改善百分率<80%。

无效：症状改善百分率<50%。

恶化：症状改善百分率负值。

痊愈和显效病例数计算总有效率。

中医症状量化分级标准：所有症状分为无、轻、中、重四级。无症状；轻度：症状轻微，只有关注时才能感觉到，不会影响日常生活、工作和学习；中度：症状尚能够忍受，已经部分影响了日常生活、工作和学习；重度：症状明显，难以忍受，明显影响了日常生活、工作和学习。在主症分别记0、2、4、6分，次症分别记0、1、2、3分。

2.中医证候疗效　采用尼莫地平法计算，疗效指数=（治疗前积分-治疗后积分）/治疗前积分×100%。

临床痊愈：症状、体征消失或基本消失，疗效指数≥95%。

显效：症状、体征明显改善，70%≤疗效指数<95%。

有效：症状、体征明显好转，30%≤疗效指数<70%。

无效：症状，体征无明显改善，甚或加重，疗效指数<30%。

3.临床疗效标准　主要以症状和彩超进行评价，彩超评价标准如下。

痊愈：超声检查胆囊大小、胆囊壁厚度、胆囊壁毛糙3项均恢复正常。

有效：超声检查胆囊大小、胆囊壁厚度、胆囊壁毛糙3项中2项恢复正常。

好转：超声检查胆囊大小、胆囊壁厚度、胆囊壁毛糙3项中1项恢复正常。

无效：超声检查胆囊大小、胆囊壁厚度、胆囊壁毛糙均未见明显变化。

（二）评价方法

（1）初次就诊时进行症状、中医证候学及腹部B超评价。

（2）治疗过程中每周对主要症状、中医证候学进行定期评价。

（3）治疗结束时对所有患者进行主要症状、中医证候学、腹部B超评价。

症状评估积分表见表3-11-1。

表3-11-1　症状评估积分表

项目	症状	程度及计分标准	计分
主症	右胁疼痛	□0　无　□2　轻微　□4中等　□6重度	
	右胁胀满不适	□0　无　□2　轻微　□4中等　□6重度	
次症	纳差	□0　无　□1　减少1/3以下　□2减少1/3-1/2　□3减少1/2以上	
	恶心	□0　无　□1　偶尔　□2经常　□3总是	
	嗳腐吞酸	□0　无　□1　偶尔　□2经常　□3总是	
	胸闷脘胀	□0　无　□1　偶尔　□2经常　□3总是	
	口干/口苦	□0　无　□1　偶尔　□2经常　□3总是	
	善太息	□0　无　□1　偶尔　□2经常　□3总是	
	面色晦暗	□0　无　□1　偶尔　□2经常　□3总是	
	痛有定处	□0　无　□1　偶尔　□2经常　□3总是	
	大便	□1　正常□2　不正常（□便秘□泄泻）	
其他症状	疲乏	□0　无　□1　轻微　□2中等　□3重度	
	失眠	□0　无　□1　轻微　□2中等　□3重度	
	烦躁易怒	□0　无　□1　偶尔　□2经常　□3总是	
总积分			

说明：程度轻微为有症状，但不影响工作和生活；程度中等为影响部分工作和生活，休息可缓解，不需治疗；程度严重为程度重，影响工作生活，休息不能缓解，需治疗。方框右侧数字为计分标准。

参考文献

[1] 李军祥，陈誩，杨胜兰.急性胆囊炎中西医结合诊疗共识意见［J］.中国中西医结合消化杂志，2018，26（10）：805-811.

[2] 张声生，赵文霞.胆囊炎中医诊疗专家共识意见（2017）［J］.中国中西医结合消化杂志,2017,25（4）：241-246.

[3] 侯少凯.四逆散加味治疗慢性胆囊炎（肝胆气滞证）的临床观察［D］.黑龙江中医药大学，2021.

第二节　胆胀（慢性胆囊炎）中医临床路径

路径说明：本路径适用于西医诊断为慢性胆囊炎的门诊患者。

一、胆胀（慢性胆囊炎）中医临床路径标准门诊流程

（一）适用对象

1.中医诊断　第一诊断为胆胀（TCD编码：A04.02.11）。

2.西医诊断　第一诊断为慢性胆囊炎（ICD-10编码：K81.900）。

（二）诊断依据

1.疾病诊断

（1）中医诊断标准：参照《中药新药临床研究指导原则》（中国医药科技出版社，2002年）以及中华中医药学会脾胃分会《胆囊炎中医诊疗专家共识意见（2017年）》。

（2）西医诊断标准：参照中华医学会消化分会《中国慢性胆囊炎、胆囊结石内科诊疗共识意见（2018年)》。

2.证候诊断　参照国家中医重点专科胆胀（慢性胆囊炎）协作组制定的《胆胀（慢性胆囊炎）中医诊疗方案》。

胆胀（慢性胆囊炎）临床常见证候：肝胆郁滞证、肝胆湿热证、气滞血瘀证、肝郁脾虚证。

（三）治疗方案的选择

参照国家中医重点专科胆胀（慢性胆囊炎）协作组制定的《胆胀（慢性胆囊炎）中医诊疗方案》。

（1）诊断明确，第一诊断为胆胀（慢性胆囊炎）。

（2）患者适合并接受中医治疗。

（四）标准治疗时间

≤28天。

（五）进入路径标准

（1）第一诊断必须符合胆胀（慢性胆囊炎）的患者。

（2）慢性胆囊炎伴肝内胆管、胆囊、胆总管结石及胆囊息肉患者，适合内科保守治疗，无手术指征者，可进入本路径。

（3）慢性胆囊炎伴胆囊颈结石嵌顿、急性胆管炎、壶腹部病变及胆胰等恶性肿瘤患者，不进入本路径。

（4）患者同时具有其他疾病，但在治疗期间无需特殊处理，不影响第一诊断的临床路径流程实施时，可以进入本路径。

（六）中医证候学观察

四诊合参，收集本病不同证候的主症、次症、舌脉特点。注意证候的动态变化。

（七）门诊检查项目

1.必需的检查项目

（1）血常规、尿常规、便常规+潜血。

（2）肝功能、血脂、血糖。

（3）肝胆超声。

2.可选择的检查项目　根据病情需要，可选择肿瘤标志物筛查、肾功能、腹部CT、核磁共振胰胆管造影（MRCP）、内镜下逆行性胰胆管造影（ERCP）、超声内镜等。

（八）治疗方法

1.辨证选择口服中药汤剂、中成药

（1）肝胆郁滞证：利胆疏肝，理气通降。

（2）肝胆湿热证：清热利湿，疏肝利胆。

（3）气滞血瘀证：疏肝理气，活血化瘀。

（4）肝郁脾虚证：疏肝理气，健脾助运。

2.针灸治疗

3.其他疗法

（1）耳穴压豆。

（2）推拿疗法。

（3）中药穴位贴敷。

4.健康指导

（1）饮食指导。

（2）情志调摄。

（九）完成路径标准

（1）右上腹及右胁肋部胀、痛等症状基本消失或明显改善。

（2）腹部B超提示胆囊或胆管壁增厚、毛糙、透声等基本恢复正常或明显改善。

（十）变异及原因分析

（1）治疗期间病情变化，如出现持续发热、黄疸等，需要延长住院时间，增加住院费用。

（2）合并有心血管疾病、呼吸疾病等其他系统疾病者，治疗期间病情加重，需要特殊处理时，退出本路径。

（3）治疗过程中发生了病情变化，如急性胰腺炎、急性胆管炎、急性腹膜炎等，退出本路径。

（4）因患者及其家属意愿而影响本路径的执行时，退出本路径。

二、胆胀（慢性胆囊炎）中医临床路径标准门诊表单

适用对象：第一诊断为胆胀（慢性胆囊炎）（TCD编码：A04.02.11；ICD-10编码：K81.900）的患者。

患者姓名： 性别： 年龄： 岁 门诊号：
发病日期： 年 月 日 住院日期： 年 月 日 出院日期： 年 月 日
标准治疗时间≤28天 实际治疗时间： 天

日期	___年__月__日 （第1天）	___年__月__日 （第2~7天）	___年__月__日 （第8~14天）
主要诊疗工作	□询问病史、体格检查 □采集中医四诊信息 □进行中医证候判断 □病情评估及量表测评 □完善辅助检查 □完成门诊初诊病历 □向患者或家属交代病情及注意事项	□询问病史、体格检查 □采集中医四诊信息 □进行中医证候判断 □根据患者病情变化及对治疗反应调整治疗方案 □完成门诊复诊病历 □不良反应记录	□询问病史、体格检查 □采集中医四诊信息 □进行中医证候判断 □根据患者病情变化及对治疗反应调整治疗方案 □完成门诊复诊病历 □不良反应记录
重点医嘱	门诊医嘱 □进行疾病宣教 □清淡、易消化饮食 □中药汤剂 □中成药（视病情） □针灸疗法（视病情） □外治疗法（视病情） □必要检查_____	门诊医嘱 □清淡、易消化饮食 □口服中药汤剂 □中成药（视病情） □针灸疗法（视病情） □外治疗法（视病情）	门诊医嘱 □清淡、易消化饮食 □口服中药汤剂 □中成药（视病情） □针灸疗法（视病情） □外治疗法（视病情）
重点医嘱	□血常规+尿常规+便常规+潜血 □肝功能+血脂类+血糖 □心电图 □肝胆超声 □可选择的检查项目： □肿瘤标志物筛查 □肾功能 □腹部CT □核磁共振胰胆管造影（MRCP） □内镜下逆行性胰胆管造影（ERCP） □超声内镜等		

病情变异记录	□无　□有，原因： 1. 2.	□无　□有，原因： 1. 2.	□无　□有，原因： 1. 2.
医师签名			
日期	＿＿年＿月＿日 （第21天）	＿＿年＿月＿日 （第28天）	
主要诊疗工作	□中医四诊信息采集 □注意证候变化 □根据病情变化调整治疗方案 □完成复诊记录	□中医四诊信息采集 □进行必要的辅助检查 □病情评估 □判断治疗效果 □制定随访计划	
病情变异记录	□无　□有，原因： 1. 2.	□无　□有，原因： 1. 2.	
医师签名			

第十二章　自身免疫性肝炎中医诊疗方案及临床路径

第一节　自身免疫性肝炎中医诊疗方案

自身免疫性肝炎（AIH）是一种由于自身免疫反应而引起的肝脏疾病，其针对肝细胞。AIH患者实验室指标往往表现为氨基转移酶、IgG升高，自身抗体阳性。就症状而言，AIH患者多无明显临床症状，发展呈隐匿性，少数患者检查时还会出现自身抗体阴性，故而导致漏诊、误诊情况的发生。目前研究显示，其主要发病机制为T、B淋巴细胞亚群调节紊乱导致的肝细胞损伤，环境因素引起的表观遗传变化和遗传力缺失，人类白细胞抗原与细胞毒性T淋巴细胞抗原-4的家族遗传病史等。

目前，针对AIH患者的治疗方法，主要有口服药物治疗及肝移植手术两种。AIH一线用药为糖皮质激素+硫唑嘌呤（AZA）。糖皮质激素适用于急重型AIH以及急性肝衰竭患者，其中泼尼松为最常用的糖皮质激素，布地奈德是新一代糖皮质激素。研究表明，布地奈德在肝脏中代谢率高达90%，其可限制因传统糖皮质激素带来的不良反应。而糖皮质激素联合AZA使用后，药物作用在原人群基础上增加了对糖皮质激素不能耐受或耐受性较低的患者。当患者出现对AZA不耐受或者治疗结果不理想时，考虑霉酚酸酯（MMF）与泼尼松联合用药。环孢素A（CsA）主要用于治疗儿童自身免疫性肝炎患者发生肝脏炎症时。而他克莫司（FK506）是以上方法使用无效时的另一种治疗选择。对于难治型、难以治疗型AIH患者，生物制剂利妥昔单抗及英夫利昔单抗等亦是可以考虑的选择。以上所述方法，均有一点不可避免：副作用，且停药后复发率高，导致患者不易接受。中医药治疗，从机体全身考虑，调理气血，增强免疫，可达到治疗AIH的目的。

一、诊断标准

（一）中医诊断

参照全国高等中医药院校教材《中医内科学》以及世界中医药学会联合会消化病专业委员会发布的《胁痛中医临床实践指南》。

胁痛（TCD编码：A717.33）主因情志、饮食、久病等。本病主责在肝，涉之脾肾，如《灵枢·五邪》言"邪在肝，则两胁中痛……恶血在内"，《景岳全书·胁痛》中所云"以饮食劳倦而致胁痛者，此脾胃之所传也"，《诸病源候论》中云"胸胁痛者，由胆与肝及肾之支脉虚"。本病主要病机为气血失调，肝络失和。肝主调达、疏泄，肝病则失于调达、失于疏泄，故而气血运行紊乱，是而发病。

（二）中医辨证

1.脾虚湿滞证 主症：①身目发黄，晦暗不泽；②舌质淡苔薄，脉濡细。次症：①皮肤瘙痒；②肢软乏力；③心悸气短；④口苦口黏；⑤脘腹痞满；⑥胸闷纳呆；⑦恶心，厌油腻；⑧大便溏薄。辨证要求：具备所有主症者即属本证；具备主症①及次症1项者，即属本证。

2.肝郁湿热证 主症：①胁肋灼痛；②舌质红，苔黄腻，脉弦滑。次症：①痛甚则连及项背；②烦躁口苦；③口中黏腻、纳呆呕恶；④小便黄，大便黏。辨证要求：具备所有主症者即属本证；具备主症①及次症1项者，即属本证。

3.气滞血瘀证 主症：①身目发黄；②胁下结块，胀痛、刺痛不适；③舌质紫暗有瘀斑瘀点，脉弦涩。次症：①皮肤瘙痒；②胸胁胀闷；③面颈部见有赤丝红纹。辨证要求：具备所有主症者即属本证；具备主症①及次症1项者，即属本证。

4.肝肾阴虚证 主症：①身目发黄；②胁肋隐痛，绵绵不断；③舌红苔少，脉弦细数。次症：①头部眩晕；②低热不退；③口干咽燥；④腰膝酸软；⑤两眼干涩；⑥视物模糊；⑦头晕目眩；⑧耳鸣健忘；⑨五心烦热；⑩失眠多梦。辨证要求：具备所有主症者即属本证；具备主症①及次症1项者，即属本证。

5.肝郁脾虚证 主症：①胁肋胀痛；②舌质淡，苔薄白或白腻，脉弦滑或弦细。次症：①胸闷善太息；②情绪急躁或抑郁；③大便时干时溏；④月经不调；⑤或见胃脘痞闷；⑥症状可因情志波动而增减。辨证要求：具备所有主症者即属本证；具备主症①及次症1项者，即属本证。

6.脾肾阳虚证 主症：①右胁肋部隐痛绵绵；②舌淡胖，苔白滑，脉沉细。次症：①畏寒肢冷；②身目萎黄；③神疲乏力；④腰膝酸软；⑤肢体浮肿；⑥少腹冷痛；⑦下利清谷，小便不利。辨证要求：具备所有主症者即属本证；具备主症①及次症1项者，即属本证。

（三）西医诊断

自身免疫性肝炎（ICD-10编码：K75.400）的诊断，参照全国高等医学院校教材《内科学》，以及2021年中华医学会肝病学分会《自身免疫性肝炎诊断和治疗指南》。

1.临床表现 多数患者表现为乏力、纳差、皮肤瘙痒，少数患者会伴有恶心呕吐、腹胀腹泻等。

2.实验室诊断

（1）血清生物化学检查 ALT、AST、TBil增高，ALP、GGT增高。

（2）血清免疫学检查 IgG、γ-球蛋白水平增高。

（3）自身抗体检查 依据自身抗体AIH患者分两型。Ⅰ型：ANA和（或）ASMA（+）；Ⅱ型：抗肝肾微粒体抗体-Ⅰ型（LKM-Ⅰ）和（或）抗肝细胞溶质抗原-Ⅰ型（LC-Ⅰ）（+）。

患者血清中存在一种或多种自身抗体滴度>1∶40。

高滴度抗F-肌动蛋白、抗可溶性肝抗原抗体（抗SLA）（+）。

3.肝组织病理学诊断

（1）**常规AIH**　界面性肝炎、淋巴–浆细胞浸润、肝小叶可见中等程度细胞炎症（肝细胞可呈"玫瑰花环样"结构，可见淋巴细胞传入肝细胞）。

（2）**特殊AIH**　急性–中央静脉炎伴周边坏死、桥接坏死伴小叶内炎症细胞浸润；AIH相关性肝硬化–门管区/纤维间隔轻度非特异性炎症伴有轻度界面性肝炎。

二、治疗方案

（一）中医辨证治疗

1.脾虚湿滞证

治法：健脾养血，利湿退黄。

代表处方：黄芪建中汤加减。

基本处方：黄芪、大枣、桂枝、生姜、白芍、茵陈、栀子、大黄、饴糖、甘草等。

湿热表现明显，则可加用茵陈、栀子、大黄，清热利湿、疏通胆腑、疏肝利胆；素体脾虚，则可加用党参，重用白术以益气健脾。

2.肝胆湿热证

治法：清热利湿。

代表处方：龙胆泻肝汤和茵陈蒿汤加减。

基本处方：龙胆草、栀子、黄芩、木通、泽泻、车前子、柴胡、甘草、当归、生地黄、茵陈、大黄等。

小便黄赤者，加滑石、车前子、通草；苔白腻而湿重者，去大黄、栀子，加茯苓、豆蔻、砂仁；若湿热表现明显，则可加用龙胆草、车前草、泽泻以加强清热祛湿的作用。

3.气滞血瘀证

治法：疏肝理气，活血化瘀。

代表处方：桃红四物汤和逍遥散加减。

基本处方：当归、赤芍、生地黄、川芎、桃仁、红花、甘草、当归、茯苓、白芍、白术、柴胡等。

若有癥瘕积聚，则加用龟甲、鳖甲、水蛭等药物，以达破瘀消症之功。

4.肝肾阴虚证

治法：滋补肝肾，养阴清热。

代表处方：一贯煎加减。

基本处方：北沙参、麦冬、当归、生地黄、枸杞子、川楝子等。

心烦失眠者，加柏子仁、首乌藤、酸枣仁；兼灼痛者，加白芍、甘草；急躁易怒者，加栀子、青皮、珍珠母；胀痛者，加佛手、香橼。

5.肝郁脾虚证

治法：疏肝解郁，健脾益气。

代表处方：逍遥散加减。

基本处方：柴胡、当归、白芍、白术、茯苓、炙甘草、香附、郁金、陈皮、熟地黄、牡丹皮、栀子等。

肝郁气滞较甚者，加香附、郁金、陈皮以疏肝解郁；血虚者，加熟地黄以养血；肝郁化火者，加牡丹皮、栀子以清热凉血。

6.脾肾阳虚证

治法：温补脾肾。

代表处方：右归丸合苓桂术甘汤加减。

基本处方：鹿角胶、菟丝子、杜仲、附子、肉桂、熟地黄、当归、枸杞子、山茱萸、山药、白术、茯苓、桂枝等。

脾胃运化较差者，加砂仁、陈皮。

（二）常用中成药

1.鸡骨草胶囊

组成：三七、牛黄、猪胆汁、鸡骨草、白芍、大枣、栀子、茵陈、枸杞子。

功用：疏肝利胆，清热解毒。

适应证：可用于肝胆湿热型的急慢性肝炎。

临床表现：胁肋不舒，脘腹胀满，疲倦乏力，口苦尿黄等。

用法用量：口服，一次2g，一日3次。

2.大黄䗪虫丸

组成：大黄、黄芩、芍药、干地黄、桃仁、杏仁、䗪虫、虻虫、蛴螬、水蛭、干漆、甘草等。

功用：祛瘀生新，缓中补虚。

适应证：可用于瘀血阻滞型肝炎。

临床表现：胁肋刺痛，痛处固定不移，甚者连及项背，夜间痛甚，舌质暗或有瘀斑瘀点，苔薄，脉弦涩。

用法用量：口服，一次3g，一日1~2次。

3.齐墩果酸片

组成：女贞子、夏枯草、败酱草、丝瓜络等。

功用：养肝护肝。

适应证：可用于急性黄疸型肝炎、慢性迁延型肝炎、活动性肝炎的治疗。

临床表现：胁肋隐隐作痛，头晕目眩，双目干涩，舌红少津，脉弦细数。

用法用量：口服，一次0.4g，一日3次。

4.逍遥丸

组成：柴胡、当归、白芍、炒白术、茯苓、炙甘草、薄荷、生姜。

功用：疏肝健脾，养血调经。

适应证：适用于肝郁脾虚型肝炎。

临床表现：郁闷不舒，胸胁胀痛，头晕目眩，食欲减退等。

用法用量：浓缩丸，一次1.6g，一日3次；蜜丸，一次9g，一日2次。

（三）中医特色疗法

1.中药外洗（中药沐足） 每天睡前用中药汤水泡脚1次，每次30分钟，能在一定程度上避免长期服用中药汤剂的患者依从性不佳的情况，并且能提高患者生活质量和临床疗效。

外洗选方：茵陈、苍术、炒白术、栀子、茯苓、车前草各12g，半枝莲9g，大黄6g。

2.穴位贴敷 选取中药进行混合，制成膏剂，贴敷治疗在特定的穴位上，能清热解毒、疏肝养血，促进疾病的好转，且该方法操作较为简便。

选方：三叶青、天然牛黄、天然冰片，三味药材按照1∶2∶2的比例进行配制，加入医用凡士林混合成膏剂。

选穴：期门、日月、中都、地机等穴。

3.针灸 选取百会、印堂、合谷、太冲等穴位进行针刺。具有清热平肝息风、疏肝解郁、镇静安神之功，在治疗肝炎方面具有治疗效果。

4.脐火疗法 脐火疗法是将中药材制成圆形饼状后，放置于神阙穴，再将其点燃，通过肚脐、火疗、中药等协调作用，达到辅助治疗的目的。具有温阳散寒、益气健脾、利湿退黄的功效，对于急慢性肝炎具有治疗作用。

选药：黄芪、党参、白术、茯苓、薏苡仁、附子、肉桂、茵陈、丹参。

5.运动疗法 适当运动、打太极、习练五禽戏，增强免疫力，提高身体素质。

（四）西医治疗

参考2021年中华医学会肝病学分会《自身免疫性肝炎诊断和治疗指南》，应用泼尼松（龙）联合AZA治疗或者泼尼松（龙）单药治疗（血清氨基转移酶和IgG水平升高和/或肝组织学炎症活动的AIH患者），MMF、FK506、CsA、甲氨蝶呤、6-巯基嘌呤（6-MP）等（不耐受糖皮质激素或AZA副作用的AIH患者）。AIH患者进展至急性肝功能衰竭或终末期肝病时，应考虑行肝移植术。

（五）中医护理调摄

1.饮食调理 保证合理的饮食，避免暴饮暴食，少食多餐；忌生冷、油腻、辛辣、酒；以低脂、低热量、易消化食物为主；多摄取膳食纤维和维生素，以新鲜蔬菜和粗粮作为主要食物，并尽量控制蛋白质的摄入。

2.情志调理 对患者及家属加强疾病相关知识的宣传，正确认识疾病，抚慰焦虑情绪，树立良好信心。

3.食疗

（1）脾虚湿滞型：宜食用健脾利水的食物，如茯苓、木耳、扁豆、冬瓜、萝卜、薏苡仁、赤小豆、荠菜等。

（2）肝胆湿热型：宜食用清热利湿的食物，如绿豆、苦瓜、赤小豆、梨子、西瓜、冬瓜等。

（3）气滞血瘀型：宜食用理气活血的食物，如冬瓜、萝卜、山楂、桃仁等。

（4）肝肾阴虚型：宜食用滋阴的食物，如雪梨、番茄、桑椹子、百合、黑芝麻、龙眼肉等。

（5）肝郁脾虚型：如陈皮、丝瓜、蘑菇、茄子、山楂、山药等。

（6）脾肾阳虚型：如黄雌鸡、羊肉、粳米、鹌鹑蛋、荔枝干等。

三、疗效评价

（一）评价标准

参考2021年中华医学会肝病学分会《自身免疫性肝炎诊断和治疗指南》和中华中医药学会肝病专业委员《病毒性肝炎中医疗效判定标准》。

1.中医证候疗效评价标准

治愈：该证候的主、次症消失，肝脏恢复正常或明显回缩，肝区无明显压痛或叩痛、肝功能检查恢复正常。

显效：该证候中的主、次症消失占半数以上，或好转占三分之二以上，肝脏恢复正常或明显回缩，肝区无明显压痛或叩痛，肝功能检查恢复正常。

好转：该证候中的主、次症消失占三分之一以上，或好转占半数以上，肝脾肿大稳定无变动或回缩，无明显压痛及肝功能检查较原检测下降一半以上。

无效：未达到上述标准者。

2.西医疗效指标

（1）主要疗效指标：治疗前后中医症状体征与肝功能改善情况。

（2）次要疗效指标：血清生物化学指标、自身抗体指标、血清免疫球蛋白指标和肝脏组织病理学指标。

3.实验室指标

（1）ALT、AST、TBIL、ALP和γ-谷氨酰转移酶（GGT）水平均恢复正常。

（2）IgG和γ-球蛋白降低。

4.肝组织病理学标准 肝内炎症消失（Ishak评分系统HAI<4分，或Scheuer分级系统$G \leqslant 1$）。

（二）评价方法

中医症状体征、治疗前后的变化情况采用《中医四诊资料分级量化表》进行评价；实验室指标评价采用检测血清生物化学指标、血清免疫球蛋白变化的方法进行评价，以及采用肝脏组织病理学指标的方法进行评价。

参考文献

[1] 中华医学会肝病学分会.自身免疫性肝炎诊断和治疗指南（2021）[J].中华肝脏病杂志,2022,30（5）：482–492.

[2] 薛建华,吴香香,成扬,等.清热化湿方外洗对慢性乙肝生存质量的影响[J].世界中西医结合杂志,2018,13（5）：699–702.

[3] 白增华,谷忠悦,霍素刚,等.穴位贴敷对乙肝患者HAMD指数影响的观察[J].中国中医药现代远程教育,2018,16（19）：125–127.

[4] 罗璧玉.针灸疏肝健脾法治疗慢性乙型病毒性肝炎34例[J].中医外治杂志,2017,26（2）：15.

第二节　自身免疫性肝炎中医临床路径

路径说明：本路径适用于西医诊断为自身免疫性肝炎的住院患者。

一、自身免疫性肝炎中医临床路径标准住院流程

（一）适用对象

1. 中医诊断　第一诊断为胁痛（TCD编码：A17.33）。

2. 西医诊断　第一诊断为自身免疫性肝炎（ICD-10编码：K75.400）。

（二）诊断依据

1. 疾病诊断

（1）中医诊断标准：参照全国高等中医药院校教材《中医内科学》以及世界中医药学会联合会消化病专业委员会《胁痛中医临床实践指南》。

（2）西医诊断标准：参考自身免疫性肝炎（ICD-10编码：K75.400）。参考全国高等医学院校教材《内科学》,2021年中华医学会肝病学分会《自身免疫性肝炎诊断和治疗指南》。

2. 证候诊断　参照全国高等中医药院校教材《中医内科学》以及世界中医药学会联合会消化病专业委员会《胁痛中医临床实践指南》。

胁痛（自身免疫性肝炎）临床常见证候：脾虚湿滞证、肝胆湿热证、气滞血瘀证、肝肾阴虚证、肝郁脾虚型、脾肾阳虚型。

（三）治疗方案的选择

参考世界中医药学会联合会消化病专业委员会2020年《胁痛中医临床实践指南》。

（1）诊断明确,第一诊断为胁痛（自身免疫性肝炎）。

（2）患者适合并接受中医治疗。

（四）标准治疗时间

≤28天。

（五）进入路径标准

（1）第一诊断必须符合胁痛（自身免疫性肝炎）的患者。

（2）肝功能（ALT、AST、TBIL、ALP、GGT）、IgG、γ-球蛋白、自身抗体异常者，或肝组织病理学诊断明确者，属自身免疫性肝炎。

（3）患者同时具有其他疾病，但在住院期间不需特殊处理，也不影响第一诊断的临床路径流程实施时，可以进入路径。

（六）中医证候学观察

四诊合参，收集该病种不同证候的主症、次症、舌脉特点。注意证候的动态变化。

（七）入院检查项目

1.必需的检查项目　血常规、肝功能、凝血功能、腹部超声、自身抗体全套、免疫球蛋白、病原学筛查（乙肝、丙肝等）、尿常规、便常规、肾功能、血糖、血脂。

2.可选择的检查项目　根据病情需要而定，如无创肝纤维化、寄生虫检查、遗传学检查、肝静脉压力梯度测定、上腹部CT或MRI、电子胃镜、肝组织病理检查等。

（八）治疗方法

1.辨证选择口服中药汤剂或中成药

（1）脾虚湿滞证：健脾养血，利湿退黄。

（2）肝胆湿热证：清热利湿。

（3）气滞血瘀证：疏肝理气，活血化瘀。

（4）肝肾阴虚证：滋补肝肾，养阴清热。

（5）肝郁脾虚证：疏肝解郁，健脾益气。

（6）脾肾阳虚证：温补脾肾。

2.辨证选择静脉滴注中药注射液

3.其他中医特色治疗

（1）中药外洗（中药沐足）。

（2）穴位贴敷。

（3）针灸。

（4）脐火疗法。

4.运动疗法

5.西药治疗

6.护理调摄

（九）完成路径标准

（1）病情好转，乏力、纳差、肝区不适等主要症状和体征明显改善。

（2）肝功能好转。

（3）无需继续住院治疗的并发症。

（十）有无变异及原因分析

（1）病情加重，需要延长住院时间，增加住院费用。

（2）合并有心血管疾病、代谢性疾病等其他系统疾病者，需要特殊处理，导致住院时间延长、费用增加。

（3）治疗过程中病情变化，出现慢性肝衰竭、腹水、上消化道出血等严重并发症时，退出本路径。

（4）因患者及其家属意愿而影响本路径的执行时，退出本路径。

二、自身免疫性肝炎中医临床路径标准住院表单

适用对象：第一诊断为胁痛（自身免疫性肝炎）（TCD编码：A717.33；ICD-10编码：K75.400）的患者。

患者姓名： 性别： 年龄： 门诊号： 住院号：

进入路径时间： 年 月 日 结束路径时间： 年 月 日

标准住院日：≤28天 实际治疗时间： 天

日期	___年__月__日 （第1天）	
主要 诊疗 工作	□询问病史与体格检查 □采集中医四诊信息 □进行中医证候判断 □完成病历书写和病程记录 □初步拟定诊疗方案 □完善辅助检查 □防治并发症 □与患者或家属沟通，交代病情及注意事项	
重点 医嘱	长期医嘱 □分级护理 □普食 □口服中药汤剂 □口服中成药 □静脉滴注中药注射液 □其他中医特色疗法〔□中药外洗（中药沐足）□穴位贴敷□针灸 □脐火疗法〕 □饮食疗法 □运动疗法 □西药治疗 □根据病因治疗 ___□原剂量□剂量减少□剂量增加 ___□原剂量□剂量减少□剂量增加 ___□护肝降酶治疗 ___□原剂量□剂量减少□剂量增加 ___□原剂量□剂量减少□剂量增加	临时医嘱 □血常规、尿常规、便常规。 □肝功能、肾功能、血糖、血脂、电解质。 □凝血功能。 □腹部超声 □病原学筛查（乙肝、丙肝等） □其他检查

主要护理工作	□护理常规 □完成护理记录 □病情监测 □执行相关医嘱 □静脉抽血		
病情变异记录	□无　□有，原因： 1. 2.		
责任护士签名			
医师签名			
日期	___年__月__日 （2~7天）	___年__月__日 （第8~14天）	___年__月__日 （第15~21天）
主要诊疗工作	□上级医师查房，明确诊断，根据病情调整治疗方案 □完成上级医师查房记录 □防治合并症 □完善入院检查	□上级医师查房，根据病情调整治疗方案 □完成上级医师查房记录 □防治合并症	□上级医师查房，根据病情调整治疗方案 □完成上级医师查房记录 □防治合并症 □疗效评估
重点医嘱	长期医嘱 □分级护理 □普食 □口服中药汤剂 □口服中成药 □静脉滴注中药注射液 □其他中医特色疗法［□中药外洗（中药沐足）□穴位贴敷□针灸□脐火疗法］ □饮食疗法 □运动疗法 □西药治疗 □根据病因治疗 　__□原剂量□剂量减少□剂量增加 　__□原剂量□剂量减少□剂量增加 □护肝降酶治疗 　__□原剂量□剂量减少□剂量增加 　__□原剂量□剂量减少□剂量增加 临时医嘱 □完善入院检查 □对症处理	长期医嘱 □分级护理 □普食 □口服中药汤剂 □口服中成药 □静脉滴注中药注射液 □其他中医特色疗法［□中药外洗（中药沐足）□穴位贴敷□针灸□脐火疗法］ □饮食疗法 □运动疗法 □西药治疗 □根据病因治疗 　__□原剂量□剂量减少□剂量增加 □护肝降酶治疗 　__□原剂量□剂量减少□剂量增加 　__□原剂量□剂量减少□剂量增加 临时医嘱 □复查必要检查项目 □对症处理	长期医嘱 □分级护理 □普食 □口服中药汤剂 □口服中成药 □静脉滴注中药注射液 □其他中医特色疗法［□中药外洗（中药沐足）□穴位贴敷□针灸□脐火疗法］ □饮食疗法 □运动疗法 □西药治疗 □根据病因治疗 　__□原剂量□剂量减少□剂量增加 □护肝降酶治疗 　__□原剂量□剂量减少□剂量增加 　__□原剂量□剂量减少□剂量增加 临时医嘱 □复查必要检查项目 □对症处理

主要护理工作	□病情监测 □日常生活和心理护理 □进行药物宣教 □执行相关医嘱	□病情监测 □日常生活和心理护理 □进行疾病宣教 □执行相关医嘱	□病情监测 □日常生活和心理护理 □进行疾病宣教 □执行相关医嘱
病情变异记录	□无 □有，原因： 1. 2.	□无 □有，原因： 1. 2.	□无 □有，原因： 1. 2.
责任护士签名			
医师签名			

日期	___年__月__日 （第22~28天）	___年__月__日 （出院日）
主要诊疗工作	□上级医师查房，根据病情调整治疗方案，确定出院时间 □完成上级医师查房记录 □防治合并症 □疗效评估	□交代出院注意事项、复查日期 □开具出院诊断书 □完成出院记录 □通知出院
重点医嘱	长期医嘱 □分级护理 □普食 □口服中药汤剂 □口服中成药 □静脉滴注中药注射液 □其他中医特色疗法〔□中药外洗（中药沐足）□穴位贴敷□针灸□脐火疗法〕 □饮食疗法 □运动疗法 □西药治疗 □根据病因治疗 __□原剂量□剂量减少□剂量增加 __□原剂量□剂量减少□剂量增加 □护肝降酶治疗 __□原剂量□剂量减少□剂量增加 __□原剂量□剂量减少□剂量增加 临时医嘱 □复查必要检查项目 □对症处理	出院医嘱 □出院带药 □门诊随诊

主要 护理 工作	□病情监测 □日常生活和心理护理 □进行出院前宣教 □执行相关医嘱	□交代出院后注意事项 □协助办理出院手续 □送患者出院
病情 变异 记录	□无　□有，原因： 1. 2.	□无　□有，原因： 1. 2.
责任 护士 签名		
医师 签名		

第十三章　原发性胆汁性胆管炎中医诊疗方案及临床路径

第一节　原发性胆汁性胆管炎中医诊疗方案

原发性胆汁性胆管炎（原称为原发性胆汁性肝硬化）（PBC）是一种慢性肝内胆汁淤积性疾病。发病时未必伴有肝硬化，因此有学者认为原发性胆汁性胆管炎可能更为合适。其发病机制尚不完全清楚，可能与遗传背景及环境等因素相互作用所导致的异常自身免疫反应有关。PBC多见于中老年女性，最常见的临床表现为乏力和皮肤瘙痒。其病理特点为进行性、非化脓性、破坏性肝内小胆管炎。PBC的自然史大致分为四个阶段（临床前期、无症状期、有症状期、失代偿期），最终进展为肝硬化和肝衰竭，导致肝癌的发生风险增加。肝衰竭阶段的PBC是肝移植的主要适应证之一。PBC是最常见的自身免疫性肝病。血清抗线粒体抗体（AMA）阳性，特别是AMA-M2亚型阳性对本病诊断具有很高的敏感性和特异性。目前，熊去氧胆酸（UDCA）仍是唯一被国际指南推荐的药物。越来越多的临床试验证明，中医药在提高UDCA应答率、改善瘙痒症状、减轻肝纤维化及门脉高压症、调控自身免疫指标和细胞因子水平等方面具有显著疗效。

近年来，国内关于PBC的中医证候规律、中西医结合治疗的研究日趋增多，中西医结合治疗能够提高患者的生存率，在改善症状等方面也有较好的疗效。基于临床报道、科室经验，并结合华南区域国家重点专科多年治疗PBC的经验，制定出符合华南区域肝病特点的诊疗方案，目的是推荐依据有关循证医学证据与区域专科的诊疗特点，提高区域PBC中医诊断和治疗方法，规范中医临床诊疗。现将全文分享如下，以期在应用中不断完善、改进。

一、诊断标准

（一）中医诊断

参照国家中医药管理局、国家卫生健康委员会《中医临床诊疗术语第1部分：疾病（2020年）》。

中医学无PBC这一明确病名，现代医家根据其临床症状，多将其归属于"黄疸""风痒""积聚""鼓胀"等疾病范畴。初起多以风痒为主，可发展为黄疸和积聚，甚至鼓胀的一类病证。通过文献报道、临床观察发现，在PBC早期，患者多以风痒为主；在PBC中期，患者多以黄疸为主；在PBC晚期（肝硬化代偿期），患者常以积聚为主；在

PBC终末期（肝硬化失代偿期），患者则以鼓胀为主。下文将分别对"黄疸""风痒""积聚""鼓胀"的病因病机进行论述分析，以期归纳出PBC基本病机。

1.风痒 在PBC早期，患者常以瘙痒为主要症状，其瘙痒是一种全身性的瘙痒且以夜间尤甚。病机为阴血亏虚。

2.黄疸 以白睛、皮肤黏膜、小便发黄为特征的一组症状。一般按病之新久缓急与黄色的明暗等分为阳黄与阴黄。凡以黄疸为主要表现的疾病，可归纳为黄疸病类。在PBC中期，随着血液胆红素水平的不断升高，患者开始出现黄疸症状。病机为湿热内蕴。

3.积聚、鼓胀 积聚是由于体虚复感外邪、情志饮食所伤以及他病日久不愈等原因，引起正气亏虚、脏腑失和，气滞、血瘀、痰浊蕴结腹内而致，以腹内结块，或胀或痛为主要临床特征的一类病证。在PBC晚期，肝组织纤维增生，出现假小叶，步入肝硬化阶段，中医称之为积聚，主要病机为湿瘀互结。在肝硬化失代偿期，会出现腹水，中医称之为鼓胀，认为其基本病机为肝、脾、肾失调，肝失疏泄、脾失运化、肾失开阖，最终导致气滞血瘀水停。

综上所述，PBC的发生主要与外感湿邪、饮食失宜、情志失调、劳倦内伤及禀赋不足有关，病机主要可归纳为"湿、瘀、毒、虚"4个方面，病位主要在肝、脾、肾。PBC归纳为3个阶段，每个阶段再辨证论治。

（二）中医辨证

1.风痒 主症：①瘙痒，夜间尤甚；②舌质红，苔少，脉细数。次症：①肌肤干燥，触之灼热；②口渴咽干；③五心烦热，午后尤甚；④得凉则舒；⑤小便色黄；⑥头晕眼花。辨证要求：具备所有主症者即属本证；具备主症①及次症1项者，即属本证。

2.黄疸

（1）肝胆湿热证 主症：①身目俱黄，色泽鲜明；②苔厚腻微黄，脉濡数或苔黄腻，脉弦数。次症：①小便黄赤，大便色浅；②纳呆呕恶；③厌食油腻；④乏力；⑤头身困重；⑥腹胀脘闷；⑦口淡不渴；⑧大便黏滞。辨证要求：具备所有主症者即属本证；具备主症①及次症1项者，即属本证。

（2）瘀热互结证 主症：①黄疸较深，经月不退；②舌质暗红，苔少，脉实有力或弦涩。次症：①皮肤瘙痒或有灼热感，抓后有细小出血点及瘀斑；②口渴咽干右胁刺痛；③口咽干燥；④得凉则舒；⑤大便色浅或灰白，小便深黄；⑥女子或见月事不调。辨证要求：具备所有主症者即属本证；具备主症①及次症1项者，即属本证。

（3）痰瘀阻络证 主症：①身目俱黄，色不甚鲜明；②唇舌紫暗边有瘀斑，苔腻，脉沉细或细涩。次症：①口中黏腻；②脘闷不饥，腹胀纳少；③大便溏泄，有时灰白色；④肢体困重，倦怠嗜卧；⑤面色暗黑；⑥胁下肿块胀痛或刺痛，痛处固定不移；⑦女子行经腹痛，经水色暗有块。辨证要求：具备所有主症者即属本证；具备主症①及次症1项者，即属本证。

（4）寒湿内停证 主症：①黄疸较深，色泽晦暗，经月不解；②舌体胖，舌质暗淡，苔白滑，脉沉缓。次症：①皮肤瘙痒；②右胁不适；③神疲乏力；④形寒肢冷；⑤食少脘痞；⑥小便黄而清冷，大便色浅或灰白。辨证要求：具备所有主症者即属本证；具备主症①及次症1项者，即属本证。

（5）肝肾阴虚证　主症：①黄色晦暗；②舌红体瘦或有裂纹，少苔，脉濡细或弦细。次症：①口燥咽干；②腹部胀满；③肝区隐痛；④得凉则舒；⑤两目干涩；⑥头晕腰酸；⑦五心烦热；⑧齿鼻衄血；⑨皮肤瘙痒，入夜尤甚。辨证要求：具备所有主症者即属本证；具备主症①及次症1项者，即属本证。

（6）气阴两虚证　主症：①面目肌肤发黄，无光泽；②舌淡或暗红，苔少或光剥无苔，脉濡细。次症：①神疲乏力；②食少纳呆；③胃脘隐痛或灼痛；④口干咽燥；⑤排便无力或大便秘结。辨证要求：具备所有主症者即属本证；具备主症①及次症1项者，即属本证。

3. 积聚

（1）湿热瘀阻证　主症：①身目黄染，黄色鲜明；②舌暗苔黄腻，脉弦涩或弦滑或滑数。次症：①恶心或呕吐；②口干苦或口臭；③胁肋灼痛；④脘闷；⑤纳呆；⑥腹胀；⑦小便黄赤，大便秘结或黏滞不畅。辨证要求：具备所有主症者即属本证；具备主症①及次症1项者，即属本证。

（2）气滞血瘀证　主症：①小便黄赤，大便秘结或黏滞不畅；②舌质紫暗，或有瘀斑瘀点，脉涩。次症：①朱砂掌；②蜘蛛痣色暗；③毛细血管扩张；④胁下积块；⑤胁肋久痛；⑥面色晦暗。辨证要求：具备所有主症者即属本证；具备主症①及次症1项者，即属本证。

（3）肝郁脾虚证　主症：①胁肋胀痛或窜痛；②舌质淡红，苔薄白或薄黄，脉弦。次症：①急躁易怒，喜太息；②咽部有异物感；③纳差或食后胃脘胀满；④腹胀嗳气；⑤便溏；⑥女子乳房胀痛或结块。辨证要求：具备所有主症者即属本证；具备主症①及次症1项者，即属本证。

（4）肝肾阴虚证　主症：①胁肋隐痛，劳累加重；②舌红少苔，脉细或细数。次症：①口干咽燥；②眼干涩；③五心烦热；④耳鸣、耳聋；⑤大便干结，小便短赤。辨证要求：具备所有主症者即属本证；具备主症①及次症1项者，即属本证。

（5）气虚血瘀证　主症：①久病体虚，神倦乏力，胁肋隐痛或剧痛；②舌质淡紫，脉沉细或弦细。次症：①食欲不振；②面色萎黄或黧黑。辨证要求：具备所有主症者即属本证；具备主症①及次症1项者，即属本证。

（三）西医诊断

依据《原发性胆汁性胆管炎诊断和治疗共识（2015）》。

1. 诊断要点

（1）以中年女性为主，其主要临床表现为乏力、皮肤瘙痒、黄疸、骨质疏松和脂溶性维生素缺乏，可伴有多种自身免疫性疾病，但也有很多患者无明显临床症状。

（2）生物化学检查：ALP、GGT明显升高最常见；ALT、AST可轻度升高，通常为

$2 \sim 4 \times ULN$。

（3）免疫学检查：免疫球蛋白升高以 IgM 为主，AMA 阳性是最具诊断价值的实验室检查，其中以第 2 型（AMA-M2）最具特异性。

（4）影像学检查：对所有胆汁淤积患者均应进行肝胆系统的超声检查；超声提示胆管系统正常且 AMA 阳性的患者，可诊断 PBC。

（5）肝活组织病理学检查：AMA 阴性者，需进行肝活组织病理学检查才能确定诊断。

2.推荐意见

（1）病因不明的 ALP 和（或）GGT 升高，建议常规检测 AMA 和（或）AMA-M2（A1）。

（2）对于 AMA 和（或）AMA-M2 阳性的患者，肝穿刺组织病理学检查并非诊断所必需。但是 AMA/AMA-M2 阴性患者，或者临床怀疑合并其他疾病如 AIH、非酒精性脂肪性肝炎，需行肝穿刺活组织病理学检查（C1）。

（3）符合下列三个标准中的两项即可诊断为 PBC（A1）：①反映胆汁淤积的生物化学指标如 ALP 升高。②血清 AMA 或 AMA-M2 阳性。③肝脏组织病理学符合 PBC。

（4）肝脏酶学正常的 AMA 阳性者应每年随访胆汁淤积的生物化学指标（C2）。

二、治疗方案

（一）中医辨证治疗

通过上文论述可知 PBC 基本病机为本虚标实，结合 PBC 自然病史，认为需要分阶段辨证论治。PBC 早期以阴血亏虚为主，出现瘙痒症状，因此应注重养阴凉血祛风；PBC 中期以湿热蕴结为主，出现黄疸症状，因此应注重清热利湿，重视化湿不伤阴；PBC 晚期以湿瘀互结为主，出现肝硬化，因此应注重祛湿化瘀，注重活血化瘀利胆。

1.早期 瘙痒是 PBC 患者的首发症状，也是与其他肝病相比最具特异性的症状，其瘙痒具有顽固性，严重影响患者的生活质量，甚至可诱发精神异常。PBC 患者大多发生于中老年女性，早期因为阴血亏虚，血热风燥，血虚生风，出现瘙痒。

治法：养阴凉血，祛风止痒。

代表处方：四物汤合犀角地黄汤加白鲜皮等。

基本处方：熟地黄、川芎、白芍、当归、白鲜皮、水牛角、生地黄、牡丹皮等。

2.中期 在 PBC 中期，患者开始出现黄疸，中医学认为与湿热有关，特别是与湿邪的关系最为密切，正所谓"无湿不成黄"，所以临床上要重视清热利湿法的应用。主要分为以下六种证型。

（1）肝胆湿热证

治法：清热化湿。

代表处方：①热重于湿者，茵陈蒿汤加减。②湿重于热者，温胆汤加减。③湿热并重者，茵陈蒿汤合茵陈五苓散加减。

基本处方：①茵陈、栀子、生大黄、蒲公英、赤芍、郁金、葛根等。②陈皮、清半夏、茯苓、竹茹、枳实、厚朴、茵陈、甘草等。③茵陈、栀子、生大黄、茯苓、猪苓、白术、泽泻、郁金、益母草等。

热重于湿见发热口渴者，加知母、黄芩、生石膏、芦根清热生津；呕逆重者，加黄连、竹茹清热化痰，降逆止呕；脘腹胀满者，加枳实、厚朴行气除胀。湿重于热见身热不扬者，加黄芩、竹叶清热泻火；呕逆重者，加藿香、生姜汁和胃降逆；口黏胸闷者，加佩兰、杏仁理气化湿；大便黏滞而臭者，加黄连、苍术解毒燥湿。热重兼表证者，甘露消毒丹化裁；湿重兼表证者，三仁汤化裁；兼伤气阴者，加太子参、麦冬、生地黄益气养阴；黄疸消退缓慢者，可加大赤芍用量，并加用萹蓄、白茅根清热利小便；齿鼻衄血者，加生地黄、紫草、槐花凉血止血；皮肤瘙痒者，加紫草、苦参凉血燥湿。

（2）瘀热互结证

治法：凉血活血，解毒化瘀。

代表处方：血府逐瘀汤加减。

基本处方：赤芍、丹参、生地黄、桃仁、红花、茜草、当归、葛根、瓜蒌、牡丹皮等。

午后低热者，加青蒿、地骨皮清虚热；关节疼痛者，加秦艽、豨莶草祛湿通络；皮肤痤疮者，加穿心莲、金银花；皮肤瘙痒者，加地肤子、白鲜皮祛湿止痒；胃脘有振水声者，加茯苓、桂枝温化水湿；胃脘胀满、按之则痛者，合用小陷胸汤宽胸散结；大便干，2~3日一次者，加生大黄、芒硝通腑利胆。

（3）痰瘀阻络证

治法：化瘀祛痰。

代表处方：膈下逐瘀汤合导痰汤加减。

基本处方：赤芍、丹参、牡丹皮、桃仁、红花、当归、川芎、甘草、香附、橘红、白术、郁金、茵陈等。

恶心呕吐者，加制半夏、生姜和胃降逆；频繁呃逆者，加旋覆花、代赭石降气化痰；口中黏腻者，加苍术、藿香燥湿化浊；脘闷不饥者，加砂仁、豆蔻健脾醒胃；大便溏泄者，加茯苓、扁豆、厚朴淡渗利湿；倦怠嗜卧者，加党参、黄芪健脾益气；畏寒肢冷者，加附子、干姜温阳散寒；胁肋刺痛，加没药、茜草、郁金活血通经；面色暗黑、胁下肿块坚硬者，加鳖甲、生牡蛎软坚散结。

（4）寒湿内停证

治法：温化寒湿。

代表处方：茵陈术附汤加减。

基本处方：茵陈、制附子、肉桂、白术、干姜、茯苓、丹参、郁金、川芎、甘草等。

呃逆，加丁香、柿蒂温胃降气；恶心呕吐，加制半夏、砂仁和胃降逆；口腻、纳呆，加藿香、苍术、豆蔻化湿醒脾；腹胀苔腻者，加木香、厚朴燥湿行气；气短乏力者，加党参、黄芪健脾益气；腹冷痛便溏者，加吴茱萸、肉豆蔻温阳止痛；下利清谷或五更泄泻者，合用四神丸温肾止泻；下肢水肿者，加猪苓、泽泻健脾渗湿；舌暗边有瘀斑者，加当归、姜黄活血化瘀；胁下痞块者，加莪术、红花、土鳖虫软坚散结。

（5）肝肾阴虚证

治法：滋阴补肾。

代表处方：滋水清肝饮加减。

基本处方：山药、山茱萸、牡丹皮、泽泻、茯苓、柴胡、栀子、当归、茵陈、赤芍、生地黄等。

腰膝酸软重者，加女贞子、墨旱莲滋补肝肾；两目干涩重者，加桑椹、枸杞子、石斛滋阴养肝；胁肋隐痛者，加白芍、川楝子养阴柔肝；心烦不寐者，加酸枣仁、柏子仁、首乌藤安神；午后低热者，加银柴胡、地骨皮、知母清虚热；津伤口渴者，加石斛、天花粉、芦根清热生津；脘腹胀者，加香橼、厚朴花、鸡内金行气除湿化积；苔黄者，加虎杖、白花蛇舌草清热解毒；小便短赤，加猪苓、通草清热利湿；大便干结，加火麻仁、肉苁蓉润肠通便；大便滞而不畅者，加香附、枳实行气通便；齿鼻衄血，加紫草、茜草凉血止血；皮肤瘙痒，加白蒺藜、地肤子祛风止痒；神疲乏力者，加太子参、黄芪健脾益气。

（6）气阴两虚证

治法：益气养阴。

代表处方：生脉饮加减。

基本处方：党参、麦冬、女贞子、墨旱莲、生黄芪、白术、猪苓、山药、丹参、葛根等。

兼肝气郁滞，加香附、郁金、枳实解郁行气；瘀血阻络，刺痛固定，加三七粉、蒲黄行气活血；食少、腹胀，加莱菔子、神曲、谷芽、麦芽健脾消食；兼胃热气滞，加黄连、蒲公英、郁金、陈皮清热理气；口干咽燥者，加石斛、玉竹清热生津；若兼气虚发热者，加升麻、柴胡、黄芪升提中气，或用补中益气汤加减以甘温除热；大便干结者，加火麻仁、瓜蒌仁润肠通便。

3. 晚期　PBC后期多会发展为肝硬化，中医理论认为肝硬化的产生主要与气血瘀滞有关，后期严重者进展至鼓胀阶段。所以临床上要重视活血化瘀法的应用。肝硬化代偿期主要分为以下五个证型。

（1）湿热瘀阻证

治法：清热利湿，通腑祛瘀。

代表处方：茵陈蒿汤或失笑散加减。

基本处方：茵陈（后下）、栀子、大黄（后下）、甘草、五灵脂、蒲黄等。或具有同类功效的中成药（包括中药注射剂）。

（2）气滞血瘀证

治法：行气活血，祛瘀通络。

代表处方：膈下逐瘀汤加减。

基本处方：柴胡、当归、桃仁、五灵脂、土鳖虫、丹参、白茅根、大腹皮、茯苓、白术等。或具有同类功效的中成药（包括中药注射剂）。

（3）肝郁脾虚证

治法：疏肝健脾，理气活血。

代表处方：柴胡疏肝散合四君子汤加减。

基本处方：柴胡、枳实、白芍、香附、丹参、泽兰、白术、茯苓、陈皮、党参等。或具有同类功效的中成药（包括中药注射剂）。

（4）肝肾阴虚证

治法：滋养肝肾，养阴活血。

代表处方：一贯煎加减。

基本处方：北沙参、麦冬、当归、生地黄、枸杞子、川楝子、当归、桃仁、赤芍、延胡索等。或具有同类功效的中成药（包括中药注射剂）。

（5）气虚血瘀证

治法：补益气血，活血化瘀。

代表处方：八珍汤合化积丸加减。

基本处方：人参、当归、茯苓、甘草、当归、白芍、地黄、川芎、三棱、莪术、阿魏、瓦楞子、五灵脂、香附、槟榔等。或具有同类功效的中成药（包括中药注射剂）。

4.后期　患者后期进展至鼓胀阶段，可参考鼓胀治疗方案，故不在此处赘述。

（二）常用中成药

1.护肝解毒　五味子制剂、甘草制剂、水飞蓟制剂等。

2.利胆退黄　茵栀黄制剂、赶黄草制剂、苦黄注射液等。

3.活血软坚化积　丹参制剂、大黄䗪虫丸（胶囊）、扶正化瘀胶囊、复方鳖甲软肝片、安络化纤丸等。

（三）辨证使用院内制剂

通胆汤联合UDCA治疗。PBC患者多为本虚标实之证，本虚多为肝肾阴虚，标实常为湿瘀互结或兼气滞。治疗上以行气疏肝化湿为主，佐以滋阴健脾、化痰利湿、清热祛风之法，采用通胆汤联合UDCA。基本组成：瓜蒌皮、丝瓜络、橘络、青皮、明矾、生地黄。如热偏盛，可去明矾而加入熊胆粉，以加强清热利胆之功。方中瓜蒌皮润肺化痰、利气宽胸、疏利胆络为君药；丝瓜络祛风通络、化痰除湿，青皮行气引经、疏肝利胆，明矾清热平肝利胆，合为臣药；橘络味辛微苦，有理气化痰之功，辅以生地黄滋肝益肾以固本。诸药合用，标本兼顾，湿瘀并祛，则五脏得平，可获良效。全方经过临床对照研究与长期随访，联合治疗能更有效地改善Ⅱ、Ⅲ期患者生化学指标。

（四）中医特色疗法

1.大黄煎剂保留灌肠治疗　若患者出现大便秘结或少，甚至烦躁、昼夜颠倒、神志改变等肝性脑病的症状者，予大黄煎剂（由醋制大黄30g、乌梅30g组成）保留灌肠以保持大便3~4次/天。大黄煎剂由医院药剂科煎制成200ml/瓶的灌肠液，应用时加温至39~40℃，连接输液器，润滑前端，患者取左侧卧位，抬高臀部20cm，将输液管轻柔插入直肠20~25cm，缓慢注入药液，使药物在肠内尽量保持2小时以上，1~2次/天，7天为1个疗程。

2.穴位贴敷疗法治疗方案

（1）湿热　组成：滑石、黄芩、绵茵陈、石菖蒲、通草、藿香、连翘、豆蔻、薄荷、射干。穴位：双侧肝俞、胆俞、脾俞、阴陵泉、三阴交。

（2）痰湿　组成：藿香、厚朴、法半夏、茯苓、杏仁、薏苡仁、豆蔻、猪苓、泽泻、陈皮、苍术。穴位：膻中、中脘、水道、归来、丰隆、脾俞。

（3）阳郁　组成：柴胡、半夏、黄芩、党参、炙甘草、大枣、生姜。穴位：双侧肝俞、胆俞、期门、日月、章门、灸导。

（4）气虚　组成：黄芪、知母、柴胡、桔梗、升麻、炙甘草。穴位：（气海、关元）、双侧肾俞、（命门、腰阳关）、肺俞、心俞。

（5）胆胀少阳实热　组成：大柴胡汤：柴胡、黄芩、白芍、法半夏、生姜、枳实、大枣、大黄。穴位：肝俞、双侧胆俞、期门、日月、章门。

（6）血瘀　组成：大黄、当归、生地黄、桃仁、红花、枳壳、赤芍、柴胡、甘草、桔梗、川芎、牛膝、川断、皂角刺。穴位：双侧血海、足三里、曲池、脾俞、阿是穴。

（7）阳虚　组成：熟地黄、山药、山茱萸、茯苓、牡丹皮、泽泻、肉桂、附子。穴位：（下脘、神阙）、（气海、关元）、双侧肾俞、（命门、腰阳关）、关元俞。

（8）阴虚　组成：北沙参、麦冬、当归、生地黄、枸杞子、川楝子。穴位：水道、归来、阴陵泉、三阴交、双侧太溪、（阿是穴）。

将上述药物打粉，电解水混合均匀，放于4℃冰箱环境下保存。由于本病的慢性迁延性，持续进展可导致生命危险。因此，有条件患者可建议及时行肝移植治疗，促进病情的好转

3.足三里穴位注射治疗　若出现恶心、纳少、呃逆等症状者，可予维生素B6注射液、甲氧氯普胺在患者的足三里穴进行穴位注射。

4.艾灸穴位治疗　若体质偏虚，可予艾条灸足三里、三阴交、关元等穴位；若夜寐差，可予艾条灸内关、神阙等穴位；若伴有腹部胀大如鼓者，可予艾条灸神阙、气海、涌泉等穴位；若阳虚体质，可予火龙灸调理阳气。

5.中药封包　可选用湿热型或脾虚型封包，在腹部每日进行30分钟的中药封包治疗。

6.和合治疗　可每日进行20~60分钟的肝脏部位和合照射治疗，改善局部血流及改善组织缺氧状态。

7.子午流注开穴法　可应用子午流注仪或玉玄宫治疗仪，根据患者出生日期及治疗时间进行子午流注开穴，使经络气血通畅。

（五）西医治疗

1.一线治疗　熊去氧胆酸（UDCA）。UDCA仍是唯一被国际指南推荐的药物。根据

PBC的生化应答进行评分，对60%以上Ⅰ~Ⅲ期患者有显著的生化应答。经UDCA规范治疗，PBC患者的整体预后已经有明显改善。国内报道经UDCA治疗后的PBC患者5年、10年无肝移植生存率分别为78%~86.7%、71.1%~74.3%。

2.二线治疗 可选用奥贝胆酸（OCA），贝特类药物（非诺贝特、苯扎贝特），考来烯胺等。

（六）中医护理调摄

1.饮食 清淡饮食，宜食新鲜蔬菜、豆类、粗粮，忌食辛辣、油腻、甘甜之品。忌烟酒。急性黄疸期应限制蛋白质及脂肪类食物摄入，以糖和高热量、高维生素、易消化清淡饮食为主，忌烟酒。腹水患者低盐饮食。避免进食坚硬、油炸、辛辣食物，以免损伤胃络诱发出血。应控制每次进食量，根据病情采取少食多餐。

2.运动 避免剧烈体育运动及重体力劳动。

3.起居 起居有时，劳逸有节，适寒温，防外感。

4.情志 调畅情志，避免诱发本病的病因。

5.用药 合理用药，告诫患者不应随意服药，以免服药不当而加重肝脏负担和肝功能损害。

6.强身 散步、打太极拳、八段锦以增强体质，提高机体抗病能力。

7.休息 PBC患者黄疸急性期尽量要求卧床休息，中医学认为"卧则血归于肝"，所以卧床休息可以保证肝脏的血液供应，有利于肝脏的修复。

8.缓解瘙痒 部分患者因胆汁淤积而引起皮肤瘙痒，可用温水洗浴，并用苦参煎水外洗或用炉甘石洗剂、复方尿素霜涂擦。嘱患者修剪指甲，不可搔抓，以防引起感染。

9.缓解胃肠道症状 急性期患者多有纳差、恶心及呕吐等不适症状。纳差者，可嘱患者用拇指指腹按压足三里或耳穴的胃、脾区；恶心及呕吐者，可用拇指指腹按压内关、中脘或耳穴神门区，效果较好。

10.并发症的护理 消化道大出血：绝对卧床休息，呕血时头偏向一侧，保持呼吸道通畅，禁食、吸氧、上心电监护仪，尽快建立2条以上静脉通道，迅速配合医生给予输血、输液、止血等抢救措施，协助生活护理，做好心理护理。肝性脑病：病情观察，评估生命体征、思维及认知改变、意识障碍的程度，有无扑翼样震颤；饮食：限制蛋白质摄入，供给足够的热量和维生素；避免各种诱发因素：如感染、大量放腹水、便秘等因素。意识障碍护理：对躁动不安者须加床挡，必要时用约束带，以防坠床。昏迷患者头偏向一侧，保持呼吸道通畅，必要时给予吸氧；可用冰帽降温，保护脑细胞。

11.心理护理教育 心理护理教育，加强患者治疗的依从性。本病因病情重、预后差，而易使患者产生紧张、恐惧、悲观等情绪，这对治疗和康复十分不利。因此在护理工作中除了常规治疗护理外，护理人员还要多关心体贴患者，经常与其谈心，进行安慰、疏导及健康指导。并介绍与该疾病相关的知识，帮助患者解决生活中的实际问题，消除思想顾虑。同时，向患者介绍本病治愈的典型病例，使患者消除对本病的恐惧心理，树立起治疗疾病的信心，主动配合治疗，提高依从性。

三、疗效评价

（一）常规评价

1.生化应答 巴塞罗那标准具有简单、客观、精确的特点。参照上述标准，中医药治疗1年后ALP下降40%或降至正常，提示生化应答或可达到与熊去氧胆酸同等的疗效，提示预后效果较好。

2.肝脏弹力硬度值 肝脏弹力硬度值改变，比较治疗12个月前后，患者肝脏弹力硬度值变化。

3.临床症状的改善 患者主要临床症状明显好转或消失，PBC-40疲劳域测量表积分变化。

（二）黄疸阶段疗效评价

1.评价标准

（1）中医证候疗效评价

基本痊愈：中医临床症状、体征消失或基本消失，证候积分减少≥95%。

显效：中医临床症状、体征明显改善，证候积分减少≥70%。

有效：中医临床症状、体征均有好转，证候积分减少≥30%。

无效：中医临床症状、体征无明显改善，甚或加重，证候积分减少<30%。

（2）肝功能疗效评价

临床控制：ALP、GGT、总胆红素恢复正常，停药3个月ALP无反跳。

显效：ALP、GGT、总胆红素降低80%，停药3个月ALP反跳<50%。

有效：ALP、GGT、总胆红素降低50%，停药3个月ALP反跳<80%。

无效：ALP、GGT、总胆红素无变化。

2.评价方法

（1）治疗前后中医症状、体征的变化情况，采用《中医四诊资料分级量化表》，使用尼莫地平法计算。

积分减少（%）=（治疗前积分-治疗后积分）/治疗前积分×100%。

总有效率=（临床痊愈+显效+有效）例数/总例数×100%。

（2）实验室指标评价，采用检测肝功能变化的方法进行评价。

3.肝硬化阶段疗效评价

（1）评价标准

1）疗效指标

主要疗效指标：治疗前后中医症状、体征的变化情况。

次要疗效指标：实验室指标，肝脾影像学指标。

2）证候评价标准

显效：症状、体征完全消失，证候积分减少≥70%。

好转：主要症状、体征消失或明显好转，证候积分减少≥30%。

无效：未达到好转标准或恶化者。

3）实验室指标、影像学指标评价标准

显效：疗程结束时，①肝脾肿大稳定不变，无叩痛及压痛；②肝功能（ALT、胆红素）恢复正常；③以上两项指标保持稳定半年至一年。

好转：疗程结束时，①肝脾肿大稳定不变，无明显叩痛及压痛；②肝功能（ALT、胆红素）下降幅度>50%而未完全正常。

无效：未达到好转标准或恶化者。

（2）评价方法　治疗前后中医症状、体征的变化情况，采用《中医四诊资料分级量化表》进行评价；实验室指标评价，采用检测肝功能、血常规变化的方法进行评价；影像学指标评价，采用B超检查肝脾前后变化情况的方法进行评价。

参考文献

［1］陈成伟，成军，窦晓光，等.原发性胆汁性肝硬化（又名原发性胆汁性胆管炎）诊断和治疗共识（2015）［J］.临床肝胆病杂志，2015，31（12）：1980-1988.

［2］黄祎.滋水涵木利胆方对原发性胆汁性胆管炎的疗效评价和免疫机制研究［D］.成都中医药大学，2019.

［3］陈莉莉.茵陈玉露饮联合熊去氧胆酸治疗原发性胆汁性胆管炎的临床研究［D］.南京中医药大学，2017.

第二节　原发性胆汁性胆管炎中医临床路径

路径说明：本路径适用于西医诊断为原发性胆汁性胆管炎的住院患者。

一、原发性胆汁性胆管炎中医临床路径标准住院流程

（一）适用对象

1.中医诊断　第一诊断为黄疸病（TCD编码：A04.02.03）。

2.西医诊断　第一诊断为原发性胆汁性胆管炎（ICD-10编码：K83.013）。

（二）诊断依据

1.疾病诊断

（1）中医诊断标准：参照国家中医药管理局、国家卫生健康委员会《中医临床诊疗术语第1部分：疾病（2020年）》。

（2）西医诊断标准：参照2021年中华医学会肝病分会《原发性胆汁性胆管炎的诊断与治疗指南》。

2.证候诊断　参照国家中医药管理局华南区域中医肝病中心制定的《原发性胆汁性胆管炎中医诊疗方案》。

原发性胆汁性胆管炎临床常见证候：肝胆湿热证、瘀热互结证、痰瘀阻络证、寒湿内停证、肝肾阴虚证、气阴两虚证。

（三）治疗方案的选择

参照国家中医药管理局重点专科协作组制定的《黄疸病（原发性胆汁性肝硬化）中医诊疗方案（试行)》。

（1）诊断明确，第一诊断为黄疸病（原发性胆汁性胆管炎）。

（2）患者适合并接受中医药治疗。

（四）标准治疗时间

≤28天。

（五）进入路径标准

（1）第一诊断必须符合黄疸病（原发性胆汁性胆管炎）的患者。

（2）患者主症明显，肝功能TBil<5倍正常值。

（3）除外重叠综合征。

（4）患者同意接受中医治疗。

（5）患者同时具有其他疾病，但不需特殊处理，也不影响第一诊断的临床路径流程实施时，可以进入本路径。

（六）中医证候学观察

四诊合参，收集该病种不同证候的主症、次症、体征、舌脉特点。注意证候的动态变化。

（七）门诊检查项目

1.必需的检查项目　肝功能、抗线粒体抗体、B超（肝胆脾）、AFP等。

2.可选择的检查项目　根据病情需要而定，如血常规、凝血酶原时间、免疫球蛋白、CT等，必要时可行肝穿刺活检。

（八）治疗方法

1.辨证选择口服中药汤剂或中成药

（1）肝胆湿热证：清热化湿。

（2）瘀热互结证：凉血活血，清热解毒。

（3）痰瘀阻络证：化瘀祛痰。

（4）寒湿内停证：温化寒湿。

（5）肝肾阴虚证：滋阴补肾。

（6）气阴两虚证：益气养阴。

2.辨证选择静脉滴注或肌内注射中药注射液

3.其他中医特色治疗

（九）完成路径标准

（1）小便黄、乏力、皮肤瘙痒、口干咽干、纳呆呕恶、厌食油腻、胁痛、腹胀等主要症状明显改善。

（2）皮肤、巩膜黄染明显减轻。

（3）肝功能（碱性磷酸酶和/或总胆红素）明显下降。

（十）有无变异及原因分析

（1）治疗过程中病情进一步加重，出现肝功能恶化，退出本路径。

（2）合并其他疾病需要治疗，退出本路径。

（3）出现腹水、肝性脑病、肝癌等并发症，需要特殊处理，退出本路径。

（4）因患者及其家属意愿而影响本路径执行时，退出本路径。

二、原发性胆汁性胆管炎中医临床路径标准住院表单

适用对象：第一诊断为黄疸（原发性胆汁性胆管炎）（TCD编码：A04.02.03；ICD-10编码：K83.013）的患者。

患者姓名： 性别： 年龄： 门诊号： 病程：
进入路径时间： 年 月 日 结束路径时间： 年 月 日
标准治疗时间≤28天 实际治疗时间： 天

日期	___年__月__日 （第1天）	___年__月__日 （第7天）	___年__月__日 （第14天）
主要诊疗工作	□询问病史与体格检查 □中医四诊信息采集 □进行必要的辅助检查 □完成初步诊断 □中医辨证 □确定治疗方法 □辨证口服中药汤剂或中成药 □中药注射液静滴或肌注 □止痒方治疗 □肝病治疗仪治疗 □完成首诊门诊病历 □与患者及家属沟通病情	□中医四诊信息采集 □注意证候变化 □根据病情变化调整治疗方案 □完成复诊记录	□中医四诊信息采集 □注意证候变化 □根据病情变化调整治疗方案 □完成复诊记录
变异记录	□无 □有，原因： 1. 2.	□无 □有，原因： 1. 2.	□无 □有，原因： 1. 2.

医师签名			
日期	___年__月__日 （第21天）	___年__月__日 （第28天）	
主要诊疗工作	□中医四诊信息采集 □注意证候变化 □根据病情变化调整治疗方案 □完成复诊记录	□中医四诊信息采集 □进行必要的辅助检查 □病情评估 □判断治疗效果 □制订随访计划	
变异记录	□无　□有，原因： 1. 2.	□无　□有，原因： 1. 2.	
医师签名			

第十四章 药物性肝损伤中医诊疗方案及临床路径

第一节 药物性肝损伤中医诊疗方案

药物性肝损伤（DILI）是指由各类处方或非处方的化学药物、生物制剂、传统中药（TCM）、天然药（NM）、保健品（HP）、膳食补充剂（DS）及其代谢产物乃至辅料等所诱发的肝损伤。TCM是指在我国中医等传统民族医药学理论指导下，生产和使用的各种草药和非草药类的中药材、饮片和中成药；NM是指应用现代医药理论和技术制备的天然药用物质及其制剂。DILI是最常见和最严重的药物不良反应之一，重者可致急性肝衰竭（ALF）甚至死亡。迄今，仍缺乏简便、客观、特异的诊断指标和特效治疗手段。我国人口基数庞大，临床药物种类繁多，人群不规范用药较为普遍，应用TCM-NM-HP-DS等较为随意，医务人员和公众对药物安全性问题和DILI的认知尚不够，因此DILI发病率有逐年升高趋势。中医四诊合参，辨证用药，临床有较好效果。为了提高药物性肝损伤的临床中医药干预水平，结合本区域重点专科治疗经验，特制定本方案。

一、诊断标准

（一）中医诊断

参照国家中医药管理局发布的《药物性肝损伤中医诊疗方案》，国家中医药管理局、国家卫生健康委员会《中医临床诊疗术语第1部分：疾病（2020年）》《中医临床诊疗术语第2部分：证候（2020年）》。

有明确服用肝损伤药物病史，且具备下列症状。①主要症状：胁肋胀痛，恶心，纳差。②次要症状：腹胀，大便不爽，小便黄赤。

（二）中医辨证

1.肝胆湿热证 主症：①胁痛口苦；②纳差，恶心欲呕。次症：①腹胀；②身目黄；③大便不爽；④脘闷不舒。舌脉：①舌质红，苔薄黄或黄腻；②脉滑数。辨证要求：具备所有主症者即属本证；具备主症①及次症1项者，即属本证。

2.肝郁脾虚证 主症：①胁肋胀满；②喜太息，情志不畅；③纳呆。次症：①纳呆腹胀；②便溏。舌脉：①舌质淡红，苔白腻；②脉弦细。辨证要求：具备所有主症者即属本证；具备主症①及次症1项者，即属本证。

3.肝阴亏虚证 主症：①胁肋隐痛。次症：①腰痛或腰酸腿软；②耳鸣、耳聋；

③头晕目眩；④大便干结，小便短赤。舌脉：①舌质红；②脉细或细数。辨证要求：具备所有主症者即属本证；具备主症①及次症1项者，即属本证。

4.瘀血阻络证 主症：①胁肋刺痛，痛有定处，痛处拒按，入夜痛甚。次症：①胁肋下或见有癥块。舌脉：①舌质暗紫；②脉象沉涩。辨证要求：具备所有主症者即属本证；具备主症①及次症1项者，即属本证。

5.脾肾阳虚证 主症：①腹大胀满，形似蛙腹，朝宽暮急；②面色苍黄，或呈苍白。次症：①脘闷纳呆；②神倦怯寒，肢体浮肿；③小便短少不利。舌脉：①舌体胖，质紫、苔淡白；②脉沉细无力。辨证要求：具备所有主症者即属本证；具备主症①及次症1项者，即属本证。

（三）西医诊断

参照中华医学会肝病学分会2015年制定的《药物性肝损伤诊治指南》。当前，DILI的诊断仍属排他性诊断。首先要确认存在肝损伤，其次排除其他肝病，再通过因果关系评估来确定肝损伤与可疑药物的相关程度。

（1）DILI发病时间差异很大，与用药的关联常较隐蔽，缺乏特异性诊断标志物。因此全面细致地追溯可疑药物应用史和除外其他肝损伤病因，对于建立DILI诊断至关重要。

（2）当有基础肝病或多种肝损伤病因存在时，叠加的DILI易被误认为原有肝病的发作或加重，或其他原因引起的肝损伤。DILI患者中既往有肝病史者超过6%；而既往有肝病史的患者约1%可出现DILI。如HBV或HCV感染者合并炎症性肠病（IBD）应用免疫抑制剂治疗易发生肝损伤，往往很难鉴定是由免疫抑制治疗导致病毒激活，还是IBD合并的自身免疫性肝损伤，或由于免疫抑制药物导致的DILI，甚或这三种情况同时发生。因此，当存在多种可能病因时，仔细甄别肝损伤的最可能原因非常重要。

（3）鉴于部分患者表现为药物性自限性轻度肝损伤（适应），此后可自行完全恢复。为避免不必要的停药，国际严重不良反应协会（iSAEC）于2011年将DILI的生化诊断标准建议调整为出现以下任一情况：①$ALT \geqslant 5 \times ULN$；②$ALP \geqslant 2 \times ULN$，特别是伴有$5'-$核苷酸酶或GGT升高且排除骨病引起的ALP升高；③$ALT \geqslant 3 \times ULN$且$TBil \geqslant 2 \times ULN$。需要指出，此非DILI的临床诊断标准，而主要是对治疗决策更具参考意义。

（4）下列情况应考虑肝活组织检查：经临床和实验室检查仍不能确诊DILI，尤其是AIH仍不能排除时；停用可疑药物后，肝脏生化指标仍持续上升或出现肝功能恶化的其他迹象；停用可疑药物1~3个月，肝脏生化指标未降至峰值的50%或更低；怀疑慢性DILI或伴有其他慢性肝病时；长期使用某些可能导致肝纤维化的药物，如甲氨蝶呤等，诊断流程图见图3-14-1。

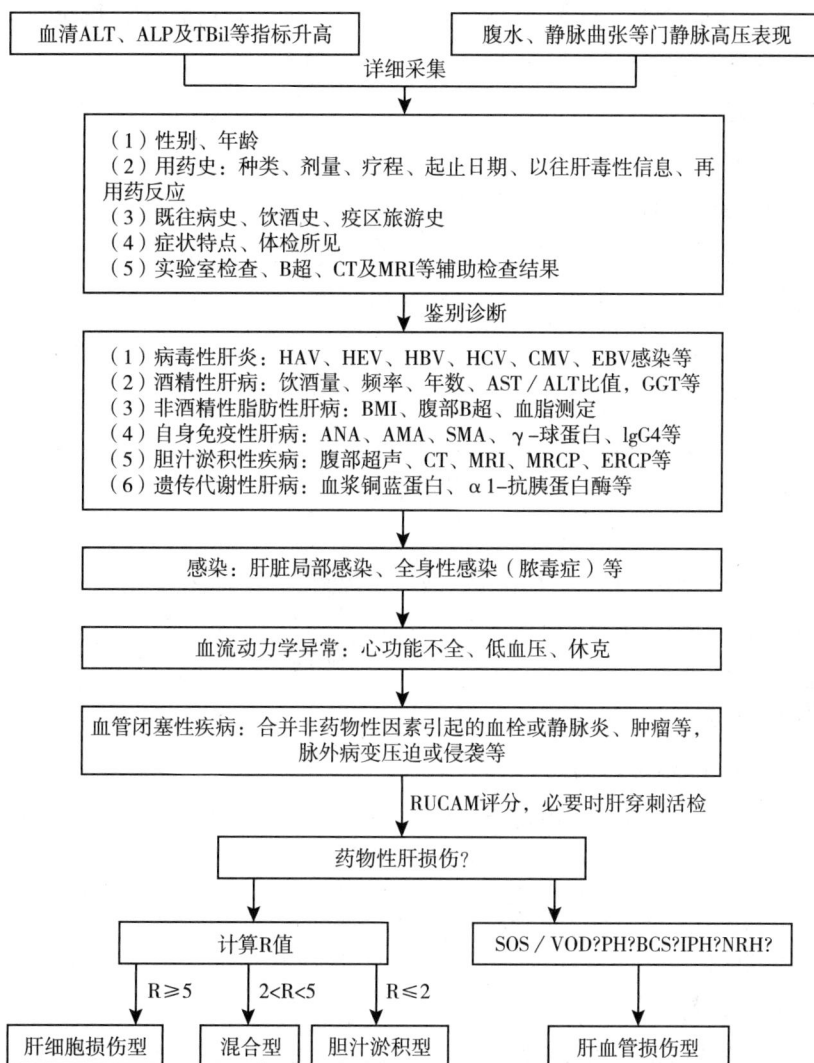

图3-14-1　诊断流程图

流程图文字内容：

血清ALT、ALP及TBil等指标升高　　　腹水、静脉曲张等门静脉高压表现

↓详细采集

（1）性别、年龄
（2）用药史：种类、剂量、疗程、起止日期、以往肝毒性信息、再用药反应
（3）既往病史、饮酒史、疫区旅游史
（4）症状特点、体检所见
（5）实验室检查、B超、CT及MRI等辅助检查结果

↓鉴别诊断

（1）病毒性肝炎：HAV、HEV、HBV、HCV、CMV、EBV感染等
（2）酒精性肝病：饮酒量、频率、年数、AST／ALT比值，GGT等
（3）非酒精性脂肪性肝病：BMI、腹部B超、血脂测定
（4）自身免疫性肝病：ANA、AMA、SMA、γ-球蛋白、IgG4等
（5）胆汁淤积性疾病：腹部超声、CT、MRI、MRCP、ERCP等
（6）遗传代谢性肝病：血浆铜蓝蛋白、α1-抗胰蛋白酶等

感染：肝脏局部感染、全身性感染（脓毒症）等

血流动力学异常：心功能不全、低血压、休克

血管闭塞性疾病：合并非药物性因素引起的血栓或静脉炎、肿瘤等，脉外病变压迫或侵袭等

↓RUCAM评分，必要时肝穿刺活检

药物性肝损伤？

计算R值　　　　　　SOS／VOD?PH?BCS?IPH?NRH?

R≥5 → 肝细胞损伤型
2<R<5 → 混合型
R≤2 → 胆汁淤积型

SOS／VOD?PH?BCS?IPH?NRH? → 肝血管损伤型

二、治疗方案

停用导致本次肝损伤的药物，如同时合并其他疾病必须使用药物时，应在专科医师密切观察下酌情使用。

（一）中医辨证治疗

1.肝胆湿热证

治法：清热利湿。

代表处方：①热重于湿者，茵陈蒿汤加减。②湿重于热者，茵陈五苓散加减。

基本处方：①茵陈、栀子、制大黄、黄芩、虎杖、连翘、鸡骨草、垂盆草等。②茵陈、猪苓、茯苓、泽泻、白术等。

发热口渴者，加知母、石膏、芦根；呕逆重者，加黄连、竹茹；脘腹胀满者，加厚朴、枳实；湿热兼伤气阴者，加太子参、生地黄、麦冬。

2.肝郁脾虚证

治法：疏肝健脾。

代表处方：逍遥散加减。

基本处方：柴胡、白术、白芍、当归、茯苓、薄荷、垂盆草等。

胁痛明显者，加木香、郁金、乌药；大便稀溏者，加薏苡仁、山药、白扁豆。

3.肝阴亏虚证

治法：养阴柔肝。

代表处方：一贯煎加减。

基本处方：北沙参、当归、麦冬、生地黄、枸杞子、川楝子、玄参、黄芩、山茱萸等。

腰膝酸软重者，加女贞子、墨旱莲；两目干涩重者，加枸杞子、石斛；胁肋隐痛者，加白芍、川楝子；心烦不寐者，加酸枣仁、柏子仁。

4.瘀血阻络证

治法：祛瘀通络。

代表处方：膈下逐瘀汤加减。

基本处方：桃仁、红花、当归、赤芍、川芎、枳壳、甘草、五灵脂、牡丹皮、乌药、延胡索、香附等。

胁肋刺痛明显者，加乳香、没药、郁金；面色暗黑、胁下肿块坚硬者，加鳖甲、牡蛎。

5.脾肾阳虚证

治法：温补脾肾。

代表处方：附子理苓汤加减。

基本处方：附子、干姜、人参、白术、茯苓、猪苓、桂枝、甘草等。

偏于脾虚者，可加山药、黄芪；偏于肾虚者，可加肉桂、仙茅、淫羊藿。

（二）常用中成药

1.当飞利肝宁胶囊　清利湿热，益肝退黄。用于湿热郁蒸所致黄疸，急性黄疸型肝炎、传染性肝炎、慢性肝炎而见湿热证候者。症见脘腹痞闷，口干口苦，右胁胀痛或不适，身重困倦，恶心，大便秘结，小便黄，舌质红苔黄腻，脉滑数。

2.逍遥丸　疏肝健脾，养血调经。用于肝气不舒所致胸胁胀痛，头晕目眩，食欲减退。

3.大黄䗪虫丸　活血破瘀，通经消癥。用于瘀血内停证。临床以瘀积日久，形体消瘦，肌肤甲错，两目暗黑，舌质紫暗，脉沉涩为使用依据。

4.鳖甲煎丸　消痞化积，活血化瘀，疏肝解郁。以胁下痞块，触之硬痛，推之不移，舌暗无华，脉弦细为证治要点。

5.扶正化瘀片/胶囊 活血祛瘀，益精养肝。瘀血阻络、肝肾不足证者，症见胁下痞块、胁肋疼痛、面色晦暗，或见赤缕红斑、腰膝酸软、疲倦乏力、头晕目涩，舌质暗红或有瘀斑，苔薄或微黄，脉弦细。

6.安络化纤丸 健脾养肝，凉血活血，软坚散结。用于慢性乙型肝炎，乙肝后早、中期肝硬化，表现为肝脾两虚、瘀热互结证候者。症见：胁肋疼痛、脘腹胀满、神疲乏力、口干咽燥、纳食减少、便溏不爽、小便黄等。

7.金匮肾气丸 温补肾阳，化气行水。用于肾虚水肿，腰膝酸软，小便不利，畏寒肢冷等。

（三）中医特色疗法

1.针灸疗法 针刺主穴选取日月、期门、阳陵泉、足三里等穴。肝郁脾虚者，配合艾灸脾俞等穴，痰湿阻滞者可以灸丰隆等穴，脾肾阳虚者可配合艾灸神阙穴。肝区不适者，选取期门、肝俞、膈俞等穴，每个穴位点按10分钟，每日一次，20天为一疗程，可明显缓解患者肝区疼痛不适症状。

2.中药封包治疗 主要用于肝区疼痛不适患者。

治法：行气活血止痛。

推荐药物：延胡索、郁金、金钱草、鸡血藤、白及、三七等。

方法：研制成细末，调制成膏状，敷于肝区，每日一次，10天为一疗程。

3.中药保留灌肠

治法：清热利湿，活血解毒。

推荐药物：生大黄、黄芩、白及、紫草、儿茶等。

方法：灌肠前嘱患者排空大小便，清洗肛周，取左侧卧位，适当垫高臀部（10cm左右）。调节药液滴速为50滴/分钟左右，50~200ml保留灌肠，视大便情况调整灌肠次数。

根据病情需要，可选用中医诊疗设备进行治疗，如电脑中频治疗仪、低频脉冲治疗仪、肝病治疗仪、电磁波治疗仪、电子生物反馈治疗等。

（四）西医治疗

DILI的基本治疗原则：及时停用可疑肝损伤药物，尽量避免再次使用可疑或同类药物；应充分权衡停药引起原发病进展和继续用药导致肝损伤加重的风险；根据DILI的临床类型，选用适当的药物治疗；ALF/SALF等重症患者，必要时可考虑紧急肝移植。

目前，无证据显示2种或以上抗炎保肝药物对DILI有更好的疗效，因此尚不推荐2种或以上抗炎保肝药物联用。在抗结核治疗等DILI发生风险相对高的治疗中，目前也无确切证据表明预防性应用抗炎保肝药物可减少DILI的发生，但应在用药期间，特别是用药的前3个月加强生化检测，及时发现肝损伤并给予合理的治疗。

1.**停药** 及时停用可疑的肝损伤药物是最为重要的治疗措施。怀疑DILI诊断后立即停药，约95%患者可自行改善甚至痊愈；少数发展为慢性，极少数进展为ALF/SALF。由于机体对药物肝毒性的适应性在人群中比较普遍，ALT和AST的暂时性波动很常见，真正进展为严重DILI和ALF的情况相对少见，所以多数情况下血清ALT或AST升高≥3×ULN而无症状者并非立即停药的指征；但出现TBil和（或）INR升高等肝脏明显受损的情况时，若继续用药则有诱发ALF/SALF的危险。出现下列情况之一，应考虑停用肝损伤药物：①血清ALT或AST>8×ULN；②ALT或AST>5×ULN，持续2周；③ALT或AST>3×ULN，且TBil>2×ULN或INR>1.5；④ALT或AST>3×ULN，伴逐渐加重的疲劳、恶心、呕吐、右上腹疼痛或压痛、发热、皮疹和（或）嗜酸性粒细胞增多（>5%）。上述原则适用对象为药物临床试验受试者，且有待前瞻性系统评估，因此在临床实践中仅供参考。对固有型DILI，在原发疾病必须治疗而无其他替代治疗手段时可酌情减少剂量。

2.**药物治疗** 重型患者可选用N-乙酰半胱氨酸（NAC）。NAC可清除多种自由基，临床越早应用效果越好。成人一般用法：50~150mg/kg·d，总疗程不低于3天。治疗过程中应严格控制给药速度，以防不良反应。NAC是2004年被美国FDA批准用来治疗APAP引起的固有型DILI的唯一解毒药物。美国ALF研究小组8年24个中心173例非APAP所致ALF患者的前瞻性对照研究显示，NAC可提高早期无肝移植患者的生存率。因在儿童非APAP引起的ALF随机对照治疗研究中结果不一致，故不建议NAC用于儿童非APAP所致药物性ALF的治疗，尤其是0~2岁的患儿。

糖皮质激素对DILI的疗效尚缺乏随机对照研究证据，应严格掌握治疗适应证，宜用于超敏或自身免疫征象明显且停用肝损伤药物后生化指标改善不明显甚或继续恶化的患者，并应充分权衡治疗收益和可能的不良反应。由于在注册的随机对照研究中异甘草酸镁可较好地降低DILI患者的ALT水平，我国已批准增加急性DILI为异甘草酸镁的治疗适应证，可用于治疗ALT明显升高的急性肝细胞型或混合型DILI。妊娠期DILI的治疗，除了停用肝损伤药物外，还应关注妊娠结局的改善，注意预防早产，加强胎儿监护，把握终止妊娠时机。

3.**人工肝治疗** 药物性肝损伤病情严重者，可出现高胆红素血症，甚至发展为肝衰竭，内科治疗无效者，可给予人工肝替代疗法，以清除胆红素及肝毒性物质。

4.**肝移植** 对出现肝性脑病和严重凝血功能障碍的ALF/SALF，以及失代偿性肝硬化，可考虑肝移植。

（五）中医护理调摄

1.**停药** 停用导致本次肝损伤的药物，如同时合并其他疾病必须使用药物时，应在专科医师密切观察下酌情使用。

2.**心理护理** 调畅情绪，避免情绪波动，宜安静卧床，避免剧烈体育运动及重体力劳动。

3.**饮食护理** 清淡饮食，宜食新鲜蔬菜水果，避免辛辣、油腻、甘甜之品。

4.药膳饮食调治 如茵陈粳米粥、百合绿豆粥等。

5.起居护理 保障睡眠，注意保暖，适度活动。

三、疗效评价

（一）评价标准

参照中华中医药学会2002年制定的《中药新药临床研究指导原则》中的疗效评价标准。

1.中医证候疗效

治愈：乏力、胁痛、腹胀、纳差等临床症状、体征消失，证候积分减少≥95%。

显效：乏力、胁痛、腹胀、纳差等临床症状、体征明显改善，证候积分减少≥70%。

有效：乏力、胁痛、腹胀、纳差等临床症状、体征有好转，证候积分减少≥30%。

无效：乏力、胁痛、腹胀、纳差等临床症状、体征无明显改善，甚或加重，证候积分减少<30%。

2.实验室指标评价标准

治愈：ALT、AST、TBIL、GGT、AKP正常。

显效：ALT、AST、TBIL、GGT、AKP降低80%，停药2周反跳<50%。

有效：ALT、AST、TBIL、GGT、AKP降低50%，停药2周反跳<80%。

无效：ALT、AST、TBIL、GGT、AKP无变化。

（二）评价方法

（1）治疗前后中医症状、体征的变化情况，采用《中医四诊资料分级量化表》，使用尼莫地平法计算，证候积分量化标准见表3-14-1、表3-14-2。

积分减少（%）=（治疗前积分－治疗后积分）/治疗前积分×100%。

总有效率=（临床痊愈+显效+有效）例数/总例数×100%。

（2）实验室指标评价，采用检测肝功能变化的方法进行评价。

表3-14-1 主要症状评分量表

主要症状	量化分数				计分
	0	1	2	3	
纳差	无	食量减少1/3以下	食量减少1/3以上	食量减少1/2以上	
口干	无	口微干	晨起口干少津	整日觉口干时欲饮	
口苦	无	晨起口苦	经常口苦	口苦持续不解	
倦怠乏力	无	肢体稍倦，可坚持轻体力工作	四肢乏力，勉强坚持日常活动	全身无力，终日不愿活动	
胁肋胀痛	无	轻微，时发时止，不影响工作和休息	发作频繁，影响工作和休息	持续不止，需服药缓解	
身目发黄	无	目黄而身黄，难以察觉	身目色黄	身目色深黄	

表 3-14-2 次要症状评分量表

次要症状	量化分数				计分
	0	1	2	3	
腹胀	无	腹胀轻微，不影响饮食和工作	腹胀明显，影响饮食和工作	持续不解，需服药缓解	
恶心	无	轻微恶心	恶心明显	整日自觉恶心，影响进食	
便秘	无	大便干，难解，质稍硬	大便难，3~5天/次，质硬	大便困难，质如羊屎，需服药或人工帮助排便	
尿黄	无	色黄	色深黄	色黄如浓茶	

参考文献

［1］Chalasani N P，Hayashi P H，Bonkovsky H L，et al.ACG Clinical Guideline：the diagnosis and management of idiosyncratic drug-induced liver injury［J］.Am J Gastroenterol，2014，109（7）：950-66.

［2］Li L，Jiang W，Wang JY.Clinical analysis of 275 cases of acute drug-induced liver disease［J］.Front Med China，2007，1（1）：58-61.

［3］中华医学会肝病学分会药物性肝病学组.药物性肝损伤诊治指南［J］.临床肝胆病杂志，2015，31(11)：1752-1769.

［4］中华医学会感染病学分会肝衰竭与人工肝学组.肝衰竭诊治指南（2018年版）［J］.实用肝脏病杂志，2019，22（2）：164-171.

第二节 药物性肝损伤中医临床路径

路径说明：本路径适用于西医诊断为药物性肝损伤的住院患者。

一、药物性肝损伤中医临床路径标准住院流程

（一）适用对象

1.中医诊断 第一诊断为药毒（TCD编码：A03.01.）。

2.西医诊断 第一诊断为药物性肝损伤（ICD-10编码：K71.601）。

（二）诊断依据

1.疾病诊断

（1）中医诊断标准：参照国家中医重点专科药物性肝损伤协作组制定的《药物性肝损伤中医诊疗方案》，国家中医药管理局、国家卫生健康委员会《中医临床诊疗术语第1部分：疾病（2020年）》。

（2）西医诊断标准：参照中华医学会肝病学分会2015年制定的《药物性肝损伤诊治指南》。

2.证候诊断　参照国家中医重点专科药物性肝损伤协作组制定的《药物性肝损伤中医诊疗方案》，国家中医药管理局、国家卫生健康委员会《中医临床诊疗术语第2部分：证候（2020年）》。

药物性肝损伤临床常见证候：肝胆湿热证、肝郁脾虚证、肝阴亏虚证、瘀血阻络证、脾肾阳虚证。

（三）治疗方法的选择

参照国家中医重点专科药物性肝损伤协作组制定的《药物性肝损伤中医诊疗方案》《中医内科常见病诊疗指南》（中华中医药学会发布，ZYYXH/T93-2008）。

（1）诊断明确，第一诊断为药物性肝损伤。

（2）患者适合并接受中医治疗。

（四）标准治疗时间

≤28天。

（五）进入路径标准

（1）第一诊断符合药物性肝损伤的患者。

（2）患者病情符合急性轻中度药物性肝损伤（肝功能AST≤5倍正常值、ALT、GGT≤2倍正常值、TBil≤2倍正常值）。

（3）合并病毒性肝病者，不进入本路径。

（4）患者同时具有其他疾病诊断，若在治疗期间无需特殊处理，也不影响第一诊断的临床路径流程实施时，可以进入路径。

（六）中医证候学观察

四诊合参，收集该病种不同证候的主症、次症、舌脉特点。注意证候的动态变化。

（七）门诊检查项目

1.必需的检查项目　肝功能、腹部超声影像学检查、血常规、肾功能、病毒性肝病相关病原指标、自身免疫学指标等。

2.可选择的检查项目　根据病情需要，可选择凝血功能、免疫功能、甲状腺功能、CT、肝穿刺活检等。

（八）治疗方法

停用导致本次肝损伤的药物，如同时合并其他疾病必须使用药物时，应在专科医师密切观察下酌情使用。

1.辨证选择口服中药汤剂或中成药

（1）肝胆湿热证：清热利湿。

（2）肝郁脾虚证：疏肝理气。

（3）肝阴亏虚证：养阴柔肝。

2.特色疗法

（1）针灸疗法。

（2）中药封包治疗。

（3）中药保留灌肠。

3.其他疗法

4.健康指导

（九）完成路径标准

（1）乏力、腹胀、纳差等症状减轻。

（2）ALT、AST、TBil改善。

（十）变异及原因分析

（1）病情加重，需要延长治疗时间或住院治疗，增加治疗费用，退出本路径。

（2）出现与本病相关的合并症，如腹水、黄疸、胃肠道感染，或并发急性肝衰竭、急性肾衰、急性上消化道出血等，退出本路径。

（3）因患者及其家属意愿而影响本路径的执行时，退出本路径。

二、药物性肝损伤中医临床路径标准住院表单

适用对象：第一诊断为药物性肝损伤（TCD编码：A03.01；ICD-10编码：K71.601）的患者。

患者姓名： 性别： 年龄： 门诊号： 病程：
进入路径时间： 年 月 日 结束路径时间： 年 月 日
标准治疗时间：≤28天 实际治疗时间： 天

日期	___年__月__日 （第1天）	___年__月__日 （第2~7天）	___年__月__日 （第8~14天）	___年__月__日 （第15~21天）	___年__月__日 （第22~28天）
主要诊疗工作	□询问病史与体格检查 □中医四诊信息采集 □进行必要的检查 □肝功能 □腹部B超 □血常规 □肾功能 □病毒学指标 □自身抗体 □可选择的检查项目 ___	□中医四诊信息采集 □注意证候变化	□中医四诊信息采集 □注意证候变化 □如必要可进行辅助检查 □肝功能（ALT、AST、GGT、AKP、TBIL） □腹部B超	□中医四诊信息采集 □注意证候变化	□中医四诊信息采集 □注意证候变化 □进行必要的辅助检查 □肝功能（ALT、AST、GGT、AKP、TBIL） □腹部B超 □血常规 □肾功能 □可选择的检查项目___

主要诊疗工作	□完成初步诊断 □中医辨证 □确定治疗方法 □辨证口服中药汤剂、中成药 □其他疗法____ □完成首诊门诊记录 □向患者或家属交代病情及注意事项	□根据病情变化调整治疗方案 □完成复诊记录	□根据病情变化调整治疗方案 □完成复诊记录	□根据病情变化调整治疗方案 □完成复诊记录	□根据病情变化调整治疗方案 □完成复诊记录 □疗效评估 □制订随访计划
病情变异记录	□无 □有，原因： 1. 2.	□无 □有，原因： 1. 2.	□无 □有，原因： 1. 2.	□无 □有，原因： 1. 2.	□无 □有，原因： 1. 2.
责任护士签字					
医生签字					

附录　常用方剂

一画

一贯煎（《柳州医话》）：北沙参、麦冬、当归身、生地黄、枸杞子、川楝子。

二画

二至丸（《摄生众妙方》）：女贞子、墨旱莲。

二陈汤（《太平惠民和剂局方》）：半夏、橘红、茯苓、甘草、生姜、乌梅。

十灰散（《十药神书》）：大蓟、小蓟、侧柏叶、荷叶、茜草根、山栀、茅根、大黄、牡丹皮、棕榈皮。

十枣汤（《伤寒论》）：芫花、大戟、甘遂、大枣。

十香丸（《景岳全书》）：木香、沉香、泽泻、乌药、陈皮、丁香、小茴香、香附、荔核、皂角。

七气汤（《全生指迷方》）：京三棱、蓬莪、青橘皮、香附、陈橘皮、桔梗、藿香叶、桂心、益智仁、甘草。

人参丸（《妇人良方》）：人参、当归、大黄、桂心、瞿麦穗、赤芍、白茯苓、葶苈子。

人参芎归汤（《仁斋直指方论》）：人参、辣桂、五灵脂、乌药、蓬术、木香、砂仁、甘草、川芎、当归、半夏。

八珍汤（《正体类要》）：人参、白术、白茯苓、当归、白芍、川芎、熟地黄、炙甘草。

九子丸（《圣济总录》）：蔓荆子、五味子、枸杞子、地肤子、青葙子、决明子、楮实子、茺蔚子、菟丝子。

三画

三才汤（《温病条辨》）：人参、生地黄、天冬。

三仁汤（《温病条辨》）：杏仁、豆蔻、薏苡仁、厚朴、半夏、通草、滑石、竹叶。

三金汤（《中医症状鉴别诊断学》）：金钱草、海金沙、鸡内金、石韦、冬葵子、瞿麦

大瓜蒌散（《杂病源流犀烛》）：大瓜蒌、红花、甘草。

大和中饮（《景岳全书》）：陈皮、枳实、砂仁、山楂、麦芽、厚朴、泽泻。

大定风珠（《温病条辨》）：白芍、阿胶、生龟甲、生地黄、火麻仁、五味子、生牡蛎、麦冬、鸡子黄、生鳖甲、炙甘草。

大承气汤（《伤寒论》）：大黄、枳实、厚朴、芒硝。

大柴胡汤（《伤寒论》）：柴胡、黄芩、大黄、枳实、半夏、白芍、大枣、生姜。

大健脾丸（《古今医统》）：人参、白茯苓、陈皮、枳实、山楂、青皮、半夏、山楂肉、谷芽、豆蔻、广木香、川连、白术。

大黄硝石汤（《金匮要略》）：大黄、硝石、黄柏、栀子。

小定风珠（《温病条辨》）：鸡子黄、真阿胶、生龟甲、童便、淡菜。

小建中汤（《伤寒论》）：桂枝、芍药、饴糖、炙甘草、生姜、大枣。

小承气汤（《伤寒论》）：大黄、厚朴、枳实。

小柴胡汤（《伤寒论》）：柴胡、黄芩、半夏、人参、炙甘草、生姜、大枣。

小温中丸（《丹溪心法》）：陈皮、半夏、神曲、茯苓、白术、香附子、针砂、苦参、黄连、甘草。

四画

木香人参生姜枳术丸（《脾胃论》）：干生姜、木香、人参、陈皮、枳实、白术。

木香槟榔丸（《医方集解》）：木香、槟榔、青皮、陈皮、莪术、枳壳、黄连、黄柏、大黄、香附、牵牛子、三棱、芒硝。

五仁丸（《世医得效方》）：桃仁、杏仁、松子仁、柏子仁、郁李仁、陈皮。

五皮饮（《华氏中藏经》）：桑白皮、陈皮、生姜皮、大腹皮、茯苓皮。

五苓散（《伤寒论》）：猪苓、泽泻、白术、茯苓、桂枝。

五味异功散（《小儿药证直诀》）：人参、茯苓、白术、陈皮、甘草、生姜、大枣。

见睍丸（《卫生宝鉴》）：附子、鬼箭羽、紫石英、泽泻、肉桂、延胡索、木香、槟榔、血竭、水蛭、三棱、桃仁、大黄。

升肝舒郁汤（《医学衷中参西录》）：生黄芪、当归、知母、柴胡、生明乳香、生明没药、川芎。

化铁丹（《御药院方》）：乌梅、巴豆、胡椒、青皮、陈皮。

化积丸（《类证治裁》）：三棱、莪术、阿魏、海浮石、香附、雄黄、槟榔、苏木、瓦楞子、五灵脂。

化滞丸（《秘方》）：檀香、砂仁、香附、南木香、丁香、青皮、橘红、黄连、莪术、三棱、半夏曲、巴豆、乌梅。

化滞调中汤（《证治准绳》）：白术、人参、白茯苓、陈皮、厚朴、山楂肉、半夏、神曲、麦芽、砂仁。

风引汤（《金匮要略》）：大黄、干姜、龙骨、桂枝、甘草、牡蛎、寒水石、滑石、赤石脂、白石脂、紫石英、石膏。

丹栀逍遥散（《内科摘要》）：当归、芍药、茯苓、白术、柴胡、丹皮、山栀。

乌鸡白凤丸（《中华人民共和国药典》）：乌鸡、鹿角胶、鳖甲、牡蛎、桑螵蛸、人参、黄芪、当归、白芍、香附、天冬、甘草、生地黄、熟地黄、川芎、银柴胡、丹参、山药、芡实、鹿角霜。

乌梅丸（《伤寒论》）：乌梅、黄连、黄柏、附子、干姜、桂枝、细辛、蜀椒、人参、当归。

六味地黄丸（《小儿药证直诀》）：熟地黄、山药、茯苓、丹皮、泽泻、山茱萸。

五画

甘麦大枣汤（《金匮要略》）：甘草、浮小麦、大枣。

甘露消毒丹（《温热经纬》）：滑石、茵陈、黄芩、石菖蒲、川贝母、木通、藿香、射干、连翘、薄荷、豆蔻。

左金丸（《丹溪心法》）：黄连、吴茱萸。

右归丸（《景岳全书》）：熟地黄、山药、山茱萸、枸杞子、菟丝子、鹿角胶、杜仲、肉桂、当归、制附子。

龙胆泻肝汤（《医方集解》）：龙胆草、黄芩、栀子、泽泻、木通、车前子、当归、生地黄、柴胡、生甘草。

归芍地黄丸（《景岳全书》）：当归、白芍、熟地黄、山茱萸、牡丹皮、山药、茯苓、泽泻。

归脾汤（《济生方》）：白术、茯神、黄

芪、龙眼肉、酸枣仁、人参、木香、炙甘草、当归、远志、生姜、大枣。

四君子汤（《太平惠民和剂局方》）：人参、白术、茯苓、炙甘草。

四物汤（《太平惠民和剂局方》）：当归、白芍、川芎、熟地黄。

四逆汤（《伤寒论》）：炙甘草、干姜、附子。

四逆散（《伤寒论》）：柴胡、芍药、枳实、甘草。

四磨饮（《济生方》）：人参、槟榔、沉香、天台乌药。

生脉散（又名生脉饮）（《内外伤辨惑论》）：人参、麦冬、五味子。

失笑散（《太平惠民和剂局方》）：蒲黄、五灵脂。

白术附子汤（《金匮要略》）：附子、白术、生姜、炙甘草、大枣。

白头翁汤（《伤寒论》）：白头翁、黄柏、黄连、秦皮。

瓜蒌汤（《症因脉治》）：瓜蒌仁、枳壳、青皮、苏梗、桔梗。

半夏厚朴汤（《金匮要略》）：半夏、厚朴、茯苓、生姜、紫苏。

加减复脉汤（《温病条辨》）：炙甘草、干地黄、生白芍、麦冬、阿胶、麻仁。

六画

地榆散（《太平圣惠方》）：地榆、黄芩、黄连、栀子、犀角屑（用水牛角代）、茜根。

芍药甘草汤（《伤寒论》）：芍药、甘草。

芍药枳术丸（《景岳全书》）：白术、赤芍、枳实、陈皮。

至宝丹（《太平惠民和剂局方》）：朱砂、麝香、安息香、金银箔、犀角（用水牛角代）、牛黄、琥珀、雄黄、玳瑁、龙脑。

当归龙荟丸（《宣明论方》）：当归、龙胆、栀子、黄连、黄芩、黄柏、大黄、青黛、芦荟、木香、麝香。

当归四逆汤（《伤寒论》）：当归、桂枝、芍药、细辛、炙甘草、通草、大枣。

当归芍药散（《金匮要略》）：当归、芍药、川芎、茯苓、白术、泽泻。

当归桂枝汤（《幼幼集成》）：人参、当归身、正川芎、白芍、炙黄芪、苍术、川黄柏、炙甘草。

当归散（《金匮要略》）：当归、黄芩、芍药、川芎、白术。

伏梁丸（《东垣试效方》）：黄连、人参、厚朴、肉桂、茯神、丹参、川乌头、红豆、干姜、石菖蒲、巴豆霜。

血府逐瘀汤（《医林改错》）：当归、生地黄、桃仁、红花、枳壳、赤芍、柴胡、甘草、桔梗、川芎、牛膝。

安宫牛黄丸（《温病条辨》）：牛黄、郁金、犀角（用水牛角代）、黄连、朱砂、冰片、珍珠、山栀、雄黄、黄芩、麝香、金箔衣。

导气丸（《医方大成》）：青皮、莪术、胡椒、三棱、槟榔、赤芍、干姜、附子、茱萸、石菖蒲。

导痰汤（《校注妇人良方》）：半夏、胆南星、枳实、茯苓、橘红、甘草、生姜。

七画

赤小豆当归散（《金匮要略》）：赤小豆、当归。

苏合香丸（《太平惠民和剂局方》）：白术、青木香、犀角（用水牛角代）、香附、朱砂、诃子、檀香、安息香、沉香、麝香、丁香、荜茇、苏和香油、乳香、冰片。

杞菊地黄丸（《医级》）：熟地黄、山茱萸、茯苓、山药、丹皮、泽泻、枸杞子、菊花。

更衣丸（《先醒斋医学广笔记》）：芦荟、朱砂。

吴茱萸汤（《伤寒论》）：吴茱萸、生姜、人参、大枣。

牡蛎泽泻散（《伤寒论》）：牡蛎、泽泻、蜀漆、葶苈子、商陆根、海藻、栝楼根。

良附丸（《良方集腋》）：高良姜、香附。

附子理中丸（《太平惠民和剂局方》）：炮附子、人参、白术、炮姜、炙甘草。

附子理苓汤（《内经拾遗》）：附子、干姜、人参、白术、猪苓、泽泻、茯苓、桂枝、甘草。

八画

抵当汤（《伤寒论》）：水蛭、虻虫、桃仁、大黄。

苓桂术甘汤（《金匮要略》）：茯苓、桂枝、白术、甘草。

奔豚汤（《金匮要略》）：甘草、川芎、当归、半夏、黄芩、生葛、芍药、生姜、甘李根白皮。

明目地黄丸（《审视瑶函》）：熟地黄、生地黄、山茱萸、山药、泽泻、牡丹皮、当归、柴胡、茯神、五味子。

金铃子散（《素问病机气宜保命集》）：川楝子、延胡索。

金匮肾气丸（《金匮要略》）：桂枝、附子、干地黄、山茱萸、山药、茯苓、牡丹皮、泽泻。

炙甘草汤（《伤寒论》）：炙甘草、生姜、桂枝、人参、生地黄、阿胶、麦冬、火麻仁、大枣。

生地阿胶方（《临证指南医案》）：生地黄、阿胶、枸杞、柏子仁、天冬、白蒺藜、茯神、菊花，为丸；或生地黄、天冬、枸杞、桂圆、桃仁、柏子仁、阿胶，熬膏。

泻心汤（《金匮要略》）：大黄、黄连、黄芩。

泻青丸（《小儿药证直诀》）：当归、龙脑、川芎、山栀子仁、川大黄、羌活、防风。

实脾饮（《济生方》）：厚朴、白术、木瓜、木香、草果仁、大腹子、附子、白茯苓、干姜、甘草、生姜、大枣。

参附汤（《济生方》）：人参、炮附子、生姜。

九画

茜根散（《济生方》）：茜根、黄芩、阿胶、侧柏叶、生地黄、炙甘草。

荜茇半夏方（《临证指南医案》）：荜茇、半夏、川楝子、延胡、吴萸、良姜、蒲黄、茯苓。

茵陈五苓散（《金匮要略》）：茵陈蒿、桂枝、茯苓、白术、泽泻、猪苓。

茵陈术附汤（《医学心悟》）：茵陈蒿、白术、附子、干姜、炙甘草、肉桂。

茵陈四逆汤（《伤寒微旨论》）：甘草、茵陈、干姜、附子。

茵陈蒿汤（《伤寒论》）：茵陈蒿、栀子、大黄。

枳术丸（《脾胃论》）：白术、枳实、荷叶、陈米饭。

栀子柏皮汤（《金匮要略》）：栀子、甘草、黄柏。

枸杞柏子仁方（《未刻本叶氏医案》）：枸杞、柏子仁、枣仁、茯神、桂圆、胡麻。

香苏散（《太平惠民和剂局方》）：香附、紫苏叶、陈皮、甘草。

禹余粮丸（《三因极一病证方论》）：蛇含石、禹余粮石、真针砂、羌活、木香、茯苓、川芎、牛膝、桂心、豆蔻、大茴香、莪术、附子、干姜、青皮、京三棱、白蒺藜、当归。

胜红丸（《瑞竹堂经验方》）：三棱、蓬术、青皮、陈皮、干姜、良姜、香附、木香、槟榔、枳壳。

养中煎（《景岳全书》）：人参、山药、白扁豆、炙甘草、茯苓、干姜。

济生肾气丸（《济生方》）：熟地黄、山茱萸、牡丹皮、山药、茯苓、泽泻、官桂、附子、川牛膝、车前子。

宣明三花神佑丸（《宣明论方》）：牵牛、大黄、芫花、大戟、甘遂、轻粉。

神香散（《景岳全书》）：丁香、豆蔻（或砂仁）。

十画

真武汤（《伤寒论》）：茯苓、芍药、生姜、附子、白术。

桂枝汤加减（《伤寒论》）：桂枝、芍药、炙甘草、生姜、大枣。

桃仁牡蛎方（《临证指南医案》）：桃仁、归须、小茴、川楝子、半夏、生牡蛎、橘红、降香、白芥子。

桃仁茴香方（《临证指南医案》）：桃仁、归须、延胡、片姜、五加皮、桂枝、橘红、炒小茴。

桃仁柏子仁方（《临证指南医案》）：桃仁、柏子仁、新绛、归尾、橘红、琥珀。

桃红四物汤（《医垒元戎》）：当归、白芍、川芎、熟地黄、桃仁、红花。

柴陈汤（《济阳纲目》）：柴胡、黄芩、人参、半夏、陈皮、茯苓、草果、甘草。

柴胡四物汤（《素问病机气宜保命集》）：川芎、熟地黄、当归、芍药、柴胡、人参、黄芩、甘草、半夏曲。

柴胡加龙骨牡蛎汤（《伤寒论》）：柴胡、龙骨、牡蛎、生姜、人参、桂枝、茯苓、半夏、黄芩、铅丹、大黄、大枣

柴胡加芒硝汤（《伤寒论》）：柴胡、黄芩、人参、甘草、生姜、半夏、大枣、芒硝。

柴胡疏肝散（《景岳全书》）：陈皮、柴胡、川芎、香附、枳壳、芍药、炙甘草。

逍遥散（《太平惠民和剂局方》）：柴胡、白术、白芍、当归、茯苓、炙甘草、薄荷、煨姜。

脏连丸（《中国药典》）：黄连、黄芩、地黄、赤芍、当归、槐角、槐花、荆芥穗、地榆炭、阿胶。

酒积丸（《医学纲目》）：乌梅、半夏曲、青木香、枳实、砂仁、杏仁、巴豆霜、黄连。

海蛤丸（《叶案存真类编》）：天冬、瓜蒌霜、海浮石、蛤粉、风化硝、桔梗、橘红、香附、竹沥、姜汁。

调营饮（《证治准绳》）：莪术、川芎、当归、延胡索、赤芍、瞿麦、大黄、槟榔、陈皮、大腹皮、葶苈子、赤茯苓、桑白皮、细辛、官桂、炙甘草、白芷、生姜、大枣。

十一画

理中丸（《伤寒论》）：人参、白术、干姜、甘草。

理阴煎（《景岳全书》）：熟地黄、当归、干姜、甘草。

排气饮（《景岳全书》）：陈皮、木香、藿香、香附子、枳实、泽泻、乌药、厚朴。

黄土汤（《金匮要略》）：灶心黄土、黄芩、阿胶、附子、白术、地黄、甘草。

黄芩汤（《伤寒论》）：黄芩、芍药、甘草、大枣。

黄芪建中汤（《金匮要略》）：黄芪、芍药、桂枝、生姜、大枣、炙甘草、饴糖。

黄连温胆汤（《六因条辨》）：半夏、陈皮、竹茹、枳实、茯苓、炙甘草、大枣、黄连。

菖蒲郁金汤（《温病全书》）：栀子、鲜竹叶、牡丹皮、郁金、连翘、灯心、木通、淡竹沥、紫金片。

猪苓汤（《伤寒论》）：猪苓、茯苓、泽泻、阿胶、滑石。

猪苓散（《金匮要略》）：猪苓、茯苓、白术。

麻黄升麻汤（《伤寒论》）：麻黄、升麻、当归、知母、黄芩、葳蕤、芍药、天门冬、桂枝、茯苓、炙甘草、碎石膏、白术、干姜。

麻黄连翘赤小豆汤（《伤寒论》）：麻黄、连翘、杏仁、赤小豆、桑白皮、生姜、甘草、大枣。

旋覆花汤（《金匮要略》）：旋覆花、葱、新绛。

羚羊角汤（《医醇义》）：羚羊角、龟甲、生地黄、丹皮、白芍、柴胡、薄荷、蝉衣、菊花、夏枯草、石决明、大枣。

羚角钩藤汤（《通俗伤寒论》）：羚羊角（水牛角代）、桑叶、川贝、鲜生地黄、钩藤、菊花、白芍、生甘草、鲜竹茹、茯神。

清脏汤（《回春》）：当归、川芎、生地黄、白芍、黄连、黄芩、栀子、黄柏、地榆、槐角、柏叶、阿胶。

十二画

越鞠丸（《丹溪心法》）：川芎、苍术、香附、神曲、栀子。

葶苈大枣泻肺汤（《金匮要略》）：葶苈子、大枣。

紫雪丹（《外台秘要》）：寒水石、石膏、滑石、磁石、朱砂、玄参、羚羊角、犀角（用水牛角代）、丁香、麝香、升麻、沉香、青木香、炙甘草、朴硝、黄金、硝石。

遇仙丹（《杂病源流犀烛》）：黑牵牛子、三棱、蓬术、茵陈、槟榔。

痛泻要方（《景岳全书》引刘草窗方）：白术、白芍、陈皮、防风。

温白丸（《外台秘要》）：川乌、皂角、吴茱萸、石菖蒲、柴胡、桔梗、厚朴、紫菀、人参、莲籽、干姜、黄连、肉桂、川椒、巴豆霜。

温胃汤（《备急千金要方》）：附子、厚朴、广当归、白芍、人参、甘草、橘皮、干姜、川椒。

温胃饮（《景岳全书》）：人参、白术、扁豆、陈皮、干姜、炙甘草、当归。

温胆汤（《三因极一病证方论》）：半夏、竹茹、枳实、陈皮、甘草、茯苓、生姜、大枣。

滋水清肝饮（《医宗己任编》）：熟地黄、山药、山茱萸、牡丹皮、茯苓、泽泻、白芍、栀子、酸枣仁、当归、柴胡。

犀角地黄汤（《备急千金要方》）：犀角（用水牛角代）、生地黄、芍药、丹皮。

犀角散（《备急千金要方》）：犀角（用水牛角代）、黄连、升麻、栀子、茵陈。

强中汤（《重订严氏济生方》）：人参、

青皮、陈皮、丁香、白术、附子、草果仁、干姜、厚朴、甘草。

十三画

蒿芩清胆汤（《通俗伤寒论》）：青蒿脑、淡竹茹、仙半夏、赤茯苓、青子芩、生枳壳、陈广皮、碧玉散（滑石、甘草、青黛）。

暖肝煎（《景岳全书》）：当归、枸杞子、小茴香、肉桂、乌药、沉香（木香亦可）、茯苓、生姜。

新制阴阳攻积丸（《张氏医通》）：吴茱萸、官桂、川乌、干姜、半夏、橘红、茯苓、槟榔、桔梗、枳实、厚朴、沉香、延胡索、琥珀、石菖蒲、黄连、人参、巴霜、皂角。

十四画

酸枣仁汤（《金匮要略》）：酸枣仁、知母、茯苓、川芎、甘草。

磁朱丸（《备急千金要方》）：磁石、光明砂、神曲。

蜘蛛散（《金匮要略》）：蜘蛛、桂枝。

膈下逐瘀汤（《医林改错》）：五灵脂、当归、川芎、桃仁、丹皮、赤芍、乌药、延胡索、甘草、香附、红花、枳壳。

十五画及以上

镇肝熄风汤（《医学衷中参西录》）：怀牛膝、生赭石、生龙骨、生牡蛎、生龟甲、生杭芍、玄参、天冬、川楝子、生麦芽、茵陈、甘草。

橘叶香附方（《临证指南医案》）：橘叶、香附、川楝子、半夏、茯苓、姜渣。

黛蛤散（《中国药典》）：青黛、海蛤壳。

藿香正气散（《太平惠民和剂局方》）：大腹皮、白芷、紫苏、茯苓、半夏曲、白术、陈皮、厚朴、苦桔梗、藿香、甘草、生姜、大枣。

鳖甲煎丸（《金匮要略》）：鳖甲胶、阿胶、蜂房、鼠妇虫、土鳖虫、蜣螂、硝石、柴胡、黄芩、半夏、人参、干姜、厚朴、桂枝、白芍、桃仁、丹皮、大黄、射干、凌霄花、葶苈子、石韦、瞿麦。

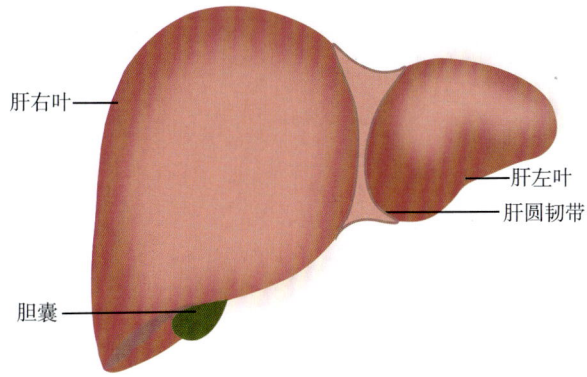

彩插1 肝（膈面）

肝右叶
肝左叶
肝圆韧带
胆囊

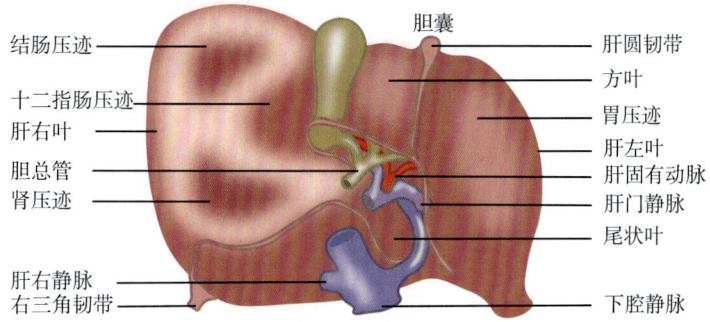

彩插2 肝（脏面）

结肠压迹
胆囊
肝圆韧带
方叶
十二指肠压迹
胃压迹
肝右叶
肝左叶
胆总管
肝固有动脉
肾压迹
肝门静脉
尾状叶
肝右静脉
右三角韧带
下腔静脉

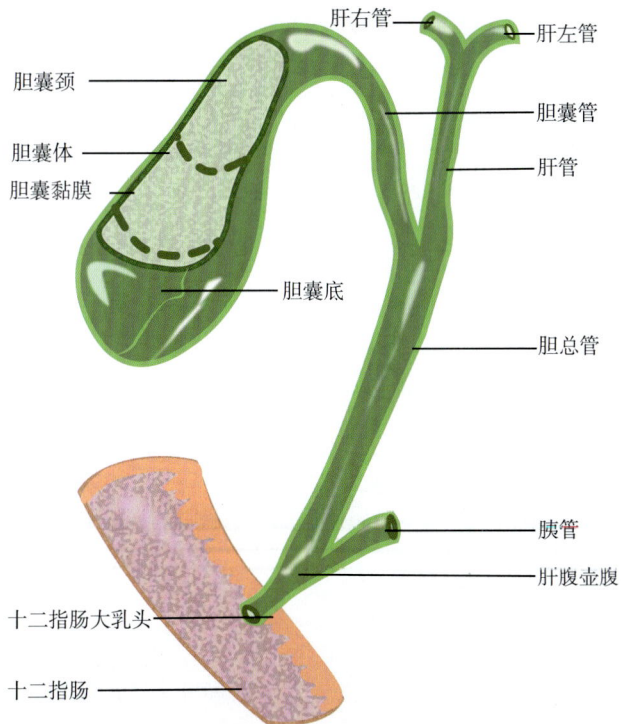

彩插3 肝外胆道系统

肝右管
肝左管
胆囊颈
胆囊管
胆囊体
肝管
胆囊黏膜
胆囊底
胆总管
胰管
肝胰壶腹
十二指肠大乳头
十二指肠